临床针灸反射学

CLINICAL REFLEXOLOGY OF ACUPUNCTURE

（第3版）

［美］ 金观源　相嘉嘉　金雷　著

清华大学出版社

北京

图书在版编目（CIP）数据

临床针灸反射学：第 3 版 /（美）金观源，相嘉嘉，金雷著 . —2 版 . —北京：清华大学出版社，2022.8
（2025.5 重印）

ISBN 978-7-302-61340-4

Ⅰ．①临…　Ⅱ．①金…　②相…　③金…　Ⅲ．①针灸学　Ⅳ．① R245

中国版本图书馆 CIP 数据核字（2022）第 122373 号

责任编辑：肖　军
封面设计：钟　达
责任校对：李建庄
责任印制：沈　露

出版发行：清华大学出版社
　　　　网　　　址：https://www.tup.com.cn, https://www.wqxuetang.com
　　　　地　　　址：北京清华大学学研大厦 A 座　　　邮　　编：100084
　　　　社　总　机：010-83470000　　　　　　　　邮　　购：010-62786544
　　　　投稿与读者服务：010-62776969, c-service@tup.tsinghua.edu.cn
　　　　质量反馈：010-62772015, zhiliang@tup.tsinghua.edu.cn
印　刷　者：涿州市般润文化传播有限公司
经　　　销：全国新华书店
开　　　本：185mm×260mm　　印　张：37.5　　插　页：10　　字　数：1037 千字
版　　　次：2017 年 12 月修订版　2022 年 10 月第 2 版　　印　次：2025 年 5 月第 2 次印刷
定　　　价：298.00 元

产品编号：091326-01

作者简介

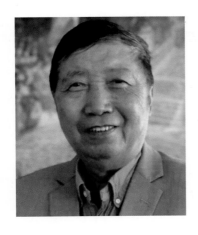

金观源 医学博士，美国国家卫生研究院（NIH）医学研究基金评审专家，广州中医药大学名誉教授，客座教授，北京中医药大学特聘临床中医专家，北京开放大学客座教授，美国中医学院、大西洋中医学院博士班教授，纽约中医学院荣誉客座教授。美国威斯康星州执照中医师、针灸师，国际著名针灸临床与理论家、神经生理学家与时间生物学家，具有中西医结合及国内外 50 余年从事针灸临床与科研并举的独特背景。早年受师于焦勉斋、郑魁山、魏稼等针灸前辈，深谙传统的针灸技法与理论。1982 年毕业于浙江医科大学临床医学本科及生理学专业研究生，后留校任教，从事过大量针灸、针麻机制的神经生理学研究。

1989 至 1992 年在美国威斯康星医学院完成博士后。现任美国国际整体医学研究所所长，曾任威斯康星州政府中医针灸顾问，美华学社（美国华人教授科学家学社）创会会长，旅美中国科学家工程师专业人士协会会长、理事长。著作论文丰盛，除 200 余篇论文外，（合）著有《针灸与控制论》《Contemporary Medical Acupuncture》《身体反射区》《现代时间医学》《生物钟与健康》《智慧的钥匙—最佳学习方法》《高血压的魔咒》《病得健康》《系统医学原理》等 27 部中英文著作。

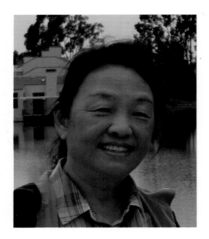

相嘉嘉 原在浙江医科大学工作，1990 年移居美国后获 NCCAOM 认证中医师、针灸文凭与威斯康星州执照针灸师，美国执照中医、针灸师。出身于医学世家，毕业于中医针灸与汉语言文学专业，从事中医针灸 40 多年。与丈夫金观源共同创建国际整体医学研究所与美国中西部最具声誉的中医治疗中心—密尔沃基专家针灸诊所并且执业。并与他合著《Contemporary Medical Acupuncture》《现代时间医学》《身体反射区》《中年怀胎在美国》《风靡世界的针灸之谜》等多部著作。除针灸外，擅长中医儿科、妇科、美容与食疗。

金雷 美国威斯康星州执照针灸师，美国针灸与东方医学博士，软件工程学硕士与计算机科学硕士，前任美国威斯康星州针灸师学会会长兼理事会主席。美国针灸与东方医学博士，软件工程学硕士与计算科学学士，前任美国威州针灸师学会会长/理事会主席，现任全美中医药学会/美国中医校友会会员部部长兼医学气功太极专业委员会秘书长，全美青年中医协会特聘顾问，美国络病学会总务部部长，世中联态靶辩治专业委员会、内科专业委员会、肿瘤外治法专业委员会、内分泌专业委员会、抗衰老专业委员会理事。自 1998 年起，参与合著、翻译

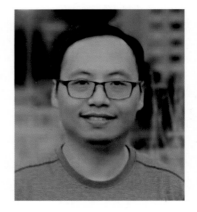

《Contemporary Medical Acupuncture》《Self-Healing with Chinese Medicine》《The Art & Science of Acupuncture》《身体反射区》等多本中英文专业书籍，并制作多部音像教材，积极开展反映点针灸、中药、医学气功，太极、八段锦的临床应用与教学。2011 年曾被当地媒体评为州内最佳中医师之一。

谨以此书献给自 20 世纪后半叶以来世界各国尤其是中国从事针灸临床与实验研究，为针灸理论与技术的发展和现代化作出积极贡献的人们。

金观源贤徒惠览

观察内难精隧义

源泉引导寻铖法中

一九七四年 愚师
三月六日
焦勉斋书赠

先师焦勉斋手迹

注：焦勉斋（1906—1975），中国近代著名四大针灸名家之一，原山东济南市立中医医院针灸科主任。《针术手法》（人民卫生出版社，1960）是其代表作，对现代针灸手法的发展有重大影响。

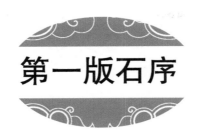

第一版石序

我是在 2000 年北京召开的国际传统医学大会上认识金观源教授的。那天上午，我是针灸研究专题会场的主席，金教授的发言题目是"整体反射学：临床针灸科学化的方向"。由于他的演讲在与会者中引起了极大的共鸣与反响，许多听众当即纷纷上台表示赞同或发表自己的看法，使预定给他的时间延长了半个小时。这在国际学术会议上都是少见的。

两年前，金教授夫妇开始写作《临床针灸反射学》一书时，即曾寄上拟写的内容提纲，邀请我为之写序。当时看到该书的提纲，我已感到其中充满着新意，其立意与目前的众多针灸书截然不同，便欣然应允。前些日子，收到他们从美国寄来的书稿，见到那是厚厚一本用计算机写作与打印的版本，书末附有 80 余幅精心绘制的有关针灸机制的图表，以及 700 余篇新近的中英文参考文献。我虽还没有来得及细看其内容，但作者的严谨、敬业与科学精神已横溢书外，给我留下了深刻的印象。

仔细阅读该书后，我深觉该书的内容资料丰实，理论鲜明新颖，分析深入浅出，是当代针灸学术著作中难得一见的好书。它从人体反射学的观点整理、总结与发展针灸疗法及其理论基础经络学说，使古典的针灸医学朝科学化、现代化的方向迈进了一大步。当今世界范围内的"针灸热"方兴未艾，各国越来越多的西医希望能够学习、整合针灸到现代医学的主流中去。该书的出版，正好为他们提供了一本应用现代医学术语阐释的、容易理解与应用的针灸参考书。而且，针灸疗法的标准化，是针灸医学走向世界、走向未来的发展中必不可少的环节。我们医院的针灸临床工作者也在这方面做了许多先驱性的工作。该书对如何控制针灸疗法的随机性，提高其疗效及重复性方面作了精辟的分析，并提出一系列可行的方法与研究思路，值得广大针灸师与临床研究工作者参考。

总之，这是一本值得向广大针灸师，中医临床科研工作者，中医院校本科学生、研究生推荐的好书。它不仅系统地总结与阐述了近代世界各国从事针灸临床与实验研究的主要成果，而且从实践上升到理论，可以启发思路，指导针灸临床与科研，有利于个人临床经验与不同实验结果的融会贯通。

石学敏
于天津中医学院第一附属医院
2002 年 6 月 5 日

注：石学敏教授，中国工程院院士，天津中医学院原副院长，天津中医学院第一附属医院原院长，中国针灸协会原副会长，全国针灸临床研究中心主任，博士生导师。

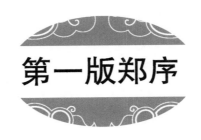

第一版郑序

针灸医学，是中国医学文化的宝贵遗产。它具有历史悠久、理论完整、临床操作简易、疗效明显，且经济方便等特点，历来广为人民接受和认可，并且已传播到世界各国，为人类健康事业作出了积极贡献。

但是，为了进一步提高疗效和与现代医学融汇，针灸医学也期待发展，需要创新。金观源教授夫妇在美国所著的《临床针灸反射学》一书，就是一种尝试与创新。该书应用反射学的观点，把经络归结为人体所具有的生理、病理反射系统，提出针灸治疗各种病症的方法实际上是一种反射疗法，使传统的针灸疗法与经络学说面目一新，为它们与现代医学之间架起了一座桥梁。这是金观源教授夫妇对针灸医学的一大贡献，也是针灸医学发展的一大幸事。我希望该书的出版，不仅对针灸临床各科的发展有促进作用，而且对整个针灸学科的发展有所启发，有所震动。

该书的问世，充分体现了金观源教授的独特经历、工作经验及思维方法。金观源出生于科学世家，自幼在严父金松寿教授的熏陶下，勤奋好学，博采众长，深谙古代传统的针灸技法要领，而且受过现代医学的专门训练，在神经生理学方面有很深的造诣；他不仅从事过有关针灸、针麻机制的许多现代科学的研究，学识渊博，还有多年丰富的针灸临床实践经验。他不仅有长期在国内从事针灸临床的实践，还有十余年在国外条件下对西方人进行针灸治疗的经验。这种中西结合、科研与临床并举的背景，再加上他在科学方法论上的专长，使他具有独特优势，能够完成该书对针灸医学进行系统化、科学化的阐述。

该书内容丰富新颖，结构严谨，资料翔实，图文并茂，文字深入浅出，通俗易懂，疗法简便实用。这一巨著的出版，必将对针灸医学的发展、针灸疗效的提高乃至国际医学的交流产生深远影响。该书对于针灸教学、科学研究以及临床实践都是一本极实用、极具启发性的参考书。

我与金观源有师生之谊。今悉他在继承传统中医经络理论与参考大量文献进展的基础上，通过多年研究，提出针灸反射学新学科，并整理针灸临床治疗各种疾病的经验，著书出版，惠及针灸同人，利于发扬中国传统针灸医学，倍感欣慰，特此作序。

郑魁山
于甘肃中医学院
2002 年 3 月 23 日，时年 85 岁

注：郑魁山教授（1918—2010 年），曾担任甘肃中医学院针灸系名誉系主任，甘肃针灸学会名誉会长，中国针灸学会理事，针灸针法分会顾问，中国针灸专家讲师团教授，甘肃郑氏针法研究会名誉会长。《针灸集锦》（甘肃人民出版社，1978）与《郑氏针灸全集》（人民卫生出版社，2000）是其代表作。

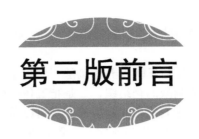

第三版前言

本书自 2000 年 6 月初稿至今已经超过 20 年了，很高兴能够看到，本书已经成为热衷于应用现代科学理念发展针灸医学的广大医务人员必读教材之一；本书提出的身体反射区理论与反映点针灸，在世界各地的临床上得到更加广泛的应用，相应的实验研究如穴位敏化等也取得了一系列重大进展。

越来越多的实验或临床证据已经表明，应用"反射"来解释针灸疗法的作用机制，或者说归纳针灸疗法的属性是最为合理或恰当的。正是因为体表的那些常用针灸部位上分布有较为密集的触-压觉、痛-温觉神经末梢或化学感受器，针灸刺激才能通过传入神经输入各种信息，激发各级水平的反射活动，有的是轴突反射（axonal reflex）；有的是脊髓反射（spinal reflex），包括节段内反射（inter-segmental reflexes）与跨节段反射（trans-segmental reflexes），它们统称为节段反射（segmental reflex）；更多的是脊髓上反射（supra-spinal reflex），即脊髓上各级中枢都可能参与的反射。轴突反射的作用一般首先表现在刺激局部，但也可以通过皮-脑轴影响全身。脊髓节段反射多具有选择性调节的作用，与针灸部位作用的特异性关系较为密切，而脊髓上反射的作用则多较为广泛，是针灸部位作用的非特异性的主要生理基础。

现代针灸理论的一个重要方面是为什么在疾病条件下会在躯体体表某些部位出现"反映点"（或敏化点），或者说为什么原先那些只属于感受器或神经末梢分布较为密集的部位（穴位）会变成阳性反映点？近些年有关神经源性炎症（neurogenic inflammation）与"神经敏化"的认知为反映点的形成机制作出了很好地解释。简单地说，机体发生病理改变时，相应的体表会出现以神经源性炎性反应为主的病理学改变，这就是"有诸于内，必形诸外"，内部疾病可以在体表特定部位（通常是同节段分布处）出现各种阳性反映点的机制。痛敏或压痛，是反映点最常见或重要的阳性表现，它的出现经常可以用发生在中枢的"中枢敏化"（central sensitization）或（和）发生在外周的"外周敏化"（peripheral sensitization）来解释。通过对反映点的刺激（针灸或其他外治法），缓解或消除这些神经敏化，不仅可能消除这些"穴位敏化"现象，而且有可能使它们所链接的内部病灶也受到"治疗"。这就很好地解释了针灸刺激反映点为什么可以治病，而且其效果比非反映点的一般穴位刺激效果更为显著的原因。

作为针灸刺激靶点的穴位或反映点，在我的教学中，把它们与经典中医对体表结构的"五体"（皮、脉、筋、肉、骨）认识结合起来，提出了"继往圣，开来学"的反映点五系立体刺（激）法（简称"反映点五体刺（激）法"），以提高临床针灸的疗效及疗效的重复性。

《黄帝内经》记载的五刺法（半刺、豹纹刺、关刺、合谷刺、输刺），是从五脏应合五体的关系，论述了病在皮、病在脉、病在筋、病在肉、病在骨的不同施术方法。它实际上是古时针灸局部取穴的大法，即提出应用局部取穴治疗疾病时，应当注意针具的选用、针刺的层次深度，其原则是"针至病所"，并且是"中的即可，过犹不及"。但是，古典的解剖难免带有时代的局限性（如缺少神经组织的认识），而现代解剖对体表各层组织结构认识更为丰富，由此反映点针灸把穴位由浅至深可能刺激到的靶点组织作了更为细致的区分（包括细分到各层组织内可能刺激到的感受器），这使得不同层次靶点刺激效应的发生机制解释得更为清楚，其操作方法的实施更具有明确的标准。

反映点与五体刺法的结合，就是反映点五体刺法。它属于反映点针灸范畴。反映点五体刺法有两层涵义：一是把五体作为刺激的靶组织，二是把五体看作反映点的不同层次，在五体的每一层次寻求反映点。反映点在它们的不同层次的表现可以是不同的，皮脉肉筋骨的感受器也是不同的，刺激反应也是不同的，故可以有不完全一致的适应证。

反映点五体刺法也可以分为系统五体刺法与局部五体刺法，这类似于解剖学有系统解剖学与局部解剖学之分。系统反映点五体刺法，从五体的全身的解剖层次来论述各层组织刺激的靶点、感受器及其效应以及它们与传统经络的关系。而局部反映点五体刺法则针对刺激局部来论述其不同层次的激发与刺激参数的关系，以及它们不同的刺激效应与适应证。

在反映点五体刺法中，可以从三个方面来解读"五体"的涵义：第一，是从五体相应的五脏来看它们的适应证。内经认为五脏与五体的关系是：心主脉、肝主筋、脾主肌肉、肺主皮毛、肾主骨。如果用现代对中医心肝脾肺肾五脏功能的解读来看，那就是刺脉可治心血管或神志病；刺筋可治肌肉痉挛、瘫痪或痿证；刺肉可助消化吸收排泄与强壮体质；刺皮可治外感咳喘与皮肤病；刺骨则可治泌尿生殖系疾病或先天遗传之疾。第二，因为中医五脏多指内脏功能，而对于临床上最常见的躯体疼痛性疾病来说，更可从疾病发生的躯体组织层次直接对号入座：发生在身体表面或皮肤、皮下疾病刺皮；肌肉性疾病刺肉；肌腱或韧带的疾病刺筋；血管性疾病刺脉；骨折或骨膜损伤时刺骨。第三，从它们所刺激的不同靶组织及不同作用机制的角度，来探索皮脉肉筋骨这五体刺激的应用价值：刺皮是刺激皮肤上的游离神经末梢与皮下疏松结缔组织；刺脉是刺激血管壁上的植物神经纤维；刺筋是刺激肌腱、韧带、神经干；刺肉是刺激肌肉与脂肪；刺骨是刺激骨膜、骨缝或骨空。

反映点五体刺法与通常所说的反映点针灸有什么区别？反映点五体刺法，是我近十年来把内经的五体刺法结合到反映点各个层次组织乃至其中各种感受器的认识之中而发展起来的。我们已经对三大类反射区内的主要反映点以穴区划分，进一步细化为108个反映点穴区，而且以"五体"的立体层次，对每一个反映点穴区的各个层次所具有的感受器、刺激方法与效应作了详细地描述，从而进一步提高了临床应用反映点针灸的简易性与科学性。一旦反映点或穴位被"立体化"后，可以发现穴位的体表定位只能起"进针点"的作用，进针方向与深度的不同，可以导致刺激到完全不同的靶组织与感受器，其效应自然就可能完全不同！

2020年元旦，我在微信群里发过一段感言，提出"如果说是自1958年以来针刺镇痛包括针刺麻醉的研究燃起了近60年全球的针灸热，那么在下一个甲子继续推动或领跑针灸医学发展的将是针灸抗炎的研究与临床实践。"我还进一步解释道："针灸抗炎的重要性，不仅在于其与针灸镇痛机制的紧密关系，而且已经日益彰显于许多与炎症相关的急慢性疾病的治疗中，包括中枢神经、精神性疾病、内脏性或免疫性疾病，乃至癌症。针灸抗炎的目标是调节机体的免疫功能，打破炎症与抗炎之间的平衡态，促进机体朝消除炎症的方向发展。它使针灸的适应证进一步得到拓展。其实，在古典针灸描述的活血化瘀、疏经通络作用（如痹症的治疗）的背后，都隐藏着针灸的抗炎机制。积极发掘与拓展针灸抗炎的有效途径或方法，是'继往圣、开来学'发展针灸的新方向。"

想不到我的话音刚落，一场全球的抗疫战斗打响了，针灸也成为抗疫的利器之一。2020年3月我们在《世界中医药杂志》第6卷2期发文"防治新型冠状病毒肺炎并发脓毒症的针刺抗炎优势"，该文通过回顾至今针刺治疗感染性脓毒症的动物实验和临床试验证据，对其优越性作了详细讨论，提出目前的实验已经表明，针刺对感染性脓毒症的动物或患者的炎性反应和死亡率有显著的改善作用，其机制主要是通过刺激迷走 - 胆碱能抗炎途径实现的。针刺治疗新型冠状病毒肺炎脓毒症具有四个方面的优势。

十余年来国际上对炎症反射的研究成果，使针灸微创作用的化学机制与神经反射相结合，为针灸反射学理论提供了更加雄厚的生理基础。但是，必须指出的是，各种微创外治法，并不一定属于针灸范畴。我们认为，根据针灸疗法"四两拨千斤"的功效及其作为反射疗法的属性：只有通过"反射"机制发生其效应的外治法才属于针灸外治法。而那些以切割为主的外治法，即使是微创，也会诱发炎症反射，但如果其功效主要通过组织张力释放实现的，归属外科手术范畴较为恰当。

自本书初版至今的二十余年中，人们对针灸疗法的适应证又有了更上一层楼的认识，不仅出现了许多高质量、大样本的针灸临床研究，证明针灸可以有效地治疗许多顽固性慢性疾病，如难治性功能性便秘、女性压力性尿失禁、慢性稳定性心绞痛、膝骨关节炎等，而且越来越多的实验证据证明针灸的功效涵括了镇痛、抗炎、促进血液循环与组织再生。

我在讲针灸治病机制的时候，强调过很多次，针灸是没有任何药物的介入，其几乎所有的治疗作用，都是通过强化人体的自愈机制实现的。因为人体的自愈力是无限大的，几乎所有的疾病，都有自愈的可能。当然这个百分率是不一样的，比如说像癌症只有千分之几的自愈率。其实，许多遗传性疾病也会有自愈的倾向。所以针刺治疗各种疾病，甚至对于遗传性疾病，它有效也是可以理解的，因为针刺治病主要通过强化人体的自愈机制实现的。这个思路应该适用于治疗所有疾病，只要某种病有一定的自愈倾向，针灸就有可能提高它的自愈率。

由此，不仅功能紊乱，许多器质性疾病，甚至遗传性疾病，都可以是针灸的适应证。一般说来，只要它们的发病机制与针灸疗法所具有的下述三个效应有关的，均可以通过针灸改善：第一，针灸的镇痛效应；第二，针灸调节免疫功能的抗炎效应；第三，针灸改善血液循环的活血解凝效应。其实，这三个效应又经常是相互联系的，如针灸抗炎是其镇痛效应的重要机制之一；血管壁内膜的炎症会加剧血凝或导致血管容易破裂，故抗炎的同时也具有解凝作用。比如针灸治疗视网膜黄斑变性有效，就有两个可能的机制：一是改善了眼底微循环，改善了视网膜的供血功能；二是抗炎机制。这两个机制都可能通过针灸来强化的，所以，针灸治疗眼底疾病的疗效应该是可信的。

本书自 2017 年第二版至今已有四年。2017 年，我撰写的"反映点针灸"章节入编国内普通高等教育"十三五"规划教材、全国高等医药院校规划教材《刺法灸法学》（冯淑兰、贾春生主编，科学出版社出版），普及到国内中医药院校的广大师生。近四年来，由于世界各地中医同仁学习系统医学 / 反映点针灸的热情高涨，我们连续进行了十多期高级临床培训班，也为海外多所中医学院（美国中医学院、大西洋中医学院、国际医药大学等）开设了"医学针灸精要"的博士班课程。这些培训班与课程不仅将本书作为主要参考书，而且每年的授课内容都与时俱进，增加了大量最新的研究成果与临床实战案例，这些内容大多收集在我们这四年来发表的多篇论文中。

所以，这次再版，主要增补了我们的这些新论文内容，还有自 2015 年我开始全球收徒（至今已招募了 150 余位）以来每期授徒仪式上我对徒弟们的寄语，以及入编《刺法灸法学》教材的"反映点针灸"章节，大约 10 余万字。它们从不同的角度，自成系统地有助读者深入理解本书所介绍理论的临床意义与应用（有关各篇论文的写作背景，可参阅书尾"三版跋文"）。

金观源

美国威斯康星州密沃基市

2021 年 12 月 1 日

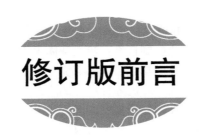

修订版前言

本书首版交稿至今15年过去了。它出版后的第三年，其英语版《现代医学针灸 - 系统论方法》就由高等教育出版社与德国斯普林格出版社合作，于2007年出版并在全球发行。2011年其图谱内容还被翻译成印尼文在印度尼西亚出版。我高兴地看到自己早年提出的针灸反射学理论经受了时间与临床实践的检验，得到了全球针灸界越来越多同人的关注。即使在网络上的中医信息交流如此丰富多彩的今天，早已脱销的首版也是一书难觅，征书者众。十分感谢清华大学出版社编辑的伯乐慧眼，使本书的再版得以快速实现，为读者雪中送炭，鼎力支持在继承传统针灸的基础上发展现代针灸！

自本书首版以来的这十几年中，全球迎来了又一波的"针灸热"。尽管本书的好评如潮，被许多同行誉为"近一百年来最好的一本针灸书""继承了古典经络学的合理内核，为临床针灸学的发展与科学化填补了一个巨大的空白""针灸学术史上的里程碑"，当年还在中国中医科学院针灸研究所召开新书发布会，但自那以后我一刻都未敢松懈，针灸的现代研究如火如荼地在继续开展，人类对疾病及其防治方法的认知永不停止，我对自己提出的针灸反射学理论的反思与再发展也一直在进行，主要表现在以下四个方面。

1．在系统医学的框架下发展现代针灸

针灸反射学（Acu-Reflexology），是我们早年应用系统论方法与现代医学的反射理论阐释针灸治病原理及经络实质的一种尝试。近十几年来在系统论催生下正在崛起的系统医学（Systems Medicine），又为现代针灸的研究与实践灌注了新的活力。下面举几个实例说明应用系统医学原理指导针灸临床的重要性。

（1）针灸的功效是通过激发或强化人体稳态系统的维稳机制实现的：从系统医学的角度来看，内稳态是维持生命或健康的基础，维持内稳态的机制（维稳机制）也就是机体自愈能力的生理基础。无论是人体的功能或结构，当受到外界或内部刺激发生扰动或一定程度损伤时，它往往是可以自行修复的。无论是何种维稳机制（负反馈调节、系统的强健性、冗余性与结构的稳定性），都与身体的抗病或自愈能力密切相关。疾病是正常内稳态的持续偏离。当这类偏离尚未太大或者未超越一定范围时，机体都有可能通过维稳机制使其自愈。可以这样认为，针灸的所有治病功效都是通过促进或者强化机体本身的维稳机制实现的。

在体表穴位的针灸刺激，由于没有任何药物的注射，可以简化为一种"三合一"的非特异性刺激（详见下文）。认识到针灸刺激的非特异性，有助于明确针灸疗法的应用范围与局限性。因为针灸的功效主要是通过强化患者本身的自愈机制而实现的，一方面，针灸的适应证广泛，无副作用，无论是常见病、多发病或顽固病症，它都可以通过强化机体的抗病机制而有用武之地。另一方面，针灸不是万能的，凡是仅靠患者本身的自愈机制无法或来不及抵御的病症（如迅速发展或恶化的疾病），则多半不是针灸的适应证。此外，经穴位刺激输入的非特异性治疗信息，不一定能保证输入到相应的神经网络结构，也不一定就能起到改变网络通道特性的作用。这些都可能是限制针灸疗效的因素。其实，这也是其他类型靠刺激体表起作用的中医外治法所共有的弱点。

（2）针灸干预必须与患者的自愈机制自洽：我们身体中体现疾病自愈能力的装置很多，也很完善。除免疫力外，它们还包括身体的疼痛-镇痛系统，止血与抗凝系统，组织细胞的再生与修复系统，以及肝肾的解毒-排毒系统、对抗各种压力的应急-应激系统，等等。本书把针灸的主要治病功效总结为调整、镇痛（抗炎）与康复三方面。其实，无论它的哪一种功效都只有在针灸刺激与患者本身的自愈机制自洽才能实现。针灸的双向调节作用，是一个典型例子。如针刺对心率的影响，只有原先心率过快或过慢的，针刺才能使其减缓或加快。如果原先就是正常心率，则针刺对其没有明显影响。再如，针刺的镇痛效应也是同样，它主要体现在对疼痛患者治疗时，而不是生理功能处于良好平衡的正常人体上。即使一些古典针刺手法的特殊针刺效应也是这样，如特殊针刺手法导致寒热针感的关键还在于对症：只有寒证患者才容易获取热感（烧山火），热证患者容易获取凉感（透天凉）。这些事实说明，针灸刺激不过是对人体自动控制系统的一种非特异性干预信息，只有在患者机体功能失衡的情况下，它才能按正常生理活动的需要，通过激发患者机体本身的自动调节系统给予调节，促进自愈。这就是针灸必须自洽的原则。

（3）针灸治疗必须是个体化的：针灸疗法比药物疗法更需要个体化的治疗。因为对于针灸来说，即使应用同一组穴位，治疗同一种适应证，对不同的患者或经不同的医师治疗，其疗效可以完全不一致。究其原因，操作者与患者两方面的因素都有。操作者方面包括不同刺激参数的选择。患者方面则主要是机体对针灸刺激敏感性的个体差异等。以针刺镇痛作用的个体化为例，身体不仅有镇痛机制，也有致痛机制。神经系统的化学物质中既有参与镇痛的，如吗啡样物质；也有对抗镇痛的，如胆囊收缩素。现在知道疼痛患者应用针灸（或吗啡）的镇痛效应之所以有个体差异，除与阿片受体的敏感性有关外，还与脑内胆囊收缩素的浓度有关。一些疼痛患者脑内如果有较高的胆囊收缩素浓度，针刺镇痛的效果就不理想。而对于阿片受体敏感性高而脑内胆囊收缩素水平低的患者，即使轻刺激也能获得较强镇痛疗效。所以，选择刺激参数不能千篇一律。通常情况下，患者对较强的针灸刺激输入有较大的效应，但一味应用强刺激，则可能对某些患者造成过度干预，反而使病症加剧。所以，在发展标准化针灸疗法的过程中，一定不要忽视针灸取穴与刺激参数的个体化，也一定要避免过度刺激。

以上内容，大致描绘了"系统医学针灸"蓝图的轮廓（参见附录"寻回迷失的经络，发展现代针灸医学"）。我近年来以全球招徒、网络授业形式，正在组建一支针灸临床与科研团队，为创建、发展与实践"系统医学针灸"而努力。

2. 针灸治病机制的再认识与反射含义的扩展

在本书首版中，我们从系统论与现代医学的反射学角度，提出针灸治病的反射机制，针灸是一种反射疗法（Acu-Reflex Therapy），并且强调它不只是发生在大脑皮质的条件反射，而是多层次、具有多重反馈回路包括长、短乃至轴突反射在内的复杂神经-体液机制。不仅针灸治病是反射过程，经络现象也是反射所导致，即身体内外具有双向反射的特点。然而，这些年来，现代医学对各种反射，尤其是神经免疫反射弧又有一系列新认识，故我们对针灸治病机制的认识也越来越深化。

我们认为，在体表穴位的针灸非特异性刺激，可以导致三大类反射：疼痛、温度与压力感受性反射、微创性炎症反射与排异性免疫反射。第一类反射的感受器主要是位于体表组织结构内的机械与温度感受器，通过其相应的传入、传出通路，可以诱发各种化学、物理效应器的反应；第二类反射是局部针具刺激导致的组织微创性炎症反应。第三类反射是针具等异物刺激所致的局部排异免疫反应。当应用针具刺入体表组织时，不论其停留在哪一层结构，对于机体来说都是一种异物，它对机体必然构成异物刺激，导致机体的排异反应，留针的时间越长（如埋针或埋线），这个反应通常越明显。常规针灸诱发的主要是前两类反射。

关于针灸控制炎症的神经机制，近年来日益受到重视。对炎症伤害的控制，以往的研究视角大部分放在了体液因素对炎症的影响，对神经系统的抗炎作用了解甚少。随着研究的深入，人们发现神经系统在炎症的发生、发展中具有强大的调控作用，其中以迷走神经及其分泌的递质乙酰胆碱所构成的胆碱能抗炎通路的研究最令人瞩目，它与免疫系统共同构成了一个复杂的神经免疫调节轴，通过其对外界伤害做出的防御性反应，保护机体与维持机体自身内环境的稳定。

简言之，包括针灸在内的各种体表医学（中医外治法）的治病机制主要可以分为两大类：①感觉性刺激导致的神经-体液反射；②微创性刺激导致的神经免疫反射。或者说，它们主要是通过促进或强化人体固有的自愈机制起作用的。作为针灸医师，我们的各种干预措施都必须以此为出发点。立足于针灸治病的这两大机制，我们可以重新审视在穴位上实施的各种刺激工具或手段的合理性与选择最恰当的刺激方法或参数（参见附录："继往圣、开来学"的反映点针灸）。

3. 反映点、反射区形成原理的深化理解

要解释反映点或反射区的形成机制，必须回答两个问题：一是体表特定部位的反映点是如何与所"反映"的身体器官（内脏、躯体或中枢）发生联系的？二是反映点上的各种阳性表现（皮肤电阻、皮温、局部压痛或软组织外观、张力变化等）是如何出现的？对于第一个问题，现在比较清楚的是"脑-皮轴"，以及同节段神经支配的皮肤与内脏对应的认识。反映点可以分为生理反映点与病理反映点。一般认为，生理反映点（如大多数传统经穴）是身体在内外环境相互作用（内外夹击）下特定体表区域的感觉阈值发生异化的结果。至于第二个问题，现在研究较多的是穴位敏化机制，认为反映点尤其是病理反映点上的各种表现，是在疾病条件下，体表出现的一种以炎性反应为主的病理生理学变化（参见附录："继往圣、开来学"的反映点针灸）。

4. 反映点是穴位本质的还原，身体反射区是对传统经络体系全方位的重构

从事针灸的都知道穴位是刺激靶点，但不一定都知道穴位的本质是反映点，即具有反映病邪（诊断）与祛除病痛（治疗）的双向功能。为什么说反映点是穴位本质的还原？可以从以下三方面来说明：

（1）穴位的发现、增多与经络体系形成的历史：至今所知道的 361 个或 362 个（包括印堂）经穴还有大多数经外奇穴，都是在长期实践中从反映点的认识转化而来的。有的是疾病过程中出现的局部阿是穴，有的是远端的敏感点。当我们的祖先发现在病痛的时候，在体表的这些部位给予某种刺激（用砭石敲击或用火苗熨烫）后，病痛会发生缓解，就逐渐把这些体表部位与可以用治的病症尤其是病症出现的部位联系了起来。病症出现的部位可以是某一内脏，也可以是躯干肢体的某部。随着这些体表部位的发现越来越多，我们的祖先观察到，用来治疗相同病症的体表部位分布具有一定的规律性。于是，十四经脉出现了，那些原先并无固定位置或无名称的刺激点也就有了固定的定位与名称。显然，这就是十四经脉及穴位的主要发现与发展史。简言之，从腧穴发展和演变的历史来看，穴位是从无定位、无定名阶段逐渐演变到有定位、定名并有经脉归属（或不归属）的状态的。这一转变十分重要，是零碎的实践上升到理论，使穴位的分布有了规律可循，学习与运用起来便十分方便。但是，我们的祖先没有想到的是，这也带来了弊病，那就是后人忘却了穴位与经脉的这段发现过程，忘却了穴位具有反映病邪与祛除病痛双向功能的本质！用现代语言来说，那就是忽略了反映点是穴位的本质。

近代以来，由于大量奇穴、新穴的新发现，使穴位的数量远远增加，而且这些奇穴、新穴的位置经常发生偏移。这一切好像又回到了远古时代体表刺激部位"无定位、无定名或不归属经络"的阶段。这种返璞归真现象，是对传统经络学说的挑战，又再次唤醒了人们对穴位本质的反思。然而，只要用反映点来还原穴位的本质，这一现象就能合理解释。

（2）中医经典里屡次强调身体内外"交互反映"的理念："有诸内者，必形诸外"的整体观，出于《丹溪心法》，是朱丹溪根据《黄帝内经》"视其外应，以知其内者，当以观外乎诊于外者，斯以知其内，盖有诸内者，必形诸外"而提出的。用控制论的观点来看，中医把人体看成一个密闭的黑箱，对于人体内的各种状况，无须打开黑箱去观察，而是凭借体外的表现来探求内部的变化。但在中医领域，这一原则主要用于指导"望闻问切"的四诊，而很少被针灸师用来指导取穴。

《黄帝内经·灵枢·海论》指出的"夫十二经络者，内属于脏腑，外终于肢节"，一直只被看作是对经络体系的描述。至于如何取穴与刺激，《黄帝内经·灵枢·经筋》提出："缺盆中纽痛，不可左右摇。治在燔针劫刺，以知为数，以痛为输……"以痛为输，为针灸取穴法则之一。痛，病痛或压痛。意指对于某些病症，可以在病痛局部或压痛点作为穴位进行治疗。因为这种穴位既无穴名，也无定位，所以后世有阿是穴、不定穴、天应穴之称。《备急千金要方》说："有阿是之法，言人有病痛，即令捏其上，若里当其处，不问孔穴，即得便成痛处，即云阿是。灸刺皆验，故云阿是穴也"。此外，古典文献中还有许多关于穴位反映点的记载，而且我们的祖先并没有把穴位上出现的反映局限于"压痛"。所谓"阿是之法"并非只是为了找出压痛点，也可以是为了寻找其他的体表反映现象，如按之而现热感而痛止（快然）、压麻、压酸、"按之引耳中"等。我以为，"阿是之法"的意义远远超出了"阿是穴"本身。

显然，这些中医经典文献以各种方式强调反映点是穴位的本质，本应该成为针灸疗法的核心理念。但遗憾的是，它们始终未成为传统针灸取穴的主流。一直到 1962 年，江西中医学院魏稼教授在研究古典文献中发现这一巨大失策，便撰文"阿是初探"，发表在《中医杂志》上，为重新认识穴位就是反映点，为传统针灸的现代发展掀开了新的一页！

（3）穴位具有成片、成带汇聚分布的特性：穴位或生理反映点具有成片、成带汇聚分布的特性，可以称为穴区或反射区，而病理反映点经常就位于这些穴区的中心。以翳风穴为例，它是手少阳三焦经的常用穴位。牙痛、耳鸣、耳聋、面神经麻痹等疾患时可以在翳风出现硬结反映点，但各人出现的位置可以稍有不同，有的位置稍上些，相当于新穴上翳风（翳风穴上 5 分），有的稍下些，相当于新穴下翳风（翳风穴下 2 分），有的硬结范围较大，可包含这三个穴位。所以，所谓上翳风、下翳风与翳风穴，其实就是具有一定面积的同一个穴位翳风反映点或称为翳风反映区。刺中该反映区的硬结中心，才会获取刺激经典翳风穴应该具有的效应。换言之，同一个病理反映点，其体表位置可以在一定范围内变动，因人而异，因病而异，不像奇穴、新穴，位置稍有变化，就算一个新的奇穴或新穴了。显然，只有从反映点角度理解穴位的本质，才容易理解穴区或反射区（反映区）的概念。

其实，还有一个最重要的证据，那就是根据反映点来取穴的疗效较好，是近现代许多针灸名师的共识。其实，每个有经验的针灸师都或多或少地用过反映点针灸，只是有的是有意识地运用，有的则当作新穴或奇穴运用，或者对刺激靶点冠以不同新名称：压痛点、反应点、敏感点、特效穴、扎跳点（跳动穴）、扳机点（激痛点）、良导点等。但相同的是，每人都有大量的成功体验。

由上可知，无论是中医经典著作对经脉、经穴的记载，还是历代针灸名家的实践经验，都指向一点：所谓穴位，具有反映病邪（诊断）与祛除病痛（治疗）的双向功能。如果用现代语言来表述，那就是它们是体内疾病信息在体表的输出部位，也是体表刺激（针灸等）信息的输入部位。其现代表述就是反映点（Acu-Reflex Point，ARP 或者复数 ARPs）。一般来说，多数反映点，不是经穴就是奇穴或新穴。唯一不同的是，反映点着重指与病痛患部有"短路"联系的穴位（病理反映点）或者较为敏感的穴位（生理反映点）。反映点不过是对这些具有病痛反映或刺激时有效的穴位的现代表述，或者说，反映点是穴位本质的还原。以反映点为刺激靶点的针灸，就是所谓反映点针灸（Acu-Reflex Point Acupuncture，ARPA）。

那么，为什么又说本书提出的身体反射区（反映点分布规律）是对传统经络体系全方位的重构呢？

先来看古典经络学说需要发展（或重构）的必要性。在本书"经络学说要发展"一节中，我们陈述了三点理由：一是经典的经络体系不足以概括大量新穴的发现；二是经典的经络体系对穴位功效的认识与归纳显得烦琐纷乱，由此而产生"同经异治"与"异经同治"之说；三是经典经络体系的组成不尽合理；一些经脉与相关内脏的联系，有牵强附会之处，如小肠经、大肠经分布在上肢的认识很可能是错的。在这三条理由中，以"同经异治"与"异经同治"之说，构成对经络学说的最大挑战：原本已不简单的经脉、经穴功能由此变得更为错综复杂，甚至变成无所不治、无论怎么解释都对的"万金油"。与此同时，十二经脉的原始命名也相对失去了原有的价值。这里，我再增加一点理由，那就是传统的经络理论认为"气至而有效"，即把针刺"得气"看作是取效的必需条件。然而，现代的针灸实践证明，尽管"气至而有效"在大多数情况下是对的，但在某些针法，如腕踝针或浮针时，针体主要位于穴位的皮下层次时，取效并不要求针感，甚至"气至而无效"。这是对经典经络理论又一个巨大的挑战。所以，要对古典的经络系统或理论进行发展，势在必行。

显然，对经络体系或理论的发展或重构可以走不同的途径，如从古代文献研究的角度或通过考古来追踪古人发现经络的原始过程。也可以是基于对经络分布与现代医学所认知的组织结构的相关性研究。但我们当年走的是另一条路：在系统论指导下，以组织胚胎发生学为分类基础，通过对大量穴位主治功效（来自教科书与临床报道）的收集、分析与重新归类，去粗存精、去伪存真，化复杂为简单，把整个经络体系归结为由三大类反射区（内脏反射区、躯体反射区和中枢反射区）组成的身体反射区。我们的工作包括以下几个方面：

· 本书提出的身体反射区与传统经络体系均是以全身体表作为一个整体来表述身体内外各部的反映联系的。身体反射区涵盖了整个经络体系（十二经脉、奇经八脉、十二经筋、十二皮部、十五络脉），如躯体反射区包括了全部经络体系的体表循行线路，它在体表的纵向连续性分布也与十四经脉在体表的循行方向完全一致。而且，各个身体反射区的范围均是由传统经穴或十四经络的体表位置来标定的。作为划分身体反射区基础的阴阳面认识也与传统经络体系中对六阴经、六阳经的认识几乎完全一致。三大类身体反射区的分布规则、一目了然，且与西医解剖名称相应，易学易记，临床应用方便。

· 三大类身体反射区合理归类及明确了全身穴位的主治功效，简化了复杂的经络系统。它们把穴位功能中原先混合在一起的三大类功能明确地区分了开来，如把经络的"外联肢体，内络脏腑"功能分解成同时可以用治躯体与内脏疾病的两大类功能。还进一步认清了针感在体表行走的连续性与治疗内脏病时的跳跃性；躯体疾病在体表反映的连续性，与内脏疾病在体表反映的间断性。

· 突破了"经脉是线，穴位是点"的传统认识，以区、带的形式来表示经络体系。以耳前区的听宫、听会、耳门三穴为例，如果把它们从原属经脉里划出来，归纳成一个反射区，可称为耳反射区，这显然要比应用传统的"异经同治"来解释更简单明了。

· 提出反射区重叠的概念，解决了"同经异治"这个一直困扰传统经络理论的难题。可清晰地解释交会穴的多功能，包括数条经脉的交会，如足三阴经在三阴交的重叠。

· 修正了传统经络学说的一些误区，如经络体系中的大肠经、小肠经不应分布于上肢，因大肠反射区和小肠反射区不出现在上肢，而都分布在下肢。还有提出了胃经应该属于阴经的认识。

- 提出了用治五官的穴位或反映点的分布规律，包括三焦经为耳反射区，大肠经为面颊口腔反射区。
- 提出位于身体正中线的督脉、任脉以及整个头皮区都属于中枢反射区的认识，深化了内经关于"脑为髓之海"的认识。

综上所述，本书提出的身体反射区可以看作是对传统经络体系的一次全方位现代重构。然而，必须强调指出的是，本书所制定的身体反射区图谱中对各类反射区范围的界定依据，主要是在20世纪70年代收集的，到那时为止的国内外针灸临床报道、教科书或专著所介绍的经穴、奇穴或新穴的主治功效，并且对它们合理归类的结果；同时亦参考了内脏牵涉痛与躯体放射痛或扩散痛的体表分布规律。但未能列入的奇穴或新穴还有许多，一些穴位的功效范围也不很确定，临床观察到的内脏牵涉痛或躯体性疼痛的区域存在很大的个体差异等，故各类身体反射区的界线允许有一定的变异。它们的完善与最后确定，有待于今后更多的临床实践与实验研究。尤其是近年来大数据方法的运用，必将使这一重构做得更为精细与准确。

以上大致介绍了自本书首版以来我们对针灸反射学理论的一些新探索与体会。此外，我还想强调一下目前对经络实质认识中依然存在的误区。有人看到我们应用神经反射学说来解释经络，就以为我们在说"神经就是经络"。必须记住，两者不可等同。经络不可能等同于人体身上任何一种已经知晓或尚未发现的组织结构。因为经络实质，是一种功能表现，是一种病理生理现象；经络活动自然有结构基础，但功能不是结构。正如本书所指出的，经络的实质，不过是身体上下、左右、内外各部分之间相互反射的联系通道，它的结构基础离不开现代医学所知的那些神经、肌肉、筋膜、血管、淋巴管等组织。故没有必要继续去寻找"与经脉分布类似"的组织结构，或者认定"体表内外联系通道必定是管道系统"。其实，这是现代经络实质研究中两个最大的误区。人体内部有许多已知或未知的管道系统（血管、淋巴管等），还有不少无管道的结构组织（如神经、肌肉、筋膜、骨骼）均按人体的纵轴（长轴）分布。"与经脉分布类似"，不是验证经脉实体的任何特异证据。而且，许多传递信息的通道无须有肉眼可见或特殊显微镜才能看见的管道。

有一个最好的例子是心绞痛（胸前区疼痛）的牵涉痛现象，它出现在左上肢的区域与传统经络的心经、心包经几乎完全重叠，而且其生理机制已经十分明确（写在国内外生理教科书中），即是通过上肢内侧皮肤传入神经与心脏传入神经在脊髓的相同节段发生会聚的结果。这种皮肤-内脏传入的会聚就是心脏牵涉痛这种功能现象的"通道的组织结构"，也可以说就是心经、心包经的结构基础。这是一个东西方从不同角度与术语描述同一现象的典例。我称其为"殊途同归"。但是中国古典的经络描述要比西方的牵涉痛现象更有深刻的内涵，因为我们的祖先提出的心经、心包经是双向（不仅从内到外，还可以从外到内）的，可以用来治疗或缓解心绞痛，而内脏牵涉痛仅仅是单向的（从内脏到体表）。我在美国每次给西医讲经络原理时都是用这个例子，西医听后没有一人不认同经络现象的。试想一下，我们还需要再去寻找心经或心包经是否存在特异的管道结构吗？如果有人声称找到了，人们又会相信哪一个呢？

本书此次修订再版，除了修订部分内容外，主要在书末增加了附录的内容（十余万字），包括近年来我发表在《中医药导报》上的两篇长文"寻回迷失的经络，发展现代医学针灸"与"'继往圣、开来学'的反映点针灸"。这两篇文章涵盖了前面提到的十几年来自己对针灸反射学理论的一些新认识。书末还收录了本书首版时的三篇专家书评。作者自传部分，也从原先的行医37年前后扩展。新加了童年与中学时代的两篇回忆（"眺望之江的童年"与"人生之梦始于中学"）与行医50年的"老骥伏枥，壮心不已"；还收录了缅怀恩师郑魁山的"四十年未曾谋面的师生缘"。回忆录中增加了一些早年的照片，使图文并茂，尽可能给读者更多的信息。

至于首版以来新增加的有关针灸临床研究与科研的大量文献，本版没有添加，原因是其他一些针灸著作如朱兵教授新近主编的《系统针灸学》收集这些文献相当全面，尤其是针灸科研方面的最新成果，这里不再赘述。需要查阅的读者可以参阅其书。最后，感谢郑进医师对本书再版所作的仔细校对与修改插图。

金观源
于美国威斯康星州密尔沃基市
2017 年 3 月 20 日

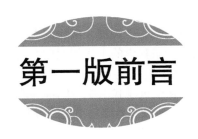

第一版前言

　　针灸疗法，作为一种外治法，是古典东方医学的瑰宝，也是中华文明的精华之一。它从"砭针"开始，至今已有几千年的历史，为防病、治病，促进历代与世界各国人民的身体健康作出了重大贡献。即使在现代医学高度发达的今天，针灸疗法的独特功效仍是任何其他疗法所不能取代的。经络学说，是针灸疗法的理论基础，更是集历代医家智慧、实践与研究成果之大成。由此，我自开始学习针灸时起，就十分注重继承古代传统的针灸理论与技法要领，先后受师于焦勉斋、郑魁山、魏稼等多位国内著名的针灸名师，得益匪浅（参见附录自传：三十七年磨一针）。

　　然而，尽管目前针灸热在西方方兴未艾，在过去的几十年中，针灸疗法的实践在国内已历经几次大起大伏。国内最大的一次针灸热开始流行于 20 世纪 60 年代中期，结束于 70 年代后期。那时，无论是在城市还是乡村，针灸疗法的应用与科研都是空前的。不仅中医在搞，西医也在搞；不仅学医的在搞，不学医的，如理工科的也在搞。针灸、针麻机制的研究，几乎成为全国所有西医院校的科研重点。也正是从那时开始，围绕经络实质与针灸机制进行了大量现代研究，并取得令人瞩目的进展。但自中国改革开放以来，国内的针灸热逐渐降温，在医学领域取而代之的是多元化的、主要是现代医学前沿的基础理论与临床研究。

　　尽管导致国内针灸热降温的原因很多，但有两点是肯定的，即针灸不是万能的，它的适应证有一定的范围。而且，与其他中医疗法相似，针灸疗效不仅与患者不同的病情、甚至不同的精神状态有关，而且往往受针灸师或施治者临床经验的明显影响。在治疗各种病症时，从选穴、配穴到针灸方法，每个针灸师都有自己的经验或自己习惯的选择。疗效及其重复性也就难免受到这些随意选择的限制。即使与中药方剂疗法相比，针灸疗法的随机性也更大些。由此，有的人相信针灸能治病，有的人就不信。有的人宁愿用中药而不愿接受针灸治疗。当然，惧针也经常是后者的一个原因。

　　可重复性，是现代科学的一个最显著特点。显然，传统的针灸疗法还不能完全称为科学，而只能称作艺术，或介于艺术与科学之间的学科。所以，对传统的针灸技术及其理论基础经络学说，单靠继承是不够的，还必须运用现代科学的知识与方法去发展，去提高，实现它由艺术到科学的飞跃。正是抱着这样的认识，我经过早年的大量针灸临床实践之后，1977 年毅然决定到浙江医科大学（现名浙江大学医学院）深造，学习西医，尤其是后来攻读该校研究生时选择了生理专业，投身到有关针灸原理、经络实质的大量实验研究之中。实现针灸疗法及其理论基础的现代化，成为自己的夙愿。

　　在研究传统的经络学说中，最大的困扰是至今为止未能在经络的体表途径发现存在解剖学所未知的任何特异结构。而且，经典的经络体系难以概括大量后来发现的经外奇穴或新穴，即使其经穴的功能也显得十分纷乱，所谓"同经异治"或"异经同治"的解释又十分勉强。这是导致针灸疗法中存在取穴、配穴随意性大的主要原因。再加上针灸操作方法的不规范，以及许多主观或环境的影响因素没有被充分考虑或得到有效控制，针灸疗效的不确定性也就在所难免了。此外，迄今以来围绕经络实质、针灸机制与临床针灸技术所作的大量研究，多是零散、局部、小领域的研究或报道，尚缺乏一个纲，缺乏一条科学的主线把它们融为一体。它们好比是一朵朵五彩缤纷的花朵，但尚未拼成一块完整的织锦。

在深刻认识到这些问题后，已接受过现代医学专门训练的我，逐渐体会到从现代反射学的观点出发来研究针灸与经络体系，是一个最有希望与前途的方向。

首先，运用反射学的观点阐述针灸机制及其经络系统，具有最简明、科学的特征。尽管针灸治病的原理十分复杂，但针灸疗法归根结底可以简化成一种反射过程，即是一种反射疗法，其效应是针灸的物理刺激通过人体体表特定位置输入人体后产生的反应。古人命名的所谓经络系统，本质上是对人体体表的那些特定刺激位置与人体其他各部之间所具反射联系的原始描述，或者可以把它归结为人体所具有的生理、病理反射系统。所谓穴位，既是体内生理或病理信息在体表的反射输出部位或反射点，又是针灸治疗信号引发针灸效应的反射输入部位。

其次，反射学的观点不仅可以作为一条主线，把至今为止前人所作的大量有关针灸或经络研究的成果有机地结合起来，而且十分有利于指导其深入的临床与实验研究。针灸治病过程可以看作是一个反射的控制过程。通过研究其中反射信息的传递、加工以及干扰的排除来提高控制能力，可以达到提高疗效及其重复性的目的。对此，控制论的科学方法论提供了一个有力的研究方法。

自 20 世纪 70 年代起，国内开始用控制论的方法来整理、发掘和提高古典针灸学的宝贵遗产。我与合作者包文俊医师在 1976 年就曾提出一个人体信息带的简化模型与图谱，对经络体系、针灸调整作用原理，以及针刺疗法的控制过程等方面作了较为详尽论述。由穴位或反映点连接而成的体表经络线路，也就是体表上分布的信息带。经 20 多年的临床应用，人体信息带划分与分布规则的真理性经受了实践的检验。1998 年，我们又采纳国际上普遍认同的"反射区"的提法，替代"信息带"的名称，重新制作了"身体反射区"彩色挂图，其应用得到进一步的推广。所以，本书提出的针灸反射学，是我们以往研究工作的继续与发展。

其实，早在 20 世纪 50 年代初期，国内就已出现并曾流行过解释针灸机制的神经反射学观点。但由于当时有限的医学科学研究包括神经生理学等方面的知识，其认识十分肤浅；尤其是它未能阐明经络现象的形成原理以及与指导临床治疗或提高针灸疗效挂钩，故一直只能作为一种假说而存在。

然而，近 50 年来，无论是人体生理学的进展或是对针灸机制的认识都已远远地超越了那个时期。不仅大量的科学实验探索了针灸效应或循经感传现象与神经反射弧各个环节，包括高位中枢如大脑皮质以及皮层下各神经核团、神经递质等的联系。针灸疗法的大量实践本身，更是极大地推动与丰富了神经生理学中有关反射学的认识。另一方面，控制论、信息论、系统论的研究方法在医学领域也有了深入的应用，它们进一步揭示了人体各种调节功能的一般规律，如原先简单的反射弧通过反馈回路就变成了一个封闭的系统，可以对各种调节机制作模拟，作数学模型，作系统分析。现在知道，行司人体功能与行为的各种反射，包括简单或复杂的、不等程度的长、短反射，有或无体液因素参与的反射，组成了一个严密的整体反射系统。所以，本书应用的反射学观点，不是以往那种初步认识的简单重复，而是螺旋式地发展到了新的高度。

采用反射区的概念解释经络，可以说是古典经络学说朝现代化的方向迈出的一大步。因为它揭去了笼罩在经络现象上的神秘面纱，一针见血地指出经络的实质是身体上下、左右、内外各部分之间相互反射的联系通道。但需要指出的是，在经典的反射学中，对体表反射区的认识原先只局限于耳、足、手等局部区域，即属于微反射区。它尚无法替代分布于全身体表的经络。而且由刺激这些微反射区而发展起来的反射疗法，多以按摩为主，自我保健为目的。虽然它们在防病、治病中发挥了积极的作用，也出版了不少有关的著作，但那只是狭义的反射区概念与反射疗法。而本书提出的"身体反射区"与它们不同，包含了经典的十四经穴、所有的经外奇穴、至今为止在身体上发现的大多数新穴，故是广义的反射区概念，是对经典经络体系的继承与发展。身体反射区与微反射区，从整体到局部相互补充，描绘了一幅全身反射区的完整画面。故在阅读本书时，不要混淆它们不同的概念。而且，随着全身反射区的划分与把针灸疗法归入反射疗法，反射疗法的内涵也进一步扩大了。完全可以这样说，以刺激体表为特征的各种物理疗法，包括各种针灸、推拿、按摩、电疗、红外线、激光、磁疗以及西方的整脊疗法等都属于广义的反射疗法。

纵览本书的五大章节，我们应用反射学观点，发展现代针灸医学所作的创新工作可以归纳于以下三个主要方面：

（1）用身体反射区的概念来继承与发展经典的经络体系，去伪存真，化复杂为简单。通过分析、整理、归类各个穴位或反应点的功能，本书总结出与十四经络相对应的三大类身体反射区：内脏反射区，躯体反射区和中枢反射区，并绘制了相应的彩色图谱。各反射区分布规则，一目了然，且与西医解剖名称相应，易学易记，临床应用极为方便。它们既可帮助选择针灸最佳取穴，又可指导其他各种物理疗法，提高疗效或缩短疗程。

（2）把针灸归类于一种反射疗法，阐释了临床施治时必须控制的各个环节。针灸过程的控制，是临床提高针灸疗效的关键。本书从控制过程的一般原理出发，系统地论述了反射信息在针灸过程各个环节的传递特点与控制方法，如从反射过程的双向性，疾病信号在体表的输出，针灸治疗信号从反射点的输入，反射弧的各个环节，影响信号传递的干扰因素等进行分析。它涉及针灸临床上常见的各种技术理论问题，包括针灸师如何采集患者的疾病信息和选择、输入控制信息，故十分有利于针灸疗法操作过程的标准化，克服其临床施治时的随机性与提高疗效的确定性。

（3）把针灸学归类于反射学的范畴，充实与发展了经典的反射学内涵。在明确针灸疗法是一种反射疗法，经络或穴位的实质就是体表反射区之后，针灸学自然就归入了反射学的范畴。本书应用反射学作为一条主线来融汇与概括现代医学对经典针灸疗法及其理论基础经络学说所作的大量研究，提出了"针灸反射学"的新学科。我们从国际上著名的医学文献数据库（如 Medline 等）检索了世界各国从 1960 年至 2003 年 40 余年来发表的 700 余篇有关针灸研究及临床应用的主要文献作为参考。

此外，本书以现代医学的术语总结了作者 37 年来在国内外从事针灸临床，治疗常见、顽难适应病症的丰富经验，并详尽介绍了先师、已故针灸前辈焦勉斋大夫的许多"针书不载"的秘方。本书对常见针灸适应证的治疗方法、治疗机制与临床处置难点都有独到的分析，探索了提高治疗顽难病症疗效的各种途径。还实事求是地分析了各种针灸适应证的可能疗效，介绍了国内外（主要是美国）针灸临床常见病的异同点，国外针灸治病的环境，以及不同群体患者对针灸的反应等。

总之，这是一本立足临床，运用现代科学术语与方法，系统论述针灸疗法及其理论基础经络学说的专著。它使古典的针灸疗法与经络学说面目一新，为它们与现代医学之间架起了一座桥梁。它既可解释针灸原理、经络现象又可用于指导临床针灸实践与科研，对国内外的针灸师、学生或科研人员都是一本极实用的高级参考书，使读者既可以重复前人的临床疗效，又可以帮助寻找治疗顽难病症的新路。它也是西医以及其他医务人员学习、整合针灸疗法的理想教材。

最后须强调指出的是，本书提出的针灸反射学新学科，完全是在继承传统针灸技法与经络学说基础上的发展。它集古今中外针灸科研成果及临床经验之大成，故是世界各国针灸名家、生理学家、临床针灸师共同奋斗的结晶。我们个人的研究仅是其中很小的一部分。所以，在本书即将出版之际，我们由衷感谢世界各国所有从事针灸临床与实验研究，为针灸理论与技术的发展和现代化作出积极贡献的人们，尤其是书中所用参考文献的作者们。此书也是对恩师、已故中国近代针灸名家焦勉斋大夫的深切怀念。

而且，由于针灸原理及经络实质十分复杂，本书也只是为针灸及其理论基础的现代化提出了一个雏形，书中许多假说有待进一步的验证，谬误之处在所难免，尚祈专家指正。但我们深信，沿着针灸反射学的方向继续深入研究，一定能使古典的东方针灸术早日融入世界现代医学的主流中去。

本书完成之后，承蒙中国工程院院士、天津中医学院副院长石学敏教授，甘肃中医学院针灸系名誉系主任、甘肃针灸学会名誉会长郑魁山教授在百忙之中予以审阅并为之写序，特此致谢。

金观源
于美国威斯康星州密尔沃基市
2003 年 9 月 20 日

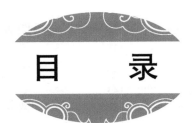

目　录

第1章　针灸反射学概论

　　针灸反射学的主要内容可以概括成两个方面：一是从人体存在的各种反射系统出发来研究古典经络体系的实质，提出经络就是体表特定部位与身体其他部位相互反射联系的一种原始表述，应用现代医学中反射区的概念取代经络。这将有助于简化经络体系，去伪存真，以及明确穴位的主治功能。二是进一步把针灸疗法归结为一种反射疗法，研究它的信息传递、干扰排除与控制过程，以明显提高其反射效应即临床疗效的重复性。本章首先阐述有关针灸反射学的基础理论，随后的各章将重点介绍其临床应用。

1.1 针灸反射学的新学科

20世纪50年代就已流行过用神经反射学观点解释针灸治病的原理[1]。但本书提出的"针灸反射学",不是以往那种初步认识的简单重复,而是应用反射学的观点来继承、整理和发展传统的经络学说,以及指导临床针灸疗法的实施,旨在全面实现针灸技术及其理论的科学化,为古典的针灸与现代医学的有机结合开辟了一条新径。针灸反射学新学科的提出,是在传统的针灸疗法受到现代医学严峻挑战的背景下开始的。

1.1.1 发展针灸疗法的挑战

具有千年历史的针灸疗法,由于它简单、实用、安全、有效、不需要复杂器械,并且易于操作等特点,它发展很快而且在民间被广泛传播。更由于它具有广泛的适应证和显著的效果,在回归自然的世界潮流下正被越来越多的国家与民族所接受。然而,实践在发展,认识是无止境的。在人类文明已经进入21世纪的时候,纵观传统的针灸疗法,无论是它本身的技术或理论基础经络学说,毕竟是古代原始文化与技术环境下的产物,难免带有时代的局限性,面临着现代科学尤其是现代医学的严格检验与挑战。以下就是针灸现状中存在的几个最明显的问题。

第一是取穴、配穴的随意性。由于用治一种疾病的穴位很多,有各种各样的选择,可以是局部取穴,也可以是邻近或远端取穴;可以只用一个穴位,也可以同时应用许多个穴位;而究竟哪一个穴位效果最好,究竟同时用几个穴位最佳,却很少有过科学的比较。此外,一穴多用更是十分普遍,穴位功效的特异性与非特异性之间很难划出明显的界线。

第二是操作方法的不规范。在选定所要刺激的穴位之后,无论是针刺还是艾灸,在操作上又有许多不同的手法或刺激形式。尽管针灸控制手段并不复杂,但在一个穴位上的刺激形式可以多种多样,如应用粗细不一的针体或强弱不等的刺激量在穴位不同深度、角度的刺激;针刺手法有捻转、提插、振荡以及由它们不同速率的操作组成的各种复合手法等。临床治疗时,选用何种刺激方式或手法,全凭操作者的经验而定。许多临床经验的报道甚至实验研究,也都没有从这些方面加以注明。操作方法的不规范,使许多有关针灸疗效甚至机制的研究结果丧失了可比性。

第三是疗效的不确定性。由于针灸治病是通过体表刺激实现的,而每个人的体表敏感性有着很大的个体差异,即使同样的刺激,输入机体的信息也不尽相同。而且,针灸治病的原理主要是调整作用,故疗效很容易受机体原有状态及其他许多因素包括情绪、精神状态的影响。加上前述取穴、配穴的随意性,针灸疗效的不确定性就十分明显。同一患者由不同的操作者来治疗,或者患同一种疾病的不同患者由同一操作者治疗,都可能会有完全不同的效果。有时,即使是同一患者同一疾病的两次发作,经同一操作者用同样方法治疗,效果也不尽同。现代医学的情况就与此不同了。当患者有某种细菌感染时,不论是有哪位医师处方或由哪家药房买的同一种抗生素,通常都具有一样的疗效。

第四是基础理论过于原始。古典的经络学说是针灸疗法主要的理论基础。十四经脉及其组成的穴位虽然描述了体表特定部位与内脏及其他部位的联系,但中医的脏腑并不与西医解剖学上的内脏所完全对应,加上脏腑相互关联的假说,难免有甚多牵强附会之处,而且许多古典术语模棱两可,如关于"阴阳"、"虚实"、"补泻"、"得气"等的定义含糊,使其对针灸治病原理的解释等,只能停留在朴素的辩证思维阶段,很难与现代医学融合。

总之，回顾至今为止的针灸疗法及其理论基础的现状，可以说其基础理论过于原始，治疗过程存在多种随机性，其疗效的重复性还比较低。这与现代科学技术的飞速发展很不适应。可重复性，是科学的一个最显著特点。所以，目前针灸疗法还只能称作艺术，或介于艺术与科学之间的学科。针灸疗法现代化的关键，就在于提高针灸疗效的确定性，或者说减少其艺术成分的比例，实现它由艺术到科学的飞跃（图 1-1）[2]。为此，需要对传统的经络理论与技法进行一场革命。但要进行这场革命，没有适当的武器不行，下述有关复杂系统的研究方法就是最重要的武器之一。

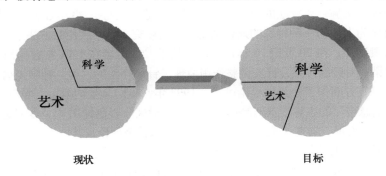

图 1-1　针灸疗法的现状与发展目标

1.1.2　复杂系统的研究方法

本书所运用的一般研究方法，没有离开现代科学或现代医学研究的轨道，即从实验或临床实践中的客观事实出发，通过分析、归纳上升为理论，再通过阐释事实与推理来指导新的实践，从而验证理论。除此以外，控制论的观点及其方法论，更是本书企图揭开千年经络之谜与使针灸疗法融入现代医学的主要工具。

在人们的生活与工作都已离不开计算机的今天，人们对控制论这一名词已不陌生。没有控制论，也就没有计算机的诞生。它的奠基人维纳把控制论（Cybernetics）定义为"关于在动物和机器中控制和通讯的科学"[3]。作为一种能应用于任何系统中的一般性控制理论，它已经在科学、工程及医学等广泛领域中，对于研究与解决复杂问题发挥了巨大的作用。

与计算机一样，人体是一个由多层次子系统组成的十分复杂的自动控制系统。在现代生理学的研究中，已经大量地运用了控制论的普遍原理于人体功能的分析，加深了对人体调节功能原理的认识。例如，人体的各种功能调节系统都被认为是闭合的自动控制系统，并可将神经、体液或自身调节中的调节部分（如反射中枢、内分泌腺等）看作是控制部分；将效应器或靶器官、靶细胞看作是受控制部分；在控制部分和受控制部分之间，通过不同形式的信号（电或化学以及其他形式）进行信息传递。控制部分发出信息来改变受控部分的状态，受控部分则将自己的状态或所产生的效应的信息反馈回控制部分，不断纠正和调整控制部分对受控部分的影响，以保持人体的内环境稳态与进行正常的各种躯体运动[4]。

同时，人体的自动控制系统还通过体表感受器及感觉器官与外界环境的刺激发生信息交流。无论是发生在人体表面的经络现象，还是针灸调整作用的原理，都是这种通信活动的反映。在下文中我们将详细论述，经络或者反射区就是生物体通过这种内外环境之间的信息交流，在长期的进化过程中形成的；针灸的刺激信号更是一种可以影响人体自动控制系统的人为干涉。以经络体系为根基的针灸疗法，利用那些原已存在身体各部之间的信息通道，通过体表特定部位的刺激，向机体内部输入调控信息。

另一方面，针灸师与患者之间通过诊断与治疗而耦合组成的系统，显然也可以用控制论的原理来进行分析。针灸疗法作为一种外治法，不仅在操作过程中有各种随机性，要根据机体对刺激的反应进行不断地反馈尝试，而且由于它们所输入机体的调控信息不过是能转化为电脉冲的刺激信号，要依靠机体本身的自动调节功能才能发挥作用，故它们的效果可以受身体内外的多种因素影响而不恒定。在研究复杂系统的种种方法中，控制论所提示的科学方法[5]，是出类拔萃的。它告诉我们如何选择各种对策与办法，控制各项条件来有效地达到预期的目标。运用控制论方法论，无疑地将有助于控制实施针灸疗法的全过程，克服各种随机性与提高疗效的确定性。

把经络现象作为人体的一种特殊的通信活动来进行研究，用控制论的方法来整理、发掘和发展古典针灸学的宝贵遗产，在20世纪70年代就已开始了[6]。笔者在1976年曾提出一个人体信息带的简化模型与图谱，对经络体系、针灸调整作用原理、针刺疗法的过程、针麻镇痛机制以及解决针麻"三关"的途径等方面作了较为详尽论述[7]。1998年，我们又采纳国际上普遍认同的"反射区"的提法，替代"信息带"的名称，重新制作了"身体反射区"彩色挂图[8]。本书是笔者在以往研究工作基础上的继续与发展，参考了至今为止的、有关临床针灸理论及其技术的主要科学研究成果。

必须指出的是，经典的控制论通常是运用数学的方法，研究控制过程中信息的传递、储存与变换，而较少注意那些信息的生物学含义。本书在应用控制论概念时，却企图尽量地阐明针灸控制过程中各个环节的生物学或物理学意义，而很少涉及数学。例如，书中经常应用"针灸信息"这个词以表示具有一定刺激量或具有其他序列特征的各种针灸信号；针灸信号又可以进一步分为各种形式的物理刺激，如针刺是机械刺激，艾灸属热刺激，电针主要是电刺激等。再如，从反射弧各个环节的组织结构及其生物学特征去阐释各种针灸信息通道及其反馈回路。总之，控制论的概念或原理在本书中只是一种指导思想，只是被用来对针灸的全过程作一般分析，帮助人们去理解与控制。其实，人体生理学的许多现代研究就是这样完成的[4]。在针灸学的领域里，这样做不仅有助于解释清楚经络实质与针灸原理，更可以用来指导针灸疗法，提高临床疗效的确定性。

1.1.3　古典术语的科学表达与国际化

在东方的针灸术越来越全球化的今天，古典中医术语的科学表达与国际化已刻不容缓。中医理论包括经络学说的发展已有几千年的历史，它所运用的人体整体观与辩证思维，至今尚有强大的生命力，但它的许多术语，由于定义含糊或带有太多的原始色彩，在人类社会进入到科学技术高度发展的今天，已越来越暴露出不容易被人理解与接受的弊病，甚至严重地妨害了它的国际传播与科学化的进程。

在针灸学方面，一项已经完成的工作，是十四经脉及其所属361个经穴和一些经外奇穴命名的国际标准化，包括十四经脉分别由其英语缩写成统一的国际编码，如LU、HT、LI、SI、⋯分别为肺经、心经、大肠经、小肠经等；以及每条经脉的穴位依照顺序用数字从1计起，如大肠经共有20个穴位，分别命名为LI1～LI20。其中LI1是商阳，LI4是合谷，LI5是阳溪，LI10是手三里，LI11是曲池等[9]。这样的命名使不懂中文的学习者十分容易记住经脉与穴位的名字，有力地促进了针灸在西方国家的推广。

但是，当经脉或穴位的名称用编码简化后，也有弊病存在。例如，十二经脉的中文名称原是由三部分组成，即所联系的脏器、手或足以及所带有的阴或阳的程度，如"足少阳胆经"这一名称既表达了它循行于足而连接胆囊或胸胁部，又提示它虽属阳经，但介于盛阳（太阳）与初阳（阳明）之间的程度。显然，这些含义不能从它的代码GB中看出来。

而且，许多穴位的中文名称也都带有其功能或局部形态学的特征，当经脉或穴位的原有名称用编码替代后，它们就失去了这些附加特征。如"神门"改为 HT7 后，从其新名再也不会联想其作为"神经系统大门"的功能；再如曲池改为 LI11 后，也体现不出要屈肘取穴的含义。这里提出了一个难题，即中医原有术语国际化时，如何以其他形式来保留它们由于简化而可能失去的内涵。

由于十四经脉及其所属的每一个穴位在体表的解剖定位都是十分明确的，一条经脉或一个穴位，除了上述内涵之外，它们无疑还是人体表面上的一种地区标志，就好像是地图上的经纬度作用那样。其实，这也正是"经脉"（Meridian）名称的原意。由于经脉现象的实质就是人体各部之间的反射活动，本书提出用"反射区"这个国际上通用、并且定义十分明确的名称替代古典的"经脉"。在本书所附的反射区图谱上，各区的界限就是利用人们所熟知的常用穴位的位置来界定的。

在本书中，我们一方面在分析人体控制系统及针灸治病过程时，运用了许多控制论的现代术语，如信息、信息通道、内稳态、反馈、神经网络、阈值、黑箱等，另一方面试图从物理学或生物学的角度，对中医理论中与针灸方法有关的古典术语，如"得气"、"气至而有效"、"补泻手法"、"烧山火"、"透天凉"等，作尽量科学化的表达。

为了实现针灸疗法由艺术到科学的飞跃，或者说使古典的针灸外治法焕发出现代科学的光彩，使它真正成为现代医学的一个方面，古典经络学说和针灸术语的科学表达，无疑是最重要的一步。

1.1.4　针灸反射学的内涵

为了提高针灸疗效的确定性，需要对传统的经络理论与针灸技法进行一场革命。从反射学的观点出发，有望根本上解决这一难题。

其实，早在 20 世纪 50 年代，受巴甫洛夫条件反射学说的影响，国内就已出现并流行过解释针灸机制的神经反射学观点。如解释针刺合谷之所以能抑制牙痛，是在大脑皮质形成一个新的兴奋灶，替代了原有的兴奋灶；并且试图以兴奋波在大脑皮质体觉区内的扩散来解释针感传导等经络现象；等等。但是，限于当时的医学科学研究包括神经生理学等方面的知识，那时对针灸作用的整个反射弧的了解还十分肤浅，对维持机体稳态所必需的各种反馈机制也是一无所知。最初的反射学观点无法圆满解释所有的经络现象，更未能与指导临床针灸与提高疗效挂钩，故它一直只能作为一种机制解释而存在。

然而，近 50 年来，无论是人体生理学的进展或是对针灸机制的认识都已远远地超越了那个时期。本书应用反射学的观点来总结与解释针灸疗法，不是以往那种初步认识的简单重复，而是螺旋式地发展到了新的高度。我们提出一个新名词"针灸反射学"来包含这一领域的所有观点与研究，它可以定义为"反射学观点指导下的针灸理论与技术"。英语缩写为"Acu-Reflexology"。在其英语缩写中没有放"灸"的英语（Moxibustion）前缀，是因为西方把针灸师通称为"Acupuncturist"，故在此名词中也只用"Acu-"来代表"针灸"二字。同样，本书用缩写"Acu-Reflexotherapy"来简称"针灸反射疗法"。

针灸反射疗法，也可以称为"反映点针灸"（Acu-Reflex Point Acupuncture，ARPA）。它是以反映点为刺激靶点的针灸疗法。反映点的英文是"Reflex Point"，因为主要用于以针灸为代表的中医外治法，我们也以"Acu-"为前缀，命名其为"Acu-Reflex Point"，缩写为 ARP，其复数"Acu-Reflex Points"的缩写为 ARPs。

针灸反射学的研究内容至少包括以下诸方面：

（1）人体反射学的生理解剖基础与研究进展；

（2）针灸治病的反射过程及其原理；

（3）体表反射区（经络）的概念及其形成；

（4）体表反射区的分类与分布规律；

（5）体表反射区的局部与整体关系；

（6）人体反射学理论对经络学说的阐释与发展；

（7）针灸反射疗法的一般控制；

（8）影响针灸反射疗法效果的各种因素；

（9）针灸反射疗法的常见适应证及其治疗；

（10）人体反射学理论在指导临床针灸治疗中的意义。

其实，针灸反射学，完全不是一门标新立异的学科。它没有脱离具有几千年丰富实践经验的传统针灸学的理论与技术；它只不过是揭示出其科学的内涵——反射，并强调其在整个针灸过程中的重要性而已。我们每一个针灸医师，不管自己意识到还是没有意识到，每天的针灸临床都在从事着这种反射疗法——穴位或反映点针灸。在俄罗斯发表的近代针灸文献中早就把针灸疗法归于"反射疗法（Reflexotherapy）"之中，我们只是应用"针灸反射学"或"针灸反射疗法"来特定其中以针灸作为刺激手段的反射疗法而已。"针灸反射学"或"针灸反射疗法"这一概念的倡导，将有助于每一个针灸医师都能意识到自己在做什么，为什么这样做，变行为的无意为有意，从而才能指导自己有效地改进做法，取得最好的临床疗效。

然而，必须承认，至今对针灸反射学的认识还是十分初步的，以上所提出的有关针灸反射学的内涵，大都需要进一步的验证与充实。针灸反射学的发展与完善，将有赖于我们全体针灸临床医师与科研工作者的共同努力！

1.2 反射弧：针灸治病的基础

近几十年来，中国与世界各地的针灸临床医师与科学家们，围绕针灸、针麻机制、经络实质进行了大量的实验研究。越来越多的事实证明，反射过程是针灸治病的基础，针灸疗法实际上就是一种通过全身反射实现的反射疗法。针灸治病的主要功效是调整作用、镇痛作用与康复作用。

1.2.1 内稳态与反射

维持机体内环境理化性质相对稳定的状态，叫作内稳态或稳态（Homeostasis）。这个概念最初是由美国生理学家 W.B. Cannon 提出的，指一种复杂的、由体内各种调节机制所维持的动态平衡（如保持人体正常体温在 37℃ 左右）。它是机体能够生存的一个基本条件，整个机体的生命活动正是在稳态不断受到破坏而又得到恢复的过程中得以维持和进行的。目前，稳态的概念已经扩展开来，它不仅用于内环境理化性质特性的动态平衡，也可以用于某一细胞功能，某一生物化学反应，某一器官或系统的活动，乃至整个机体的相对稳定状态的维持和调节[4] [10]。

由于人体或生物都是生活在自然界的外环境之中，外环境变化时，机体内部也必须作出适应性反应，它包括通过控制运动系统以完成一定的动作，以及调节内脏活动以保持稳态。这些整体反应是由人体内的三种调节机制来完成的，即神经调节（Neuroregulation），体液调节（Humoral regulation）以及器官、组织、细胞的自身调节（Autoregulation），其中又以神经调节最为重要。

反射是神经调节的基本方式。高等动物机体在中枢神经系统的参与下，对内外环境变化产生的适应性反应，称为反射（Reflex）。完成反射所必需的结构则称为反射弧（Reflex arc）。通常反射弧是由五个环节组成的：感受器、传入神经、反射中枢、传出神经和效应器。按照经典的反射概念，外界刺激由感受器经传入神经到反射中枢，反射中枢的反应指令通过传出神经再传到效应器引起效应器的反应，反射过程即告结束，因而反射弧是一种开口回路（Open-loop）。但在实际的反射进程中，神经调节是通过一种闭合回路（Closed-loop）来完成的，因人体内各种效应器上都分布有监视效应器活动情况的特殊感受细胞或感受器，效应器引起的效果又会通过这些感受器再传回中枢，使中枢能得到效应器工作情况的消息，及时调整所发出的神经冲动，使各效应器的活动能够准确、协调。在控制论中，这一过程称为反馈（Feedback）。通过反馈保证有效地控制活动，这在生物体和自动控制机中都存在。由此可知，每一个反射活动都是连锁反射，一个刺激发动一个反射，反射的效应又成为新的刺激，引起继发性反射活动，使反射链锁样地进行下去。

生物体为了适应外环境，保持生存以及具有学习的能力，通常具有由内反馈及外反馈联合组成的反馈系统。如图 1-2 所示，当感受器接受的反馈输入来自机体内环境，效应器也只对内环境输出信息，这种反馈称为内反馈。相反，当感受器接受的反馈输入来自外环境，效应器也只对外环境输出信息，这种反馈则称为外反馈。下面举一例说明。

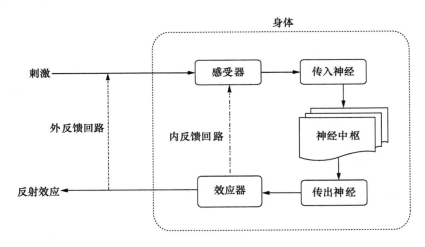

图 1-2　身体的反射调节系统

例如，当人用手去取摆在桌上的食物时，外环境的输入是眼睛看到食物的位置，经神经中枢发号令到手（效应器）伸出去取食物。手与食物的差距经外反馈调整而缩小，直至手取到食物。但只有这种外反馈是不够的。因为一旦环境变化，外环境的输入信息终止（如照明光线被暂时切断）时，人就无法取到食物。这时，效应器（手）本身的位置，也可以通过存在于手部的感受器直接输入信息（即手的位置觉）至神经中枢用来调整手的动作，使去抓取食物。这就是内反馈。

一般来说，内反馈的信息输入来自效应器本身的感受装置，如肌肉活动时肌肉内肌梭感受器的传入冲动；而外反馈的信息来自身体其他能感知反射效应的感觉器官，如上述来自眼睛的视觉和来自耳朵的内耳平衡感觉等，能不断感知躯体运动反射效应的结果，发出传入冲动来调整反射活动。

实际上，生物在实行任一动作或行为时，内、外反馈是同时进行的。这两种反馈系统的联系，就构成一种学习机。学习是生物进化的基础。所谓经络或反射区在体表的形成，就是这两类反馈回路相互作用的结果，这在下一节我们将详细讨论。在这一节我们着重分析针灸刺激所激发的反射弧及其内、外反馈回路。

反馈联系还可以分为负反馈与正反馈。在一个自动控制系统中，当反馈信息的作用与控制信息的作用方向相反，因而可以纠正控制信息的效应时，这一类反馈调节称为负反馈。前述用手去取食物是躯体定向运动的例子，也就是一种负反馈。不仅是躯体定向运动，身体内稳态的维持也都是靠负反馈调节来实现的。针灸对内脏活动的调整作用，大都是通过促进负反馈调节的途径实现的（参见"1.4.2 针灸调整作用的原理"）。负反馈的重要作用之一是增加系统的稳定性，免受外界刺激的干扰。

负反馈也相当于滤波过程。如神经中枢必须对感受器接受的大量信号加以选择，由于中枢对信号加工的能力有一定限度，更有这个必要；如果不加选择，任何自环境输入的信号都送到中枢，势必引起中枢的混乱。例如人体穿着衣服一定时间后，对衣服的触觉会明显减弱，即不再明显感到衣服对皮肤的刺激；当暴露于一种新的气味几秒钟后，对该气味的感受就明显减少；还有针刺麻醉或临床针治过程中有时发生的患者对针刺的适应性，使针感或镇痛等效应逐渐减弱（参见"3.6 避免与克服'抗针性'"）。这些现象在生理学上称为"感觉适应"（Sensory adaptation），其机制包括发生在感受器或感觉神经元水平的"外周适应"（Peripheral adaptation）与发生在中枢神经系统内的"中枢适应"（Central adaptation）。它们也都是负反馈或反馈抑制的例子。一般来说，中枢对那些重复性（或规则性）较大的较弱的刺激信号，较易产生反馈抑制。经传入神经传入的大多数感觉信息在沿脊髓与脑干的传入过程中被加工，潜在地引发各种非随意的反射，而大约只有 1% 到达大脑皮质，能被我们所察觉[53]。

人体还有一些过程，一旦发动起来就逐步加强、加速，直至完成，如排尿、分娩、血液凝固等。调节这一类过程的控制回路中，从受控部分发出的反馈信息不是制约控制部分的活动，而是促进与加强控制部分的活动，所以称为正反馈或反馈放大。它可以增加系统对外界刺激及环境改变的感受灵敏度，增加效应器的功率，以便作出更有效的反应。它一般是在效应装置活动尚未达到最大效应之前发挥作用的。在针刺麻醉或针刺镇痛的治疗中，就有一个针刺信号不断放大、加强的正反馈过程（参见"1.4.3 针灸镇痛作用的原理"）。

1.2.2 针灸的刺激信号

在针刺疗法中，常规使用的毫针、梅花针、穴位埋针、三棱针刺激都属于机械刺激，还有相关的穴位按摩、推拿、火罐、刮痧等也都属于机械刺激。它们都是通过直接刺激体表或穴位内的各种机械感受器作用于人体的。这些机械刺激操作简便、安全；而且患者机体也不易于适应。但在临床或科学研究中较难控制它们的刺激量与重复性。

最常用的毫针针刺，是一种以挤压为主的刺激，当提插或捻针时也会合并有牵拉的刺激。针刺时，针尖与针体都可能刺激穴位内的机械感受器或神经分支。通常针尖部的刺激面积小，相等压强时产生的压力大，故多数针感都在针尖刺激下诱发。但针体对四周组织的挤压也是一种不可忽视的刺激，特别是针体较长或留针时间较长时。针刺还有各种手法，如捻转、提插及其速率的改变可以组合成多种多样的刺激形式，激发单一或复合的组织结构里的各种感受器。此外，针体的粗细，显然也可以影响刺激信号的强弱与不同针刺手法时的刺激效果。

艾灸则属于热刺激。艾灸传递的热刺激信息，既可以通过直接接触穴位皮肤（直接灸），也可以通过实物（隔姜灸时的姜片或针体）、空气（雀啄灸）等媒介间接传导到穴位上（间接灸）。最常应用的艾炷或艾条灸法，主要刺激的是皮肤及皮下浅层的温热感受器。当把艾绒缠绕在针柄上点燃时，热刺激也可以通过针体传入，刺激针体所在的穴位各层包括深部所分布的温热感受器。但是，艾灸因使用时不容易控制温度，容易烫伤及有烟味，故在现代应用上受到一定限制。传统的艾灸目前已经常被一些方便使用的电热灸或其他热疗器械如红外线灯等所替代。

随着现代科学技术的发展，在穴位上的刺激类型现在已从传统的针灸扩展到电流、红外线、紫外线、激光、还有磁场等的刺激。其中最普遍使用的是电针刺激。它包括无针的穴位表面电极刺激与连接到毫针上的电刺激。后者实际上合并有机械刺激。电针刺激的应用，可以认为是针灸技术发展史上最重要的贡献。由于它在操作上容易控制与重复，不需人力就可以连续刺激，临床治疗时既方便了操作者，又极大地提高了临床疗效。针刺麻醉的成功，更是离不开电针的功劳。但是，电刺激也有它的缺点，如它长时间以同一频率应用于同一部位时，很容易被身体所适应，使其效应逐渐减弱。还有电针的滥用现象。因为电刺激接通后，不论取穴是否得当、穴位是否准确，机体局部都会有一定的刺激反应，如肌肉搐动。这会给操作者带来假象，以为已经向患者体内输入了有效的治疗信息，故当该法治疗无效时就得出电针或针灸对此患者无效的结论。其实，只有在准确取穴、刺准反映点或穴位内相应的反应层次的基础上，电刺激才会发挥出它最大的作用。

现在市场上流行的气罐或火罐疗法，利用的是对体表穴位的负压刺激。火罐还合并有一定程度的热刺激。药罐则进一步加入中药的作用，企图让一些中药通过皮肤进入穴位。大多数膏药或敷药也都是同一道理。穴位注射疗法，是直接把小剂量的中西药制剂注入穴位肌肉内起作用的方法。其中最普遍使用的是水针疗法，即应用具有高渗透压的 10% 的葡萄糖溶液，在一个穴位内注入 5～10ml。它主要是利用高渗透压对穴位的刺激作用，对于消除慢性疼痛性疾病的局部压痛点等有明显效果。

从以上分析可以看出，针灸以及大多数相关外治法的刺激信号多属于物理刺激（表 1-1），故它们也都属于物理疗法的范畴。当然，也有一些结合使用中西药的穴位刺激法，包括穴位注射疗法与中药外敷、熏洗等，它们已超出了纯物理疗法的范围。有时，当用毫针强刺激后可以在穴位局部造成一定程度的刺伤，即有一些化学物质如组胺、钾离子等释放出来。它们也可以成为对该穴位继发性的刺激，但它们已不再属于机械刺激，而是化学刺激了。分布于皮肤及其他组织里的痛觉游离神经末梢，也被认为是一种化学感受器。

所谓"信息"，是指某种信号的量或者序列所包含的意义。在本书中经常提到"针灸治疗信息"或简称"针灸信息"，即是指对机体施与上述各种刺激时所输入的具有一定量及一定序列的信号。由于信号的刺激序列改变，其所包含的信息就不同，由此可以理解，即使同是用毫针刺激，但刺激手法不同（如捻转、提插及其速率的差别）时，输入人体的治疗信息会截然不同。由于不同性质的针刺感觉与针刺手法有关，也就可以理解，不同性质的针感通常也是不同的治疗信息。电针时选用不同的刺激波形与频率，那更是明显的不同的治疗信息了。

表 1-1　现代针灸疗法的物理刺激类型

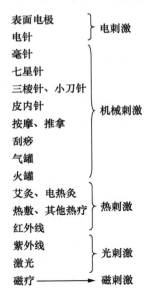

1.2.3　穴位的组织结构与感受器

穴位，是针灸信息输入人体的刺激部位。近几十年中，已对几乎所有传统的经穴与常用的经外奇穴进行了解剖学与组织学的研究 [11] [13]，不仅定位明确，而且对其局部层次与组织结构有了相当清楚的了解。

在大多数肌肉丰厚处的穴位上针刺时，针尖或针体所能刺激到的组织结构，从外向内至少有六个层次：皮肤、皮下组织、肌肉或肌腱、神经干或其分支、血管与骨膜。表浅穴位可以无肌肉组织，但其他组织都可能存在。在关节腔穴位（如膝眼穴）针刺时，关节囊及维持关节稳定的韧带经常被刺激到。皮下组织的厚薄也与人的胖瘦有关，肥胖者的穴位皮下组织普遍有较厚的脂肪。

刺到的神经既可以是感觉性传入纤维，也可以是混有运动性传出纤维的混合神经。刺到的血管既可以是深部的动脉也可以是表浅的静脉或毛细血管。也有刺激到滑囊、滑膜或各种淋巴组织的时候。骨膜组织也经常被刺入。临床治疗痹症（如慢性关节炎）时主张的"以针磨骨"的针法，强调的就是刺激骨膜组织。

现代医学把组成人体结构的组织分成四大类：上皮组织、结缔组织、肌肉组织和神经组织，它们各有不同的功能。上述穴位内可能刺激到各层结构分别从属于这些组织。除肌肉、神经干支自然是由其相应的组织组成外，皮肤表面的外皮是上皮组织，而真皮（Dermis），还有包括脂肪在内的皮下组织、骨膜、关节囊、肌腱和韧带等则都属于结缔组织。血管壁既有属于结缔组织的弹性纤维，也可以有平滑肌分布。结缔组织通常又可分为疏松结缔组织与致密结缔组织，上述结构中的结缔组织除脂肪外，都属致密结缔组织。一些疏松结缔组织也分布于肌肉之间或血管、神经、关节周围。

由于至今为止尚未发现穴位处有任何不同于现代医学所认识的组织之外的特异结构存在，而且所有针灸感传和效应可因刺激部位传入神经的阻断方法而消失，现在一般公认，穴位刺激的反应是通过刺激局部存在的感受器与相应神经分支引起的；穴位所在部位的主要感受器及神经干支共同组成了穴位针感的形态学基础。

为了确定针灸时穴位里真正被激发的感受器或神经，前人已做了大量组织学的研究。但对于究竟是哪种感受器起主要作用，仍有分歧的看法。有的人认为是肌肉中广泛存在的肌梭，因为不仅它们的分布与许多穴位（例如合谷）的敏感点位置及深度相吻合[14]，而且针感与肌电活动有平行关系；有的人又因一些部位（如手掌面第3、4掌骨间距掌指横纹一寸处的牙痛穴）找不到肌梭，但仍能引起针感与针刺效应，而认为是那些穴位上分布的环层小体、麦氏小体等压觉感受器起作用；也有的人在一些浅表穴位包括耳穴（如耳垂上的拔牙麻醉点）上发现只有游离神经末梢或神经纤维，针刺时同样会有针感及疗效，故认为不能把游离神经末梢等排除在外[15]。由于这些研究者都有严格的科学实验依据，他们的结论显然都是可靠的。然而，实际上这些研究是从不同的侧面反映了同一个事实，即穴位上的感受器不是单一的，而是多重的。

众所周知，身体各部的穴位多种多样，有的深厚，有的表浅；针灸手段也不尽同，有的只是皮肤表面刺激，如皮肤针（或七星针）与艾灸；有的要用毫针刺得较深，以"针下沉紧"等得气感觉为刺准的指标；也有的以三棱针点刺血管放血为目标。而且，在不同穴位或同一穴位的不同层次上针刺时获取的针感也具有多种性质：酸、胀、重、麻、痛、触电感等，都有可能。显然，要确定一个穴位中主要的针刺感受器，一个最可靠与令人信服的方法是从针感出发，根据它们发生的不同条件与穴位局部所能找到的感受器的位置、深度及分布情况来相互联系。

皮肤内分布着多种感受器，主要产生四种感觉：触觉（触-压觉）、冷觉、温觉与痛觉。肌肉内有两种主要感受肌肉牵张反射的感受器：肌梭与腱器官。肌梭是一种感受牵拉时肌肉长度变化的、特殊的梭形感受装置。腱器官是分布于肌腱胶原纤维之间、感受肌肉张力变化的感受装置。它通常要比肌梭小。它与梭外肌纤维呈串联关系，其作用恰与肌梭的作用相反，它的传入冲动抑制牵张反射。这两种感受器尤其是肌梭，已被认为是深部穴位受刺激时的主要感受器。有人研究了商阳、少商、中冲、鱼际、大陵、内关、间使、郄门等穴位的50个感受器，根据它们对触、压、振动、肌肉收缩和关节被动活动反应的特性、适应性和感受野的特点将它们作了分类，观察到其中以牵张感受单位最多（29个），这些牵张感受单位多来自肌肉丰富的内关和鱼际等穴位，其中26个推测为肌梭；其余依次是主要分布于鱼际、大陵穴的压力感受单位（10个）和商阳、中冲和少商穴皮内的SA单位（6个）等[16]。

先来复习一下与各种感觉有关的位于体表的感受器。用不同性质的刺激仔细检查人的皮肤感觉时发现，不同感觉的感受区在皮肤表面呈互相独立的点状分布。如用纤细的毛轻触皮肤表面时，只有当某些特殊的点被触及时，才能引起触觉。触觉是微弱的机械刺激兴奋了皮肤浅层的触觉感受器引起的，压觉是指较强的机械刺激导致深部组织变形时引起的感觉，两者在性质上类似，可统称为触 - 压觉。触 - 压觉感受器可以是简单的游离神经末梢，也可以是带有附属细胞与支持结构的复合体。不同的附属结构可能决定了它们对触压刺激的敏感性和适应出现的快慢，如适应快的麦氏小体主要分布在触觉灵敏的口唇、指尖等处，而适应慢的环层小体和鲁菲尼（Ruffini）小体主要分布于皮肤深层、腱鞘、肌膜与骨膜等致密结缔组织中，在肌肉内也有分布。皮肤在接受每秒 5～40 次的机械刺激时，还可以引起振动觉，据认为它也与触觉感受器有关。触觉可以分为精细触觉（又称辨别觉）与粗糙触觉（又称轻触觉），它们的传入途径不同。精细触觉与深部压觉等同行，走深感觉传导途径；而粗糙触觉与痛、温觉同行，走浅感觉传导途径。

痛觉是一种复杂的感觉，常伴有不愉快的情绪活动和防卫反应。这对于保护机体是重要的。一般认为痛觉的感受器是游离神经末梢（但游离神经末梢也可以感受压觉）。任何形式的刺激只要达到一定强度而成为伤害性刺激时，都能引起痛觉。伤害性刺激作用于皮肤和身体的表浅组织时，可以先后出现两种性质不同的痛觉，即快痛和慢痛。快痛是一种尖锐而定位清楚的"刺痛"；它在刺激时很快发生，撤除刺激后很快消失。慢痛是一种定位不明确的"烧灼痛"；它在刺激后 0.5～1.0s 才能被感觉到，其痛感强烈而难以忍受，撤除刺激后还持续几秒钟，并伴有情绪反应及心血管和呼吸等方面的变化。这一现象称为"疼痛的双重反应"。它说明在痛觉的传导上存在着不同传导速度的神经纤维。实验证明，传导快痛的外周神经纤维主要是有髓鞘的 III 类纤维，其兴奋阈较低，而传导慢痛的外周神经纤维主要是无髓鞘的 IV 类纤维，其兴奋阈较高。这就可以理解较轻的伤害性刺激只引起快痛，而强烈的伤害性刺激则引起具有双重反应的疼痛。

冷觉和热觉合称温度觉，它们起源于两种感受范围不同的温度感受器（都是游离神经末梢）。冷感受器在皮肤温度低于 30℃时开始引起冲动发放，热感受器在超过 30℃时开始发放冲动，47℃时其发放频率最高。

至于肌梭感受，它长几个毫米，外层为一个结缔组织囊，囊内一般有 6～12 根肌纤维，称为梭内肌纤维，而囊外的一般肌纤维就称为梭外肌纤维。整个肌梭附着于梭外肌纤维旁，并与其平行排列呈并联关系。梭内肌纤维的收缩成分位于纤维的两端，而感受装置位于其中间部，两者呈串联关系。因此，当梭外肌纤维收缩时，感受装置所受的牵拉刺激将减少，而当梭内肌纤维收缩时，则感受装置对牵拉刺激的敏感性增高。肌梭传入冲动增加时，可以发动牵张反射，引致受牵拉的肌肉收缩以对抗牵拉。如果发生收缩的只是部分肌纤维，整块肌肉也许没有肉眼可见的长度缩短，但可以有局部肌张力的增加。

全身的穴位基本上可以分为表浅与深厚的两大类，针灸刺激可以同样分为表浅刺激与深刺激两大类。当在体表的一个穴位上针灸时，根据刺激工具、刺激部位、刺激深浅的不同，以上各种感受器可以单独或合并地被刺激到，成为形成各种不同性质针灸感觉或输入不同针灸信息的解剖基础。下面来分析各种情况下通常对针灸刺激起主要作用的穴位感受器。

先来看刺激表浅的穴位或在穴位行表浅刺激时的情况。此时，因为受刺激的组织通常不是或不包括肌肉组织，除肌梭、腱器官以外的其他各种感受器都可能被激发。艾灸的热刺激比较单纯，其刺激的显然就是分布于皮肤或皮下的温觉感受器。在应用一些特殊的针刺手法如烧山火、透天凉时诱发的热感或凉感，自然也离不开这些温度觉感受器的激发。针刺的情况则比较复杂。

例如，皮肤针、耳埋针等浅部刺激主要激发皮肤上的游离神经末梢，以引起痛感为主。针刺大多数身体穴位穿皮时，只要进针速度快，一般都可以无痛。有时也有痛，而且是剧痛，可能是针尖触及了皮肤上的痛点，因为只要拔出针尖稍移动一点距离再刺，往往就能避开痛点而不再感到疼痛。这种穿皮痛就属于快痛。在耳针疗法中，由于表浅的耳穴上有丰富的游离神经末梢，十分敏感，获取的针刺感觉大多是强烈的痛觉。它可以包含快痛与慢痛的全部特性，不仅在针刺时有眨眼、呼痛、躲避等防卫反应，而且伴有整个耳朵的充血发红、发热。耳针对内脏功能的调节作用显著，显然与可引起情绪活动的慢痛机制有关。关于情绪与控制内脏活动的自主神经功能的关系已有大量实验与临床的证据。

也有许多表浅的穴位在针尖穿过皮肤，刺到内部组织时不是痛觉，而是胀、重的感觉或者还混有一定的痛感。四肢末梢的不少穴位，如手部的牙痛穴、后溪，足部的内庭、涌泉等穴，以及头面部的百会、印堂等穴就是这样。这说明其局部除游离神经末梢受刺激外，还有其他感受触-压觉的感受器被激发。一般认为是广泛分布于皮肤深层、腱鞘、肌膜与骨膜等处的环层小体、麦氏小体等受刺激所致。已有人在手上的牙痛穴、足背的内庭穴皮下观察到环层小体[14][15]的存在，它们被认为是这些穴位引起胀、重等针感的主要感受器。

腕踝针刺法，要求把毫针沿皮下几乎水平地刺入一定距离，通常不引起明显针感。皮下组织很少感受器分布，没有针感理所当然，但它治病仍能取效，说明仍有针刺信息从其针刺部位输入了机体。它刺激的感受器很可能还是丰富分布于皮下组织与真皮之间、或在肌膜或骨膜等处的环层小体。由于针体在皮下组织中平刺，不直接刺入环层小体内部，故对每个小体来说刺激很弱，但又因在皮下较长一段距离都有针体的压迫，能刺激到较多数量的邻近小体，而且留针时间又比一般针法要长，故虽然不引起明显的针感，也会有相当刺激量的信息输入体内。

此外，不论是在表浅穴位还是肌肉丰厚的深部穴位针刺时，都可能直接刺激到穴位内经过或分布其间的神经干或神经分支，还有血管。前者一般产生麻电感（参见后文），而后者（用毫针或三棱针刺到血管时）通常十分疼痛且拔针时有出血。血管壁上不仅具有血管运动神经纤维，而且还有感觉神经纤维。人体解剖知识业已证明，在肢体远端的血管具有特别丰富的神经供给。有人在成人的牙痛穴里就观察到感觉神经末梢几乎包围了整个动脉血管壁的周围，它们不仅在血管外层分支形成复杂的树枝状末梢，而且有的进入到血管的中层[15]。所以，针刺到血管时，不仅可以刺激到血管壁上的游离神经末梢，还可以直接刺激交感神经末梢，引起血管舒缩运动的改变。此外，耳郭上有迷走神经纤维的分布[17]，针刺耳穴时它们也可能被刺激到。

再来看针刺肌肉丰厚处或通常刺得较深穴位时的情况。此时由于针体穿皮而入，沿途所经的组织中分布的感受器都可能单独或合并地被刺激到，情况很为复杂。但从获得针感的组织层次来看，可以肯定是穴位深部的感受器而不是皮肤内或皮下的浅表感受器起主要作用。那么究竟是什么感受器呢？

临床上经常可以体验到，在穴位深部作探寻式针刺时，经常能刺到其中的敏感中心。在同一个穴位内，这种敏感中心有时只有一个，也经常有几个。刺中时的针感可以是放散的麻电感，也可以是局部的酸胀感，伴随针感还经常有肉眼可见的肌搐动或感觉到针下沉紧的感觉。现在比较肯定的是，前者是刺到穴位深部的神经干或神经分支所致，而后者则是刺到肌梭的表现。据穴位解剖学的观察，针刺点靠近神经干者，约占总经穴数60%，在穴位周围半径0.5cm范围内有神经干或者较大分支通过者可以高达90%以上，直接刺中神经干、支的概率大约是50%。当运动神经干支受刺激时也可以有肌肉的搐动，但通常没有针下沉紧的感觉。

西安医学院的研究者在合谷穴区观察到有三个明显的针感区，分别分布于全手厚的2/5～4/5之间，其厚度都在第一骨间背侧肌或拇收肌的范围。它们的面积范围比痛点等皮肤感觉点大得多，但与局部的肌梭密集区基本一致[14]。由于肌梭在肌肉内分布广泛且有几个毫米长，临床上在大多数肌肉丰满穴位上针刺时，都可能刺到肌梭甚至其中的梭内肌纤维。肌梭受刺激可以使肌梭内感受装置的传入冲动增加，诱发肌电活动及梭外肌、梭内肌纤维的收缩。临床上针刺合谷穴有明显针感时往往可以看见示指或拇指的搐动，就与此有关。当针尖刺在靠近尺侧（刺激第 1 骨间背侧肌）时有示指的外展运动，而当针尖刺在靠近桡侧（刺激拇收肌）时有拇指的内收运动。这种肌搐动的反应甚至在用手指按压合谷穴时也能发生，不需要针的刺入。显然，它是局部肌梭受针刺或按压刺激时诱发相关梭外肌突然收缩的结果。针刺的刺激类型，看来也是一种挤压刺激，可以像按压那样导致肌梭感受器的变形。

一般认为，梭外肌的反射性收缩是肉眼可见肌搐动的成因，而梭内肌的收缩以及局部梭外肌的反射性肌紧张是针下沉紧感觉有关（参见"1.2.5　牵张反射与针下反应"）。但因为肌梭通常是感受肌肉长度变化的感受器，在自然的牵拉刺激条件下，它发放的冲动照理不产生特定的主观感觉，为什么针刺刺激时会有强烈的酸胀感呢？

这是一个至今尚不清楚的疑点，有各种不同的推测。一是根据文献记载，肌肉层中还同时存在环层小体与游离神经末梢，在刺激到肌梭密集区的同时也可能刺激到附近的其他感受器。但从针感与针下沉紧感觉的紧密联系程度来看，有人认为针感更可能是直接来自肌梭内部的感受器。他们根据文献记载，以为在肌梭内除有感受与传导牵张刺激的Ⅰ、Ⅱ类纤维外，还可能有传导酸感的Ⅳ类（也可能是Ⅲ类）传入纤维的分布，即肌梭被刺中时的强烈针感很可能是由于针尖直接刺激到了肌梭内的Ⅳ类或Ⅲ类神经末梢，而且刺激梭内肌收缩的同时加强了这种刺激。虽已有人观察到，重胀感主要由Ⅲ类纤维传导，而酸感由Ⅳ类纤维传导[16]，但到目前为止，尚未见肌梭内存在Ⅳ类或Ⅲ类纤维的报道。由此，笔者从感受器的非特异性出发，更倾向于另一种观点，即此时的针感很可能是由肌梭激发的反射性肌紧张再刺激局部的感受器所致。它与肌肉受到被动牵拉时感到被牵拉肌肉酸胀的情况类似。这也是与针刺肌肉部位穴位时针感传导现象的发生机制相一致的（参见"1.5.4　'肌肉紧张性扩散'假说"）。

与肌腱有关的穴位感受器被认为是腱器官。感受肌张力变化的腱器官受牵拉刺激时也不产生特定的主观感觉，但在针刺条件下，它也会引起针感，其原理可能与针刺肌梭时相同。有人在猫的腓肠肌与跟腱连接处看到腱器官，这个地方可能相当于人体的承山穴。在临床针刺时，腱器官也可能是被继发性激发，如当一条肌肉上的肌梭被针刺激发导致该肌肉的张力提高后，后者可以随后刺激同一条肌肉所属肌腱上的腱器官，又使肌张力逐渐恢复原来状态。留针期间针下沉紧感的逐渐消退，显然也可能有这种机制的参与。

在肌肉丰厚的穴位深部针刺时，除了刺激到神经干支以及与肌肉、肌腱有关的肌梭或腱器官以外，也会刺激到血管与骨膜。在关节部位深刺时还会刺激到由致密组织组成的关节囊与韧带等。它们都含有十分丰富的游离神经末梢或环层小体。刺到血管的情况已在前文说过。刺到骨膜与韧带等组织时除患者有明显胀、重感外，操作者也可以感到针下紧涩感。但它多半是由于这些组织致密度较高所致，与那种由于局部肌张力增高的针下沉紧感明显不同，临床上根据针体插入深度及其估计刺激到的解剖组织不难区别这两种感觉。

综上所述，穴位上起主要作用的感受器大致有游离神经末梢、肌梭、环层小体等几种。如果按照针感来区分，全身的穴位可以分为两大类，一类是以激发浅部感受器系统（主要是游离神经末梢）产生痛、温觉的穴位；另一类是激发深部感受器系统（包括肌梭、环层小体等深压觉感受器）产生酸、胀、重感的穴位。当然，还有许多直接刺激神经干或神经支产生麻电感的穴位，以及由两种或三种针感（如胀痛、酸麻重等）混合构成的穴位，它们可能是由几种感受器所构成的。一般来说，在穴位的深部感受器系统中，肌肉丰厚处穴位的感受器以肌梭为主，而与腱鞘、肌膜及骨膜相关联的穴位则可能是以环层小体等为主。表 1-2 总结了穴位上可能被刺激到的组织结构及其中分布的各种感受器。

表 1-2 穴位内的组织结构及其分布的感受器

组织结构	感受器
皮肤	痛觉游离神经末梢，热、冷觉小体，触-压觉麦氏小体、环层小体
皮下组织	皮神经分支
肌肉（肌腱）	肌梭（腱器官）、环层小体、游离神经末梢
腱鞘、肌膜、骨膜、韧带、关节囊	触-压觉环层小体、游离神经末梢
血管	游离神经末梢
神经干支（感觉神经，运动神经包括控制血管舒缩运动的交感神经及分布于耳穴的迷走神经纤维等）	

需要指出的是，游离神经末梢不仅是浅部感受器系统的主体，在深部组织中也有广泛分布；而且，它不只是感受痛觉，也可以感受压觉等其他感觉。

此外，由于临床使用针灸器具的不同特点，它们可以在穴位的不同层次激发不同的感受器系统。皮肤针和耳埋针等刺激的是浅部感受器系统。毫针可以作浅、深不同的刺激，故既可以刺激浅部感受器系统，也可以刺激深部感受器系统。当使用电针时，由于电流的扩散，可以刺激到离针尖较远的感受器或神经纤维。从电针时局部的主要反应与感觉来看，主要是运动神经纤维的兴奋，因为都可以见到受刺激部位肌肉的跳动，而且肌肉跳动的频率与电刺激的频率相同，刺激频率增快到一定程度时，肌肉的兴奋落入它的不应期而不再跳动。如刺激局部没有肌肉分布则没有可见到的跳动。电针时的感觉则与通电前干针刺激时的感觉有密切关系，如预先未得气，通电时往往只有一定程度的麻电感觉，其强度与电刺激强度、频率有关；如干针时已有明显的酸胀感觉，通电后该感觉可以更强，同时可混有或无麻电感觉。

1.2.4　针感的传入途径

在前一节已经分析了穴位刺激时可能激发的各种感受器，这里来讨论它们的传入纤维与针刺感觉的两种传入途径。

大量的实验与临床观察到，当所刺激的穴位用麻药封闭后，可使针感消失；传入神经用麻药阻滞或完全横断的情况下，在该神经支配区扎针不出现针感；脊髓全横断或腰麻后，在感觉丧失平面以下扎针也不产生应有的针感；伴有感觉障碍的偏瘫患者，在患侧扎针时针感减弱或消失，而在健侧扎针时针感不受影响。总之，如果在针刺部位所支配神经传导通路上的任意一处被阻滞、切断或破坏，必然导致针感的减弱或消失。

不同的感受器通过不同类型的传入神经纤维传入信号。现代生理学根据神经纤维直径的大小及来源，把传入神经纤维分成Ⅰ、Ⅱ、Ⅲ、Ⅳ四类。Ⅰ类是肌梭及腱器官的传入纤维；Ⅱ类是皮肤的机械（触、压、振动）感受器的传入纤维；Ⅲ类是皮肤痛温觉（冷感觉）与肌肉深感觉（肌肉本体感觉与深部压觉）的传入纤维；Ⅳ类则是无髓鞘的痛温觉（热感觉）、机械感受器的传入纤维[4]。

强弱不等的针感可能由不同的传入纤维冲动引起。董泉声等通过对不同针刺手法与肌神经纤维类别关系的研究，发现由针刺诱发冲动综合组成的电位变化图形，随针刺术式不同而异，捻针和指压时通常均引起Ⅰ、Ⅱ、Ⅲ、Ⅳ四类纤维兴奋，提插和摇针同时兴奋这四类纤维的概率只有

50%，而刮针、弹针和皮肤针叩击时仅有Ⅰ、Ⅱ、Ⅲ类纤维参与针刺信号的传递。由此他们认为较弱的针感主要由Ⅲ类纤维兴奋引起，而较强的针感可能和Ⅳ类纤维活动的关系更为密切[18] [19]。

　　压痛感是大多数穴位或针灸刺激部位所具有的最明显的特点。针刺穴位时的针感强弱不仅与刺激手法有关，也与穴位的原有压痛程度成正比。现在生理学上把触觉与压觉归为同一类感受器，而触 - 压刺激增强到一定程度也会变为痛觉。游离神经末梢既感受痛觉又感受压觉。这些都提示穴位内广泛分布的游离神经末梢及环层小体等是诱发针感的主要感受器。如果以针灸感觉来作为针灸信息的标志，这些感受器冲动的传入途径，也就是针灸信息的主要传入途径。由刺激肌梭所激发的局部肌紧张，则起维持与强化针感或针刺信息输入机体的作用。

　　感觉生理学已经基本明确，体表感觉由脊髓传到大脑皮质有两种途径：一为浅感觉（痛温觉与粗糙触觉）传导途径，二为深感觉（肌肉本体感觉与深部压觉）传导途径。精细触觉的传导途径同深感觉。本体感觉是指运动器官如肌肉、肌腱、关节等的位置觉、运动觉和振动觉。精细触觉是指皮肤上辨别两点的距离及接触物体实体的感觉。

　　针刺时产生的来自四肢、躯干和颈部的浅感觉传入纤维在脊髓先交叉再上行，即进入脊髓后在其后角更换神经元发出纤维，立即交叉到对侧，分别经脊髓丘脑束（痛、温觉）和脊髓丘脑前束（粗糙触觉与压觉）上行抵达丘脑的后外侧腹核。头面部的浅感觉传入纤维来自三叉神经节，它止于脑桥的三叉神经主核和脊束核，由此两核发出二级纤维交叉到对侧，组成三叉丘系，伴脊髓丘脑束上行，抵达丘脑后内侧腹核。

　　针刺时产生的深感觉与精细触觉的传入纤维在脊髓是先上行后交叉，即进入脊髓后，其上行分支经同侧后束上行，抵达延髓下部。上下半身来的纤维分别在楔状核和薄束核更换神经元，再发出纤维交叉到对侧，经内侧丘系也到达丘脑的后外侧腹核。现在还知道，由脊髓发出的第二级感觉神经元纤维上行通过脑干时，也可以发出侧支与脑干网状结构内神经元发生突触联系并且反复换元上行，然后抵达丘脑靠近中线的髓板内核群。

　　丘脑是感觉传导的第二级换元接替站，只进行感觉的粗糙分析与综合。它一方面由后腹核、膝状体等发出特异性投射纤维到大脑皮质（中央后回的第一感觉区，中央前回与岛叶之间的第二感觉区，中央前回的运动区等）的特定区域，引起一定的感觉并激发大脑皮质发出相应的传出神经冲动；另一方面也从髓板内核群等发出非特异投射纤维弥散地投射到大脑皮质的其他广泛区域，维持与改变大脑皮质的兴奋状态。

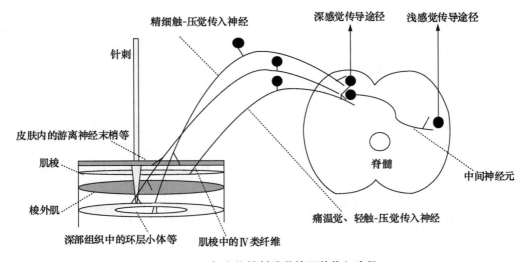

图 1-3　深部穴位针刺感觉的两种传入途径

图 1-3 中显示了针刺深部穴位时针刺感觉的传入途径。图中略去了脊髓以上部位的针感传导与控制过程。需要指出的是，这里所说的浅、深两种感觉传导途径与前一节所提穴位的浅、深两种感受器系统并不是完全对应的。如属于穴位深部感受器系统的一些游离神经末梢，它们的传入纤维可以是Ⅳ类或Ⅲ类纤维，经浅感觉传导途径，即脊髓外侧束，传入中枢引起针感；而属于穴位浅部感受器系统的一些触 - 压觉（如精细触觉）感受器兴奋时，其传入冲动也可以通过深感觉传入途径，即脊髓后束，传入中枢引起针感。所以，不论穴位的表浅或深厚，或者在同一个穴位上刺激深浅的不等，上述两种传导途径都可能单独或合并参与针灸感觉的形成与治疗信息的输入。一般来说，在身体上大多数浅表穴位针灸时（如皮肤针、艾灸、耳针或浅刺时），其痛温觉显然是通过浅感觉传导途径传入的；而在深部穴位尤其是在肌肉丰满处的穴位上针刺时，既通过浅感觉与深感觉的两种途径传入诱发针感，又通过不产生针感的牵张反射维持或强化针感。

1.2.5　牵张反射与针下反应

临床上，当在肌肉丰厚部的一些穴位（如合谷、足三里）上针刺到敏感中心时，除了患者有强烈的酸胀重等针感外，操作者经常可以看见或感觉到针下的两种反应。一是肉眼可见的针下肌肉搐动，二是针下有慢慢加强的或突然而来的沉紧感觉，针好像被针下组织吸住一般。这些反应被古人称为"得气"现象。

美国的 Langevin 等于 2001 年报道得气时的吸针现象是可以用生物机械方法测定的。他们应用一台计算机控制的针刺装置进针、捻转与拔针，在 60 个受试者的 8 个经穴与 8 个非穴位比较了进针后不捻转、单向或双向捻转后拔针力的差异，结果发现单向或双向捻针后的平均拔针力分别有167% 与 52% 的增加，与不捻针时相比有明显的差异（$P<0.001$）；在经穴上的拔针力比非经穴平均增加 18%（$P<0.001$）[21]。关于得气时吸针现象的原理，以往有一种看法是针体被穴位内组织纤维缠绕所致。Langevin 等也是持这一观点，推测它是由捻针时针周结缔组织的缠绕所引起[22]。当然，捻针时针周结缔组织的缠绕肯定是拔针力增加的一个原因，这在单向捻针时尤其容易发生。然而，这不是包括吸针现象在内的得气反应的主要机制。因为得气并非只在捻针时发生，提插刺激甚至有时在进针后不作任何操作也会发生。而且，如果仔细体会一下它与最初针感发生的时间，是针感在先，吸针在后。当然，吸针也可以进一步强化针感。

针下反应的主要发生机制，可以从腱反射与肌紧张这两类牵张反射得到解释。

大家都熟悉神经学检查时的膝反射，即叩击膝关节部位的股四头肌腱使之受到牵拉，则股四头肌立即发生一次收缩。这就是腱反射。腱反射是快速牵拉肌腱时发生的牵张反射。肌紧张则是指缓慢持续牵拉肌腱时发生的牵张反射。肌紧张与腱反射的反射弧基本相似，感受器都是肌梭，传入神经纤维是Ⅰ、Ⅱ类纤维，直径较粗（12～20ìm），传导速度较快（90m/s 以上），效应器为同一肌肉的梭外肌纤维；它们的基本反射中枢也在脊髓。

在脊髓前角中，存在着大量运动神经元（a 和 g 运动神经元），它们的轴突经前根离开脊髓后直达所支配的肌肉，分别支配梭外肌与梭内肌纤维。a 运动神经元的末梢在肌肉中分成许多小支，每一小支支配一根梭外肌纤维。由一个 a 运动神经元及其所支配的全部肌纤维所组成的功能单位，称为运动单位。a 运动神经元的大小不等，大的支配快肌纤维，小的支配慢肌纤维。a 运动神经元接受来自皮肤、肌肉和关节等外周传入的信息，也接受从脑干到大脑皮质等高位中枢下传的信息，产生一定的反射传出活动，因此，它被称为脊髓运动反射的"最后公路"。

运动神经元的细胞体较小，分散在 a 运动神经元之间，它们的轴突也经前根离开脊髓，支配骨骼肌内的梭内肌纤维。在安静时，即使 a 运动神经元无放电，一些 g 运动神经元仍持续放电。

当 a 运动神经元活动增加时，g 运动神经元的活动也相应增加。此时，梭内肌纤维收缩，可以提高肌梭内敏感装置对牵拉刺激的敏感性。

腱反射是单突触反射，即其传入纤维经背根进入脊髓灰质后，直达前角与 a 运动神经元发生突触联系，其传出冲动则主要支配肌肉内收缩较快的快肌纤维成分。由于叩击肌腱时，肌肉内的众多肌梭同时受到牵张刺激，同时发动牵张反射，故众多运动单位几乎是一次性同步收缩，力量大，动作明显。而肌紧张可能是多突触反射，即传入纤维经背根进入脊髓灰质后，可能要经几次突触接替后才与前角的 a 运动神经元联系，其传出冲动则主要支配肌肉内收缩较慢的慢肌纤维成分。此时，可能是由于同一肌肉内的不同运动单位进行交替性的收缩而不是同步性收缩，肌紧张的反射收缩力量并不大，只是抵抗肌肉被牵拉，因此不表现明显的动作。

腱反射与肌紧张这两种牵张反射，与针刺时的针下反应有密切关系。有人分析得气时穴位局部的肌电活动可能有五种来源。

（1）直接刺激肌肉本身引起的肌肉收缩。

（2）刺激运动神经纤维引起所支配的肌肉收缩。

（3）自发的肌电活动。

（4）由于精神紧张引起的肌紧张。

（5）一种需要中枢神经参与的反射性肌紧张。

显然，针刺局部肌肉搐动的原因，不会是由于第（3）、（4）种原因，故只留下三种可能：一是针尖刺中肌肉运动点（运动神经穿入肌肉处）的瞬间，它使整条肌肉发生一逝而过的收缩，没有后续的肌紧张或肌电维持，也没有针感；此时，肌梭的传入冲动频率减少。二是直接刺激肌肉本身即梭外肌纤维引起的肌肉收缩；但由于针体很细，这种直接激发的肌纤维数量必然很少，难以诱发整个运动单位的肌肉收缩。三是针尖刺到了肌梭附近，通过挤压使肌梭变形，或直接刺入肌梭内部，导致梭内肌纤维的收缩。其结果是通过诱发牵张反射而引起整条肌肉的收缩，同时有强烈的针感。此时，肌梭的传入冲动频率增加，可以通过脊髓激发一个正反馈过程（参见下文），使肌肉收缩过后还有局部的肌紧张（针下沉紧感的原因之一）或可以记录到肌电发放持续一段时间。临床针刺时，大多数场合所见的肌搐动，都伴有强烈针感与针下沉紧感，故属于这第（5）类情况，即它是一种由针刺引起的，属于牵张反射性的局部肌紧张活动。

笔者在一些中风瘫痪者中观察到，在脊休克期还未过去的软瘫肢体上针刺合谷，不会引起示指或拇指的搐动，而同时在健侧合谷作对照，则可以明显诱发。但在脊休克期已恢复的硬瘫肢体上针刺合谷，示指或拇指的搐动又可以引起。这说明，肌搐动的针下反应的确是一种通过脊髓中枢的反射性活动，而不是直接刺激运动神经纤维或肌肉本身引起的肌肉收缩，否则，它不会因脊休克的出现与恢复而改变。另一方面，若在同一患者脊休克期还未过去的软瘫肢体上电针合谷，当电刺激强度增大到一定程度时，仍可以引起与低频电刺激频率一致的肌搐动。这时的肌搐动反应，显然属于直接刺激运动神经纤维或肌肉本身引起的肌肉收缩，它是由于刺激电流的扩散，兴奋了刺激部位或周围的运动神经或直接激发较多的梭外肌所致。

从手法针刺诱发肌搐动的时间来看，它发生快，通常都在针刺到敏感点时立即发生，看来是一种类似腱反射的活动，即在脊髓中枢只经单突触联系就输出传出冲动，并支配梭外肌中的快肌成分收缩所致。它与腱反射的区别在于刺激肌梭的方式不同。如图 1-4 所示，由叩击肌腱诱发的腱反射（如膝反射、跟腱反射），是通过牵拉肌腱而激发肌肉中的几乎所有肌梭而发生的牵张反射，众多运动单位也几乎是一次性同步收缩，故力量大而且动作明显。而由针刺激发的肌梭只有一个或少数，通过牵张反射诱发的运动单位收缩也少，故只有在小而且表浅的肌肉才有肉眼可见的搐动。前文提到的在合谷穴针刺时引起示指或拇指搐动，就是一个例子。

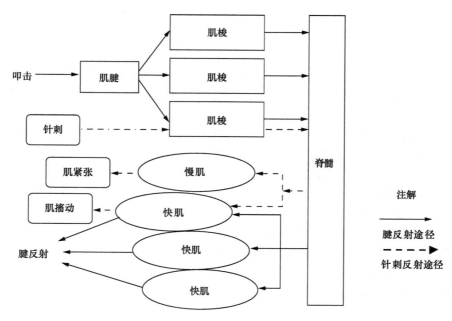

图1-4 腱反射与针刺诱发的肌搐动、肌紧张

当刺到的是深部大肌肉中的个别肌梭时，一方面它所诱发的个别运动单位的收缩通常不足以引起明显的肌肉运动，只能增加局部的肌张力而已，而且即使发生肌搐动，在体表也看不出来。这也就是为什么针刺诱发的肌搐动多在表浅的小肌肉穴位发生，而在许多深部的粗大肌肉穴位并不能看见的道理。而且，即使在小肌肉，它的发生也要求该肌肉处于放松状态，就像诱发腱反射时那样。这种肌搐动，或可称为"针刺式腱反射"。临床上把能够在针刺时诱发肉眼可见肌搐动或局部肢体跳动反应的刺激部位，称为"跳动穴"，并发展了一种有意识引起这类跳动反应的针刺方法（参见"3.1.10 '跳动穴'与跳动反应"）。

从上述在中风瘫痪肢体针刺合谷穴的反应来看，"针刺式腱反射"的出现与否，不仅与脊髓反射弧的完整有关，而且受高位中枢的易化影响，即肌梭的敏感性平时受到来自高位中枢通过神经的易化作用，一旦这种易化作用在脊休克期丧失，则肌梭的敏感性也明显降低，故其受针刺时不再能诱发局部肌肉的搐动反应。

从针刺诱发针下沉紧感的时间来看，又有两种情况，一是在穴位内移动针尖到某一点时突然而来的、针尖好像被吸住的感觉。古人称这种手下感觉为"如鱼吞饵之势"。它的产生可能就与上述局部梭外肌张力一下子变高有关。也有人认为它是刺中肌梭时梭内肌纤维直接收缩的结果。二是随着操作慢慢加强的针下沉紧感，它显然是一种刺激肌梭诱发的反射性的肌紧张活动，可能是在脊髓中枢经多突触联系输出传出冲动，并支配梭外肌中的慢肌成分收缩所致。

在图1-5中显示了针刺穴位肌梭诱发针下反应与维持或强化针感的脊髓反射途径。其中虚线所示是获取针感的途径，而实线是诱发肌搐动与针下沉紧感这两种常见反应的反射途径。简单说来，在肌梭密集的穴位上针刺时，一方面可以激发触-压觉等感觉神经末梢或干支，通过浅、深感觉两条传入途径，经脊髓上传到在大脑皮质诱发酸胀重麻等针感，另一方面刺激肌梭激发牵张反射的传入神经兴奋，它们在脊髓等中枢经中间神经元换元，其传出冲动一方面作用于支配梭外肌纤维的α传出纤维，使针刺局部反射性地发生肌搐动或肌紧张。另一方面使运动神经元的活动也相应增加，这又导致梭内肌纤维的收缩，使肌梭内感受装置的兴奋性增高，从而使针刺肌梭激

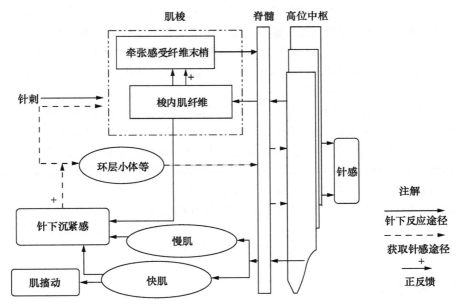

图 1-5　针刺肌梭诱发的针下反应与针感的维持和强化

发的牵张反射传入冲动进一步加强。这不仅表现为局部肌张力的明显增高，而且可以从肌电图上观察到肌电的持续发放。针刺局部肌张力的增高与梭内肌纤维的收缩又会增加对局部压痛觉等感受器的刺激，使其传入冲动进一步增加，故酸胀重的针感也更为明显与持久。这相当于一个正反馈过程，可以简化如图 1-6 所示。

　　牵张反射的传入冲动到达脊髓后，还可以沿深感觉传入途径，即脊髓后束传入高位中枢。高位中枢也可以通过对 a 和 g 运动神经元的调控，调节牵张反射。由于其过程十分复杂，在图 1-6 中略去。

　　在穴位深部，正是由于既有经脊髓外侧束传导冲动引起针感的神经末梢，又有经脊髓后束传

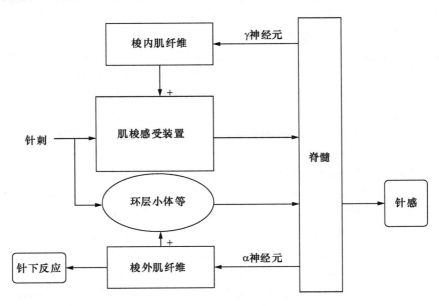

图 1-6　针刺肌梭时激发的正反馈回路

导冲动、促使肌紧张的肌梭等牵张反射的感受器，在实验或病理条件下，有时可以发现针感与肌电分离的现象。例如，在选择性切断脊髓外侧束的针刺实验中，针刺效果不再出现，但还有肌电的存在。在一些患者的痛觉消失区刺激时也有类似现象发生，即虽然不能引起针感，但仍有肌电。另一方面，在有深部感觉障碍的患者，局部感觉障碍区仍有针感但不能持续，这又说明针感的持续有赖于从后束传入的深部感觉的健在。

总之，用常规毫针在大多数肌肉丰厚穴位深刺时，无论是整条肌肉的搐动还是局部的肌紧张，显然都是肌梭受刺激诱发牵张反射的结果。由于肌梭并不是在肌肉的任何位置上都有，通常只有针尖刺中或靠近肌梭时才会导致明显肌搐动与局部肌紧张，这显然是因为越靠近肌梭时牵张刺激越强，而且针尖也就有可能直接刺到梭内肌纤维，使它直接收缩。梭外肌纤维的反射性肌紧张以及梭内肌纤维的收缩，既是针刺者手下感觉的原因，也是留针或持续操作时维持或强化针感的主要因素。它还是促使针感传导的重要环节（参见"1.5 针感传导原理的阐释"）。此外，肌紧张式的牵张反射还与疾病状态下在体表反射区形成皮下硬结等反映点的机制密切有关（参见"1.3.6 反射区或经络的形成"）。

1.2.6 针灸刺激输入的环节

在自然条件下，反射活动一般都需经过完整的反射弧来实现。感受器、传入神经、神经中枢、传出神经及效应器是组成反射弧的五个基本环节，缺一不可。但在人为条件下，可能会跳过一些环节诱发反射，如直接针刺到神经干就是其一。

在临床上，通常采用的穴位针灸方法，大多是通过激发体表感受器或传入神经末梢输入针灸信息的。然而，也有很大概率直接刺激传入或传出神经干支、甚至效应器引起反应的。有人曾将五百多个穴位在尸体上进行验证，发现 58% 的穴位分布在神经末梢密集处，而 42% 的穴位分布在神经干或较大的神经分支上。1967 年以来新发现的 111 个新穴位中，也有 98 个分布在神经干或较大的神经分支附近。20 世纪 70 年代发展起来的神经干刺激疗法，更是以直接刺激与疾病有关的神经干为目标的一种方法（参见"3.1.9 神经刺激法"）。经动物实验和上万人次的临床实践证明，在适宜刺激强度下，神经干是可以用针刺、弹拨、注药、埋线和电刺激等不同方法刺激的。刺激时除有即时的触电感发生外，并无一例不良后果发生[20]。

周围神经干多数是混合性的，既含有感觉传入神经又有支配运动的传出神经，经常还有自主神经纤维。它是感觉冲动上传至中枢及运动冲动由中枢下达至效应器的联络干线。因此，刺激神经干，既可以通过感觉冲动影响脑的活动，又可以通过运动冲动影响肌肉的活动，还可以通过外周神经与内脏神经的间接联系影响内脏活动，即治疗中枢性、躯体性和内脏三方面的疾病。

触电感是针刺或弹拨到混合神经干时的主要感觉。它的基础可能是在神经外膜与膜衣内存在着类同于压、痛觉感受器的神经末梢。触电感可以向其所支配的区域放射。

那么单独刺到运动神经或感觉神经时的情况会有什么异同点呢？运动神经受刺激时，它所支配的肌肉（效应器）会发生收缩运动，但没有触电感。例如在头面部的面神经点刺激时，只出现面部肌肉的抽动。如刺到的仅是感觉传入神经的干支，则没有肌肉运动，而只有触电感，例如在面部三叉神经各支的刺激点上针刺时，出现的都是向支配区域放散的触电感。因此，当两者同时被刺激到时，则是既有触电感，也可以有肌肉运动。而且，肌肉收缩运动的程度与受刺激的神经干粗细有关。粗大的运动神经由于支配较多的运动单位或肌群，故刺激时的收缩反应强烈，如深刺环跳穴刺到坐骨神经干（混合神经）时，经常有整个下肢的抽搐，伴随强烈的触电感。

当神经干受到的刺激或压迫持续一段时间时，还会在其所支配的区域产生麻木的感觉。其例证如坐厕过久时由坐骨神经压迫所致的下肢发麻，或者侧卧睡眠时，有时肘部尺神经受压迫可以引起前臂及手指麻木。当这些压迫解除后，麻木症状在几分钟后会完全消失。临床上也常见一些疾病由于神经根受到持续压迫而导致的手或足部的长期麻木症状，需要手术或针灸治疗才能解除。需要指出的是，针刺治病时，如刺到的仅是感觉传入神经的微细分支，针感可因刺激强弱而变，不一定是触电感，其他感觉如酸、胀、重、麻感都可能会有（参见"2.3.5　针感的性质及其产生机制"）。

脊髓是人体基本的反射中枢所在。神经干刺激疗法有时也把一些脊髓点作为刺激目标，如在第二腰椎以上，下颈段及胸段的各脊椎棘突之间取穴。但因其有一定的危险性，不容易掌握适宜刺激量，现已很少有人去冒险，而改用只进针到相应脊椎的硬膜外再接通电刺激的间接刺激法或夹脊电针疗法等[23]。

临床验证显示，凡分布在神经干或较大神经分支上的穴位，都具有针感强、疗效好的特点。直接刺激神经干的疗法，也对许多躯体性疼痛、运动性疾病以及内脏功能紊乱有很好的效果（参见"3.1.9　神经刺激法"）。显然，这是因为直接刺激神经干时，不仅跳过感受器的环节（当然毫针在刺到神经干前后也会刺激到邻近组织中的其他感受器），缩短了反射弧，而且能输入较强的刺激信息。但是，神经干刺激法也有明显的缺点，因为同一神经干支配区域里的穴位并非都只有相同的作用。即如果都是从粗大的神经干输入针刺信息，就不会有针灸临床上可以观察到的那样丰富多彩的治病效果。与疾病状态下在体表特定区域出现压痛或硬结等反应现象相应，通过激发体表感受器产生的特定感觉或输入的针灸信息也经常有着独特的功效。

骨骼肌的主要成分梭外肌以及牵张感受器肌梭内的梭内肌纤维都受传出神经控制，属于神经反射的主要效应器之一。在大多数具有丰满肌肉的常用穴位上针刺时，它们都可以被刺中。前文已经分析了，梭外肌的牵拉可以诱发肌梭的牵张反射，而梭内肌受刺激时的收缩又可以提高肌梭的敏感性，强化牵张反射。此外，内脏或血管平滑肌，也是神经反射的效应器。在腹部穴位缓慢深刺时，由于胃肠道的蠕动，通常针尖不会刺到内脏平滑肌上。但在躯干、四肢和头面部穴位上针刺时，位于穴位内的血管也可以被刺中。此时，不仅可能刺到控制血管运动的交感神经纤维，也可能刺到血管壁上的平滑肌。传统的刺血疗法更是以刺到穴位表浅处的血管致出血为目标。

血管平滑肌受刺激时的反应与其原有状态有关，原来处于收缩状态的血管可以舒张，而原来舒张的可以发生收缩反应。如偏头痛患者常有疼痛侧局部血管的收缩，此时若针刺患侧太阳穴处的血管放血，可有立即镇痛之功效，其镇痛机制显然与该血管平滑肌的直接刺激有关。由于不论是骨骼肌还是平滑肌都具有效应器与感受器两位一体的特点，效应器受刺激时感受器也可以被激发，而且效应器的反应也可以成为对感受器新的刺激，故实际上很难分清是何者的作用。

综上所述，针灸刺激输入的环节既可以是体表的感受器，也可以是神经干中的传入神经或传出神经，甚至反射中枢和效应器。图 1-7 显示了针灸刺激输入反射弧的这些环节。

1.2.7　针灸的反射中枢与自主性传出

大量的实践几乎无一例外地证明，针灸效应的实现有赖于神经反射弧的完整，如果其中任何一个环节中断，如用局部麻醉剂或压迫的方法阻断体表感受器及其传入、传出神经，或者破坏反射中枢，可使所有针灸感传和效应消失。在前一节已经分析了针灸刺激输入的各个环节，这一节来讨论针灸调节内脏活动的反射中枢以及可能的自主性传出效应。

关于针灸反射的中枢，一般可以从针灸引起的感觉以及它的各种效应来推测。显然，由于针

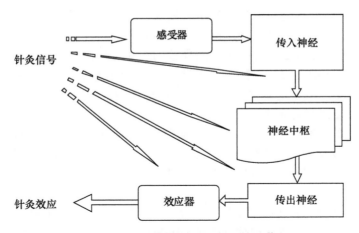

图 1-7　针灸刺激输入反射弧的环节

灸刺激既可以通过感觉的特异投射系统引起针感，也可以激发感觉的非特异投射系统使中枢兴奋，而且针灸的效应包括从镇痛到躯体运动、内脏功能、内分泌腺活动与免疫反应等诸方面的调节，针灸的反射中枢十分复杂，应该是多级性的，包括从脊髓到脑干、边缘系统和大脑皮质在内的几乎所有脑结构。

从针刺对内脏功能的调节作用来看，其反射中枢有的主要在脊髓，如对膀胱、直肠、子宫等功能的作用，实验证明，仅保留脊髓的动物，针刺穴位对这些器官仍有影响。有的主要通过脑干网状结构，如对血压、心脏功能的影响等。动物实验中，保留延髓的狗，就可以实现针刺公孙引起小肠运动增强的效应，所以认为延髓是这一针刺效应的初级中枢。也有的主要通过下丘脑，如对防卫、免疫和体温的影响等。下丘脑因是高级自主神经中枢之所在，而且是和内分泌系统联系的纽带，故它在针刺对机体的调整作用中十分重要。

然而，针刺对各个器官功能的调整，都不能排除大脑皮质的参与。它有三方面的证据：首先，针刺的效应与是否出现针感以及针感的强弱有密切关系，而针感本身又是大脑皮质的主观感觉。其次，针刺对各个器官功能的调整，都可以形成条件反射。如针刺狗的足三里穴，当针刺信号与给予食物结合多次后，可以形成由针刺刺激所致的条件反射性唾液分泌。这种条件反射形成之后，还有沿经泛化的特点，即针刺同经其他经穴，虽其未曾与给予食物结合，但也能引起唾液分泌。再如正常的狗，多次针刺公孙穴，也可以引起条件反射性小肠运动增强。有时甚至针刺经穴的动作本身也可以引起条件反射性的针刺效应[11]。最后，实验上用切除或药物麻醉的方法去除大脑皮质的作用后，虽然针刺效应仍然存在，但一般来说这种针刺效应都有所减弱或变成不稳定[25]。所以，大脑皮质显然是这些反射效应的高级中枢。

针灸反射的传出神经，包括支配骨骼肌的运动神经与支配内脏活动的自主神经两大部分。前者是针灸治疗躯体运动系统与神经系统疾病时主要的输出环节，在前几节已有较多的讨论。这一节着重于后者的描述。

按照神经解剖学的知识，自主性神经的中枢发源与躯体神经不一样，交感神经起自脊髓胸腰段侧角，经相应的前根传出，经交感神经节换元再支配效应装置；而副交感神经的起源比较分散，其一部分起自脑干有关的副交感神经核，另一部分起自脊髓骶部相当于侧角的部位。交感神经的全身分布极为广泛，几乎全身所有的内脏器官都受其支配，但副交感神经的分布比较局限，某些器官不具有副交感神经的支配。例如，皮肤和肌肉内的血管、汗腺、竖毛肌和肾上腺髓质就只受交感神经支配。

在那些具有自主神经双重支配的器官中，交感神经及副交感神经对其作用往往具有拮抗的性质。例如，对于心脏，迷走神经具有抑制作用，而交感神经具有兴奋作用；对于小肠平滑肌，迷走神经具有增强其运动的作用，而交感神经却具有抑制作用，即恰巧与它们对心脏的作用相反。这种拮抗性使自主神经系统能够从正反两个方向来调节内脏的活动，也只是针灸对内脏活动具有调整作用的基础。

至今已有大量的动物实验证明，自主性神经是针灸调节内脏器官功能的传出环节[11]。例如，切断迷走神经或注射阿托品阻断副交感神经后，针刺兔内庭穴引起小肠运动增强，针刺狗足三里穴使心率加快等效应，都大为减弱或消失。再如，用各种方法阻断交感神经的作用后，可见针刺内庭穴引起的鼻部镇痛作用消失，针刺人中穴使休克状态下的血压升高效应也不再出现。预先切断兔的胸 5～12 交感神经节和交感干后，针刺曲池穴和阑尾穴治疗实验性阑尾炎的作用消失，等等。综合这些实验结果，目前比较公认的是，针灸的上述效应是通过迷走神经和交感神经两者共同实现的，而且还有体液因子的参与。

在一般情况下，交感神经中枢的活动和副交感神经中枢的活动是对立的，也就是说往往当交感神经系统活动相对增强时，副交感神经系统活动就处于相对减退的地位，而在外周作用方面却表现为协调一致。但是，在某些情况下，也可以出现交感和副交感神经系统活动都增强或都减退，然而两者间必有一个占优势。在某些外周效应器上，交感与副交感神经纤维的作用是一致的，例如唾液腺的交感神经和副交感神经支配都具有促进分泌的作用；但两者的作用也有差别，前者的分泌黏稠。后者的分泌稀薄。正是由于自主神经功能的这些特点，针灸对内脏功能的影响有时也可以表现得五彩缤纷。

瑞典的 Haker 等近年应用频谱分析技术计算心率变异性中的低频与高频成分来反映交感、副交感活动，观察到针刺正常人耳穴（位于左下半耳甲腔的肺穴）时，在 25min 的刺激期间与 60min 的刺激后期中只引起显著的副交感活动增加，而交感活动、血压或心率没有显著变化；但针刺合谷穴的鱼际肌肉时，在刺激期间与刺激后期都引起交感、副交感活动的显著增加，到刺激后期结束时有心率的显著变慢。作为对照，在鱼际肌肉表层的针插入，只在刺激后期有交感、副交感活动的平衡增加，而在刺激期间不引起变化。该研究提示正常人接受感觉刺激（针刺）时交感、副交感神经系统活动的变化决定于刺激位置及观察时间[27]。

此外，自主性神经的外周作用是与效应器本身的功能状态有关的。例如：刺激交感神经可引致动物无孕子宫的运动受到抑制，而对有孕子宫却可加强运动；又如，刺激迷走神经使原来处于收缩状态的胃幽门舒张，而使原来处于舒张状态的胃幽门收缩。现在知道，针灸的调整作用方向也与针灸时的功能状态有关，即当原先功能状态高时，针灸可以使之降低；反之，可使之升高（参见“1.4.2　针灸调整作用的原理”）。显然，针灸调整作用的这一特点很大部分是由自主神经功能的上述同一特征决定的。

1.2.8　神经－体液调节的长反射

我们说针灸治病的基础是神经反射，并不排斥在反射弧的输出环节有体液因素的参与。

神经中枢的活动可以通过神经纤维直接作用于效应器，在某些情况下也可以通过体液的途径间接作用于效应器，这个体液环节就是指内分泌调节。这时候的反射是如下进行的：感受器→传入神经→神经中枢→传出神经→内分泌腺→激素在血液中转运→效应器。反射效应在内分泌腺的参与下，往往就变得比较缓慢、广泛而持久。

体液因子的释放与作用，已被证明是针灸镇痛与治疗许多慢性疾病的原理之一（参见“1.4.3　针灸镇痛作用的原理")。最有说服力的是针刺条件下动物交叉循环实验的结果。中国医学科学院分院针麻组观察到，当把两只动物的血液循环相互交叉连接相通后，在一只动物穴位上的电针刺激达到一定强度与时间后，可以使某些体液因子发生变化，并通过血液循环作用到另一只未针刺动物，使两只动物都能抑制其内脏大神经受刺激所引起的皮层诱发电位等[24]。这是一个针刺引起长反射的典型案例。

其实，针灸对机体内分泌腺、免疫反应等的作用途径明显地都是神经 - 体液长反射调节的结果。针灸对内分泌功能的影响及其作用途径，现在知道大概可以包括以下几个方面[11]：

（1）对脑垂体 - 肾上腺皮质系统的影响：针灸对患者或处于病理状态下的动物，均可加强其肾上腺皮质功能的活动，而对正常人则无明显影响。针灸的这种作用，在动物实验中被证明系因激活脑腺垂体释放促肾上腺皮质激素而影响肾上腺皮质的功能，其途径是通过传入神经作用于中枢神经系统而实现的。

（2）对交感 - 肾上腺髓质系统的影响：针灸可以增强该系统的功能活动，如促使肾上腺素的释放，使血糖上升、同时血液中乳酸、丙酮酸等含量显著增多，而肝内、肌肉内的糖原相应减少等。而且该效应被证明是通过整个神经反射弧而实现的。如果采用局部麻醉药阻滞针刺部位的神经传导或抽去腰部交感神经链加上切断两侧坐骨神经与股神经，或仅切断两侧内脏神经，都可以使肾上腺素的释放效应完全消失。

（3）对迷走神经 - 胰岛系统的影响：针刺对胰岛素分泌的影响，常以血糖下降为间接指标，有动物实验证明它系通过迷走神经的中介作用。据观察，针刺对人或动物的正常血糖无明显下降影响，但如给人大量服糖或给动物注射肾上腺素后，则针刺可以使血糖明显降低。

（4）对脑垂体 - 甲状腺系统的影响：针灸对甲状腺功能的影响，有许多不同结论的研究与报道，或抑制或增强，或具有调节作用。有实验表明，该影响除通过垂体～甲状腺系统的途径外，可能还与交感神经有关。

（5）对脑垂体 - 性腺系统的影响：针灸可使生乳素的分泌功能增强；也可以治疗不孕症及继发性闭经病，使患者排卵过程与月经周期恢复正常。

（6）对脑神经垂体的影响：手法针刺和电针均能引起脑神经垂体抗利尿激素（血管升压素）的形成与释放，使动物或患者的尿量减少或出现升压反应；针刺还可以使脑脊液中的催产素含量增加，加强孕妇或动物子宫的收缩。针刺的这种作用途径，在动物实验中证明是由坐骨神经传入，通过下丘脑到达神经垂体，或经颈上交感神经节传出而作用于神经垂体的。

通过上述研究资料来看，针灸对脑垂体和各种内分泌腺的功能活动，一般均有增强作用，但主要是起调节作用。此外，也有大量实验证明，针灸可影响机体的免疫反应，包括细胞性免疫与体液性免疫，而且其影响也与上述情况一样，一般均有增强作用。针灸在临床上不仅可以治疗内分泌疾病，也可以治疗一些传染病，显然就是这些作用的结果。

总之，尽管针灸影响内分泌腺与免疫反应的范围较为广泛，作用也很复杂，但有一点似乎是公认的，即这是一个包括神经 - 体液途径在内的长反射过程。它们的反射过程可能大致如下：针灸刺激通过传入神经，经特异与非特异投射系统而影响大脑边缘系统与下丘脑，又经脑垂体分泌各种激素与促激素，然后作用于靶腺与效应器；或者是通过自主神经传出而影响某些内分泌腺，从而调节各种组织器官的功能，使机体与内外环境保持平衡的。

针灸激发的反射弧，有长反射、短反射甚至超短反射（图 1-8）。短反射包括局部不同层次组织之间相互的联系。超短反射的一个例子是轴突反射，如留针后出现的针周皮肤颜色泛红（局部血管释放组胺的结果）。长反射除包括上述神经 - 体液联系外，其实还有经大脑皮质的条件反射以及内脏 - 体表相关的脊髓节段反射等。在"1.4.2　针灸调整作用的原理"中我们总结了

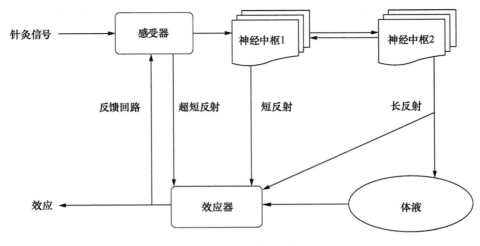

图 1-8　针灸激发的反射弧

有关针刺调整作用的各种反射途径。

1.2.9　针灸的治病功效

针灸可以治病，但是针灸究竟能治哪些病，或者说什么是针灸疗法的主要功效，却不是那么容易回答的，有时连针灸师都讲不清楚。

笔者认为，针灸治病的功效一般可以归纳成三大方面：针灸的调整作用、镇痛作用与康复作用。

（1）调整作用：是针灸治疗内脏疾病时最重要的特点[25]。例如，在同一个穴位内关针刺刺激，既可以治疗心动过速，也可以治疗心动过缓。再如，针或灸足三里，既可以治疗腹泻，也可以治疗便秘。中国台湾的 Chang 等于 2001 年报道在带有胃蠕动异常的糖尿病患者，针刺足三里期间以及针刺后可以增加正常胃蠕动慢波频率与减少胃蠕动过快的百分率[26]。针灸对于免疫功能的调整作用也很明显，如电针可以调制原先的白细胞与淋巴细胞水平，使原先相对较高的减少，相对较低的增多[28]。这类例子在针灸疗法中举不胜举，说明针灸刺激不过是对人体自动控制系统的一种干预信号，它对机体所发生的影响，是通过激发机体自身的调节系统来实现的，究竟使机体状态朝何方向转变，既与针灸刺激输入机体的信息有关，但更重要的是与机体原有的功能状态有关。当机体原有功能状态处于亢进时，针灸可以抑制它，而机体原有功能状态低下时，针灸又可能提高它。正是由于针灸的这种调整作用，在临床上它经常有着比药物疗法优越的时候。例如，面对一位交替发作心动过速与心动过缓的患者，连心脏病专科医师都很难给药。这时，给予针灸疗法就十分安全，没有任何副作用，不必担心其会产生过度作用。

中医古典理论强调"阴阳平衡"是机体正常状态的标志，针灸可以恢复阴阳平衡，促进身体健康的传统说法，其实就是针灸调整作用的原始表达。

（2）镇痛作用：是针灸治疗各种躯体疼痛性疾病时最为显著的功效。不论是急性损伤或手术引起的疼痛，还是慢性炎症或神经压迫所形成的疼痛，针灸都有十分明显的效果。美国的 Wang 等在 101 例下腹部外科手术后疼痛患者，观察到应用跨皮穴位的电刺激可以减少吗啡的需要量：当应用强电刺激（9～12mA）时减少 65%，弱电刺激（4～5mA）时减少 34%，而假电针时只减少 23%。强电刺激时还减少了患者需要镇痛的时间，以及恶心、头晕和瘙痒症的出现率。由此他们得出结论，跨皮穴位的强电刺激对下腹部外科手术后需要镇痛的患者可以明显减少对其吗啡的需求以及与吗啡有关的不良反应[29]。Nayak 等应用针刺治疗 22 例脊髓损伤后的慢性疼痛与继发性症状，其中 50% 患者报告治疗后有实质性的疼痛缓解[30]。

在临床上常见的针灸适应证中，慢性疼痛患者的比例最高，大多数是由非感染性炎症（Inflammation）引起局部神经干支或末梢受压迫所致。针灸主要通过改善血液循环，刺激机体分泌较高水平的糖皮质激素来消除炎症，以及提高内源性吗啡样物质与其他镇痛物质水平等途径，发挥镇痛效应的。此外，由于针灸可以直接刺激躯体疼痛的局部，其作用通常要比口服后分布全身起作用的药物效果好，也没有副作用。与糖皮质激素等局部注射相比，针灸也经常有更好的疗效，这不仅是因为针灸诱发机体增高的内源性激素比外源性的激素较少副作用，而且针灸的效应还有上述其他多重因素的参与。

（3）康复作用：也是针灸的主要功效之一。针灸对各种瘫痪的疗效，是有目共睹的事实。不论是由周围神经损伤或疾病引起的局部瘫痪，还是中枢性原因导致的运动功能丧失，针灸都有相当程度的促进恢复功效。典型的例子如治疗周围性面神经麻痹与脑中风引起的偏瘫，以及在西方十分多见的多发性硬化症等。其实，不仅是促进躯体运动功能的恢复，还有说话、听力、视力的恢复等，也都属于针灸康复的范畴。

如果把康复的概念进一步扩展开去，或者与其调整作用合并一起，针灸的功效之一也可以用它可以激活机体的防御系统来表述。它影响特异性、非特异性的细胞和体液免疫力，激活细胞增殖，包括血细胞、网状内皮细胞、创伤性细胞，激活白细胞增多、杀菌活性、抗体、球蛋白、补体和干扰素。它调制下丘脑 - 垂体对自主神经和内分泌系统的控制，特别是微循环，平滑肌、横纹肌的反应以及局部和全身的体温调节等。Rogers 在一篇综述中系统地总结了针刺可以用于下述免疫介入的状态或疾病：炎症和外伤，烧伤、溃疡、无痛伤口、缺血、坏死和坏疽时的组织愈合，感染，感染后遗症，发热，自身免疫疾病，变态反应，致敏与休克，细胞毒化疗和离子化放射副作用的治疗或预防。针刺还可以抑制赘生细胞[31]。已有许多研究表明，艾灸可以调节免疫功能[32]，表现出直接的抗炎消肿作用[33]、抗衰老[34]，甚至有可能用于克服机体对抗癌药的抗药性[35]，故针灸已被用于艾滋病和肿瘤等的防治之中（参见 "4.12.7　人体免疫缺陷病毒感染 / 艾滋病与 4.12.8　恶性肿瘤"）。

针灸的上述三大功效经常是合并一起、相辅相成的，结果使针灸的优越性更加显著。如俄罗斯的 Tsibuliak 等通过比较观察到，麻醉镇痛剂可以使 75%～79% 的手术后患者产生足够的镇痛，而电刺激是 61%～64%，针刺是 50%。针刺的效果虽然不如麻醉镇痛剂，但在 43%～81% 的患者有助于停止或显著缓解手术后并发症如反射性尿潴留、气管引流障碍、肠道不全麻痹、支气管哮喘、呕吐、恶心、肠道腹壁造口发痒、发冷、发热的严重性[36]。

现在知道，一切针灸效应都是通过反射弧实现的。关于针灸调整作用与镇痛作用的原理，可以从控制论的观点以及反射过程得到解释（参见 "1.4.2　针灸调整作用的原理" 与 "1.4.3　针灸镇痛作用的原理"）。关于各种康复作用的原理，参见 "1.4.4　针灸康复作用的原理" 以及第 4 章有关疾病的针灸治疗部分。当然，针灸的实际功效，很可能远远超出以上三个方面，它们也会在进一步的实践中不断发展，但以上三个方面可以说是至今为止所知道的它们的最主要功效。

然而，也必须认识到，在这三大功效中，针刺与艾灸的作用不可能是等同的。它们分别作为一种机械刺激与作为一种热刺激，即使作用于同一穴位，激发的感受器即治疗信息的传入通道都不相同，如果有等同的作用那反而怪了。它们在这三大类功效上可能具有的差别，参见"2.3.2　刺激类型"。

1.2.10　针刺麻醉

针刺麻醉（针麻）的成功实践，是针刺能够抑制急性疼痛最好的例证。古典东方针刺疗法能在 20 世纪 70 年代传到美国等西方国家，针麻的奇迹功不可没。

在中国，至今已在针刺麻醉下完成了成千上万例各种外科手术。例如北京结核病研究院自 1965～1978 年在针麻下完成 1048 例肺切除手术，优良率达 74.8 %～85.7 % [37]。北京妇产科医院自 1966～1978 年在针麻下完成 3535 例剖腹产手术，他们对其中 1000 例的分析表明针麻成功率达 98.45%，其中达到优良级的为 75.8% [38]。中国医学科学院在针麻下完成 141 例亚全胃切除术，麻醉效果达优级者 86.5%、达良级者 12%，效差为 1.4% [39]。上海第二医学院自 1972～1978 年在针麻下完成 230 例体外循环的开胸手术，其中 112 例是室间隔的直接缝补手术，其余为其他各种心内病灶手术。结果麻醉效果优秀 42 例（18.3%），良好 117 例（50.9%），尚可 52 例（22.7%），效差 19 例（8.2%），总有效率 69.2% [40]。上海耳鼻咽喉医院 Huang 等 1970～1978 年对 430 例喉癌患者在针麻下作喉切除术，成功率达 73.5%。其中麻醉效果优秀 174 例（40.5%），满意 142 例（33%），尚可 66 例（15.3%），失败 48 例（11.2%）[41]。

尽管目前针麻手术在中国已不再像 20 世纪 70 年代那样盛行，据 2001 年在北京、上海与贵阳的 10 所大医院的调查，针麻只占临床手术麻醉的 10% [42]，但它仍被有选择地开展着。当前做得最多也是最有应用价值的针麻手术是在神经外科。由于患者是在清醒条件下进行手术，医师在手术期间能核查可能由于手术导致的神经系统损伤并作及时的处理。上海 Chen 等报道在 4466 例颅脑手术患者应用针刺麻醉，其中 2837 例损伤在大脑半球，662 例在蝶鞍区，556 例在脑桥角，以及 441 例在小脑。肿瘤包括神经胶质瘤、垂体肿瘤、脑膜瘤、神经纤维瘤等。结果观察到针麻成功率大于 90%。虽然尚存在针麻期间头皮镇痛不全、脑膜与蝶鞍膈对针麻刺激的反应、颅内低压反应等颅脑手术问题，但针麻可以有效地镇痛，抗休克、感染以及很少并发症，它特别适合于老年患者和那些体质差或休克的患者 [43]。浙江大学医学院附属二院的 Zhang 等报道自 1993～1998 年之间应用新改良的针麻取穴与辅佐方法完成 72 例幕上的颅脑手术，成功率达 100% [44]。

如果比较临床针麻手术的成功率与手术部位的关系，大致有如下次序：

头＞颈＞胸＞腹＞下肢＞上肢

即颅脑手术的成功率最高，颈、胸部手术（如甲状腺手术）次之，然后是腹部，四肢则最差。有研究比较了针刺提高除头以外身体各部体表痛阈的差异，也观察到上述次序，即在相同的刺激下，颈部皮肤的痛阈提高最为明显 [102]。

需要指出的是，针刺麻醉与针刺治病这两种过程并不完全相同。例如，它们有针刺信号输入机体先后的差异：针刺治病时是患病在先，针刺刺激在后，如先有患部疼痛，再给予穴位针刺。而针刺麻醉则有所不同了，它往往需要针刺在先，手术在后，并且（或者）在整个手术期间都需要保持持续的针刺刺激。这种预先输入人体并通过一定诱导期的"放大"或同时输入人体的针刺信号，才有可能抑制后续而来的手术疼痛信号或者说手术诱发的疼痛感觉，这就是大致的针麻原理。然而，尽管针刺麻醉与针刺治病过程之间存在这种针刺信号输入机体先后的差异，但针刺麻醉也是通过刺激体表感受器，激发反射弧实现其镇痛效果的。

1.3 反射区：经络的实质

自古以来，针灸疗法是在经络学说的指导下进行的。但是，随着对针灸治病机制的认识，以及大量有关经络实质的近代研究和新穴位的发现，传统的经络学说显示出种种时代的局限性与科学上的不足之处。针灸疗法的现代化、科学化，需要传统的经络学说先有根本的革命。为了促使传统经络学说的这场革命，我们运用现代医学中反射学与控制论的观点，提出用"反射区"来替代经络的概念，以"身体反射区"来概括经络体系。所谓经络的实质，不过是身体上下、左右、内外各部分之间相互反射的联系通道。所谓穴位，既是体内信息在体表的输出部位或反射点，又是针灸治疗信息的输入部位。由具有类似功能的反映点或穴位相聚而成的身体反射区，起码可以分成躯体、内脏和中枢三大类反射区；它们各自有自己的分布特点与规律，并且可以在体表某些地方互相重叠。这一反射区理论是对传统经络学说的继承与发展。

1.3.1 经络现象的现代研究

通过近 50 年来的大量临床和实验研究，尽管至今尚未能发现经络特有的解剖结构，但对经络现象包括循经感传的各种特性可以说已有了较为明确的认识。

所谓经络现象，包括两个方面。一是通过针灸或其他刺激手段激发或自发产生沿经脉循行路线出现的主观感觉传导现象，亦称为"循经感传"。其感觉性质可以因刺激手段与个体差异而不同，一般为酸、麻、胀、冷、热感，也可以是虫爬、水流、跳动感等。二是沿身体表面经络循行线上或其附近出现的各种客观的变化，主要是肉眼可见的皮肤色（红或白）线、丘疹、水泡以及皮肤电阻的降低等。人体的这两种经络现象，既可以单独也可以合并发生。对它们的观察，是研究古典经络体系的重要方法和依据，以及它们的表现是证明经络存在的依据。

20 世纪 50 年代，国内已有循经感传的零星报道。70 年代在全国掀起了循经感传研究的高潮，按统一的方法和标准，对遍及全国不同地区、民族、年龄、性别的 20 万人进行了调查，结果发现有感传者 3000 余例，其中感传显著的"经络敏感人"约 500 多例，但感传出现率无地区、民族和性别的差异。国外也有人用同样的方法进行调查，发现白人与黑人中同样存在循经感传现象。

在上述调查中观察到，循经感传的路线与古籍记载的经络循行路线基本一致，尤其在四肢部，但也有超过、不及、串行与不循经的，如在躯干部常有偏离，头面部则变异更大。感传呈线状、带状或片状，其宽度可因人、因经、因部位而异，四肢部分较窄，躯干部分较宽。一般在0.5～5cm 或更宽。在带状感传中可有感觉更为清晰的中心线，当感传到达胸腹、头面部时可以出现大面积扩散现象，或浅行于体壁，或深入于体腔。总之，古典经络体系对十四经脉循行路线的描述有很大的准确性与可靠性，但也有很大的变异，而且多半不是线性的，而是成带状或片状分布于身体的表面。

在某些经络敏感人身上还可以观察到"经络皮丘带"现象。如有一例男性受试者，在 1972 年的大约半个月的时期内，先后接受低频脉冲电刺激 6 次（用电极刺激井穴 5 次，电针刺激肝俞穴1 次），共刺激经络 18 条次。除小肠、心包、膀胱经各 1 次未出现皮丘带现象外，其余 15 条次都于刺激后 13～16h 出现不同程度的经络皮丘带，其中以大肠、心、心包、三焦、脾、胃 6 经出现的比较完整，当时的观察者对它们拍摄了照片 [45]。它们是一条条高出皮肤面，较周围组织稍硬的带状物，与荨麻疹时的皮肤组织反应相似，位于皮内，在皮下则触摸不到索状物。它的宽度约

0.5～0.6cm，每次出现前都有全身发热感。该皮丘的线路与其主诉的刺激感觉走向完全相同，与古书记载的经脉循行部位基本一致，约持续 1～2h 后消失。尽管这种经络皮丘带现象相当罕见，其出现机制也不清楚，但终于使经络现象有了一个"看得见、摸得着"的证据。

直接可以见到的经络现象，还包括循经出现的皮肤病。除在日本、苏联、西德、匈牙利等国都有少数几例报道之外，国内已有两百多例的报道[46]。在临床上也观察到，在某些病理状态下有沿经自发出现的感觉异常带，常见的如麻木与痛敏，或多种感觉的复合障碍。

关于经络现象的间接客观指标，以对腧穴部位的低电阻、高电位特性的研究最早，报道亦最多。20 世纪 80 年代以来，中国关于经络生物物理学的研究又取得一系列新的成果，如发现经络线较线外能够发出较强冷光的特性；以红外热像图仪（Infrared thermography）显示循经感传过程中体表温度的变化，荧光屏上可以显示出与感传线一致的循经亮带或暗带[47][48]；经络线上的组织不仅具有特殊的导音性，它受机械振动时还能发出特殊的高振动音，几乎人人都能测出，位置相对不变等等[49]。

近年运用红外辐射成像技术研究经络现象又有新的进展，在没有任何外加刺激的条件下，在人体体表观察到与古典的经络路线基本一致或完全一致的循经红外辐射轨迹，长者可跨越多个体区，通达经脉的全程。它在健康人群中的出现率约 30%，但因经脉而异。113 名受试者背部督脉的出现率为 77.9%，其中通达全程（上至大椎、下达腰阳关）30.9%，半程者 35.4%。胸腹部任脉的出现率为 26.6%，其中通达全程（上至天突、下达中极）者 5.3%，半程者 13.3%。52 名受试者上肢手三阴经和手三阳经的出现率在 30% 左右，其中肺经最高超过 50%。患者的出现率可能较高，并与患病的脏腑有关。

经初步研究，循经红外辐射轨迹与皮下或深部的大血管无明显的关系，也难以用热力学有关热能扩散的规律简单地加以解释，确实是一种自然存在的生命现象。在经脉线上的穴位或非穴位处加热时，升温的反应即沿经向两个方向延伸，可使它明显诱发。30 例冷负荷实验的结果显示它的热源可能位于皮下一定深度的部位。循经红外辐射轨迹的发生机制尚不清楚。实验检测的初步结果显示，那里的氧代谢活跃，提示其可能与经脉线下有关组织的能量代谢旺盛或皮肤微循环的状态密切有关[50][51][52]。

另一方面，大量的针灸临床实践证明，循经感传的显著程度与针刺效应呈高度的正相关（$P<0.01$），而且感传线抵达病灶的远近与疗效有关，即越接近病灶或患部者疗效越佳，反之则逐步递减。这为古人的经验"气至病所""气至而有效"提供了直接的证据。

从人体的经络现象及其它们与疗效的密切关系，可以得出一个结论：人体内确实存在着一种连接体表特定部位之间或其与特定器官之间的联系通道。这种联系通道既可以显性地被人感觉或观察到，也可以是隐性地起作用而不被明显地感知。我们的祖先把它们称为经络，并且以十四经脉的形式对其循行路线作了大致准确的描述。

然而，关于经络的实质，用现代解剖学或化学示踪法，至今为止都没有能够在穴区、穴间、经络间区域找到作为经络的特殊结构，见到的只不过是已知的周围神经、血管、淋巴管、肌肉、肌腱、皮下组织和皮肤等。其中以外周神经与经络、穴位的关系最为密切，血管次之，与其他组织也有一定关系。事实上，血管等其他组织，无非也是被稠密的神经纤维分布或包绕着。由此看来，这些组织，特别是外周神经就是所谓经络在体表主要的物质基础。古人对经络的某些记载，以及现代观察到的大多数经络现象，都是身体各部的上述组织在中枢神经系统主导下，通过神经体液调节所表现出来的功能现象。

但是，外周神经以外的组织，如肌肉、皮肤或皮下组织在实现某些经络现象中也有不可忽视的作用。近年发现经络线的低阻抗和高振动音特性，即使在离体的肢体上也依然存在，就提示经络的这些特性可能只与皮肤和皮下组织结构有关，不需要依赖中枢神经系统和血液循环系统而独立存在[49]。本书在提出经络的简化模型和分析循经感传的发生机制时，就充分考虑了这些因素。

总之，关于经络现象的大量近代研究表明，经络现象的确是客观存在的，它具有一系列的生物物理、生理的特性，但它主要是以神经反射为基础的功能现象；所谓经络的实质，离不开现代医学所了解的人体各种组织结构的参与。

1.3.2 牵涉痛与"内脏 - 体表相关"

如果说人体的经络现象，是中国人最早发现，反映身体内外各部相互联系的一种描述，那么与它类似的现象后来也被外国人独立地再发现过。在一百多年前，西方有一位医师海特观察到人体内脏患病时会在体表特定的部位出现自发疼痛或皮肤敏感性增高。这种疼痛被称为"牵涉痛"（Referred pain），其经常发生的区域被命名为"海特氏区"（Head's zones）。

例如，心肌缺血时，可发生心前区、左肩和左上臂尺侧的疼痛；胆囊炎或胆石症时，右肩胛区会出现疼痛；阑尾炎早期时，常感上腹部或脐区有疼痛；胃贲门部的病症，肩部皮肤可以发生疼痛；胃、胰疾病时可以在左上腹及两侧肩胛间出现疼痛；膈的刺激牵涉到肩部痛；肾结石的绞痛可以在腹股沟出现；输尿管的扩张牵涉到睾丸痛等等（表1-3）。彩图1-9是某些内脏牵涉痛投射至体表的部位[53][54][55][4]。牵涉痛有时也称为"指示性痛"，对西医诊断疾病有一定的参考价值。

现代医学知道，内脏器官虽然对切割、压迫或烧灼均不敏感，但通常对张力和牵拉刺激可以产生明显的内脏痛。多数内脏器官的感觉神经主要是交感神经干内的传入纤维，它通过后角进入脊髓而上传；但食管、气管的感觉传入是通过迷走神经干内的传入纤维进入中枢而上传的；部分盆腔脏器（如直肠、膀胱、前列腺、子宫颈等）的感觉传入是沿盆神经进入骶髓的。但为什么内脏病变时，疼痛症状却可以表现在体表，而且不一定只局限于患部的表面部位呢？关于身体发生

表 1-3　常见内脏牵涉痛的部位和压痛区

内脏	受涉原因	体表疼痛部位
心脏	心绞痛	心前区、左肩前、左上肢尺侧
胃	胃炎、胃溃疡	左上腹、肩胛间区
胃贲门	炎症或扩张性刺激	肩部
食管	食管炎	胸骨部与左肩前区
横膈	持续痉挛或压迫性刺激	肩部
胰腺	胰腺炎、胰腺癌	左上腹、肩胛间区或后背腰带环绕部
肝、胆囊	肝癌、胆囊炎、胆石症	右上腹与右肩胛部
肾	肾结石	下腹部、腹股沟区、腰部
输尿管	输尿管绞痛或扩张性刺激	腹股沟区、睾丸
阑尾	阑尾炎	上腹部或脐区
结肠	结肠炎	下腹部
小肠	肠炎	上腹部或脐区
子宫颈、膀胱、前列腺、尿道、睾丸、精囊	相应病变或妊娠使其体积增大或受扩张性刺激	自一侧骶部至大腿内侧或大腿前外侧下方

内脏牵涉痛的原理，在现代的解剖和生理教科书中已有大致明确的解释。通常认为发生牵涉痛的部位与真正发生痛觉的患病内脏部位有一定的解剖联系，即内脏器官的感觉神经纤维传入脊髓后，和同一节段脊髓所接受的皮肤感觉神经纤维由共同的途径向上传导。

如图 1-10 所示，有两种机制可能同时参与牵涉痛现象的发生[54]。一是会聚机制。由于患病内脏的传入神经纤维和被牵涉躯体部位的传入神经由同一后根进入脊髓，并会聚至相同的脊髓丘脑束神经元，而且躯体感觉在高级中枢的投射通常占据优势，人们对通过这一上行径路传入的冲动均认为来自躯体的刺激。所以，当有来自内脏的痛觉冲动传入时，亦认为是来自躯体。这可以解释牵涉痛的发生原因。二是易化机制，即患病内脏的传入神经纤维和被牵涉躯体部位的传入神经在脊髓中枢的同一区域虽然没有会聚，但可能靠得很近，前者的冲动可以使其邻近接受躯体传入的脊丘束神经元的兴奋阈值降低，致使来自躯体的轻微刺激就可以使大脑感受为痛觉。这可以解释躯体局部痛觉过敏的原因。牵涉痛有时见到疼痛易侧现象，则可能与两侧大脑皮质的联系有关。

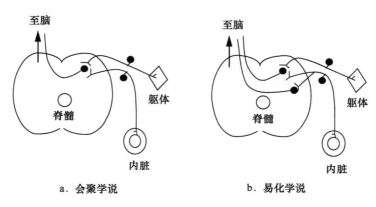

图 1-10　牵涉痛发生机制示意图

牵涉痛常发生在与内脏同一胚胎节段或皮节区域的肢体。这就是所谓的"皮节规律"（Dermatomal rule）。它认为同一体节神经既有分支到体表，又有分支到内脏，从而形成了一定体表区与相应内脏之间的特殊联系。关于周围神经的节段性和分布区域，参见彩图 1-11[13]。但必须指出，周围神经分布的节段性，主要表现在皮肤方面，即皮节，而在肌肉方面并不明显。虽然颈部和躯干部的肌肉都自肌节演化而来，在胚胎早期，每个脊神经对着一个肌节，节段性明显，但在以后的发育过程中，由于肌节的转移、分层、纵裂和合并，脊神经亦随之转移，因而其节段性不再明显。四肢肌肉神经支配的节段性也不明显。所以在体表发生牵涉痛的部位主要涉及的是皮神经而不是肌神经，即患者感到的疼痛多位于平时有精确定位感觉的身体浅表部位。

而且，牵涉痛有时发生在完全无关的神经节段，可能与那些神经节段所支配的身体组织也有病变存在有关，即受其诱导作用的结果。例如，颈椎病患者发生心绞痛时，可能牵涉到颈项部[55]。此外，内脏神经的节段性，虽然具有一定的规律，但也不是很明显的。故牵涉痛的发生在每个患者身上并不是完全确定的现象，可以有时出现，有时不出现；或即使出现，其出现的体表位置会因人而有一定的差异。

由于牵涉痛现象及其发生原理为西医所熟悉，用引起牵涉痛现象的原理来解释针灸对内脏功能的调节作用，很容易被西医所接受。牵涉痛现象，可以看作是内脏信息通过反射中枢在体表的一种输出，它表明了体表特定区域与特定内脏之间存在的某种联系通道。

如果在这特定的体表"牵涉痛区"施加某种外来刺激（如针灸、按摩或电刺激），该刺激信息显然也会"反其道而行之"，输入机体影响该体表区域相关的内脏活动。一个典型的例子是胆结石或胆绞痛时引起的右肩胛区域的牵涉痛。对于一个只熟悉牵涉痛含义的西医来说，右肩胛区的疼痛或皮肤过敏只不过是诊断胆囊疾病的一个附加因素；而对于一个擅长反射疗法的针灸师或按摩师来说，右肩胛的疼痛或过敏区同时也是应加以重点刺激的部位。如通常可以在右天宗穴附近找到压痛点，当用针灸或按摩刺激它时可以立刻减轻或缓解胆绞痛；连续1个疗程的刺激甚至可以促使胆囊炎症的消退或胆结石的排出。如果有的西医不理解针灸治疗胆囊疾病的道理，我们只需让他或她重温一下诱发胆囊牵涉痛的反射弧，便能明白其中的原理。

显然，各种内脏牵涉痛现象与针灸治疗内脏疾病的原理，都可以用内脏与体表特定部位或穴位之间的双向反射联系来解释。为了科学地表述这种双向联系，近代出现一个新名词，称"内脏‐体表相关"。

在目前所知的海特氏区中，有一个与十二经脉中的心经、心包经最为吻合的范围，那就是来自心脏的牵涉痛过敏区。临床上观察到，它不仅可以牵涉到左臂尺侧，有时也可以到右臂甚至颈部。这恰恰是中医认为主要连通心脏的心经、心包经所在位置。大量的针灸实践与实验也证明，刺激这两条经脉上的一些穴位如内关、少海等对改善心肌缺血或心律失常有一定的疗效。这种吻合对西医与中医都应有重要的启示。

对于西医来说，应不再忽视几千年来经络体系和针灸疗法所积累的有关"内脏‐体表相关"的丰富经验，充分利用现代科学技术来发展与完善"海特氏区"的认识，使它成为不仅是有助于诊断，而且可以用来指导各种体表刺激的"外治法"的双向反射。对于中医来说，以海特氏区与经络现象的相似性质为切入口，有利于揭示古典经络体系"内联脏腑，外络肢节"的合理内核，包括经络实质及其形成原理，使其早日融入现代医学的主流中去。

近20多年来，现代科学技术的应用，已使"内脏‐体表相关"的研究取得一系列重要的进展。许多研究应用辣根过氧化物酶（Horseradish peroxidase，HRP）标记技术，把它微量注射于动物的一些内脏与相应体表经穴内，追踪其分布神经的起源。虽然结果不完全一致，但基本上都观察到内脏与临床上按经络学说治疗该内脏疾病的主穴的传入神经在脊髓的一些节段有会聚或重叠 [56] [57] [58] [59] [60] [61] [62] [63]。如心脏与内关穴的传入在 $C_5 \sim T_2$ 节段后根节内有汇聚，与神门（在 T_1 与 T_2）、少海（在 C_8 及 T_2）的传入也有类似交汇及重叠；肝与太冲穴的感觉传入在 $T_9 \sim L_2$ 后根节内有汇聚；胃与盲肠的感觉传入和足三里的感觉传入分别在 $T_4 \sim L_3$ 及 $T_{12} \sim S_2$ 的后根节内有汇聚；胆囊与肝俞、脾俞、梁门和期门4个穴位的感觉传入有5～7个节段的重叠；胆管壶腹部（Ductus choledochus ampulla）与日月、期门穴的传入神经也有5～7个节段的重叠等。

以上实验多是将动物分组，分别在穴位和相应内脏注射标记物后经观察、比较而得出结论的。但也有研究者在同一动物得到相似的结果。如将两种不同的荧光标记物注入同一动物的梁门穴及胃，在 $T_7 \sim T_{11}$ 后根节内观察到双标记细胞；而且用细胞内记录和细胞内标记方法，在孤束核内观察到存在着对胃扩张刺激和电针四白穴时都起反应的单一神经元 [63]。这些研究结果为具有"内脏‐体表相关"特征的经络体系找到了一些直接的解剖学证据，并且提示脊髓的后根节和延髓的孤束核（Solitary nucleus）可能是"内脏‐体表相关"的初级中枢。

从以上的研究可以看到，体表穴位与内脏之间的功能联系或者说"内脏‐体表相关"是有形态学基础的。然而，必须指出的是，海特氏区分布的范围毕竟有限，它大多局限于躯干而不像经络那样覆盖包括四肢在内的全身，故在经络体系中所描述的"内脏‐体表相关"要比海特氏区远远丰富得多。而且，海特氏区最多不过是"内脏‐体表相关"的一种表述，而经络反映的不只是"内脏‐体表相关"的联系，还有多种形式"体表‐体表相关"的联系（参见"1.3.3　放射痛与

'体表 - 体表相关'"与"1.3.7　反射区的分类与分布规律")。此外，十四经脉的全身分布也不是用仅适合皮神经支配范围的"皮节规律"所能完全解释的，如上述的那些穴位就多是肌肉内的穴位，其感觉传入显然也已超越了皮神经的支配范围。

笔者以为，西医有关内脏牵涉痛或海特氏区的认识给经络实质的研究带来了一个最重要的启示，那就是必须引进反射的观念。

1.3.3　放射痛与"体表 – 体表相关"

临床上，还有一种比内脏牵涉痛更多见的反射现象，那就是躯体放射痛。如腰骶部的病痛或坐骨神经痛放射到一侧下肢并沿外侧或后侧的一定途径下行；颈肩部的病痛沿上肢外侧放射到手；后颈部的病痛放射到头顶甚至前额；三叉神经痛在面部的放射等。

关于躯体放射痛的产生原理，通常认为都是由感觉传导通路上的病变所引起，即感觉传导通路病变时产生的疼痛被定位于远端受累感觉神经纤维所支配的相应部位。一个常见的病变是脊神经根或神经干受压迫。如脊神经根受肿瘤或椎间盘突出压迫时，疼痛放射至与此神经根相应的皮肤节段或肌节段。其他病变如周围神经损伤性神经瘤，它引起的疼痛可放射至此神经的感觉分布区；再如脊髓痨损害后索纤维，脊髓空洞症破坏胶状质等均可出现此类放射痛[55]。

特别需要指出的是，脊神经根或神经干支周围软组织的炎症肿胀也可以是压迫神经产生放射痛的原因。这在针灸临床上十分常见。一些患者诊断为腰椎间盘突出或椎骨退行性病变的慢性坐骨神经痛或腰腿痛，或诊断为颈椎退行性病变的颈痛及上肢放射痛，通过各种中西医的保守疗法，包括针灸或激素局部注射，其疼痛能够有效地解除，甚至得到根治。但在其症状完全消失后，患部的椎间盘突出或椎骨增生等形态变化仍然依旧不变。这说明，在这些病例压迫或刺激神经根导致局部疼痛以及放射痛的原因，可能只是其周围软组织的炎症（参见"4.2.1　坐骨神经痛"）。而陈旧的椎间盘突出或慢性的椎骨退行性病变等局部解剖结构的异常，只是使其周围软组织容易发生炎症的基础。针灸的消炎镇痛原理（参见"1.4.3　针灸镇痛作用的原理"）。当然，对于真正由肿瘤或椎间盘突出物压迫脊神经根引起放射痛的患者，仍需应用手术解除压迫原因才有可能缓解疼痛。这一类患者的放射痛通常十分剧烈，针灸等保守疗法也没有明显效果。由此，笔者认为，针灸可以用作躯体放射痛的一种试验性治疗，根据其疗效的好坏，以鉴别患者的放射痛究竟是由神经根的实质性压迫还是其周围软组织炎症所致。

周围神经病变时，除了可引起该神经远端分布区的放射痛之外，有时疼痛还可以扩散至该神经的近端部分、其他神经，甚至邻近脊髓节段所支配的区域。例如，在一些腕管综合征患者，正中神经在腕管内受压，不仅出现放射至手指端的麻木、疼痛，而且尚可表现为整个上肢的神经痛。再如，某些患者手指远端感觉神经的挫伤，疼痛也可以向上扩散至枕项部。这类躯体性疼痛称作"扩散痛"。它的发生被认为可能与痛觉冲动在中枢的会聚和多突触传递有关[55]。

躯体放射痛或扩散痛与内脏牵涉痛有不同的分布特点。内脏牵涉痛如海特氏区多发生在躯干背腹面邻近有关内脏的体表区域，通常成区、成片分布，表现出不连续性；而躯体放射痛或扩散痛通常在体表是连续分布的，从神经受刺激或压迫处开始，前者沿该神经及其分支，向其支配的区域，一般是肢体末梢方向放射，后者则可以向近心段反向扩散。当然，它们也有跳跃性的，如一些颈椎病患者仅有手指发麻，或一些腰腿痛患者除腰痛外还有小腿外侧的疼痛，但两者之间并不相连。

临床上观察到，躯体放射痛或扩散痛的途径多与一些阳经的体表分布相一致。沿这些阳经或疼痛的扩散途径寻找压痛点或敏感经穴施与针灸刺激，通常有较好的镇痛效果（参见"4.1.2　颈椎病/慢性颈痛”“4.2.1 坐骨神经痛”）。当然，也有少数躯体扩散痛的途径与一些阴经的体表分布相一致。躯体放射痛、扩散痛与针灸治疗躯体性疾患，都属于躯体-躯体反射的范畴。与“内脏-体表相关”相对应，这里我们也提出一个新名词，以“体表-体表相关”来描述躯体不同部位之间的这种双向反射联系。

“体表-体表相关”所描述的躯体反射可以有多种形式。躯体放射痛只是其中的一种，即属于病变局部到邻近或远端体表的反射。此外，还可以有患侧与健侧体表之间的反射，上下肢或身体体表上下对应部位的相互反射，以及同一体表部位但不同深度组织之间的相互反射等（参见“1.3.7 反射区的分类与分布规律”）。

身体两侧肢体或上下肢体之间的相互联系，可以从它们之间的协调运动来说明。如来自大脑的运动指令，通常是向双侧或上下肢体同时传达的。这在中风偏瘫患者中常能明显看到。由于他们对自己患侧肢体运动的控制能力明显减弱或消失，当其做患侧下（或上）肢的主动运动锻炼时，同时能看到患侧上（或下）肢的跟随活动。正常人由于还有选择性抑制肢体运动的能力，故可以完成精确的肢体运动，而不是像偏瘫患者那样表现。但一个正常人在快速行走或跑步时仍必须有上肢前后摆动的配合。若无上肢的运动相配合，仅靠下肢的运动是无法快速移动的。正是利用这一原理，在偏瘫患者的康复治疗中，当瘫痪肢体完全不能主动运动时，可多作健侧肢体的主动锻炼，这有利于在健侧脑建立功能代偿区，或者是帮助受阻神经脉冲的下达，可促进瘫痪肢体运动功能的恢复（参见“4.2.10 中风偏瘫”）。

同一体表部位但不同组织之间的相互反射，常见于各种躯体性病痛时。如关节炎时局部软组织的肿胀及表面皮肤的红热症状都是这类反射的结果（参见“4.1.6 膝关节炎”）。临床上还有一种慢性区域性疼痛综合征，又称为“交感反射性营养不良”，也是这类反射的例子。它通常由体表软组织的创伤诱发，可以通过交感神经诱发局部血管的扩张，表现为创伤局部或同一神经支配区域剧烈的烧灼痛，过敏的触觉、过多的出汗，以及骨头、皮肤与肌肉的病理变化等（参见“4.2.5 反射性交感营养不良”）。

针灸治疗各种躯体性病痛时，有一种异侧刺法。古人称其为“巨刺”或“缪刺”，即“左病刺右、右病刺左”。在针灸临床中也有许多关于同侧异肢对应部位取穴的方法，如腕痛治踝、踝痛治腕，膝痛治肘，肩痛治髋等奇法[64]。笔者称其为异肢刺法，即“上病取下、下病取上”（参见“3.4.4 双侧反射区的配合”与“3.4.5 对应反射区的配合”）。它们利用的就是身体双侧或上下肢之间的相互反射联系。

临床配穴还有另一个原则，当疾病反映点同时在一个体表反射区内深浅不等的部位出现时，同时刺激它们可以明显提高疗效（参见“3.4.3 不同层次反射区的配合”）。它利用的则是同一体表部位内不同层次组织之间的相互反射。

关于经络学说，有一个经常被人询问的问题，那就是经络的体表途径是如何被一条条发现或确定的？在熟悉了上述“内脏-体表相关”与“体表-体表相关”的有关现象之后，对这个问题我们有了进一步的认识。根据文献记载和我们的分析，它大约与古人以下的实践活动和观察有关。

（1）针灸或其他原始工具如“砭针”刺激体表部位时的感传现象。

（2）练习气功时的主观感觉。

（3）各种自发产生的体表经络现象，如皮丘带或红线。

（4）各种躯体疾病时发生的放射痛、扩散痛与“体表-体表相关”现象。

（5）各种内脏疾病时发生的牵涉痛与“内脏-体表相关”现象。

在以上这些因素中，第（4）条即躯体放射痛、扩散痛现象的观察对于建立经络尤其是某些阳经在体表循行途径至关重要，如膀胱经、胆经、三焦经等在四肢的循行路线；而第（5）条即内脏牵涉痛现象的观察，则在经络尤其是某些阴经（如心经、心包经）与所属内脏的相应及其命名上起主要作用。

显然，正是由于古典的经络体系综合反映了它们与躯体与内脏的联系，其内涵要比只反映内脏疼痛的海特氏区或只反映躯体病态的放射痛途径都复杂得多。这也就可以理解海特氏区与十四经络分布的差异。海特氏区只是常见内脏病痛在体表特定区域反射输出的结果，而十四经脉的定位，除反映内脏、躯体的反射输出外，还体现了针灸刺激时产生的效应包括循经感传在内的各种经络现象，即反射输入的影响。两者的观察方法与研究对象都不相同，自然造成它们在体表分布上的极大差别。

然而，内脏牵涉痛与躯体放射痛、扩散痛的分布特点与规律对剖析经络体系的组成成分，尤其是反思其与内脏有关部分的分布规律也不无帮助。如海特氏区通常成区、成片分布，表现出不连续性；而且各代表区之间可以有重叠；躯体放射痛、扩散痛也多是带状分布的。这提示经络也可能不是线状而是带状分布的。如 1.3.1 节所述，在循经感传的针刺研究中，已观察到感传多呈线状、带状或片状，其宽度在四肢部分较窄，躯干部分较宽；当感传到达胸腹、头面部时可以出现大面积扩散现象。此外，经络与内脏直接相关的部分则可能是间断的，而且可以是部分重叠的。再者，以体表连续分布出现的经络外观，则可能是其代表躯体反射而不是内脏反射的结果。对传统经络体系的这一系列反思，已充分体现在下文提出的身体反射区的分布规律之中（参见"1.3.7　反射区的分类与分布规律"和"1.3.9　反射区的局部重叠与分层"）。

1.3.4　经络学说要发展

在针灸疗效已举世公认的今天，在西医对于人体内脏牵涉痛与躯体放射痛已有明确认识的现况下，再回头看看作为针灸理论基础的传统经络学说，会有什么感想？会发现什么呢？一是赞叹古人的伟大，二是越来越感到古典的经络学说急迫需要随着新的大量实践进一步发展。

经络学说，是针灸疗法的理论核心，是中医基本理论的重要部分。它总结了古代关于人体体躯与内脏相互关系的认识，提出了一个联系身体内外、上下、左右表里的经络体系。由于它是长期以来针灸实践中积累起来的宝贵经验，用它指导针灸临床治疗自然有广泛、良好的疗效。近代出现的许多新医疗法也都是在它的启发下发展起来的。然而，由于经典的经络学说是在发现、运用穴位的基础上逐步形成和完善的，随着近代新的针灸实践与大量新穴位的增多，以及对经络实质的认识明朗化，它也越来越显示出它的时代局限性和科学上的不足之处，大致可以归纳成以下诸方面。

（1）经典的经络体系不足以概括大量新穴的发现。在古典的中医文献中，穴位称为腧（俞）穴，它们是人体脏腑经络气血输注于体表的部位，也是针灸的施术部位。它们大致可以分为十四经穴、经外奇穴和阿是穴三大类。十四经穴，简称经穴，是分布于十二经脉和任督二脉上的腧穴，总共有 361 个。经外奇穴又称奇穴，是指既有一定的穴名，又有一定的位置，为后世陆续发现但尚未列入十四经系统的腧穴。阿是穴也叫天应穴、不定穴，现在多称压痛点、敏感点；它们既无具体的名称，又无固定的位置，而是以局部出现压痛或其他反应作为定穴的标志[65] [66]。

回顾穴位发现与发展的历史，可以明确地看到，这三大类穴位虽有区别但又有密切联系，甚至可以互相转化。

首先，压痛或其他局部反应不是阿是穴所独有。阿是穴的临床表现，通常以局部疼痛和压痛为主，也可以是按压时的酸胀或舒适感或有结节或梭状物等可被触摸到。但有这些表现的部位不一定仅是阿是穴，因为许多经穴或奇穴也是以压痛取穴的。如文献记载的膀胱经上的肾俞，以及近代发现的经外奇穴阑尾穴、胆囊穴等都是在身体的一定部位以压痛点作为定穴标准的。近代大量的针灸实践更进一步证明，选用压痛点或敏感点是提高疗效的关键，而且大多数压痛点或敏感点就是出现在传统的经穴或经外奇穴的位置上，故它们通常是相一致的。

其次，所谓奇穴，多是在阿是穴的基础上逐渐发展起来的，它们经多次应用，发现对某些病症有特殊的疗效，而且有固定的位置而被命名。在 1963 年出版的《针灸经外奇穴图谱》中共整理介绍了几千年以来发现的经外奇穴 588 个；但在 1974 年出版的《针灸经外奇穴图谱续集》中又介绍了主要是 1966 年以后新发现和确定的新穴计 1007 个，在结合人体测定后，其作者也把它们列入了经外奇穴的范畴，使明确记载的经外奇穴发展到一共 1595 个。其实，该书由于收集文献的限制，漏选的新穴还有许多。这些新发现的穴位或增加的奇穴，反映了近代大量针灸实践的成果，也是对人体穴位解剖知识的丰富和针灸器具发展的结果。

再次，虽然大多数奇穴或新穴位于十四经的线路之外，但也有分布在十四经的线路上而未能列入十四经穴系统的，如印堂与督脉，太阳穴与三焦经，阑尾穴与胃经，胆囊穴与胆经等均是。还有的虽然名为奇穴，其实就是经穴，如四花穴，即是由膈俞、胆俞组成；而患门就是心俞。据历代文献记载，有好多经外奇穴就是因为其位置明确、疗效显著，才纳入十四经穴的。例如膏肓穴，原来是施行灸法的经外奇穴，因其对虚劳疗效显著，唐代及以后的医家才把它列入经穴之中。这种衍变，也可以从历代经穴穴名数目的增加看出来：《内经》虽谓人有 365 穴，而实际上只记载了 160 个穴名；《针灸甲乙经》在其基础上分经分部地详细记载了穴名 349 个；此后宋代《铜人腧穴针灸图经》又增加了 5 个穴名（阳关、灵台、膏肓、厥阴俞、青灵）达 354 个；到明代《针灸大成》又增加 5 个（眉冲、督俞、气海俞、关元俞、风市）共达 359 个；后《医宗金鉴》又增加 2 个（中枢、急脉），才达目前所说的 361 个穴名之数[67]。

通过分析这三大类穴位的密切联系和它们数目的发展，可以看出它们的一个衍变趋势：即体表上的任何一个部位，不论是否位于十四经的线路上，只要它与疾病有关，又可以接受针灸等外加刺激治疗疾病，就是一个穴位。它起初可以是无名、无固定位置的阿是穴；多次应用有效并能在一定位置重复出现时则可以称为新穴；不在十四经线路上的也就是新的经外奇穴，而在十四经线路上的则可以逐渐归属与增加到原有的经穴数目中去。

然而，尽管至今为止经外奇穴或新穴的总数量（至少 1595 个）已远远超过了经典的十四经穴数目（361 个），不仅原有的十四经脉尚没有因其线路上的奇穴插入而作任何改变，而且由于大多数增加的奇穴或新穴并不在十四经线路上，它们也无法靠增加经穴数目来归属。也有些奇穴本身是由多个穴位组成，原来就不隶属于一条经脉。例如十宣、八邪、八风、华佗夹脊等穴。此外，各种微针疗法（如耳针、手针、足针、面针、鼻针、眼针、头针、舌针、腕踝针等）的所采用的穴位或穴区，更是完全超越了传统的经络体系。显然，大量新穴或奇穴的涌现，已不是经典的经络体系所能解释与归纳的了。

（2）经典的经络体系对穴位功效的认识与归纳显得烦琐纷乱。照理说，十四经脉尤其是十二经脉的原始命名和它们所组成的穴位主治功能应该是一致的，即主要针对各自所连接的脏腑以及所经过身体部位的疾病。但随着实践的增加，后人发现事实并非都是那样。第一，位于同一条经脉上的一些穴位可以用治其他经脉有关的疾病。如位于心包经上的内关，既可以治疗心疾，也可以治疗胃和肺脏的疾患。第二，一些穴位虽然位于不同的经脉，但也有相似的主治功能。如位于耳前区的听宫、听会、耳门三穴，它们都是治疗耳疾的主穴，而且靠得很近，却分别隶属于小肠经、胆经和三焦经。临床上这样的例子多不胜举。

其实，即使一条经脉上的穴位只用治于它自己所连接的脏腑和该经脉体表途径所覆盖区域的躯体疾病，它们的主治功能已经不简单了。尤其是那些由众多穴位组成的"长经"，如胃经、胆经、膀胱经等，它们除了在身体近端的穴位功能比较单纯外，位于远端末梢的穴位功能几乎都是双重的。如仔细查一下教科书，还可以发现同一经脉在身体不同部位的穴位也似乎有功能分化或分段的倾向。一些穴位除用治自己本身经脉的功能外，再加上可以用治其他经脉的疾病，其功能就变得更为多重与复杂，难以用原本隶属的经脉来自圆其说。于是，"同经异治"和"异经同治"之说出现了，并被用于解释与指导临床针灸治疗时的取穴、配穴。

"同经异治"与"异经同治"之说，虽然得到中医脏腑学说，主要是脏腑相互表里、相生相克之说的支持，但朴素的辩证思维无助于明确穴位功能。其结果反而使原本已不简单的经脉、经穴功能变得更为错综复杂，甚至变成无所不治、无论怎么解释都对的"万金油"。与此同时，十二经脉的原始命名也相对失去了原有的价值。

对于一些穴位的多重功能，除了用"同经异治"来解释外，经典的经络体系也想到可能是经脉在一些位置相交的缘故。如位于肝经、肾经和脾经之交点的三阴交是个典型例子。于是"交会穴"之说也应运而生。但实践中发现，这些有多重功能的穴位往往不是个别的、零星的，而有聚成一片的趋势，故仅以经脉"点状交会"的解释仍不能概括。

（3）经典的经络体系的组成不尽合理。近代的大量针灸实践发现，一些经脉与相关内脏的联系，有牵强附会之处。如小肠经、大肠经分布在上肢的认识很可能是错的，它们应该位于下肢（参见"1.3.8　反射区与经络体系的关系"）。造成这种误解的原因可能是为了满足中医的脏腑"表里相关"的理论。该理论认为"肺与大肠相表里"、"心与小肠相表里"，由于分别与肺和心相连的肺经与心经位于上肢的内侧，分别与大肠和小肠相连的大肠经与小肠经也就自然而然地被命名在上肢外侧了。尽管"肺与大肠相表里"或"心与小肠相表里"的脏腑联系可能是正确的（已有大量临床证据），但小肠经、大肠经出现在上肢的认识却完全可能是牵强附会。自古至今的大量临床实践均证明，主治肠道疾病的穴位多在下肢，而大肠经或小肠经的穴位虽然也有用治肠疾患的记载，但一般均不作治疗主穴，其疗效也远远不如下肢的一些穴位。

此外，现代人体解剖学里也找不出"三焦"这一内脏。尽管可以给"三焦"赋予各种现代的解释，如统指整个消化系统或把胸腹部分为上焦、中焦、下焦三部等，但十二经脉中的"三焦经"一名显然不如其他十一经脉的含义来得明白。

总之，古典的经络理论已经不能适应现代针灸疗法发展的全部现状了。实践在发展，认识是无止境的。这就要求我们在继承经络学说的同时，也不要忘记运用现代科学的知识与方法对其去伪存真，去粗存精，不断深化、提高，进行新的突破、新的发展。

1.3.5　取代经络的反射区概念

经络学说的发展，首先是从突破"经脉是线，穴位是点"的传统认识开始的。近代观察到，不仅在一个重要穴位的周围可以发现具有类似功能的其他新穴，而且具有类似功能的穴位有聚集成片、成区的倾向。

例如，在足三里的周围连续发现几个十分靠近而功能相似的新穴，它们分别是里上（胃经足三里穴上一寸）、足二里半（足三里穴上半寸）、万里（足三里穴下半寸）与里外（足三里外侧平开一寸处）[66]。其实，只要我们突破"经脉是线，穴位是点"的传统认识，便能清醒地认识到，里上、足二里半、万里与里外四穴，都不过是足三里的位置变异，或者说足三里是一个包括这四个新穴在内的，具有一定面积的穴区。而且，当几个具有类似功能的穴区聚在一起时，又可以变成一个更大面积的体表刺激区域。如临床上针刺足三里穴对于腹痛有较好的效果，但在足三里上下的另几个穴位，如上巨虚、下巨虚、条口、阳陵泉等穴也具有与足三里穴几乎同等的效果，它们就都可以归纳为用治腹痛的同一个体表刺激区域。

再如，翳风是手少阳三焦经的常用穴位。笔者观察到它在牙痛、耳鸣、耳聋、面神经麻痹等疾患时可以出现硬结反映点，但各人出现的位置可以有一定范围的移动，有的位置稍上些，相当于新穴"上翳风"（翳风穴上 5 分），有的稍下些，相当于新穴"下翳风"（翳风穴下 2 分），有的硬结范围较大，可包含这三个穴位。所以，所谓上翳风、下翳风与翳风穴，其实就是具有一定面积的同一个穴位 [68]。

显然，如果一条经脉（如胃经）上的经穴（如足三里）都是"区"，那么这条经脉自然也就不是"线"而是"带"状的了。这与近代有关经络现象与循经感传的观察结果也是一致的，后者也已揭示了经脉线路的"带状"特点。

近几十年来，出现过一系列新名词来表述这种"穴位成带、成区"分布的经络特点，其中最有影响的是 1974 年山西医学院的一些研究者率先提出的"穴区带"概念。他们经过对病理敏感点的调查和穴位效能的分析，归纳出分布于全身体表的 35 条"穴区带"，用以指导针灸临床取得颇佳的疗效，对针灸疗法的科学化作出了巨大贡献 [69]。但是，"穴区带"的划分存在着明显的缺点：一是它在归纳穴位或反映点功能时未能揭示其根本的分布规律，致使"穴区带"的功能亦和经络体系一样颇为纷乱；二是"穴区带"的提法只说出了"经脉是带"的性质，没有触及与反映经络的实质；三是它与经络学说的理论关联不大，故最多只是一种实用性的经验总结，而上升不了一种可以用以全面继承和发展经络学说的新理论。

至今为止由于大量的研究都未发现所谓经络有任何现代医学所不了解的结构基础，故目前多数研究者认为，经络只是身体各部位或体表与内脏之间的一种功能上的联系，或者用控制论的术语来说，经络是联系人体内外与在不同部位之间传递信息的信息通道 [6]。笔者在 1976 年提出用"信息带"的概念替代经络，并且绘制了人体信息带的简化模型与图谱；还对信息带与经络体系的关系，以及用信息带理论解释针灸调整作用原理、针刺疗法的过程、针麻镇痛机制以及解决针麻"三关"的途径等方面作了一系列较为详尽论述 [7] [70]。

人体作为一个完整的自动控制系统，由多重多级的神经网络结构传递各种内外信息。当身体某器官或组织发生疾病时，疾病信息可以在特定的体表反射部位输出信息，以反映点（区）的形式表现出来；同时，在反映点（区）上针灸刺激，即是向人体输入了控制信息，通过人体的自动控制系统发挥治病作用。所谓穴位或反映点，既是体内信息在体表的输出部位或反射点，又是针灸治疗信息的输入部位。我们把那些分布于体表，既反映某部器官活动情况，并有类似治疗功效的穴位或反映点所经常出现的一定范围或区域称为信息带。信息带图谱则是在经典的经络系统基础上，通过分析、整理、归类各个穴位或反映点的功能总结出来的。

信息带理论中关于反映点及其成带分布的观点，与"穴区带"经验是一致的，但是我们提出的三大类信息带的分布规律可以十分明确而科学地归纳所有反映点或穴位的功能。而且，信息带的概念包含了经典的经络含义在内。从某种意义上说，经络体表部分的线路只是信息带的一种极限近似。经典的经脉体表线路是由一系列相应经穴连成一线所构成；而各种信息带是由带（区）状范围内相应的一些反映点（包括病理反映点与生理反映点）所构成，并且这些反映点出现的位置，既可以是原来经穴或经外奇穴的位置所在，但也可以完全是在经脉之外，而且可以随病情变化或个体差异移动的，不是固定不变的。

由于信息带理论是在继承经络学说的基础上发展起来的，20 多年来经受了大量针灸实践的检验，它的真理性始终不衰，临床应用越来越广泛。然而，为了与国际接轨，使它更容易融入现代医学的主流中去，在 1998 年我们又采纳国际上尤其是西医普遍理解与接受的"反射"概念，用

"反射区"的提法，替代"信息带"的名称，并重新制作了身体反射区的彩色图谱替代早先绘制的信息带图谱[8]。

所以，反射区就是信息带。但是反射区的提法更形象与通俗地表达了经络的实质，即其作为一种反射性的功能联系。具有相同治疗功能的反映点或穴位所聚集，或牵涉痛等其他反射现象经常出现的体表区域，就是反射区或反射带。组成反射区的穴位或反映点，既是体内信息在体表的输出部位或反射点，又是针灸治疗信息的输入部位。

我们把分布于全身体表的反射区，称为"身体反射区"。它包含了经典的十四经穴、所有的经外奇穴、至今为止在身体上发现的大多数新穴；而各种微针疗法（如耳针、手针、足针、面针、鼻针、眼针、头针、舌针、腕踝针等）所采用的反映点或穴区，可以称为"微反射区"；它们从整体到局部相互补充，描绘了一幅全身反射区的完整画面。所以，在阅读本书时，不要把本书所提的广义的反射区概念与一些其他著作中只限于手、足及耳部的狭义反射区概念等同起来。

运用反射区来替代经络的提法有很多优越性。它们起码包括以下几个方面。

（1）合理归类既明确了全身穴位的主治功效，简化了复杂的经络系统。各反射区的分布规则、一目了然，且与西医解剖名称相应，易学易记，临床应用方便。

（2）发展了穴位是"区"不是"点"，经脉是"带"不是"线"的概念，同时又提供了大致的范围以利于快速寻找反应点。临床证明，反射区中的反映点往往与病灶有最短的联系通道，适当地刺激它们能提高疗效和缩短疗程。

（3）"异经同治"与"同经异治"的许多困惑便可以不再存在。以前述耳前区的听宫、听会、耳门三穴为例，如果把它们从原属经脉里划出来，归纳成一个反射区，可以称为耳反射区，这显然要比应用传统的"异经同治"之说来解释更简单明了。"同经异治"或"交会穴"之说则可以用不同反射区的重叠来阐释。

（4）去伪存真，发现与摒弃传统经络学说中的糟粕，如经络体系中的大肠经、小肠经不应分布于上肢，因大肠反射区和小肠反射区不出现在上肢，而都分布在下肢等（参见"1.3.8　反射区与经络体系的关系"）。

1.3.6　反射区或经络的形成

在探讨身体反射区的分类及分布规律以前，先要研究一下身体反射区的形成过程，实际上也就是经络的形成过程，即为什么会在身体表面的某些区域出现能够与身体其他部位或内脏相关联的反射区，以及为什么反射区或经络在体表的分布有一定的范围或区域？

目前比较公认的看法是，反射区或经络是在动物的长期进化中形成的。因为不仅是人类，其他许多哺乳动物（如狗、猫、马、牛、猴等）都已被证明在其体表存在类似的经络现象或反射区。那么，它们究竟是如何形成的呢？

从近缘的关系来看，灵长类动物在进化到人类的这个漫长的过程中，它们不但要与地面上最凶恶的野兽搏斗，同时还要适应变化无常的大自然环境。在它们身体内如果没有一整套完整的调节系统，不断地克服与调节内在的功能变化，以适应大自然环境，是不可能生存下来的。它们就会像自然界许多其他生物那样，遭到淘汰或灭绝的命运。神经调节与内分泌调节是身体内两种已知的最重要的调节系统。它们分别对身体内外的刺激产生具有自己特点的反应。神经调节发生快、准确但不持久；而内分泌调节发生缓慢，但作用广泛而持久。然而，除了高度发展的神经调节与内分泌调节机制之外，生物体内还有另一套与它们相关但相对原始的调节机制。

　　躯体的表面结构包括皮肤、皮下组织、肌肉，以及各种感觉器官等，是身体与外界环境接触的主要部分，来自外界的各种刺激大多是通过作用于它们而输入身体内部的。分布于体表而与身体内部相连的所谓经络或反射区，就属于对外界环境刺激首先起保护作用的那种调节机制。它的调节反应主要是通过改变局部通道阈值的机制来实现的，即尽量减少伤害性的外界环境刺激输入体内。

　　这种调节机制可以作如下解释。先从最简单谈起，假定有由两个具有相同阈值（h）的神经元组成如图 1-12a 的网络结构，而且其非激发状态是正常状态。对于这样的网络，只要其中任何一个神经元受到仅仅一次外来信号的输入，如刺激后立即除去，由于两个反馈回路的存在，整个网络就会继续打开，而达到一种稳定的激发状态，即偏离了正常状态，或者称其为病态。同样，由两个网络 A 和 B 组成的较为复杂一些的网络系统（图 1-12b）也会发生这种情况：只要 A 或 B 的任一个受到一次过强刺激，它就会陷入稳定激发态。一旦 A、B 陷入这种稳定激发态时，A、B 都将失去原有的功能，影响及改变整个网络系统的通道特性或阈值（当然，A、B 小网络本身阈值的变化也会引起这种稳定激发），这就使该神经网络发生了"疾病"。

　　由于生物体是一个很复杂的神经网络系统，无疑这样的网络结构很多。因此，当与某些器官相连的网络在受到一次过强刺激时，都有陷入这种稳定激发态的可能。这种情况在生物体与环境的长期接触下，肯定会经常发生。显然，只有 A、B 网络的原有阈值也能随刺激（如多次弱刺激）而"学着"改变，如原来阈值较低的可以提高，才不会使自己容易陷入稳定的激发态（病态），故生物体内必须存在一种可以自动改变 A、B 网络阈值的机制（在图 1-12c 中用虚线表示）。正因为神经网络系统具有这种机制，生物体才具有适应环境变动，保护自己或学习的能力，而且才可避免自身陷于病态而不能自拔，即在得病不深时，才有一定的自愈能力。

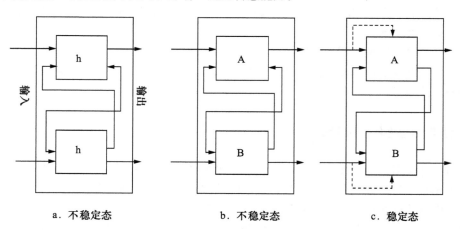

a. 不稳定态　　　　　b. 不稳定态　　　　　c. 稳定态

图 1-12　反射区或经络的形成

　　动物在受外环境刺激及本身活动的过程中，并非体表的所有部分均受相同的影响，而是一些区域容易受到外界撞击及其他影响，而另一些区域所受影响较少。因而在动物长期的进化过程中，体表某些区域所连接的网络的平均阈值提高了，而另一些区域及其所连接的网络的平均阈值变低了，呈现有规律的变化。另一方面，又因体表各部分与身体各部运动器官、内脏和神经中枢从发生学上就存在一定的对应联系（参见"1.3.7　反射区的分类与分布规律"），身体内部功能活动的变化也可以影响相应体表区域阈值的改变程度。在内外环境刺激的共同作用下，全身体表的阈值出现区域性分化，形成具有特定范围分布及不同阈值的体表区域，其阈值的高低通常反映了它们与相应的器官或组织相互反射或联系的紧密程度。这就是身体反射区或经络的形成原理。

这里提到的阈值概念，泛指具有相互反射联系的身体两部之间信息传递通道的各种激发阈值。通常所说的皮肤致痛阈、耐痛阈均属其例。这些阈值的大小可以影响到是否在机体的特定反射区出现牵涉痛或经络现象，以及它们决定了体表不同部位或反射区对外界刺激包括针灸的敏感程度。

如果以上假说成立，或者说反射区的形成是由动物到人类这个进化过程中，长期适应大自然所获得的结果，那么可以推论，不仅人类有反射区，同样其他动物也应有反射区。这点已在兽医针灸的无数实践中得到证明，许多哺乳动物与人类一样，运用针灸刺激体表特定的部位也可达到治病的效果。而且，通过对兔、狗、猫、猴等动物进行的大量针灸实验，尤其是家畜针刺麻醉的成功，已为研究哺乳动物的经络体系或反射区积累了大量宝贵资料。

但是，自人类站起来后，人类神经系统的完善和皮层中枢高度的发达和精细的分工，人类的反射区不再与动物的反射区完全相同，虽然在许多方面仍可能十分类似，但一定更为精细，其各种反射区的分布规律也必然体现人类不同于动物的各种特点。

有人把经络看成是存在于人体内的第三种调节系统，认为它是比神经 - 内分泌调节更为原始、隐性的一种调节系统。其实，它的调节作用的实现，虽然有体表局部组织如皮肤、肌肉等的介入，但仍主要离不开神经 - 体液的调节机制，故它应仍然属于神经 - 内分泌调节系统的一部分，只是它的一些反射形式尤其是其反射弧各部分之间的连接通道，至今尚未被现代医学认清。

1.3.7　反射区的分类与分布规律

反射区可以是以全身体表作为一个整体的"身体反射区"和以局部微小区域作全息反射的"微反射区"。近代发展的各种微针疗法，如耳针、鼻针、眼针、手针、足针等，都是以"微反射区"为刺激对象的。关于"微反射区"的分布，已有许多专著论述，这里不再重复。我们着重分析以全身体表作为一个整体的身体反射区。经典的十四经脉所描绘的其实就是这一类整体反射现象。

发生学研究指出，高等动物和人在胚胎早期，体节呈均等状排列，每一个体节均由三部分组成：躯体部，形成未来的四肢、躯干（皮肤、肌肉和骨骼）；内脏部，形成未来的内脏（中空及实质器官）；神经节段，即未来的神经系统。一个原始体节内，神经节段向其他两部分发出躯体神经和内脏神经，通过相互联系，从而构成一个功能性局部单位。随着机体的成长和分化，神经节段逐渐变成超分节的高位中枢及保持节段状或类节段状痕迹的脊髓和脑干。不论躯体部如何向远处转移（如肢芽的伸展）、内脏怎样变形（囊状、管状或实质脏器），其神经分布却仍保持原节段支配。并且，此两部分神经纤维在相应神经节段内发生直接或间接的突触样联系，在高位中枢（如间脑及皮层）的统一调节下，共同完成其局部性的表里相关活动[11]。

发生学研究的上述结果给我们两点启示：一是它可以有助于解释针灸临床上观察到的许多同节段内发生的内脏 - 体表相关现象，以及主要是在同节段内出现内脏牵涉痛的海特氏带（参见前述"1.3.2　牵涉痛与'内脏 - 体表相关'"）；二是提示出现在全身体表的反射区也应主要是分别代表躯体、内脏与神经系统的三大类。我们分别称它们为躯体反射区、内脏反射区和中枢反射区[12]。

那么这三大类反射区在体表究竟是如何分布的呢？为了说明这个问题，我们先来回顾一下身体体表的"阴阳面"概念及其应有的作用。

人类在尚未能站起来以前，是四肢落地的爬行活动。它的体姿通常是背朝太阳、腹朝地面。这就决定了躯干和四肢暴露于环境的部位有一定的区别：背部和四肢的外侧部（前肢的前外侧，后肢的后外侧）暴露于外，这些部位容易受到强烈刺激或致损伤；如它们不仅容易受到环境因素的影响（如阳光照射、气候变化的影响），也容易受到外界的碰撞和天敌的攻击等；体表的这些侧面，基本上就是古典阴阳学说认为的"阳面"。相反，其腹部，前肢的后内侧与后肢的前内侧则"躲"在内侧，平时不容易或较少受到外来刺激，就属于"阴面"。动物体表的阴阳面如图 1-13 所示。

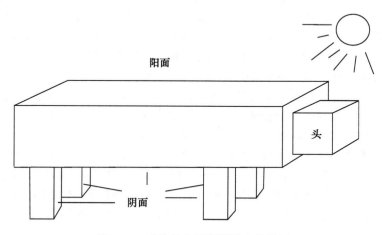

阳面

头

阴面

图 1-13　动物体表阴阳面的立体模型

从前一节反射区形成的原理可以理解，动物为了自己的生存，经常受到外界刺激的躯体阳面感受各种刺激的阈值必然会逐渐升高；同时，不容易受到外界剧烈刺激的躯体阴面感受刺激的阈值可以相对较低。换言之，躯体的阳面在进化的过程中可以变得不怎么敏感，它在身体的防御功能方面起较大的作用，而与内脏的联系则必然相对较少。否则，即使环境的偶然刺激也可能成为扰乱内脏功能的诱因，一定不利于机体内稳态的维持。可以想象，如果身体表面偶然受到的外界刺激都会反射性地影响内脏的正常功能，那将是多么的危险！所以，如果内脏在体表区域有所反映的话，则其反射区一定是尽量分布在身体的阴面。

当人站立起来后，在长期进化中形成的这种阴阳面的分布格式及作用基本上没有变化。人类阳面的皮肤比阴面较厚、较不敏感或多毛均是证据，只是由于直立，前后肢分别变成了上下肢，下肢原属阴面的前侧变成了阳面。

由此，我们认为，身体的躯体反射区虽然可以分布于全身的各个侧面，但应着重于身体的阳面；而与内脏器官有紧密反射联系的内脏反射区，除了分布在胸腹背等邻近部位外，则分布在身体的阴面为主。

那么，中枢神经系统的反射区又应该分布在体表何处呢？解剖学的知识告诉我们，人体的中枢神经系统位于居于人体正中线的头部与脊柱之中。显然，居中的位置，才能使它能够与身体左右两部分都有最短的联系通道。而且，由于中枢神经系统担负着同时控制与协调躯体与内脏两部分的作用，它也必定与那两部分的反射区都极为靠近。故我们认为，中枢反射区应主要分布在头部与躯干背腹面（尤其是背面）正中线，以及躯干、四肢的前后面或所谓"阴阳面"的交界线上（图 1-14）。

其实，经典的经络体系的命名已体现了它们与身体阴阳面的类似上述关系。人体的经络体系中有实际穴名的是十二经脉与任、督二脉。十二经脉又分成六条阳经与六条阴经，它们所经过的体表区域显然就是古人认为应分别属于"阳"或"阴"的侧面。六条阴经在肢体上的分布范围都是相应内脏反射区的核心部分；六条阳经的分布范围则都与主要的躯体反射区相一致。此外，"统

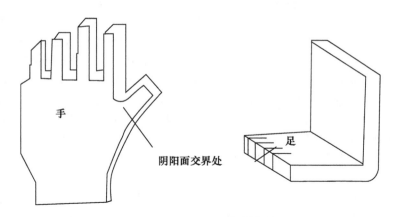

图 1-14　手足的立体模型与阴阳面交界处

督一身之阴阳"的任、督二脉更是在头部与躯干的正中线上，恰与主要的中枢反射区相吻合。所以说，把身体反射区分成内脏、躯体和中枢三大类反射区，也符合经络体系命名阴经、阳经和任督二脉的原意。当然，反射区的分布规律与传统经络体系尚有明显不同之处，其异同点（参见"1.3.8　反射区与经络体系的关系"）。在此我们着重介绍三大类反射区的分布规律。至于各反射区的具体范围划分，我们已绘制了彩色图谱附于书末，可参见"身体反射区图谱"。

Ⅰ．躯体反射区的分布

疾病的躯体反射一般有以下五种形式：一是体表深部病变反射到体表浅部；二是体表局部病变反射到邻近或远端体表；三是患侧体表病变反射到健侧体表；四是上下肢或身体体表上下对应部位病变的相互反射；五是全身体表各处病变向微小区域如耳、鼻、手足等敏感区域的反射，即是一种在局部的"全息反射"或"微反射"。

体表深部病变反射到体表浅部，是患部出现皮温变化（升高或降低）、肿胀、疼痛或感觉过敏等躯体性症状的基础，也是患部出现阿是穴并且可以用治该部体表深处疾患的基础。例如，急性关节炎时，可以导致关节表面皮温升高，局部肿胀、疼痛或压痛等阳性反应，就属于这种反射。

体表局部病变反射到邻近或远隔体表，其临床表现可以是躯体放射痛或扩散痛（参见"1.3.3　放射痛与'体表 - 体表相关'"）。它是描述经络体表行走路径的基础之一，与古典经络体系的形成有关。颈椎病引起的颈臂综合征以及坐骨神经痛是这类反射的两个典例。前者的疼痛或麻木症状可以自颈部放射到肩、臂、前臂外侧以及手指端（参见"4.1.2　颈椎病 / 慢性颈痛"）；后者的疼痛、麻木则经常从腰骶部沿胆经或膀胱经行走途径放射到足部。显然，正是通过这类反射的逆向途径，临床应用邻近或远隔反映点上的针灸可以治疗体表某连续部位病痛。这一反射途径及逆向刺激的效果，不仅充分体现了躯体反射区的连续性特点，而且大致划分了上下肢躯体反射区的管辖范围，即颈部的远隔反射区主要在上肢，而腰骶部的远隔反射区主要在下肢。介于颈部与腰骶部之间的胸部，则可能归属上下肢共同管辖，其靠近颈部的上胸壁主要反射到上肢，而靠近腰部的下胸壁则主要反射到下肢。这与下文将提出的内脏反射区在四肢的分布是以横膈为界的情况类似。然而，上下肢躯体反射区的这种分工，可因脊髓的完整性或者说躯体反射区的连续分布特点而变得模糊。故刺激一些上肢穴位也能治疗腰骶部病痛，而刺激一些下肢穴位也能治疗颈部疾患。

躯体反射区连续分布于人体周身体表。我们把它分成前、后、侧三区（参见彩图 5-8），在四肢它们又可以进一步被分隔成与十二经脉同名的亚区（除足三阴经合并为一个区外）（参见

"5.2　躯体反射区")。它包括了全部经络体系的体表循行线路。躯体前区与躯体侧区的分界线以及躯体前区与躯体后区的分界线,实际上即是下面叙述的中枢反射区所在处。躯体侧区与躯体后区的分界线位置,在躯干沿腋后线,在下肢沿胆经后缘,在头肩、上肢部则沿三焦经后缘分布。

一般来说,在躯体反射区中以居于阳面的侧区与后区最为重要。多数常见躯体疾病都在此两区中出现反映,它们用于治病时也有较佳疗效。例如,临床上常见的许多运动器官疾病或损伤,如腰腿痛、肩周炎、软组织损伤、神经炎、神经麻痹等多发生在身体的阳面。针灸治疗这些疾病的主穴基本上也都在各条阳经上,如阳陵泉、悬钟、委中、承山、殷门、环跳、肾俞、肩髃、曲池、外关等。按躯体反射区取穴在治疗躯体疾患时的重要性(参见"3.3.1　最佳刺激部位")。

头部,作为高级中枢-脑的所在地,除其表面分布着局部的中枢反射区-头皮区(参见下文)之外,它本身也是躯体的一部分。头部的前、后、侧面分别属于躯体前、后区与侧区。它们在身体其他部位相应区域也有远隔反射区,如头部的生理、病理反映点可以出现在上下肢的相应区域;主治头部疾患的许多常用穴位也正是位于四肢末梢相应区域。然而,由于上肢离头部较近,上肢与头部的联系似乎比下肢更为主要。临床上治疗头面部或五官疾患的反射区或反映点似乎主要在上肢。但要证实这一关系,尚需更多的实验或实践证据。

把躯体反射区的连续分布划分成前、侧、后三个分区,与腕踝针的6个纵行带状分区颇为类似。腕踝针是20世纪70年代初发展起来的一种针法。它的取穴特点是把全身病症表现所属部位归纳在身体两侧由前向后的6个纵行带状区内,按区选择位于腕踝部的相应点针刺治疗。腕部刺激点共有6个,约在腕横纹上二横指处(相当于内关、外关穴),环绕腕部排列;从腕部掌面尺侧起到绕侧,再从背面绕侧起到尺侧,依次顺序为上1、上2、上3、上4、上5、上6。踝部刺激点也有6个,约在足内外踝隆起最高处以上三横指处(相当于悬钟、三阴交穴),环绕一圈排列;从跟腱内侧起向前转至外侧跟腱,依次顺序为下1、下2、下3、下4、下5、下6(图1-15)。其相应纵行带状区的划分方法可参见有关专著[73][74]。临床上,应用腕踝针治疗躯体性疾患有着相当好的效果。它的12个刺激点也可以用作躯体反射区的远端刺激部位。

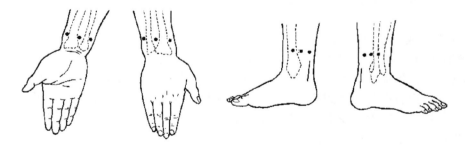

图1-15　腕踝针十二个刺激点的分布

躯体反射区与腕踝针12个刺激点的关系如表1-4所示:

表1-4　躯体反射区与腕踝针十二个刺激点的关系

躯体反射区	腕踝部刺激点
前区	上1、上2、上3、下1、下2、下3
侧区	上4、上5、下4、下5
后区	上6、下6

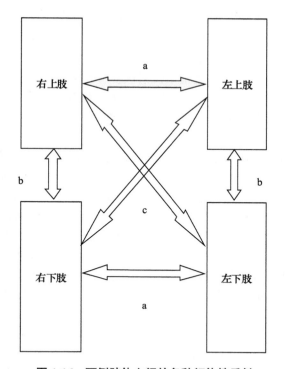

图 1-16 两侧肢体之间的各种躯体性反射
a. 异侧异肢不交叉对应反射；b. 同侧异肢上下对应反射；c. 异侧异肢交叉对应反射
（a，c. 异侧对应反射；a，b，c. 异肢对应反射）

此外，由于患侧体表病变可以反射到健侧体表，尤其是对称部位，在健侧体表对称或相应部位的刺激经常可以有效地影响患侧体表的敏感性或运动功能，故古代发展了所谓巨刺或缪刺之说，其疗效得到大量临床实践的证明。临床应用时多取两侧同名经或对称部位（参见"3.4.4 双侧反射区的配合"）。

同样，在上下肢或身体体表上下对应部位之间也应存在相互反射。这也符合动物进化的规律。如肩关节对应髋关节，膝关节对应肘关节，腕关节对应踝关节，掌指关节对跖指关节。两侧肢体之间的各种躯体性反射见图 1-16 所示。图中 a 是异侧上肢或下肢之间的对应反射；b 是同侧上下肢之间的对应反射；c 则是异侧上下肢之间的交叉对应反射。从身体上下部位的对应来看，肩胛部对应臀部，上臂对应大腿，前臂对应小腿，手对应足等（彩图 1-17）。四肢部位的对应点可按肢体长度比例进行计算。这些解剖部位的对应，经常可以用上下肢的一些穴位相应来表述，如天宗相应于环跳，肩井相应于居髎，曲池相应于阳陵泉，手三里相应于足三里、合谷相应于太冲等。

此外，在身体躯干前后体表对应部位之间，或控制运动的拮抗肌肉之间也经常存在相互反射。正是由于这类对应反射的存在，临床上发展了"上下对应取穴法"与"前后对应取穴法"等（参见"3.4.5 对应反射区的配合"）。它们虽然可能不如基于左右对应反射的巨刺或缪刺那样为人皆知与应用广泛，但它们的重要性之间是否有差异，尚未见报道。

Ⅱ. 内脏反射区的分布

内脏反射区既可以分布在与内脏相近的胸背部、腹腰部，也可以分布在四肢部位，主要在四肢的阴面。人体上肢的阴阳面比较容易辨别，即掌侧属于阴面；下肢的阴阳面则有些难辨，不仅是小腿的锥体形状，而且主要是由于人类的站立，使原来属于阴面的下肢前侧也暴露于外，带有阳面特征。经络体系的手三阴经、足三阴经在四肢分布的部位就都在阴面，足阳明胃经经过的下肢前侧区域其实也是阴面。它被古人命名为阳经，可能就是反映了人类站立后的特点。

根据至今所知的穴位主治功能来归类划分，内脏反射区可以进一步分为 6 个亚区，它们是肺反射区、肠反射区、心反射区、泌尿生殖系反射区、胃反射区和肝、胆、脾、胰反射区（参见彩图 5-1～彩图 5-7）。由于肝、胆、脾、胰四种内脏的功能联系紧密，临床上治疗它们疾病的穴位或反映点很难区分，故考虑作为同一个区，暂不作细分。泌尿与生殖系反射区的合并，也是出于同一考虑。

这些内脏反射区在四肢的分布还有一个显著的特点，那就是以横膈为界，在上肢仅分布横膈以上的各内脏（主要为心、肺、食管及胃的一部分）反射区；下肢分布横膈以下的各内脏（胃的大部分，肠、肝、胆、脾、胰，泌尿生殖系器官等）反射区。由于胃是穿过横膈的内脏，其大部分在横膈之下，故其主要反射区在下肢，但胃的小部分在横膈之上，故也有小部分反射区在上肢。食管与胃上部相连接，而且位于横膈之上，故食管反射区分布在上肢而不在下肢。

内脏的位置居中、偏左或偏右，对其在体表的反射也会有影响。如胃的位置基本上居中，肺与肾均是左右各一，故其反射区在左右两侧基本对称。心脏位置偏左，虽然在右上肢也有其反射区，但应以左上肢的反射区更为主要。同样道理，位置偏右的肝、胆的反射区应主要分布于右上腹、右背与右下肢，而位置偏左的脾、胰反射区主要应分布于左上腹、左背与左下肢。由于肠反射区是包括了位置各异的小肠，升、降、横结肠、直肠等共同的反映，虽然其一般在双侧均有分布。但某特定肠部位的反映点也可能仅在一侧出现为主。近代发现并已为人熟知的奇穴胆囊穴与阑尾穴，分别是胆囊与阑尾反映点的典例。临床上观察到，它们通常在右侧有最为显著的压痛，显然就是受这些内脏位置影响的结果。

内脏疾病在头面部有没有反射区？当然有。一般来说，头部有头发覆盖的部分属阳面，没有毛发覆盖的部位如额面、耳、眼、鼻等属阴面。内脏在头部的反射区也是主要位于阴面的这些部位。这就可以解释为什么这些头面部位的许多穴位或微反射区，可用治内脏疾病而且多有很好的功效。如印堂治疗恶心、呕吐，翳风穴治疗胸腔疾病或用于胸部手术的针刺麻醉，以及耳、鼻、头皮各微反射区中的相应内脏反射区治疗内脏病等。

Ⅲ．中枢反射区的分布

从有效控制的角度来看，神经中枢要控制、协调身体的左右部分，其解剖位置必须位于身体的正中线。显然，人体的中枢神经系统（脑与脊髓）就是这样分布的。而且，神经中枢作为躯体及内脏两部的控制机构，与两部之间都应有最短的信息通道。与此相应，中枢反射区应该分布于身体正中线的中枢邻近体表以及躯体反射区与内脏反射区的中间或分界处（参见彩图 5-9）。此外，为了增加控制的灵敏与有效性，控制机构应尽量靠近感觉器官以利反馈调节，如五官都在头部，与脑距离很近即是此证，故中枢反射区可以与五官反射区邻近或重叠。

据此，中枢反射区的分布规律有二，一是分布于与脑及脊髓联系最近的部位，主要在头部与躯干背腹面（尤其是背面）的正中线上（称身体中线区）。如位于身体正中线的督脉上的穴位人中、百会、哑门、大椎、陶道、身柱、命门、腰阳关等，还有任脉上的穴位鸠尾、巨阙、中脘、气海等都主治中枢性疾患。督脉的背部段大致就是脊髓的主要反射区。近代提出并发展起来的头针疗法，完全是根据大脑皮质的功能定位，在相应头皮表面划线分区进行刺激的一种疗法。它所确定的那些主要线或区（彩图 1-18）则是典型的脑的一种局部中枢反射区，称为头皮区。它包括运动区、感觉区、舞蹈震颤控制区、晕听区、言语二区、言语三区、运用区、足运感区、视区、平衡区、胃区、胸腔区、生殖区等。其分区划分可参见 "5.3.3　头皮区" 及有关头针疗法的专著 [71] [72] [74] [75]，这里不予赘述。

二是躯干前后面及四肢阴阳面的交界处（称身体边缘区），尤其是肘、膝以下至手、足末梢部位（图 1-14）。由于手足末端包括手指与足趾的体觉是全身中最灵敏的，故手足末端的中枢反射区往往是其所有远端反射区中最为重要的。许多中枢性疾患，都可在此区出现反射点。主治中枢神经疾患的许多重要穴位，如十宣、后溪、神门、阳谷、八风、八邪、足通谷、束骨、金门、太溪、公孙等也均集中分布于此区。

这里特别要指出的是，在手足之中又以手部的中枢反射区更为重要，尤其是人类的手。因为人类自从身体站立起来后，手的解放和从事劳动的结果，使它在大脑皮质体觉区中的代表区均比其他部位的代表区都要发达，故人类的远端中枢反射区，在手部应有最主要的分布。

以上我们已分析了三大类身体反射区及其亚区的分布规律，现总结于表 1-5 中。

表 1-5　身体反射区的分类

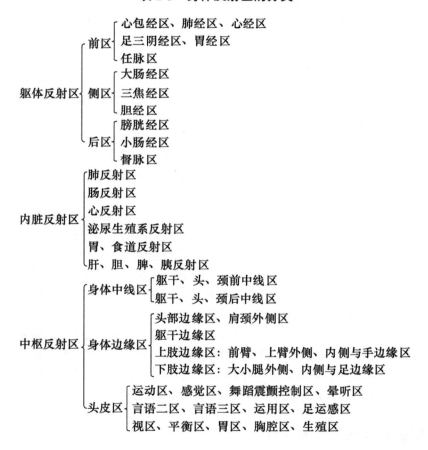

IV．五官反射区的分布

下一个问题是，位于头面部的五官（眼、耳、鼻、口腔、咽喉）是否也有特定的反射区分布？它们与上述三大类反射区的关系又如何呢？

从至今为止的大量临床实践与文献记载来看，五官也都有自己特定的体表反射区。它们除分别有位于邻近区域的局部反射区外，也有分布于四肢部位的远隔反射区（参见"5.4　五官反射区"及彩图 5-10）。但其分布规律与中枢反射区和躯体反射区均有密切关系。

首先，由于五官是动物或人类的重要感觉器官所在，与身体其他部位的感受器密切配合、互相补偿，是神经中枢感受外界刺激的触角，故五官的远隔反射区应与中枢反射区在四肢的分布十分靠近或基本重叠。与中枢反射区一样，远隔的五官反射区主要分布于四肢肘膝关节以下尤其是手、足部位，特别是体表阴阳面的交界处。

其次，动物或人类的五官在作为感觉器官的同时，也保留着运动器官的特性。一个明显的证据是，动物的耳朵均能活动，类似运动器官，进化到人类后才基本不会动，但少数人仍保持着耳朵会动的动物特点。所以五官也属于躯体的范围，它的远隔反射区也应在相应躯体反射区的分布范围内。如耳位于躯体侧区，故其在四肢的耳反射区也应在上、下肢的躯体侧区范围内。位于三焦经与胆经肢体末端上的那些主治耳疾的穴位或反映点，如天井、四渎、三阳络、外关、阳池、中渚、阳陵泉、腓聋、陵下、腓头下、足益聪等，显然是远隔耳反射区的主要组成部分。鼻、口、咽喉与眼则位于躯体前区，故其在四肢的相应反射区也应有分布在上、下肢的躯体前区范围内的。如在下肢的眼反射区有足三里、万里、行间，上肢的鼻反射区有列缺，它们均在躯体前区范围内。由于口腔与咽喉紧连在一起，两者的反射区很难区分，本书合称它们为"口腔、咽喉反射区"。

所以，在确定五官在四肢的反射区范围时，可以综合考虑上述两个特点，即一是与中枢反射区靠近或重叠，二是与相应的躯体反射区一致。例如，鼻在手部的反射区包括列缺、合谷等穴，列缺既在躯体前区又在中枢反射区，合谷虽在躯体侧区，但是中枢反射区的主要穴位之一，故亦是治疗鼻疾之要穴。眼在下肢的反射区也是同样。如光明穴虽在躯体侧区，但又在中枢反射区内，故也是治疗眼疾要穴。此外，笔者以为，前文我们曾推测头部在四肢的躯体反射区以分布于上肢为主，如果该推测成立的话，具有运动器官特性的五官在四肢的反射区也应以分布于上肢为主。五官反射区在下肢的分布则可能主要体现其与中枢反射区靠近或重叠的特性。但要下这个结论尚需实验证实。

说到反射区的分布规律，也许有人会问："为什么远隔反映点或大多数常用的重要穴位都分布于肘、膝关节以下的末梢部位？"笔者认为，在反射区或经络的形成过程中，身体中存在的那种可以改变神经网络阈值的学习机制也与局部组织的运动灵活性和感觉的敏感性有关，这是使体表某些区域及其所连接的网络的阈值特别容易改变的原因。这也就是前文我们所说的肌肉、皮肤等组织的感受器均参与经络实质的组成。反映点或重要穴位位于肘、膝关节以下部位的出现率较高，显然是由于肢体远端尤其是末梢部位肌肉、关节的运动灵活性较高，而且其皮肤对外界刺激的感觉也特别灵敏所致。如果以手足相比，由于手比足来得灵活与敏感，故手上的重要穴位比足部多。如再在同一肢体的不同部位作比较，还可以发现最敏感的穴位或反映点多在靠近关节处，如腕、踝、肘、膝、肩、髋以及手、足部的诸小关节附近。所以，反映点或反射区的出现位置与身体部位的灵活性、敏感性呈正相关，应是身体各类反射区分布的共同特点。

1.3.8 反射区与经络体系的关系

以全身体表作为一个整体的身体反射区，由于它本身就是由归纳传统经穴的主治功能而来，故充分反映了对传统经络体系的继承；但又由于它有许多新穴位或有效反映点的"加盟"，并且企图澄清"同经异治"与"异经同治"的混淆现象，使它不再束缚于传统经络体系的限制，作了一系列新的开拓与发展。

以下是三大类身体反射区与传统经络体系的关系。

Ⅰ. 躯体反射区与经络体系的关系

躯体反射区的前、后、侧三区包括了全部经络体系的体表循行线路，如十二经脉、奇经八脉、十二经筋、十二皮部、十五络脉等。从各区在躯干及四肢的分布来看，躯体前区包括了足三阴经、手三阴经及足阳明胃经的体表循行部分及所属的经筋、皮部、络脉，以及任脉、冲脉、带脉前面部分、阴维脉、阴跷脉的体表线路；还有任脉别络。躯体侧区包括了足少阳胆经、手少阳三焦经、手阳明大肠经的体表部分及所属的经筋、皮部、络脉，以及阳跷脉、阳维穴的体表线路；还有脾之大络。躯体后区包括了足太阳膀胱经、手太阳小肠经的体表部分及所属的经筋、皮部、络脉，以及督脉、带脉的后面部分的体表线路；还有督脉别络。躯干与四肢部的躯体反射区与十四经脉的关系见表 1-6。在头面部，由于循行的经脉交叉甚多，其躯体前区还包括大肠经、小肠经、胆经、膀胱经以及督脉的部分线路，其躯体侧区还包括胃经、小肠经的部分线路。

表 1-6　躯干与四肢部的躯体反射区与十四经脉段落的关系

躯体反射区	十四经脉
前区	肺经，心包经、心经、脾经、肝经、肾经、胃经、任脉
侧区	三焦经、大肠经、胆经
后区	小肠经、膀胱经、督脉

躯体反射区连续性地分布于人体周身体表，这与经络体系在体表的行走特征是一致的。我们认为，针刺穴位时经常出现的循经感传现象，就是这种连续性的最好证明。或者说，连续分布的躯体反射区的存在，是循经感传现象的主要外周基础（参见"1.5.3　外周动因激发"）。

身体两侧对称或相应部位之间存在的交互性躯体反射，在经络学说中则以人体左右两侧经络的多种形式联结来表达。左右两侧的经络通常有四种沟通方式：一是通过脏腑。十二经脉的每一经都有两条同名经呈对称地循行分布于人体左右两侧，而这两条经脉又络属同一脏腑。二是通过督脉与任脉。手足阳经皆交会于督脉的大椎穴，而足三阴经都交会于任脉的关元、中极穴，加上同名经经气相通，所以左右两侧经脉通过督、任脉沟通。三是经脉的左右交叉循行。同一经的左右两条经脉在循行过程中除与其他经交叉、相会外，有的还左右交叉循行，把人体左右两侧联结成一个有机的整体。如手阳明大肠经"交人中左之右，右之左"。四是通过带脉。由于带脉横于腰腹，环身一周，故它可以把上下循行经过腰腹部位的足三阳经、足三阴经的左右联结、沟通。临床上常用的巨刺或缪刺法就是以此种经络关系做基础的。在本书中，我们则以现代医学的术语 -身体两侧的躯体反射来描述这种联系，并以"左右对应取穴法"来归纳与分析有关的临床施治原则（参见"3.4.4　双侧反射区的配合"与"3.4.5　对应反射区的配合"）。

Ⅱ．内脏反射区与经络体系的关系

从十二经脉在四肢的分布来看，心经、心包经、肺经均经过上肢；胃经、脾经、肝经、胆经、肾经、膀胱经均经过下肢，这是长期以来人们通过无数临床观察与实践的总结。虽然古代脏腑的概念与近代的内脏认识不尽相同，但与这些脏腑相连的这些经脉，基本上与前述内脏反射区在上下肢的分布规律是吻合的。但也有不一致的，那就是在传统的经络体系里认为上肢有大肠经、小肠经的分布，为治疗肠疾患的主要经络，而在下肢则无其分布；另一方面，下肢有胃经分布，为治疗胃疾患的主要经络，而在上肢无其分布。我们在前述内脏反射区分布规律中提出，肠反射区应在下肢，而不出现在上肢，胃反射区则既可以在下肢，也可以出现在上肢。这是古典经络体系与本书提出的内脏反射区分布规律的两个最大差别。至今虽然对中医脏腑的认识尚未定论，它们与西医所说的内脏并非完全同一，但就大肠、小肠和胃三者来说，其含义并不相差很远。

关于肠反射区位于下肢而非上肢的认识，首先得到古今以来大量临床实践经验的支持。它是与绝大多数针灸文献 [76] [77] [78] [79] [80] [81] 报道或总结的穴位功能相一致的。例如，主治肠道疾病的穴位或反映点多在下肢，如足三里、上巨虚、阴陵泉、地机、止泻点、三阴交等治疗腹泻、腹痛、腹胀气或痢疾等都有极佳疗效，多为临床治疗肠疾的主穴；而用大肠经或小肠经的穴位治疗肠疾患，虽然也有用曲池、手三里、上廉、下廉等治疗腹痛、腹泻的记载，但一般均不作治疗主穴，其疗效也远远不如下肢的上述穴位。

那么如何解释大肠经、小肠经分布于上肢的经典描述呢？笔者认为，大概有两方面原因，一是由于肺经与心经分布于上肢，缘于"肺与大肠相表里""心与小肠相表里"的中医理论，故古人认定大肠经、小肠经也分布于上肢。其实，尽管"脏腑表里相关"的中医理论已得到大量临床实践的证实，但这并不需要表里相关的内脏反射区或经脉就一定要分布于同一肢体上。二是大肠经、小肠经上的某些穴位（如曲池、手三里、上廉、下廉、合谷等）也能对肠疾患起若干治疗作用。对此，我们推测，它可能是首先通过与背、腹或下肢的运动器官相关联，再影响相应内脏的。

从前述动物体表阴阳面的立体模型（图 1-13）来看，上肢（或前肢）大肠经、小肠经所分布的侧面基本上属于阳面，即应是躯体反射区的主要分布区。由于肠道功能与人体的运动关系很大，且上肢的运动器官又与下肢的运动器官是相互协调、密切配合的，故刺激上肢的一些穴位也完全有可能影响肠道功能，但这种联系可能是间接的。其作用途径可能有二：一是通过连续分布于全身的躯体反射区直接作用于直肠等部位，二是通过与肠反射区重叠的躯体反射区的次级联系实现其影响。对于前一种假说，已得到临床研究与解剖学的支持。如有研究指出，针刺十二经络的不同穴位，均可以有效地治疗便秘[82]，这提示治疗便秘的穴位有一定程度上的非特异性，也就是说不一定须刺激有特异性分布规律的肠反射区才会有此效应。现代解剖学的知识也告诉我们，直肠的上三分之二段是内脏平滑肌，而下三分之一段却是与骨骼肌相同的横纹肌。直肠是大肠的最后一段，其功能与便秘、腹泻等肠功能都不无关系。这可能正是刺激全身十二经络或躯体反射区都可以治疗便秘的一个连接口。至于内脏反射区与躯体反射区重叠的概念，详见下一节。

关于胃反射区同时分布在上、下肢的认识，则更有大量临床实践与文献[76][77][78][79][80][81]总结或报道的穴位功能作支持。如上肢有许多治疗胃疾患的重要穴位：手三里、内关、间使、劳宫等都主治胃痛、溃疡病、呕吐、急性胃炎等，且这些穴位都在上肢的阴面；而在下肢则有更多以足三里为代表的主治胃疾患的穴位或反映点。因此，传统的经络体系把胃经描述为只经过下肢而不经过上肢，显然是不完整的认识，需要纠正与补充。

由于四肢上的内脏反射区不是线，而是带状的，每一个内脏反射区都可以由两条或两条以上经脉段落上的具有类似主治功能的穴位组成。如上肢内侧的肺反射区范围可以包括局部的肺经与心包经段落；下肢的肠反射区范围可以包括胃经与脾经段落等。表 1-7 为四肢的各个内脏反射区列出了相应的组成经脉段落。

表 1-7　四肢的内脏反射区与十二经脉段落的关系

内脏反射区	十二经脉	内脏反射区	十二经脉
肺区	肺经，心包经	肠区	胃经，脾经
心区	心包经，心经	泌尿生殖区	肾经，脾经，部分肝经，膀胱经
胃区	心包经，胃经，脾经	肝，胆，脾，胰腺区	肝经，胆经，部分脾经

Ⅲ．中枢反射区与经络体系的关系

位于头面及躯干正中线上的中枢反射区（身体中线区）与督脉、任脉基本一致。十二经脉在手足末梢的穴位基本上都属于中枢反射区（身体边缘区）。十二经脉会聚于头面部的大多数穴位也位于中枢反射区（头皮区）。处于躯干与四肢阴阳面交界处的经脉段落也都属边缘区的范畴，如大肠经、小肠经与心经的前臂段、三焦经的上臂段都属于上肢边缘区；胆经与肾经的几乎下肢全段、膀胱经与脾经的部分小腿段都属于下肢边缘区。

中枢反射区与十四经脉段落的关系如表 1-8 所示。

表 1-8　中枢反射区与十四经脉段落的关系

中枢反射区	十四经脉	大腿	胆经、肾经
中线区	督脉、任脉	小腿	胆经、肾经、膀胱经、脾经
边缘区		足部	足三阳、足三阴
上臂	大肠经、三焦经	躯干	胆经
前臂	大肠经、小肠经、心经	头皮区	督脉、膀胱经、胆经、三焦经、胃经
手部	手三阳、手三阴		

1.3.9　反射区的局部重叠与分层

在经络体系中，有许多重要而常用的穴位既可以用治某种内脏疾病，又可以治疗躯体某部运动器官疾病。从反射学的观点来看，它可以解释是某一内脏反射区与某部位躯体反射区在一些穴位处重叠的缘故。因为内脏反射区与躯体反射区既然能同时出现在身体表面，就不可避免地会有这两类反射区的局部重叠；加上反射区有下述分层的特点，使不同反射区之间的重叠更为可能。此外，一些穴位可以用治于几种不同内脏的疾患，也可以解释为它们处于几种相应内脏反射区之间的局部重叠处。同样，中枢反射区也有与内脏或躯体反射区重叠的部位。可以认为，正是这些不同类型反射区相互重叠的结果，使许多身体表面上的重要穴位具有纷乱复杂的主治功能。

下面我们来讨论常见的几种反射区的重叠。

Ⅰ．躯体反射区与内脏反射区的重叠

由于躯体反射区覆盖周身体表，而内脏反射区只是间断地、选择性地分布于四肢阴面的体表（尤其是肘膝关节以下）与躯干的胸腹背部某些地方。这就说明躯体反射区与内脏反射区发生重叠的主要部位应是在四肢肘、膝关节以下、属阴面的部位，以及胸腹与背部。大腿内侧与上臂内侧也可以是两者的重叠区。人类下肢的前面虽然仍保留内脏反射区（如胃、肠反射区），但由于直立后也具有阳面的功能（如克服重力、维持直立姿势），即属于主要的躯体反射区之一，故它也是躯体反射区与内脏反射区重叠的主要部位之一。

因为十二经脉、奇经八脉中并非全部经穴可以治疗内脏疾病，如果说其全部经穴（包括十二经筋、十二皮部）只代表了周身的躯体反射区，那么其中那些同时可以治疗内脏疾病的经穴（如足三里、阳陵泉、内关、手三里等）位置，就是它们与内脏反射区重叠的部位。换言之，全身穴位中凡是可以用治内脏与躯体疾患两者的穴位或反映点，都位于内脏反射区与躯体反射区的重叠处；也可以说，凡是位于内脏反射区与躯体反射区重叠处的穴位或反映点，往往都是最重要与最常用的针灸部位。躯体反射区与部分内脏反射区在前臂掌侧及小腿与足内侧的重叠分别见彩图 1-19d 与彩图 1-21e 所示。

Ⅱ. 内脏反射区之间的重叠

几种内脏反射区在上肢内侧的重叠现象十分明显。临床上心包经在前臂内侧的许多穴位，如郄门、间使、内关等穴既可以治疗心脏疾患，也可以用治肺与胃的疾患。这可以解释为它们处于心、肺和胃三种反射区的重叠位置上（彩图 1-20）。

各类内脏反射区在下肢的重叠也很明显，如小腿前内侧胃、肠反射区的重叠；小腿内侧胃、肠反射区与泌尿生殖反射区以及肝、胆、脾、胰反射区的重叠（彩图 1-22）；下肢的一些重要穴位，如足三里、地机、三阴交等的主治功能之所以多样化，就是由于它们所处的这种重叠位置决定的。膝内侧曲泉 - 阴陵泉之间有一块区域，是泌尿生殖反射区与肝、胆、脾、胰反射区以及肠反射区的重叠区，笔者体会到，临床上这些内脏病变时都可能在那里出现阳性反应，刺激该区对相应内脏病变也有较好的治疗效果（参见"4.10.4　前列腺炎 / 癌"与"4.9.5　肝炎"）。

在躯干的内脏反射区也有重叠现象。如腹部肠反射区与泌尿生殖反射区的部分重叠；胸部的心、肺、胃三种反射区的部分重叠；胸部还有肺、胃反射区与肝、胆、脾、胰反射区的部分重叠。背部则有心、肺、胃反射区与肝、胆、脾、胰反射区的部分重叠，肠反射区与泌尿生殖反射区的部分重叠等。腰骶部有一个倒三角区，包括大肠俞、关元俞、次髎、十七椎下、阳关等穴位，就可能是肠反射区与泌尿生殖反射区的重叠位置。笔者体会到，临床上这些内脏病变时都可能在该区出现阳性反映，刺激该区对相应内脏病变也有较好的治疗效果（参见"4.9.3　溃疡性结肠炎 / 肠易激综合征"与"4.10.4　前列腺炎 / 癌"）。各类内脏反射区的重叠范围参见彩图 5-1～彩图 5-3 所示。

Ⅲ. 中枢反射区与躯体或内脏反射区的重叠

位于躯干正中线与四肢末梢阴阳面交界处的中枢反射区，都可以与相应部位分布的内脏或躯体反射区重叠。发生于前臂掌侧与小腿、足内侧的这类重叠如彩图 1-19c、e 与彩图 1-21c、d 所示。背部督脉及手足末梢的许多穴位可以主治躯体、内脏与中枢三大类疾病，就是这类重叠的结果。

总之，三大类反射区既然可以同时出现在体表，就不可避免地会在一些地方发生局部重叠的现象。至于各种反射区的重叠范围，可以参照书末所附的身体反射区图谱（彩图 5-1～彩图 5-9）。

在前述"1.2.3　穴位的组织结构与感受器"里已经分析过，一个位于肌肉丰满处的穴位有一定的深度，其中可以有不止一层的组织结构。也许有人会问，那么躯体、内脏和中枢三大类反射区出现在体表时，究竟是出现在哪一层组织结构上呢？是皮肤、皮下组织还是在肌层或其他组织层中？这三大类反射区的投射层次之间有什么差别？或者在不同内脏反射区的投射层次之间又有什么差别？还有上述反射区的各种重叠，究竟是发生在体表同一层次还是不同层次的组织结构内呢？要回答这些问题，首先要弄清的是：反射区在体表的投射是否有一定的层次特征？

我们认为，反射区可以有一定的层次特点。至今为止所观察到大量循经感传与经络现象都是它的直接证据。曾有研究报道，在针刺足三阴经的每一个井穴时，感传沿经线均交会于三阴交穴，而后又分支按本经循行向上传导[11]。这个试验显然提示足三阴经经过三阴交穴时是独立的或者说是分层的，否则三条经脉交会后，怎么还能使原有针感传导仍保持在各自的经脉线路上呢？

其实，经络体系虽然没有明确指出经络分布的层次特点，但也已有所介绍。例如，除了所谓的交会穴外，在经络体系中，把人体的经筋、皮部也随十二经脉分为十二个系统：十二经筋是指十二经脉所属的筋肉体系，而十二皮部是指经络在皮肤的分区，还有十五络脉等。它们的分布，基本上和十二经脉的循行路线一致，但一般不入内脏。所以，这些经脉、经筋、皮部、络脉，都可以看作是不同层次的躯体反射区。

临床上，躯体或内脏疾患时出现在体表的各种反映点也经常有明显的层次特点，如有的仅为皮肤痛觉过敏或皮疹、皮丘，有的是皮下硬结，有的则是肌腱或肌肉组织的增粗、变硬或压痛。即使同样表现为局部疼痛，也有深浅的区别。由于皮肤和身体表浅部位的痛觉神经末梢分布密集而重叠，痛阈低，在大脑皮质有明确的代表区，故表浅的疼痛多带有针刺或烧灼感，定位精确，有"疼痛的双重反应"（参见"1.2.3　穴位的组织结构与感受器"）而深部组织、骨膜表面的痛觉神经末梢分布稀疏，痛阈高，故产生的是钝痛，定位弥漫而不精确，不出现"双重反应"[55]。

当躯体组织或内脏发生疾患时，其反映或投射的深浅似乎因局部反射或远隔反射有所不同。它们在局部及邻近体表组织的各层由深到浅都可能出现反映现象，而在远隔体表出现的反射现象可能有明显的区别。对于躯体组织疾患来说，由于躯体反射区的连续性，其在远隔部位反射层的组织结构经常与患病组织的结构是一致的，如皮肤病的反映点出现在皮肤或皮下组织，肌肉疾患的反映点出现在肌层中，而神经痛的反映点则也在神经干支上等。临床上从这些相应组织的反映点或反射区输入治疗刺激往往有较好的效果。内脏疾病或功能异常的反射区因不是连续的，具有较明显的节段性，它们在远隔部位的反射区可以与局部反射区的层次不同。考虑到在体表发生内脏牵涉痛的部位主要涉及的是皮神经而不是肌神经，即牵涉痛一般发生在身体表浅部位（1.3.2 牵涉痛与'内脏 - 体表相关'），远隔部位的内脏反射区可能主要存在于浅层的组织结构。

总之，体表不同层次的结构，或浅或深，都可能成为反射区投射出现的地方。但躯体反射区与内脏反射区的投射层次在局部与远隔部位究竟有何区别，或者不同内脏反射区在投射层次之间是否还有差别，目前尚不清楚。它们是值得今后进一步开展研究的课题。然而，明确提出反射区的分层特征，有利于搞清反射区在体表不同层次投射与重叠的规律，对于指导临床针灸的操作，准确刺激到相应反射区以提高疗效有极为重要的意义。

1.3.10　反射区的局部与整体的关系

经典的经络体系是以全身体表作为一个整体来分布经络的，局部体表上只有部分经络线路，或者说身体的局部体表只与全身的部分器官或组织发生联系。但是，近代大量的实践证明，在耳、鼻、手、足、舌、面等身体的一小部分都可以与全身各组织或器官相关联[83]。对此，经典的经络学说难以解释，而从反射学理论来看，则是合理的。

由于人体是一个极完整的自动控制系统，身体的每一部分都相互联系与协调工作，它们的神经网络均通过中枢而互相联络，使整体各部的信息都可或多或少地反映在局部各小区域。"整体中有局部，局部中有整体"的辩证关系，就是由这种神经网络结构组成的自动控制系统所具有的必然结果。

各个微反射区的出现部位有一个共同的特点，即都出现在身体的感觉器官或最敏感、最灵活的部分。例如，位于头面部的耳、鼻、舌、眼、面以及手、足等部位都是十分敏感或运动灵活的部位，或者其本身就是感觉器官所在。腕踝针的十二个刺激点也是分布于身体上两个最灵活的关节腕、踝附近。可以发现，现有的微针疗法几乎已经占据了全身除生殖器外最敏感或灵活的部位。

为什么全身体表中并非所有局部都能成为微反射区？这是因为身体各部相互联系的信息通道有远有近，其阈值也随生物的进化而演变，有的高，有的低，结果在各局部形成反射区的明显程度会有很大的差异。与身体其他部位的体表相比，这些微反射区的出现部位与全身器官、组织的相互联系与协调更为密切，即它们对于适应环境的重要性也大得多，故使这些局部具备了能明显出现反映全身的微反射区的特殊条件。而且，正是因为这些部位敏感性高，才会对外加的物理刺激（按摩或针刺等）产生反射性的治疗效果。

但是，即使在这些微反射区中，其重要性也有明显差别，这不仅取决于该部位本身的结构、功能，而且与它们平时可能受到的干扰刺激大小等有关。如耳部反射区（参见彩图 1-23）要比手掌、足底等其他反射区更为重要，治病效果也更为明显。因为手掌、足底等部位平时就处在经常性的外界刺激之中，如用足站立、行走，用手取、握、捏物等，使它们尤其是其外凸的部分（躯体反射区）敏感性变得较低，故容易忽略微弱的治疗刺激，只有较强的刺激才会有明显的效果。而耳反射区就不同了，它平时很少受到外界的物理刺激，故治疗时即使微弱的刺激（如穴位贴压）也会有很好的效果。当然，手足"躲"于"阴区"（参见下文）的内脏反射区（如手掌心劳宫或足底涌泉穴附近凹进的部分）仍可对外界刺激保持较高的敏感性。所以，如以同样强度刺激手掌或足底的反射区时，其对内脏的影响应比对躯体的影响较为明显；治疗躯体疾病时则应给予较强的刺激。其实，目前国内外流行的手、足部按摩反射疗法，它们刺激的部位实际上已不限于手掌或足底，而已扩张到手、足的其他部位 [84] [85] [86]，故有着更多的适应证。

在身体局部出现的各个微反射区中，各部器官、组织的反射区也同样可以分为躯体、内脏和中枢三大类反射区。其分布规律也与作为一个整体的全身反射区类似，即躯体反射区与内脏反射区分别主要分布在阳区与阴区，而中枢反射区则位于阴、阳区的交界处。在身体局部的所谓"阴阳"之分，与全身作为一个整体时的区分方法有所不同，它是以局部的"凹进"或"凸出"来区分：即凹进的部位比凸出的部位不容易受到外界的刺激，故凹处属阴，而凸处属阳。其实，在微反射区确定阴阳区的这一原则与全身阴阳面的判定原则是一致的。为了判定局部微反射区的阴阳所属，最好在身体局部的立体模型上观察，因为立体模型与实体相似，各部位凹凸分明，十分显见。

从耳穴或耳反射区的分布的立体模型可以明显地看出上述规律，其凹处（耳甲腔、耳甲艇与三角窝）为内脏反射区集中分布之处，而凸处（耳背、耳舟、对耳轮上脚等）为躯体反射区所在。凹凸分界处（对耳轮、对耳屏、轮屏切迹、屏间切迹等）即为中枢反射区，如对耳轮上的脊椎代表区，对耳屏上的"皮质下"、"脑点"，轮屏切迹上的"脑干"，屏间切迹上的"内分泌"等穴都是。凹进去的三角窝属于内脏（子宫或生殖器等）反射区，它与属于躯体（下肢各关节）反射区的对耳轮上脚之间的交界处也是中枢反射区，其中有一个十分重要且常用的耳穴 - 神门。中枢反射区的这一分布规律，在手穴与足穴反射区中也很明显。

内脏反射区以横膈为界、在全身反射区中分别分布在上、下肢的特点，也表现在微反射区里。如在耳反射区 [88] [89] 里，内脏反射区就有十分类似的、以横膈为界的反映规律。在耳穴分布图上可以明显看到，代表横膈的耳轮脚把耳郭主要的凹进部位分成耳甲腔和耳甲艇，耳甲腔内主要分布治疗心、肺、胃上部疾病的穴区，而耳甲艇内主要分布为治疗胃下部、肠、肝、脾、胆、肾、胰、膀胱、生殖系等疾病的穴区。耳甲腔和耳甲艇好比就是以全身作为一个整体反射时的上、下肢部位。只是由于全身各部在耳郭反射时采取了颠倒的方向，故含有相应于上肢内脏反射区的耳甲腔变成了位于代表横膈的耳轮脚之下，而含有相应于下肢内脏反射区的耳甲艇反而在代表横膈的耳轮脚之上了。鼻针的穴位中，其内脏反射区的分布也有类似规律。

如果综合考虑全身反射区与局部微反射区的关系，我们还可以得出如下的推论：第一，由于内脏以横膈为界、分别在上、下肢反映的特点，手足微反射区治疗内脏疾病时也可以有所侧重，即用手反射区治疗横膈以上的内脏，足反射区治疗横膈以下的内脏，可能效果最为理想。第二，由于微反射区大都出现在身体最敏感或最灵敏的部位，有的本身就是位于全身的中枢反射区内，故它们在治疗中枢性疾病上有着较大的作用。

最后，尚需强调的一点是，无论是局部或全身的反射区，其形成既有精确地点到点投射的一面，也有广泛弥散的一面，后者可以称为"弥散反射"。正是因为机体的反射投射具有既精确又弥散的特点，应用微反射区或全身反射区内出现的阳性反映来诊断疾病时要十分慎重，并且可以理解针灸治病时穴位作用的相对特异性。

从弥散反射的假说推广开去，可以认为去验证和掌握三大类反射区分布的规律比记住一个特定反射区精确的分布范围更重要。例如，在耳反射区中至今最可信的是内脏反射区分布于耳郭凹处（耳甲腔、耳甲艇与三角窝）这一规律，而各个内脏反射区的精确位置并不完全可信，而且其在不同的教科书中的记载也不尽一致。此外，各个内脏反射区的作用是否完全特异，也尚未得到验证。然而，笔者相信，围绕"弥散反射"假说的研究，将有助于搞清至今对穴位分布规律或穴位作用特异性存在的各种质疑。

1.3.11   反射区或经络的简化模型

在"1.3.1   经络现象的现代研究"一节中，已经总结了目前对经络实质的基本看法，即无论是发生在人体表面的经络现象，还是针灸刺激时的循经感传，至今一直都没有找到现代解剖学所知组织以外的结构基础。它们显然是人体系统各部之间相互反射的一种功能联系，或者说是各部之间通信活动的反映。

在"1.3.6   反射区或经络的形成"一节中，又讨论了经络或反射区的形成原理，即它们是由于身体中存在的那种可以改变神经网络阈值的学习机制，使体表某些区域及其所连接的网络的阈值提高了，而另一些区域及其所连接的网络的阈值降低了，呈现有规律变化的结果。

在此，我们提出一个经络或反射区的简化模型，如图 1-24 所示，它由躯体、内脏与神经中枢三个部分及其联系通道组成的。这不仅是考虑了胚胎发生学角度的近代研究，即高等动物和人在胚胎早期的每一个体节均由这三部分组成（参见"1.3.7   反射区的分类与分布规律"），而且躯体部与内脏的活动或功能只有通过神经中枢才能协调。图 1-24 也可以进一步简化成图 1-25 所示。

由于人体靠很多反馈系统来适应环境的变化，它们之间都互相联系，不只某部组织或器官的

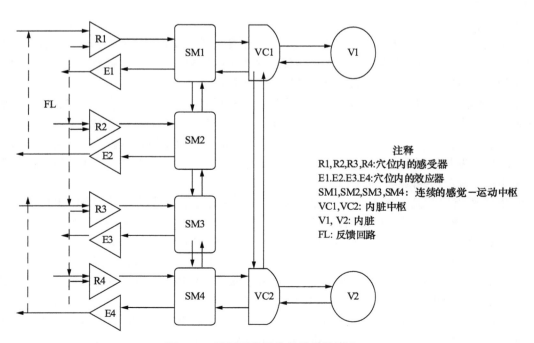

注释
R1,R2,R3,R4:穴位内的感受器
E1,E2,E3,E4:穴位内的效应器
SM1,SM2,SM3,SM4: 连续的感觉－运动中枢
VC1,VC2: 内脏中枢
V1, V2: 内脏
FL: 反馈回路

图 1-24   反射区或经络的简化模型之一

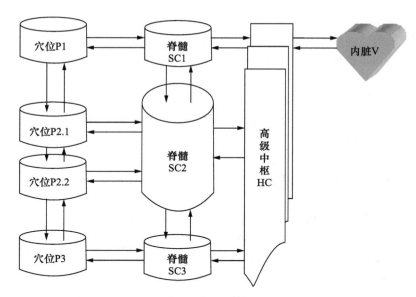

图 1-25 反射区或经络的简化模型之二

活动势必影响另一些有关组织或器官的功能，且它们之间需要协调动作才行。日常生活中有许多这样的例子，如人们作下肢运动时，也要求上肢的配合。比如快跑步时，不仅整个下肢以及腰骶部都在运动，连上肢也要用力前后摆动。上肢如果不用力气或者保持不动，下肢的肌肉就动不起来。这是躯体的不同部位在运动时必须协调动作的例子。

内脏与躯体部之间也存在类似的协调关系，如当一个人由休息时的安静状态进入紧张的全身运动时，不仅全身肌肉开始激烈运动，而且会由于运动时对氧气和能量需求的增加，通过刺激神经中枢，提高交感神经系统的兴有性，使心跳加快、肺呼吸量加大、胃肠消化功能暂时抑制、全身的血液分布发生再分配等。

不论是躯体各部之间的协调、躯体与内脏之间的协调还是不同内脏之间的协调，都必须通过神经网络的联系，在神经中枢的参与下完成的。至于参与反射区或经络形成的神经中枢，一般认为是多级性的。不仅针感与针下反应的产生需要各级中枢的参与，从引起针刺作用的反射中枢来看也是同样（参见"1.2.7　针灸的反射中枢与自主性传出"）。

由于人体的神经网络结构十分复杂，至今远远没有研究清楚，本文不去分析神经中枢各部分在反射区形成中可能担负的精细功能或内部联系，而在图 1-24 中只把它简化成主要包括感受躯体感觉与控制运动的中枢 SM 与内脏活动中枢 VC。躯体部分则简化为躯体感受器 R 与躯体效应器 E 两者以及代表其外周联系的反馈回路 FL。各种内脏则用 V 代表。内脏中枢 VC 与内脏 V 之间的连线不单纯表示神经网络，也可以是体液因子的联系。

特别需要指出的是，图 1-24 中不仅在同一部位的效应器与感受器（如 E1、R1，E2、R2，E3、R3 或 E4、R4）之间有反馈回路（E1→R1，E2→R2，E3→R3 或 E4→R4）存在，而且当它们非常靠近时，相互之间也可以构成回路。假如 R2、E2 与相邻的 R1、E1 及 R3、E3 非常靠近，则 E2→R1、E2→R3、E1→R2 还有 E3→R2（图中未画出）之间均可以构成回路。这种回路甚至可以由局部组织（如肌肉纤维）的张力变化、震动或搐动所接通，其重要意义参见"1.5　针感传导原理的阐释"。所以这个简化模型绝非单纯的神经联系图。

由此，从这一模型可以看出，内脏（V）与躯体部（R、E）之间的协调可以通过 R→SM→VC→V→VC→SM→E→R 的回路实现；不同内脏 V1 与 V2 之间的协调可以通过 V1→VC1→VC2→V2

的回路实现；而躯体各部之间的协调既可以通过 R1→SM1→SM2→E2→R2→SM2→SM1→E1→R1 的回路实现，也可以通过 E1→R2 及 E2→R1 之间的反馈联系实现。

在这个模型中，R1、R2、R3、R4⋯及相应的 E1、E2、E3、E4⋯既可以代表十四经脉的各个经穴或全身反射区内相应的反映点，也可以代表身体中某局部（如耳郭）的各个微小穴区。它们均与全身的各部器官、组织及相应的中枢发生联系。所以，这张模型图既可以解释全身反射区或经络的形成，也可以解释在身体一些局部形成微反射区的原理。

先来看所谓穴位的回路。在图 1-24 中，躯体表面的任一部分 E1、E2、E3、E4 与相应的神经中枢 SM1、SM2、SM3、SM4 都有下述最短回路：

第一条回路：E1→R1→SM1→E1；

第二条回路：E2→R2→SM2→E2；

第三条回路：E3→R3→SM3→E3；

第四条回路：E4→R4→SM4→E4。

如果第一条回路的阈值比周围第二条、第三条、第四条回路均较低，R1 处只要受到较低强度的外界刺激（如指压、针刺、艾灸刺激等）即可以使中枢 SM1 感受到了，即 R1 处比 R2、R3、R4 等处较敏感。所以，这时的 R1 或 E1 处即是穴位所在，而其他相对不敏感的体表区域 R2、R3 或 R4 就可能不是穴位。如果这几条回路的阈值都有比周围其他回路较低的特点，则它们都可以是穴位，如果它们与某一内脏之间也都有较低阈值的联系回路，则把它们连成一线时也就是经典的经脉（参见"1.4.1　穴位作用的相对特异性"）。

再来看当某内脏或躯体某部有病时如何在某些体表部位或穴位上出现反映点的。

在图 1-24 中，躯体表面的某一部分 E1、E2 对某一内脏 V1 的最短回路分别如下：

第一条回路：E1→R1→SM1→VC1→V1→VC1→SM1→E1；

第二条回路：E2→R2→SM2→SM1→VC1→V1→VC1→SM1→SM2→E2。

当内脏 V1 功能失调或患病时，由于 V1→VC1 回路阈值发生了变化，可以影响 VC1 与 SM1 之间的输入或输出，进一步影响 SM1→E1 或 SM1→SM2→E2 的回路，因此可以在 R1 或 R2 处引起局部敏感性的增高（如压痛感）或出现皮肤色变或皮下组织硬度的改变（如硬结）等局部反映，即反映点。假如 R1 是穴位所在，故内脏 V1 的反映点既可以出现在原穴位 R1 上，也可以出现在不是穴位的 R2 上。但因为第一条回路的阈值比第二条回路较低，故在大多数情况下，反映点常出现在原穴位 R1 处。

对于躯体运动器官患病时也是同样。躯体表面的 E3 与另外两部分 E1、E2 之间的回路分别如下：

第一条回路：E3→R3→SM3→SM2→SM1→E1→R1；

第二条回路：E3→R3→SM3→SM2→E2→R2；

第三条回路：E3→R3→SM3→E3→R3。

假定躯体 E3 部分有病，既可以通过改变上述第一条回路的阈值，使原穴位 R1 处出现其反映点，也可以通过改变第二条回路的阈值，使原来不是穴位的 R2 处出现其反映点。同样也可以通过改变第三条回路的阈值，使就位于 E3 局部的 R3 处出现其反映点，这也就是临床上的阿是穴。

同样道理，当中枢 SM1、SM2 或 SM3 有病时，也至少可以在 R1、R2 或 R3 等体表位置出现相应的反映点。这些反映点聚集成片、成区时，就形成了相应的三大类身体反射区或分布于局部的微反射区。

下文我们将会看到，从这一模型出发，还可以阐释基于身体各部相互反射联系的各种经络现象、穴位的相对特异性、针灸治病的调整作用、针刺的镇痛作用和针感传导的特征等。

1.4 针灸作用原理的阐释

前文已经从反射学的观点出发，提出一个完整的反射区理论以替代古典的经络学说。由于它是在继承经络学说的基础上发展起来的，故可以解释针灸临床上遇到的几乎所有现象，如穴位作用的特异性与相对性，针灸的调整作用和镇痛作用，经络现象与针刺感传的原理等。并且，针灸疗法被认为是一种具有东方特色的反射疗法，将与其他西方物理疗法融合一体，汇集到现代医学的主流中去。在这一节，我们将重点讨论穴位作用的相对特异性与针灸调整、镇痛和康复作用的原理。关于针感传导的发生原理，在下一节专题分析。

1.4.1 穴位作用的相对特异性

刺激不是经穴的部位是否也有与刺激经典穴位相同的效应？或者说，针灸治病是否需要特定的刺激部位？这是个争论已久但几乎早已定论的问题。答案是肯定的，即在穴位与针灸效应的关系中，既有特异性的一面，又有相对性的一面，简称为穴位作用的相对特异性。

一般认为，穴位作用的特异性主要表现在三个方面：一是穴位或刺激部位的不同可以影响针刺效应的出现率及其作用的强或弱。如临床试验证明人中、素髎、涌泉等穴具有明显的升压效应，但针刺其他一些穴位，则无升压作用，或升压作用较弱。其实，针刺对循环系统功能的影响，包括针刺对心率、心脏收缩力、血管舒缩活动的影响及降压作用等，大都表现出不同穴位之间或穴位与非穴位之间的明显差异。2001 年中国台湾 Chiu 等应用磁共振功能成像（fMRI）技术在兔观察了电针足三里与阳陵泉诱发的神经激活的差异，他们发现每个穴位有相应的大脑联系，刺激足三里导致海马的激活，而刺激阳陵泉有下丘脑、脑岛以及运动皮层的激活[90]。二是针刺穴位不同，可以影响针刺作用的性质。如针刺哑门、华盖可以引起嗜中性白细胞的增多和嗜酸性白细胞的减少；但刺激脑户穴则可以得到完全相反的结果。又如针刺照海可以促进犬水负荷后的肾泌尿作用，但针刺肾俞时则出现抑制作用。三是在各穴之间，针刺作用上存在着特异的相互加强的关系，如针刺神门对实验性高血压有明显的降压作用，再针刺大敦穴有加强神门的降压效应，而针刺肾经的一些穴位则无此作用。但在针刺作用上各穴之间是否还存在特异的相互抑制的关系，尚缺少实验证据。

穴位作用的特异性不仅在针刺时有，艾灸时也同样存在。上海的 Zhai 等观察到艾灸可以使患瘤小鼠的细胞免疫功能维持相对较高的水平，在所刺激的不同穴位中以关元穴似乎有最好的免疫调节效应[32]。朝鲜的 Lee 等在自发性高血压大鼠中证明，艾灸心俞与小肠俞对血压与肾功能的影响有明显的区别：心俞使尿容量显著增加，小肠俞却减少；心俞使收缩压降低，小肠俞则无变化；虽然心俞与小肠俞都使尿钠排出减少，但其机制也有不同：心俞使醛固酮的血浆水平与肾素活性显著增加，心房促尿钠排泄肽水平显著减少，而小肠俞则使醛固酮与心房促尿钠排泄肽两者的血浆水平都显著增加[91]。

然而，穴位作用的特异性又是相对的。这种相对性也大致表现在三个方面：首先，针灸一个穴位，可以影响多个器官的功能，例如针刺足三里，不但影响消化、呼吸、血液、循环等各系统的功能，尚可影响机体的防卫、免疫功能。其次，多个穴位对同一个生理功能都有同样作用。例如针刺人迎、大杼、肺俞、冲阳、历兑、中脘等许多穴位都有增强呼吸功能的作用，而针刺石门、人迎、足三里、合谷、内关、三阴交、涌泉和太冲等穴都有降压作用等。在国外报道的许多针刺临床研究中，通过严格的随机分组与双盲对照，发现在穴位上"真针刺"治疗组的不少效应与在非穴位上的针刺或电针作为"假针刺"的对照结果没有显著差异（参见"4.3.4　抑郁症 / 精神分裂症 / 精神病""4.12.2　戒烟""4.12.3　戒酒"与"4.12.4　戒毒"）。这提示穴位与非穴位之间也可以有相同的刺激效应。这也是穴位作用相对性的表现。这种情况经常发生在针刺属于同一个反射区内的穴位与非穴位时。最后，在不同条件下，同一个穴位对某一器官的功能影响也不是绝对不变的。它们可与针刺前该器官的原先状态有关。例如，当心率快时针刺内关可使之减慢，当心率慢时，针刺内关又可使之加快。这说明内关穴引起心率改变的效应，不是绝对的，而是相对的。

所以，穴位的作用被认为是相对特异的。不过，在穴位作用的相对特异性上，有些穴位的作用特异性较大，而相对性较小；另一些穴位的作用特异性较低，而相对性较高。或者说，有些效应的穴位特异性较高，而另一些效应的穴位相对性较高。如中枢反射区的穴位作用特异性就可能相对较低，或者说针刺抗抑郁、戒烟、戒酒与戒毒效应的穴位相对性较高（参见"4.3.4　抑郁症 / 精神分裂症 / 精神病""4.12.2　戒烟""4.12.3　戒酒"与"4.12.4　戒毒"）。

关于穴位作用相对特异性的解释，传统的经络学说很难说清。目前比较流行的一种神经反射学的观点是用以描述"内脏 - 体表相关"现象的所谓"皮节规律"（参见"1.3.2　牵涉痛与'内脏 - 体表相关'"）。即由于体表的一定区域与相应内脏有同一体节神经的分布，故针灸某些穴位也就对某些脏器发挥特异的作用。另一方面，同一体表区常由上下邻近的几个神经节的神经所支配，而且，它们的感觉传入在神经中枢存在着广泛的接通，并可以通过内分泌与各个脏器发生广泛的联系，从而又形成了穴位作用的普遍性，或者说穴位特异作用的相对性。然而，这种解释仍不能令人满意，因为具有特异性作用的穴位的分布并不完全符合"皮节规律"，其中许多穴位是跨节段的，而且穴位的作用不只限于对内脏功能的调节，故一定还有其他目前尚不清楚的机制参与。

从前述反射区理论来看，穴位作用的特异性是由穴位的两个基本特性决定的：一是穴位的敏感性。现代大量的解剖生理学研究已经证明，经典的经穴与经外奇穴内大多有较密集感受器分布或有神经干支经过，所以它们往往具有比周围其他非穴位组织较高的敏感性。或者说，穴位上的感受器及与其相联系的神经网络的阈值比周围较低，故以相同强度刺激穴位有着比非穴位处较多的信息输入。二是穴位的反射性。由于体表分布着可以反映人体内部相应器官或组织生理或病理状态的反射区，组成反射区的穴位就比非反射区内的其他穴位有其作用的特异性。以内脏反射区为例，由于组成各个内脏反射区的穴位，是相应内脏生理功能或病理状态的反映点，它们与相应内脏有短路联系。这就可以理解，为什么它们也是实施针灸等外治法治疗相应内脏疾病时的最佳刺激部位。

然而，由于体表反射既有精确定位的一面，也有模糊扩散的一面，不仅反射区的边界可能不是十分清晰的，而且不同反射区之间可以发生局部的重叠，如在几个内脏反射区重叠处的穴位就会有影响几种内脏功能的作用。躯体反射区在体表的连续性分布，也可以使它们与同时间断性分布于体表的各种内脏反射区发生重叠。当针灸刺激内脏反射区以外的任何一处穴位或敏感点，而且刺激强度较大时，均仍有可能影响到某一内脏的功能。此外，由于从穴位刺激所输入机体的毕竟只是一种非特异的干预信息，它所导致的机体反射效应也可以是弥散的（尤其是有体液因子激发时）。而且，不管机体产生何种反应，它们应仍主要是由机体内部神经网络结构的自动调节完成的，故穴位刺激反应的性质或方向也受机体原先的功能状态所影响。这又是所谓穴位作用相对性的解释。

穴位作用的这种相对特异性，还可以用图 1-24 所提供的反射区的简化模型来作进一步说明。

在图 1-24 中，躯体表面的某一部分 E1、E2、E3、E4 对某一内脏 V1 的最短回路分别如下：

第一条回路：E1→R1→SM1→VC1→V1→VC1→SM1→E1；

第二条回路：E2→R2→SM2→SM1→VC1→V1→VC1→SM1→SM2→E2；

第三条回路：E3→R3→SM3→SM2→SM1→VC1→V1→VC1→SM1→SM2→SM3→E3；

第四条回路：E4→R4→SM4→SM3→SM2→SM1→VC1→V1→VC1→SM1→SM2→SM3→SM4→E4。

如果第一条回路的阈值比周围第二、第三条、第四条回路均较低，R1 处只要受到较低强度的外界刺激（如指压、针刺或者艾灸）即可以使中枢 SM1 感受到了，同时对内脏 V1 的功能或状态发生一定的影响。所以，这时的 R1 或 E1 处即是具有与内脏 V1 有短捷通路的穴位所在，也就是说刺激 R1 处对内脏 V1 的影响要比刺激其周围的非穴位或其他穴位 R2、R3 或 R4 处来得明显，即具有特异性。

如果第二、第三条回路的阈值也与第一条回路一样低，那么 R1、R2、R3 这三处都可以是对内脏 V1 有特异作用的穴位。当它们连成一片时，就是与该内脏在体表的反射区。当它们连成一线时，也就成为一条传统经脉的部分体表线路了。在这些穴位上的针灸刺激，即使很小的刺激强度，也能对相应的内脏 V1 功能发生很大的影响。但实际上第二、第三条回路的阈值经常要比第一条回路稍高些。此时如以较大的刺激强度刺激 R2、R3 仍能对内脏 V1 发生一定程度的影响，这种影响甚至也可以通过其与 R1 的反馈联系 F 间接实现的。由此，又可以把 R2、R3 处看成是对内脏 V1 具有非特异作用的穴位。

假定 R4 是内脏 V1 反射区以外的穴位，或者说其所连接的神经网络阈值要比前三条回路高得多，故它不具有对内脏 V1 作用的特异性。但 R4 可以与内脏 V2 有属于它自己的低阈值回路：E4→R4→SM4→VC2→V2→VC2→SM4→E4，故 R4 可以是对 V2 有特异性作用的反映点或穴位。

但又由于 E4 与 R1、R2、R3 的联系或者是 R4 与 E1、E2、E3 的联系，当在 R4 上的刺激强度较大时，其引起的兴奋也可以扩散到 E1、E2、E3 的位置，通过前三条回路影响内脏 V1 的功能。同样，在 R1、R2 或 R3 上的刺激引起的兴奋也可以扩散到 E4，通过第四条回路影响内脏 V2 的功能。这就是穴位作用的前两种相对性的原理解释。穴位作用的第三种相对性则主要是通过改变回路的阈值实现的（参见"1.4.2 针灸调整作用的原理"）。

由上也可以看出，单一内脏反射区里的穴位作用特异性最明显，而在几个内脏反射区重叠位置上的穴位就具有作用的相对性。不在内脏反射区的其他穴位，则缺乏对内脏作用的特异性。如果比较不同类型反射区穴位之间特异性的差别，笔者推测，必定是以全身连续性分布的躯体反射区里的穴位的特异性最小，而内脏反射区穴位的特异性最大。换言之，治疗躯体疾患的穴位特异性较小，而主治内脏疾患的穴位特异性较大。在中枢反射区中，位于头皮或脊柱区域的局部反射区自然应有较大的穴位作用特异性，如头皮上的中枢反射区的定位本来就是根据其邻近大脑皮质各个功能区的特点而作出来的；但位于四肢末梢远隔中枢反射区内的穴位，其对神经系统一般的兴奋或抑制作用很可能就没有明显的特异性了。如果这一推测能够得到证实，它对于临床治疗时的选穴或确定刺激部位将会有很重要的指导意义。

在分析了穴位作用的相对特异性机制之后，穴位的含义及其与反映点的关系也就更为明确了。穴位含义包括两个方面：所谓的穴位既是体表上外界刺激信息较易输入的部位，也可以成为人体内部相应器官或组织生理或病理信息在体表的输出端。它的第一重含义告诉我们，人体体表任何一处较为敏感的部位或者说有感受器或神经末梢密集分布之处都可以是穴位，都可以是实施针灸等外治法的刺激部位。它的第二重含义又提示，穴位可以是人体内部相应器官或组织生理或病理信息在体表的反映点，但也可以不是反映点。因为反映点只是那些体表与内脏或身体其他部位有较短捷联系通道的位置，并非所有穴位都是反映点。这就是经典穴位与反映点之间的关系。

当然，如果跳出经络体系的限制，广义地来看穴位的含义，也可以这样说，穴位是敏感性比较明显的体表部位，而反映点是特异性比较明显的穴位。虽然穴位不一定是反映点，但反映点则一定是穴位；如不是经穴就是经外奇穴；如为首次发现则可以称为新穴。

经典的腧穴，由于其定位明确，每一个腧穴的解剖位置都已明确地记载在教科书中，故它们还具有人体体表"地图"上定标的功能。临床上当反映点出现在经典穴位位置上时，通常也就以穴位的名称与位置来为反映点定位。本书末所附身体反射区图谱（彩图 5-1～彩图 5-10）就是用经典穴位来为各个反射区划定界线的。

总之，由于穴位具有比周围其他非穴位组织较敏感的特性，而且其多数通常位于某种反射区内，故在穴位上施行针灸有比非穴位较明显的作用。这就是所谓穴位作用的特异性。但穴位周围的非穴位组织往往与穴位有相同的神经支配，只不过需要较强的刺激才能激发，从这个意义上来说，穴位作用的特异性又是相对的。"人身处处皆是穴"的说法并非永远没有道理，也可能有适合的时候。比如，应用电针刺激时，由于其刺激较强，穴位与穴位或非穴位之间的作用差异，即穴位作用的特异性就可能不如手法刺激时来得明显。

当然，只有在相应反射区的穴位或反映点上针灸，才会对机体功能发生最大的影响。古人有"宁失其穴，勿失其经"的口号，强调在确定刺激部位时，"经络"比"穴位"更重要。笔者也提出一句口号："经、穴皆可失，反映不可无"。它作为对该古训的补充，体现了现代针灸临床上对反映点作为"特异性穴位"的重视。

穴位作用的相对性，也可以用"弥散反射"来概括（参见"1.3.10　反射区的局部与整体关系"）。无论是机体内部信息在体表的输出，或者针灸刺激输入机体的干预信息，既有精确地点到点投射的一面，也有广泛弥散的一面，前者是穴位作用特异性的基础，后者是穴位作用相对性的原因。

1.4.2　针灸调整作用的原理

针灸对机体功能的影响是多方面的，但 20 世纪后 5 年的大量研究，已经确定它有一个最显著的特点，那就是调整作用，即其影响主要决定于实施针灸刺激前的机体功能状态。当功能状态高时，针灸可以使之降低；反之，可使之升高；不平衡时，又可使之趋于相对的平衡，故它是一种良性、双向的调整作用。

针灸的全身调整作用已被系统地报道，它们包括对内脏、神经系统、内分泌、血液成分，以及防卫、免疫功能等全身各个生理系统功能的调节等。它们不但对整体功能，而且对组织器官的代谢过程和某些器质性改变，也都有一定的调整作用。详细内容可以参见有关这方面的综述文章[25]，这里不予赘述。其中与临床治疗有密切关系的内容，则主要放在本书第 4 章中结合各有关病症的治疗中讨论。

针灸的调整作用，不仅可以是全身性的，也可以表现在受刺激的局部。以下是两个与针灸效果密切相关的例子：一是局部敏感性或痛阈的调整。如软组织损伤时局部会出现许多十分敏感的压痛点，这些压痛点或者"阿是穴"被针灸刺激后，敏感程度会立即下降。相反，有些患者一些部位本身的敏感性在最初的几次刺激中很低，但随着针灸次数的增加，对相同刺激的敏感性也会逐渐提高。二是局部肌张力的调整。操作者经常可以体会到，针前肌张力低下的穴位，在针刺得气时就能体会到针下沉紧感。这种针下沉紧感，就是局部肌张力增加的结果。同样道理，原先肌力低下的部位，在针刺后也可以增强肌力。相反，原先局部肌紧张的部位在针刺后可以变得松弛。在一些患者的某些部位进针时，起初针下局部组织紧张，有紧涩感，而经手法操作并留针一段时间后，已完全没有这种感觉。当出针时手下针感已像是针刺"豆腐"一般。这种肌张力的调整现象，在电针刺激时尤为明显。它也是中医理论所谓的"虚则补之，实则泻之"的一个极好范例。

总之，在机体功能活动呈现失衡的情况下，针灸刺激可以按正常生理活动的需要，通过机体本身的自动调节系统给以调节，促进机体功能的平衡恢复。

关于针灸调整作用的途径，虽然还未完全清楚，但一般认为主要是通过神经 - 体液的反射活动而实现的。大致有以下四种情况[25]：

（1）神经反射为主：通过轴突反射、脊髓反射和全身反射等各种神经反射途径，对相应器官或组织的功能发生即时性的调整作用。如针灸对膀胱排尿、直肠运动和血管即时性收缩等反应，都是以这种方式进行的，针灸通过这种方式完成的调整作用，一般来说发生较快但不持久，后继效应较短。

（2）主要通过自主神经中枢直接或再通过内分泌系统对各个器官的功能、腺体的分泌等进行调整作用。针灸通过这种方式影响的范围比较广泛，同时也比较重要。

（3）主要通过各种体液因素尤其是各种激素进行调整。这又分为两种方式：一是针灸通过对激素分泌的影响，直接对相应器官发挥作用，如通过肾上腺素的分泌，对血糖、血管收缩功能的调节；通过生乳素的分泌对乳腺分泌功能的调节。另一种情况是针灸通过对激素分泌的反馈控制再对靶器官发挥作用，如有人认为针刺避孕就是针刺引起黄体激素和卵泡激素的过多分泌，通过负反馈的作用抑制垂体促性腺激素的分泌，从而妨碍卵泡的成熟和排卵的。

（4）先通过对大脑皮质功能的调整，再通过皮层下中枢或内分泌系统对各器官的功能进行调整作用。如针刺对原发性高血压病时的降压作用，据认为就是通过这种途径完成的。

由上可知，神经和体液两者在针灸调整作用中是相互关联的，但随着具体情况的不同，有时以神经因素为主，有时以体液因素为主；有时针灸的一种效应，是通过多种途径实现的，有时通过一种途径又可以完成多重的针灸效应；有时随着针灸效应发展的不同阶段，通过的主要途径也可能有所不同，如针刺引起白细胞的增加，开始主要是通过神经反射，但以后维持该效应的则主要是体液因素。

然而，必须指出，不论实现针灸调整作用的途径有何复杂，它们都属于反射调节的范畴，有赖于神经反射弧的完整。实验室里用各种方法在结构或功能上破坏神经反射弧的任何部分，如局部感受器、传入、传出神经或中枢部分，均可以引起针灸调整效应的消失或减弱。临床上在一些神经疾病患者身上的针刺效应观察，也得到相同的结果。

对于针灸调整作用的原理，从控制论的观点来看也是合理的。机体由于功能活动呈现失衡而患病时，可以看作是人体自动控制系统内部的某些神经网络的阈值发生了改变。通常，正常机体的神经网络阈值有着定值，或只在小范围内变动。但在患病时，阈值就会发生改变，或高或低，使功能以不同方向偏离平衡态。

人体构造与控制论中的"自同态机器"极为相似，即若其某部分偏离了平衡态但偏离不大时，通过另一部分与它的相互作用可以把偏高或偏低的神经网络的阈值恢复到正常值，从而把该系统重新恢复到平衡态。也就是说，它具有一定程度的自愈能力。当然，自动控制系统或人体的这种自愈的能力是有限的，当失衡较为严重时，须外加干预才会加强恢复平衡的力量，增加恢复平衡的机会。

针灸穴位输入人体的信息，就属于这一类外加的干预。在特定反射区或反映点上的有效刺激可以把干预信息送到需要修复的相应神经网络上去，通过改变其阈值而促进功能活动向有利于生命活动的方面转化，使失衡部分恢复到正常平衡态，即达到治愈疾病的目的。由于针灸对神经网络阈值的调整作用是双向的，即不论偏高或偏低的阈值，都有可能调回到正常，故不论人体功能朝哪一方向偏离正常状态，只要这种偏离不是太大或太久，针灸都有可能给予调整。

下面以图 1-24（参见"1.3.11　反射区或经络的简化模型"）为例，来看当某内脏或躯体某部有病时针灸调整作用的实现过程。

当内脏 V1 功能失调或患病时，大多是 V1→VC1 回路的阈值因内外环境变化的刺激发生了变化。它可以影响 VC1 与 SM1 之间的输入或输出，进一步影响 SM1→E1 或 SM1→SM2→E2 的回路，因此可以在穴位 R1 或 R2 处诱发局部敏感性增高（如压痛感）等反映现象。这时，若在穴位或反映点 R1、R2 处施加适当强度的针刺刺激，通过回路 R1→SM1→VC1 或 R2→SM2→SM1→VC1 的影响途径，可以使 VC1→V1 之间改变了的阈值恢复到正常值。如果假定内脏 V1 功能亢进时有关网络或回路的阈值降低，而功能低下时有阈值的变高，当这些改变的阈值经针刺调节恢复正常时，内脏 V1 的功能也就恢复正常了。

又如躯体运动器官 E3 患病时，大多是回路 E3→R3→SM3→E3→R3 中的任何一段的阈值发生了改变。这时，针刺刺激相应的反映点 R1、R2 或局部"阿是穴"R3，则可以分别通过 R1→SM1→SM2→SM3→E3，R2→SM2→SM3→E3 或 R3→SM3→E3 等回路或者通过 E2→R3 等的体表直接反馈回路，使改变了的阈值恢复正常，E3 部位的病痛也就消除了。

以上解释了为什么针灸对机体具有调整作用，而且其调整方向与原有的功能状态有关。但尚需指出的是，由于针灸调整作用的实现，仅仅是通过改变身体的神经网络阈值来完成的，这也就不难理解为什么它只能对阈值改变不大时的功能性失调有明显的影响，而且其调节的范围也是有一定限度的。如果"病入膏肓"，或者说机体已有严重器质性病变时，针灸治疗就很难取效了。此外，其双向调整作用经常也不是等同的。如在针刺对神经系统运动、感觉功能的康复功效中，就似乎存在这样一个特点，即它提高神经或肌肉兴奋性的作用要大于抑制作用。在临床上，针灸对中风偏瘫的疗效要比震颤显著（参见"4.2.10　中风偏瘫"与"震颤"），对周围性面神经麻痹的效果要比面肌痉挛显著（参见"4.2.7　周围性面神经麻痹"与"4.2.8　面肌痉挛"），都提示存在这种趋势。

所以，不要以为针灸的调整功能就是万能的。为了取得针灸的最大疗效，除了要求病程越短越好即尽早开始针灸治疗外，还一定要能把针灸刺激的信息最有效地输入到有关的神经网络上去，这就对从选取刺激部位（考虑穴位作用的特异性等）开始到实施针灸治疗的整个操作过程提出了一系列须严格控制的要求（参见第 2、3 章）。

1.4.3　针灸镇痛作用的原理

针刺麻醉的成功，奇迹般地吸引了全世界对针灸疗法作用的注意。镇痛作用，这是经典针灸疗法最重要的功效之一。一般来说，针灸镇痛的原理，包括了针麻原理，但针麻原理并非针灸镇痛原理的全部。这是因为针灸可以治疗急性发作的神经性疼痛，也可以治疗由炎症等原因引起的慢性、持续的疼痛；临床应用针灸镇痛的大多数场合，是痛在先，针灸在后；既可以用针，也可以用灸；而针刺麻醉时，通常是针刺诱导在先，而后才开始手术，而且只用针不用灸。手术性疼痛可以说只属于急性疼痛的范畴。然而，由于至今为止关于针灸镇痛原理的研究多是围绕针麻原理展开的，我们可以先来看看针麻镇痛原理的研究概况 [92]，然后再对临床针灸镇痛的原理作补充说明，并且分析从其中能得到什么启示，来提高临床镇痛的效果。

主要地说来，针麻或针灸镇痛的原理包括相互密切联系的两个方面：神经机制与体液机制。

Ⅰ．神经机制

"气至而有效"或者说当针一刺入穴位获得针感时疼痛就消除了，这是针灸临床治疗各种痛症时十分常见的事实。如此快的效应，显然不是体液因子变化的结果。在针麻中也有类似的事实，一些针麻效果特别好的患者，或者在反映点或神经干刺激法麻醉时，不需要诱导期，痛觉也可以完全被抑制或根本没有发生。所以，目前一般认为，针刺镇痛基本上是一种神经系统的作用，是不同感觉传入在中枢神经系统内相互作用的结果。手术疼痛信号通常是由细的神经纤维传导，而针刺信号既可以由粗的也可以由细的神经纤维传导。它们通过类似的传入途径由脊髓传到大脑皮质（参见"1.2.4 针感的传入途径"），在中枢神经系统的各级水平，包括脊髓、脑干、丘脑、尾状核和大脑皮质等发生某种整合作用，使痛觉冲动受到抑制，因而产生消除或缓解疼痛的效果。

脊髓的后角和丘脑的束旁核被认为是传递和感受疼痛的两个关键部位。按 Melzack 和 Wall 于1965 年提出的"闸门学说"，脊髓向高级中枢的输出信号的大小决定于外来刺激引起粗和细传入纤维活动的比例关系，粗纤维的活动使其输出信号减少而细纤维的活动则使其输出增加[93] [94]。这起码可以解释当针刺信号经粗的神经纤维传导时的情况，如针刺激发的感受器以肌梭为主时，经粗纤维传入的针刺信号可以在脊髓后角部位就开始抑制经细纤维传入的疼痛信号。临床上应用针刺治疗疼痛性疾病时经常须得气才能取效，很大程度上就可用这种机制解释。日常生活中，用手抚摩痛处皮肤可使疼痛减轻，或许也可以这样来解释。但是"闸门学说"只适合解释针刺信号由粗神经纤维传递并且经脊髓传入的场合，难以解释临床针刺时激发穴位感受器经细神经纤维传入的情况。

此外，针麻时运用最多的是耳针，耳穴感受器激发时输入机体的信号是经三叉丘系也不是经过脊髓传入。当然，已有资料显示，三叉神经脊髓核的尾部与吻部，也具有类似脊髓后角闸门系统的反馈作用，来调节痛觉冲动的传递[95]。这或许可以解释耳针对头面部手术或疼痛刺激时的镇痛作用。但应用耳针于胸腹部手术时的针麻效应则无论如何都无法以在脊髓后角或三叉神经脊髓核发生的"闸门控制"来解释。

其实，一种感觉传入抑制另一种感觉传入，可以发生在中枢神经系统的每一个水平，首先是丘脑。病理、生理学的研究早就表明，痛觉一类较原始的感觉仅系丘脑的功能，故针刺镇痛可能主要发生在丘脑水平。例如，临床上有一种痛觉过敏的患者，这种人有自发的、不可忍受的中枢性疼痛。临床检查表明，与痛觉过敏的同时，其他感觉也有不同程度的丧失，而丧失最严重的是深部感觉，特别是肌肉感觉，经病理解剖证明，患者的丘脑内侧部分（与感受痛觉有关的部分）完整，而与一般感觉有关的其他丘脑结构则大部破坏。这似乎证明，平时丘脑里痛觉中枢的活动，经常受到一般体感冲动的抑制。这种抑制影响一旦去除，便产生痛觉过敏现象。

丘脑是躯体感觉传导的第二级换元接替站。来自四肢、躯干和颈部的浅感觉传入纤维经脊髓丘脑侧束和脊髓丘脑前束上行抵达丘脑的后外侧腹核；而来自头面部的浅感觉传入纤维经三叉丘系抵达丘脑后内侧腹核。然后，一方面由后腹核、膝状体（接受来自视、听觉传入）等发出特异性投射纤维到大脑皮质的特定区域，引起一定的感觉并激发大脑皮质发出相应的传出神经冲动；另方面也从髓板内核群等发出非特异投射纤维弥散地到大脑皮质的其他广泛区域，维持与改变大脑皮质的兴奋状态。

束旁核、中央外侧核和中央中核是丘脑髓板内核群的主要核团。它们与大脑皮质之间虽然没有直接的联系，但可以间接地通过多突触接替换元后再弥散地投射到整个大脑皮质。有研究表明，针刺感觉与疼痛感觉在丘脑水平的整合主要是在这几个核团中进行的。一方面，刺激人的束旁核及邻近处可以加重某些患者的痛觉症状，并引起对侧身体弥散性烧灼痛，而毁损此区后可明显缓解患者的疼痛但无其他感觉障碍发生[4]；另一方面，动物束旁核的电生理研究指出，该核内确实存在着对体表伤害性刺激传入冲动敏感的细胞，它们可以产生具有某些特点的电反应，而这种电反应可以被针刺穴位、弱电流刺激感觉神经或其他非伤害性刺激所部分抑制；此外，在中央外侧核也可以找到有类似该电反应的神经元[96]。

但是，实验中观察到，电针刺激对于丘脑中央外侧核或束旁核神经元痛放电的抑制作用从来不是百分之百完全的[96]。所以，除丘脑以外，一定还有其他脑结构参与镇痛的神经机制。至今已有大量的实验研究围绕感觉的非特异投射系统与特异投射系统两方面展开，研究较多的是与丘脑这些部位有密切联系的脑干网状结构与尾状核、大脑皮质。

神经生理学已经知道，脊髓外侧束的一部分上行纤维，投射到延髓内侧网状结构的巨细胞核，然后经中脑中央被盖网状束上行，止于丘脑的中央中核等髓板内核群。进一步的研究发现，脑干网状结构，尤其是其中的延髓内侧的巨细胞核和中脑中央被盖网状束区的活动，在针麻中起一定作用。不仅在这些区域可以记录到痛反应的诱发电位，而且它们可以被电针刺激一些穴位所抑制[97][98]。此外，在中央被盖网状束区直接应用与临床上常用的电针频率一致的低频刺激（每秒两次左右）也有镇痛作用，而且其具有与临床针麻类似的特点，如需要较长的"潜伏期"或诱导期，停止刺激后也有比较长时间的"后作用"等[99]。但毁损两侧该区，电针镇痛效应虽然有所减弱，却依然存在，这又表明该区域也不是电针镇痛的唯一通路[100]。

尾状核虽属于锥体外系，但有研究证明，它可以对各种感觉刺激包括视、听、躯体或内脏的刺激发生非特异性反应，也可能参与针麻镇痛过程。电刺激家兔的一些穴位如合谷等能引起尾状核的诱发电位；如参照其反应的部位直接刺激尾状核，可以提高身体的痛阈，其结果与电针刺激合谷时大致相似。而且，刺激尾状核可以加强电针刺激的效应，而毁损尾状核则使电针刺激的效应减弱。刺激尾状核的作用，据认为是通过抑制丘脑中央中核等结构的痛觉传入活动实现的[101]。

关于大脑皮质是否参与针刺镇痛过程，一直有争论。针刺合谷治牙痛，在临床上几乎是百试而无不应验。长期以来多以针刺在大脑皮质上形成一个新的兴奋灶，从而抑制了牙痛兴奋灶来解释，或者说是注意力的转移。因为许多人患牙痛或其他神经性疼痛时，在白天或工作繁忙时经常并不感到那么剧烈，而到了夜深人静或休息时就痛得十分厉害，这提示可能在大脑皮质存在着两个兴奋灶的优势竞争。当针刺的优势兴奋灶抑制了疼痛的兴奋灶时，疼痛就被止住了。在针麻手术前，通常需要先针刺诱导 20～40min[102]。这个诱导期的重要作用，被认为也许就与建立优势兴奋灶并使之稳固的过程有关。已有研究者在颅脑手术患者中直接观察到，针刺确实可以抑制疼痛在大脑皮质的诱发电位，而且有穴位作用的特异性，即刺激不同穴位在抑制大脑皮质疼痛反应上的效果是不同的。

但也有动物实验证明，在中脑以上部位作一横切或切除皮层，针刺镇痛的作用依然存在。这提示其与大脑皮质的关系不大。针麻可以施于精神状态清醒的人，也可以施于休克和昏迷状态的人，还有家畜针麻的成功，也都说明这点。目前的大多数学者认为，大脑皮质参与针刺镇痛过程是肯定的，但其作用并不是那么重要。

近年来一些研究者尝试应用全脑的磁共振功能成像（fMRI）技术，在正常人体无创伤性地显示针刺刺激的中枢作用部位[103][104][105][105]。如中国台湾的 Wu 等在 9 例健康人针刺足三里与合谷，观察到伴随显著的得气与心率减缓，有下丘脑和前庭耳蜗神经核的激活，扣带回前头部、杏仁核和海马复合体的失活。对照组则没有这种激活与失活。由此提示，针刺足三里与合谷镇痛的中枢机制，是通过激活下行抗痛通路的结构，并且使有利于疼痛联想的多处边缘区失活实现的。这一实验为研究人脑的内源性疼痛调制回路提供了基础[104]。

美国哈佛大学的 Hui 等也观察到，在 11 人针刺合谷有针感时前庭耳蜗神经核、杏仁核和海马、傍海马、下丘脑、被盖腹部、扣带回前部、尾状核、被壳、颞极、脑岛都有信号的减少，而在体感皮层主要有信号的增加，形成显著的反差；但在 2 例经历疼痛而不是针刺的受试者，其扣带回前部、尾状核、被壳、丘脑前部和脑岛后部显示信号的增加而不是减少；在相同区域的表浅触觉刺激引起体感皮层信号的增加但没有那些深部结构信号的减少。这一初步的结果提示，针刺具有对人脑边缘系统和皮层下灰质结构的调制作用[105]。意大利的 Biella 等 2001 年报道应用正电子断层扫描技术（PET）证实，针刺激发的多数中枢区域与文献中记载急性和慢性疼痛激发的区域相一致[107]。

综上所述，可以这样来看各级中枢参与针刺镇痛的作用：痛觉信号与针刺信号都从感觉神经进入脊髓，首先在后角的胶质区进行加工，然后沿着脊丘束向上传递，到达丘脑，最后进入大脑皮质。在向上传递的过程中，几乎在中枢神经系统的每一个水平，都有这两种信号的一定的整合作用，但最主要的（痛觉）整合作用可能是在丘脑里进行的。针刺比较容易引起非特异投射系统活动的抑制，而特异投射系统的活动则只在选穴适当及刺激量较大时才抑制，且抑制的程度比前者小[108]。

Ⅱ. 体液机制

针麻手术开始前必需的诱导期，以及诱导后也可以作"不留针"针麻；还有手术后镇痛作用还可以延续一段时间（称为"后效应"）；这些临床事实提示体液因素在针刺麻醉原理中的作用。体液因素通常具有作用缓慢而持久的特点。

体液因子参与针刺镇痛，在 1959 年已有人报道。最有说服力的证据是针刺条件下动物交叉循环实验的结果。皮质诱发电位，经常被用来作为痛反应的一种指标。中国医学科学院分院针麻组观察到，当把两只猫的血液循环通过颈总动脉的相互交叉连接而相通后，在一只猫穴位上的电针刺激，不但可以较快地抑制它自己对刺激内脏大神经所引起的皮层诱发电位，而且在电针达到一定强度和时间后，刺激另一只猫的内脏大神经所引起的皮层诱发电位也会受到抑制。在两只猫身上发生的针刺抑制效应有一定的时间差。受针猫的诱发电位一般在针刺的 5～15min 内出现完全抑制，稍后，未针刺猫的诱发电位也被抑制。后者出现抑制的时间最早在针刺后 15min，最迟在 65min。在 10 对猫 21 次相互针刺实验中，未见到针刺猫诱发电位未被抑制而未针刺猫诱发电位反而被抑制的现象。停针后，两只猫的诱发电位均先后恢复，但以未针刺猫恢复较快。诱发电位完全恢复到对照水平的时间一般为 5～20min。由于受针猫与未针猫之间的神经系统完全没有联系，这一实验证明，用电针刺激穴位达到一定强度与时间后，确实可以使某些体液因素发生变化，并通过血液循环作用到另一动物[24]。

这是一个证明体液因子参与针刺镇痛的典例。以后在交叉灌注脑脊液的兔子实验中，也观察到类似现象，即在供兔身上的针刺镇痛效应可以转移到受兔上[109]。那么，究竟是哪些体液因子参与了作用呢？以后的大量实验证明，这些体液因子包括内源性吗啡样物质和一系列相互拮抗的神经递质如五羟色胺、乙酰胆碱、去甲肾上腺素、多巴胺等[110]。在针刺麻醉中，它们的含量有的增多，有的减少。以下公式大致总结了诸体液因子与针刺镇痛效应之间的关系：

$$针刺镇痛效应 = \frac{内啡肽 \times 5\text{-}羟色胺 \times 乙酰胆碱 \times 促肾上腺皮质激素 \times 泼尼松 \times 镁离子 \times 前列腺素 E}{去甲肾上腺素 \times 多巴胺 \times 钙离子 \times 前列腺素}$$

在上述诸体液因子中，最引人瞩目的是内啡肽或脑啡肽。由于电针的镇痛效果可以被纳洛酮或对抗内啡肽的抗血清所阻断，提示内啡肽参与镇痛。已有大量的研究显示，电针后有内啡肽释放入脑脊液。

　　中枢神经系统内的阿片受体可以按其药理学、行为学或结合状态来分类。β- 内啡肽（Beta-endorphine），可能是经典的 μ 受体（Mu-receptor）的一种内源性配体，似乎参与疼痛感觉的调制，低频针刺镇痛，以及刺激催乳素、生长素和甲状腺刺激素的释放。间位脑啡肽（Met-enkephalin）似乎是一种对 δ 受体作用的内源性配体。δ 受体在基底神经节和边缘系统中占优势，可以抑制促肾上腺皮质激素的释放。还有 1 种可以抑制加压素和促性腺激素释放的 k 受体（Kappa-receptor），其内源性配体可能是强啡肽。控制心血管和呼吸反射的内啡肽似乎是通过激活 μ 受体起作用，而较高频率针刺可以通过间位脑啡肽的增加去激活 δ 受体而减轻鸦片戒断症状 [111]（参见"4.12.4　戒毒"）。有研究显示，疏波（2Hz）和密波（100 Hz）的电针选择性地引起脑啡肽与强啡肽的释放 [109]。在外周，β- 内啡肽集中分布在腺垂体的亲皮质细胞，与促肾上腺皮质激素及有关肽一起分泌。循环血液中的间位脑啡肽起源于肠道、交感神经系统和肾上腺髓质，它也可以从类癌肿瘤及嗜铬细胞瘤中提取出来。它的增高可以在某些心血管及精神疾病状态时发生 [111]。

　　说到各种体液因子与针麻原理的关系，我们还必须回答一个至关重要的问题：针麻时的针刺刺激与手术疼痛刺激本是十分相近的外界刺激，现代生理学的研究已证明，痛觉与针刺信号可以经过同样的神经纤维或通道在机体内部传递，它们可以作用于相同的中枢结构而被感受。而且，任何外界刺激增强到一定程度都可以转变为痛觉。但为什么它们输入机体后引起的神经 - 体液因子变化的反应会有所不同呢？笔者认为其原因还是在于两种输入信号的区别，即痛觉刺激输入机体的是一种伤害性刺激信号，而针刺输入机体的是一种非伤害性刺激信号。机体对于这两类刺激信号所作出的反应显然是有所不同的。以下是一种从体液机制角度出发的解释。

　　当输入机体的是痛觉或伤害性信号时，机体的整个反应，不论是动作反射还是交感 - 肾上腺髓质系统的激活，都是以"脱险"（Flight）为目标的。输入的痛觉信号，因原本十分强烈，无须刺激的持续存在或累积就足以诱发身体的躲避动作及启动交感 - 肾上腺髓质轴的激活过程。后者也称为"应急反应"（Emergency reaction），主要表现在交感神经系统的兴奋与肾上腺素、去甲肾上腺素的分泌增加。其结果包括全身血液的重新分配，到肌肉的血流量增大以及机体表现出对痛觉更为敏感等。

　　当输入机体的如果是非伤害性信号，比如针刺，机体的反应就不同了。由于非伤害性信号一般都不强，只有它持续作用于机体一定的时间，它才能累积到引起机体重视的地步，即成为一种"应激刺激"（Stressor），通过激活下丘脑 - 垂体 - 肾上腺皮质系统产生"应激反应"（Stress reaction）。它主要表现在血液中促肾上腺皮质激素（ACTH）和糖皮质激素（即氢化可的松）的增加。不仅这两种激素都具有抗痛的功能，而且整个应激反应可以调整机体的适应能力，从各方面去减轻应激刺激的影响。

　　但是，现代生理学的研究知道，这两个系统的激发又有一定程度上的混合，在主要功能上是相辅相成的。因为引起应急反应的手术疼痛刺激本身也是一种应激刺激，故它也可以增加促肾上腺皮质激素和糖皮质激素的分泌。而针刺刺激如果过强或过久，也可以激发交感 - 肾上腺髓质系统的功能（参见"1.2.8　神经 - 体液调节的长反射"），与伤害性刺激时的反应类似；而且在应激反应中，本来也有交感 - 肾上腺髓质系统的参与，故血液中肾上腺素、去甲肾上腺素的含量也会增加。所以，无论是单独接受疼痛刺激还是针刺刺激，机体内部都同时有这两个系统的激活，其区别仅在于前者是交感 - 肾上腺髓质系统激发为主，而后者则主要是通过激发下丘脑 - 垂体 - 肾上腺皮质系统而起作用 [4]。但一般来说，机体激发交感 - 肾上腺髓质系统的应急反应在接受疼痛刺激的当即就发生，维持时间也较短，而由针刺或痛觉激发下丘脑 - 垂体 - 肾上腺皮质系统的应激反应发生比较缓慢而持久。

以上是伤害性信号与非伤害性信号各自输入机体时的大致情况。在针麻或临床需要针灸镇痛的场合，这两种信号可能先后或同时输入机体，情况显然要复杂多了。

在针麻的情况下，手术刺激可以持续几个小时甚至更久，其疼痛信号十分强烈。与它相比，手术前才开始的针刺刺激信号显得微小。虽然一般的针刺对于正常人肾上腺皮质功能的活动没有明显影响，但如果有持续数十分钟的连续刺激，它就有可能逐渐激发下丘脑-垂体-肾上腺皮质轴，使机体预先产生应激反应，其后再开始的手术刺激就不再容易引起强烈的痛觉及其应急反应。这也许正是为什么针麻要达到较好效果，须有适当长的诱导期的原因。临床上观察到，针麻时致痛阈的提高可以随着针刺时间的延长而增加，在诱导40min左右到达最大值。诱导期过短或过长均影响针麻效果，那是因为诱导期过短时刺激太弱，不足以激活下丘脑-垂体-肾上腺皮质系统；而诱导期过长时则会有两种可能：一是由于应激反应的结果，对针刺刺激本身的适应性增加，故应激反应的抗痛效应逐渐消退；二是可使针刺刺激过强转变为应急刺激，反而加剧交感-肾上腺髓质系统的激发或痛觉的感受。

在临床针刺镇痛的情况下，多是先有急性或慢性疼痛的存在，然后施予针治。预先存在的疼痛刺激可以来自急性损伤也可以是慢性炎症所致。急性损伤时，虽然其痛觉很少像手术时那样剧烈，但也可以有明显的应急反应，即交感-肾上腺髓质系统兴奋的表现。在前一节我们已分析过针刺的调整作用方向与机体原先的功能状态有关。所以，这时施予针刺刺激，即使刺激时间不长，只要达到一定强度，也可以削弱应急反应的影响。如疼痛是由慢性炎症引起，机体内的应急反应通常已经过去，但它自身应激反应又往往不足以控制炎症或疼痛。这时的针刺刺激，则可以激发新的应激反应或强化原有的、但力弱的应激反应，达到消除炎症、控制痛觉的效应。试验已证明，针灸对患者、病理状态的动物均可加强其肾上腺皮质功能的活动（参见"1.2.8 神经-体液调节的长反射"）。

在临床镇痛时，不仅应用针刺，也常用艾灸或热疗，其原理也同样可以用激发应激反应来解释。因为无论冷还是热刺激，都属于应激刺激。关于艾灸疗法可以激发下丘脑-垂体-肾上腺皮质功能，至今已有许多研究报道。

以上是各种体液因子参与针麻或针灸镇痛机制的大致情况。但必须指出，在针麻或针灸镇痛原理中，神经机制仍然是起主导作用的。这不仅是因为针刺的镇痛作用依赖于神经反射弧的完整，上述激素水平的变化都是神经兴奋后续发性的反应，而且多数神经递质的变化本身也发生在疼痛与针刺这两种刺激信号在神经系统各级水平的传递与整合过程中。

基于痛觉与针刺信号可以经过同样的神经纤维或通道在机体内部传递，并且可以作用于相同中枢结构的特点，笔者曾在1976年应用控制论的原理，提出经络或反射区的简化模型来阐释针麻的一般机制[7]。我们认为针刺等非伤害性信号在诱导期有一个信号放大的过程，而且传输刺激信息的体内神经网络有通道容量的限制。当放大了的针刺信号预先占据这些信息通道的全部或大部容量之后，后输入机体的手术疼痛信号就不再能够被同一信息通道传递了，故也就不再能被中枢所感受。

此外，笔者并且通过建立数学模型与对回路中信号半定量处理的方法，详细分析了针刺信号的反馈放大以及它们与疼痛信号在通道内竞争的过程。运用这个数学模型，可以阐释广泛的针麻临床及实验的事实。其实，我们在该模型中所提出的信息传递通道，是上述神经-体液机制中各个解剖结构的泛指；所谓竞争通道容量的机制也包括着阻断或拮抗等各种整合作用。

综上所述，可以看出在针灸镇痛的过程中，针灸与痛觉两种刺激信号之间有十分微妙的关系，它不仅表现在这两种刺激信号之间的相似性与区别，以及它们所激发的反射性神经-体液机制的相互联系，而且它们的镇痛效应与刺激时间或强度密切有关：针刺强度不足或刺激时间不够，不

足以激发神经 - 体液因子起到有效抑制疼痛的效应；而针刺过久或过强则又可以使它从非伤害性刺激转化为伤害性刺激。对于后者，在电针刺激抑制丘脑中央外侧核或束旁核神经元痛放电的实验中也有证据：刺激较弱时抑制效应较为显著，如果刺激过强，则不仅没有抑制作用，反而会加强痛反应[96]。由此，很可能正是由于针灸与疼痛信号之间的这种微妙关系，造成了针麻与临床针灸镇痛效果上常见的一系列不确定性。

Ⅲ. 镇痛机制对提高临床效果的启示

以上是关于针灸镇痛原理的基本认识。其实，对于临床针灸医师来说，不管针灸镇痛的机制究竟是什么，最重要的是能从其中得到什么启示，来提高临床镇痛的效果。以下是对临床实践可能有用的几点启示：

【启示 1】针刺镇痛有穴位或刺激部位的非特异性与特异性，可以充分利用之。在"1.4.1　穴位作用的相对特异性"一节里，我们已讨论了穴位作用的相对特异性，对于镇痛来说，穴位既具有特异性，但其相对性则更为明显，后者也常称为穴位的非特异性。穴位镇痛的非特异性表现在两方面。一是针刺身体体表上任何部位都可能有一定程度的镇痛作用，这可以解释临床上对于常见的各种躯体疼痛，发现几乎在全身都存在镇痛效果很好的穴位；二是针刺一些穴位对全身各部都有镇痛效应，例如有研究观察到，针刺正常人一侧合谷穴或足三里穴，可使全身双侧的痛阈普遍提高[110]。这些穴位通常位于敏感性较高的身体部位。如在中枢反射区内的那些穴位，因为其敏感性较别处高，同样刺激强度时就有较强的全身镇痛效应。

穴位镇痛的特异性则表现在三方面，一是对于身体某部的疼痛，刺激某些穴位比其他穴位更加有效；二是对于身体不同部位的疼痛，有镇痛效果最好的特定刺激部位；三是在具有非特异性镇痛作用的穴位中，其效果也并非完全相同。所以，穴位镇痛作用的非特异性也是相对的，可以称为"相对非特异性"，这与通常把穴位的特异性称为"相对特异性"是同一个意思。

据观察，体感传入冲动抑制束旁核痛放电的效应没有特异性，即兴奋身体上任何体感神经都可以在丘脑水平有一定程度的镇痛作用。而在脊髓水平，属于同一节段或邻近节段的传入冲动比由远节段传入的冲动，一般有更加显著抑制痛觉的效应。这或许正是穴位镇痛作具有非特异性与特异性的部分神经基础。

所以，也许存在这样的规律：对于定位模糊或弥散性的疼痛，穴位的非特异性最为明显，即可以选用全身任何一处较敏感的穴位针刺都会有明显的效果，因为这时针刺信号与痛觉信号的相互作用主要发生在属于丘脑非特异投射系统的髓板内核群内。另一方面，对于定位明确、局限的躯体疼痛，穴位的特异性尤为重要，可以选用同节段或邻近节段的穴位或反映点，且最好刺激以通过较粗神经纤维传入信号的感受器，如肌梭为主的穴位，以便充分发挥脊髓对疼痛信号的"闸门"控制功能或通过大脑皮质等结构内发生的特异性抑制来起作用。当然，亦可两者兼之，如先刺激全身性的非特异性穴位控制弥散性疼痛，再刺激局部的特异性穴位治疗局限性、定位明确的疼痛等。这也是临床治疗急性软组织损伤或急性腰痛时常用的对策（参见"4.1.13　软组织损伤"与"4.1.4　腰痛"）。

另一方面，利用针刺头面部穴位控制身体其他部位疼痛时，由于针刺信号主要通过三叉丘系的细神经纤维传入，它与来自脊髓上传的痛觉信号主要在丘脑等高级中枢内整合，故穴位的特异性可能不明显。如有研究报道在进行耳郭无穴针麻时，与取耳穴针刺麻醉的效果一样。但如果都是在脊髓神经控制的身体范围内针刺镇痛，则有明显的穴位特异性。如在甲状腺手术中，上肢的内关穴比下肢足三里穴的镇痛作用强。

【启示 2】针对感觉投射系统的非特异或特异性来选择穴位或刺激强度。有实验证明，由刺激猫牙髓引起的、代表感觉的非特异投射系统活动的中脑中央被盖束区的诱发电位，可以被针刺耳穴神门、合谷或足三里的任何一个穴位所抑制，而且不论刺激量大小，都能明显抑制。而对于代表感觉的特异投射系统活动的丘脑后内侧腹核诱发电位只在穴位适当及刺激量较大时才抑制，且抑制的程度比前者小[108]。这个试验提示，感觉的非特异性投射系统在针刺镇痛中可能起主要作用。或许也存在这样的规律：对于中枢内由感觉的非特异性投射系统传导或感受的躯体痛觉信号，穴位的非特异性较为明显，而对于由感觉的特异投射系统传导或感受的躯体痛觉信号，穴位的特异性较为明显。

但请注意，穴位作用的特异性、非特异性与感觉的特异或非特异投射系统，是两个完全不同的概念，不要混淆。而且，通常我们所说的穴位作用的特异性，不只是表现在镇痛作用一个方面，而且还包括在调节内脏功能、内分泌功能以及防卫、免疫功能等的特异作用。故上述的穴位特异性、非特异性仅是局限于其镇痛作用方面。由于针麻的成功与否，除抑制躯体痛觉以外，还与能否克服内脏痛觉以及牵拉反应等有密切关系，在这些方面，穴位的特异性可能就显得十分重要了。

有报道电针背部和四肢一些穴位时，虽然对胃牵拉反应均有不同程度抑制作用，但背部俞穴和内关的作用较大，下肢穴位的作用较小，证明穴位作用的相对特异性，并认为抑制作用大的穴位可能与靠近胃牵拉反应的传入通路有关[112]。所以，在针麻手术中，不论何部位的手术，对于切皮疼痛，或许可以利用穴位作用的非特异性而全身取穴，但对于特定内脏的手术来说，当然最好选取与该内脏相关的特异穴位或反映点会有更好的整体效果。

【启示3】为达到有效镇痛的目的，需注意控制适当的刺激强度与刺激时间。有研究表明，直接刺激中脑中央被盖束区几秒钟，即可抑制痛反应近十几分钟。而如果增加刺激强度，刺激这一区域的效应不再是抑制痛反应，而是使痛反应增强[100]。中脑的这一区域是来自四肢的传入冲动上传投射到丘脑中央中核的传导通路，是电针镇痛的中枢通路之一。它提示，有效的针刺刺激即使只要几秒钟，就已会有较长久的镇痛效应，而过强的刺激反而可能使镇痛效果下降。

所以，为了提高针麻或临床镇痛的效果，即针刺刺激的强度一定要控制适当，既要足够强，但又不能过强。这或许对于通过细神经纤维传入冲动的穴位刺激可能尤其重要，如在一些以痛感为主的穴位针刺时，如果刺激过强，会使传入的非伤害性信号变成伤害性信号。但是，对于经粗神经纤维传入的穴位刺激，如在有明显"得气"的穴位针刺时，由于其形成的感觉与痛觉明显不同，刺激强一些，时间久一些或许也没有问题。

另一方面，由于刺激时间是与刺激强度密切相关的参数，总的刺激强度一般是单位刺激强度与刺激时间的乘积，故在控制刺激强度的同时也要控制持续刺激的时间（参见"2.3.3 刺激强度与时间"）。虽然针麻一般需要几十分钟的诱导期，但也有不需要诱导期，如得气后不留针同样有效的成功经验。

为了掌握好这一点，或许可以采取这样的原则：在有特异性作用的反映点上刺激时，在得气后可以不留针或少留针，而对于非特异性作用为主的穴位，则可以刺激较久些。换言之，为了防止过度的刺激，最好充分利用穴位作用的特异性，即从选择最佳刺激部位着手，如针刺反映点或神经干刺激法等，而不是一味地依靠提高刺激强度或延长刺激时间。本书后文中对此有专题介绍（参见"3.3.1 最佳刺激部位"、"3.3.1 反映点，反映点，反映点"与"3.1.9 神经刺激法"）。

1.4.4 针灸康复作用的原理

康复作用，是针灸尤其是针刺疗法的另一个主要功效。这里所谓的"康复"一般指神经系统运动、感觉功能损伤或疾患的恢复。在这一康复功效中，针刺的作用要比艾灸来得明显与重要，大多数这方面的研究与临床报道也都是围绕针刺疗法进行的。已有大量证据，针刺对各种躯体活动、感觉功能的丧失，如不论是由周围神经损伤还是中枢性原因导致的瘫痪，还有失语、失听、失明等，都有相当程度的促进恢复功效的疗效。艾灸的作用可能主要表现在通过改善局部血液循环，防治失用性肌萎缩等方面。

针刺对周围神经损伤的作用原理已有不少动物实验及临床研究[25]。例如，在家兔实验中，针刺血海、梁丘、伏兔等穴能使部分去神经支配的股四头肌功能恢复，并防止健侧肌电位的下降。作者认为其原理可能是针刺促进了残存的完整神经末梢芽支的增生。也有人报道，针刺家兔的解溪、足三里、阳陵泉等穴可促进部分去神经的胫前肌功能的恢复。还有报道，用钳夹家兔坐骨神经的方法造成后肢运动障碍后进行电针治疗，结果发现伴随运动功能的恢复，酸溶性磷、磷脂磷减少，核酸磷增高，而蛋白磷无变化，由此认为磷脂磷的减少提示神经组织损伤的好转，而核酸磷的增高则多可促进神经再生恢复。也有报道，在脊髓神经根炎的患者，针刺肩髃、环跳穴后，观察到肌肉灵活性显著增加，强直收缩趋于正常。针刺地仓、合谷、阳白等穴可使面神经麻痹患者轻瘫肌肉功能改善，而电刺激面神经时其传导时间仅略微或轻度增加。

中风偏瘫是针灸临床上最常见的适应证之一。针刺疗法对由于中风所致的中枢性瘫痪的治疗原理大致有以下几个方面：

第一，中风急性期，针刺可以调节脑动脉的收缩扩张功能，改善受阻动脉远端的血液供应或促进局部瘀血的吸收，尽量减少脑组织发生不可逆转的破坏与或死亡。在急性期过后，促进脑血液循环，有助于为缺血部位建立侧支循环，使一些尚未完全丧失活力或暂时受抑制的神经细胞恢复正常功能。

中风患者中最常见者为脑缺血。至今已有许多关于针刺治疗缺血性中风的机制的研究。如徐建钟等应用头颅多普勒（TCD）测定脑血流变化，观察到风池透风池的针法可以使缺血性脑病患者的左右椎动脉及基底动脉血流量增加，其疗效明显优于单纯针刺风池组[113]。李连生等在 90 例经 CT 检查确诊的脑梗死患者和急性实验性脑缺血的家兔，观察了巨刺法对脑血流图的影响，发现巨刺法对于改善梗死侧的脑血流的即时效应优于非巨刺法，并证明针刺对脑血管的作用是通过同侧颈交感神经实现的[114]。笔者也曾运用磁共振功能成像技术观察到针刺健康人太冲穴可以明显增加大脑皮质足代表区的血液供应[115]。脑缺血的改善，可能正是那些尽早接受针灸疗法的该病患者康复较快、较好的原因之一。

在实验性脑缺血的动物模型上，程介士的研究进一步显示，针刺可使局部脑缺血后脑组织受损区域显著缩小，损伤及死亡细胞数明显减少，其机制可能是通过对脑缺血时神经递质、细胞内信使、因子及核内基因的调整作用，而起到保护神经细胞，减轻和延缓缺血所致神经毒的严重损害等。针刺可能也影响到细胞膜的离子通道功能，以及细胞内 DNA 的合成、裂解和修复，还有细胞的再生[116]。

石学敏等在急性期脑出血和脑梗死患者各 30 例，观察到针刺可以降低患者血液中脂质过氧化物（LPO）和血栓素 2（TXA2）含量，增加超氧化物歧化酶活性及前列腺素（PGI2）活性。他们的结论是针刺对于处于异常状态下的血流动力学有明显的良性调节作用，对中风病理过程中的自由基损伤具有抑制作用，通过提高 SOD 活性减缓脂质过氧化反应造成的对脑神经元的损害，从而保护脑组织的结构和功能。PGI2、TXA2 是维持正常血液循环和防止血栓形成的重要因素。针刺可以明显提高处于低水平的 PGI2，降低处于高水平的 TXA2，从而对 PGI2、TXA2 的平衡起调节作用[117]。

有人总结了近年来有关针刺治疗缺血性脑血管病的研究进展，认为大约包括：显著地降低患者血黏度、红细胞聚集指数、凝血因子 I 、血小板聚集率及黏附率，改善血液循环，增加脑供血；明显的调脂作用；加速自由基的清除，提高机体抗氧化能力，降低机体内 LPO 含量，提高超氧化物歧化酶（Superoxide dismutase，SOD）和过氧化氢酶含量；调节机体内 TXA2 和 PGI2、一氧化氮（NO）和内皮素水平，使 TXA2 和皮质素水平降低，PGI2 和 NO 水平升高，可防止血管收缩痉挛及血栓形成；减轻脑缺血时脑电活动抑制和促进再灌注后脑电活动恢复，对缺血时脑细胞有保护作用；有效地保护脑缺血时脑细胞组织的形态结构，为脑细胞功能的恢复提供物质基础[118]。

第二，针刺可以缩短脑组织在急性受损时其周围或下级正常神经结构产生的休克期。高位中枢突然离断的脊髓，暂时丧失反射活动的能力，进入无反应状态，这种现象称为"脊休克"（Spinal shock）。它的主要表现是横断面以下的脊髓支配的骨骼肌紧张性以及内脏反射活动减低甚至消失，其主要原因是突然失去了来自大脑皮质等高位中枢下行纤维对脊髓的控制。脊休克后脊髓反射活动的恢复在人类较慢，需数周以至数月之久[4]。由于高位中枢对脊髓反射既有易化作用的一面，也有抑制作用的一面，脊休克恢复后，原先接受易化作用为主的伸肌反射减弱，而原先接受抑制作用为主的屈肌反射亢进。

中风发病时患者虽然没有脊髓的完全横断发生，故通常没有内脏反射活动的消失，但通常在受损脑支配侧的肢体也都有不同程度的类似脊休克症状发生。有昏迷的患者则更为严重。而且受损脑组织的周围或下级正常神经结构也可以有类似的休克发生，或可称为"周边脑休克"与"下级脑休克"。这种局部休克期的长短可以因人、因病而异。在脑休克期间，受损脑支配侧的肢体不仅处于软瘫状态，而且各种躯体反射，如膝反射以及属于屈肌反射的所谓巴宾斯基征（Babinski's sign）都可以消失。等脑休克恢复后，由于高位中枢对瘫痪侧的控制并未恢复，受损脑支配侧的肢体又可以出现硬瘫和巴宾斯基征阳性等屈肌反射亢进的表现。上下肢的脑休克期长短及休克期过后表现出来的瘫痪程度，可以视脑损部位的差别及其范围大小而有很大差别。通常是下肢的休克较轻，恢复较快，而上肢的休克较重，恢复较慢（参见"4.2.10　中风偏瘫"）。

肌肉痉挛是中风患者常见的症状，它的处理是患者康复的一个主要问题。临床经验上一直体会到针刺对它有一定的效果，但很少有客观证据支持。中国台湾的 Yu 等在 16 例单侧痉挛性轻瘫的中风患者，观察到轻瘫肢体的脊髓运动神经元兴奋性增高，而针刺具有减少该兴奋性的效应[119]。

如果把受损脑组织周围或下级处于休克状态的脑细胞比喻是处在"睡眠"状态，那么，在脑休克早期的针刺治疗，有效强度的躯体刺激可以尽早"唤醒"尚在"睡眠"中的患部周围及下级神经组织，使其所控制的瘫痪肢体恢复随意运动，从而取得明显疗效。在试验性脑缺血的动物模型上，以大脑皮质自发脑电和皮层体感诱发电位作为功能指标，已观察到针刺督脉穴位（风府、筋缩或百会、水沟）可促使被抑制的脑电活动迅速恢复至接近正常，而体针（如承浆、殷门）的作用较弱[116]。

第三，通过多次的针刺刺激，在患侧脑某部或健侧脑对应区建立具有一定代偿作用的功能区。也不是不可能的。

第四，针刺可以提高瘫痪肌肉的肌力等级，防止失用性肌肉萎缩。许多患者在针刺后当即会有肌力幅度的明显提高（治疗前后自身对照，$P < 0.05$），其原因既可能与支配该肌肉的神经通道包括椎体束等的兴奋性增高有关，也可能是局部肌肉纤维的能量状态改善，其兴奋阈值在针刺后减低所致，故有较多的肌肉纤维在运动神经兴奋时发生同步收缩。

针刺疗法的康复效应还表现在身体其他一些功能的恢复方面，如听力、视力等功能障碍的恢复。至今不仅有许多这方面的临床报道（参见"4.5.1　耳鸣 / 神经性耳聋"、"4.4.2　视网膜病 / 视神经萎缩 / 青光眼"），也已开展一系列动物或人体试验的机制研究。浙江中医学院的 Liu 等，在一项电针治疗由卡那霉素引起听力障碍的豚鼠试验中，观察到电针有效但不同波形的刺激之间无显著差异；听宫、翳风、肾俞、三阴交、筑宾和外关穴都有效，尤其以合用听宫和三阴交、筑宾最佳；其治疗机制可能与耳蜗功能、皮质及低位听力中枢兴奋性的改善有关，以及与毛细胞内线粒体的 SDH 活性及能量供应的增加有关 [120]。美国加利福尼亚大学的 Cho 等应用脑的磁共振功能成像技术，在 12 例志愿者发现其足外侧存在一个与视觉皮质相关的针刺穴位，对光刺激发生反应的枕叶可以被针刺它所激活，而针刺距离这些穴位 2～5cm 之外的非穴位则不能激活 [105]。这为针刺提高视力和治疗与视力有关的眼疾提供了可能的中枢机制。

1.5　针感传导原理的阐释

针灸临床上，酸胀重麻等针刺感觉从刺激部位向别处扩散的现象称为"针感传导"。常见的针感传导有多种形式，其中的"循经感传"，即具有"循经"特点的针感传导，是经络现象的一个主要方面，被认为是古代形成经络体系的重要根据之一。在前述"1.3.1　经络现象的现代研究"我们已经概括了循经感传现象的近代研究成果。在临床上，它主要是通过针刺手段激发。它也是针刺治病的一个关键环节。能否控制针感传导到病所，或者说"气至病所"，已被公认关系到疗效的好坏。在这一节我们主要从针感传导的一般特征出发来探讨各种形式针感传导的发生机制。

1.5.1　针感传导的分类与特征

临床上发生的针感传导有多种形式，循经感传只是其中的一种。如果我们按针感传导的速度与连续性来区分，大概有以下两大类。

第一类是快速、跳跃性或放射性的针感传导。这类传导的针感以麻电感为代表。麻电感显然是神经干支受刺激时的表现。一旦刺到穴位内的神经，麻电感立即发生，传导的方向与神经的分布与走向相一致，一般都是从近端向远端扩散。由于神经兴奋有不应期，连续刺激并不能持续引起麻电感，要有一定刺激间隔才会引起第二阵麻电感觉。

这类传导也可以是其他感觉，如胀感或内脏部位的活动感觉。由于其传导快，经常是跳跃性的感觉。它经常在刺中反映点时遇到，在离针刺部位相隔甚远的部位发生针感。显然针刺局部与身体远处有短路联系，稍加操作甚至尚未作强烈刺激，立即会有针感到达相应的反射部位，中间可以没有连续针感。感觉终点可以是躯体表面的某一部位，也可以是在某一内脏部位。当刺激持续存在时，那跳跃性的针感可能一瞬而逝，也可能持续一段时间。这一现象，在同一患者身上经常可以重复出现。

针感在幻肢上的传导，即有时在截肢或指、趾缺失患者身上，针感依然可以放散至缺失部位的现象。它一般也有快传与慢传两种形式，分别属于这第一类与下述第二类传导。

第二类是慢速、连续性的针感传导。这类传导的针感多为酸胀重的感觉。它一般具有下列明显的特征：

（1）循经性：即其感传路线与古典十四经脉的记载一致或大致相似，但大多数是局部传导，极少也很难走完经脉全程。这类感传正是由于其循经的特点，通常被称为"循经感传"。

（2）双向性：除四肢末端及头面、躯干部的经脉终始穴之外，一般穴位所引起的感传多呈双向性传导，而且容易朝远端放散。

（3）趋病性：在反映点上针刺时，感传容易朝病灶方向扩散。

（4）速度慢。感传速度一般为每秒钟数厘米至十厘米之间，且因人、因部位而异。

（5）可阻性：感传可因机械压迫或局部降温等因素所阻滞，甚至有时可以被体表的创伤或瘢痕所阻；但也有报道感传能越过皮肤、肌肉上的手术切口[121]。

其实，这类慢速发生的循经感传还可以进一步分为两种形式：一是临床最多见的酸胀重等针感，主要发生在针刺位于丰厚肌肉部位的穴位时，同时有针下沉紧或肌搐动等手下反应发生。它主要在穴位深部循行，感传线路定位不甚清晰，在四肢部位扩散距离一般不超越关节。二是针感比较表浅但相对较为清晰的形式，如在经络敏感人身上测试到的那种。通常它在用低频脉冲电刺激表浅穴位如井穴或原穴时诱发。除麻电感外，它还可能有流水感、蠕动感等。其经常传得较远，甚至循行于一些经脉的全程。

由于针感传导存在上述不同的形式与特点，提示其发生原理可能也是多重的，不能用一种机制来解释全部，须具体情况具体分析。过去的几十年中，尽管已围绕"中枢内兴奋扩散"与"外周动因激发"两方面的机制作了大量的研究，积累了许多实验证据，但一直没能对针感传导的原理，尤其是循经感传现象得出令人信服的解释。在这一节，我们将针对上述两大类针感传导不同的特征，从"中枢内兴奋扩散"与"躯体传导性激发"两个方面进行全面检讨，提出"肌肉紧张性扩散"、"感觉神经末梢间传递"与"感觉记忆激发"三种假说来解释。

然而，我们讨论的出发点仍是神经反射学的观点，即针感的形成离不开感受器的激发、神经信号的传递与中枢的感受等环节，故针感传导的原理也离不开这些环节，或者说针感传导也一定是神经系统的反射性活动。而且，由于任何一种性质的针感都具有主观性，故针感传导的主观性也不容忽视。

此外，尚需强调，针感传导与针刺信息的传递不是同一概念。虽然有针感一定有针刺信息的传入，但针刺信息的传入不一定就有针感，更不一定要有针感传导了；故下文中提到体表的一些组织结构与针感传导的关系不大时，并不等于就不能从它们输入针刺信息。

1.5.2　中枢内兴奋扩散

自从最初提出针感传导可能是中枢内兴奋扩散的结果，已有几十年的历史了。它通常是基于下述三方面的考虑：一是至今尚未从外周躯体组织的解剖结构或生理联系为循经感传现象找到合理的解释；二是针感可以在截肢患者幻肢上传导的事实；三是有一定的神经解剖生理学的基础，如感觉中枢包括大脑皮质的感觉区与作为感觉传导第二级换元接替站的丘脑，都有与全身各部相对应的空间定位等。

人类的大脑皮质有两个主要的躯体感觉投射区：中央后回是第一感觉区，在中央前回与岛叶之间还有第二感觉区。全身体表感觉在这两个代表区内的投射都有一定的分野与分布特点。如第一感觉区有倒置的安排，即下肢代表区在顶部（膝部以下的代表区在皮质内侧面），上肢代表区在中间部，头面部代表区在底部，但头面部代表区内部的安排仍是直立的。而在第二感觉区各代表区都是直立的。此外，作为运动区的中央前回也有感觉投射。在较低等的哺乳类动物（如猫、兔等），体表感觉区与运动区基本重叠在一起，统称为"感觉运动区"。在灵长类动物，体表感觉区与运动区逐渐分离，前者在中央后回，后者在中央前回，但这种分化也是相对的。一般来说，在中央前回的感觉投射多是与运动有关的深部感觉。中央前回也与中央后回一样，其功能定位分布呈身体的倒影[4]。皮质感觉区或感觉运动区的这些解剖生理特点，被认为可能是针刺时诱发兴奋波在区内同一个或相邻感受野之间扩散的基础。

许多文献在讨论针感传导原理时，所用的"中枢内兴奋扩散"一词，通常都主要是指针感在皮质感觉区（或感觉运动区）内的扩散，或简称"皮质内扩散"。也就是认为针刺体表某部位首先引起感觉皮质相应代表区的兴奋，即产生某种针感，然后该兴奋波在皮质内扩散，刺激周围其他躯体部位代表区，由此受试者就有了相应针感从刺激部位向周围或远端传导的主观感觉。

其实，所谓"中枢内兴奋扩散"的提法本身从未严格定义过。它既可能是发生在皮质感觉区，即"皮质内扩散"，也可能是发生在丘脑感觉接替核内，即"丘脑内扩散"。在大脑皮质不发达的动物，丘脑是感觉的最高级中枢，在人类，丘脑成为感觉传导的换元接替站，只进行感觉的粗糙分析与综合。作为丘脑感觉接替核之一的后腹核，一方面接受来自身体不同部位传来的第二级感觉传入纤维，另方面发出特异投射纤维向大脑皮质感觉运动区投射。现在知道，前者在后腹核内换元也有一定的空间分布规律，即下肢感觉在后腹核的最外侧，头面部感觉在后腹核内侧，而上肢感觉在中间部位。这种空间分布与大脑皮质感觉运动区的空间定位相对应[4]。因此，针刺感觉传入时有兴奋波在丘脑内扩散也不是没有可能。

此外，"中枢内兴奋扩散"也可能就发生在脊髓之内，即"脊髓内扩散"。在脊髓内，不仅来自四肢、躯干和颈部的感觉传入纤维在脊髓后角换元上行时可能在同节段或邻近节段里扩散，而且某些躯体感觉传入神经纤维与内脏感觉传入纤维在同节段脊髓内的会聚更是"体表 - 内脏相关"的主要纽带之一。

中枢内扩散的各种模式，不论"皮质内扩散"、"丘脑内扩散"或"脊髓内扩散"都可以用前述图 1-24（参见"1.3.11 反射区或经络的简化模型"）来表述。例如，当在 R1 部位针刺时，经过 R1→SM1→E1→R1 反馈回路放大后的针刺信号可以先导致相应的中枢部位 SM1 兴奋，然后向邻近的中枢部位 SM2 甚至进一步向更远的中枢部位 SM3、SM4 扩散。SM 既可以是脊髓中枢，也可以是丘脑或大脑皮质感觉运动区等其他有关的中枢。由于针刺信号引起的神经脉冲在中枢内的这一扩散，受试者就感觉到针刺好像是从刺激部位扩散到了 R2、R3 或 R4 的体表部位，或者好像有针感到达相应内脏 V1 的部位。同时也可能通过激发相应内脏 V1 的功能改变而使中枢 VC1 或 SM1 感觉到其活动。

如果我们把图 1-24 进一步简化绘制成图 1-26，"中枢内扩散"的模式就更是一目了然了。当在穴位 P2.1 针刺时，可以先导致相应的脊髓中枢 SC2 兴奋，它可以先在同节段内扩散，然后向

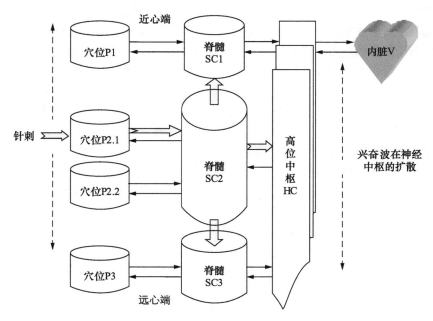

图 1-26 针刺兴奋在中枢内扩散的模式

邻近的脊髓节段 SC3 或 SC1 扩散，甚至进一步传向更远的中枢部位 HC。HC 既可以是丘脑也可以是大脑皮质感觉运动区等其他有关的中枢。由于针刺信号引起神经脉冲在中枢内的这一扩散，受试者就感觉到针感好像是从刺激穴部位扩散到了邻近穴位 P2.2、或较远的穴位 P3 或 P1，或者好像有针感到达相应内脏 V 的部位。

至于为什么针感通常容易向远心端传导，不论从兴奋在中枢内扩散或外周动因激发来看，都可以从远心端部位与中枢的反馈回路比近心端较为畅通来解释。

它在外周可以表现为四肢远心端的感觉敏感性与运动灵活性都比近心端高，或者说那些部位的神经末梢或肌梭等感受器有特别低的兴奋阈值，故其通过外周动因激发的传导也特别容易（参见 "1.5.4 '肌肉紧张性扩散'假说"）。

它在中枢的表现之一则是远心端部位在中枢的代表区较大。解剖生理学早已证明，在皮质感觉区（中央后回），投射区域的大小与不同体表部位的感觉分辨精细程度有关；感觉分辨愈精细部位的代表区也愈大，例如大拇指和示指的代表区面积要比胸部十二根脊神经传入支配的代表区大几倍。在皮质运动区（中央前回），功能代表区的大小与运动的精细复杂程度有关；运动愈精细而复杂的肌肉，其代表区也愈大，例如手与五指所占的区域几乎与整个下肢所占的区域大小相等 [4]。因此，针刺时兴奋在中枢内的扩散通常也应是向远心端代表区相对容易。在图 1-26 中兴奋在中枢内远心端代表区的扩散以及针感向远心端的传导均用较粗的虚线表示。

目前看来，似乎用"脊髓内扩散"或"丘脑内扩散"来解释针感传导比"皮质内扩散"更有说服力。因为对大脑体表感觉区皮质结构和功能的研究发现，其基本单位感觉柱（Sensory column）是一个传入 - 传出信息整合的处理单位，它一方面接受来自丘脑感觉接替核发出的感觉特异投射纤维，形成感觉，同时发出水平纤维抑制相邻感觉柱的活动。所以，在正常感觉过程中，皮质感觉区的一个单位柱发生兴奋时，其相邻感觉柱就受抑制，形成兴奋和抑制镶嵌模式 [4]。由此很难理解针感传导的发生是兴奋波在皮质感觉区内直接的扩散。

从正常的感觉过程来看，如果针刺穴位时先是在脊髓节段内有兴奋扩散激发较多的第二级感觉神经元传入丘脑感觉接替核，或者同时也引起丘脑内兴奋的扩散，再通过它们的特异投射纤维到达皮质感觉区的相应代表区感知针感的传导，那倒是很有可能的。近年来已有研究者发现在躯干部和四肢部沿经脉的皮节分布顺序和脊髓节段的排列顺序基本一致，提出循经感传的形成过程是兴奋沿脊髓节段扩散的观点。他们提出，当针刺穴位时，穴位处的感受器兴奋产生冲动，并沿躯体传入神经传到脊髓相应节段，经过换元再沿脊髓丘脑束传到丘脑，最后到达皮质感觉区，这是第一过程。还有同时发生的第二过程：当针刺冲动传到脊髓时，首先是兴奋在该脊髓节段内扩散，使属于同节段支配的皮节其他沿经脉部位的感觉传导通路中的脊髓丘脑束的起始神经兴奋，其次是一部分冲动沿固有束传递到相邻节段；类似过程不断重复进行，直至每个节段中的兴奋信号都由该节段的脊髓丘脑束依次传入相应的皮质感觉区，从而形成循经感传的感觉 [122]。

在前文列举的两大类针感传导中，其第一类形式即快速、跳跃性或放射性的针感传导，通常被认为与兴奋在中枢内扩散有关。因为神经脉冲是电信号传递，具有速度快，传递过程不容易感觉到全程，可以呈现跳跃性等特点。但传导快，只能说明是由神经脉冲在神经系统内传递信号，并不一定就发生在中枢内，也可以是在外周神经中，尚需具体情况具体分析。

临床上诱发第一类快速针感传导的场合大约可分为三种：一是直接刺激到周围躯体神经干支时的放射性麻电感传导；二是刺激到反映点时针感的跳跃性传导；三是针感在截肢患者幻肢上的传导。

我们先来看第一种快速传导的针感。有经验的针灸师都熟悉快速、放射性的麻电针感，它是刺激到周围神经干支时发生的针感传导现象。针刺穴位时，由于有 50% 的概率刺到其中经过或分布的神经干支，故这是临床上十分常见的一种传导模式。其特点是沿神经干支分布及支配区域循行，以麻电感觉为主，但也可以是麻胀重混合的感觉。由于其传导速度快，可以是跳跃式的，感觉不到中间的传导途径。如深刺环跳穴当针尖触及坐骨神经时立即发生的触电感可以传导至足趾；或针刺足三里穴时，当针尖刺到腓深神经时，会有一种麻胀重感觉立即传导到足背，而处于足三里下方与足背之间的小腿前外侧部位并没有明显感觉。从它们的传导速度与传导途径来看，显然是有电脉冲分别通过坐骨神经与腓深神经干支向其末梢传导。尽管任何感觉都是在感觉中枢里形成的，但这种快速发生、沿神经末梢放射性的针感，无疑是由针刺刺激外周神经干支所产生的神经动作电位局部扩散所引起的，而不会是"兴奋在皮质内扩散"的结果。

图 1-27 显示了针刺到周围神经干时兴奋沿神经纤维向远心端放射的情况。尽管神经干动作电位的传导是双向性的，但通常感觉到仅是向远心端的放射，其原因显然也与四肢远心端的神经纤维敏感性较高有关。

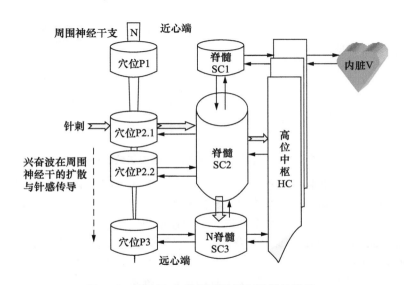

图 1-27　针刺兴奋在周围神经内扩散的模式

再来看第二种快速传导的针感，即刺激到反映点时针感的跳跃式传导，常见的是针刺体表某一穴位或耳反射穴时，身体远处别的部位或相应内脏有某种针感发生。如针刺足三里时有胃肠部位体表的跳动感或胃肠活动的感觉等。这种针感传导，比较适合用兴奋在中枢内扩散来解释，尤其是"脊髓内扩散"的原理。"脊髓内扩散"至少可以有两种形式，一是同一节段内或邻近节段内躯体感觉神经元之间的扩散（后者起码可以通过固有束的联系）；二是躯体感觉神经元到内脏感觉神经元之间的扩散，也就是所谓"皮节内或皮节间扩散"，其基础是同一体节神经既有分支到体表，又有分支到内脏，可以形成一定体表区与相应内脏之间的特殊联系。我们在分析内脏牵涉痛的形成原理时已经指出，由于某躯体部位的传入神经与相应内脏的传入神经纤维由同一后根进入脊髓，并会聚至相同的脊髓丘脑束神经元，内脏发生病变或疼痛时就可能在属于相同节段的体表部位出现牵涉痛（参见"1.3.2　牵涉痛与'内脏 - 体表相关'"）。可以相信，这种"内脏 - 体表相关"的通路也应该是双向的，即当针刺某体表部位时，也可以在相关内脏引起反应。这种反应不仅可以是针刺输入信息对相应内脏功能的调整作用，而且也可能是相应内脏部位的感觉活动。虽然通常内脏本身的感觉是模糊或不明显的，但在强化（如病变）的情况下它也经常可以被一定程度上感觉到，因为病变可以降低相应感觉神经网络（图 1-24 中的 VC1→V1 回路）的阈值。这也可以解释为什么针感特别容易跳跃性地传到有病的内脏部位。

当然，针感的跳跃式传导既可以发生在脊髓节段水平，也可能发生在高位中枢如丘脑或大脑皮质内，即是一种包括脊髓内扩散、丘脑内扩散及皮质内扩散等都参与的混合型扩散。当针刺耳部穴位时，经常发生针感从耳穴到躯干或四肢的跳跃传导，就可能属于这种情况（图1-28）。这时，针感由来自三叉神经节的感觉传入纤维传入，在脑桥的三叉神经主核和脊束核换元上行至丘脑后内侧腹核。该针感的跳跃性传导既可能发生在脑桥与脊髓之间，也可能发生在丘脑以上的高位中枢之内。

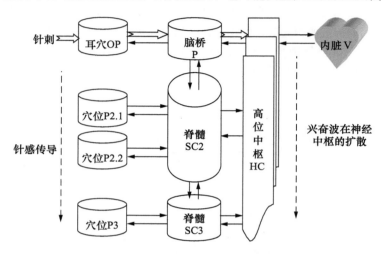

图 1-28　针刺耳穴时兴奋在中枢内扩散的模式

现在知道，内脏感觉在大脑皮质也具有代表区，而且其代表区与第一感觉区有一定程度的重叠。如刺激内脏大神经的快速传入纤维可以在相应的躯干水平体表感觉区引出皮质诱发电位；刺激盆神经的传入纤维可以在下肢体表感觉代表区引出皮质诱发电位等。此外，第二感觉区、运动辅助区（Supplementary motor area）以及边缘系统的皮质部也都是内脏感觉的投射区域[4]。

第三种快速传导的针感，即针感在截肢患者并不存在的幻肢上传导的现象，一直以来被认为是兴奋波在皮质内扩散最有力的证据。临床上有一种感觉性杰克逊氏癫痫病，当其发作时，不仅经常可以在患者脑电频谱上发现异常节律，而且异常感觉波及躯干时通常是一掠而过，就是一种快速、放射性或跳跃性的感觉。但是，快速、放射性的幻肢针感不是病理性的现象，至今未见报道幻肢痛或幻肢针感发生时脑电频谱有任何异常表现。它是针刺肢体残端一定部位时产生的感觉，显然应属于正常感觉过程。前面已经提到，大脑皮质感觉区的结构特点是兴奋和抑制镶嵌模式，正常感觉过程不是兴奋波在皮质内的简单扩散。我们认为它更像是兴奋在"脊髓内的扩散"或者是"感觉记忆激发"的一种（参见"1.5.6 '感觉记忆激发'假说"）。

而且，针感在幻肢上的传导不只是有快传的形式，也有慢传的形式。有研究者通过对39例截肢患者近截肢残端处的穴位针刺发现，其中24例针感向残端传导的患者中有19例针感至残端即停止传导，但仍有5例针感可以越过残端，在幻肢中进行传导。在这5例中，有4例下肢截肢者，当针刺环跳穴时，针感放射快速传导下行，可通过整条幻肢到达幻足；另一例上臂截肢者，针刺臑俞穴时，有针感下行，越过残端，经前臂传导到缺失的"手心"和"第4、5指"，传导路线明确，速度由快逐渐变慢，显然具有循小肠经循行感传的特性[123]。另有报道55名截肢者幻肢上出现的针感传导特征与正常人的循经感传相同[124]。综合这两个研究结果，可以认为针感在幻肢上传导的形式也可以分成快速放射性传导与缓慢的循经感传两类。

对于幻肢上发生的慢速的循经感传，它与在正常人身上发生的循经感传现象一样，则更难从

"皮质内扩散"或"丘脑内扩散"的角度得到解释。这不仅是因为神经传导的速度要比循经传导的速度快得多，而且针刺下肢穴位时的循经感传可以直接从下肢经躯干到头面，而不必经过上肢，这与躯体各部在中枢感觉代表区内的投射规律明显不符。有人通过比较循经感传通过身体不同体区时的速度，观察到感传在上、下肢的传导速度类似，而在躯干和头面部的循行速度较四肢稍慢，这也无法从兴奋波在相应中枢感觉区扩散解释。因为躯干部在丘脑后腹核和皮层第一感觉区所占的部位，都远较上、下肢和面部为小。此外，刺激下肢诱发循经感传时，感传缓慢通过躯干部的现象，也与感觉性杰克逊（Jackson）氏癫痫患者发作时异常感觉在躯干一掠而过的状况形成鲜明的对比[126]，两者明显不同。有研究者在 20 例循经感传明显的受试者中还观察到，其脑电频谱上没有发现异常节律，证明循经感传并不是一种类似感觉性杰克逊氏癫痫的病理现象，而是一种正常的感觉过程[125]。

由上可知，对于幻肢上发生的针感传导现象，不论是快速传导还是缓慢传导，看来很难用"皮质内扩散"或"丘脑内扩散"来解释。如果一定要从"中枢内兴奋扩散"找原因的话，笔者较倾向于比较符合正常感觉过程的"脊髓内扩散"与下文提出的"感觉记忆激发"假说。

1.5.3 外周动因激发

前节主要讨论了针感传导的第一类形式，即快速、跳跃性的传导与"中枢内兴奋扩散"的关系。其中针刺到周围神经干支时引起的针感传导，显然不能用"中枢内兴奋扩散"来解释，而属于"外周动因激发"的范畴。

在讨论针感传导原理时所谓的"外周动因激发"，一般是指激发该类针感传导的主要发生结构在躯体部分。当然，由于任何感觉都是在中枢内形成，它并不排除中枢参与针感传导的机制。针感传导的第二种形式，即慢速、连续性传导尤其是循经感传，通常被认为与外周动因激发有明确关系，但究竟是哪一类外周动因以及如何激发的，至今一直未有共识。

由于至今尚未发现穴位处有任何不同于现代医学所认识的组织之外的特异结构存在，一般公认，现知的体表组织结构及其中分布的各种躯体感受器是造成不同针感的主要解剖基础，故它们都有可能成为激发针感传导的外周动因。在"1.2.3 穴位的组织结构与感受器"一节里我们已分析过在大多数肌肉丰厚处的穴位上针刺时，针尖或针体所能刺激到的组织结构，从外向内至少有六个层次：皮肤、皮下组织、肌肉或肌腱、神经干或其分支、血管与骨膜。穴位内这些层次的组织都应从"外周动因"的角度逐个进行检验。

由于十二经脉的体表循行基本上是沿身体纵轴的，而位于躯表的多数神经干、肌肉或大血管也是沿纵轴分布的，它们的走向很容易相互吻合，故最有可能成为激发针感传导"外周动因"的是周围神经干支、肌肉与血管。周围神经干支作为外周动因之一，在前文已经提到，但由于它受刺激时产生的是快速、放射性的麻电感，显然不适用于解释第二类缓慢传导的针感。那么肌肉与血管与针感传导"外周动因"的关系又怎样呢？

在慢速、连续性传导的第二类针感中，临床最多见的是酸胀重针感。它们首先在针刺局部随着刺激持续而加重，然后逐渐沿身体纵轴向周围缓慢扩散，其感传线路定位不甚清晰，似乎在穴位深部循行，在四肢部位扩散距离一般不超越关节。它主要发生在针刺位于丰厚肌肉部位的穴位时，同时有针下沉紧或肌搐动等手下反应发生。这种现象提示穴位内部以及沿经脉走向分布的肌肉很可能是一种主要的外周动因。对此，笔者在下节提出一种称为"肌肉紧张性扩散"的传导模式。此时的针感传导主要是被肌梭激发所引起。但在第二类缓慢针感传导中，还有一种多由电脉冲刺激表浅穴位时诱发，感觉比较表浅但相对较为清晰与传得较远的形式。在这些表浅穴位内可以没有肌梭分布，这类循经感传现象似乎是皮肤或皮下感觉神经受刺激所激发。它又有几种可能的机制，笔者将其归纳在后述"感觉神经末梢间传递"假说之中。

至于血管与经络实质的密切关系很早已有报道，而且多是从支配血管活动的交感神经受刺激来考虑的。如穴位及经线下面经常分布着丰富的交感神经末梢，穴位的低电阻特性通常与此有关；伴随循经感传发生的皮肤红线、皮丘带等，可能是支配血管运动的交感神经纤维受抑制的结果。近年有人通过对以往一些实验结果的总结，认为高等动物的皮肤内具有传递机械性刺激的信息通路，并提出以去甲肾上腺素类交感神经递质的释放和作用为特征，可称为交感神经敏感线；血管是体内最典型的交感神经敏感通道，体表和体内的交感神经敏感线就是经络线的实质 [127]。

现在知道，自主神经活动的调整无疑与针灸效应的实现有密切关系，但平时直接针刺到血管壁的感觉多是局部剧烈疼痛，它很少是传导性的；而自主神经纤维受激发时的反应多有温度改变的感觉，它并不一定发生在每次的针感传导现象中，或者即使发生，也出现得较针感传导为晚。因此，要把血管或穴位局部分布的自主神经纤维作为激发针感传导的一种主要的外周动因，显然尚缺乏证据。当然，针刺信息完全可能通过穴位上的血管与自主神经纤维输入机体，因为针感传导与针刺信息的传递不是同一概念（参见"1.5.1 针感传导的分类与特征"）。

此外，穴位皮肤与穴位内不同层次的结缔组织，都曾被认为有可能与经络实质有关。在表浅穴位可以缺少肌肉组织，但其他组织都可能存在。针刺时首先刺激到的是皮肤，经常被刺激到的还有皮下或深部的结缔组织包括肌膜、关节囊、关节韧带和骨膜等。有经验的针灸师都体验到只有针下有"实"的感觉时，才容易有强烈的针感及其传导。这种"实"的针下感觉，除在肌肉内会发生外，在皮下或骨膜表面也能经常遇到。机体患病时在体表出现的多数反映点，不管其深浅，也经常表现为硬结的形式。除由僵直或痉挛的肌肉组织组成的硬结外，其余硬结反映点无疑多由结缔组织所组成。近年还有研究者通过一系列先进的研究手段，发现人体穴位"地"深度的三维位置是处在以结缔组织为其基本结构，连同其中密集的微血管、自主神经丛和淋巴管等交织成的复杂结构之中。这预示着其中可能有多种尚未被认知的生理功能与经络功能有关 [130]。

有人观察到经络线的低阻抗性在截肢所得肢体的皮肤及其分离后的皮肤角质层上依然存在，而且经络线上的角质层明显较非经络线变薄，由此认为经络线的低阻抗性与表皮层下的任何结构没有直接关系，而只是和表皮层的角质层发生直接关系 [128]。也有人从蝾螈胚胎"表皮传导"现象启发，并通过实验提出人体的经络本质可能是胚胎"表皮传导"缝隙连接六蛋白通道的特化形式 [129]。也有人把细胞外基质（主要为胶原蛋白）看作是经络系统传递信息的重要载体 [131]。

然而，据目前所知，去除神经支配后的皮肤、结缔组织或细胞外基质都不会有感觉产生，如果把它们认作是可以传导感觉的物质基础，亦还缺少证据，故它们也都不可能是激发针感传导的外周动因。倒是有一种以皮肤的神经反应为基础而提出来的"轴索反射接力联动说" [132]，已取得一系列的研究进展。某些发生在表浅部位的循经感传现象以及伴随发生的沿经皮肤反应，被认为可以用不同皮节神经元轴索反射之间的联结来解释（参见"1.5.5 '感觉神经末梢间传递'假说"）。

1.5.4 "肌肉紧张性扩散"假说

笔者在 1976 年就已提出沿经分布的肌肉激发很可能是实现针感缓慢传导的外周动因之一，但那时限于缺少试验证据，只提了一个大致的模型 [7]。至今几十年过去了，已增加了许多这方面的新认识和试验结果，使笔者有可能重新把那个模型提出来，并加以进一步完善与发展。

这一假说的基础是，临床针刺"得气"的大多数场合，无论是受试者有酸胀重的针感，还是操作者有针下沉紧的"如鱼吞饵之势"，都与针刺局部的肌肉紧张性增高有关。

在"1.2.5 牵张反射与针下反应"一节里已经详细分析了针下反应与肌紧张的关系。简单说来，针刺时局部肌肉紧张性的增高，是在脊髓反射中枢的参与下实现的。肌梭作为针刺在肌肉内激发的主要感受器，既有发动牵张反射的 Ⅰ、Ⅱ 类传入纤维，又有来自脊髓的促使梭内肌纤维收缩、提高肌梭内感受装置敏感性的 g 运动神经元，故肌梭受刺激时可以通过正反馈回路使刺激信号增强，同时通过支配梭外肌的 a 运动神经元使梭外肌的张力变高。它们是产生针刺局部肌紧张的解剖基础（参见图 1-5 和图 1-6）。

"肌肉紧张性扩散"的模式如图 1-29 所示。在该图中我们重复画了几个图 1-6 所示的正反馈回路，把它们排成一列，来说明针刺激发一个肌梭时可能发生的、由躯表及中枢共同参与的针感传导机制。M1、M2（M2.1、M2.2）、M3 为位于连续肌肉部位上的穴位。

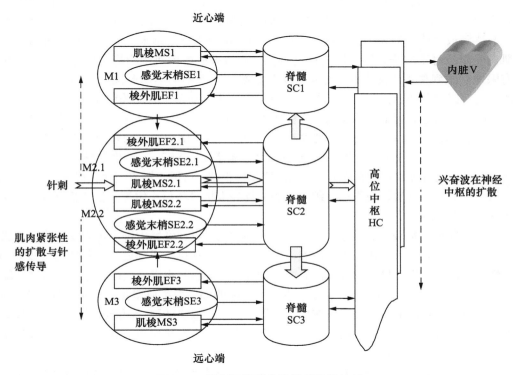

图 1-29　针刺肌梭激发的针感传导机制

当针刺在穴位 M2.1 处时，由于针刺对肌梭 MS2.1 的牵拉刺激，首先激发肌梭内的 Ⅰ、Ⅱ 类神经纤维向脊髓内的反射中枢传入冲动，它一方面通过中间神经元的联结兴奋相应脊髓节段内的 a 运动神经元使受刺激部位的肌肉 EF2.1 的紧张性反射性地增高，挤压局部分布的神经末梢或环层小体等其他感受器 SE2.1，产生酸胀重针感，另一方面通过上述提高肌梭敏感性的正反馈回路，使局部肌肉的紧张性与针感也随着针刺刺激而进一步加强。这也正是我们已在 "1.2.5　牵张反射与针下反应"一节里分析过的，针刺如何在肌肉穴位内形成强烈针感源的原理。

那么，此时针感是如何向周围缓慢扩散的呢？该假说认为，正是来自反射性增高的肌肉紧张性的扩散，使沿途体表部位分布的神经末梢相继受到了类似刺激。

为了说明这个问题，必须首先弄清此时针感的产生与局部肌紧张的关系。由于此时发生的针感既可能是针尖直接刺到局部触 - 压觉感觉神经末梢引起，也可能是由针刺肌梭所诱发的肌肉紧张性增高所致。但两者之中，笔者认为是以后者为主。这可以从同一现象的两个方面来论证：第一，临床上肌肉穴位内强烈针感的产生几乎都与针下沉紧或肌搐动的针下反应同时出现。当停止刺激后,针感也往往能持续一段时间,然后逐渐消退,与肌紧张的消退相一致。第二,在肌肉穴位内针刺时,照理说每次针尖刺到其中分布的感觉神经末梢的概率是大致相当的,但通常没有针下反应的针刺都没有明显的针感,而且即使有一点针感,只要停止刺激操作,针感立即消失。所以,只有刺到肌梭通过牵张反射提高局部肌紧张性时,才能对局部分布的感觉神经末梢施以足够强度的刺激,获得明显的感觉传入冲动。

那么,为什么平时肌肉随意运动时虽也有肌肉的收缩,但除了运动觉外,我们并无酸胀重的感觉呢?笔者认为,这是因为随意运动时,每次收缩一出现,张力都不再增加,即此时的肌肉收缩属于等张收缩,而针刺所致的局部肌紧张提高与其不同,局部肌张力可以随刺激的持续而加强,故对肌肉内感觉神经末梢的刺激自然也较强。它与肌肉受到持续被动牵拉时的情况类似。人们通常都能感受到被牵拉肌肉的酸胀感,那就是肌梭激发的反射性肌紧张使整条肌肉的张力逐渐达到最大值(称为等长收缩),从而刺激局部感受器的结果。而且,针刺时的情况还与整条肌肉受牵拉时不完全相同,因为被动牵拉时是整条肌肉内肌张力均匀性地增高,而针刺时只是有限地刺激到整条肌肉内的部分运动单位,故其所含不同运动单位之间的肌张力可以是不均匀的。这可以解释为什么针刺引起的酸胀感通常远比被动牵拉时更为明显。

当我们认定局部肌紧张是诱发酸胀重针感的主要原因,就容易解释针刺时肌肉紧张性扩散的过程了。当针刺在穴位 M2.1 处激发肌梭 MS2.1,它一方面使受刺激的肌肉 EF2.1 紧张性反射性地增高,挤压局部分布的神经末梢或环层小体等其他感受器 SE2.1,产生针感,另一方面由于该肌梭的放电可以随着针刺刺激而持续,肌肉的紧张性也就一阵阵地跟着变化,好像是一个振动源,向周围组织扩散其振动波,使周围组织内分布的神经末梢或环层小体等其他感受器 SE2.2 受到挤压而激发,产生针感。

而且,来自肌梭 MS2.1 持续甚至强化的传入冲动还可以在脊髓内进一步激发同节段或邻近节段内的 g 运动神经元,前者使邻近的肌梭,尤其是同一运动单位或邻近运动单位的肌梭如 MS2.2 的敏感性增高,使它们在接受来自周围肌肉紧张波扩散刺激时也容易兴奋。它们再通过脊髓反射兴奋同节段或邻近节段内的 a 运动神经元也使其支配的部位发生肌紧张并向更远端扩散。显然,这正是使来自原始刺激部位的肌紧张在传导过程中不至于很快减弱,而能继续保持一段时间甚至增强的原理。此外,兴奋也可以通过 a 运动神经元之间的扩散来实现。脊髓内 a 运动神经元之间的联系方式已经被发现(见下文)。

所以,如果针刺操作持续存在一段时间,不仅在这个局部反射回路内的信号会越来越强烈,而且必然会在脊髓内向更远部位如 SC3 或 SC1 扩散,导致离针刺部位较远部位的肌梭敏感性如 MS3 或 MS1 也增高,使肌紧张波的扩散跑得较远。这时,受试者就好像感觉到了针感从 M2.1 处到 M3 处或 M1 的传导。

在上述模式中可以看出,肌肉紧张性的扩散有两条途径,一是通过肌肉组织的直接机械振动传递,二是通过脊髓反射活动尤其是 a 运动神经元之间的电传递。但不管哪种形式的传递,传导针感的产生都是局部肌紧张挤压肌肉内感觉神经末梢或压力感受器的结果。伴随着这种肌肉紧张性的扩散,那些邻近或更远部位肌肉内的感觉神经末梢相继受刺激而发放冲动,大脑皮质等高位中枢就感受到了沿肌紧张波扩散方向的传导感觉。

这一假说,不仅具有目前公认的关于肌紧张产生原理的解剖生理学基础,而且已得到一些实验的支持。近年有研究者观察到电刺激引起的肌电信号有链状反应特征,其传导的途径、速度均与循经感传基本一致。他们把八对电极以一定的距离沿受试者肺经放置,电针刺激其鱼际穴,然后从这八对电极所记录到的肌电信号得出上述结论[63]。还有报道,针刺诱发感传时,沿经肌电信号功率谱的主要特征是 100Hz 频段的功率明显增高,该现象符合感传过程中沿经有能量集中的表现[134]。此外，实验证明，在人体体表发生的与古典经络路线基本一致的循经红外辐射轨迹，其热源与皮下或深部的大血管无明显的关系，而可能位于皮下一定深度、氧代谢活跃的部位（参见"1.3.1　经络现象的现代研究"）。显然，它很可能就是在肌肉层内。还有研究表明，单纯电针合谷时经线及其两侧旁开对照点深部组织中的氧分压均下降，但经线上者的下降最为显著；施以机械压迫时，经线上测试点深部组织中氧分压的下降率与未加压时相比显著减少；在手三里穴的压迫阻滞使其近心端测试点（被阻滞穴）的氧分压下降明显低于其远心端测试点（非阻滞穴）[135]。对于这一研究中观察到的氧分压会有如此大变化的深部组织，显然首先要考虑的也是平时血液供应充分及能量代谢旺盛的肌肉组织。

中国医学科学院谢益宽等，更是应用神经电生理学和组织化学技术观察到，支配同经穴位肌肉的 α 运动神经元在脊髓前角的排列与穴位一样有严格相应的空间对应关系等，为脊髓运动神经元通过肌肉介导参与循经感传机制提供了强有力的证据[136]。

更重要的是，"肌肉紧张性扩散"假说不仅其发生条件与针刺得气的临床实际情况完全符合，而且可以解释有关得气感传的几乎全部特征。

首先它可以解释这类针感传导缓慢与连续的特征。因为该过程既要有多突触的中枢反射的参与，又要有外周组织肌肉的中介，更主要的是由于肌肉紧张性的扩散是一种机械振动，其传导速度自然较神经传导时的电脉冲要慢得多。

由于这种震动源只在激发肌梭时产生，肌肉紧张性的变化与扩散也只在肌肉内进行，故它们所激发的针感通常沿同一肌肉（或左右协同肌群）走向循行。而四肢长轴的肌肉走向大多与同部的经脉走向一致，故沿肌肉扩散的针感也就经常具有循经感传的特征。

它十分符合临床上针刺肌肉部位的穴位诱发感传的实际情况，如诱发的多是一种定位不很清晰的酸胀重感；一般呈带状，有些则呈棱状，扩散的距离也多不超过关节；以及刺激停止后，感觉不再向远端传导但又不立刻停止，反而向回逆行，在回返的过程中，感觉逐渐消失等[11]。

其次，它也可以解释为什么这类针感传导可以双向传导，以及可以被感传线上的机械压迫所阻滞，或在感传受阻时应用"接针法"使感传继续前行（参见"3.3　控制针灸感传"）等特征。如图 1-29 所示，当针刺激发穴位 M2.1 处时，由于肌肉紧张性可以向 M3 方向也可以向 M1 方向扩散，故针感的传导必然是双向的；但由于一般人身体四肢远心端的感觉敏感性与运动功能灵活性都要比近心端高，即那些部位的神经末梢或肌梭等感受器有特别低的兴奋阈值，这使肌肉紧张性的扩散以及引起的针感扩散特别容易向远心端的 M3 方向循行。

为了不让针感向远段 M3 部位传导，可以在针刺部位 M2.1 与 M3 之间的部位 M2.2（一般就在针刺部位的远心侧下方）用手指加压。这种机械压迫显然可以阻断肌肉紧张波向远心端的扩散，也就阻断了针感向远心端的传导。但此时针刺部位 M2.1 近心侧的方向上并无机械压迫，故不妨害肌肉紧张波动向该方向的扩散，故针感就变成向近心端 M1 传导了。而且由于针刺部位远心侧的机械压迫，针刺部位发出的肌紧张波减少了向远心端的输出，这使得向其他方向包括近心端的扩散也相应增强。

如果向近心端循行的针感到 M1 时已经衰减变弱，不能继续前行，除了不断加强原刺激部位 M2.1 的刺激之外，也可以在受阻部位 M1 加一针给予同样刺激，提高 MS1 的敏感性，加强 M1 部位梭外肌肉 EF1 的紧张性，这就有可能使肌紧张暨针感进一步向近心端扩散。这也就可以解释临床"接针导气法"的原理。

此外，它也可以解释针感传导的趋病性特征。所谓针感传导的趋病性，是指感传容易朝病灶方向扩散。它是由于病灶的刺激使其与相关联的体表反映点或反射区通道（神经网络）阈值减低的缘故。在这个模式中可以表现为有关反射区内一条或连续一片肌肉内肌梭敏感性的增高等，故使肌紧张性的扩散也表现出趋病性。

由上可知，"肌肉紧张性扩散"假说几乎可以圆满解释临床上最常见的、针刺肌肉部位时发生缓慢、连续在两个相邻关节范围内传导针感的原理了。但它又如何解释针感循经传导的特征，以及在某些持续刺激的场合下针感跨越关节或不同肌肉向远距离传导的现象呢？

有研究指出，十二经筋与浅层肌肉、肌腱的起止、分布和循行路径基本一致[137]。此外，从古人对经络体系的描述来看，十二经脉的体表循行在四肢比较独立，上下肢各有六条途径，这显然与四肢可以向各个方向屈伸、旋转的灵活运动相一致；上、下肢各六条经脉循行到躯干后渐趋融合，如在项背或胸腹部侧面已多有交错。加上督、任两脉，可以说十四经脉在躯干只有前面、侧面与后面三个主要分布，到头面部则更是如此。其实，从循经感传的各种报道来看，能够较清晰辨别的循经途径也多在四肢。由此不难理解肌肉紧张性在四肢部位的扩散可以与经脉行径一致。

在刺激四肢末梢时，如针感还能传到躯干或头面，通常能分出前、侧或后部的差别已经很不容易了，而只有头面部局部的刺激才可能较清晰地察觉感传途经的细节。据在100名受始者进行了7394经次的循经感传的一项研究报道，与古典经络路线的符合率分别是：四肢70%～98%，腹部10%～50%，胸部5%～25%，头部0.09%～1.2%；在7394条感传线中，还发现了60种特殊的感传线，用经络分布不易解释，如环胸背、环股、环胸腹、多经串联、多向传导等[143]。所以，对于在躯干或头部发生的针感传导，各个方向或行径都有可能，其发生机制肯定是多方面的，不是任何一种机制可以完全解释的。

而且，即使可以用"肌肉紧张性扩散"假说来解释，由于每个人不同部位肌肉活动的协调能力都有很大差别，它们且会随训练而强化，这也可能导致不同受试者的循经感传现象不尽一致。例如，经常做某一动作的人，其针刺肌梭激发的循经感传或针感传导现象就可能受从事该动作的协同肌群的优先激发的影响。

临床上缓慢的循经感传要经过大关节都是比较困难的，如经过膝关节、臀部或肩部时常有停顿，经加强刺激后感传才继续上行[11]。关于缓慢、连续性的针感能够循经跨越关节传导的机制，可能与兴奋在中枢内的扩散有关。现在已有针刺牵拉肌肉时兴奋在脊髓内扩散的证据，中国医学科学院谢益宽等研究者作了一系列极有说服力的实验[136][139]。他们应用神经电生理学和组织化学技术在大鼠与猫的实验中观察到：

第一，多数情况下，支配一条经脉上肌肉组的a运动神经元不仅可以选择性地被来自同经或异经上的协同肌上的传入冲动所激发，也可以被同经肌组上的皮神经传入冲动激发，但来自异经皮神经传入的影响很弱或几乎没有。

第二，肌肉的分区现象与穴位具有密切的关系，支配肌肉的传入神经在脊髓背根的分布具有严格相应的空间对应关系。以胫骨前肌为例，相当于足三里穴肌区的胫骨前肌头部的传入集中在腰3背根的第1、2小支，肌肉中部的传入则集中在第3、4支，而该肌肉中后区的传入则在第5支之后。

第三，在这些肌肉小区神经细束记录反射性电活动也显示严格的空间分布，越接近刺激源的传出电活动的幅值越高，潜伏期越短。刺激胫骨前肌第1分支，可在第2分支或第3分支记录到25～40V的反射性电位，潜伏期10ms左右；增加刺激强度，在拇长伸肌的神经细束上记录到20～30V的反射性电位，潜伏期13ms左右。当胫骨肌肉的某些小区选择性地被牵张（或针刺）刺激时，其诱发的传入冲动可以按距离顺序由近至远地激发其他小区肌肉的反射性收缩；在只保留一个肌肉小区的神经支配而切断其他小区的神经支配的条件下，牵拉该小区肌肉引起的神经传入仍可诱发出支配其他肌肉小区被切断的神经细束的传出电反应，而且该传出电反应潜伏期长短与它和受牵拉肌肉小区的距离成正比，而幅值则成反比。

第四，支配一条经脉上纵行、分散的肌肉组的HRP标记的a运动神经元在脊髓的腹外侧角有确定的联结，它们排列成与穴位一样有严格的上下空间对应关系的细胞柱；同时这些神经元之间有定向的树突 - 树突或树突 - 胞体的投射关系。经确定，它们之间是可以相互兴奋的电突触联系。

第五，针刺属于膀胱经的背长肌肌腹区，可诱发类似循经感传的肌肉反射性收缩现象，这种反射性肌肉收缩的传播方向可以被同方向的斜向针刺所加强，而被逆方向的斜刺所减弱，在刺激电极与记录电极之间注射局部麻醉剂可阻断肌肉的收缩跨过麻醉区传播。

上述试验虽然没有涉及肌肉受到针刺牵张刺激时针感的来源，但很好地证明了其时来自肌肉的传入冲动不仅可以诱发支配同一肌肉部位的 a 运动神经元兴奋，提高其本身的肌紧张性或收缩反应，而且可以通过脊髓内有序排列的 a 运动神经元之间的突触联系，由近而远地激发支配同一肌肉相邻部位或其他同一经络长轴上的协同肌的 a 运动神经元兴奋，导致那些肌肉部位也有肌紧张性的提高或反射性收缩。这为"肌肉紧张性扩散"假说尤其是肌紧张越过关节扩散的机制提供了可能的生理解剖基础。也就是说，肌紧张性扩散的两种途径很可能各有不同的作用，如通过机械振动波传播的肌紧张，主要导致在同一条肌肉内的针感传导；而通过脊髓内 a 运动神经元之间的电传递，可能在促使针感跨肌肉与跨关节的远距离传导中担负较大作用。

其实，脊髓内 a 运动神经元之间的电传递就是兴奋在中枢内扩散的一种形式。所以，针刺肌肉部位时，针感跨越关节长距离传导的原理，可以结合"肌肉紧张性扩散"与"脊髓内兴奋扩散"两方面的机制一起来解释。如图 1-29 所示，针刺部位 M2.1 和针感传导的邻近部位 M2.2 可以在同一条肌肉上或是属于同一脊髓节段支配的两条协调肌，但 M3 或 M1 可以是与 M2.1、M2.2 不同的肌肉或不同脊髓节段支配的肌肉部位。在 M2.1 针刺时，来自该部位肌肉内的冲动不但可以通过同一节段的 g 运动神经元兴奋提高 MS2.1 与 MS2.2 的敏感性，也可以扩散到邻近的脊髓节段。

总之，那种由单一部位肌梭激发诱发的针感扩散距离毕竟有限，多只发生在针刺局部或四肢的两个上下相邻关节之间。若要想进一步向远处传导，则还须与其他传导机制密切配合，包括上述"脊髓内兴奋扩散"和下述"感觉神经末梢间传递"、"感觉记忆激发"机制等。

如果分别以穴位 P1、P2.1、P2.2 与 P3 来替代 M1、M2.1、M2.2 与 M3，则图 1-29 可以改画成图 1-30，图中以针刺穴位 P3 诱发针感向近心端传导为例，显示了针刺循经感传的一般兴奋扩散模式。它可以用于解释本书所讨论的各种机制。

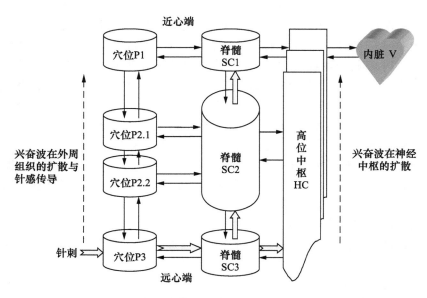

图 1-30　针刺循经感传的一般模式

1.5.5 "感觉神经末梢间传递"假说

临床上的循经感传现象并非只在刺激肌肉穴位才能出现，尤其是试验条件下或在所谓经络敏感人身上，四肢末梢的一些表浅穴位受电刺激时经常也能诱发长距离的循经感传。这类感传径路定位比较表浅和清晰，不像是在肌肉深部循行，故很难用上述"肌肉紧张性扩散"假说解释。

显然，在没有肌梭分布的穴位，循经感传现象也可以被其他皮肤或皮下感觉神经的刺激所激发。"感觉神经末梢间传递"假说的内容主要是，当针刺激发穴位表浅部位分布的感觉神经末梢引起针感传入的同时，可能会通过不同感觉神经元末梢之间的各种直接或间接的联系扩散兴奋，从而激发刺激局部周围或邻近部位分布的感觉神经末梢，引起针感在体表沿一定径路传导的感觉。

有实验显示，刺激一根皮神经可使邻近的皮神经放电增加。还有研究者应用辣根过氧化物酶标记技术，把它（微量）注射于大鼠的足三里及乳中穴位的皮下部位，观察到其主要的感觉神经分别投射到脊髓的腰4、腰5和胸4、胸5及胸6的后根部位。当这两个穴位被沿经脉的电针刺激激发时，它们摄入辣根过氧化物酶的能力增强，以至于在后根节有辣根过氧化物酶标记细胞数目的增加和辣根过氧化物酶标记的后根节段的扩散[138]。尽管这些皮下感觉神经元活动增加与扩散的原因尚不清楚，但这个研究结果表明，随着电针刺激，沿经穴位皮下确实会有较多的感觉神经元被激发，它们可以投射到脊髓的同一节段或扩散到相邻节段。这很可能就是刺激浅表穴位时诱发"循经感传"现象的发生基础，也是对"感觉神经末梢间传递"假说的直接支持。

提出针刺信号可能通过表浅感觉神经末梢之间进行传递，是从下列有关神经解剖学与临床方面的事实考虑的。

第一，相邻皮节神经支配区域有重叠的地方。临床资料证明，如果一个后根受损，并不发生皮肤感觉消失现象，这是由于每一皮节的神经支配和相邻的上、下皮节的神经支配相互重叠之故，因此，如果一个皮节的感觉完全丧失，只有在三个相邻的后根同时受损时才出现。在四肢，一个节段的后根纤维可走于不同的皮神经内，而一条皮神经内可含一个节段以上来源的后根纤维。皮肤及皮下不同来源感觉纤维的交错、重叠，使它们末梢之间的联系成为可能。

第二，一些试验已证明，外周神经末梢之间可在一定条件下接通，进行兴奋传递。如在切断大鼠的腓浅、腓深神经干与中枢的联系后，电刺激腓浅神经干的外周端，仍可以诱导出腓深神经干上的动作电位（7.14%）；电刺激腓深神经干的外周端，虽不能诱导出腓浅神经干上的动作电位，但其刺激后再刺腓浅神经可以提高在腓深神经干上诱导动作电位的发生率（39.29%）；如果进一步切断手术同侧支配后肢的交感神经干后再同样分别刺激，不但可以明显提高腓深神经干上诱导动作电位的发生率（51.72%），而且也可以在刺激腓深神经时诱导出腓浅神经上的动作电位（72.41%）；如在刺激交感神经外周端的同时分别刺激腓浅、腓深神经，则两者的发生率均明显下降，而停止刺激交感神经后重复上述刺激，则两者的发生率有所回升[140]。

这个试验中，刺激与中枢离断的腓浅、腓深神经可以相互诱导出动作电位，提示它们的末梢可以发生接通，而且这种联系受交感神经活动的抑制。当然它们也可能是间接地接通，如腓深神经干是混合神经，其外周端受刺激时仍会激发其中的运动纤维使其所支配的肌肉发生收缩或提高肌紧张性，这也可以挤压肌肉中分布的感觉神经末梢，包括腓浅神经末梢发放神经冲动，使在腓浅神经上记录到动作电位。但刺激腓浅神经干时在腓深神经干诱导出动作电位，则只能从它们末梢之间可能的直接联系来理解。近年已观察到，皮肤中神经末梢可以彼此融合成多级多层的闭合神经网络环路，提示信号有可能在皮肤神经末梢间横向传导。

至于交感神经活动是如何影响感觉神经末梢之间的联系，目前虽不清楚，但交感神经活动可以影响循经感传过程中伴随出现皮肤红线或皮丘带的现象，则多无怀疑。

有经验的针灸师都有体验，针刺穴位时经常可以见到穴周皮肤的潮红，有的是在针刺当时立即发生，有的是在留针期间逐渐发展起来的。它们属于皮肤受刺激时发生的一种红晕反应，系由于微动脉扩张引起。一般认为，其发生机制多与感觉神经末梢与血管间的轴突反射有关，即由针刺引起皮神经感觉冲动上传时，兴奋又沿同一神经的分支逆向传至血管，在神经末梢释放舒血管物质，包括 P 物质与（或）ATP 等，这些物质既可以直接作用于血管，也可以先作用那些经常存在于靠近血管处的肥大细胞，使其释放组胺再作用于血管使其扩张。所以，针周红晕以及在某些敏感个体常见的针周风团反应，一般都属于轴突反射的结果。

由此来看循经感传过程中伴随出现的皮肤红线或皮丘带现象，就容易理解它们很可能也是针周红晕和风团反应之延长，即也是一连串轴突反射的结果。

然而，大家知道，外周血管的扩张与收缩平时受交感神经的控制。交感兴奋性增高，微动脉收缩；交感兴奋性降低，微动脉扩张，故微动脉是在接受交感神经控制的同时接受来自周围感觉神经末梢轴突反射的影响，交感神经的兴奋对后者自然具有拮抗作用。临床上针刺受试者在发生针周红晕或循经红线、皮丘带的难易与程度上有很大的个体差异，或者在同一个体的不同身体部位也有明显的差异，很可能就是这种个体之间自主神经状态或身体不同部位交感神经张力不同的反映。如通常背部的穴位比四肢的穴位容易发生针周红晕，四肢内侧（阴面）比外侧（阳面）也较为多见。所以，交感神经活动能影响感觉神经末梢对血管的轴突反射，是容易理解的，但它如何影响感觉神经末梢间的可能传递则还不清楚。

由于针刺表浅穴位诱发的循经感传经常是一种只有在皮肤或体表浅层组织才有的精细的感觉异常，加上有时伴随出现的皮肤红线或皮丘带，有研究者提出一种"轴突反射接力联动说"，简称"轴联说"来解释这类循经感传的发生机制。它设想皮肤内相邻皮节的神经终末之间存在有突触样接头，而肥大细胞参与此接头的形成。现在这种称为"神经肥大细胞的联结"，已在人体及小鼠拟人的胃经线皮肤内发现，它特异地建立在膨大的轴突终末和一定的肥大细胞之间。按"轴联说"的理论，在针刺过程中，上一皮节神经元受刺激引起的轴突反射以此接头为中继站，将信息冲动传给下一皮节神经元再进行轴突反射，如此接力式地重复下去，形成长距离的线样活动。它被用以解释循经皮肤反应与浅层组织受激发时才能有的精细的循经感传现象，但不能解释深部感传 [132] [133]。

综上所述，体表感觉神经纤维间的传递也很可能是发生慢速针感传导的一种机制。不管它们之间的传递是通过直接或间接的联结，都可以用图 1-31 来表示它们。一方面，来自上、中、下相邻三个脊髓节段（SC1，SC2，SC3）的后根纤维组成一根支配 P2 部位的皮神经，它们的神经末梢（P2E1，P1E2，P3E2）分布相互交错与重叠在一起。另一方面，支配部位 P2 的皮神经末梢 P2E1 也可能与支配邻近部位 P1 或 P3 的皮神经末梢 P1E1、P3E1 之间有直接或间接的联结（J1～2 或 J2～3）。这种联结既可能是轴突之间的电性突触，也可能是有肥大细胞等参与的"神经肥大细胞的联结"。当 P2 受到针刺或电刺激时，既可能通过直接兴奋这条皮神经的几个组成成分 P2E1，P1E2 与 P3E2，传入刺激局部的感觉冲动到相应的脊髓节段，也可能通过 J1～2 或 J2～3 兴奋支配邻近部位的其他皮神经，再传入到相应的脊髓节段。来自这两种途径的兴奋扩散，尤其是后者，结果都会产生好像也有来自它支配的区域 P1 或 P3 的感觉。随着刺激的持续，它们可以不断连续地向周围更远部位扩散，也就形成了表浅针感在体表的传导现象。

应用"感觉神经末梢间传递"的假说，也可以解释这类针感传导所具有的一些特征。首先，在躯干部和四肢部沿经脉的皮节分布顺序和脊髓节段的排列顺序基本是一致的，这使针感在四肢或躯干体表部位循经行进成为可能。其次，由于感觉神经末梢间的传递有复杂的回路或是间

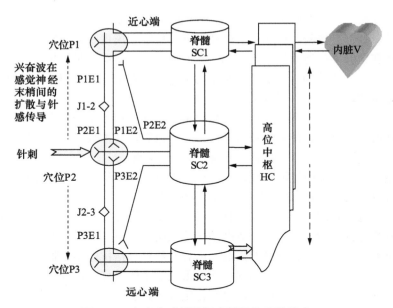

图 1-31　兴奋在感觉神经末梢间传递的模式

接的、要通过一连串逆行神经纤维的轴突反射，这种兴奋传导的速度也就变慢了。再次，在感传路线上的机械压迫可能通过直接阻断表浅神经纤维之间回路或轴突反射的神经传导来阻滞针感等。

　　当然，"感觉神经末梢间传递"假说不一定就是针刺表浅穴位上诱发慢速针感传导的唯一机制，它也可能通过"脊髓内扩散"与"肌肉紧张性扩散"假说合并作用。有研究者应用辣根过氧化物酶标记技术，在大鼠的后海穴观察到支配其肌肉的运动神经元树突在脊髓的后根与后联合核部位与跨节段的一级感觉神经元等有会聚和重叠。这表明在脊髓的神经网络中可以有肌肉穴位的感觉传入神经至运动传出神经之间的反射回路[141]。所以，不管是来自穴位表浅或深部的感觉传入神经兴奋，也可能通过这种联系激发"肌肉紧张性扩散"，使浅、深两种针感的传导合二为一。

1.5.6　"感觉记忆激发"假说

　　在针感传导的原理中，无论是在上述两种以"外周动因激发"为主的假说中，还是在"中枢内兴奋扩散"的假说中，都要回答一个问题，为什么兴奋在中枢内扩散到与邻近刺激部位相应的节段或代表区时会有好像是从哪儿来的刺激感觉？其实并未受到实际存在的刺激。

　　一个有说服力的解释是，机体对以往各种感觉包括体表刺激的感觉（先天遗传的或后天获得的）都有记忆的特性。这种记忆存在于下意识之中，已经储存在相应的中枢结构之中，平时感觉不到，但可以被类似的刺激条件所激发。

　　试验观察到，电刺激中央后回顶部下肢代表区可以引致似乎来自下肢的主观感觉，刺激中央后回底部面部代表区可以出现似乎来自面部的主观感觉；刺激第二感觉区也可以出现体表一定部位产生主观上的麻木感等[4]。为什么电刺激感觉中枢时会有类似于来自相应躯体刺激的感觉呢？通常的解释是在感觉中枢的最后一级感觉神经元与躯体的第一节感觉神经元及第二节中间神经元有对应的空间关系，当其受到刺激时便"错认"为是来自相应躯体的刺激。但为什么有这种"错认"发生呢？其基础显然是在皮质感觉区储存着以往来自躯体感觉传入刺激的痕迹或有记忆的存在，而且它在受直接外来刺激时可以被激发出来。这是中枢内有关躯体感觉记忆可以被中枢的直接电刺激所激发的案例。可以推论，通过体表特定部位的刺激或其他刺激方式来激发躯体的特定感觉，同样也是可能的。

记忆的感觉可以是多种多样的。一个吃过酸梅的人，第二次即使未看见梅子，只要听到梅子二字都能联想起梅子的酸味甚至使口腔腺体分泌增加。这是典型的条件反射，但离不开对梅子味觉的记忆。其实，人不仅是对味觉、嗅觉、视觉和听觉这些由特殊感觉器官感受的感觉有很好的记忆与联想功能，对于因体表或内脏刺激而发生的各种感觉都有内在的记忆。例如，内脏牵涉痛就有记忆的特征。同一患者反复发作的某内脏牵涉痛经常有相同的放射途径与体表过敏区。运动觉也是一种。一个学会游泳的人即使几十年未再游泳，当他落水时仍能浮出水面。一个会骑自行车的人，即使多年未再骑车，一跨上车马上就能复苏原来的骑车平衡能力。对于这种运动能力的记忆，平时我们并不感觉到它的存在，但只要刺激条件具备，就会马上被激发。

其实，人体所有条件反射的形成，都是对以往接受的感觉具有记忆能力并且能够被激发的表现。条件反射是学习的主要机制之一。已有不少研究报道，针刺对机体的许多影响（例如唾液分泌、镇痛作用、血管紧张性、皮肤温度、乳汁分泌、血沉、白细胞计数等），均可建立条件反射[25]。在这些条件反射的形成过程中，自然离不开机体对针感及其传导的记忆或学习。

临床上常见的幻肢觉或幻肢痛，是躯体感觉记忆激发的最好证据之一。就在前述有关针感在幻肢传导到同一个研究中，作者所观察的 40 例截肢患者的年龄范围是 8～59 岁，其中 37 例在截肢后出现过幻肢感或幻肢痛；有 4 例是在 10 岁前接受手术的患者，其中 3 例始终未出现过幻肢感或幻肢痛，另一例在术后一个月，幻肢感即告消失[123]。这似乎表明幼龄截肢患者少见幻肢感或幻肢痛。如果能有更多的研究来证明，或许还可以发现其原因与幼龄截肢患者使用肢体的时间比成年人短，故感觉记忆较弱有关。

那么刺激身体的什么部位以及哪种刺激形式及强度最容易激发感觉记忆呢？据人体回忆的常理来说，与原来刺激部位与性质越接近的刺激越容易激发感觉记忆，即平时人们常说的"触景生情"，所以体表的刺激显然容易激发对相应部位以及与它相连续的体表部位以往有过的感觉的记忆。

也是在上述同一个研究中，作者观察到一例上臂截肢患者，在近残端处可触及一神经瘤，其大小约 1.0cm×0.5cm×0.5cm。每当观察者用手捏住这个肿物时，该患者均可感到有传导性麻胀感下传，越过残端达到"手指"处，且感觉清晰。这个现象可以多次重复[123]。这种神经瘤一般是神经断离后在残端形成的，通常都很小，外面看不出来，通常认为与幻肢痛的发生有关。它在这例患者特别明显，成为激发以往感觉记忆的触发点。由此可以推论，在正常人体的体表各处存在类似这种神经瘤，能够激发某种感觉记忆的触发点或穴位，也是有可能的。

图 1-32a 显示了正常人体手臂完整时手臂感觉与运动在中枢留下的记忆，以及针刺肩部（或肩髃穴）时发生的针感传导可能与同一手臂一起留下的感觉记忆。图 1-32b 则为该手臂截除后，中枢仍可能发生的幻肢感觉，以及再次针刺肩部（或肩髃穴）时可能激发原来记住的针感传导现象。

临床上观察到，在截肢患者刺激环跳穴引起的幻肢感传，与在正常人针刺环跳穴的针感完全相同，即是一种快速发生的、向末梢放射性的传导针感。对刺激正常人环跳穴的针感，现在已肯定是刺激到坐骨神经干时的感觉。坐骨神经是感觉与运动的混合神经。由于神经具有双向传导的特性，坐骨神经受刺激时既可以向远心端传导，也可以向近心端传导，为什么平时只感觉到向远心端的放射呢？笔者认为，那是因为远心端的感觉要比近心端敏感，或者说其中分布于远心端的感觉神经元有较低的兴奋阈值。对于刺激截肢患者环跳穴时也有相同结果，既可能是通过坐骨神经残端的刺激激发了储存在各级中枢内的感觉记忆，也可以认为这种感觉记忆的基础就在坐骨神

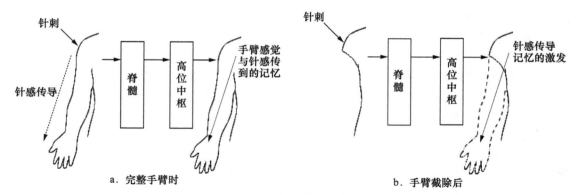

图 1-32　针感传导的感觉记忆激发模式

经残端内。即当截肢使坐骨神经离断后，那些原本分布于远心端的感觉神经元残端及其低兴奋阈的特性依然存在，它们在脊髓后角的投射顺序也没有变化。故针刺环跳即刺激到坐骨神经残段时，同样能激发相应感觉神经元的残段，通过其在脊髓的换元和在丘脑以及大脑皮质的特异性投射，产生与正常人相同的针感。如果这一假说成立，依次推论，平时正常人躯体体表凡有神经干支经过的部位也应有类似的感觉记忆基础。

一般认为，记忆的发生主要是突触传递效率的持续变化，在脑内形成新的神经回路所致，其基础是神经系统突触的可塑性及新的蛋白质合成等。记忆可以分为短期记忆与长期记忆，后者与中枢内突触前纤维的长芽、形成新的突触有关[142]，即由反复、持久刺激所致的长期记忆可以有形态学变化的基础。长期以来，躯体体表的各种感觉刺激或运动刺激必然都会在中枢留有长期记忆的痕迹，即有相应的神经回路。其实，所谓皮质感觉区中的各个躯体部位的代表区，就可以看作是生物进化过程中逐渐形成的这种长期记忆的结果。

记忆可以发生在大脑皮质，也可以在皮质下结构。对肌肉运动的记忆很可能主要发生在皮质下结构。身体最敏感、最灵活的部位，自己最习惯、最熟练的动作，自己最常体验到的体表刺激，都会在每个人的皮质与皮质下结构留下记忆痕迹。

那么，长期记忆所致的形态学变化是否也会在外周神经网络内发生呢？可能也会。前述"肌肉紧张性扩散"与"感觉神经末梢间传递"假说的实质正是想描述这种感传记忆的回路。尤其是体表经常接受到来自机体内部的长期刺激时，就可能在体表的各种组织结构内发生功能与形态学上的变化。穴位或反映点，以及由它们连接而成的经脉或反射区的形成，就是这种长期记忆的结果。有人观察到与经络线的低阻抗性相应，经络线上的皮肤角质层较非经络线明显变薄[128]。这也可以理解是皮肤对来自身体内部某种刺激（如"内脏 - 体表相关"的刺激）发生长期记忆的一种变化。

由此出发，对于体表经络线路的形成原因，可以理解有两个主要的长期刺激因素，一是躯体体表组织本身的感觉、运动刺激，二是来自内脏、中枢或其他躯体部位的反射刺激。循经感传现象的产生，也可以是这两方面长期记忆的激发。只要激发其中之一，便会有一定程度的循经感传现象在一定部位内发生。

平时的针感多是一种酸胀重麻感觉，故凡能诱发这些针感的刺激包括手针时的机械刺激或电针时的电刺激，都是激发它们原始记忆的适宜刺激。已有报道，过去有过循经感传的受试者特别容易再次诱发同样的循经感传。第一次发生感传的途径，在第二次刺激时容易再现，而且诱发所需的时间也可以缩短。练习过气功的患者也往往容易发生，而且有明显的循经感传[144]。循经感传在同一受试者重复出现的事实，除了可以证明其不是偶然发生之外，也可以解释是类似的刺激条件激发了以往感觉记忆的结果。

当然，为了激发过去的记忆，刺激必须达到一定的强度或持续的时间，而且在激发过程中如能保持大脑皮质的安静（如入静状态）则更好。有研究证明，入静确实可以提高循经感传的发生率，其机制可能是入静后皮肤电反应中枢呈现某种兴奋状态有关，因为观察到其时皮肤电反射的中枢传递时间明显缩短[145]。

还有精神诱导对循经感传也有正面影响。有报道，对 14 例已进行过多次循经感传观察的儿童哮喘患者，用不接触穴位皮肤的象征性刺激，有 8 例可以诱导出循经感传[146]。这个结果表明，在有多次感传体验的受试者身上，暗示因素也可以激发以往循经感传的记忆。

所以，在针感传导过程中，"感觉记忆激发"机制也完全是可能与其他几种机制合并存在的，即不同形式的针感传导可能是以上几种方式单独或合并作用的结果。

在即将结束讨论针感传导原理时，我们还想顺便提一下，如果说古代经络体系的最初形成与临床上观察到的针感传导现象密切有关的话，古人对十四经脉全经的描述，无疑是分段感传体验的综合结果。而且，古人依据的很可能主要是刺激表浅穴位时的循经感传现象，因为古时的针具要比现代的粗得多，对体表多数穴位的刺激多不深。此外，古人多不敢用粗针去刺激丰满的肌肉高峰，那时记载的穴位多在"分肉之间"或看得见的大肌肉的两端或边缘。以三角肌为例，常用的穴位如肩髎、臂臑、臑俞、臑会等都在其边缘或关节附着处，而像"臑上"那样居于三角肌正中高峰部的穴位，是现代用细针深刺时才新发现的。当然，古人常用穴位中也有富含肌肉或神经分布的，但刺激到肌肉的多是具有小肌肉的表浅穴位，如合谷、足三里等，刺激到神经的也多是在表浅部位即有神经干支经过的穴位，如太溪、内关等。所以，古代对经络走向及循行的描述多带有时代的局限性。现代对经络的认识则增加了细针深刺及电刺激等种种技术革新的成果，自然要比古时候的认识丰富得多。

总之，针感传导的原理十分复杂，不是以一种机制所能完全解释的。要根据它们的不同形式或表现来作具体分析。兴奋在中枢内的扩散与外周动因的激发都可能以不等程度地参与了传导针感的形成过程。对于快速传导的第一类针感，兴奋在中枢内的扩散包括感觉记忆的激发可能起主导作用，尤其是兴奋在脊髓内的扩散现象近年来受到重视。对于缓慢传导的第二类针感，则除了中枢反射的参与外，还有明显的外周动因激发，如其中刺激肌肉部位诱发的得气感传可能就离不开肌肉紧张性扩散的刺激，而刺激表浅穴位诱发的循经感传则也有兴奋在感觉神经末梢间传递参与的可能。

1.6　反射疗法：针灸的归宿

本章的内容，已经全面论述了针灸治病的机制和作为针灸疗法基础的经络的实质。事实已经清楚，针灸作为一种外治法，它所刺激的经络系统其实是具有一定规律性出现在体表的反射区，针灸治病的主要作用都是通过人体内部存在的反射过程实现的。如果离开了神经反射弧，也就没有经络的存在，也就不会有针灸的功效。所以，完全可以说，针灸疗法是一种不折不扣的反射疗法。

明确提出针灸是一种反射疗法，不仅可以充分体现它的治疗机制和经络的实质，揭去几千年来蒙住这一传统疗法的神秘面纱，而且还十分有利于在临床操作中，指导针灸师从反射学的观点出发，注重针灸信息在整个反射过程各个环节的传递特点与控制方法，克服临床应用针灸疗法的随机性与提高疗效的确定性。

近几十年来，已经在这些方面开始了许多十分有价值的试验与临床研究。例如，以穴位为反射信息进出端的研究就有：史学义等研究了穴位内将针刺机械力传递给各种针感有关结构的中介物，观察到结缔组织纤维是将针的机械力传递给受其牵拉的相邻组织的最初结构[147]；张会等制作了"针刺手法测定仪"，可以同时测定手法运针时捻转、提插、摆动的物理量变化[153]；董泉声等则不仅为10种单式针法刺激时的针下反应建立了一种可以重复和可以比较的客观指标"针刺诱发电位图"，而且还观察了这些针刺术式与皮、肌神经针刺诱发冲动传入纤维类别的关系[154][155][156]；还有一些常用穴位（合谷、足三里、四白、神门、少海、内关等）区域的主要感受器与传入、传出神经元的节段性研究等[14][157][61][62][63]。显然，进一步深入开展这些研究都十分有助于控制针灸操作中的随机性，提高针灸疗效的重复性。

此外，把针灸归类于一种反射疗法，对发展其他各种经典的反射疗法具有极大的促进作用。不仅经络体系是至今为止所知的有关身体内外、左右、上下各部之间联系最丰富的认识，由经络体系发展而来的"身体反射区"更是使反射区从手、脚、耳等微小部位扩展到全身，它既可指导针灸取穴、配穴，又可指导全身或局部按摩或其他物理疗法。刺激形式除针灸外，也可以是按摩、推拿、整脊、红外线、激光、电疗、磁疗、外敷中药等。一个融合针灸与其他物理疗法的整体反射疗法，必将造福于全人类！

然而，也正是因为针灸是一种反射疗法，它的应用也受到一定的限制。例如，在针灸疗法中，所谓穴位或反映点既是体内信息在体表的输出端，又是针灸等物理刺激输入机体神经网络的输入端。但是，从穴位获得的反映机体内部情况的表象信息往往是模糊的、不完全可靠的，从穴位输入的治疗信息也不是特异性的，不一定能保证输入到相应的神经网络结构，也不一定就能起到改变网络通道特性的作用。这些都可能是限制针灸疗法的应用范围或疗效的原因。其实，这也是其他反射疗法所共有的弱点。

当然，在明确针灸作为反射疗法的弱点之后，我们也可以寻找对策，设法去控制它。在以下的两章中，我们将围绕针灸治病的整个过程，从反射过程的双向性、疾病信号在体表的输出、针灸治疗信号从反射点（也称反映点或穴位）的输入、反射弧的各个环节、影响信号转递的因素等进行系统的考虑，目的是去获取临床针灸可能具有的最大疗效。

第2章　针灸反射疗法的控制

　　针灸疗法，是一种传统的疾病外治法。它根据人体内部脏腑与外部肢体之间，或肢体的某一部与另一部之间的反射联系（或称"经络"），在体表的特定反射点（或称"穴位"）施行一定强度的针灸刺激，从而达到治病所目的。由于这种外治法具有许多随机的特性，如取穴、配穴变化不一，刺激可强可弱，患者又有个体与疾病的差异，治疗结果常随医师的经验与操作技术的高低而大不相同。这种随机性的存在极大地妨碍了针灸疗法的进一步发展与提高。然而，近代以来，国内外大量的研究都主要集中在经络的实质与针灸治病的原理上，却很少去探讨运用现代科学的理论来指导针灸疗法的整个过程，控制它的各种随机性，解决这个十分实际的临床课题。

　　在本章中，我们运用控制论的方法论，从分析医师与患者黑箱之间的耦合关系着手，提出一个针灸治病的模型图，详细讨论如何获取患者输出的反映其内部状态的各种信息，如何输入针灸治疗的控制信息，以及进行反馈施治，随时调整治疗方案，并且控制各种可能影响疗效的因素等。

2.1 患者"黑箱"

在本书第一章已经阐明,针灸作用的实现,主要是通过神经系统的反射机制来完成的。在这个反射过程中,通常还有体液或其他媒介因素的参与。尽管人体内部发生的这个过程极为复杂,目前尚不能完全搞清针灸原理或对经络实质取得共识,但我们仍能应用一些科学方法来帮助控制针灸过程。这里首先要介绍的是控制论中的黑箱理论。

从黑箱理论来看待中医师包括针灸师治病过程,医师好比是对付一只暂时还不能打开看的人体"黑箱"。医师只能依赖仔细观察、周密调查患者黑箱的输出,即相应于内部病理变化的各种信号进行分析、判断(诊断),决定治疗方案,并通过对黑箱输入治疗性的干预信息,以达到控制黑箱内部变化的目的。中医师对患者黑箱最常用的治疗、控制手段是中药与针灸。针灸师与患者黑箱组成的这种耦合关系如图 2-1 所示。

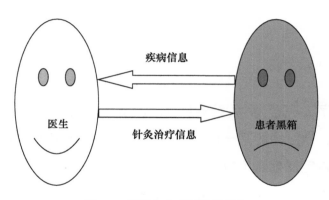

疾病信息

医生

针灸治疗信息

患者黑箱

图 2-1 医师与患者黑箱的耦合

针灸师注重患者黑箱输出的信息大致可以分为两种。第一种是一般的疾病的症状与体征信息;第二种是患者体表出现的特殊的反射信息,即反射区或穴位的信息。后者有时也可以包括在前者之中,如反射区发生的牵涉痛本身就是一种症状,穴位局部皮温或形态的改变也可以是一种体征。但由于它对于中医尤其是针灸治疗的重要性,故单独列出来讨论。

人体患病时,由于局部病理变化及随之产生的整体反应,常态生理功能遭到破坏,可以表现出各种相应的症状,如发热、头痛、眩晕、呕吐、腹泻、关节酸痛、运动障碍,等等。它们是所有医师,不论是中医还是西医,都必须首先获取的、最直接的疾病信息。对于针灸师自然也不例外,即它们是患者黑箱输出的第一种信息。

西医诊治患者时,除了详细了解患者的主诉、现病史、既往史、家属史和用药史等一般信息以外,还着重于通过各种体检、化验或各种现代医学手段去获取患者内部的各方面信息。在人体内部信息的获取上,西医已有一整套科学的理论、方法与手段,而且随着现代科学的进步还在不断发展之中。它的做法好比是直接打开患者黑箱来看其内部,也就是要使黑箱的内部的结构及其变化"大白于天下"。这也是符合西医治疗手段(西药与手术等)的需要的。西医对患者内部的变化及其机制了解得越清楚,就越能有效地控制疾病,治愈疾病。

与西医相比,中医包括针灸师对人体内部信息的获取手段就要简单多了。"望,闻,问,切"四个字,囊括了传统中医所有的诊断手段。它说的就是自古以来中医仅能依靠自己的感觉器官去获取患者的信息。由于手段的原始，中医无法直视人体黑箱内部的细节，只能通过对外部现象的观察来推测内部的变化。《黄帝内经》所说的"有诸于内，必形于外"，就是几千年来中医临床诊断的指导思想。然而，长期的实践，使中医在运用自己感觉去获取患者信息的手段上积累了丰富的经验。舌诊与脉诊，成为中医窥视患者黑箱的两大窗口。还有随着现代科学技术发展起来的，运用计算机处理信息的耳穴诊断、经络诊断等法。它们输出给中医师的信息，虽然不像西医使用现代化仪器获取的人体信息那样微观、准确，但也具有自己独特的一面，如经常可以从整体上反映患者的体质状态或某个系统某一阶段的病变发展。

然而，必须指出，具有现代医学的基础知识，已成为当今传统中医师必不可少的素质。这不仅是因为只有能同时运用中、西医诊断方法的针灸师或中医师，才能全面地收集患者疾病信息，得心应手地应用针灸疗法治疗患者，而且现代社会里患者所使用的语言几乎都带有大量西医的术语，很难想象一个连患者的主诉都听不懂的人如何去当患者的医师。西医对人体生理、病理的丰富认识也为针灸师理解与解释人体黑箱内外变化的必然联系提供了科学基础。

此外，要防止使中医诊断方法神秘化的倾向。有些患者前来就诊时，故意不先说出自己的主诉，而让中医仅依靠脉诊与望诊来猜测自己的病情，以为只有"说得对"的医师才是高明的，好像是"未卜先知"。过去在中国的农村经常发生这种情况，有的中医师还有意利用这种方法来提高自己的名望。现在西方也有一些对中医"一知半解"的人，以此来判断中医的经验。其实，这都是对中医诊断方法与作用的片面理解或受其神秘化宣传的影响。尽管中医的各种诊断方法（包括脉诊、舌诊、耳穴探测、经络测定等）能获取患者的许多整体信息，经常也确实相当准确，但它们不是"卜卦"，多数情况下要合并来自患者机体各方面的信息，尤其是患者的主诉，通过综合的分析才能得出正确的诊断。

实际上，中医的检测手段，也是与它的治疗手段相适应的。中医的治疗手段通常可以分成口服中药的内治法与针灸为主的外治法。当然，中医外治法不只是针灸，还包括中药外敷、熏洗，以及中医外科手术等，但通常可以针灸疗法作其代表。由于外治法的特点，针灸师要比开中药处方为主的一般中医师更注重患者全身体表的反射信息，即传统针灸学中所描述的经络现象。它是与舌诊、脉诊同样重要的信息，但与针灸师的临床诊治尤为相关，故是针灸师必须从患者黑箱获取的第二种信息。

关于舌诊与脉诊的信息及其获取方法，已多见于古代与近代的大量中医书籍。本书不再赘述。下面我们讨论的是通常可以从患者体表（除舌头、脉搏以外部位）获取的反射信息及其方法。

2.2　体表反射信息的获取

针灸师把患者当作黑箱来处理，患病时人体表面局部反射区出现的反应变化，既是判断疾病的客观标志，又是选择刺激部位的主要依据，故要仔细地加以检查。人体的疾病不外乎躯体病、内脏病与中枢病三大类，其中以躯体病、中枢病最常见在体表出现明显的反应。

传统中医的"八纲辩证"是"寒热、虚实、表里、阴阳"八个字。这也是临床上针灸师着手调查与获取患者体表反射信息的四个方面。而且，它们在体表反射信息的辩证上有着自己特别的内涵。

简单说来，体表反射信息主要从这四个方面去获取，一是分明寒热：如患部或肢体的皮温或自觉体温是升高（热）还是降低（寒）？二是摸清虚实：如患部或反射区局部组织是隆起（实）还是内陷（虚）？是张力增加（实）还是松弛（虚）？是在肌肉丰满处（实）还是脂肪聚集处

（虚）？三是确定表里：如压痛点的产生是来自躯体病变（表）还是内脏病变（里）？或者说是局部性的还是反射性的？再如压痛点的轻重、对称、按压时的反映等性质究竟如何？或者说它们是病理性的还是生理性的？四是鉴别阴阳：体表征象或反映点主要发生在身体的阳面（背部、四肢的后外侧部等）还是阴面（腹部或四肢的内前侧部等）？如果以经络而论，究竟是阳经还是阴经为主受牵涉？等等。

总之，"八纲辩证"所获取的疾病信息不仅可以来自内脏，也可以来自体表。我们在下文分析各种体表反射信息的获取方法与含义时，都离不开从这四个方面去考虑。

此外，当体表反射信号微弱、模糊，不易判定时，有一些行之有效的信号"放大"与"滤波"的对策。由于单凭医师自身的感觉来察觉患者的疾病信息或体表反射信息，难免受到自身感觉器官（眼、鼻、耳等）或感受器（如手指触觉、温度觉等）敏感度的限制；加上在某些机体反应性低下或年老体弱、久病痼疾的患者，不仅其一般症状信号可以模糊不清，体表反射信号更是如此，故经常需要先把信号放大。

放大体表反射信号的常用方法，一是可以应用特殊的仪器。如用特制的"化学测痛器"或"按压测痛器"检测体表痛阈或压痛程度上的定量差异；用"电子穴位探测仪"检测穴位或反映点，寻找电阻最小的"良导点"等；用肌电图仪检测体表神经、肌肉的变性状态等。其实，现代医学发明与应用的大多数临床检测仪器多具有对人体疾病信号的放大功能。二是可以应用一些简单的附加手段，如西医作心电图检测心肌缺血时常用的"运动试验"就是一例：在一定强度的运动后可以使原先微小、难以检测到的心肌缺血变得明显起来。再如在软组织损伤而不易确定疼痛中心时，可以令患者朝某一方向过度伸展患部以激发痛点，或在活动患部中寻找痛点。寒冷天气耳郭上压痛点不易找到时，也可先将耳郭用手擦红、擦热后再找，压痛点即容易显示。

所谓"滤波"，指的是要从获取的大量体表反射信号中找出真正与疾病有关的部分，因为出现在人体体表的信号可以是多方面混杂的，如压痛点既可以是生理性的，也可以是病理性，既可以是躯体性的反映，也可以是内脏性的反映，通常要加以鉴别。"有比较才能有鉴别"。比较的方法是最有用的一种信号"滤波"。检测身体某部位的体表反应时，一是可与对侧相同部位比较；二是可与周围邻近组织比较；三是可与相同部位在不同时间（如前后两次治疗时）的反应比较，发现差异后通常就容易作出判定。体表反射信息的收集、处理过程的环节如图2-2所示。

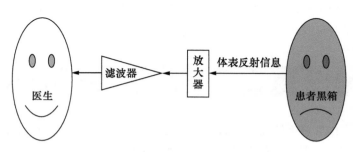

图 2-2　体表反射信息的收集与处理

2.2.1　皮肤温度

身体局部皮温升高还是降低，通常分别反映局部有炎症或血液循环差。这是临床诊治躯体病时常见且最容易获取的体表反射信息。如关节炎急性期皮温明显升高，而血液循环不好的肢体摸上去发凉。

在人体各部位中，通常肌肉丰满处的皮温较关节所在处高。如在关节部位发现皮温升高，通常是局部炎症的表现。膝关节，踝关节，肩关节，腰骶关节，以及有众多小关节聚集的足背部等均是临床常见发生炎症时皮温升高的部位。但在炎症的慢性阶段，皮温也可以不高，甚至有皮温降低的，如所谓的"寒痹"。

人体肘膝关节以下的四肢部分包括手足，通常有充分的血液循环。如果在诊疗前没有长时间暴露在寒冷空气之下，那里的皮温也像肌肉丰满处那样较高。如果用手掌摸上去，它们显得发凉，则多半反映局部的血液循环欠佳，或有支配血管运动神经的活动障碍，或者是兼有末梢神经炎或局部肌肉萎缩所致。

然而，要充分利用皮温变化的信息，针灸师对正常人体的皮温特点应有相当的认识。例如，由于脂肪组织有明显的保温作用，肥胖患者的局部炎症不容易通过皮温的变化检查出来。同样道理，即使正常体重者，局部脂肪丰厚的地方（如臀部）的皮温，平时就显得较低。再如，自肌肉丰满的腰背部至腰骶部关节，通常皮温从上往下逐渐降低，若在腰骶部察觉有皮温的异常升高，也能确定局部有炎症的存在。

为了确定患者体表局部皮温的变化，一个简便的方法是针灸师以自己手掌的皮温作为参照系，同时对患者不同体表部位尤其是对称部位进行比较。由于身体两侧对应的关节或部位，经常不会同时患病，故针灸师可用自己的手掌覆盖患处，去比较患者两侧局部皮温的差异来得出结论。针灸师也可以用手去比较局部与周围区域皮温的差异。所以，这里所说的皮温高低，通常是患部相对于针灸师自己手掌的皮温而言。当然，也可以应用专门的表面体温计测定、比较。但以操作者之手掌去感觉皮温的差异，是临床上应用得最多，也是最简便的方法。

总之，根据患部皮温的异常变化来确定炎症部位及其中心，十分有利于以后的针灸治疗。它们大多可以选为针刺或其他外治法的刺激部位。

2.2.2 局部软组织的外观与张力

另一个容易获取的体表反射信息是局部软组织的外观改变，如局部软组织的隆起或内陷，局部皮肤的颜色变化或脱屑等。这些既常见于躯体疾病时，也常见于内脏疾病时。

当体表局部软组织的外观变化明显时，用肉眼就能看出。原来下陷的部位可呈饱满感，如偏头痛时太阳穴的隆起或饱满，鼻窦炎时鼻通穴或迎香穴的饱满等。再如膝关节炎时膝眼穴或犊鼻穴，踝关节炎时外踝部及丘墟穴等水肿隆起。即使原来丰满处，当有轻微水肿时也可有局部的隆起，如颈肌扭伤；而麻痹肢体或病久的局部则可以有肌肉萎缩导致的内陷表现。如合谷穴区作为头面、口部的反射区，通常肌肉饱满隆起。笔者观察到，有一位长期患严重双侧颞颌关节炎的老人，其双侧合谷穴区有明显的肌肉萎缩。再如痔疾患者腰骶部出现的暗红色"痔点"，皮肤病患者耳部"肺反射区"出现的皮肤脱屑等，都是很容易察觉的。

当肉眼不易明显看出局部外观异常时，操作者可辅以指腹触摸检查，也就是临床上常用的所谓"腧穴触诊法"，但探测的范围可以不限于腧穴。如在腰背部，当用指腹轻轻地沿着肌肉走向抚摩时，不难发现局部软组织微小的突起或下陷。为此，患者局部组织的完全放松十分关键，同时要选择适当的体位。身体不同部位组织外观变化的易察性有明显差异。在肩、颈部一般容易察觉，可采取头略低，两手外旋，略抬高肘部的体位，使局部充分暴露。但这时两侧上肢一定要对称放置，否则会造成假象，影响肩背部组织外观异常的正确判断。

当用手指触摸患者身体表面时，除了可以发现细微的局部软组织形态改变外，也可以察觉局部软组织张力的异常，如皮下的硬性结节或触摸时的空虚感等。

常见的是存在于皮下组织或肌肉中的圆形或条形结节。如在耳鸣、耳聋患者可以发现的翳风穴大圆硬结[68]，手掌腱鞘炎时局部发生的细小圆硬结等。在某些肩痛患者，虽然其上臂部外侧局部外观无明显改变的高低变化，但触摸时仍能发现局部肌肉张力的增加，尤其当用指腹轻轻地沿着肌肉走向抚摩时可以察觉条形结节。在坐骨神经痛外侧型患者，其腓骨后上缘或腓肠肌的腓侧也经常可以察觉类似异常。这种条形结节很可能就是增粗或粘连的结缔组织或肌肉纤维。大量临床实践证明，患者局部软组织外观或张力有明显异常的部位，通常是针灸治疗优选的刺激部位，而且刺激时往往有较强的针感，收效也较好。

指腹触摸时的空虚感，在正常人体常见于脂肪丰满处或肌肉缺少处。但如在肌肉丰满部位触摸到空虚感，则提示有局部的肌张力低下。如果它发生在患者全身所有肌肉丰满处，反映的或许是患者全身的体质状态虚弱，也就是传统中医所谓的"虚症"表现之一。如它仅出现在身体某一局部，而非全身，那便具有了须从局部反射异常考虑的临床意义。

体表局部软组织的外观或张力的改变，不仅常见于躯体的急、慢性疾病，也常见于慢性的内脏病变。如肝肿大或慢性胃疾时在耳部相应"肝反射区"或"胃反射区"有局部隆起或圆形小结节；泌尿生殖系疾病如子宫肌瘤时在阴陵泉附近或三阴交穴区出现丰满或隆起；慢性消化系统疾病可在背部第9~12胸椎附近触到皮下结节或条索状物[186]，等等。临床上常用的所谓"经络诊断"或"耳穴诊断"法所观察的主要指标之一就是这类体表局部软组织的外观或张力的改变。

此外，体表局部软组织的形态或张力的改变，除肌肉组织外，还容易出现在组成身体体表结构的一些结缔组织之中。最早应用控制论观点探讨针麻原理的研究者，曾经建议以后的研究要结合经络感传现象，注意"交界面"组织。他们从经络的"联系"功能出发，猜测经络的结构基础可能存在于"联系"现在已知的各种组织的"交界面"上，比如肌膜、腱膜、骨膜、腹膜、肠系膜……以及神经、血管、淋巴等之间的"交界面"组织等。他们认为，从信息传递、变换、加工的观点，在"交界面"上应发生信息变换，必然伴有其"载体"的物质或能量的变化[6]。其实，上述各种"交界面"的组织几乎都是结缔组织。当机体内部功能发生异常变化时，在体表特定区域或穴位内的各种软组织尤其是皮下结缔组织或肌肉组织内出现形态或张力的改变，显然正是这种"内脏-体表相关"或"体表-体表相关"通信活动的结果。

2.2.3 压痛点

除上述两种反应外，在身体的一定部位出现压痛点或局部痛阈的降低，是针灸临床上最常见的体表反射信号。它可以单独出现，也可以与上述两种反应或者其一合并出现。其实，大多数上述反映点同时也是压痛点。

由于人体体表不仅能反映人体内部疾病状态的信息，也能反映人体内部正常功能状态的信息，故对于出现体表的各种反应，既有可能是病理性的，也有可能是生理性的，要仔细加以鉴别。这对于体表压痛点来说尤其重要，因为它们十分普遍地出现在身体体表，很难设定一定的标准。

现在知道，传统记载的大多数经穴位置上都有局部神经末梢或感受器比较集中的分布，这就使它们在被按压时通常比周围非穴区的部位来得敏感，故即使在正常功能状态下，它们也多是压痛点经常出现的部位。例如，下肢的足三里、地机，上肢的手三里、合谷等穴就是这样。当然，还有许多没有被文献记载或新发现的体表部位，如"经外奇穴"或"新穴"，也同样可能具有对按压敏感的特性。因此，为了与病理状态下出现的体表压痛点加以区分，所有那些在正常功能状态下出现局部压痛的体表部位或穴位，可以称为生理压痛点、生理敏感点或生理反映点。

在正常生理状态下，分布在体表同一部位或相互邻近的穴位或生理压痛点，一般有类似程度的压痛，但分布在身体不同部位或相隔较远处时，它们的压痛程度可以有很大差异。而且，当人体功能在正常范围内波动时，它们的敏感性也会有相应的变化，如在空腹或饭后等情况下，足三里、地机等与消化系统有较密切关系的穴位的压痛程度也会稍有增加。

另一方面，当躯体、内脏或中枢患病时，体表也会出现压痛点，即所谓的病理压痛点、病理敏感点或病理反映点。它们出现在体表的位置与上述生理压痛点的位置一般没有不同，如慢性消化系统疾病患者也可在足三里、地机处有压痛[186]。但病理压痛点起码具有以下五个可以用来鉴别的特点：

（1）其压痛的程度要比正常功能状态下明显增加，或者说有局部痛阈的明显降低。通常可用"轻触即得"四个字来形容。当其敏感性仅轻度增高时，可以通过与其周围邻近穴位的压痛程度比较来察觉。

（2）它往往不具有两侧的对称性，即只在身体的某一侧出现异常，而通常生理压痛点的出现往往都是两侧对称性的；由此可以通过与对侧相应部位的比较来认定。

（3）它经常与其他体表局部反应合并出现，如兼有皮下硬结、局部软组织的隆起或皮温的升高等。后者常见于躯体性疾患时。

（4）按压时可能诱发或缓解相关反射区的病痛。也正是由于这第四个特性，西方人给体表的那些敏感点一个专门的名称"Trigger point"（触发点或扳机点）。Melzack 等发现，与肌肉纤维性或内脏性疼痛相关的触发点经常位于牵涉痛区但许多也离开一定距离。而且，在触发点上短暂的强刺激经常可以有长时间的疼痛缓解。它们的这些性质 - 广泛分布与受刺激可以缓解疼痛，与用治疼痛的穴位十分类似。在触发点与穴位之间发现有相当高的相关性（71%）。这提示两者虽然独立地被发现与命名，但其相同的现象应有相同的神经机制[187]。

（5）它的压痛程度或其他反映可以随所反映的疾病的变化而变化。例如，身体患病时体表出现的一些硬结反映点大都有压痛的特性，而且其压痛程度、硬度及大小都可以随着身体功能状态的变化而变化。如以翳风穴出现的硬结反映点为例。笔者观察到，病程久、病情重者，它的压痛剧烈，硬结大而硬；病程短、病情轻者，压痛轻微，硬结小而软，且随着疾病的好转与治愈，可以逐渐消失[68]。

有时，在某些患者身上不容易发现具有压痛性质的反映点，按压时多是酸、胀、麻或者有皮肤知觉减退，而不是痛。其作为反映点的临床意义应与压痛相似。如笔者在治疗产后尿潴留的患者时，就观察到三阴交等穴具有压酸的性质（参见"4.10.1　尿潴留"）；一些以酸楚、沉重、麻木为主的痹症，如风湿、类风湿关节炎、肌纤维织炎等患者，也经常有类似表现（参见"4.1.7　类风湿关节炎 / 手足小关节炎"）。

此外，尚要注意区别病理压痛点是来自躯体表面局部病痛的反映，还是来自远隔部位包括内脏病痛的反映。这对于同时合并有体表局部病痛的患者尤其重要。一般来说，内脏、头部及躯干部位的病痛在肢体远端上的反映点可以是单侧性的，也可以是双侧性的，但压痛最常见于患侧，而且其压痛程度一般超过健侧。而躯体病痛的局部或邻近反映点则大多是同侧性的，可以与自发疼痛的部位一致。除非躯体双侧同时有病痛存在或者其疼痛十分剧烈时，反映点也可以出现在对侧相应部位。此外，一个常用的鉴别方法是，如果是局部病痛的反映点，它被用力按压时往往能有局部病痛的缓解或舒适感；而如果是远隔病痛的反映点，它被按压时局部通常十分不适，但可以立即有远隔病痛的缓解。

目前临床上为寻找压痛点或比较压痛程度，尽管发明了一些测痛计（Dolorimetry），但仍主要是用手指按压。医师用自己的指压来测痛时，要注意控制按压的强度。一方面，按压的强度要适中，如压得太轻，全身都无压痛；而压得太重，则处处皆痛，难以鉴别压痛的程度差异。另一方面，按压的强度要因人而异，要根据人体敏感性的个体差异及不同部位的敏感性差异来作调整。如对敏感的女性患者或有炎症表现、本来就已有局部疼痛的部位，只有轻轻按压，才能明确最敏感的痛点或疼痛中心；而对肌肉丰满的男性，尤其是从事体力劳动职业人员，他们的体表敏感性往往较低，一般的按压对他们没有多大的反应，非有一定指力训练的针灸师才能得心应手地进行体表压痛程度的比较（参见"2.6.5 操作者的指力"）。有时，患者就诊前是服用了镇痛药来的，这会提高患者全身的耐痛阈。在这种情况下，也要适当提高按压指力以测试压痛程度才行。还有一些运动所致的软组织损伤，压痛点或自发痛点出现的位置会随着体位的变动而移动，采取特定的姿势或体位可以"放大"疼痛信号。这是考虑采取"阻力针法"的基础（参见"3.5.5 特殊姿势与'阻力针法'"）。

2.2.4 皮肤电阻

人体体表输出的另一个反射信息是皮肤电阻。这也是近代经络实质研究中一直最受关注的课题之一。许多以测量皮肤电阻为指标的"经络探测仪"进入针灸临床，有的用于全身皮肤上穴位的测定，有的仅用于微小反射区如耳郭部位的皮肤。过去大多是简单的半导体型，近年来又开始发展了带微电脑控制的"智能型"。这些仪器除具有探测穴位电阻功能外，大多还能给予穴位电刺激。

经过几十年来的临床测试，一个肯定的事实是，人体在正常生理活动时可以在体表皮肤上测出许多电阻较小、容易导电的点（区），即"良导点"。良导点上的痛觉、温度觉、血管的反应通常也特别敏感。大多数穴位都属于这样的点（区）。当在疾病状态下时，体表反射区内穴位的皮肤电阻也会发生相应变化，一般是电阻变得更小，同时有痛阈的进一步减低。

从许多临床疾病测定资料报道，内脏病变可以在它所属的原穴上发生测值变异，说明原穴有代表性。例如，在100例肝炎患者各经原穴测定，肝经原穴变化为78%，脾经原穴变化为64%。对683例各型肺结核测定十二经原穴的导电量均为降低，其降低程度与病情轻重有一定的关系。60例消化性溃疡患者的测定，以脾经原穴变化占79%，胃经原穴变化居次，占38.45%。其他人对溃疡病的测定结果也与此类似。在303例恶性肿瘤患者测定结果显示，三焦经有异常者230例，胆经有异常者211例。这一类的研究至今已积累了越来越多的数据，但对原穴测值的标准以及其究竟能否反映相应内脏病变，一直尚未取得统一的认识。

而且，临床上应用这一体表信息来指导针灸却并不顺利，因为它的获取容易受到患者体内外许多因素的干扰，使人难以辨别真假信息。首先，人体内部的正常功能变化，也会导致皮肤电阻的变化。如内脏器官活动（如饮食、排泄），精神状态（如情绪波动或睡眠前后）以及运动、出汗等均能影响皮肤电阻。其次，测试环境湿度、测试电极按压的轻重等都可以带来明显的测试误差。

一般来说，在体表微小反射区测定皮肤电阻的重复性较高。如耳穴或耳反射区的电阻测定，因其测试结果比较稳定，在指导耳穴诊断与耳针治病方面发挥了很大作用。有研究者以一些有可能在20min内出现即时疗效的病例（包括各种痛症等）作为观察对象，观察到在耳针治疗中，针刺利用耳穴探测笔找准拟取穴区中的良导反映点，能大大地提高疗效[188]。耳穴电阻探测数据较为可靠的原因，一方面是在耳郭这一微小区域内皮肤的干湿度容易控制一致，二是探测局部邻近组织结构及其厚度也比较类似，三是在这小范围内测试时容易保持按压力度的均匀，所以在耳郭上测试的皮肤电阻要比在全身测试时可靠多了。

看来，要准确获取全身皮肤电阻变化规律的信息，除了要恒定人体内部生理功能条件与控制气候影响因素等外，还得在测试仪器的"智能化"上下一番工夫。如使仪器能储存每次测试结果，进行同一部位电阻的前后对比，进一步减少测量误差。探测电极的面积也可以适当增大，既保证能测出不同部位电阻的差异，又要尽量测一个"面"而不再是一个"点"的电阻，与临床用手指按压检查压痛点的方法相应，使所获取的这两种体表信息能相辅相成。

以上分析了通常能从人体体表获取的，而且对针灸师来说是最重要与最有用的反射信息。当然，还有一些其他可以从体表向人体黑箱获取的信息，如体表部位的振动特性。已有人证明可以用一个锤子敲出各条传统经络，即不同的经络具有特定的共振特性，但其临床应用尚待开发。

2.3　针灸干预信息的输入

从反射学的观点来看，针灸疗法是通过刺激人体体表一定部位输入的干预信息作用于人体本身的自动控制系统来获取疗效的。由于迄今为止针灸输入的干预信息如何在人体黑箱内传递、变换和加工的过程还不清楚，但我们又要控制针灸治病过程，达到理想的治病效果，怎么办呢？根据控制或调节黑箱的一般理论，有两种办法可以采取。一是通过多次实践，将每次输入的针灸信号与输出的疾病信号对应起来，即给它一个刺激，再看看它的反应，从积累的经验出发逐步建立该黑箱的控制模型；二是利用反馈原理来对黑箱控制进行调节。在本节我们先来分析第一种方法，它包括合理选择刺激部位、刺激类型、刺激强度与时间，以及疗程与治疗间隔等。这些都是针灸疗法的关键环节，也是每一位针灸师每次治疗患者所必须从事的环节。至于反馈过程，将在下一节中论述。

2.3.1　最佳刺激部位

作为一种外治法，针灸干预信息（或称治疗信息）是从体表某处输入的，刺激部位的选择与确定是针灸疗法的第一步。由于每一种疾病，可供选择的穴位或反射区都不止一个，教科书上的记载与自己以往的经验，就成为针灸师选择最佳刺激部位包括其组合方式或称为"配穴"的出发点。在本书第 1 章所提出的反射区分布规律，有助于传统经络及其穴位功能的总结与归类，可以明显减少临床治疗时选择刺激部位的困扰，这里不再赘述。在此我们着重分析临床治疗三大类疾病时最佳刺激部位的选择。

对于位于身体表面的大多数躯体疾病来说，例如各种软组织损伤或关节炎，既可以直接刺激患部的痛点所在，也可以在相应的躯体反射区内远隔或邻近取穴。

供直接刺激的患部痛点，古人称其为"阿是穴"。其实，有两种痛点都可以刺激。一是典型的阿是穴，即用手指按压时患者感到局部或放射性疼痛的位置；二是无须按压，在患部静止或活动时患者自己感到疼痛的地方；在针刺所有这两类阿是穴时，一定要将针尖刺准其中心位置，其标志是刺激时患者往往有很强的针感，刺激后往往能使局部的疼痛程度减轻。

在"1.2.3　穴位的组织结构与感受器"中，我们曾经指出，在同一个穴位上经常可以分为几个层次，每个层次有不同的感受器分布。注意刺激部位的层次特点，有意识地刺激与所治疾病相应的层次，这在治疗躯体疾病时尤为重要。例如，坐骨神经痛是直接刺激位于环跳、殷门穴区的坐骨神经干；膝关节炎时刺激梁丘穴区的骨膜表面"以针磨骨"或膝眼穴区的关节感受器，等等。

也许可以这样说，针灸疗法比药物疗法的最大长处，除了没有药物可能具有的不良反应外，是它可以直接刺激患部——经常是药物难以到达或者即使到达后其分布浓度也经常不够的位置。

因此，能否刺准患部及其相应层次的核心经常是针灸治疗躯体疾病能否快速取效的关键。

躯体反射区分为前、后、侧三个分区。大多数躯体疼痛性疾病或运动麻痹也发生在后、侧两区的身体阳面。发生在哪一个区的病，就在那个区内寻找刺激部位，这是在躯体反射区内远端取穴的一般原则。远端取穴时遵守循经的原则，是经无数传统针灸实践证明有效的方法。例如，手术时的切皮疼痛，可以算是一种躯体性疼痛，针麻的许多有效穴位就是位于与手术部位同一条经络线上。如行胸腔手术取三阳络穴，行甲状腺手术取扶突穴，行胃肠手术取足三里穴，行眼部手术取光明穴等，其针麻效果都十分显著。"宁失其穴，勿失其经"，更是强调了循经的重要性。

其实，躯体反射区的前、后、侧三区包括了全部经络体系的体表循行线路，而且它们都是沿身体纵轴分布的，故按躯体反射区取穴与循经取穴是基本一致的。其主要区别是传统经络体系描绘的只是十四条循行于体表的线，而且其途径在胸腹或头面部多有交叉，而躯体反射区把全身体表沿纵轴主要分成三部分，把循行于四肢、不交叉或交叉的经脉线改成独立或融合的相应的"经脉带"，纠正了"经络是线"的传统认识（参见"1.3.7 反射区的分类与分布规律"与"5.2 躯体反射区"）。当然，在躯干与头部，躯体反射区只分成三条带，可能少了些，但其出发点是以头为中心，沿纵轴把体表分成连续的部分。郭效宗提出的针灸有效点理论是把身体各部分成四区，并且划分贯穿全身上下的经、纬线[158]，其中对经线的划分显然也是类似的思路。然而，沿纵轴究竟把体表分成几部分最合适，以及如何来划分？这确实是个值得进一步研究的课题。

在相应的躯体反射区内有两类刺激部位可供选择：一是与患部有某种联系，比如说发生放射痛到达的部位，如坐骨神经痛患者在小腿外侧出现的阳性反映点，它们被按压时也会有较强的酸痛。二是虽没有明显征兆与疾病相关，但是位于传统记载的经络线上、通常比周围组织较为敏感的穴位。这种"循区取穴"的方法显然就是扩大范围的"循经取穴"。

当局部取穴因某些原因受到限制时，也可以邻近取穴，其作用也很明显。例如骨折后，肢体由于石膏固定没有拆除，无法局部用针，就可以在邻近处选穴。还有一些肿块性质不明，不宜局部刺激时也可以邻近取穴。有报道，针灸对甲状腺功能的影响似乎与刺激的经络差别关系不大，而和穴位对甲状腺的距离有关。当电针刺激家兔靠近甲状腺的不同经穴时，均可得到显著的抑制作用，但如电针刺激远离甲状腺的同经穴位时，却与未针组没有差别[189]。甲状腺虽属于内分泌腺，但其位置居于体表浅处，与躯体部关系十分密切，这可能是刺激它邻近的躯体反射区会明显影响它功能的原因。

邻近取穴的选择可以是在患部四周任一方位，也可以按上述"循区取穴"或"循经取穴"方法在邻近部位寻找。由于邻近取穴通常比远隔取穴容易在刺激时达到"气至病所"的效应，而"气至病所"可以提高疗效已得到肯定，故邻近取穴法的作用不可忽视。

治疗内脏疾病时的最佳刺激部位是在它邻近或远隔反射区内的反映点。内脏疾病时反射区出现的反应变化，主要是压痛点，但也有出现皮下硬节的。一般来说，背部邻近反射区内是最容易发现反映点的位置，如哮喘病时的肺俞，肝胆病时的肝俞、膈俞、胆俞等穴。四肢肘膝关节以下的远端也是内脏反映点常见的地方，如肠胃病时的足三里，心绞痛时的内关穴等。此外，牵涉痛的反射形式，对内脏疾病来说更是十分常见。如人们熟知的胆绞痛时的右侧肩胛（天宗穴）部疼痛，还有胃病时的前额部（印堂穴）疼痛等。但此种情况有时须与局部本身病痛相鉴别。

根据笔者的经验，针灸治疗内脏病选用邻近穴位时，应尽量首选背部反映点，因其靠近相应内脏，出现的阳性反应最为可靠，而且肌肉丰厚，容易出现与检测反映点，刺激也相对容易与安全。而胸、腹壁不仅容易受到患者性别等原因影响充分暴露，限制检测，而且其肌肉层尤其是胸壁肌肉层较薄，针刺时较难控制安全深度，影响得气。

检测时，可以先在反射区的大致范围内仔细寻找，用指腹沿上下方向抚摸获取稍突出的部位，若同时合并有明显压痛，那就比较可靠了。找到几个反映点后可以先用笔作个记号，然而再确定是在哪个穴位的位置上。一定要记住，传统穴位的名字与位置，只不过是用来指导寻找的范围及用来给反映点定位的标记而已。当反映点的变化不明显、较难确定其意义时，可以先轻后重地采取不同强度作按压比较，并且先比较同侧与周围穴位的压痛差异，再与对侧相应部位比较，以最敏感的部位作为刺激部位。

其实，治疗内脏病远隔取穴时，许多针刺部位不一定就是反映点。如十二经络的多数原穴，都是比较敏感的位置，针刺时有较强的感应向四周扩散。它们或者可以扩散到邻近的反射区或反映点再起作用。故临床上经常即使未刺在反映点上，只要针感强，也会有一定效果。当然，如果能发现与确定真正的反映点来刺激，则其效果最好，刺激时常有"气至病所"的针感，而且经常发生相应内脏的活动感觉（如胃肠蠕动）或立即有症状的改善。

对于中枢性疾病来说，在头部及背部中线区的反射区，最多见阳性反映点出现，主要也是压痛点。在背部正中线上的反映点，其压痛程度可与上下邻近部位相比，一般很容易确定。也可以用点着的艾条，在灸治的过程中进一步发现对热刺激敏感的部位。此外，手足部的阴阳面交界处，也是经常用以治疗中枢性疾病的刺激部位，尽管它们不一定是疾病反映点，但它们大多是生理敏感点，它们受刺激时所具有的强烈感觉，已说明它们与整个神经中枢的联系十分紧密。中国有句古话："十指连心"。"心"这个脏器，在中医的理论系统里也用来代表人的意识。

在选择穴位时还一定要记住，由于三大类（躯体、内脏及中枢）反射区同时存在身体的表面，许多地方有相互的重叠，故一方面在临床治疗多种病症合并存在的患者时，可以有意识地选择某些多功能穴位或反映点，以做到选穴少而精，另一方面是即使选择同一刺激部位，也要针对所治疗的疾病类别对刺激的层次、深浅作相应的调整。

以上是笔者在选择自以为最佳刺激部位的一些思路。由于对每一种针灸适应证或每一个患者，有多个刺激部位可供选择，不仅可以在全身分布的体穴中选择，而且还可以在耳穴等微小穴区中选择，它们之间的效果差异很难比较，故究竟是否存在最佳的刺激部位或穴位？这尚是一个未定论的问题。如果答案是肯定的，那又如何知道或去确定某一部位或穴位是最佳刺激部位？而且，每次治疗时只选择一个刺激部位与同时选择几个刺激部位的效果会有什么差异？即当刺激最佳刺激部位时是否还一定要配穴？如何知道或确定不同刺激部位之间的相互作用（协同或拮抗）？等等。搞清这些问题，显然是针灸疗法现代化、科学化的重要一步。

为了确定最佳刺激部位，研究方法离不开两个原则：一是每次只观察与比较刺激一个部位的影响。这在实验研究中容易做到，但在临床上也有一定的难度。笔者在临床上曾应用所谓"一针法"或"逐针法"，选择一些可能在刺激前后立即发生变化的功能或症状作为观察指标，比较每一个刺激点的即时效果差异。所谓"一针法"或"逐针法"，是先只扎 1 针，而观其无效后再扎第 2 针、第 3针……直到取效为止。如果第 1 针有效则不再扎第 2 针。应用这一研究方法，在临床治病过程中可以获取不少有关刺激部位疗效差异的信息。二是要知道除刺激部位以外，其他也能够影响疗效的各个因素，并且在研究中要保持它们不变，才有可能真正搞清哪些属于来自刺激部位的影响。下文中我们将逐个分析其他与针灸疗效密切相关的因素，如刺激类型。刺激强度与时间，以及不同针刺手法等对刺激效果的影响。而且，即使在同一刺激部位针刺，也要知晓不同深度、不同角度的刺激等也可能影响疗效的差异，故要在研究中作出统一、明确的规定，后人才有可能重复出研究者的观察结果。

与刺激部位密切相关的另一个方面是配穴的利弊与数目，还有各配穴刺激的顺序等。笔者的经验是，在尚不清楚最佳刺激部位而又要争取最佳疗效时，为了保证每次治疗时能刺激到最佳刺激部位，可以选择几个属于不同信息通道输入针灸信息的刺激部位同时刺激（参见"3.4　配穴：多通道刺激法"）。而在尚不清楚各个刺激部位之间相互作用的时候，一个对策是取穴尽量少而精。

关于刺激顺序与刺激部位的关系（参见"2.6.10 刺激顺序"）。

2.3.2 刺激类型

在确定刺激部位以后，下一步的关键是选择合适的刺激类型与刺激参数。

针灸师对患者"黑箱"的干预手段，古代主要是针刺与艾灸，还有按摩、推拿、拔火罐、刮痧、中药熏洗、外敷等；现代科技的发展又增加了电、磁、红外线、激光等类型的刺激。几乎西医物理疗法的各种手段都可以刺激穴位或与针灸疗法结合使用。由此，各种"新医疗法"及其相应的器具如电针、激光针、近或远红外线灯、电磁按摩器等层出不穷，它们与传统的针刺刺激一起，都成为可供针灸师选择使用的刺激类型。

如按刺激类型来分，在人体体表穴位或反射区上的刺激大致有机械、电、热、磁、激光等五种（参见"1.2.2 针灸的刺激信号"）。传统用手操作的针刺及穴位按摩都属机械刺激；电针或跨皮肤电极刺激（TNS）属电刺激；艾灸与红外线照射属热刺激；使用永磁材料制作的皮肤粘贴块或以电磁效应产热的刺激器属磁刺激。还有以一定功率的激光照射穴位代替针灸的所谓激光针等。

由于针灸临床上应用最广泛的是属于机械刺激的各种针刺法与属于热刺激的艾灸法，以及电针与电热疗，本书也主要介绍这些刺激类型。前文已用大量篇幅讨论了针刺类的机械刺激，这里不再赘述。关于穴位上的电刺激法，后文也将专题论述。这里只着重分析一下艾灸类热刺激。

艾绒之所以被古人选来作为穴位热刺激的材料，可能主要在于它燃烧的速度较慢，可以保持较长时间、相对恒定的温度，还有那特定的香味。用艾绒制成的艾炷或艾条在点燃后可以只刺激穴位局部很小的一个范围，受刺激皮肤温度的升高缓慢而均匀，受刺激部位一般没有不适的感觉。它的显著疗效加上这些特点使它得以流行。灸疗在日本有着广泛的流传和临床应用，现代日本的灸疗分有痕灸（直接灸）与无痕灸（间接灸）两大类。有痕灸包括最常用的透热灸（参见"3.1.12 透热灸法"）、焦热灸和化脓灸（参见"3.1.13 延久刺激的原则"）。焦热灸是对施术部位的组织和皮肤烧焦的灸法，主要用于疣和鸡眼等。无痕灸包括一般的温灸、隔物灸、雀啄灸（参见"3.3.8 雀啄灸与热波"）等，基本上与中国的传统间接灸法相同[190]。

目前针灸临床常用的热刺激手段除艾灸外，尚有红外线照射、火罐、湿热敷或中药熏洗、浸泡，以及中药外敷的热刺激等。国内市场上销售的"酸痛灵"中药制剂，以及民间常用的以捣碎的生大蒜头局部外敷等方法，都是后者的例子。应用生大蒜头局部外敷治疗网球肘等病时，放置并包扎数分钟后即可以有局部皮肤的炙热感觉；如时间久了还会皮肤起泡、发炎甚至引起表浅瘢痕，类似有痕灸的效果。

刺激类型不同，不仅在穴位上激发的感受器不同，其作用机制也有很大区别。如灸疗明显不同于针刺刺激，它的全身作用多半是靠热刺激通过皮肤及皮下温度感受器激发自主神经系统功能实现的，而它的局部作用，显然与改变局部血液循环，驱散局部聚集的致痛物质（如乳酸、钾离子等）等途径有关。也有报道，间接灸除热效应外，尚有由艾与艾焦油（Moxa-tar）引起的清除化学根基的作用，如它可以在小鼠皮肤减少脂质的过氧化和增加超氧化物歧化酶的数量，灸后组织学的发现表明还有毛发母细胞数目的增加与肥大[191][192]。

由于不同类型刺激对机体的影响不完全相同，故它们的临床应用价值也就有所侧重。如作为机械刺激或电刺激的针刺或电针对于支配躯体运动系统的神经-肌肉有较直接的影响，故治疗躯体运动系统疾患时常以针刺首选，尤其在以改变肌张力（松弛肌紧张或治疗神经-肌肉麻痹）为主要目的时，应用电针常有较好的效果；而作为热刺激的艾灸对自主神经系统的影响就可能比针刺更明显些，故治疗内脏或血管功能紊乱有不可忽视的独特作用，它经常无法被针刺所取代。

针刺与艾灸即使有类似的功效，由于其作用机制的不同，它们也各有自己的作用特点。如在镇痛与调整功能方面，针刺首先激发的是短捷的神经反射弧，故其作用一般比艾灸发生得较快，但持续时间可能较短；而艾灸则较多依赖自主神经系统的激发与体液因子的参与，故虽作用相对较缓，但其效应持续较久。只有较强或较长时间的针刺进一步激发了体液因子的释放，才可能达到持续较久的效应。此外，同样是针刺，属于微反射的耳针的作用也与体针不完全相同。由于耳穴上有迷走神经等的直接分布，耳针刺激可以通过对自主神经系统较直接的影响来治疗内脏或血管性疾患。

人体对不同类型的体表刺激产生的适应性也有快慢的区别。如由于针刺类机械刺激的信号多不规则，而电刺激的信号则相当规则，机体对前者的适应性就要比对后者来得慢，故在大多数情况下，用手操作的针刺疗法是最方便、最有效的刺激类型，不能千篇一律地被电针所取代。但电刺激在较长时间的应用中容易保持刺激参数的恒定，其刺激效应的重复性也就相对较高，故需要长时间留针并在留针期间不断加强刺激的场合，如针刺麻醉的时候，应用电针又最为方便。此外，即使同是电刺激，经常变动刺激频率与强度时也比始终不改变频率与强度的刺激不容易被机体适应，故在长时间应用电刺激时最好经常改变刺激的参数以减少机体适应性（或称"抗针性"）的出现（参见"3.6　避免与克服'抗针性'"）。

在刺激类型的选择中，除要考虑上述刺激的特征或优缺点之外，还要考虑不同患者的实际病情与体表敏感性的高低。如当患者的病程短、病情轻或体表的敏感性高，单纯手法针刺容易得气时，就不一定需要电针，但敏感性低，对手法针刺反应小的，最好加用电针或其他类型的穴位刺激。局部表现"虚寒"明显的，则可以用艾灸或热疗，等等。

下面介绍针灸以外的其他一些刺激类型的作用特点。如永磁片的贴压刺激，一般都太微弱，除非长期应用，否则很难收效，故只能作辅助疗法。穴位按摩分为用手按摩与用电动振动器按摩两种（参见"3.8.2　针灸与按摩的配合"），前者对穴位的按压刺激与针刺刺激相比，虽然刺激表浅但面积大。有些患者对针刺的敏感性低，难以得气，但对穴位按压却敏感性高，压痛十分明显，此时应用穴位按摩的疗效反而比一般针刺来得好。应用电动振动器按摩也有自己的特点。它对肌肉深部本位感受器有强烈的振动刺激，其作用与一般的用手按摩或针刺又有明显的区别，可以用治肌肉或关节深部受累或者其他软组织受累面积较大的疾病。

所以，在选择刺激类型时，要根据每一种刺激的特征或优缺点，并且综合考虑患者的不同病情、体表敏感性与机体的适应性等因素来作决定。

现代针灸临床或科研中，同时应用两种以上类型刺激的情况十分普遍。如仅使用电针一项，就同时有电刺激的作用与穴位针刺的作用混合在一起；还有针刺与艾灸的结合，针刺与红外线照射的结合，针刺与按摩的结合，针刺与火罐的结合，等等。这些不同刺激手段的结合使用，自然有它的好处，经常可以相辅相成，提高疗效，但也会增加其效应的不确定性。因为当有两个或两个以上刺激类型同时存在时，通常很难区别究竟是哪一个起主要作用；而且不清楚同时应用的不同刺激手段之间是否也会存在相互拮抗的情况（参见"2.6.10　刺激顺序"）。所以，如果要搞清各种刺激类型的重要性与作用原理，则必须进行单一类型刺激的研究。至今对一些类型的体表刺激，还有许多未知数。比如，以热刺激为例，小面积的艾灸与大面积的热疗引起的反射相同吗？什么是艾或艾焦油的真正作用？模拟的电热灸效果究竟如何？这些都值得进一步研究的。

2.3.3　刺激强度与时间

当决定用何种类型的刺激手段以后，还必须选择适当的刺激参数，包括刺激强度、刺激频率、刺激持续时间与间隔时间等。这里先分析刺激强度与刺激持续时间，关于刺激频率与刺激间隔时间（参见"2.3.4 基本针刺手法的刺激特征""3.1.8 合并电刺激""2.3.7 疗程与治疗间隔"）。

按照近代针灸前辈朱琏的意见[1]，针刺手法基本上只有强刺激与弱刺激两种。弱刺激具有增强组织兴奋性的作用，又称兴奋法；而强刺激主要起镇静或抑制作用，又称抑制法。朱琏所说的弱刺激其实也与强刺激一样有强烈的针感，两者的区别在于刺激时间的长短。弱刺激时，进针后迅速捻针或捣动，用强烈、短促的手法刺激，使患者产生短促的酸胀麻感后，随即出针，一般不留针。它适用于休克、虚脱、弛缓性麻痹、肌张力降低、感觉减退或丧失等情况。而强刺激时，进针后缓慢连续捻针或捣动，或在较长时间内捻、留针反复进行，手法要缓慢持久，逐渐增强其刺激强度，留针时间长。它适用于疼痛、痉挛、精神兴奋等。

严格说来，对于一个穴位或刺激部位来说，刺激量的大小是单位刺激强度与刺激持续时间的乘积，它可以用公式表示如下：

$$刺激量＝刺激强度 \times 刺激持续时间$$

刺激强度取决于两个方面。一是刺激本身的强度，如针刺时捻转或提插的幅度与频率；当幅度大或频率快时，刺激强度自然就大。如向一个方向转针到尽头时，可以产生用手在局部"扭"时的强烈感觉。这也是临床常用以增大刺激强度的手法之一。电刺激的强度可以用刺激电压的幅度来标记，热刺激则可以用热度或者受刺激部位皮肤温度的变化程度来衡量。日本 Chiba 等的研究表明，间接灸引起的最大温度变化在皮肤上是 65℃[191]；而且，间接灸的热效应主要依赖于艾与皮肤之间的空间距离，而不是艾的重量[192]。

二是患者全身或刺激局部的敏感性。不同人的体表对外界刺激的敏感性有很大的个体差异。当患者的体表敏感性低时，即使强烈的刺激也只有微弱的感觉。或者刺激的部位十分敏感时，即使微弱的刺激也有强烈的感觉。所以，对刺激强度的衡量要综合考虑外来刺激本身与患者内部反应这两方面因素。

每个刺激部位所需要的刺激持续时间可随刺激强度而不同。对于针刺来说，刺激持续时间又可分持续操作时间与留针时间。持续操作时间包括进针后即时的运针或刮针等手法操作时间，留针期间及拔针前的再次运针（也称"叫针"）次数及所用时间。留针的重要性，可以解释是为了达到一定程度刺激量的输入。留针也便于在同一刺激部位或组织层次进行多次的强化刺激。留针期间，针刺局部或其他相应反射部位的痛阈可能会进一步提高；原先局部张力较高或者痉挛的软组织会逐步松弛下来；全身的精神紧张或焦虑情绪等也会消退；患者经常感到全身放松与很深的入静；在一些穴位周围（皮肤较白与血管较丰富的地方）还可以观察到针周皮肤的泛红现象。

一般来说，为了达到相同的刺激量，刺激强度低的刺激时间可以长，刺激强度高的刺激时间可以短。如 20 世纪 60 年代风行一时的"新针疗法"就是主张"强刺激，不留针"。但患者通常不喜欢或难以耐受太强的刺激，而采用中等强度刺激加留针一段时间的针法较受欢迎。

在施针过程中，如果得气后不再运针，患者的针感一般是逐渐消退，消退的快慢与得气时的针感强烈程度及其传导距离有关，即针感强烈而且传导较远的，消退时间也较慢。一般情况下，如果只是针刺局部的针感，大约只能持续 5min。这也就是为什么凡对于须强刺激的病例，要求留针期间每隔 5min 就"叫针"加强刺激一次的道理。

另一方面，针刺得气后持续运针或接电刺激，也并非时间越久效果越好。实验中发现，针刺后身体耐痛阈的升高先是随着持续刺激而增大，但在一定时间后到达极大值[102]。在针刺麻醉中，把这一留针持续刺激的时间称为"诱导期"。就镇痛效应而言，这一诱导期大约为 30～40min。大量针麻实践证明，手术前起码要进行 30～40min 诱导期的电刺激，才有可能实现手术时的无痛。针麻诱导期可以解释为针刺信号进入机体后能够反馈放大达到极大值的时间保证。换言之，先输入机体的针刺信号需要数十分钟时间的"放大"才足以与其后输入的手术疼痛信号抗衡。但诱导时间过长亦无用，因针刺信号到达限值后不再增大，且由于人体对针刺的适应性亦能增长，针感反而减弱。特别在电针时，几乎每隔数分钟就应逐渐改变强度与频率，以克服电适应现象。

把针麻的经验推广到针刺临床，在治疗各种疼痛性疾病时，目前流行的留针时间也是 30～40min。但针刺临床也有自己的特点。因为持续刺激数十分钟对于电刺激很容易实现，而针刺临床不同于针麻，并非一定需要电刺激，大多数场合仍是手法运针。由于手法运针通常难以持续这么长时间，而且即使操作者有能力持续运针，患者也经受不起如此长久的针感，故目前针刺临床上最多应用的，是根据针感的消退时间，在留针期间施行上述间隔"叫针"的方法。

在留针期间，如果未再强化刺激，虽然针感可以逐渐消退殆尽，但某些针刺效应仍可以不断增强。凡有体液因子参与的针刺效应就可能如此。一个例子是针刺局部皮肤的泛红，其直径大约 1～2cm，通常在留针 20～30min 后最显著。这也正是一种与针感分离的针刺效应（参见"2.3.6　针刺效应与针感的分离"）。有时还可以明显看到针刺局部血管的扩张，甚至表现为针眼出血须压迫数分钟才能止住的。这些现象，可能代表着局部微循环的好转，或者说是机体自主神经反应明显出现的一个客观标志。其发生机制包括局部组胺的释放，局部皮肤血管交感神经兴奋性的抑制等（参见"2.4.4　自身对照与即时效应"）。针刺期间皮温的变化是另一个例子。北京的 Zhang 等在面神经麻痹患者应用红外温度记录方法观察了留针时间与鼻温效应的关系，他们发现针刺当即鼻温下降，然后升高，在 20min 到达最高值，然后又下降。凡不留针、留针 10min 和 20min 的，温度在针刺后 30～40min 期间再次升高，而留针 30min 或留针 40min 的则无此现象，一般趋势是留针时间较长的，其温度变化较大但持续时间较短 [193]。

此外，所需留针时间也与患者的敏感性（即影响反馈放大及传递系数的主要因素）、所刺激的身体不同部位、不同层次的穴位有密切关系。在对针刺较为敏感的患者中，如在相应反射区的最高敏感点上施针时，有时数分钟或即刻能达到针刺镇痛效果。山西医学院等报道使用"穴区带"敏感点不留针针麻法，即在敏感点针刺得气后立即出针，可以对经过一段时间后才开始的、长达 7～8h 的手术维持针麻效果。他们在诱导期和手术中都不留针，针刺敏感点仍能有这么好的镇痛效果，可想而知选择适当的针刺部位对提高针麻或针灸镇痛的效果是何等的重要！在"1.4.3　针灸镇痛作用的原理"一节里，我们曾得到一个启示，那就是在有特异性作用的反映点上刺激时，在得气后可以不留针或少留针，而对于非特异性作用为主的穴位，则可以刺激较久些。所以如果以针感的强度作指标，那就是凡针感强烈的可以少留针或不留针，针感弱的或无针感的则必须久留针。以皮下组织刺激为主的腕踝针，由于其"不要求获取针感"，就属于后一类，它通常要求较长时间（1h 左右）的留针才能见效 [194]。

今后应开展这方面的研究工作，譬如观察耳针、鼻针与体针所需留针时间的差别，神经、肌肉、皮下组织、皮肤等不同层次电针所需留针时间的差别，以及人体敏感性与留针时间长短的关系等。搞清这些问题，有助于在临床治疗中针对不同情况保证输入足够强度的刺激信息。

总之，针灸治病时，尽管刺激的单位强度一般可以用患者感觉的强弱来估计，但输入患者身体内部的总刺激量或者说针灸信息量的大小还与刺激持续时间的长短有关。

2.3.4　基本针刺手法的刺激特征

提插与捻转，是针刺疗法的两种最基本的手法。自古至今各种特殊针法大多是这两者在不同频率、不同幅度以及穴位的不同层次上的结合使用。

让我们来详细剖析这两种基本手法的刺激特征。

以刺激穴位深处肌肉层的某一个感受器（肌梭）为例（图 2-3a、b），当一根针穿皮而入，向

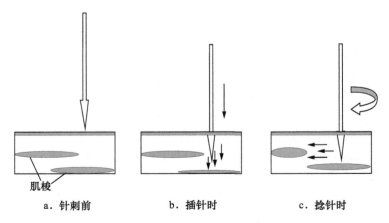

a. 针刺前　　　　　　b. 插针时　　　　　　c. 捻针时

图 2-3　针刺提插、捻转手法的刺激特征

深处垂直插入时，针尖离该感受器的距离由远而近，对该感受器的"挤压力"越来越大，结果使其机械变形也越来越明显，由此产生由弱变强的电脉冲信号并通过传入神经纤维向中枢输入，即开始了刺激信息的传入。当针尖刺中感受器时，其机械变形最大，引起最强针感，即刺激强度达到最大。故插针过程中引起的刺激强度有一个由弱到强的变化。而且，局部刺激强度的大小与插针的速度及幅度有关。如果插针的速度越快或幅度越大，可以使这种从无到有的挤压力变化速率加快，从而使受刺激感受器的机械变形也越明显，故刺激强度更大。这就是"插针"手法的刺激特征，"提针"手法则反之。实际施行连续提插手法时，局部刺激强度的变化就有一个"弱→强→弱→强→弱"的连续变化。

　　这是假定针刺穴位内只有一个深部感受器的简化处理，而且针尖是对着它垂直插入的情况。实际情况下，穴位内部有许多感受器的分布，故刺激的至少是一组感受器，而且针体也可以是在另一些感受器的近旁插入，但总的刺激过程仍应与上相似，不同的只是刺激强度应是所有感受器激发的总和。

　　再来看"捻针"的情况。假定针尖或针体就在感受器的一侧近旁（图 2-3c），当针体向一个方向旋转时，可以带动针体周围的组织跟随它一起转动，转动幅度越大，波及的范围也越大，不仅对该感受器的刺激越大，还可以使周围更多的感受器被激发，使刺激更强。当针体向一个方向转到尽头不能再转时，刺激也到了最大值。这类似于用手在身体表面某部肌肉处"扭"时的强烈感觉。针体带动周围组织一起转动的机制，可以是因为针周的肌肉组织反射性收缩使针体被"吸紧"，也可以是因为有一些组织纤维缠绕针体。当反方向捻针时，"吸紧"针体的针周组织也反方向转动，原来缠紧的组织纤维也可以先松开，然后再向该反方向缠紧，同样刺激针体近旁的感受器。故不论左转还是右转，捻针时的刺激也是一个由弱到强的过程。

　　由上可知，当连续提插或双向捻针时，刺激都有一个"弱→强→弱→强→弱"的连续变化。提插或捻针的幅度越大，其变化的幅度越大；提插或捻针的频率越快，则其变化的速率也越快。一般来说，针刺提插或捻转的幅度越大，频率越高，针感越强，输入的刺激量也越大。

　　但要注意，提插手法不像捻针时那样容易固定刺激位置不变，每次回插可以有一定距离或角度的偏差发生，尤其在提插幅度大或频率快时。故刺激量的变化不一定就完全符合上述规律。有经验的熟练老手，则可以有较少的偏差。而且，当刺激部位或刺激层次移动后，也有可能刺中分布于别处的其他组感受器，故其引起的刺激量很可能已是多组感受器被激发的刺激量的总和。

　　更重要的是，施行提插手法时，经常可以看见整个穴区连皮肤都可以被针体的上下移动而牵动，尤其是在用力大、提插幅度大或频率快时，或者针周组织较紧，或者与捻转手法合并使用时。这提示该时受刺激的感受器不再限于针尖所刺的那个或那组，而有更大范围的其他感受器也被激发。

因此，在运针中有意识地在穴位内的不同层次以某种速率与幅度移动针体，单独或综合捻针或提插这两种基本手法，就可以演化出多种多样的刺激组合。这也正是古今以来多种特殊手法的刺激要领所在（参见后述"3.1.6　手法""3.2　获取热、凉针感"与"3.3　控制针灸感传"）。它们不仅能增大刺激量，或者引起"热融融"或"凉兮兮"的特殊针感，还有助于促使针感的远循。这些都是临床上已经证明能显著提高针灸疗效的方法。

手法针刺治疗时，虽然不像应用电刺激时存在各种刺激波形的问题，但采取不同的针刺手法，实际上就是应用各种刺激强度与频率的组合，故也可以与一些电刺激波形相对应。例如，捻针时（尤其在捻针幅度大时）刺激强度由小到大，再由大到小，往返重复，类似于电针时的锯齿波；而刮针就像是连续波刺激，此时刺激强度与刺激频率相对恒定，患者感到受针处舒适，故通常乐于接受。

2.3.5　针感的性质及其产生机制

针感是由针刺作用于感受器或神经干支时引起的冲动，沿着一定的神经通路传入，在神经系统的高级中枢被感知的一种复合感觉。患者可以有各种不同的针感，常见的是酸、胀、重、麻感，还有触电感、热、凉、抽搐、水流动感等。由于它们往往代表着受到了不同强度的刺激或由不同的感受器被激发，或者说它们代表着输入了不同种类的针刺信号，各种不同的针感经常有不同的效应及其适用情况。如据报道，常见的酸胀感，适合于一般疾病的治疗；其他针感，也经常有特有的功能，如触电感的镇痛、抑制作用较强，可以用治各种神经痛、风湿痛，也常用于针刺麻醉；热感可以促进局部血液循环，治疗各种神经麻痹、肌肉萎缩、局部瘀血等；凉感适合于退热消炎，可治疗各种急性炎症或慢性炎症的急性发作；抽搐感则对内脏下垂、肌肉无力等有较好疗效，等等。所以，了解各种针感的性质及其产生原理，尽可能有意识地设法去控制它们，无疑是掌握针刺术的关键之一。

关于各种针感的性质及其产生机制，前人已作了大量的研究。有人对不同性质基础针感出现的频率进行了系统观察，在近 2 万穴次的针刺中，发现麻感的出现率为 29.4%，酸感为 17.3%，胀感为 11.4%，触电感与沉重感各为 10.8%。然而，由于临床上的针感经常是复合性的，如酸胀、重胀、酸胀麻等，而且针感多由主观判断来决定，对针下感觉的描述因人而异，通常很难建立客观指标逐一细分。据多数人体会，以酸胀重麻感最为普遍。

对于各种针感的获取过程，尤其是上述基础针感与针刺部位组织的关系，前人已积累了许多经验。但对于它们的产生是否与特定的感受器激发有关，存在着几种不同的看法。一是认为它们与刺激特定的组织及其含有的感受器有关。如刺中皮肤或血管壁上的痛觉神经末梢时呈痛感，刺中肌肉运动点时可有抽搐感，刺中神经干或分支时则有麻电感，刺在皮下浅表组织时易生酸感，刺激肌肉组织时易生胀感等。用毫针在肌肉丰厚处的穴位上深刺时，肌肉内的肌梭受刺激时的收缩被证明与术者针手下沉紧感以及穴位肌电的产生密切相关。关于肌梭是否参与针感的形成，也有分歧的意见：有人认为由于针下沉紧感发生时，受试者主要感到酸，偶尔感到重胀，提示酸感与肌梭的刺激有密切关系；而重、胀感觉则是同肌肉组织内分布的触 - 压觉感受器如环层小体联系着。但多数人认为针感主要由肌梭以外的组织结构引起。

另一种看法是并无专门产生酸胀重麻不同针感的感受器存在。因为有资料表明，针刺同一穴区相同组织结构，可以不等频率地诱发不同感觉，而刺激不同穴区的不同组织结构，又可以产生相同性质的针感。最有说服力的是直接刺激经手术暴露的各种组织来观察它们所产生针感的实验。林文注等发现，尽管刺到血管时以痛为主，刺中神经干或分支时以麻为主，但刺激肌肉、肌腱、骨膜都可以有以酸、胀为主的针感。实验还进一步观察到，即使刺激同一神经干，因刺激强度或刺激频率不同可以导致不同的感觉。如针刺时可以为酸感，用手搓捻可以为重感，而用手术器械触碰时可产生痛感 [195]。再如电针刺激腓总神经时，以 2～4 次 / 秒引起振动的感觉，以 10～20 次 / 秒时以胀、重感觉为主，当大于 50 次 / 秒时，产生以麻为主的感觉。这些实验均说明不同针感的产生并非一定须分别激发其特异的感受器。

据王克模等在人体肘部以正中神经单位传入放电为指标的研究，针感的性质主要决定于传入纤维类别，如 Ⅱ 类和 Ⅳ 类纤维分别传导麻感和酸感，而重胀感主要由 Ⅲ 类纤维传导，但感受器在其中也起一定作用 [16]。

临床上也常观察到针感与针刺手法的关系，当捻针快、捻针角度大，或者提插快、提插幅度大时，易生胀感，反之则生酸感。关于热、凉感的产生更是与特殊的针刺手法有关（因热、凉针感多是在上述针感的基础上诱发，将在 "3.2.3　烧山火、透天凉的刺激要领" 一节里单独分析）。因为不同的针刺手法代表的主要是刺激量的变异，这也支持刺激强度不同可以导致不同感觉的结论。

面对上述两种都有实验或临床观察作为基础的见解，笔者结合感觉生理学的知识与自己的实践体会，提出下列看法：

各种针感的产生既可以通过特定组织结构或其所含的感受器激发引起，又可因刺激强度不同而发生变化。具体来说，引起酸胀重麻痛等针感的组织结构，主要是存在于皮肤、皮下及其深层肌肉或结缔组织中的触、痛、压觉感受器（游离神经末梢、环层小体等）以及它们的传入神经纤维或混有传出神经的神经干支本身。

在一个肌肉丰厚处的穴位上针刺时，针尖或针体穿过皮肤、皮下组织到深部肌肉组织，可以刺激到沿途分布于皮肤、皮下组织中的浅感觉（触、痛觉）感受器及其传入神经纤维，也可以刺中肌肉内分布的各种深感觉（深压觉、肌肉本体感觉）感受器及其传入神经干支。它们是引起酸、胀、重、麻、触电等针刺感觉的解剖基础。当刺中肌肉内的牵张感受器肌梭时，由于局部肌肉发生反射性收缩可导致针下沉紧感，以及使针周有更多的感受器或传入纤维被激发，故往往使胀的感觉进一步加强。

穴位局部的触、压、痛觉感受器及其神经干支受到刺激时的感觉与刺激强度密切相关，即如果刺激很轻，仅少量触、痛觉感受器或微细神经分支受刺激时，是酸的感觉，这好像是患龋齿十分表浅时常有的那种感觉，也像站立久了膝部发酸的那种感觉。当刺激进一步加重，或有较多触、压觉感受器以及神经分支受涉时，则表现为胀或沉重感。沉重感是同时刺激到较密集神经末梢或针靠近神经干支时的感觉。当神经干支被直接刺到时是麻感或触电感。刺激弱或神经干支较细时是麻感，刺激强或神经干支较粗时是触电感。肘部尺神经点被碰撞时既可以产生触电感，也可以是麻感。它们就是不同刺激强度刺激的结果。麻感可以与其他感觉混合同时存在，但触电感通常是单独存在。其原理可能是因为触电感是仅次于痛感的一种感觉，当发生触电感时，其他感觉都不再明显了。

胀感是在肌肉中针刺时最常见的感觉。它与沉重感十分类似，其区别可能就在于范围大小与定位是否精确。胀感是一种局部膨胀开来的感觉，定位比较明确，而沉重感是一种受压迫、下坠的感觉，范围大，定位不太清楚。

胀感的产生源于肌肉组织中分布的环层小体等神经末梢及肌梭的刺激。当深部压觉（包括精细触觉）感受器伴随肌梭被激发时产生胀感。刺中肌梭本身并没有感觉，但它可以诱发牵张反射导致局部肌紧张，从而加强对环层小体等神经末梢的刺激。如仅是穴位浅部或深部的压觉感受器被刺激而无肌梭刺中时，胀感仅在针刺的瞬间产生而不能维持，且不伴有针下沉紧感。肌梭激发的标志是术者有针下沉紧感或"吸针感"。但是，当用大幅度捻针等强手法操作时，针下的沉紧感有时也可以由针周组织纤维缠绕针体而致。

当混有运动神经的纤维穿入肌肉处或称为"运动点"被刺中时，可以发生肉眼可见的整条肌纤维的抽搐，患者也可以感觉到抽动感及胀感。当刺激再强些、频率再快些或者有较大神经分支受刺激时，感觉到麻感。当受刺激的是较粗的神经干时，则是触电感。水流动感是麻感的一种较轻的反映形式。

针刺时偶尔遇见的痛感，多是由于刺中了广泛分布于皮肤、血管壁以及骨膜处的游离神经末梢所致。但是，任何其他感受器或组织受到刺激过强时最后都能发展为痛感。这正是机体的一种有效自身保护机制。

古人描述针刺"得气"时操作者手下会有"如鱼吞饵之势"，说的就是手下沉紧感。临床上最为常见的酸胀麻感，也是得气时患者的主要感觉。有人在 1000 穴次的观察中，发现术者手下沉紧的吸针感常与患者的酸胀麻同时出现占 73.6%，有沉紧感却无酸胀麻者占 22.5%，有酸胀麻感而术者手下无沉紧感者则占 2.3%，其他情况者占 1.6%。术者手下的这种沉紧感，主要就是由肌梭受刺激发生的反射性收缩所致，而与其同时或单独存在的酸胀麻感，则是由局部触、压、痛觉感受器以及相应神经分支受刺激所诱发。

综上所述，我们归纳了至今为止对诱发各种基础针感的解剖学根据及其与刺激强度关系的认识，由此也可以得出诱导上述各种针感的一般方法。

在穴位浅表部位如皮下或肌肉表层等局部触、压、痛觉感受器以及相应神经分支分布较少或者组织较松弛处，以轻刺激即小幅度捻针、不押手，易得酸感；若以强刺激如大幅度捻针、押手，易得沉重感。

在穴位深部如肌肉深层、骨膜等局部触、压、痛觉、肌梭感受器以及相应神经分支分布较多或者组织张力较紧处，以轻刺激即小幅度捻针、不押手，即可得胀感或沉重感；若以强刺激如大幅度捻转、提插，加押手，则可得胀感并使其进一步增强，甚至得到热感与痛感。

一般用轻手法，在穴位浅表部位刺到神经细支时可以诱发麻感，而在深部刺到较粗神经干支时则为触电感。若连续刺激穴位浅表部位维持麻重感后可能变为凉感，而刺激神经干多次最后会导致痛感。

其实，上述控制不同性质针感产生的方法，与许多针灸前辈介绍的临床经验也是基本上相一致的。

此外，用手预先按压针刺部位得到的感觉，经常能预测针刺该部浅表部位时易诱发的针感。如按压时诉说酸感的，针刺时也多为酸感，按压时诉说胀感的，针刺时也是胀感；按压时已有麻感的，针刺时立即会有麻感产生。按压很重都无任何感觉分部位，经常很难得气与有酸胀重麻感觉，当刺激过重后则只有痛感。分析这种现象的原因，是因为针刺也是一种以挤压为主的机械刺激，它与用手指按压的刺激十分类似，主要区别是刺激面积的差别。用手按压时的感觉，可以基本反映该部位分布的感受器与神经特点。

有时，患者疾病的疼痛性质也会影响针感的性质。如以胀痛为主诉的患者，局部针感多为胀痛；以麻重为主诉的，针感也多为麻；以灸热感为主诉的，针一刺入局部就有热感，等等。

这两个事实又说明一点，即针感毕竟是一种感觉，它们的形成除了感受器刺激以外，还与整个神经系统的敏感性有关，包括大脑皮质的参与，例如患者机体以往感觉的经验以及情绪等精神因素都可以影响某种针感的诱导。在后述"3.3　控制针灸感传"中，我们还将进一步分析针感传导的特性及其临床意义。

临床上，为了提高针刺治疗躯体性疾病的疗效，在选择所需最佳针感的考虑中，笔者常用一个简便的原则：即其本身所致的异常感觉是何种性质，就设法在患部输入相同性质的针感。这个原则行之有效的原因是，产生各种性质的感觉多有一定的组织结构基础，针刺时如获取了同样的感觉即通常说明已刺到了受累的患部组织结构。如以局部针刺治疗带有麻木感的神经根压迫或神经炎时，最好也以获取麻电感为目标，容易取效，因为针感是麻电感，说明刺激到了受累的神经干支。而且，临床上这也是容易做到的，因为只要刺到相应层次的相应结构，针感多半与该部本身由疾病原因诱发的异常感觉性质相一致。如风湿病时的肌肉酸痛，在受累肌肉穴位上扎针时也多为酸痛的针感。当然，也有例外。如患部发热或发冷的时候，要求的最佳针感恰与它们相反，即寒症用热感，热症用凉感。所谓烧山火、透天凉手法即是由此而发展起来的。

2.3.6　针刺效应与针感的分离

大量现代的针刺实践与实验证明，针刺的效应与针感的性质、强弱及其传导既有密切的关系，但又是可以分离的。

当针刺达穴位内一定深度时，所经各层组织的感受器均可能被单独或合并刺激到，大多数传入冲动到达大脑皮质后可以被感觉到，这就是针感。患者的主观针感合并操作者的手下感应，古人称其为"得气"。一般来说，针感越强，往往针刺效应也越强，所以古人有"气至而有效"的精辟描述。它是几千年来针灸临床实践的重要经验之一，但"气不至不一定就无效"也是成立的。如实验上用切除或药物麻醉的方法去除大脑皮质的作用后，虽然针刺效应可以有所减弱或不稳定，但它仍然存在 [25]。在临床上的一些场合，有的针刺刺激由于太弱，不形成感觉或不能被觉察到，但长时间的刺激输入也仍然可能发挥治病效应，如通常不要求有针感的腕踝针疗法。

腕踝针，是一种从皮下组织刺激输入针刺信息的新针疗法。操作中，它要求患者不出现酸胀麻重的针感，如有针感出现则必须立即调整针向，否则无效。这一疗法已通过无数的临床实践证明确实有效。由于它没有针感，也就没有任何不适的感觉，故深受惧针患者的欢迎。

除腕踝针外，临床上广泛应用的其他各种微针疗法以及体针中也经常有类似的现象，即不少患者在针刺时没有明显的针感，但其症状可以明显缓解或消失，临床体征有所改善，功能有所恢复。近代有人把这种现象称为"隐性气至"。实际上没有必要把"得气"再分"显性"与"隐性"，因为没有针感也就不是"得气"，否则反而使人不知所云。

在针刺麻醉中也发现，在远端取穴时，仅是针刺部位与手术区在纵行方位上保持一致，即使无针感的远距离传递发生，镇痛效果也较好。如针刺面部正中线上的人中，承浆可对腹部正中线切口有极佳的镇痛作用。

其实，这些事实与"气至而有效"并无矛盾，只不过说明了针感与针刺固有效应之间既相关又分离的两个方面。针感强烈或者传导到患部，说明针刺信息已输入机体或者到达患部，它的效应也就在预期之中。但没有针感或感传，不等于没有针刺信息的传入。它通常是单位刺激强度微弱难以觉察而已，如果有一定时间的持续输入，到达一定的总刺激量自然也会发生效应。后者对于考虑留针时间很重要（参见"2.3.3　刺激强度与时间"）。因为留针期间，如果不去强化刺激（"叫针"），最初获得的针感会慢慢消退至尽。但临床上经常可以观察到，尽管留针期间没有针感，留针约 20 多分钟后针周皮肤会有一圈泛红现象。这种现象估计是局部组胺释放作用于局部血管导致扩张的结果。它虽然可以不伴随针感发生，但通常是针刺取效的一种征兆。

另一方面，得气或者有针感时，是否也可以无效呢？它的回答是肯定的，因为针刺疗法不是万能的，许多情况下输入机体的针刺信息再强也不足以改变疾病的稳定态。但有针感时一般都说明有针刺信息的输入。至于无效的原因，可以是输入部位不得宜或刺激强度不够，或者针刺刺激根本不适合该疾病等。

关于针感与针刺效应的分离，有人做了一个很有说服力的实验。机械压迫和触觉刺激是临床上最常用的阻滞针感传导的两种方法。从生理学来说，触与压虽属同一类型感觉，但触觉刺激仅作用于皮肤表面，而机械压迫则可引起深部组织的几何变形或其他变化。胡翔龙等在 107 例针感显著的受试者，比较了应用这两种方法对阻滞循经感传及其针刺效应（以痛、肠鸣音和肌电为指标）的影响。结果发现，在感传路线上施与机械压迫时，大部分（76.6%）受试者的感传均可被阻滞，针刺的镇痛效应、肠鸣音效应和伴随感传出现的肌电反应亦随着显著减弱，甚至消失；而在同一部位施与触觉刺激时，只有少数（21.3%）受试者的感传可被阻滞，与机械压迫时相比差异非常显著（$P<0.01$），而且，即使在感传完全阻滞的场合，对针刺效应却无明显影响。他们还以体表针刺时的皮质诱发电位为指标，观察到触觉刺激对第一体觉区（SI）功能的干扰较机械压迫为大，它可使皮质诱发电位各成分的振幅降低，其中与体觉刺激的知觉过程有关的 P_{72}、P_{83}、P_{112} 复合波的振幅降低尤为显著（$P<0.05$）[196]。

以上实验证明，针感传导的阻滞作用既与中枢干扰（如触觉刺激时）有一定关系，但主要是针刺信息在外周传导时被阻断（如机械压迫时）的结果。而针刺效应只有在机械压迫阻断针刺信息传入时才会消失，与中枢是否感知针感没有关系。所以，它提示循经感传或针感传导只是伴随针刺信息传入机体时的一种表面现象，它仅反映了针刺刺激在机体内所诱发的某种客观过程，但并非该过程本身。

这一实验结论与临床观察到针刺效应既与针感密切相关但又可以分离的经验是相一致的。所以，在针刺治病时，既要强调获取针感及其传导或者说"得气"，因为它可以作为一种可察觉的指标来尽量保证针刺信息输入机体，以提高疗效，但也不要忽视没有针感而取效的其他刺激输入途径，以及要设法建立针感以外的其他指标，如针周皮肤泛红等来预示疗效。

2.3.7　疗程与治疗间隔

针灸要治愈一种慢性疾病，通常仅 1 次治疗是不够的，需要重复数次或多次。这就像西医的药物治疗，通常要每日数次，延续给予 1 个疗程才行。然而，由于对每一次针灸的作用究竟能维持多久，很难确定，两次针灸治疗的时间间隔以多久最为合适，以及怎样来计划具有最佳效果的针灸疗程？这不是一个容易回答的问题。

在中国，流行的针灸疗程安排对慢性病症是 7~10 次，每天 1 次治疗，连续治疗 1 个疗程后如尚未恢复，休息 3~7 天，再继续下一疗程。急性病症（如针刺治疗急性阑尾炎时）甚至一天 2~4 次治疗，就像西医应用口服抗生素治疗炎症时一样频繁。

在国外，受到费用昂贵与医疗保险的限制，患者就诊针灸治疗也不可能像在国内那样频繁，多为每星期 1~2 次治疗。对慢性病痛，经常连续数周治疗而中间不再休息。笔者体会到这样的疗程安排也经常能取得与每日治疗类似的效果。它尽管延长了前后两次治疗的间隔，但给疾病的自然恢复更多的时间，而且容易使患者对前次针灸究竟是否有效作出较可靠的判断。

一般来说，关于针刺的间隔时间，应视病情需要和患者体质、针刺后反应大小而有所区别。对于急性疾病或剧烈疼痛可以每日 1 次甚至 2 次以上，而对于慢性疾病可以隔日 1 次或每周 1~2 次；患者体质强或针刺反应弱的宜多刺，体质差或反应强的则少刺；针后针感反应持续较久者，可待针感反应完全或基本消失后再针下一次。灸法的间隔时间与施与何种灸法有密切关系。造成皮肤反应小的间接灸法基本上同针法，但皮肤反应明显的直接灸法应有较长的时间间隔（参见

"3.1.12 透热灸法")。

至于需要长期针灸治疗的疾病,是否需要在一定次数的治疗后暂停治疗、休息数天,即所谓疗程间隔?这可以从两方面来考虑:一看患者是否在治疗后出现全身疲累、精神不振;二看患者是否有疗效停滞不前,即所谓抗针性出现的迹象发生(参见"3.6 避免与克服'抗针性'")。一旦有这两种现象之一出现,可以考虑暂停休息一段时间,至少1周,否则可以不分疗程,一鼓作气地连续治疗至患者痊愈。

当患者的病痛已基本消除后,什么时候才可以停止治疗?这又与患者所得疾患是否容易复发的性质有关。对于不易根治、或易于复发的大多数疼痛性疾患来说,当患者经针灸治疗接近痊愈时,仍应坚持治疗一段时间。笔者的体会是要以局部压痛等阳性反映完全消失为指标,才最后停止治疗,其目的是巩固疗效,防止复发。

2.4 反馈施治的原则

在第1章论述针灸治病的反射原理时,已经介绍过关于反馈的概念(参见"1.2.1 内稳态与反射")。反馈是各种自动控制过程中的一个基本原理,利用系统的输出信息的反馈作用,可以构成各种自动调节及具有自适应、自学习和自组织特性的控制系统。但是,这里我们所要讨论的反馈原则,不是指人体内部在针灸刺激时自动发生的反馈调节,而是对针灸的操作者提出的一个必须注重的控制方法。因为针灸治疗本身也可以看作是一种控制过程,要求操作者在其与患者黑箱所组成的耦合关系中,通过观察、比较患者输出的各种症状信息与体表信息的变化来不断修正针灸刺激的输入,以达到提高疗效的目的。这就是针灸疗法中的反馈施治原则。

2.4.1 针灸疗效的判定

科学判定针灸疗法的效果,不仅是衡量每次治疗措施或刺激方法是否妥当的指标,而且是使这种传统疗法能够得到西医的认可,融入现代医学主流中去的关键所在。

20世纪的后50年中,中国与世界范围内的广大针灸工作者运用传统的针灸疗法或近代发展起来的、以经络学说为基础的各种新医疗法,在临床防病治病上取得了一系列丰硕的成果。针灸疗法的适应证明显增加,各种常见病、多发病的针灸有效率、治愈率都有显著的提高。但是,综观大多数有关针灸的临床报道,在疗效的判定上普遍存在以下3个不足之处。

1. 缺乏严格的随机分组与双盲对照试验 长期以来,国内多数中医包括针灸的临床研究缺少严格的对照比较。尽管近几十年来这种局面已有了很大的改进,但整体上与西医相比较,离国际通行的循证医学(Evidence based medicine)的要求,仍有相当差距。要正确判定针灸疗法的效果,一定要从大样本中随机设定对照组,最好是双盲(医师与患者都不知道分组细节)、至少是单盲设计(患者不知道自己是在治疗组还是对照组)的比较。国外有一些很好设计的有关临床针刺效果的研究,可供参考(参见第4章)。针灸名家方幼安等在《针灸有效病症》一书中对针灸临床研究方法也作了详尽的介绍[197]。它的重要性起码有以下两方面。

一是排除针灸疗法完全是作为一种安慰疗法起作用的可能性,或者说分辨疾病的好转或痊愈究竟是自动发生的还是归功于针灸疗法。由于针灸疗法常用于慢性疾病的长期治疗,而许多疾病有自愈的倾向,尤其在一个较长的时期内,故如果针灸的疗效也是逐渐发生、不能被明显地觉察时,就很难说究竟是自愈还是被针灸治好的。再加上针灸治疗时没有任何药物进入人体内部,以及它的作用机制一直未能被科学地加以表达，致使目前有许多人尤其是西医认为针灸不过是一种安慰疗法，即 100% 是一种心理作用，认为它不是一种已被科学证明的有治疗必要性的疗法。然而，实际上针灸疗法并不是那种"信则灵，不信则不灵"的巫术。已有大量的基础实验研究证明针灸主要是通过调整人体的生理病理过程实现其作用的，尽管它也有一定比例的心理效果，但后者所占的比例不是主要的。通过对照试验，往往可以准确地区分它们在治疗不同疾病时各自所占的比例。

二是当患者同时应用两种以上疗法治疗同一种疾病时，要鉴别是哪一种疗法起主要的治疗作用。例如，许多患者在开始接受针灸治疗时还同时在服用西药。尽管他们或许是在服用该西药很长一段时间，效果不明显的情况下才开始针灸疗法的，但病情好转时仍难以完全排除西药的可能功效。此外，许多患者经常同时接受数种自然疗法，如针灸与中药、针灸与按摩、针灸与整脊、针灸与理疗等，由于这些疗法的治疗机制都与针灸一样，至今还没有完全被理解，故取效后究竟归功于哪一种疗法也很难说清。

所以，在临床观察某一种针灸方法对某种疾病的疗效时，一定要设立未作针灸的对照组与治疗组作比较研究，排除上述各种可能性。临床研究时虽不如基础研究那样容易设立对照组，但必须要做。当没有设定对照组的条件或只对一位患者治疗时，起码也要有治疗前后的自身对照。虽然单依靠自身对照很难区别以上两种可能性，但它在判定针灸的即时效应或近期疗效上也是很有说服力的，可以用于指导后续的反馈治疗（参见"2.4.4　自身对照与即时效应"）。

必须指出的是，近年国外报道的许多针刺临床研究，虽然有严格的随机分组与双盲对照，但在对照方法上也存在一个严重的缺陷，即他们多以在非穴位上的针刺或电针作为"假针刺"或"安慰针"对照，结果一旦发现在穴位上进行"真针刺"治疗组的效应与其没有显著差异时，就得出了怀疑该针刺效应的结论（参见"4.3.4　抑郁症 / 精神分裂症 / 精神病"、"4.9.3　溃疡性结肠炎 / 肠易激综合征"、"4.12.2　戒烟""4.12.3　戒酒"与"4.12.4　戒毒"各节）。显然，这种逻辑推理是有问题的。因为这只能得出该针刺效应在所刺激的穴位与非穴位之间没有显著差异的结论，或者只能说，该针刺效应没有显著的穴位特异性（参见"1.4.1　穴位作用的相对特异性"）。2001年 Fink 等在对临床上应用的一种新设计的安慰针的可信性进行研究时也已发现，得气现象不仅能在真针刺组发生（84%），而且在安慰针组也有 34% [198]。这提示现在西方现行的许多所谓"安慰针"或"假针刺"设置尚不是一种真正有说服力的对照。

2. 缺少硬性的客观指标　由于针灸治疗不需要复杂的医疗器械，简单易行，针灸师治病时通常没有现代化的诊断设备或条件，加上多数针灸的适应证是功能性疾病，对疗效的判断主要依靠患者自己的主观感觉。例如，针灸最为有效与广泛应用的是镇痛，而疼痛是否减轻或消失，经常没有明显的客观指标可以比较，故使疗效的判定带有很大的主观性。

缺少客观的硬性指标来证明其疗效，不仅存在于针灸实践中，而且同样存在于中医的其他实践中。这也正是中医包括针灸等所谓"主证医学"的重要特征之一。它使得中医大量的历史性文献、医案和临床报道，很难用现代医学的方法去检验结论或为后人去重复疗效。目前针灸临床上已开始重视这一问题，针对许多适应证建立了一些判定疗效的客观指标，但还远远不够。

这里值得提一下的是最近由第三军医大学吴士民教授等研制的医用红外热像仪（用于记录人体热场分布的新型影像装置）已投入临床应用。它对于建立判定疼痛的客观指标很有意义，因为它可以通过记录与软组织疼痛（如颈肩腰腿痛）伴随的温度变化来反映疼痛的性质、程度、范围。此外，它对于检测血管性病变，特别是肢体血管的供血状态也较其他手段（如超声多普勒、皮温计测量等）显得既方便又直观。

3．缺乏方法上的一致性　在阅读一些针灸临床报道时，经常可以看见运用类似的治疗方法如针刺同样的穴位治疗同一疾病出现完全不同的结果。当然，在小样本的统计中出现这种不一致性是完全可能的。但如果仔细推敲这些临床报道，可以看出其结果不一致的原因很可能还在于治疗方法的不完全一致上。例如，同是报道针刺足三里对胃肠运动的影响，一些报道中都没有注明针刺前胃肠道的运动状态，即缺少针刺前的对照，结果有的报道说是胃肠运动在针刺时增快，有的报道则有相反的结果。现在知道，针刺前胃肠道的原来功能状态可以很大程度上决定针刺时它发生调节反应的方向。而且，如何针刺足三里的具体细节也大多没有交代清楚，或者说没有使各种影响因素固定化。如没有交代清楚针应向何角度针刺，得到什么样的针感，有否感传到腹部，针感究竟有多强且持续多久，等等。这些都是与针刺疗效或效应密切相关的因素。因为即使在同一刺激点进针，不同深度、不同角度的刺激都可能激发不同的感受器，可能产生完全不同的效应。它们在操作中不统一，读者自然也就无法按部就班地重复出作者的实验结果了！再如，在同时用几个穴位治疗时，究竟是哪一个穴位起作用？是一个穴位的作用还是几个穴位合并的作用？它们刺激先后的次序是否对结果有影响？等等。

显然，为了能够比较两项研究或者是前后两次治疗的效果，必须严格控制实施针灸时的所有条件与方法，尽量保持治疗前后时的一致性。

2.4.2　疗效显现的时间模式

由于针灸手段的干预，对于患病机体来说不过是输入了一些非特异的刺激信息，机体对它的反应大小、快慢有很大的个体差异。临床上要估计针灸对某患者的某病痛是否一定能够取效，或要经几次治疗（刺激输入）才会见效，或要多少时间后才会有明显、持续的改善？即使是针灸高手，也很难在治疗之初就作出正确的预计。但一般来说，在临床经验丰富的针灸师施治下，患病机体出现疗效的过程存在以下五种时间模式（图2-4）。

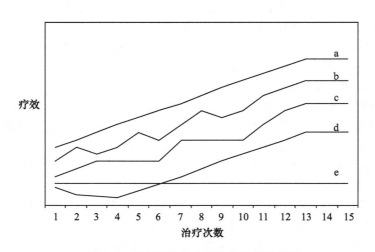

图 2-4　针灸疗效与治疗次数之间的关系
a. 直线上升型；b. 波动上升型；c. 阶梯型；d. 先降后升型；e. 平线型

（1）直线上升型：立即见效，患者快速恢复正常。这是最理想的模式。许多患者一次治疗当即见效，数次治疗完全恢复正常，就属于这种模式。它多见于属于针灸适应证的急性、轻症患者；但对于日久迁延的慢性病患者，少见这种疗效模式。

（2）波动上升型：疗效波动上升，逐步达到持续、稳定的疗效。大多数属于针灸适应证的慢性病患者，经合理的针灸治疗后显现这一种模式。疗效波动的原因，既可能与疾病本身的稳定态难于一下子打破有关（参见"打破疾病的稳定态"），也可以是受身体劳累、情绪（如精神紧张等）或环境因素（如气温、湿度等气候变化等）影响的结果；两次治疗间隔太长，也可以是其原因之一。然而，经及时地反馈调整治疗方案或手段，疗效波动一般是从大到小，最后波动消失，或者说症状缓解的时间越来越长，直至达到新的正常稳定态。以慢性疼痛为例，第一次治疗后也许只有短暂的数小时的疼痛缓解，然后又恢复原来疼痛；经第 2、3 次治疗后，疼痛缓解时间可以增加到 1～2 天，但疼痛并未完全消失，疼痛发作时仍很剧烈等；再经调整取穴或刺激手段或缩短治疗间隔，并坚持治疗数十次后，疼痛才基本不再出现……这种模式在针灸临床上十分常见。面对这种模式，要尽量缩小疗效波动，争取尽快达到稳定的疗效，以防抗针性的出现（参见"3.6　避免与克服'抗针性'"）。

（3）阶梯型：取得一定疗效后停滞不前，经一段时间坚持治疗后又进一步好转，呈阶梯状上升。这一类型的患者类似"波动上升型"，但在其上升过程中有一个或几个持续时间较长的平台期。如果不对治疗方案作及时的反馈调整，很可能在取得一定疗效后就不再能进一步取效，即只能属于有效但非痊愈例。例如，许多重症中风偏瘫患者的治疗结果常常呈这一类型（参见"4.2.10　中风偏瘫"例 3）。

（4）先降后升型：先有症状加剧或恶化趋势，过一段时间后才转向好转。症状加剧的原因多是由于疾病本身的过程，但有些患者也可以是由于强刺激后针感的遗留而感到不适。这一模式可见于一些顽固难愈的慢性适应证患者。疗效出现前的症状暂时加剧，意味着疾病稳定态开始发生了动摇，医师只要不失时机地继续给予有效治疗，病情会很快出现转机。运用"反治法"时常见此模式（参见"3.7.3　反治法的运用"中案例）。

（5）平线型：病情在治疗后既没有好转也没有恶化，呈一条水平直线。这一模式说明针灸对该患者无效，或者说患者机体对针灸刺激几乎始终没有反应。针灸不是万能的，对于不属于针灸适应证的大多数器质性疾病来说，出现这样的结果是意料中的事。即使对于大多数属于针灸适应证的功能性疾病来说，也有相当比例的无效率。但是，在确定针灸对该患者或某疾患无效之前，一定要首先反省自己是否已经作了各种尝试，因为要获得上述那些出现疗效的时间模式，都有一个先决条件，即针灸师已具备相当丰富的临床经验。而且，由于至今对针灸适应证的范围究竟有多大，尚未定论，针灸医师的大胆实践与创新，有可能刷新历史纪录。

另一方面，对于针灸的常见适应证，如果经过一段时间精心治疗仍无明显好转时，要及时注意到其他复杂病因的存在。例如，笔者治疗一位双足剧烈疼痛的白人患者，连续 5 天的电针治疗，不能减少其疼痛半分，立即建议她作腰椎磁共振成像检查，结果发现疼痛是由于腰椎硬膜外肿瘤压迫所致。经手术摘除肿瘤后她的疼痛立即完全消失。该患者虽然针灸无效，但她对于笔者的及时提醒与转院却深表谢意，感谢使她及时发现了其他医师一直未曾注意到的隐患而得根除。

当针灸治疗取效之后，许多患者经常问一个问题："我要治到什么程度时才可以停止治疗？"这是一个很难回答的问题，从节省医疗费用的角度来看，当然是只要疼痛已止，应尽早结束治疗。但有许多病例虽然开始接受针刺治疗时效果十分明显，但在疗程结束后一段时间内复发（参见"4.2.1　坐骨神经痛""4.9.3　溃疡性结肠炎／肠易激综合征"）。所以，这里提出了一系列有关巩固疗效的对策问题：针刺取效后是否需要为了巩固疗效的继续治疗？这种巩固治疗究竟应持续多久最为合适？两次巩固治疗之间的间隔以多长为宜？等等。

西方人爱把这类巩固治疗称为"Tune-up"，好比一辆汽车在运行一段时间后必须检修一次。

笔者把它翻译为"预防性调整刺激"。按笔者的经验，对于大多数慢性疼痛性疾病来说，一开始治疗，就最好能治到体表阳性反应如压痛点完全消失为止。在疼痛基本控制住以后的几个月中，仍坚持治疗，但可以逐渐拉长治疗间隔，如原来是每天或隔天 1 次，为巩固疗效的"预防性调整刺激"可以每周 1 次或逐渐延长到每月 2 次或 1 次。

2.4.3　反馈施治的指标

针灸临床上，反馈施治依赖的是"患者黑箱"输出的疾病信息在针灸前后的变化。它起码有两大类，一是一般的症状与体征信息，即病情的改变情况，它也是医师判定疗效时主要依赖的信息。二是患者体表出现的反射信息，如反射区内反映点或穴位特性的变化等，它尤为针灸师所重视。

症状与体征信息，是患者黑箱内部变化的直接反映。如首次针刺治疗输入后症状改善了，则以后可以重复相同的输入，不作变更；如首次针刺输入后无反应，则在第二次治疗时对刺激部位或刺激参数等立即作适当的改变，选择新的输入。如此反馈不已，直至病情好转或痊愈。

症状信息经常是主观的，要靠患者自己的感觉来判定是否发生了改变。美国人喜欢用一个词"差别"（Difference）来表示自己感觉到的各种变化。在接受连续治疗的过程中，患者不一定说有效，而是说"我感到治疗后有了差别"。这是因为患者也许感到好了些，但又不能很确定已取效，故用这个词来告诉医师。这个"差别"之说，往往代表患者对症状信息改变的一种自我感觉，可以出现得较早，故也可以用来指导下一步治疗的反馈施治。

有时，这个"差别"不一定是取效，也可能是暂时的症状加剧或者是有一种后遗针感。当针灸治疗一些老大难的痼疾，患者觉得"毫无变化"时，只要能改变了患者原来的状态，不管是朝变好或变坏的方向，经常是一个好的征兆，即疾病的稳定态开始动摇了。再坚持类似的治疗一段时间，患者的情况经常会有戏剧性的好转（参见"3.7　打破疾病的稳定态"）。

体表反射信息也在一定程度上可以反映机体内部的变化，它通常被现代医学所忽略，而中医却在几千年中积累了丰富的经验（参见"2.2　体表反射信息的获取"）。许多疾病在治疗的初期，症状的变化可以微小而不被人察觉是否好转，但此时在其体表反射区的一些反映点上很可能已有明显的变化，如压痛敏感程度的减轻或消失，敏感位置的移动、对称关系的恢复、针周出现红晕，等等。只要仔细地观察与比较体表，便能有所发现。这也可以用来指导及时的反馈调控，而不必等症状的变化出现才做，因而就抓住了治疗的有利时机，利用人体体表反射信息的改变来指导反馈施治，亦是针灸疗法不同于西医治病的特色。

反馈原则要贯穿于针灸疗法的各个环节。例如，在每一次的施针过程中，从查找反映点或确定穴位开始，到出针术毕为止，医师都应随时获取患者的主观感觉和某些客观的检查标志，作为进行反馈调节的依据，争取每一次治疗都能对疾病起有益的作用，或者说会有一点改善。这对于本来就不怎么相信针灸能治病的患者来说尤为重要。西方人不仅没有相信中医针灸的传统，而且性格上也往往表现得很不耐心。如果不能快速取效，他们经常就不再坚持后续的治疗。

取穴或寻找疾病反映点时，可先在穴位或反映点经常出现的反射区大致范围内用手指寻按、触摸，并不断询问患者的主观感觉。按压一般先轻后重，根据患者全身或局部的敏感性来定最适宜的压力。如轻压不易确定，可逐渐增加指力，但在不同部位之间作比较时，每次按压的轻重要一致。一般以最为敏感的部位或中心反应点即为施治的刺激部位。在确定要刺激的部位后，接下来是在寻找最佳针感过程中的反馈调控，即在一个穴位或反映点的不同层次内逐层推进、不断调整针刺角度和深度，以求刺准反应层的中心点（参见"3.1.2　探穴与捣针"）。还有在掌握配穴的组合、针灸的时机、针感的性质、刺激强度和时间、如何留针或出针等方面，也与取穴和获取针感的过程一样，都要及时加以反馈调控，看怎么做对治疗最有利，就照那个模式去实施。

为了加速确定反映点及刺准反应中心的探索过程，要求患者的密切配合十分重要，尤其是及时地把他或她的主观感觉尽可能详细地告诉给操作者，当患者是初次接受针灸疗法时，要耐心地解释这一措施的重要性，使它成为患者自觉的行为。其实，对于任何疗法来说，来自患者的主诉都被得到重视，只是对于针灸疗法来说更为重要，因为与疗效密切相关的针感主要是一种主观感觉。不断而来的患者的主诉，与操作者自己的检查结果一起，都是操作者调节下一步措施的主要依据。

总之，在反馈施治中合并考虑症状、体征信息与体表反射信息，也就组成了针灸治疗时的"多重反馈"系统（图 2-5）。医师运用针灸治病时，要同时利用"患者黑箱"输出的这两大类信息作反馈调整，相互补充，相辅相成，并且把反馈施治的原则应用到针灸疗法的整个过程及所以环节中去，才能最快地获得针灸所能达到的最佳效果。

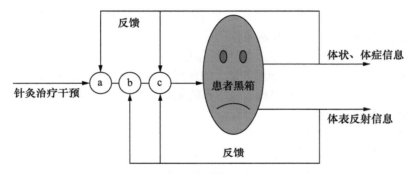

（a，b，c：分别是不同反馈回路上的比较器）

图 2-5　针灸输入的多重反馈调控

2.4.4　自身对照与即时效应

自身对照，是以患者接受针灸治疗之前的状态为对照，比较症状、体征信息和体表反射信息在治疗之后发生的变化，其中尤以治疗后即时发生的变化最为可靠。虽然依靠自身对照的即时效应尚不能排除针灸疗法作为安慰剂的可能性，但足以排除自愈或同时接受的其他疗法的作用。例如，针灸治疗内脏疾病时，起码有三个即时指标可以用于判定或预测疗效：一是症状的立即缓解，如胃肠痉挛的消失，哮喘的停止等；二是"气至病所"，如足三里的针感直达胃脘部，艾灸三阴交的热感直达小腹部等；三是留针一段时间（一般 20min）后针周皮肤的泛红或称红晕，其面积有时可达一平方厘米以上。这在皮肤较白的或白人患者身上最为明显。在背部脊柱两侧或四肢内侧（阴面）的穴位较多出现。通常它们预示着较好疗效的发生。针周皮肤的红晕，可能代表着局部微循环的好转。其发生机制包括局部组胺的释放，局部皮肤血管交感神经兴奋性的抑制等。据美国 Rico 报道，22 例癌症患者在接受电针镇痛时有 18 例出现针周皮肤发红[199]。在针麻实践中，也曾有研究者运用观察微循环变化的方法来预测针麻镇痛效果，凡针刺后能使微循环扩张的，针麻效果一般较好。故针周皮肤的红晕，可以是镇痛效果好的征兆之一。

然而，在利用机体即时输出的信息进行反馈调控时，尚需注意信息输出的滞后现象，即输出的即时信息在一段时间内不甚真实与可靠。如在某些强刺激的情况下，针刺局部酸困无力或全身倦怠不适，甚至症状还有一时性加重，要待一两天后才又逐渐消失。这些现象，经常属于强刺激后的机体反应，而不代表病情本身的变化。相反，凡针后反应较大的，即说明输入机体的干预信息也大，治疗效果通常较好。反应过后，患者往往特别轻快、舒适。但它容易引起患者的疑惑和不安，以为"被针扎坏了"或者更为惧针而不愿接受进一步的针治。

所以，对针灸治疗后的各种暂时反应，事先要让患者有思想准备，医师也应有充分的认识，不能一发现有针后反应，就认定前一次的施治方法不适宜而急于重新调整。应该等到这种信息的滞后作用充分消失后，再根据反映病情变化的真实信息进行反馈针治。如错误地把针灸后的一些反应当成是病情加重的信号，急着调整后续治疗，则可能在刺激上复加刺激，出现过度作用，患者更现疲劳或者拒绝进一步治疗等。

2.4.5　快速修正治疗方案

虽然任何疗法都需要根据患者的治疗反应或疗效，来不断调整原先设定的治疗方案，从来没有一成不变的、适合每一个不同患者、不同病情或阶段的方法，但对于针灸反射疗法来说，更是需要经常地尤其是快速地根据患者的反应来作调整。这是因为针灸刺激输入机体的不过是对人体自动控制系统的一种非特异性干预信息，而且机体很容易对针灸等体表刺激产生适应性（参见"3.6　避免与克服'抗针性'"）。为了起到其最大的作用，必须选择最佳的刺激部位，或者说通过与相应的神经网络有捷径相通的反映点输入足够强的刺激信息。但这不是那么容易一下子就做到的，需要反复多次调整才有可能。

下面以坐骨神经痛的治疗为例，来说明自身对照下的即时反馈施治过程。

根据坐骨神经痛的特点，在采集疾病信息时主要观察 3 项指标：自发疼痛的程度，直腿抬高试验结果和患肢体表压痛点的消长。对它们作详细而明确的记录，每次治疗前后都作认真的对比，用其变化来指导下一步的针灸施治。坐骨神经痛时最常见的压痛点多在环跳、殷门、委中、风市、阴市、阳陵泉、飞扬、悬钟、昆仑、丘墟等穴。为了便于比较，可以将其压痛的程度分成甲、乙、丙三等。甲等为轻压即感疼痛难忍者；乙等为中等程度按压时感到疼痛，但尚可忍受者；丙等为重压时才有轻度疼痛者。由于操作者每次按压用力不可能完全一致，而且单靠患者的主观感觉有时也不可靠或灵敏，笔者曾设计了一种机械"压点计"以代替指力按压，依靠该装置中的压缩弹簧及其刻度，来尽量固定在穴位上使用的压力，这样就可以比较可靠地得出相同压力下穴位上的不同压痛等级。这好比是使用了一种获取体表反射信息的"滤波器"。

治疗时，选择患肢最显著的主要压痛点为针刺输入的部位。例如，对某患者首先针刺的压痛点是环跳、风市、阳陵泉 3 穴，针感为酸麻贯穿整个下肢，刺激强度以患者能耐受为度，留针30min，每隔 5min 捻针加强刺激 3min。出针后立即观察疗效，如自觉疼痛减轻或舒适多了或直腿抬高试验有明显进步，则表明首次针刺方法得宜，第 2 次治疗时可予以重复使用，不必另换选穴及刺激方法。有时，当时的症状改变并不明显，要等第 2 天才能感觉出来是否改善，则就在第 2 天针刺治疗之前再观察各项指标进行比较。如某次治疗后没有进展，则在下次治疗时重新选择配穴、针感、刺激强度和时间等。随着几次反馈调整，有望找到适合该患者最佳的针治方案，逐渐取效。

等患者的自发痛基本消失，直腿抬高试验结果亦趋正常后，还可以用体表出现的诸压痛点的最后消失为目标，继续针刺尚剩下的少数明显压痛点，以其压痛程度恢复到与健侧相同为止。这也是巩固疗效的措施之一。此时的治疗间隔可以逐渐拉长，如原来是每天或隔天 1 次，作为巩固疗效的治疗或"预防性调整刺激"可以每周 1 次或逐渐延长到每月 2 次或 1 次（参见"2.4.2　疗效显现的时间模式"）。

对于运动所致的软组织损伤，有一种疗效特别快捷与显著的针法 - 阻力针法。它更是快速反馈的典例。它的步骤是，让患者活动患部到某特定姿势感到局部疼痛或原有疼痛加剧时确定首先要施针的痛点。施针刺激并拔针后再让患者活动患部，立即与针刺前比较痛点的变化。如原痛点消失而出现了新的痛点，则再在新出现的痛点施行第 2 针……依次反复，追踪施针，直到痛点消失，疼痛缓解为止（参见"3.5.5　特殊姿势与'阻力针法'"）。

2.5　针灸治病的流程图

至此为止，我们已就针灸治病的全过程作了系统化的分析，可以用图 2-6 来作一下小结：

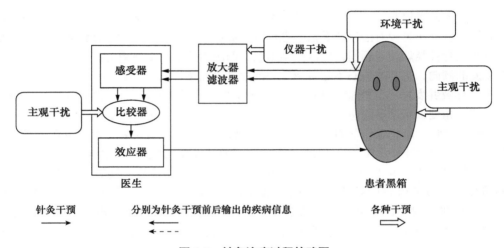

图 2-6　针灸治病过程的略图

医师作为患者黑箱的控制者或调节者，首先通过自己的感觉器官与手指的感受器来采集患者的信息，主要通过患者的主诉和体检把所获得的各种疾病信息或异常表现（症状体征信息与体表反射信息两大方面）——如实地接收下来。其中可以采取一系列仪器或特殊的方法对微弱的信号实行放大，对虚假或混杂的信号实行滤波。而后，他的大脑作为分析器对所接收到的各种信息进行加工，包括分析病情、认清疾病的主要矛盾和矛盾的主要方面，决定初步的治疗方案，确定不同治疗阶段的主要治疗目标与针灸方法。再通过其效应器手来操纵针刺、艾灸或其他附加手段，对患者输入针灸干预信息，开始治疗。针灸干预信息通过患者体表的穴位或反映点输入"黑箱"内部，在体内经过相应的神经网络，作用于患者固有的自动控制系统，促进病态向正常生理状态的转变。

在治疗过程中，黑箱输出的疾病信息可以随内部变化出现相应的改变。医师又把这些输出信息再接收下来，并把自己的大脑作为比较器，对治疗前后接收到的各种信息进行比较，将其差异作为反馈调控下一次针灸治疗的输入，即修改原来治疗方案的依据……如此采集疾病信息，输入针灸治疗信息，并及时进行反馈调整，反复多次，直至获效、痊愈，停止治疗过程为止。如图 2-6 所示，如果没有医师的这一反馈过程，医师和患者之间的耦合还不是一种闭合的回路。只有医师或操作者有意识地做好了这一步骤，那么针灸治病的过程也就相当于一个闭合的自动控制过程了。显然，这一反馈过程进行得越及时，对患者黑箱的调控就越快、越准确，可以适应各种随机因素的变化，保证在各种干扰条件下仍能达到最佳的疗效。

在任何控制过程中，干扰的发生是不可避免的。针灸治疗过程也不例外。在图 2-6 中我们分别列举了环境干扰、主观干扰、治疗干扰，以及仪器干扰四种。

环境干扰，可以分为生活环境与治疗环境两大类。生活环境如治疗期间环境温度或湿度的变化，如天气变冷或过于潮湿可以使许多慢性风湿疼痛加剧，它们在中医中被称为"寒邪"与"湿邪"（参见"3.8.3 冰敷与热敷"与"3.8.4 泡浴与游泳"）。有些生活习惯也会成为这一类环境干扰。如西方人爱嚼口香糖，笔者经常遇到患者由于就诊前嚼了有颜色的口香糖，而无法辨别其舌苔颜色，影响舌诊的正确性。治疗环境的影响包括治疗期间室内的气温、灯光亮度、噪声等，它们都可以是影响针灸疗效的因素（参见"2.6.7 治疗环境"）。

主观干扰的表现是多方面的，可以来自针灸的操作者，也可以来自患者。属于操作者方面的包括针灸师的有限临床经验，对某些疾病诊断或预后的偏见，不良的治疗习惯，以及缺乏治疗信心等。属于患者方面的有患者的精神紧张、情绪波动以及缺乏治疗信心等。患者的情绪波动或精神紧张可以明显体表信息的采集与针灸治疗治疗效果，已有许多临床证据（参见"2.6.4 患者的精神状态"）。医师与患者对治疗缺乏信心也可以明显影响疗效，这在治疗慢性顽固病症时尤为突出。如不少坐骨神经痛相对顽固，可以经年不愈，西医治疗也缺乏有效方法，而且该病有受劳累或寒冷复发的倾向，医师的信心不足可使针灸治疗半途而废，功亏一篑；而患者长期患病，担心忧虑则可以导致并发神经官能症。所以，对患有慢性顽固疼痛的患者，医师不仅自己要有信心，还要从心理学角度，帮助解除患者的精神包袱，鼓励患者战胜疾病的信心（参见"2.6.3 心理因素"）。显然，这种"思想工作"的重要性在于减少针治过程中来自患者方面的主观干扰。已有许多证据表明，患者对针灸操作者的信任，是针灸治愈许多难治痼疾的重要因素。

治疗干扰可以来自其他合并治疗，如同时应用的西药或以前接受过的手术治疗。如就诊前服用的镇痛药可以使体表的敏感性减低，难以检测疾病的反映点或影响在施针过程中的针感传导。手术后仍有腰痛的患者，可应以往的手术对局部正常的神经结构造成破坏，针刺感觉明显减弱，针刺效果远不如未作过手术的患者。还有治疗期间患者过多的运动锻炼，也可以促使软组织损伤所致疼痛的复发。此外，针灸刺激本身有时也会成为一种治疗干扰。如前后两针刺激效应之间可能存在的相互拮抗。这也正是我们在本书中提出针灸临床上要注意刺激顺序的出发点之一（参见"2.6.10 刺激顺序"）。

在采集症状信息与体表信息的过程中，经常应用各种现代化的仪器，它们包括 CT、磁共振成像，以及可以记录人体热场分布的红外热像仪等。在耳针疗法中，应用耳穴探测器探测"良导点"也是一个简单的例子。这些仪器的设计都贯穿着信号的滤波与放大过程，有利于体表信息的采集，但同时也可能成为干扰的来源。这也就是所谓仪器干扰。

为了体表信息的放大与滤波，也可以应用一些不靠仪器的简单方法。如在阻力针法中选穴时，采取特殊的姿势预先改变局部软组织张力，以利于寻找自发痛点或压痛点，以及它们在治疗过程中的位移。由于患部张力的升高，原有的症状如自发疼痛或压痛程度增加，从而使原先感觉不到或感觉微弱的痛点得到了暴露。这就好像是在体表信号收集的过程中连接了一个"放大器"，对原先微弱的疼痛信号进行了放大处理。此外，它所采取的特殊姿势可以暴露原来隐蔽较深的痛点，有利于在运动中比较不同疼痛程度的自发痛点，以决定最佳的刺激部位。这又好像是在信号的收集过程中连接了"滤波器"，起到了去伪存真的作用。

总之，由于患者在接受针灸治疗的过程中不是与外界完全隔绝的，同时还会受到来自除针灸以外的其他内、外环境变化的干扰，要认真加以预防和鉴别。在采集体表信息与排除干扰的过程都也离不开信号的滤波与放大。

在下文我们将围绕提高疗效的对策来详细分析如何排除各种干扰与运用合适的控制手段。

2.6　影响针灸疗效的因素

应用针灸疗法作为人体黑箱的一种控制手段，由于其作用机制主要是通过机体表面输入一种非特异性的干预信息，有许多因素可以影响它的效果。即使对于同一种适应证来说，在不同的患者或经不同的医师治疗，其疗效可以完全不一致。操作者与患者两方面的因素都有。操作者方面的因数即临床经验的差异，除前述有关最佳刺激部位、刺激手段及刺激参数的选择以外，还包括合理掌握施治时的各项具体方法及其注意事项。患者方面则主要是机体对针灸治疗敏感性的个体差异、心理状态或情绪变化的干扰对治疗信息输入的影响等。

2.6.1　机体的敏感性

针灸时患者在受刺激部位感觉的强弱，是反映输入患者机体针灸信息量的重要指标之一。它不仅决定于针灸刺激本身的强弱，而且与患者机体对针刺的机械刺激或艾灸的热刺激的敏感性有关。

临床已经证明，针刺时针感的产生有很大的个体差异。即使在同一个穴位，用同一型号的针，施行相同的手法刺激，不同的患者会有不同程度的感觉。产生针感的时间也有快慢，甚至产生针感的性质都会截然不同，酸胀麻痛热，五花八门。艾灸时患者局部的皮肤感觉与针感一样，也有个体差异。如在同样的条件下，有的人感觉局部热得很舒服，有的只感觉微热或痒感，也有的人则感觉烫或烫得受不了。从开始施灸到局部产生热或烫感的时间也有明显的差异。

机体对针灸敏感性的差异，既可以表现全身性的，也可以是局部性的，其原因是多方面的，既有生理性的，也有病理性的。首先来看全身性、生理性的敏感性差异，如年龄、性别、体质、神经类型所致的个体差异。一般来说，敏感性随年龄老化而减低，儿童的体表感觉敏感，以指代针都有很好效果；老人的体表感觉迟钝；女性比男性敏感，耐受力亦低；体质强壮者比体质虚弱者敏感；瘦者比肥胖者敏感；但临床上对肌肉发达的运动员、体力劳动者针刺肌肉部位时，也常有不容易得气的时候，其原因或许与他们的肌肉平时经常使用，已使诱发肌梭牵张反射所需的刺激阈值有所提高有关。

此外，神经类型很可能与体表的敏感性有关。如平时神经过敏者的皮肤感觉也常比反应迟钝者敏感。临床上还经常会遇到一些敏感性十分低下的患者，针刺多数常用穴位时很难得气，不管操作者在穴位内如何用针探寻，很难有通常的酸胀麻针感出现，或者只有微弱的针感。当应用手法增加刺激强度时，他们则只感到痛觉。当然，这类患者的体表敏感性显著低下，究竟是生理性的还是病理性的，尚有待进一步研究。由于据认为血型与神经类型有关，血型可能也与机体对针灸的敏感性有关。

成年女性皮肤的敏感性经常与月经周期有明显关系。例如，有一位 30 余岁的白人女性，在月经期前，下肢内侧几乎所有穴位对针刺都十分敏感，到了针入皮肤即要跳起来的程度。但同是她，在月经干净后第 6 天接受针刺治疗时，在其下肢的相同穴位已能接受中等强度的针刺刺激而无逃避反射出现了。看来，她的这种皮肤敏感性的剧烈变化与体内激素水平的变化有密切关系。

在同一个体，还有局部皮肤敏感性的差异，如身体的"阴面"部位（如肢体的内侧面）一般都比"阳面"敏感。取穴时，这种阴阳面敏感性的差异，对于阳面也很敏感的患者来说或许不太重要，但对于阳面不敏感的患者来说就很有意义了，笔者遇到过一些男性患者，在其"阳面"几乎找不到压痛点，针尖在穴位内各方向、各层次探索与捣动经常仍是毫无任何感觉，这时换用"阴面"穴位针刺则出奇地能够很快"得气"。所以，当发现位于"阳面"的穴位或反射区不敏感时，可以试用"阴面"的穴位或反射区。

此外，肢体的远端比近端及躯干敏感；身体灵活的部分比不灵活的部分敏感；肌肉结实处的部位比脂肪堆积的松弛部位敏感，等等。这可以解释为什么大多数临床常用的敏感穴位都位于肘膝关节以下的远端，尤其是灵活的关节周围。

表 2-1 总结了目前比较确定的影响体表对针灸敏感性的因素。

表 2-1　影响体表敏感性的因素

敏感性较高	敏感性较低	敏感性较高	敏感性较低
女性	男性	肢体内侧面（阴面）	外侧面（阳面）
月经期	非月经期	胸腹部	腰背部
儿童	老人	肢体末梢	躯干
脑力工作者	体力劳动者	关节周围	非关节部位
瘦者	肥胖者		

体表部位对针灸的敏感性过高或过低，显然都会通过影响得气针感或艾灸热感的产生与维持而影响疗效。前者常见于一些痛觉过敏的患者，即使是轻微的针刺或艾灸才开始，他们已唤痛（或烫）不止，使操作者难以继续在穴内探寻或施加手法。后者如上所述的那些敏感性十分低下患者，针刺时无论如何在穴内探寻与运用手法，他们只有微弱针感或痛感产生。由此，为了提高针刺疗效，设法改变这些患者尤其是敏感性低下患者的敏感性就显得十分重要（参见"3.5.4　导引与机体敏感性"）。

幸运的是，机体对针灸刺激的敏感性也会随着刺激的多次施与而发生变化，原来过高的会逐渐降低，原来过低的也会逐渐提高。其原因主要在于机体内部与体表相连通道阈值的调整。由于机体患病或功能失调时，其体表反映点的敏感性通常反映着机体相关部位或内脏的功能状态，故穴位或反映点的敏感性随着治疗而发生的变化，通常也预示其所反映的内脏或功能状态的改善。例如，在反映点上施灸时，局部热感会随着疾病的不同阶段及其状态而变化。如有报道急性病患者多在初诊时感觉微热，但随着病情的好转感觉会越来越热，即有一个热敏感性增高的变化。慢性病患者，则多在初诊时就有较强热感，再逐渐变弱后又增强。总之，皮肤穴位上的热敏感性随着多次热刺激而变化，并且与原有的敏感程度有关，原来低的可以升高，原来高的可以降低，最后恢复到正常敏感状态。这也是艾灸对皮肤热敏感性的一种调整作用。但需要指出的是，体表对针灸敏感性的改变不是一下子或经几次针刺或艾灸刺激就立即发生的。

此外，体表对针灸的敏感性从高逐渐减低，不仅可以发生在原先敏感性过高的场合，而且也可以发生在原先敏感性正常的情况下，它们通常是机体对多次针灸刺激逐渐产生适应性的结果。由于后者会使针灸的疗效也逐渐降低，笔者称其为"抗针性"或"抗灸性"。对此，后文有专题分析（参见"3.6　避免与克服'抗针性'"）。

2.6.2　合适的体位

针灸时患者体位或姿势的选择，一般要以患者感到舒适及方便体表诊治为原则。

首先是患者感到舒适或放松的体位。由于在施治的大多数场合要患者保持某种体位一定时间

（如 20～30min），如果开始选择的体位不合适，患者会逐渐地感到不舒服，甚至出现手足发麻、头颈僵直等原先没有的症状。这是针灸治疗中的大忌。为了保持舒适或放松的目的，一个简单的对策是维持身体各部位自然的弯曲，如颈椎与腰椎的自然曲线，前臂的微屈与内收，双膝的微屈与外翻。通过应用预先准备好的各种形状或大小的软垫，不难达到这一目的。

体位的选择也要方便体表检测与施治。为了全面检测患者的体表反映或异常表现，患部甚至全身相关部分体表的充分暴露与放松十分重要。许多刺激部位或穴位要在一定的体位下才不被其他组织遮挡与容易刺入或刺准。如颈部、上背部尤其是肩胛与脊柱之间的穴位或反映点，如大杼、肺俞、厥阴俞、心俞、肩外俞、曲垣、魄户、膏肓、神堂等，只有在坐位、头前屈与双肩前收的体位下才贴近体表。膝眼穴要在屈膝体位才"开放"，使针容易刺入。青灵穴要前臂略外展后才容易刺准。针灸教科书上对一些特殊穴位的体位都有明确的要求。显然，它有助于针灸师检测、确定最佳的刺激部位以及施治。

据当代针灸名家郑魁山教授的经验[200]，因体位不适影响针感传导的原因约有以下几种：一是肢体卷曲，经气受阻。如针刺三阴交，下肢弯曲，针感多向足部感传，即使施行手法也不易使感传上达腹部；针刺内关，上肢弯曲，或者前臂内收过度，都可能阻碍经气向胸部传导。二是内衣过紧。如针刺时将袖口或裤口推至肘膝以上，则针感不易上传。三是受针肢体被压（如侧卧时），针感也不易通过。

患者采用放松的体位，不仅舒适可以持久，而且一般有利于操作者去发现身体某部体表紧张性的变化。许多躯体病变都有患部软组织张力的增加。许多内脏功能的紊乱也会在体表某处表现出局部结节或隆起。这些体表的异常变化，多在局部软组织放松的状态下才容易被检测出来。当然，也有一些特殊的针法，如阻力针法，要求在局部软组织张力提高的情况下检测反映点与施治。这时的体位或姿势就不是放松的了（参见"3.5.5　特殊姿势与'阻力针法'"）。但这毕竟不是常用的方法。

在合适体位下的肢体肌肉放松，对于在一些特殊穴位，如所谓"跳动穴"上针刺诱发肌搐动等跳动反应是至关重要的（参见"3.1.10　'跳动穴'与跳动反应"）。但另一方面，又要防止在受穴位刺激时发生反射性的体位突然移动。这对于防止针灸意外十分重要。在较强刺激的场合或对针灸耐受性低的患者，或对刺激没有足够思想准备的患者，治疗中经常发生身体某部的突然抖动，可以造成弯针、滞针或者烫伤等意外。如预先能采取一种相对稳定的体位，并且应用几个大小、形状适宜的枕垫固定之，则可以减少这种针灸意外的发生率。

以下是针灸临床上常用的主要体位及其适用特点。

仰卧位通常是最舒适而放松的。两手可以平放在身体两侧或微屈放在腹部上方（图 2-7a、b）。它适合于头面部、躯干及四肢前、侧面的检测与施治。

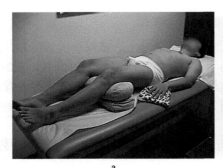 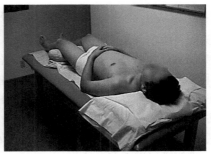

a　　　　　　　　　　　　　　b

图 2-7　合适体位之一：仰卧位

俯卧位时，可以在面朝下的前额及双踝关节下方各垫一个小枕头。双手可以放在头或腰部两侧。前者手掌朝下，后者手掌向上（图 2-8a、b）。它适合于后头部、躯干及四肢背侧面的检测与施治。俯卧位时转头直接把一侧头面部靠在枕头上，也未尚不可。它使同时刺激头面部侧面成为可能。但它容易引起或加剧头颈部不适，对有关患者应尽量避免。有一种国外按摩师常用的环形空心软垫，常用来保持头面部向下而不致受压。当然，也可以采用垫高上胸部或直接把头伸出治疗床外的俯卧位。

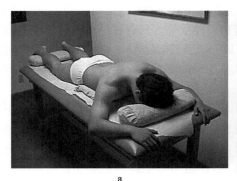 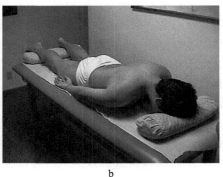

图 2-8　合适体位之二：俯卧位

侧卧位时枕头要高些，最好同一侧肩宽，下肢可以前后分开或并拢。如右侧卧、下肢前后分开时，可在弯曲的左膝下加软垫，而下肢并拢时则在两膝间加软垫（图 2-9a、b）。这样的体位使患者既舒适，又不易在强刺激时发生可能的身体移动反应。它适合于头面部、躯干及四肢侧面的检测与施治。一些患者因腰背疼痛或僵直不能取俯卧位时，也可以取侧卧位代替。

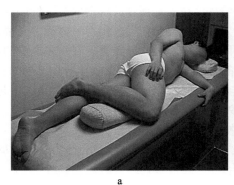 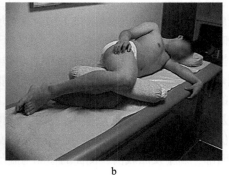

图 2-9　合适体位之三：侧卧位

坐位时头部可以前倾靠在前方治疗床（桌）上加高的软垫上，或仅用前额倚靠，面部悬空或转头以一侧头面部倚靠软垫。此时，双手可以略平举放在软垫两侧，手掌朝下（图 2-10a）。这一体位十分便利于后头、颈部及上背部的检测与施治。也可以根据不同情况直坐在靠背椅上垫起双臂，或只把一侧手臂倚靠在治疗床（桌）上（图 2-10b）。要避免背部没有倚靠的直坐位，因为它不易持久与放松。

当治疗手臂内侧病痛（如保龄球肘）时，为了充分暴露患部，还可以采取手臂外翻的体位，此时可以仰卧或侧卧（图 2-11a、b）。

由于每次治疗通常只选用一种体位，如何配穴可以受所选体位的影响，如俯卧位时无法同时

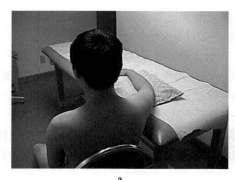 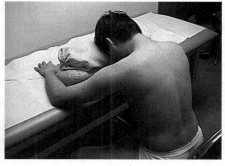

a　　　　　　　　　　　　　　b

图 2-10　合适体位之四：坐位

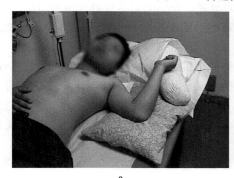 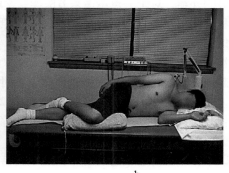

a　　　　　　　　　　　　　　b

图 2-11　合适体位之五：前臂外翻位

选择胸腹部穴位，仰卧位时无法选用腰背部穴位。所以也要从配穴角度考虑最佳的体位。当然也有在一次治疗中先后采取两种体位的。如对腰痛患者先取俯卧位针刺腰部与下肢后侧的穴位，留针 20min 拔针后再取仰卧位针刺腹部对应穴，不留针。

2.6.3　心理因素

尽管针灸镇痛的生理机制已基本搞清，但仍有一些研究者认为它仅是心理安慰作用。Lewith 等曾在 62 例带状疱疹后神经痛患者中进行了一项单盲、随机试验，比较了应用耳针和体针与安慰性治疗（模仿的跨皮神经刺激）镇痛效应的差异，结果发现虽然这两组各 7 例在治疗结束时都有显著的疼痛改善，但他们在治疗期间和治疗后记录的疼痛缓解值之间没有差异[201]。由此作者认为该针刺镇痛完全是心理作用的结果。

其实，由于疼痛的产生过程十分复杂，难免有心理因素的参与，故说针灸镇痛的原理中包含心理作用并不过分，只是要区分它所占有的比例。有人估计，在慢性疼痛的痼疾患者中，大约有 30% 的疼痛与心理因素有关。因此可以推测，针灸镇痛机制除主要是生理作用以外，也有相当比例的心理因素介入，其比例可以因人而异，因病而异。

中国有句古话"信则灵"，其意亦是指心理因素的作用。在对待中医或针灸的认识中，"信"有多种含义，首先是患者对针灸这一疗法效果的信任。加拿大的 Norton 等曾观察了"信任"对针刺镇痛的影响。24 例对针刺镇痛的相信程度有很大差别的大学生，在针刺或假针刺后给予 60s 的冷压试验。受试者也在实验开始时完成有关焦虑状态特征的问卷调查，以及在实验中提供感到疼痛的强度等级。结果发现，对针刺效果持正向态度以及接受真正针刺治疗的人，比对针刺效果持负向态度以及接受假针刺治疗的人报告较低的疼痛，而焦虑等级在这两组中没有不同。这一试验表明，针刺镇痛效果的差别受期待效应和治疗手术中被确认的期待程度所影响[202]。

"信"还包括对具体进行针灸操作人的信任。在针灸临床上，经常可以看见患者对医师的信任度可以影响疗效。如远道慕名而来求医者的痼疾，在别处久治不愈，而到了这位"名医"手里，尽管治法类似，但很快取效。分析其疗效的原因，除了该"名医"的医术可能与别人不完全相同之外，由于患者对其的"信任"而产生的心理治疗因素显然起着重要作用。

患者对针灸疗法或针灸师的信任度是可以逐渐建立或改变的。在中国，由于针灸是传统医学，中国人世代相传、耳濡目染，多数人都知道针灸是怎么回事，但各人对针灸的信任度仍有很大差别。在西方则更不同了，由于针灸不是西方人的传统医学，多数人连针灸是怎么回事都不知道，更不要说其对针灸的信任了。所以多数患者初诊时对针灸的认识完全是一片空白。此时就要先给他们作一般的介绍。对于一点不懂东方医学哲学的患者，介绍中要尽量避开使用古典的中医术语。对于文化程度高的患者，最好能给予有关针灸原理的简明科学解释。这可以有效地增加患者对针灸疗法的认识。

对于初诊患者，针灸师首先要消除患者对"针刺"的害怕。大多数西方人没见过毫针，他们往往把它想象为西医常用的注射针或作肌电图时的针头那样可怕。必要时可以先让患者看一下毫针。而且，在治疗初期，尽量选用细些的（如32号）毫针，用无痛进针法进针，刺激强度也不要太强，以便患者产生惧怕心理而拒绝后续的治疗。此外，为消除患者对针刺操作时交叉感染其他疾病的顾虑，要尽量使用一次性、抛弃式用针。

自古以来，中医师诊治患者都十分重视对待患者的态度包括谈话的方式。和蔼可亲态度，可以使患者就诊时不那么紧张与害怕。谈到患者的病情时，当它属于针灸的适应证时，医师的语言要体现出对自己技术的充分自信，对可能的疗效作最好的估计。这些都属于"治病先攻心"策略，也是中医的传统，是针灸临床上不可缺少的。针灸的刺激信号，本来就十分微弱，只有在患者充分放松与不拒绝接受的心态下，才能最有效地输入机体发挥作用。当然，要使患者建立起对针灸的信任度，最好的方法是在初次治疗中立即见效，使患者自己体会到针灸的疗效，也就自然而然地会变成针灸的"信徒"，甚至为针灸疗法作宣传与见证。

促使患者信任医师的方法，除了要在该患者身上尽快取效以外，也可以让该患者从别的类似疾病患者那里听到针灸疗效。这种患者之间的宣传，通常比医师说出来的话更令人信服。国内流行的在诊所内悬挂患者赠送的旌旗、感谢信或与所治愈名人的合影，都有这种心理效应。

总的来说，重视针灸治疗时的心理因素，应包括医师通过态度、语言、各种宣传及临床治疗，使患者消除对针灸操作的顾虑，相信针灸的疗效，信任自己所面对的针灸师确能帮助自己，以及与能与针灸师密切配合诸方面。由于大多数疾病的针灸治疗需要重复一定次数的疗程，这些都是保证患者能坚持治疗直至取效的先决条件，或者说是排除来自心理方面主观干扰（参见"2.5　针灸治病的流程图"）的手段。

2.6.4　患者的精神状态

除心理因素以外，患者的精神状态也是一个影响针灸疗效的重要干扰因素（参见"2.5　针灸治病的流程图"）。它可以解释为其能改变体内信息传递通道的阈值，从而影响输入机体的有效针灸刺激信息量的大小。

针灸前患者的精神过于紧张不但容易发生晕针，而且也会通过影响机体内部的功能状态而影响针灸的各种效应。笔者曾在同一时期治疗两个相同年龄的遗尿症女孩，其中一个每次针刺时都惊恐大哭，半个月治疗下来，疗效极差，另一个能很好合作，每次都是安静地接受治疗，很快就取效，停止了遗尿。后来，针对那第一个患儿的情况，笔者及时改变治疗方法，在同样的穴位上采用无痛的指压按摩代替针刺，一面积极消除患儿的紧张情绪，又过了半个月的治疗，终于取得了良好的效果 [176]。所以要充分发挥针刺的治疗作用，患者精神状态的影响不可忽视。

在针麻实践中，有报道针刺镇痛效应有时可以受患者当时的脑兴奋状态影响。如在甲状腺功能亢进、血压过高或精神过度紧张的患者，针麻效果往往不好。另一方面，如果遇到过于兴奋的患者，先给予一定剂量的镇静剂，降低其脑兴奋水平，往往对于针麻有一定的辅助作用。所有这些事实，似乎都说明精神因素在针刺镇痛过程中的作用尽管不是决定性的，但是不可忽视的。所以，设法使患者在治疗前以及治疗期间保持精神放松与针灸治疗的效果有相当关系，为了解除患者在针刺前的精神紧张，可以采用各种方法。除了可以通过耐心解释消除患者对"针刺"的害怕心理外（参见"2.6.3　心理因素"），还可以采用改善诊室环境条件，以及让患者练习默思、入静或催眠等方法。

在西方现代化的诊疗室内，患者一人一室，舒适的治疗床，无噪声干扰，灯光可调，中央空调使室温冷热适中，加上室内伴有柔和的音乐，散发香味的清新空气，这使患者在极为放松的状态下接受治疗，微弱的针灸信号容易输入人体。如果再加上患者的自我入静练习，则可以集针灸与入静或催眠疗法于一体（参见"3.5.2　入静与精神放松"）。美国的 Lu 等近年报道催眠的确能增强针刺的效应，获得较好的疗效，尤其适合于某些晕针患者，他们的紧张与惧针因素可以通过催眠而消除，从而回来接受进一步需要的针刺治疗 [203]。笔者治疗的患者中常有在留针期间入静、入睡甚至打鼾的。他们大多反映经这样治疗后感到十分舒服与放松。但留针期间患者入静或入睡以及针灸与音乐疗法相结合究竟能多大程度增加疗效，尚未有可靠的实验证据，值得研究证实。

2.6.5　操作者的指力

前面分析的都是患者方面的因素，这一节来讨论操作者方面的因素。由于经典的针灸术都是由人手来操作的，操作者的指力大小与疗效有着极为密切的关系。指力的重要性可以表现在选穴、施针与施针前后的按摩诸方面。

首先非有一定指力训练的针灸师才能得心应手地进行体表压痛程度的比较。为了寻找压痛点或通过比较压痛程度来选穴，目前临床上主要靠手指按压。指力不大的针灸师，对于敏感患者或敏感部位并无困难，因为只要轻轻按压即可；但于体表敏感性较低的患者或部位，尤其是肌肉强壮者，那就不行了，因为一般的按压对他们没有多大的反应（参见"2.2.3　压痛点"）。所以，为了准确选取穴位或反映点，非有一定的指力不可。

其次是为了能在施针时得心应手，收发自如。它又包括 3 个方面。一是只有具有一定指力并能协调动作者，才能做到快速无痛进针（参见"2.6.6　无痛进针法"）。二是为了能准确无误地感受到刺激局部的肌搐动或肌紧张等针下感。操作者的针下感与患者的针感是"得气"的两个方面，通常前者比后者更重要。它是操作者对原先的操作实行反馈调整，或催气，或守气，或施行各种手法的根据。只有具有一定指力的人，针具与手之间才能连成一体，各种针下反应才能及时、完整地经过针体被操作者感受到，成为针下感或手下感。三是为了向患者机体输入足够量的针刺信息。为了提高针刺疗效，操作者要用手指握住针具在穴位上施行各种手法或不同幅度、不同频率的刺激；操作时或需要双手同时运针，或需要进行长达数分钟乃至十几分钟的连续捻转、提插或刮针（参见"3.1.2　探穴与捣针""3.1.6　手法辅佐""3.1.7　双手运针""3.3.6　刮针与低频振动"各节）。显然，没有良好指力训练的操作者是无法完全做到和做好这些操作的。换言之，只有达到一定程度的指力，操作者与患者之间的紧密耦合才能实现。

再者，是为了适应施针前后穴位按摩的需要。无论是为了针刺时容易得气或促使针感的传导，下针之前或得气之后的穴位附近或循经按摩均十分重要（参见"3.3.5 疏前方，堵后路"与"3.8.2 针灸与按摩的配合"）。按《内经》所述，无论是施行补法或泻法，在下针前皆"必先扪而循之，切而散之，推而按之，弹而努之，爪而下之"。先师焦勉斋在施针前几乎对所有穴位都是这样用手指预先按压的。他体会到在许多穴位先重按以获取酸麻感后再针之，则可减少进针的痛感并且易于得气。对于惧针者或不宜深刺的部位如胸壁，他也经常以指代针，疗效不减，甚至更胜一筹。他还经常在拔针后立即配合指压按摩，以及能运用指压施行"烧山火、透天凉"手法（参见"4.2.2 肋间神经痛/胸痛"）。如没有足够强的指力，这一切谈何容易！

那么，如何训练指力以及应达到怎样的程度才行呢？初学者多在折叠多层的纸垫或塑料人体模型上练习，以培养进针与运针所必需的基本指力及其协调动作。在针灸实践中，针刺前后的穴位按压手续则是提高指力的最简便途径。凡重视压痛点并有此习惯的针灸名家，几乎个个都有很强的指力，这都是他们在日久的实践中培养出来的。当然，也可以通过有意识地训练掌力来提高指力。先师焦勉斋提出的"运掌练气法"对于提高指力就很有帮助。其方法参见焦老的《针术手法》一书[173]。至于指力应练到的程度，古人以为要有"手如握虎"之力，才能"伏如横弩，起如发机"。当然，这只是一种比喻而已。北京的针灸名家程莘农经常要别人从他手上抽他握住的针，以试验他握针的力量。这就好像用毛笔写字一样，握紧毛笔是练好书法的第一步。笔者认为，一般要能够持续运针5min以上而指力不衰，才能适应针灸临床多数手法的需要。

2.6.6 无痛进针法

为了消除患者对针刺疗法的恐惧心理，要从无痛进针开始做起。进针时的疼痛，主要是由于刺激皮肤表面的疼痛神经末梢引起的。近代医家都十分重视尽量减少进针时的这种疼痛感觉。它不仅能使患者坚持接受治疗，对能够输入针刺治疗信息提供最基本的保证，而且没有疼痛信息的干扰，将更好地发挥针刺的作用，如容易得气或通过激发穴位深部的一些感受器产生最大的效应。

在使用传统的无管毫针的长期实践中，常用的"无痛进针"对策有两个方面，一是通过训练指力以加快进针的速度，二是通过同时在针旁组织行"押手"或搔爬等刺激来转移患者对进针的注意力。

然而，一次性带管针的使用，给针灸技术本身带来一场革命。它不仅根本杜绝了由针具消毒不严可能传播疾病的危险，而且改变了进针的方式。目前流行的带管针进针法是用示指指腹压击针柄露出部分顶端的方法（图2-12）。此法虽好，但由于压击针柄的指腹是软组织，较难形成足够大的进针压击力。笔者在实践中体会到改用硬性的示指指甲弹击，则可以极大地提高进针的速

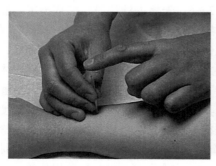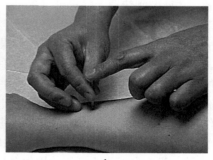

a   b

图 2-12 传统指腹压击进针法

度，从而达到几乎完全无痛进针的效果，明显优于指腹压击法。

现介绍该法如下：在除去带管针尾端固定小塑料片（常见于金属针柄毫针）或掰开针柄与针管的粘连部（常见于塑料针柄毫针）之后，用左手拇、示两指小心地斜向夹持带管针，移至要刺激的穴位旁后再把它竖直，把针尖侧的管口压在穴位上。这时，针柄尾部露出塑料针管部分大约有一二分。左手仍然夹持住针管，而用右手进行弹射。先弯曲右手示指与拇指相搭，拇指暂时扣住已经用力的示指，然后将示指指甲对准针柄尾部露出部分顶端，迅速放开拇指使示指指甲能垂直弹击针柄，这就使该毫针沿管内向穴位内射入（图 2-13）。

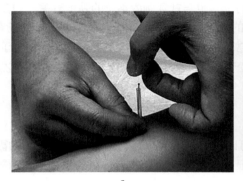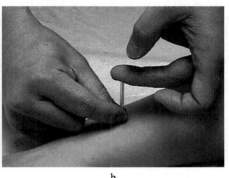

a　　　　　　　　　　　　　　b

图 2-13　金氏无痛弹甲射针法

与临床通常使用的带管针进针法相比，此法的不同之处在于是用示指指甲弹射，而非用指腹压击。因使用的是硬性的指甲，加上弯曲示指可以用劲，故弹射速度极快，非指腹压击时能比。而且，示指弹射力尚可随意调节强弱，以控制针尖被弹入穴位的深浅。但指力极强者，在胸背部重要内脏体表穴位上弹射时，要注意控制弹力，以防射得太深，伤及内脏。此法操作简便，一学就会，可以做到进针毫无痛感。当使用 30 号或 32 号的细针时，甚至可以无痛地射入脚底、手心等皮厚敏感之处。它特别适用幼儿与惧针者。此法在北美传开流行后，被针灸界同行誉称为"金氏无痛弹甲射针法"。

2.6.7　治疗环境

由于针灸刺激是一种非特异的干预信息，它能否有效地输入机体内部起作用，并不是完全确定的。治疗环境与患者就诊时的精神状态等都可以成为影响针灸信息输入的因素，故与疗效密切相关（参见"2.5　针灸治病的流程图"）。

治疗环境的影响可以来自治疗室内的气温、灯光亮度、噪声，以及其他设施。气温可以影响患者的自主神经状态，尤其是周围血管的舒缩活动，导致皮温与体表对针灸敏感性的变化等。夏天过高的室温使患者容易发生晕针，或者难以耐受艾灸或红外线等热刺激的配合治疗。冬天低室温下患者穿着太多，又无法充分暴露患部妨碍体表反映点的检测与施治。西方的针灸诊室条件通常比国内优越，不仅一年四季都维持室温在 25℃ 左右，而且通常一人一室，使患者的体表充分暴露没有困难。国内许多诊所由于条件限制，或是冷天室温太低或是多人一室治疗，衣服不便脱去，患者仅能卷袖挽裤地露出手足或部分远端肢体，不仅无法看清体表的全部异常反应，而且使可供选择的刺激部位受到限制，甚至会造成刺激部位周围或经络体表循行路线上的压力，阻碍针刺感传与影响疗效。

太亮的灯光使患者不容易在留针期间入静，还会使一些头痛患者症状加剧。噪声除来自治疗室之外，也包括来自同居一室的其他患者或陪同家属之间的说话声。它们不仅使患者不能在施针期间集中注意力在针灸感应方面，也影响患者在留针期间的精神放松与入静。气功入静已被观察到可以增加患者的感传显现率[175]，其机制可能与入静能明显缩短皮电反射的中枢传递时间等有关[145]。治疗室内的其他设施也会成为疗效的影响因素。如舒适的治疗床，大小、形状各异的枕垫，可以帮助患者在治疗期间放松身体或固定特别需要的体位或姿势。

上述环境干扰因素之所以会影响针灸疗效，主要可以解释其或能与针灸刺激信息在传递过程中竞争传递通道的容量，或通过影响患者的功能状态改变体内信息传递通道的阈值。所以，治疗环境对针灸疗效影响的大小，不仅与环境干扰的程度有关，也与针灸刺激本身的强度有关。如在针刺时，当刺激强而且不留针时，或许可以忽略周围环境的影响；但对于弱刺激，长时间留针的场合，就一定要把环境的干扰控制到最低。例如，对于西方常见的焦虑症或抑郁症患者，笔者经常给予弱刺激，体会到把他们置于温度适中、光线稍暗、伴有放松音乐的环境中进行治疗，可收事半功倍之效。

2.6.8 晕针的利与弊

晕针是针刺临床上常见的意外情况，由于可以使患者感到不适，通常是作为针刺的副作用或"弊"而主张要尽量避免的事。但有时它反而能显著地提高疗效，使晕针后的患者迅速取效，甚至奇效。这在近代针灸大师朱琏所著的《新针灸学》一书中就已有记载[1]。

笔者于1980年在国内亦曾统计自己在以往5年间3万多人次的针刺治疗中所遇到的31次晕针病例[204]，他们多数以身体某部的疼痛为主诉而就医，结果发现晕针后疗效特别显著的占其中三分之一。兹举两例如下：

例1，女，36岁，中国人。左下龋齿剧痛持续3天，呻吟不绝，夜不能寐。曾口服镇痛片、抗生素多次不能消炎镇痛。起初两天每日针刺患侧下关、合谷两穴，虽针后齿痛稍减，但不久后又剧痛。第三天夜再次就诊时，笔者给她强刺激患侧下关穴。下针后一会儿她就诉头晕，随之伏案不语、呼之不应，发生晕针。笔者当即将她放平取卧位，片刻她即清醒恢复。不料仅此一针，竟使她3天之剧烈齿痛顿时消失，犹如"摘去"一般。当夜她安然入睡。其后随访半月未悉复发。

例2，女，57岁，中国人。患更年期高血压病6年。一直服用降压西药、草药等均未能持久控制在正常水平，曾体针治疗多次也无效。后接受耳针期间尚有一定的降压效果，但停针后又恢复高压22.7～25.3/13.3kPa（170～190/100mmHg）水平。1972年9月6日笔者给她再次耳针，取双侧心、交感、降压点，留针15min后她感到头晕、眼花、胸闷、恶心，出现晕针先兆，笔者立即起针，并令其卧平。她片刻恢复，但一身大汗，其时心率56次/分，血压降到14.7/10.7kPa（110/80mmHg）。其后未再作针灸或服用任何降压西药，连续每周随访测压约半年，她的血压始终维持在16.0～18.1/9.3～10.7kPa（120～136/70～80mmHg）左右，显示出极佳的近期疗效。

所以，对于晕针也要看到其不利的一面，也要善于利用其有利的一面，对晕针现象及其对正常功能的影响，还有它与疗效的关系等，值得作进一步的研究。至今为止的针灸教科书中对晕针现象的描述与机制解释都十分欠缺，以下是笔者的一些经验与体会。

当患者体质虚弱、情绪紧张、饥饿、疲劳时，或者是机体特别敏感、血管神经功能不稳定（如有晕厥史等）者往往容易诱发晕针。笔者在所报道的31例晕针病例中发现其1/3有上述诱因，如体弱久病者5例，有晕厥史者3例，惧针精神紧张及针前疲乏各1例。其他病例则可能多与刺激较强有关。

何为刺激过强？由于在手法刺激时缺乏衡量刺激强度的客观标志，不同患者的敏感性与耐受力又各不相同，所谓刺激强度只是根据患者的感觉与反应而定，实际上很难进行比较。一般来说，在反映点（如压痛点或其他敏感点）上施针时，或者用特殊手法（如烧山火手法等）获取热感，或者力图使针感循经远传时，所给予的刺激量都较大。

针刺取穴与晕针的关系是：凡是较为敏感的穴位，如四肢末梢与头面部穴位都易诱发晕针。此时无论是单独取一个穴位还是上下肢数穴相配，结果类似。

发生晕针可以在施行刺激手法的当时，也可以在留针期间 10min 左右时，或在拔针前再次加强刺激，即施行"叫针"手法时。笔者报道的那组晕针病例，多数发生在上述时间，但其中也有两例患者是在拔针后 5min 内发生晕针。

不仅体针能导致晕针，耳针时也易发生。这是因为耳针刺准敏感点时往往有强烈痛感。同时扎数穴时，晕针的发生可能只是扎其中某穴的缘故。笔者有次给某患者耳穴埋针时，选取了右耳的肩、肩关节、肾上腺、神门四穴后发生晕针，后仅拔除"肾上腺"一针，患者便立即头脑清醒，从晕针反应中恢复过来。此患者还有另一情况发生过，即在尚未针刺前，笔者仅使用耳穴探测仪寻找敏感点时，当探测电极触及其右耳"肩关节"穴时，他立即感到右肩部有酸胀感觉，并有头晕等晕针先兆反应发生。

笔者所报道的多数病例均在正坐位接受针刺时发生晕针，当身体卧平后立即恢复。有 3 例患者拔针后未作平卧，仅作伏案休息也能自愈，但恢复速度比平卧位来得慢些。但是，卧位针刺有时也能发生晕针。笔者遇到的一位住院女性患者即是如此。分析其原因，大概与其长期卧床、久病体弱有关。后除去其枕头，令其头低脚高位后也立即恢复。

患者接受初次针刺治疗时往往比较紧张，故初诊患者容易晕针。但由于人体对针刺的适应性或耐受力能随针刺次数增加而增长，首次晕针者，以后不一定还会晕针。笔者观察到 3 例患者以后连续几次接受同样针刺治疗，尽管刺激也强，甚至取坐位，也未再晕针。

当然，影响晕针发生的原因很多，且每次针刺的强度都有差别，故以前针刺治疗时未曾晕针的人，同样不能保证以后治疗时就不会晕针。但需特别指出的是，有晕厥倾向的人自然容易晕针。笔者曾观察到 3 例患者就是多次晕针。

西方人的体质一般比中国人强，而且少用强刺激，故晕针极为罕见。笔者在美国前 10 年也是约 3 万人次的针灸门诊中大约只遇到两次典型的晕针。

从现代医学的知识来看，晕针的典型临床表现可以分成 3 期：

（1）先兆期：头部的各种不适感，上腹部或全身不适，眼花、耳鸣、心慌、面色苍白、出冷汗、打呵欠等。

（2）发作期：头晕恶心进一步加剧，大汗，肢体发软发凉，身体摇晃、站立不稳，瞬间意识恍惚，嗜睡等。严重者可以突然意识丧失、摔倒，小便失禁，短暂惊厥发作等。

（3）恢复期：以上症状逐渐消失至正常，但显著疲乏。

笔者报道的 31 例晕针患者多有明显的先兆期症状，但因及时处理无突然摔倒的。除一例患者脉搏细而稍增快（89 次 / 分）外，其余均伴有脉搏弱而缓慢（45～55 次 / 分），到恢复期脉搏先由弱变强，后由缓变快，逐渐恢复正常。出汗也是多数病例共有的症状，约半数有全身大汗，个别仅有针刺局部出汗。多数晕针患者有轻度血压下降。一例针合谷穴发生晕针时有耳鸣。一例除满头大汗外，还立即要解小便，不能坚持。另一例有明显嗜睡感。三例有短暂意识丧失，并且伴两手抽搐，其中一例发出类似鼾睡时的"呼噜"声，但卧平后均迅速恢复。

关于晕针发生的机制，现代医学认为一般属于"晕厥"现象，即反射性晕厥中较常见的类型 - 血管压制性晕厥。它是由于针刺刺激通过神经反射激发副交感神经系统功能的暂时亢进，引起全身血管扩张、心率减慢、血压下降、心排出量减少、一时性脑供血不足或脑缺血所致。晕针不能与休克混为一谈。休克的特征是急性周围循环衰竭的症状，其血压的下降要比晕针明显而且持久，且早期的意识仍清楚；若不及时抢救可以危及生命。而晕针本身一般不会造成机体的器质性损害。当晕针先兆症状出现时，只要及时除去刺激针并且采取头低平卧体位，一般可以避免发作。如已发生晕针，也只要尽快平卧于空气流通处，并抬高下肢，常能迅速恢复。值得注意的主要是防止晕针时摔倒而致颅脑外伤。许多医师把晕针当作是一种休克，这是不正确的，应当纠正。

晕针多发生于坐、立位时，这是什么原因呢？因人体坐位或直立时，地心引力对血流静力压的作用最大，使脑灌注压降低。同时灌注下肢的血液增加，影响了静脉回流和右心的充填，使心排出量和动脉压降低，进一步减少了脑供血量。但在正常人体，一旦动脉压下降，就能激发位于颈动脉窦和主动脉弓的压力感受器，引起反射调节使交感神经张力增加，结果能使全身小动脉和静脉收缩，引起血压回升；同时血浆内儿茶酚胺增高，使心率加快、心肌收缩力增强、心排出量增加，便可以恢复充分的脑供血量。在强烈的针刺刺激下，除了可以激发与交感神经相对抗的副交感神经的亢进外，同时也可能削弱了这种正常的交感神经调节功能，于是容易发生坐位或直立位时的晕厥。

从上述晕针的机制出发，联系晕针有时能提高疗效的事实，我们能得到什么启示呢？

首先，这为探索针灸治病的机制提供了一类有代表性的模型。一直以来，人们已十分熟悉针灸反应及其效果与自主神经系统的关系特别密切，既有实验研究，又有临床观察。大多数研究者观察到，针灸对自主神经系统的功能有调整作用。对于交感神经活动过于紧张的患者，针灸可以抑制其紧张；对于副交感神经活动过低下者，针灸亦能提高之。反之亦然。如临床针刺时，一些患者常常发生口干、出汗、多尿、针周皮肤颜色泛红或变白、胃肠蠕动增快或减弱、胆汁分泌增加或减少、血压回升或降低、心率增快或减慢等，而且只要出现了这些自主神经系统功能的某些变化，疗效往往是令人满意的。由于晕针时的自主神经功能的改变十分显著，故通过研究晕针与疗效的关系，对于揭开针灸治病的原理极为有利。

其次，针灸师对于晕针应该建立全面的认识。由于晕针毕竟是一种不适的意外，对于一般患者还是要尽量避免，尤其是体弱多病者更要防止发生。但也不要过度害怕晕针，因为它不会有很大的危险性，初次晕针者以后亦会逐渐适应针刺而不再发生，而且它经常会对许多与自主神经系统功能改变有密切关系的疾病，收到事半功倍的奇效。

据初步观察，晕针后疗效较为显著的疾病大致有两类：身体疼痛性疾病与自主神经系统功能失调的疾病。前者如身体剧烈的疼痛多伴有交感神经系统功能的变化，后者如更年期高血压病、流唾液症等，本身就是自主神经系统功能失调的结果，故发生晕针时原有的病痛可以受到较大的影响。

一般来说，晕针后能提高疗效的患者，大多是平时自主神经系统功能比较稳定，非病态不会轻易改变的人。故一旦晕针改变了他们的自主神经系统功能状态，也就可能对改变病态起较大的影响，产生所谓的"奇效"。相反，对于那些平日自主神经系统功能就不稳定的人，如常有晕厥史者，因为只要轻微的针刺刺激便会晕针，他们的机体早就适应了这种极易发生的晕厥，也就不易从晕针中受益了。

2.6.9　群体特征

任何一种疗法，应用其同一种方案对于同一种适应证进行治疗时，其疗效可以受患者的反应不同而有明显的个体差异。个体差异在一些群体中表现出一定的共性，即具有群体的特征。掌握治疗对象的群体特征对针灸作用的影响，无疑有利于初诊时的决策和以后治疗中对治疗方案及时地反馈调整。对于针灸疗法来说，常见影响疗效的群体特征大致如下。

一般来说，老年患者的机体敏感性与反应性都明显低于年轻人。由于反应性低，老年人体内的变化不容易在体表反映出来，即患病时的体表反映点可以不明显。而且，他们的一般穴位的敏感性也明显减低，针刺时不容易得气。因此，对于老年患者特别要在选穴上下功夫，尽量选择平时身体上最敏感的一些穴位，针入穴位后也要细心地探索敏感点中心以求最大针感。当针感不理想时，可尽早加用电针、热疗等辅助措施。在艾灸或热疗时则要及时调整温度，以防烫伤。老年人的反应慢，加温之初不易觉热，而一旦诉说过烫时，往往已临近皮肤灼伤。对于疗效的自我感觉，老年人也没有年轻人来得快，故对即时疗效的判定较难。在国外，求诊针灸的患者中，60 岁以上的老人比例很高，笔者治疗过的许多老年患者是在 80 岁以上，甚至 90 多岁的，年龄最大的98 岁。尽管他们年高、敏感性低，但按照上述原则处理，大都有相当满意的疗效。

与老年人恰好相反，幼儿患者体表的敏感性高，只要轻微的刺激就会有明显的效应。由于幼儿惧针而且不容易配合或制动，应尽量选用耳针、头针等微反射区刺激法。进针要快，可以用前面介绍过的"弹甲射针法"（参见"2.6.6　无痛进针法"），也不要深刺，只要针射入皮肤后针体能站住即可。此法幼儿都能接受。也正是因为幼儿皮肤敏感，还可以用穴位指压法代替针刺，往往疗效不减。而且可以把一些穴位的取穴与刺激方法传授给患儿家长，让家长给孩子每天做家庭治疗，既节约了求医的费用，又能提高疗效。

与老年人与幼儿的群体体征相对应，临床上经常能够遇到一些特别不敏感或特别惧痛的成年患者。前者由于很难找到敏感的穴位或反映点，针刺时也是针感轻微，尽管操作已很剧烈，但仍未能输入足够强的治疗信息；后者则是全身都很敏感，一方面不容易鉴别真正的疾病反映点，另一方面针入皮肤就喊痛，无法进行适当的刺激操作与获取理想的针感性质或针感传导。对前者可以参考对老年患者的对策，对于他们的疼痛症状也可以采用直接的神经干刺激法（参见"3.1.9　神经刺激法"）等。后者由于常有精神紧张，要设法在针刺前先使其安定下来，并要取得他们对自己医术的信任。具体操作亦可以类似于对待幼儿患者时。

在西方的针灸门诊中，还有两大类国内不多见的患者，一是肥胖患者，二是手术后患者。由于肥胖，患者的一些穴位不但需要深刺才能得气，而且穴区的范围明显扩大，不容易刺准穴区中心。此外，对于肥胖患者的下肢关节炎等病痛，由于肥胖是下肢沉重的负担，即使依靠针灸暂时控制了炎症，但在体重没有适当减轻之前，疼痛很容易复发，疗效不容易巩固。所以，对这些患者最好同时进行减肥治疗。

西方人由于习惯于手术治疗，许多病痛都是先动手术，手术失败后再来求助针灸。西方的医疗保险也促使了这种情况，即手术治疗对他们来说是传统的，费用尽管贵，但不用自己花费，而针灸属于外来的替换疗法，尽管便宜，却大多不付保险。例如，许多坐骨神经痛患者就是在做过腰椎手术无效后才来求诊的；患膝关节炎或髋关节炎做人造关节治疗后仍因疼痛来求诊的也很多。由于手术破坏了局部组织的正常联系（如割断经络联系或一些感觉神经），他们的针灸反应和效果与未动过局部手术的患者相比，就都要差多了。当然，也可以尽量利用那些尚未破坏组织的功能与相互联系来设计治疗方案，如应用巨刺法、远端取穴法等，只是取效一般要慢些了。

至于种族对针灸效应的影响，目前还未见报道。据笔者的体会，西方人（白人、黑人等）的针灸疗效一点没有比中国人差，甚至更好些。原因不在于他们机体敏感性或反应性的差别，而是西方人性格外向，对疗效的反应快、直率，而且自我估计能力亦较强，比如经常能给医师一个估计，表述其症状消失的百分率等。这些来自患者的反馈信息有利于医师及时地调整治疗方案。当然，治疗西方人也有缺点，即由于他们对针灸疗法的不了解，对每一个新患者都需要先作耐心的介绍与解释。而西方人多不耐心，如果不能在针灸治疗初期就得到一些疗效的话，许多患者不易坚持治疗。

2.6.10 刺激顺序

临床上，每次针灸治疗时很少只用一针或刺激一个穴位。针对患者所具有的各种症状选取数个甚至更多个穴位或反映点同时进行刺激，也就是常用的所谓配穴法。从控制论的角度来看，配穴法也符合保证至少有一穴或一针能够将针灸信息有效地输入机体的考虑。然而，当配穴施治时，存在一个先刺激哪一个穴位，而后又刺激哪一个的刺激次序问题。古代的长桑君对此十分重视，他曾把根据不同的疾病症候先后施针的方法总结成《天星秘诀》。其开头就说"天星秘诀少人知，此法专分前后施"。他的经验如"若见胃中停宿食，后寻三里起旋玑""小肠气痛先长强，后刺大敦不要忙"等，至今在临床上应用起来也确实有效。从其主要内容来看，他的针刺先后规律是先临近或局部取穴，后远隔部位取穴。

其实，考虑施针顺序的前提是，先后各穴或各针的刺激之间难免会发生相互作用。所以必须搞清的问题起码有：后续各针对第1针产生的效应是协同与拮抗，或者说其中某一针的无效刺激是会否影响其他有效刺激，以及在不同部位的刺激是否要考虑先后次序？等等。在当今的针灸临床中，虽然大多数针灸师也按一定顺序下针，如从头到足或从足至头，但除了诱导针感传导的特殊刺法（如应用"接气通经法"时），主要是为了加快下针速度、避免遗留穴位或发生差错，以及使患者容易集中注意力配合治疗等，尚很少从它们可能有不同刺激效应的角度考虑的。针灸临床中也缺少这方面的研究。

以先后在两个穴位刺入两针为例，笔者认为起码有下列几种情况可能发生。

（1）第1针已起作用，但不完全，第2针有类似作用，合并结果加强之；即第2针对第1针有协同作用。譬如，利用针刺对功能的调整机制治病时，由于其作用方向与治疗前的功能状态密切相关，如果第1针只起到部分的调整作用，则第2针还会进一步起调整作用，直至完全恢复正常。两侧同经同名穴对相应内脏功能的调整作用可能就属于这一类。属不同经脉但在同一反射区上的穴位之间可能也会发生这种强化效应。已有报道，针刺神门对实验性高血压有明显的降压作用，再针刺大敦穴有加强神门的降压效应，而针刺肾经的一些穴位则无此作用。神门与大敦虽然分属心经与肝经，但都位于中枢反射区内。这种情况在针刺镇痛的场合一定也会经常发生。

（2）第1针已完全起作用，第2针无作用，既不加强也不削弱第1针的效应；即第2针为无效刺激。在利用针刺调整功能或镇痛的场合，如果第1针已经起到完全的调整或镇痛作用，则第2针就可能属这类不再起作用的无效刺激。

（3）第1针已起作用，但第2针削弱了第1针的效应；即第2针对第1针有拮抗作用。

（4）第1针没有作用，第2针才起作用；即第1针是无效刺激。

（5）第1针虽然没有直接的效应，但对第2针的效应起了诱导作用，即如果没有第1针的刺激，第2针的效应显示不出来，或没有这样强；即第1针为第2针效应的诱导刺激。

（6）第1针虽没有直接的效应，但抑制第2针效应的诱发，即如果没有第1针的刺激，第2针的效应就可以显示出来，或更强些；即第1针为对第2针效应的抑制刺激。

这最后两种可能已有实验方面的证据。有研究者在证明外周神经末梢之间可在一定条件下接通时观察到。在切断大鼠的腓浅、腓深神经干与中枢的联系后，电刺激腓浅神经干的外周端，可以诱导出腓深神经干上的动作电位（7.14%）；如先刺激腓深神经干的外周端后再刺腓浅神经则可以提高在腓深神经干上诱导动作电位的发生率（39.29%）。如果进一步切断手术同侧支配后肢的交感神经干后再作同样刺激，则其又可以明显提高（51.72%）；如在刺激交感神经外周端的同时刺激腓浅神经，则其发生率均明显下降；而停止刺激交感神经后再重复上述刺激，则其发生率有

所回升 [140]。在这个实验中，先刺激腓深神经干可以提高再刺激腓浅神经在腓深神经干上诱导动作电位的发生率，而先刺激交感神经则抑制之。

临床针刺穴位时很可能有类似情况发生，如第 1 针激发了某条躯体神经，第 2 针激发的是另一条与第一条有某种联系的躯体神经；或者第 1 针改变了自主神经的功能状态，第 2 针刺激某条躯体神经的作用就可能受到抑制或增强等。笔者曾体会到，对于一些伴有局部感觉缺失的瘫痪患者，当遇到下肢穴位对针刺不敏感，很难获取针感时，可先在腰臀部刺激使整个下肢兴奋，然后再针下肢穴位，就变得敏感多了。其原理可能就在于此。

临床上在考虑刺激循序时，既要考虑各个不同穴位的效应强弱，还要考虑先后刺激强度或刺激信号类型（单纯针刺还是电针刺激等）等因素的综合影响；既要考虑远期治疗效果，也要考虑患者的即时感觉、针感与反应。以下是几个常见的考虑因素：

（1）先刺激患处局部，后刺激邻近部位，最后是远隔部位。上述《天星秘诀》记载的经验大多属于此类。治疗胃痛常用的三针顺序是先中脘，后内关，最后足三里，胃痛可以随针而减以致消失。还有对小儿夜尿，先针中注，而后三阴交的经验等。这种刺激顺序的用处之一，是不至于在患部有强烈针感遗留，与原有的局部不适感觉相混淆。这对于躯体外周疾病的治疗尤为重要，如软组织损伤时先针"阿是穴"，再针邻近或远隔部位，常可以立即镇痛取效。

郑魁山老师于 1974 年给笔者的信中谈到他治疗中风偏瘫的经验之一，是应用"接气通经法"（参见"3.3.7　接力远循"）。例如对于上肢瘫痪，先取双风池和背部的大椎、风门，然后是肩髃、曲池、手三里、外关、合谷等穴。这些穴位不一定全取，但要由上往下按顺序取穴。上一针的感觉传导到哪个穴，就在那个穴位继续再针，一直针到感觉传到手指为止。所以，由上往下的针刺顺序，还有利于针感离心反向的远循。

（2）与上相反，先刺激远隔部位，后刺激局部或邻近部位。它与（1）属于"接气通经法"的两种刺激顺序。在治疗内脏疾患时也可以用这种顺序，其目的多是为了促使"气至病所"，

（3）先刺激患侧，后刺激健侧。这是与（1）相似的考虑，主要用于治疗躯体性疾患的场合。当然，有时患处或患侧肿痛剧烈，难以触摸检测时，也可以先刺激远端或健侧对称部位，等患侧局部疼痛减轻后再选局部痛点直接刺激。当无所谓健、患侧之分时，如治疗某些内脏性疾患时，左右两个相同穴位的刺激次序可能就无关紧要了，但笔者仍主张它们连续进行，不要等针完一侧所有穴位后再针对侧穴位。身体两侧相同穴位的作用，按理说应该是协同性的。

（4）先弱刺激，后强刺激。针灸临床上一直有一种认识，即弱刺激对机体有兴奋作用，或者叫"补"，而强刺激则有抑制作用，或者叫"泻"。如果真是那样，那么在治疗中不应将它们同时混合使用，否则两种刺激的效应必然相互抵消。即使抵消结果仍以某方面作用为主，那还不如只单独使用其一更好。然而，在配穴治疗中难免有强、弱刺激的混合。如果不可避免时，则应以先作弱刺激，后作强刺激为原则。

总之，在多穴多针或多灸同时应用的情况下，刺激顺序对针刺或艾灸效果的影响很可能是不可避免的。而且，在前后几针都需要留针的情况下，还有一个"叫针"（即强化刺激）顺序的影响，使多针之间的相互影响变得更为复杂。例如，假定原先属于第 1 针的，在留针期间不是第一个被"叫针"，先"叫针"的而是原来的第 2 针。那么此时如何来决定它们刺激的顺序呢？这将是十分困难的。

在不清楚各针或各穴之间相互作用的时候，一个最好的对策是尽量少针，即取穴要"少而精"。《医学入门》云："百病一针为率，多则四针，满身针者可恶。"笔者在临床上曾应用"逐针法"，即每次只扎一针，观其效果后再决定是否加刺第 2 针。如对于急性疼痛，若第 1 针已能取效，则不再

扎第 2 针；只有在第 1 针无效或效果不够理想时再加刺第 2 针或更多的针（参见"3.3.1　最佳刺激部位"）。这在一定程度上不失为一种预防第 2 针抵消第 1 针作用的方法，而且有利于搞清每一个穴位或每一针真正的效应及其程度。但是，临床上对于许多患者的病痛，很难对其一针一穴的效果作出即时的判断，这使"逐针法"的应用范围受到一定限制。

2.6.11　刺激面积

由于穴位是面，不是点，在针灸反射疗法中，与刺激顺序有类似重要性的一个临床技术问题是，每种刺激或每次刺激的穴位或反射区面积以多少大为宜？刺激面太大或太小对治疗效果是否有影响？这也是至今并未清楚的问题。

对于一般常用的垂直针刺来说，应该不存在刺激面积超过穴位面积的问题，因为针尖毕竟很细，最粗的针也不过像注射针头，其刺激面积与一般穴位的范围来比要小得多。但粗针与细针相比，刺激面积也可以有成倍的差异，故两者的针感与刺激效果会有很大的差异。这个问题就成了究竟应选细针还是粗针为好的问题（参见"2.6.12　针的粗细"）。除粗针外，还有一个方法能使针刺刺激的总面积扩大，这就是"一穴多针"的刺法，它显然十分有利于刺激具有较大面积的穴位或反映点（参见"3.1.4　一穴多针"）。

然而，对于斜刺来说，随着其刺激深度的增加，也有刺激面积的增加，两者一起使其刺激体积增大。当浅刺（特别是平刺）透穴时，埋入体内的针体各处至体表的距离相仿，则不论刺进多长的针体，针刺深度并没有或很少增加，增加的只是刺激面积。治疗面神经麻痹时的一些透针法就是如此，如颊车透地仓，地仓透迎香或地仓透四白。还有头维透率谷治疗偏头痛等（参见"3.1.5　一针多穴"）。

对于艾灸或热疗来说，刺激面积大小或许更是个关键。由于红外线照射也是一种热疗，而且应用方便，与针刺配合简单易行，效果也不错，现在针灸临床上都普遍应用红外线照射来代替艾灸。但每次红外线照射的面积都很大，可以覆盖多个穴位或几条邻近经脉段的面积。这或许正是它与只有小面积热刺激的艾灸之间的最大差别。艾灸的刺激范围一般都与穴位面积类似或稍大，艾燃烧所致的热量温和与持久，经常可以激发一种温热的感觉，类似针感循经传导或"气至病所"；而红外线灯的照射则只有局部或向深部透入的热感，不会有向远处传导的热感产生，其原因很可能就在于其刺激面积过大，它对于改善局部血液循环、缓解局部炎症或疼痛固然不失其作用，但由于其热量的总和而使机体过早地不能耐受，故对于反射性地影响内脏或全身功能方面，则其效果就可能不及只有小面积体表受刺激的艾灸了。

现在发展了一种电热灸，也是小面积刺激，而且表面还包裹着艾绒制的垫子，通电时也有艾的香味，使用起来很方便，但其最高温度好像不及艾灸时。

还有置电极板于穴位上的跨皮电刺激，西方人简称其 TENS，因其不须针刺，安全、简单、容易操作，现在也很流行。在这种方式的电刺激中，电极板的大小决定了刺激面积。它与灸热疗类似，如电极板太大，则不可能提高太多的单位面积的刺激强度，否则患者将不能忍受；而如用小面积电极，则可能给予较强的刺激。

此外，在实施各种古今针刺手法时，会产生各种不同组合的刺激形式及其针感，其实，它们也是所刺激部位不同方位（面积与深度）上分布的各种感受器被激发的结果（参见"2.3.4　基本针刺手法的刺激特征"、"3.1.6　手法辅佐"）。

所以，在任何一个穴位或反映点上刺激时，不要忘记它们是一个"面"，设法更好地激发这个"面"，以及它们覆盖范围内的一定深度组织，是临床增加刺激输入的一个重要策略。

2.6.12　针的粗细

临床上有各种型号的毫针供针灸师选择。较细的有 34 号（直径 0.20mm），较粗的有 28 号（直径 0.35mm）或 26 号（直径 0.40mm），既不太粗也不太细的有 30 号（直径 0.30mm）或 32 号（直径 0.25mm）。耳穴埋针的型号也有大、中、小之分。针具粗细的选择，要从两方面考虑，一是它们具有不同的刺激面积，故可以导致不同的刺激量，二是对操作的影响。

在一个反映点或穴位上针刺时，针具的直径粗细自然影响刺激面积与刺激强度。大家都知道，细针不痛，通常引起的针感弱，或者说刺激较弱；相反，粗针能引起较强的针感或刺激，但亦较痛。两者所致针感上的差别显然离不开它们刺激面积大小的不同。显然，细针刺激只能激发小面积范围内（包括其深部）分布的较少感受器，而粗针可以激发大面积范围内分布的较多感受器。同时，粗针对穴位准确性的要求也相应减低。

由此，当细针不足以引起强烈针感或疗效不理想时，可以改用较粗一些的针，这经常适用于敏感性低下或体魄强壮而不畏惧针的患者。不仅毫针可以选用较粗的 28 号或 26 号，也可以选用最粗的所谓"赤医针"，它在一定的治疗领域曾显赫一时。针越粗，因为刺激的面积也就越大，故刺激越强，通常效果也较好。

但针太粗，难避进针时有穿皮之痛，这可以使许多人因惧针而根本拒绝接受针治。对于敏感性较高或体魄虚弱或畏针的患者，细针刺激容易被他们接受与坚持治疗。而且，粗针还有另一些弊病，如可能因其刺激时太痛，反而抑制由穴位深部刺激所激发的其他感受器传入信息（如肌梭兴奋所致的酸胀针感）而降低疗效。以及由于其对局部组织损伤较大，不适合在皮下进行穴位内探索敏感中心或"捣针"式刺激。

然而，针也不能太细，否则要影响针刺操作，尤其是各种手法的效果。如应用细针施行捻转手法时针体就不容易带动周围组织纤维一起扭转，施行提插手法时也不易带动针周组织上下波动，即使加快刺激频率也无帮助，故自然难以达到捻转或提插手法通常具有的各种作用。此外，毫针的长度与针体的粗细也要一起考虑。应用较长的毫针（如 3 寸以上）时稍粗些（如 30 号以上）的针可以得心应手地操作。在日本，灸疗比针刺较为普遍，据认为一个原因是其普遍使用的毫针太细，直径常常仅是 30 号针的一半，操作者捻转起来难以得心应手[190]。

从针灸师与患者之间的耦合关系来看，针具既是针灸师通过施行手法向患者输入干预信息的工具，又是能及时感受所刺激部位局部反应（即所谓针下感觉）的媒介。使用太细的针具不仅可使施行各种手法时的刺激差异变得微弱，而且难以完成准确传递针下反应的任务。

根据上述原则，笔者平时喜欢用既不太粗也不太细的 32 号或 30 号毫针，尤其是结合采用前述"弹甲射针法"时，进针可以全无痛感。而且，应用这些型号针时，操作起来也不觉得太软，经过其针体既可以让指力深达体内，也足以察觉指下得气时的"如鱼吞饵之势"。

2.6.13　针刺角度与深度

在针刺疗法中，准确取穴与掌握适当的针刺角度与深度，通常被认为是促使得气与针感传导的三要素。前文我们已分析过取穴，这一节讨论针刺的角度与深度。在教科书中通常对每一个经穴的针刺角度与深度都有大致的规定。但由于在多数穴位上施针时，可以选择各个不同的针刺角度，规定的深度也有相当的范围，再加上受针者身材高低与胖瘦的个体差异，使它们具有很大的临床操作随机性。这也正是针刺疗效经常难以完全重复的原因之一。

在许多文献报道中，在介绍针刺方法时有两对经常混淆的概念。一个是针刺的角度与针刺的方向，另一个针刺的深度与针体进入穴内的长度。这是必须加以澄清的。

针刺的角度通常指在一个穴位上穿皮进针时，针体与体表平面所形成的角度。按其角度的大小，可分为直刺、斜刺与平刺。而针刺的方向是指进针后该朝哪一个方向推进针体，即针尖所指的方向。经常选择的是向心（在四肢即向上）、离心（在四肢即向下）、指向病所或其他部位。在透穴刺法中以指向某个穴位的位置作为针刺的方向（参见"3.1.5 一针多穴"）。最初的针刺角度也就是预定的针刺方向。进针后，通常都是沿该角度或方向继续深入，先行操作。但在施针过程中可以根据需要随时调整针刺方向。这时只要把针体拔出一些，但针尖仍留在皮下，改变针尖方向再深入即可。

穴内针尖所指的方向，在提插手法时经常是刺激力作用的方向之一。在远隔取穴针刺时，针尖指向病所，经常被用来促使针感向病所的传导。所以，针刺的方向可以影响运针时刺激作用力的方向。但针刺的方向尚不等同于刺激力的方向，后者的含义更广些（参见"3.3.4 调节刺激力的方向"）。

针刺的角度与针刺的深度有密切关系。如只有垂直刺入或较大角度的斜刺才能在穴位内达到一定的深度，即实现深刺，而沿皮的平刺与小角度的斜刺只能是浅刺。另一方面，在同一个穴位上其针刺深度要根据针刺方向来定。在不同的针刺方向经常有不同的深度。

必须清楚，针刺的深度，按其定义是指穴位内部针尖到达位置相对进针点垂直的距离，它并不一定等同于进针后埋入体内的针体长度。由于临床上针刺深度多以垂直刺入的针体长度来衡量，现在的多数文献报道中提及针刺深度时经常混淆这两个不同的概念。如在垂直针刺时，针刺的深度自然与其埋入体内的针体长度相等，尚无区别；但在平刺或斜刺时就不等了，此时若用同样长度的针，尽管它也可以完全进入穴内，但刺得并不深，其针刺深度要小于针体长度。它们如同是直角三角形的斜边与直角边。换言之，同一长度的针体，越靠近垂直刺入，可达到深度越深，倾斜角度越大，则可达的深度越浅。文献中如把斜刺深入穴内的针体长度当作针刺深度，那就错了，故不可不辨。若是平刺，埋入体内的针体各处至体表的距离相仿，则不论刺进多长的针体，针刺深度并没有增加，增加的只是刺激面积而已（参见"2.6.11 刺激面积"）。

近代对穴位解剖学的深入了解，以及高韧度不锈钢细针的制作，使许多穴位的针刺深度比古书中的记载提高了许多。如风池穴，按古代文献规定只能针刺3～4分深。当针尖方向交叉朝向对侧颧骨下缘（切忌针尖向上）时，针刺深度可达1～1.5寸。此时可使针感由后脑、颞颥部向上放射至前额。大量临床实践证明，深刺可以获得浅刺时不能出现的针感，能够提高疗效。深刺哑门穴治疗聋哑，曾经是其典例。这样的例子至今已多不胜举。分析深刺为什么通常有强烈针感而且疗效好的原因，一是由于深刺通常比浅刺可以同时激发位于不同层次的各种感受器，故能输入较大的单位刺激量。而且，只有深刺，才可能刺激到位于穴位深部的反应层。20世纪60年代在中国一度盛行的新针疗法就是以深刺、强刺激不留针为其特点，治好了许多应用经典针刺疗法效果欠佳的顽难病症，创造了不少针灸史上的奇迹。

然而，并非对每一个穴位或每一个病例都要深刺。《素问·刺要论》云："病有浮沉，刺有浅深，各致其理，无过其道……。"它说的就是针刺该深则深，该浅则浅，要根据实际病情来定，不可强求的道理。用反射学的观点来看，由于各种躯体或内脏疾患出现在体表的各种反射区或敏感点经常有明显的层次特点（参见"1.3.9 反射区的局部重叠与分层"），有的位于体表深部，有的则相当表浅，故要掌握针刺的深度得当。在不少穴位或反射区，当其反映点主要在表浅组织内时，深刺的效果反而不如浅刺。即使同一穴位，在反映不同疾病时其反映点的出现经常也有深浅之别。例如，同一个翳风穴，当用治胸痛或胸部手术针麻时针刺方向朝下，需要深刺 1～1.5 寸，而用治耳鸣、耳聋等耳疾时，因其反映点常表现为一个具有压痛的皮下硬结，只要浅刺即可刺准其反应中心而取效。所以，对于一个可以深刺的穴位，究竟应深刺还是浅刺并非绝对的，要因人而异、因病而易，其决定因素在于反射层出现的深浅。

那么，如何预先知道或决定在一个深厚穴位上应该深刺还是浅刺呢？一般来说，可以通过施针前在穴位上的仔细触摸（参见"2.2.2　局部软组织的外观与张力"）来判断反映点或反应层的深浅，并综合考虑所要治疗的疾病种类或性质以及想要刺激的感受器的位置来决定。例如，皮肤、肌肉等表浅组织疾患的局部反映点一般较浅，宜浅刺激；而神经、关节等深部组织疾患的局部反映点可以较深，宜深刺激。再如，以神经干支为刺激对象的"神经针刺法"，多离不开深刺。

为了提高疗效，经常要求同时控制好一定的针刺深度与适当的针刺方向。临床上常用的"透穴"刺法，是综合考虑针刺方向与深度的典范。针尖从一个穴位进入皮肤，朝着另一个穴位推进，起着"一针二穴"甚至"一针多穴"的作用。后一个"透穴"所在的位置就决定了该针刺激的方向与深度。多数治疗躯体肌肉、关节运动障碍的透穴都位于关节周围，它们往往都采用深刺法。如曲池透少海，合谷透后溪，阳陵泉透阴陵泉，等等（参见"3.1.4　一穴多针"）。当位于不同部位不同深浅的反映点（层）都需要刺激时，也就发展了一种同时刺激它们的配穴法（参见"3.4.3　不同层次反射区的配合"）。

综上所述，我们已经从医师与患者黑箱的耦合关系着手，分析了两者之间的信息传递、加工与控制过程，罗列与讨论了那些可以明显影响疗效的随机因素，以提高针灸疗效的重复性。其实，这些内容正是针灸临床上最主要的技术理论问题。每一个针灸医师都或多或少地面临过这些问题，有着自己的经验或习惯的做法，只是由于缺乏严格的验证，经验还未上升为科学而已。

第 3 章　提高针灸疗效的对策

针灸临床治疗中，经常会遇到一些虽然属于针灸治疗的适应证，但对常规的针灸疗法反应较差甚至没有反应的患者。这时，针灸师能否"动脑筋"，想方设法地去寻找新的治疗方案，经常成为是否能提高疗效的关键。尽管每个有经验的针灸师都有自己的一套方法，它们不尽相同，但可以归纳出一些共同的对策。以下是作者根据自己的体会，把这些对策归结为增大刺激量，获取热、凉针感，选用多通道刺激法，控制针感传导，改变患者的原先功能状态，避免与克服"抗针性"，打破疾病的稳定态，以及其他辅助措施等方面，系统地逐一进行论述。

3.1 增大刺激量

以针刺疗法为例，由于输入机体的针刺信息量大，经反馈放大后所能达到的极值就越大，故增大输入的针刺信息量对提高针刺效果尤为重要。正如在"2.3.3 刺激强度与时间"一节里所讨论过的，在身体同一部位施行针刺或电针时，由于其刺激量的大小取决于针刺强度与刺激时间（如提插捻转的幅度、频率）或通电的各种参数（如电脉冲波型、强度、频率等），故加大刺激强度自然能增加刺激量。但人体各部组织对针刺或电刺激具有一定程度的耐受性，如刺激超过一定限度，各种感觉都会变成痛感，致使机体不能耐受，效果反而不好，这就要求刺激强度不能无限制地增大，必须在患者可忍受的范围内增大输入的方法。延长刺激时间是一个方法。但从针刺镇痛的时间曲线来看，无限制延长刺激时间也没有用处，因为大约在 20～40min 后针刺效应就已经到达了极大值（参见"1.4.3 针灸镇痛作用的原理"）。以下是临床上常用于增大刺激量的一些对策。

3.1.1 以痛为输

在《黄帝内经太素》一书中提出"疗痹之要，以痛为输（俞）"。古代所谓的痹症，包括现代医学中的风湿性关节炎、风湿性肌炎、类风湿关节炎、神经炎、神经痛等一些病症；由于它们多有疼痛症状，在其痛处直接针刺或者在其邻近部位选取压痛较显著的压痛点（反映点）针刺，常能迅速镇痛，缓解症状，而不必局限于经典的经络穴位。其实，这一原则不仅适用于痹症，对于具有压痛等阳性体表反映的大多数针灸适应证都可适用。

古人所谓的"阿是穴"，是对压痛点的最早认识。关于"阿是穴"的命名，来源于当一个痛点被按压或刺激到时中国人惊呼的声音。说英语的西方人感到疼痛时呼叫"阿气"（Ouch）或"阿呀"（Owie），故对他们来说，"阿是穴"也就是"阿气穴"或"阿呀穴"。

有时，在某些以功能衰弱或者以酸楚、沉重、麻木为主要表现的痹症患者，没有明显的疼痛症状，身体也不容易发现压痛性质的反映点，按压时只能分别找到较为压酸、压胀、压麻或者皮肤知觉减退的反映点，往往与其症状性质相对应。选取这些反映点作为刺激部位，也就可称为"以酸为输""以胀为输"或"以麻为输"，其临床意义与"以痛为输"相同。但一般来说，压痛反映是最常见的，故"以痛为输"具有最广泛的应用与代表性。

由反射学的理论来看，在相应反射区内寻找最高敏感点（或反映点）针刺，它与患部的联系通道特别畅通，是条捷径，显然比不是反映点的其他穴位更有利于针感"气达病所"，有效地抑制患部疼痛或缓解症状。因为各人的敏感性差别很大，对于敏感型或较敏感型，采用平时有强针感的常用穴位或者已能取效，但对于反应迟钝型患者，常用的强针感穴位亦往往不很敏感了。此时，仔细寻找反映点的工作便显得格外重要。针灸师可以在施治前，对患者的周身体表尤其是在相应的反射区内作全面、仔细地检查，每发现一个反映点后可先用圆珠笔作下记号，最后再次比较各个反映点的反应强度（如压痛），选出数个最高反映点施治。当临床工作繁忙，不可能在一个患者身上花费很多时间时，也可以事先交待患者或者其家属在家里自行检查并作好记号，临诊时再由针灸师核定，以节省针灸师为获取反映点所需的时间。在一些运动所致的软组织损伤，压痛点或自发痛点出现的位置还会随着体位的变动而移动，可采取特定的体位去确定与刺激这些痛点（参见"3.5.5 特殊姿势与'阻力针法'"）。

在针刺麻醉的大量实践中已经证明，敏感性高的穴位在同等强度的刺激下，比敏感性弱的穴位镇痛效果好，采用反映点或敏感点时甚至不留针亦能成功地进行针麻手术。这主要是因为反映点上特别敏感，即使轻微的刺激就能获得强烈的针感，在同等强度的操作手法或电刺激参数下即能输入足够强的针刺信息，不仅患者较少不适，容易忍受，而且针感也能维持较久。患部的直接针刺已被证明可以提高局部与健侧对应肢体的皮温[228]，这提示"阿是穴"的镇痛机制与改善局部血液循环有关（参见"4.1.3　落枕／颈部扭伤"）。

总之，选取具有高敏感性的压痛点为刺激部位或"以痛为输"，无须通过加强刺激手法就能达到提高刺激量的目的。

3.1.2　探穴与捣针

临床上经常会遇到一些敏感性低下的患者，他们对针刺刺激的敏感性低，平时不容易获取满意针感，收效往往也差。此时，有意识地运用"探穴法"或"捣针法"，是常用的对策。

由于在一个穴位或反映点内尚存在着不同深度的反应层（临床体会到这些反应层一般有两层以上），针刺入穴位后先在局部用针尖仔细探索反应最强的层次，或反应最大的中心点，然后再作捻转或提插刺激，这就是所谓"探穴法"。古人称其为"苍龟探穴法"。它是以微小的针尖移动来获取最大的针感。

结合笔者自己的经验，"探穴法"的具体操作方法如下：进针刺入一定深度时，若没有强烈的针感或手下反应出现，操作者可先在同一深度向前、后、左、右有序地改变针刺方向进行探索，并不断询问患者的自我感觉或细致观察患者表情的微小变化。一旦有轻微的针感出现时，即固定针尖位置不动，再作捻针，加大刺激感应。可以向一个方向捻转到尽头，即针柄不能再被手指转动时为止，此时往往有最大的针感。捻针转动的方向可以是顺时针，也可以是逆时针。究竟朝何一方向捻转有最强的针感，可以作比较。如在这一深度范围内仍无强烈针感，再逐步向穴位深处推进，由浅入深、依法探索，如此反复，最后不难刺准相对最强的反应层中心点，获取满意的针感与手下反应。一般来说，当在肌肉丰满的穴位上针刺时，若未能刺到穴位反应层中心点，操作者针下的感觉通常是空虚的，若刺到了中心点，针下立即会有吸力、凝聚之感觉，患者也有局部或向周围放射的强烈针感，这也就是所谓的得气现象。此时，不少患者的某些症状会当即缓解。

为了获取最大针感，也可以采用不预先探寻敏感中心就在穴内作立体刺激的"捣针法"，古人称其为"子午捣臼法"。这是一种有代表性的强刺激手法，始见于《金针赋》，明代以后医家均承袭之。子午，即左右捻转；捣臼，即上下提插。子午捣臼法，是以捻转、提插为主，并结合徐疾补泻组成的复式手法。它要求在一个穴位内进针时分三层，退针时分二层，即三进二退；在每一层次内还要提插捻转 371 次；并且如此重复三遍，共需提插捻转 1113 次。现代医家有人强调本法特点是频繁地捻转与提插，从而达到"针转千遭，其病自消"的目的。显然，该法不放过穴位上下每一层次内可能存在的感受器，自然容易获取强烈的针感和满意的疗效，但也有缺点，即如果穴位的反应层中心一开始就不在进针的垂直线上，则该法无论刺激多少遍，仍刺不到反应中心。故在子午捣臼时，最好还要不断改变针刺的角度。一般可以退针到皮下但不出针，再重新换角度向周围斜刺。这也就变成了全方位的"捣针法"了。

上述两种方法相比，"探穴法"逐层推进、不断调整针刺角度和深度地在穴内探索敏感中心后再刺激，手法轻，对局部组织的损伤小。它实际上是在穴位内部有序探寻的一种反馈调控过程，但比较费时，而且要求患者反映主观感觉变化要及时、准确，即"黑箱"输出信息要灵敏。而"捣针法"是把探寻与刺激结合在一起，对穴位内的每一个角落都不放过，故手法重，对局部组织的损伤较大。但它费时少，而且不需要患者的紧密配合与及时反应。因此，临床上如果患者体表的敏感性并不过低，而且能很好配合，应用前者的利多弊少，成功率高。但如果患者的体表敏感性很低，即使仔细地在穴内探寻也找不到敏感中心，或者反应缓慢或不能很好配合（如神志不清者或老人、小孩），则应用后者较佳。

3.1.3 带电移针法

对于机体敏感性十分低下的患者，当在肌肉丰满处的穴位刺激时，如进针后运用上述"探穴法"仍不能得气或获得满意针感时，还有一个方法是在穴位内以"带电"的毫针进行探索，笔者称其为"带电移针法"（图 3-1）。

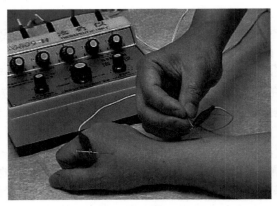

图 3-1 带电移针法

该方法的操作过程大致如下：当用毫针在穴位内探索一定时间仍不能得气时，不要把针拔出来，可在已刺入不同穴位内的两根针的针柄上接上电针仪的一对刺激电极，然后通电刺激观察其局部反应。刺激强度取通常刚能引起局部肌肉搐动的强度或稍小些。如果此时针下局部肌肉搐动已很明显，则说明针尖已刺准了穴位的反应中心，只是患者不敏感，感觉不到而已；如果此时还没有明显的肌肉搐动，则用手指持住此"带电"的针柄，在穴位内上下左右逐渐移动针体，同时密切注意针下反应的变化。一旦出现了肌肉搐动，即停止针体的移动。对于需要电刺激的患者，既可以继续电刺激直至完成治疗，亦可以中止电刺激后再留针或运针。如果其所连接的电极妨碍运针操作时，亦可将它们去除后再运针，但要小心不使针体移动，保持针体不离开先前已刺中的位置。

这个方法是笔者在治疗中风偏瘫患者应用电针时创建的，特别适用于肌肉丰满的穴位，以及患者体表的敏感性低下或不能将及时将自己的主观感觉反馈给操作者的场合。而且，它特别有利于瘫痪肢体的治疗。由于带有肌肉搐动的针感，经常是治疗瘫痪最佳的针下反应之一，所以不论是对于中枢性还是周围神经性瘫痪患者，在麻痹肌肉部位的针刺都可以运用这一方法。

用带电的毫针在穴内探索敏感点，不同于临床通常使用的穴位或经络探测仪，尽管两者都是带电探测，但后者探测的是穴位表面皮肤电阻或电位变化的情况，而此法是通过试验穴位内部各层部位对电刺激反应的大小，来确定最靠近神经干支或神经肌肉点的位置。这两种方法探测的穴位层次不同，应用范围也有区别，故临床上可以结合使用。

但要记住，带电的强度要适宜，根据患者体表的敏感性来调节，一定不能太大。对于敏感性并不低下的患者，一般不要用这种方法，否则带电探索时容易有突然太强的针感及肌肉收缩发生。所以，在应用这种方法前，一定先要在穴内按通常方法探索针感，确定患者的敏感性。当患者对一般针刺敏感时，得气后再接通电刺激，大多马上就会有局部肌肉的搐动，也就没有必要再进行带电探索了；或者即使肌肉搐动不明显，也有针下明显的肌紧张，吸住针体难以移动了。关于合并电刺激的各种参数，参见后述"3.1.8 合并电刺激"。

3.1.4 一穴多针

通过增大刺激面积来达到增强刺激量的效果，是临床上可供选择的另一个对策。对于针刺疗法来说，选用粗针是其一法（参见"2.6.12 针的粗细"），但由于选用粗针刺激时较痛，不易于被患者接受，也可以应用较细的毫针，采用"一穴多针"刺法，同样可以达到增大刺激总面积的目的。

"一穴多针"的刺法，自古即有。在《灵枢》古书中有"傍针刺""齐刺""扬刺"等刺法的记载。近代在"扬刺"的基础上发展有"围刺"以及"同穴多针"刺法等[83]。通过综合这些刺法的共同特点，以及有利于将此法与后述"一针多穴"刺法相对应，笔者将其统称为"一穴多针"的刺法。它是以把穴位或反映点看成是一个"面"作前提的，而且把穴位或反映点的中心看成是一个有一定体积的反应层。

笔者在临床上应用"一穴多针"刺法时，经常是在一个穴位或反映点上同时刺上 5～7 针。针的排列可以是"排刺"（图 3-2a），也可以是"围刺"（图 3-2b，c，d）。前者是数针平行排列成一行或数行；后者是中心一针，其余针包围式一圈排列。

针尖的方向，在排刺时则多与皮肤垂直；在围刺时既可以都与皮肤垂直（图 3-2b），也可以均指向穴位中心。不论是排刺或围刺，每一针刺入的深度可以相等，也可以不等。后者特别适用疾病的反映点同时出现在深浅不等的组织层次上时（参见"3.4.3 不同层次反射区的配合"）。

围刺的针刺点与针刺方向还可以进一步分成两种：一是从穴位的四周进针，并且针尖都朝穴位中心刺入，穴内针尖的方向呈会聚状，其主要刺激的是穴位内针尖交叉点以上的部分（图 3-2c）。这适合于围刺范围较大的场合。二是多根毫针均从穴位中心很小的一个范围内刺入，针尖指向穴位四周，穴内针尖的方向可以呈辐射状，此时刺激的主要是穴位内针尖交叉点以下的部分（图 3-2d）。它适合于围刺范围较小的场合。这两种刺法可以从不同角度刺激整个穴位或反映点的不同层次的组织，以最大面积地刺激整个反映中心。所以，可以根据各个所刺激的穴位或反映点的面积、深度等具体情况来决定选择何种刺激法。

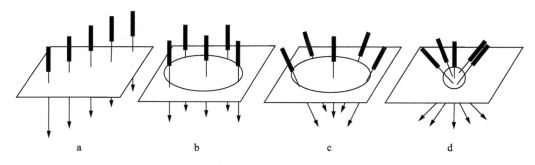

图 3-2 "一穴多针"刺法

临床上常用"一穴多针"刺法治疗一些有局部肿块表现的疾患，如腱鞘囊肿、甲状腺肿大或淋巴结肿大等。笔者体会到，"一穴多针"刺法，对于范围较大的穴位或反映点也都适用，特别适用于那些局部反映（如压痛点）本身也有一定体积（如皮下硬结）时。临床上已有大量实例证明，体表反映点上的阳性反应的消失往往与疾病的康复呈正相关。"一穴多针"的刺法，十分有利于软化硬结或使压痛等阳性反应较快地消失，故常能提高疗效。必要时，它还可以与电刺激、热刺激（艾灸、红外线等）相结合，更容易取效。

"一穴多针"，在个儿大的患者特别需要。笔者在给"人高马大"的西方人针治时观察到，他们的每一个穴位的面积相对较大，只用一针往往不足以覆盖整个穴位或反映点内的反应中心面。另外，局部肿胀时也使局部的穴位变大，如膝关节炎时由于肿胀，膝眼穴就经常可以表现出外突、肿胀，此时若用数针同针一穴，可取得最佳效果。临床上笔者常用"一穴多针"的穴位除膝眼外，还有翳风、太阳、少海、外上髁压痛点等（参见"4.1.10 网球肘/肱骨外（内）上髁炎"）。

许多穴位或反映点面积虽然不大，但只有其中心一个很小位置才有强烈针感或效果，例如多数耳穴就是这样。由于其反映点中心很小，"差之毫厘，失之千里"的情况，不仅在探测时可以发生，在针刺时更是明显，经常即使是在同一个探测到的"点"上针刺，其感觉也可以应针尖位置微小的差异而有很大的不同。所以，此时就适用粗针或"一穴多针"的刺法，可以提高刺准反映点中心的概率。如《耳针》一书的作者写道"经实践证明，用28号毫针比30号毫针疗效好。有时我们用一穴多针方法，效果更为显著"[88]。

当具有相似功能的穴位或反映点会聚成片、成区时，"一穴多针"也就变成了所谓的"一区多针"。临床上笔者常用"一区多针"的反射区有肩井～天髎～秉风～曲垣～肩外俞～肩中俞的肩胛上区（参见"4.1.3 落枕/颈肌扭伤"）、大肠俞～关元俞～次髎～十七椎下～腰阳关的腰骶部倒三角区（参见"4.1.4 腰痛"与"4.10.4 前列腺炎/癌"）、曲泉～上阴陵的膝内侧区（参见"4.9.5 肝炎"）、水泉～然谷～水泉下1寸的足跟内侧区（参见"4.1.9 肌腱炎/足后跟痛"）等。

总之，"一穴多针"或"一区多针"，既可以用细针代替粗针，克服粗针疼痛的缺点，又可以通过增加刺激总面积而提高刺激量，而且还能增高刺准反映点中心的概率，故不失为一种有用的刺法。此外，传统梅花针或七星针刺法应用的其实也是"一穴多针"或"一区多针"的原则。不同的是它刺激的只是穴位或穴区的表层，即皮肤上的感受器而已，而应用毫针时则可以深达穴位内要想刺激的任何一层组织，故应用范围要广得多。

3.1.5 一针多穴

"一针多穴"，是仅用一根毫针，同时刺激两个或两个以上穴位或反映点的针刺方法。它也称为"透穴针法"。它的好处不仅在于可以通过减少针数而减少进针穿皮的疼痛，而且当从一个穴位扎到另一个穴位时，它所刺激到的组织层次及其所分布的感受器必然较多，或者说它能同时激发多条信息传入通道，故累积的针刺干预信息量多半较大，疗效也就较好。

透穴针刺时，如果两穴正好内外相对，针刺方向可以与进针处皮肤垂直，如内关透外关，三阴交透悬钟等（图3-3a），但多数情况下需要斜刺，从一个穴位进针后，针尖指向另一相对或隔一定距离的穴位深入（图3-3b、c）。如阳陵泉斜透足三里，是先师焦勉斋的经验刺法，针感向下，可以通达两经之足跗背或足趾，用治大便秘结。

由于在一个穴位中心进针后，从不同方向斜刺完全可能刺到不同的感受器，从而使针感与疗效有极大的差别。要提高针刺疗法的重复性，对每次针刺的方向与角度都要有明确的描述。所谓"透穴"的描述就有这个好处，即提供有关进针方向或角度比较确定的信息。如合谷透劳宫，是指针从合谷位置穿入皮肤后，针尖向位于手心的劳宫穴方向推进，故针体时是偏向示指一边，除针感外可以引起示指的搐动；而如果是合谷透鱼际，则针体是偏向拇指一边，除针感外可以引起拇指的搐动。这两种透穴法的针下反应显然不同，治疗效应也会有区别。合谷透劳宫常用于治疗手指瘫痪症状，合谷透鱼际则可治疗拇指腱鞘炎。

针灸名家王乐亭曾把透刺的方法系统化、规格化，并摸索出一系列行之有效的配方。下述"十二透穴方"就是他在20世纪60年代初期基本形成的。其组方如下：①肩髃透臂臑，②腋缝透胛缝，③曲池透少海，④外关透内关，⑤合谷透劳宫，⑥阳池透大陵，⑦环跳透风市，⑧阳关透曲泉，⑨阳陵泉透阴陵泉，⑩悬钟透三阴交，⑪丘墟透申脉，⑫太冲透涌泉。其中①、③、⑤、⑦、⑨、⑪组穴为主穴，其余为配穴；其功能在于舒缓、柔润和滑利肩、肘、帐指、髋、膝、踝部关节，特别适用于各种瘫痪（中风偏瘫、脑炎或脑外伤后遗症等）病程半年以上，有关节拘紧、肌肉挛缩的硬瘫患者，以及痹症日久不愈，关节屈伸不利者 [83]。

　　透穴刺法常用的是深刺（图 3-3a，b）。由于深刺透穴的刺激量比一般针刺法要大，故通常有较好的疗效。即使在针刺麻醉中也是这样，如地机透足三里应用于胃大部分切除术，已证明有较好效果。但也正是其刺激量大，一定要注意进针后的手法轻重得宜。如对于体质比较虚弱或为虚症患者，进针后先使得气，然后再透刺到对侧穴位，不再施行过强的手法；如果患者体壮证实，则可进针直达对侧穴位后再候气、得气、施行补泻手法 [83]。

　　透穴刺法也可以是浅刺（图 3-3c），如治疗面神经麻痹时地仓透人中，四白透迎香，攒竹透丝竹空等（参见 "4.2.7　周围性面神经麻痹"）。它的针感虽不如深刺透穴时，但可以明显增加刺激的面积从而增加输入针刺信息。因为深刺透穴一般只能保证同时刺到两穴，而浅刺或平刺透穴时那就有可能同时刺到两个以上的穴位（图 3-3d）。腕踝针法应用的就是平刺法，其之所以能以"不得气"的微弱刺激而取效，在某些场合甚至能与追求"气至而有效"的传统针法相媲美，可能就与它的"一针多穴"刺激有关。

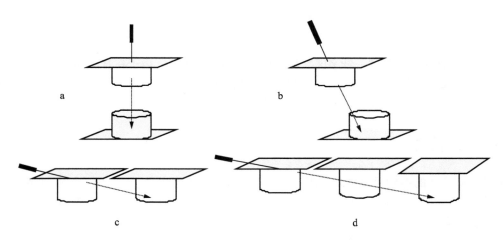

图 3-3　"一针多穴"刺法

　　如果以反射区的概念替代穴位，"一针多穴"的透穴刺法也可以发展成"一针多区"的刺法。它可以归纳成三种类型：一是在邻近的不同反射区之间透穴。这尤其适用耳，鼻等微反射区分布处，由于微小穴区或反映点靠得很近，针尖方向稍有偏斜，即刺达邻区。故此时的"一针多穴"也就是"一针多区"（图 3-4a）。

　　二是当在几种不同反射区重叠处针刺时，如在中枢反射区与体躯、内脏反射区重叠处或者两个以上内脏反射区重叠处刺激时，一针就能涉及数个反射区（图 3-4b），从而输入较大的治疗信息量。这也正是为什么许多重要的常用穴位都位于几个反射区的重叠位置，而且针刺时往往疗效较佳的原因。

　　三是在相距较远的不同反射区之间透穴（图 3-4c），这是最常见的类型。如在四肢肘膝以下部位深刺时，针很容易从"阴面"或"阳面"的一侧刺到相对的另一面。它不仅可以同时激发阴阳面上的不同躯体反射区，而且还可以激发局部存在的内脏反射区等。由于各种反射区或穴位在四肢肘膝以下部位分布密集，而在躯干部分比较疏散，故在四肘膝以下部位选用这类透刺法比较容易而且安全。但也有在腰骶部深刺透穴，一针刺到下腹部穴位的，如秩边透水道治疗慢性前列腺炎（参见"4.10.4 前列腺炎/癌"），但这种透刺须要小心刺伤内脏。从这种类型的透刺法可以看出，当邻近或相对的几个穴位或反映点都有较深的组织结构时，通常的"深刺法"只要针尖偏向邻近或相对的穴位，就可以看作是"一针多穴"，或"一针多区"的刺法。

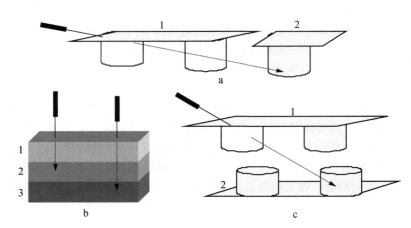

图 3-4 "一针多区"刺法

1，2，3 分别为不同的反射区

当然，"一针多穴"与"一针多区"尚不是完全等同的概念。由于在身体的一个反射区内可以有许多穴位，如果仅是在同一反射区内透穴，如在体躯反射区内连透数穴，它属于"一针多穴"，而不属于"一针多区"。前述面部的多数透穴针刺大多属于这一类情况。

3.1.6 手法辅佐

由于针刺疗法的控制手段毕竟有限，除了在选择有效刺激部位上"动脑"外，刺激手法上的变化成为自古以来医家钻研的目标，他们尤其是近代的针灸前辈们创造了五花八门的针刺手法，有的是单式，有的是复式，在寻取针感（候气、催气）、保留针感（守气）和加大、促使针感传导（行气）诸方面都积累了丰富的经验。

提插与捻转是最基本的两种针刺手法，在"2.3.4 基本针刺手法的刺激特征"一节里我们已经分析了它们的刺激特征。如果以针刺时针尖或针体在穴位内的位置来分，提插手法时它们有反复的上下位移，而捻转手法时它们则始终保持在原位上。

纵观古往今来的各家针法[83]，尽管它们变化多端，但如果我们先撇去它们在"补泻"、"阴阳"等含义上的不确定性，以及它们在刺激频率上的复杂变化，而只根据进针后操作时针体在穴位内位移与否，基本上也可以把它们归纳成以下两类：

（1）不明显上下移动针体，针尖不离开反应中心点或中心层：它又分为两种：一是利用手指或腕部的连续或突然的动作，使针体发生轻微的左右或上下振荡传入刺激力。属于这类手法的有弹法、刮法、颤法、捣法（亦称雀啄术）等。二是通过水平捻转、摆动或压倒针柄时在针体或针尖上所产生的力输入刺激。属于这类手法的包括常用的捻转手法以及在其基础上发展起来的搓法、飞法、龙虎交战法，还有摆法、摇法、青龙摆尾法，白虎摇头法、盘法（类似于割法，近年发展了小针刀），努法（亦称倒法）等。

在上述第一种情况下，穴位内针尖或针体的刺激力小而均匀，方向比较恒定，维持针感较为平和；而在第二种情况下，穴位内针尖或针体的刺激力大而不均匀，刺激方向也变化剧烈，故针感明显或能帮助控制针感的传导方向。

（2）按一定规律，在穴位内不同层次反应层内上下移动针体或针尖的手法：如敲法、子午捣臼法、留气法、三才法、龙虎升降法、烧山火、透天凉等。这类手法多是在提插手法的基础上发展起来的，刺激层面有浅有深，而且每次提插时针尖即使回到同一层面也经常不在原来的刺激点上，故这类手法大多构成对穴位全方位的立体刺激，故刺激量大，针感强，经常用以诱发较难获取的局部温度感觉。

在实施上述各种手法时，大多有个结合改变刺激频率或刺激次数的问题。如"徐疾"之说，这也是关系到刺激量的另一个要素（参见"2.3.3　刺激强度与时间"）。一般来说，针体位移或带动周围组织位移的幅度越大，频率越高，用力越大，针感越强，即输入的刺激量越大。而且，有的手法在结合改变刺激频率后名称也都变了，如当"飞法"与"徐疾补泻法"结合应用时，则称"赤凤迎源法"或"凤凰展翅法"。此外，重复刺激次数的多少自然也可以改变刺激量。但是，要注意摈除一些牵强之说，如把九六奇偶之数用于刺激次数的限制就明显缺乏科学根据，它们所赋予针刺手法的信息不过是刺激次数的规定。但 9 次与 6 次刺激之间的差异，实在很难区分，故笔者认为一般来说不必拘泥。

关于上述各种手法的操作细节可以参见历代有关针灸文献与陆寿康所著《针刺手法百家集成》一书 [83]，这里不再赘述，但在以下几节中我们也会陆续解析几种较为实用的著名针法。

3.1.7　双手运针

在针刺操作中，学会运用双手的技巧有许多好处，不仅是在需要持久刺激的场合，两手可以替换操作，不至于一手过累而降低指力，而且可以同时在两个穴位上分别持针操作，经过身体两处的不同信息通道向机体输入干预信息，故可以输入较大的刺激量，提高疗效（参见"3.4.4　双侧反射区的配合"）。

但多数人双手指力有明显差异，如惯用右手者，右手指力一般也要比左手强，以持续刮针为例，指力较强的右手能操作较长的时间，而且由于刮针的力度强，针柄的震颤感也强。而惯用左手者则可能反之。而且，除指力外，还有手指的运动协调能力在两手也有明显的差异，它可以表现为捻针速率的高低或均匀度、提插幅度的控制等方面的差异。因此，为了掌握双手运针的技巧，要有意识地多练习自己力弱或较不协调的一侧手。此外，当要求双手同时操作的方向或动作不一致时，还需要两手之间的协调。

双手操作法的难度虽然较高，但还是可以练就的。古往今来有许多针灸大师在双手运针上有很高的造诣。先师焦勉斋就是其中之一。他不仅自己深谙其道，在治病时经常使用双手运针或刮针的方法，双手掌指力量充足，捻、刮技术运用自如，而且他创建了一套结合气功的"运掌练气法"与训练双手指力的方法，供学生与后人练习，这些方法参见焦老的《针术手法》一书 [173]。

古代针法中的"龙虎交战法"，是一种交替捻针方向刺激的针刺手法。龙，指向左转针，虎，指向右转针，左转、右转两法交替进行，称为"交战"。它既可以单手操作，以左转 9 次与右转 6 次为操作方法，反复进行，也可以在一穴之中用左右手交替捻针（均用拇指向前转动）。还可以在身体两侧对称的同一穴位上采用双手操作，即同时捻针，开始时均用拇指向前转动，既可以将针体向一个方向捻至尽头后再倒转，也可以来回捻转，不至尽头，但都要保持两手捻针频率一致，因而可以产生捻针方向相反的刺激。这时，一龙一虎，各在身体左右，把"龙虎交战"之要义发挥得淋漓尽致！

3.1.8　合并电刺激

近代把电刺激与针刺相结合，无疑是针刺疗法发展中最重要的进展。它的优点是不仅结合了电刺激的生理作用，而且使刺激定量化。电刺激的参数包括刺激波形、幅度、频率、时间等都可以在刺激期间保持恒定，故提高了实验或临床研究方法上的重复性。此外，需长时间刺激时，电针既加强了留针期间的刺激量，也无须操作者的连续手法，解放了劳动力，使针灸师有可能给几位患者同时治疗。但电刺激也有缺点，如它比手针时的机械刺激容易被机体适应，故实际的刺激强度会随刺激时间持续而有一定衰减。这也正是在针刺麻醉中经常需要逐步增加刺激强度或改变刺激频率才能维持麻醉效应的原因。

电针疗法的功效是多重的，可以用治于包括躯体、内脏和中枢性疾患在内的几乎所有针灸的适应证。对于常见的躯体性病痛来说，它的第一功效是镇痛。大多数成功的针刺麻醉用的都是电针刺激。在局部或远端部位的电针可以通过包括神经与体液两大类不同的镇痛机制起作用（参见"1.4.3　针灸镇痛作用的原理"）。此外，局部痉挛肌肉上的电针，还可以直接刺激受累肌肉，快速有效地缓解肌肉痉挛，消除由于痉挛引起的疼痛。但电针对肌肉的影响，与受刺激肌肉的原来状态密切相关。即原来处于肌紧张或痉挛状态的，则可以松弛，原来肌肉疲软、肌力低下的，可以增强其张力或能量状态。

其实，电针的这一作用，应用毫针手法刺激时也有，但结合电针时一般较为强烈而持久。根据笔者的经验，针刺治疗疼痛性疾病时是否要加电刺激，可以根据进针后最初操作时患者的感觉或反应程度来决定。当患者得气迅速而且明显时一般不须加电刺激；如患者针感微弱，尤其是在施行一些强刺激手法如反复大幅度提插、捻针后仍然反应不大时，那就是加用电刺激的适应证了。一般来说，老年患者的体表敏感性多为低下，针感与刺激手法的强度不成比例，多需合并使用电刺激以提高疗效。

电针的第二功效是促进神经肌肉功能的康复。用连续波低频率电针刺激时，如果针刺在肌肉丰满的穴位上，通常都有该肌肉的连续搐动诱发，其频率与电刺激频率一致。在四肢末梢的穴位电针时，甚至可以看见手指、足趾或者手、足全部的被动运动。这好像是一种电动控制的被动肌肉锻炼，对由于中枢、周围神经或肌肉本身疾病所致的局部瘫痪有相当强的刺激功效，不仅可以增强神经对肌肉运动功能的控制，而且有利于提高肌肉的力量（肌力的等级），故可以促进康复进程。因此，对于脑中风偏瘫、周围性面神经瘫痪，各种周围神经损伤导致的局部瘫痪，还有多发性硬化症等都可以合并电针治疗。此外，由于神经末梢炎或肢端血液循环不良引起的肢端麻木、皮肤发冷等症状，还有雷诺病等也都是电针治疗的适应证。

目前大多数国产电针仪的基本输出是直流非对称低频脉冲波，最近亦已有方波脉冲刺激仪推出。方波的刺激强度最恒定，有利于科学实验结果的严格性。如按刺激频率来分，电针仪常用的波形则有连续波、断续波、疏密波等。连续波是输出为某单一固定重复频率构成的脉冲串。连续波的频率低于30Hz时称为疏波，而频率在30～100Hz之间的为密波。疏密波是交替输出的疏波与密波，而断续波是有一定断续周期的疏波。

由于不同波形的脉冲刺激对机体有不同的效应，临床应用时要加以选择。如疏波可以引起肌肉收缩，产生较强的抽搐感，可以提高肌肉、韧带的张力，临床治疗时多用于软瘫、肌无力等；也在针刺麻醉中常用于手术前电针麻的诱导期。密波的抽搐感弱，作用于体表某些疼痛区能有即时的镇痛效果，临床常用于镇痛、镇静、缓解肌肉和血管痉挛；它亦常用于手术切口旁作电针麻，对切皮时的镇痛有一定效果。但不论是疏或密的连续波，机体都容易出现适应现象，刺激时间过久，患者的针感和反应都会越来越弱，需要不断提高刺激强度才能维持针感及其效应。疏密波能引起肌肉有节奏地收缩，但机体对它不容易产生适应性，因此也常被临床治疗和电针麻所选用。断续波对机体有强烈的搐动感，对神经肌肉的兴奋较连续波和疏密波的作用更强，机体也不容易适应。

电针时的电流强度一般都控制在中等水平，以患者并无不适能够接受的最大强度为宜。但要记住，对于人体不同部位及层次的反射点或穴位，所需要的电刺激强度是不同的，如针刺在神经干和神经点附近，只要较小的刺激强度就能达到较强的输入，而在肌肉丰满的部位或在皮下组织，所需要的刺激强度则要相应增强，否则不能达到产生疗效所需要的输入强度。这一现象已在家畜电针麻醉的镇痛过程中得到证实。

而且，不同疾病时患者对电针的敏感性会有很大的差别。如在多发性硬化症或带有肢体震颤的患者，电刺激时引起局部肌肉搐动所需的最低刺激强度较正常机体要小得多；而在外周神经损害时，如周围性面神经麻痹患者的局部电刺激就需要较强的刺激强度才会有肌肉搐动反应。故临床治病时要根据病情来调节电刺激强度。否则，太强的肌肉搐动会使患者感到不适，难以接受，而太弱的刺激又不足以起到有效的治疗作用。

电针的刺激量与电流强度有关外，与脉冲频率关系亦很大，即使强度低，如增快频率，患者感到的针感亦能加强，故调节电针参数时须全面考虑。一般来说，人体对频率的增快比强度的增高容易耐受，且镇痛效果亦好，临床上曾应用增快频率到 10 000Hz 以上的电针麻醉方式。通常把脉冲重复频率低于 1000Hz 的定义为低频；频率在 1000～100 000Hz 之间的为中频；高于 100 000Hz 的则为高频。由于人体神经纤维的绝对不应期约为 1ms，也就是说，刺激频率必须小于 1000Hz 即属于低频范围才能保证每一个脉冲刺激能使运动神经发生一次兴奋。高频的刺激不能引起神经的兴奋，只有产热作用。中频的刺激比较复杂，有的脉冲可以使神经兴奋，有的可能只影响神经的兴奋水平，并有产热作用。电针后有内啡肽释放入脑脊液，是其镇痛机制之一。新近的研究显示，2Hz 和 100Hz 的电针可以选择性地引起不同类型的内啡肽如脑啡肽与强啡肽的释放 [109]。说到电针频率，要注意国外的一些研究在英语表达中经常把 2Hz 和 80Hz（或 100Hz）的电针分别说成是低频与高频电针，而不是疏、密波（参见"4.1.4　腰痛"）。这虽然不符合上述关于低、高频的定义，但它们要表达的只是刺激频率高低的差异，故在阅读时要注意正确领会。

在电刺激的应用上，还有一个有争论的问题，那就是是否一定要结合针刺才有较好的疗效？如国内推出的一些家用电刺激仪或者是国外流行的跨皮电刺激仪（TENS）都是应用表面电极，把它们放置在皮肤表面进行电刺激，也已证明对许多疾患有相当的疗效。美国密苏里州哥伦比亚大学医学院的 Ulett 等在一篇题为"电针机制及其应用"的综述中，根据他们的主要研究成果，认为不仅电针的镇痛效果比用手法操作的针刺为好，而且经皮肤粘贴电极的电刺激与电针一样有效。他们还列举了临床研究已经提示电针对各种类型的疼痛、抑郁、焦虑、脊髓性的肌肉痉挛、中风、胃肠道紊乱和药物依赖等都有效果 [109]。

然而，一般来说，电刺激与针刺结合使用时适应范围较大，镇痛效果效果也较好。这是因为当跨皮电刺激单独使用时，它们的刺激比较表浅，即使放在穴位或反映点的表面使用，它们的刺激都不可能像针刺那样到达穴位的深部组织。我们在第 1 章已经分析过一个深部穴位起码有六个层次，它们的每一层都可能是疾病的反应层或在躯体疾病时受累（参见"1.2.3　穴位的组织结构与感受器"）。故只有与毫针相连接的电刺激才能精确地深入其中，有效地刺激到达患处或有关疾病的反应层。

此外，也有研究报道，电针的镇痛机制与 TENS 也不全相同。由于临床上的电针治疗一般多用疏波脉冲电刺激（2～4Hz），有研究者比较了疏波（2Hz）、高强度（10～12mA）电针刺激与密波（100Hz）、低强度（2mA）跨皮电刺激对正常志愿者受疼痛刺激时霎眼反射（Blink reflex）抑制效应的差别，观察到电针的效应是一种进行性的、中度的、可以被纳洛酮（Naloxon）部分逆转的抑制作用，而 TENS 的效应是一种迅速发生的、主要的抑制作用，但其不能被纳洛酮引起任何逆转效应[159]。纳洛酮是吗啡受体阻断剂。这个结果提示电针的镇痛机制与 TENS 不全相同，还包括激发内源性吗啡样物质如内啡肽的产生。当然，这可能不是电刺激频率或强度差别所造成，而是与电针时穴位深部组织的神经激发导致局部肌肉的抽搐等有关，因为已在许多其他研究中证实，针刺或持续的肌肉运动都可以引起内源性吗啡样物质的释放[160][161]。

3.1.9　神经刺激法

神经刺激法，是近代利用西医解剖知识发展起来的一种新医疗法。它包括脊神经根刺激法，神经干、神经丛刺激法等，极大地丰富了针刺疗法的内涵。其中以神经干刺激法最为常用。

刺激神经干的常用手段有针刺、弹拨、埋羊肠线、表面电极刺激以及注射维生素或生理盐水等五种。这里只介绍前两种刺激方法，其他几种方法的具体操作及常用神经点的解剖位置，请参见有关专著[20]及后文中有关临床治疗的章节。

现已知道，针刺作用的基础是神经反射弧，在经典针刺疗法中，针刺信号主要是通过激发穴位处分布的感受器与神经末梢传入的。但经典的穴位针刺时也会偶然刺到神经干，典型的例子是深刺环跳穴时的触电感觉，就是刺激到了坐骨神经干。由于麻电感是刺到神经干支时特有的感觉，凡针感混有麻电感的刺激都是或多或少刺激到了穴位内分布的神经干支。

然而，神经干针刺法，不同于平时临床针刺穴位时偶然刺到神经干支的情况，它是以西医关于人体神经解剖知识为基础，有意识地、每次针刺都以神经干为刺激对象，以获取麻电感而且尽可能使它向患部放射为目标的一种方法。由于周围神经干多数是混合性的，它是感觉冲动上传至中枢及运动冲动由中枢下达至效应器的联络干线，故神经干刺激时，它不是从反射弧的一般的外周感受器输入刺激信号，而是直接刺激传入神经和（或）传出神经，即是从反射弧的中间环节输入信号（参见"1.2.6　针灸刺激输入的环节"）。这就可以理解不仅其引起反射反应的直接反射弧较短，而且可以有较多的效应器周围的感受器被第二、第三次甚至更多次地继发性激发，使输入的总刺激量明显增大。

神经干针刺法可以应用普通所用的毫针和进针方法，但针刺位置一般按神经走向选取，进针后缓慢深入，要求出现沿支配区域放射的触电感。如它没有出现，则表示没有刺激到神经干，需要重新调整针刺的深度与方向，此法类似前述"探穴法"（参见"3.1.2　探穴与捣针"）。一旦出现触电感后，只要轻轻捻转或颤动几下针体即可退针，以防损伤神经。在应用刺激四肢的神经干治疗肢体瘫痪时，为加强刺激神经的强度和范围，也可以在针体上连接电针治疗仪作电刺激，但要注意根据患者的反应及时调节刺激强度。

选取常用的神经点[20]，通常并不困难。而且，它们中不少就分布在一些重要穴位的深部，前述环跳穴就是一例。临床上容易刺激到神经干的穴位还有很多，如刺中承扶、殷门等穴内的坐骨神经时麻电到足，刺中足三里内的腓深神经时麻电放射到足背；刺中委中、太溪内的胫神经时麻电放射到足底与足趾；刺中曲池深部桡神经时麻电放射到手；刺中内关的正中神经时麻电放射到中指；等等。

用针弹拨是一种刺激神经干的特殊方法。用 0.5～1.0mm 粗、3～10cm 长的特制不锈钢丝针。

选准刺激点，快速穿入皮肤后即一边缓慢进针，一边与神经干成垂直方向轻轻划动针体。当患者出现触电感及肌肉跳动时，表示已刺激到神经干。然后根据病情需要决定弹拨次数（5～15 下）。弹拨后即迅速退针。一般每天或隔日 1 次，15～20 次为 1 疗程，疗程间隔 1 周。本法主要用于瘫痪、各种神经痛、麻木等疾病的治疗。如面部一些神经干分支的刺激，对于三叉神经痛、周围性面神经麻痹与面肌痉挛都有较好疗效（参见"4.2.6　三叉神经痛"、"4.2.7　周围性面神经麻痹"、"4.2.8　面肌痉挛"各节）。

对于一些位置表浅的神经点，甚至可以不用针，而用手指在体外直接弹拨其中经过的神经干。如在锁骨中点上 1 寸处弹拨臂丛点（即"颈臂穴"），麻电感可以传导到患者同侧手指；在臂内侧肱二头肌内侧沟上、中 1/3 交界处弹拨"正中神经点"，使麻电感向拇、示、中指放射；在肘尖和肱骨内上髁之间的尺神经沟内弹拨"尺神经点"，可使麻电感向第 4、5 指放射；在腓骨小头后下缘处弹拨"腓总神经点"，使麻电感向足背放射等。这些神经点因为都较表浅，容易被指压触及。即使需要毫针针刺，也不须深刺，一般 0.5～1 寸深即能获取放射性麻电感。

神经干刺激疗法也把一些脊髓点作为针刺刺激目标。通常在第 2 腰椎以上，下颈段及胸段的各脊椎棘突之间取穴，按照脊髓节段与脊椎棘突之间的位置关系确定。成人脊髓较脊柱为短，大略说来，颈上部棘突序数和颈髓各节段的序数大体一致，而颈下部棘突序数加 1；胸上部棘突序数加 2，胸下部棘突序数加 3，则与该位置上的脊髓节段序数相当。第 10～12 胸椎棘突相当于腰髓 1～5 节；第一腰椎棘突相当于骶髓和尾髓。

针刺脊髓点时取坐位，稍低头弯腰，针尖稍向上斜刺 1.5～2.5 寸，缓慢进针，当出现触电感后，不深刺、不提插、不捻转、不留针，立即退针。笔者曾结合使用本法治疗类风湿关节炎等痹症，取得较好疗效（参见"4.1.7　类风湿关节炎／手足小关节炎"）。但由于针刺脊髓有一定的危险性，此法要极为慎用；能用其他方法治疗则尽量先选用其他方法。为了安全，也可以只把针刺到硬膜外，然后接电刺激仪进行电针治疗，可以达到类似的治疗效果。它适用于内脏肿瘤或其他原因所致的严重疼痛等疾病。还有更安全的方法，只是把毫针刺到相应脊髓点的夹脊穴位内 [23]或放置表面电极在皮肤上，再接电刺激，也有一定的效果。

实践证明，用神经干刺激疗法，不仅可以大大地减少每次选用的穴位，而且可以增强针感，提高疗效。有人观察了神经干刺激法治疗偏瘫、坐骨神经痛、癔症、面神经炎等多种病症，计1232 例，其中有效率占 97.3%，治愈率 61.3% [20]。

3.1.10　"跳动穴"与跳动反应

所谓"跳动穴"，是指针刺时有肉眼可见下针处肌肉撬动或局部肢体跳动反应的刺激部位。常见的跳动穴，在上肢有合谷、手三里、曲池、郄门、臑上、肩前；在下肢有环跳、殷门、承筋、承山、足三里、陵外、丰隆，以及面部的牵正穴与肩胛部的天宗等。其实，在前述神经刺激法中，跳动反应也是伴随麻电感经常发生的现象。但跳动反应并非一定要刺激到神经点才会发生，它也可以是刺激到肌梭时诱发的梭外肌反射性收缩。本节讨论针刺诱发的各种跳动反应以及跳动穴的应用。

根据针刺诱发跳动反应的不同程度，它可以分成两类：一是下针处局部的肌肉撬动，通常操作者同时有针下突然沉紧或"如鱼吞饵"之势，患者则伴有强烈的酸胀针感，但没有明显的肢体运动；二是出现局部肢体的抽动或关节伸屈运动，患者可以伴有触电感、酸胀感或痛感，但也可以没有明显感觉。

第一类跳动反应，即针刺局部的肌撬动反应（Local Twitch Responses，LTR），可以说是一种

"放大"了的得气现象，通常在针刺肌肉丰满处的穴位或反映点时发生，是针刺到穴位内分布的肌梭所致的牵张反射。肌梭受刺激可以使肌梭内感受装置的传入冲动增加，诱发肌电活动及梭外肌、梭内肌纤维的收缩。梭外肌的反射性收缩通常是肉眼可见肌搐动的成因，而梭内肌的收缩以及局部梭外肌的反射性肌紧张则与同时发生的针下沉紧及促使局部其他感受器兴奋引起酸胀感有关（参见"1.2.5　牵张反射与针下反应"）。

第二类跳动反应，即肢体抽动的发生机制较为混杂。它又可以分为下述三种情况。

一是直接刺激到运动神经干或运动神经穿入肌肉处引起其支配肌肉（效应器）的收缩。在刺激神经干时，针下刺到的神经既可以是感觉性传入纤维，也可以是混有运动性传出纤维的混合神经（参见"1.2.3　穴位的组织结构与感受器"）。当刺激到运动性纤维时可以引起多个运动单位的协同收缩，故自然容易带动一些明显的关节伸屈活动。这在刺激较粗大的混合神经干时特别明显。如深刺环跳、承扶、殷门、委中等穴（坐骨神经）诱发的下肢或小腿的抽动，针刺内关（正中神经）诱发的中指屈曲等就多属于此类。故这实际上是一种运动神经针刺法。

二是由体表疼痛刺激诱发的屈反射（Flexor reflex）。如刺激足底的涌泉穴，还有丘墟穴等时，随着刺激强度的增大，可以诱发同侧足背屈或乃至整个下肢的屈曲运动；或刺激十宣、劳宫诱发上肢的屈曲反应等。这实际上是一种以逃避伤害性刺激为目的的屈反射。它常见于在偏瘫患者的患肢针刺时。其原理一方面是患者有痛觉的过敏，针刺刺激的微弱信号可以诱发局部疼痛。另方面是其高位中枢对脊髓反射的抑制作用减弱，故原始的屈反射得到了放大。诱发这一类反射的穴位多位于四肢末梢或小关节周围较为敏感的部位。它适用于偏瘫的康复治疗。

三是刺激到肌梭所致的牵张反射。它类似第一类跳动反应的情况，但只能发生在小关节如手指部，单一的肌肉收缩已可引起明显的手指运动。典型的例子是针刺合谷穴时可以看见示指或拇指的抽动，同时有明显酸胀针感。这已被证明是针刺到相关肌梭诱发的反射，而且当不同的肌梭受刺激时有不同的收缩反应：当针尖刺在靠近尺侧刺激第一骨间背侧肌时有示指的外展运动，而当针尖刺在靠近桡侧刺激拇收肌时有拇指的内收运动。在本书中，它被称为"针刺式腱反射"（参见"1.2.5　牵张反射与针下反应"）。

由上可知，针刺诱发的跳动反应可以由三种不同机制引起，即刺激肌梭诱发的牵张反射、疼痛刺激诱发的屈肌反射，以及直接刺激运动神经所致的效应 - 肌肉收缩。但本节所指的"跳动穴"，仅指针刺时可以通过激发肌梭诱发肉眼可见肌搐动或肢体末梢小关节运动的那些穴位。通过另两种机制引起肢体跳动反应的刺激部位通常不包括在跳动穴之范围内。

由于肌梭在肌肉内分布广泛，临床上在大多数肌肉丰满穴位上针刺时，都可能刺到肌梭，引起得气现象，但为什么不是每一处或每一次刺激都能诱发肉眼可见的肌搐动或跳动反应呢？笔者认为，这是因为跳动反应的发生，除要刺中肌梭之外，通常还受以下三个因素的影响。

（1）适当的体位与肌肉的放松。只有肢体尤其是刺激局部肌肉完全放松的情况下，才能由刺激肌梭唤起梭外肌收缩反射。这就好像在作膝反射试验时，下肢必须弯曲并且放松才能得出正确结果一样。这是因为牵张反射的基本中枢虽在脊髓，但它还受高位中枢的调控。在一些病理条件下，如中风偏瘫恢复期，特别容易观察到针刺跳动反应，即是由于其高位中枢对脊髓牵张反射的抑制作用减弱所致。所以，针刺手三里或曲池时，要使前臂稍微弯曲、放松，才能在针刺时诱发明显的肌搐动（桡侧伸腕长肌）。针刺肩髃或臑上穴时，一定要稍抬高上臂与放松三角肌等，才能在针刺时诱发该肌的搐动。针刺各个部位应采取的自然体位（参见"2.6.2　合适的体位"）。

（2）表浅的肌肉搐动才能看见，故要针对表浅分布的肌肉施行浅刺。深部肌肉的收缩只能以针下沉紧感来感觉。如在环跳穴上深刺，除深部的针下沉紧感外，最多是获得传导到足的触电感，或伴有整个下肢的抽动，那是刺激到位于其深处的坐骨神经所致。如只想获取臀部表面肌肉的搐动，则必须浅刺在最表浅的臀大肌内探寻、刺中敏感中心，即肌梭才行。对手三里、曲池的刺法也是同样，必须浅刺（5 分左右深），否则，如曲池透少海时，虽然深刺能激发深部感受器诱发整个前臂的酸胀感，但不会同时有表浅肌肉（桡侧伸腕长肌）的搐动发生。

（3）由单一肌肉控制的小关节肢体部位才会在针刺时发生抽动，由几块不同肌肉协同控制运动的关节不会因其中一块肌肉受激发而发生明显运动。此时，能看见的最多是该肌肉的搐动。如刺激肩前穴只能看见针下肌肉（部分三角肌）的搐动，而不可能引起整个上臂的运动。

所以，为了要在针刺到穴位内肌梭时能获得肉眼可见的肌搐动反应，尚要注意上述因素的控制。而且，在熟悉常见跳动穴的位置之后，针刺前最好先用手指触摸试探一下。由于这类肌搐动经常在用手指按压也能发生，故可以预先作指压试验，但按压时须在穴位上稍微滑动指腹以作弹拨。

北京的王岱教授擅长跳动穴针刺法，并在临床中有意识地加以应用，积累了丰富的经验。他曾应用该法治疗脑梗死所致的偏瘫患者 32 例，取患侧阳经肩髃、曲池、合谷、环跳、阳陵泉、光明等穴位，基本痊愈 20 例，显效 4 例，有效 6 例，总有效率为 93.75%[83]。笔者早年也是在治疗偏瘫患者时最初观察到跳动穴及其效果的，以后将该法扩大应用到治疗其他运动功能障碍性疾患，如神经麻痹、冻结肩、肌腱炎等，体会到该法确实有其突出的功效（参见 "4.2.10　中风偏瘫"）。此外，在治疗各种疼痛性疾患时，只要针下出现跳动反应，往往也有事半功倍之效。

需要指出的是，现代对针下跳动反应的观察，进一步丰富了对得气现象的认识。自古以来，历代针灸名家都十分重视针刺时的得气现象，并根据其来的紧疾、徐和，以辨别其邪气、谷气的不同。《灵枢·终始》篇说："邪气来也紧而疾，谷气来也徐而和"。这是针下辨气的经典纲领。当气徐缓而至时，患者自觉柔和舒适，操作者则有针下沉紧但仍可随意运针并无阻力，故称"谷气"。所谓"邪气"者，通常疾速而至，操作者感到针下有强力的冲击感，此时运针艰涩，阻力很大，勉强操作可引起局部滞针和疼痛。

如果从针刺诱发肌搐动反应的速度来看，因其来得快而强烈，它似乎应归属邪气之列，但在多数场合下，肌搐动后照样可以继续运针，针下并无明显阻力，并且可以再三获得肌搐动。故我们认为，肉眼可见的肌搐动应仍属谷气，谷气并非一定来得徐缓。在"气至而有效"之说中，肌搐动可算是最明显的"气至"现象了。在针刺得气时，操作者还常有一种"如鱼吞饵之势"的针下沉紧感。那是一种在穴位内移动针尖到某一点时突然而来的、针尖好像被吸住的感觉。它也属于谷气，但它的发生与肉眼可见的肌搐动不同，主要是局部肌张力突然增高所致，当然也不排除伴有同时发生在深部肌肉的肌搐动，虽然体外看不见，但操作者能够从针下感觉出来。

然而，也有一类跳动反应，即那种由于针刺引起的屈肌反射，看来的确应属邪气，因为如果选穴位置不当，其剧烈的肢体运动可以造成弯针与滞针。例如，在治疗偏瘫患者时，针刺足三里诱发的足背屈反射就可以造成这种结果。但如果选穴恰当则可避免。如选丘墟或涌泉穴而不是足三里，则同样可以引起足背屈反射但不会弯针。这又说明，即使是"邪气"，在一定条件下也是可以利用来治病的。

其实，古人所说的得气，主要指针下沉紧感，而对各种针下跳动反应的描述并不多。这可能与古代的针具较粗有关，使他们不可能像现代那样深刺或微刺。近代发展起来的神经针刺法，经常需要深刺，而且只有细针才不会对所刺激的神经干产生损伤。为获取肌搐动的针刺法，笔者体会到也最好使用细针。细针一般比粗针更容易诱发肌搐动。这可能是由于粗针刺激的面积较大，不仅穿皮而入时较痛，而且在下针处激发肌梭之前或同时会激发较多的其他感受器。这些附加的刺激很可能对肌梭引起的牵张反射有抑制作用。

3.1.11　血管刺激法

用针刺破人体特定部位的浅表血管，放出少量血液来治疗疾病的方法，古代称为"刺血络"或"刺络"。由于它一般都比通常不出血的针刺较痛，输入机体的刺激量自然较大，有时可以被利用来提高疗效。笔者把包括刺络在内的各种以穴位内外血管为刺激对象的刺激法，统称为"血管刺激法"。

血管刺激法，可分为直接用针刺破小血管放血与用手按压或其他手段刺激大动脉但不出血的两类情况。先来看第一种情况。针刺放血又可以分为表浅血管出血与深部血管出血两种。它们分别属于有意刺激与碰巧刺激。即表浅血管放血完全可以是有计划的，在预先选择好想要刺激的、肉眼可见的表浅血管后再进行的，而深部小血管通常看不见，它有时被毫针刺中而出血，多属偶然，但这两种针刺放血对机体同样都有较强的刺激作用。

有意放血刺激的表浅血管多是选用有瘀血的静脉；通常用的针具是三棱针；流出的血液呈暗黑色；一般一次出血量以数滴到 10ml 为宜 [74]。如委中放血治腰痛。在肢体末梢或血管分布丰富的穴位，也可以用稍粗一点的毫针刺血，慢慢流出或挤出的是毛细血管内的血，色暗偏红；如十宣刺血治休克；少商刺血治扁桃腺炎（参见"4.8.1　感冒 / 扁桃腺炎"）；以及太阳、印堂刺血治头痛等。此外，七星针叩刺使皮肤毛细血管出血也是常用的一种刺络方法，对于一些局部的皮神经炎有较好疗效。

在临床针灸中，如果不想刺络时，进针时可以避开肉眼可见的表面血管，但针进到皮下以后还是难免触及内部隐蔽的动、静脉或者毛细血管。据大连医学院解剖教研组对 308 个穴位的观察，针刺刺中皮下静脉、深部血管者 106～141 穴，占 36.7%～45.9% [148]。刺中血管时，患者感觉疼痛往往是其标志，这时如针尖已刺破血管，但不移开，患者的痛感会逐渐消失，而且该血管一般也不当即出血，因为血管破损处已被针体所塞住，要等到拔针后才可能有血管出血发生。

拔针时出血的多少与快慢，与刺破的血管大小与性质有关，如是小静脉或毛细血管，仅有少量暗色渗血；如刺破的是小动脉，则表现为快速的鲜红涌血或立即在皮下隆起一个小包块。所以，每当在针刺期间患者诉说疼痛的，拔针时都要注意是否有针眼出血。为防止出血，须立即按压针眼一会儿；如已经见到出血或起包时，则要多按压几分钟。对于惧针者，尤其要尽量不让其看见出血。然而，对于有些患者，少量出血反而有利时，如血管高压性头痛（参见"4.2.9　头痛"），也可不必太快就去止血，让其出一点血后再作局部按压。但此时也一定要像对待刺络那样，密切注视，适可而止。

至于为什么刺络或针刺血管放血有一定治疗作用，其机制可能与激发密布于动、静脉血管壁的痛、压觉感受器引起的神经反射有关。对于小动脉来说，血管壁平滑肌以及支配它们活动的交感神经末梢直接受刺激也可能参与针刺放血时调整局部血管张力的作用。为了达到刺激血管层、调节交感神经功能的最大效果，有两个临床标志，一是要求局部疼痛强烈，这标志着有较多的游离神经末梢已被激发；二是出血不能过少，这标志着局部血管已受较大损伤而且交感性收缩受到了抑制。临床刺络时多用比毫针粗得多的三棱针，显然容易做到这两点。

然而，要注意刺血法并非适合所有患者。如对有出血倾向的患者或处于月经期的妇女就要慎用，而且压迫止血的时间要长些。目前有许多中、老年患者每天口服阿司匹林以预防心、脑血管梗死，他们的血液也就经常出于低凝状态，一般针刺时都已很容易出血了，故不必再有意地去刺破血管了。

除针刺血管放血外，还有另一类不出血的血管刺激法，但它必须是刺激较大的动脉才有一定的刺激效应。其手段之一仍然是用毫针。当毫针刺在动脉壁上或与动脉极为接近处时，在留针时可以看到针柄的来回颤动，其频率与脉搏一致。这种现象可在一些平时容易触及动脉脉搏的部位针刺时遇见，如太渊（桡动脉）、太溪（胫后动脉）、冲阳（胫前动脉）、急脉（股动脉）、耳门（颞浅动脉）、耳和髎（颞浅动脉）、太阳（颞深动脉），以及人迎（颈外动脉）等。但刺到动脉壁后不宜再用手法，拔针后才可以不出血。

人迎穴是颈外动脉窦所在，应用上法针刺时称为"窦刺"。但操作时必须十分小心谨慎。为安全计，最好采用手指的穴位按摩。令患者仰卧，头部低位，先用手指触得颈动脉搏动最明显处，然后上下按压或来会揉按。每次只刺激一侧，一次按摩的时间也不要超过 6～7 秒钟，必要时可休息几分钟后重复。西医常用此法治疗阵发性、室上性心动过速，观察到其对 50%～80% 的病例可以立即止住发作。其作用机制主要是反射性迷走神经兴奋的结果[185]。该方法也可以用于治疗高血压、支气管哮喘、胆石症与胃痉挛等。在人迎穴也可以应用皮肤针扣刺，对咯血有一定的止血作用。

在推拿治疗中，也有一种刺激大动脉的方法。它是在肢体的一些部位暂时阻断远端的血液循环然后立即松开压迫，恢复血液灌注。常用部位是分别有股动脉与腋动脉在内穿行的气冲（或急脉）与极泉穴。它们特别适合于伴有肢体末梢麻木、发冷、疼痛等症状的疾病治疗。

据报道，在气冲（或急脉）穴按压股动脉时，用大拇指着力向下按压，持续大约 2～3min，患者即能感到腿部麻胀感；此时术者把按压的手指突然松开，患者就又会觉得有一股热流向下冲去。可以如此重复刺激 1～2 遍，有利于疏通末梢不够畅通的血液循环。此法对于血栓闭塞性脉管炎有一定疗效[149]，故可以配合针灸治疗，提高疗效。但如果患者由此诱发剧烈疼痛，则禁忌再用。

临床上，为提高患者机体对针刺的敏感性，经常采取针刺前按摩针刺局部或邻近体表，使血液循环改善的对策（参见"3.5.4　导引与机体敏感性"）。有时，用上述血管刺激法也可以达到类似局部按摩的目的。如在上肢取穴时，可先用手压迫腋下腋动脉处，暂时阻断上肢血液供应数十秒钟，再突然放松使血流畅通，患者会有一股热流直冲指端。再取穴针刺，针感及针下反应多可增强。

这种短暂阻断末梢血液供应，然后立即恢复的刺激方法，也可以利用测血压计的袖带来完成。平时在测血压时如果袖带放气过快，受测者也会感到指端有热流灌注的感觉，其实这就是上述的那种刺激，故临床上可以有意地使用它。可以把袖带扎在上臂或大腿下部，先把气压打高，然后突然快速放气降压，手或足部就会受到较强的血流灌注冲击。

3.1.12　透热灸法

上述的讨论主要是围绕如何提高针刺刺激量，而对于灸疗来说，增加刺激量的一个方法是改间接灸成直接灸。

透热灸，是日本至今十分流行的一种直接灸疗法，又称"瘢痕灸"。它对于许多内脏和躯体性疾病都有较好的疗效。虽说它会形成很小的一点瘢痕，但那只是暂时的现象，不必过虑。一般施灸后，先形成痂皮，痂皮下有肉芽组织形成；痂皮逐渐变成黑色，如米粒大小，比较肥厚。从痂皮剥落到皮肤修复，需两周左右时间，皮肤表面比正常皮肤略白，大约三个月后恢复正常肤色，不会长期留有瘢痕。

透热灸时，由于其皮肤反应明显且需要较长时间恢复，一般不需要连续施灸。如需连续施灸，则要把两次灸疗的间隔时间拉得较长，起码两周以上。而且不应在同一部位施灸，可以选择其他穴位或反映点。

　　具体操作方法如下：选择高质量的艾绒，搓成米粒大小的圆锥形，放在选定的穴位上，用香火点燃，待燃烧完毕，热感会向穴位深部浸透或沿经络传播。取穴强调选用具有压痛或硬结的反映点。一般是依照施灸者的手指感觉，以一定的指力按压体表，寻找患者的压痛点或快感点，以指下有抵抗或硬结的感觉为准，即以该硬结的中央为灸点。这要求施灸者有一定的经验，如按压次数过多或指力过强，则不容易发现硬结或组织的抵抗感觉。

　　至于每次治疗燃烧多少灸壮，一般取决于艾绒的燃烧程度和患者的感觉。当艾炷燃烧快，火色明亮、瞬间消失时，局部热感不明显，需要继续施灸；当艾炷燃烧慢，火色红黑、缓慢消失时，局部多已有灼热感，此时则不需要继续施灸；当艾炷燃烧后的表现在以上两种情况之间时，则是恰到好处，患者多有局部热感和向深部渗透的感觉。

　　与一般的间接灸或温灸法类似，患者对透热灸时的热感有明显的个体差异。对于同样壮数及类似的燃烧速度，有的只感觉微热，有的感觉热，另有少数人则已感到烫了。对热的感觉亦与不同疾病或疾病发展的不同阶段有关。如急性病初诊时可以感觉无热或微热，次诊则感觉热，接近病愈时可能感到很热，或伴有局部痒感。慢性病初诊时热感较强，以后复诊时逐渐减退至中等或微热，并伴有舒适感，至痊愈时则又有较强热感。

　　此外，机体对连续施灸的热刺激也会有适应现象：连日接受施灸者，逐渐习惯了灸热，对较烫的灸疗，感觉会很舒适，间隔接受施灸者，则会感觉较热；而多壮灸者，开始热，然后变成微热，再变成很热。然而，不管那种情况，90%以上接受透热灸治疗的患者感觉是：虽然热，但很舒服。

　　透热灸一般无副作用，对任何症状及有皮肤的地方均可施灸。各系统疾病，均可选用。对全身影响较大的穴位有天柱、肩中俞、肩井、曲池、合谷、足三里、三阴交、昆仑等，对症取之可获良效[190]。

　　有必要须指出，笔者认为把透热灸称为"瘢痕灸"不太妥帖，不仅是这一名称经常使患者害怕，而它实际上只有一个结痂的过程，故称它为"结痂灸"为宜。在中国，真正的"瘢痕灸"也有，即在直接灸的范围较大与灸得过度后可以在局部形成永久性的一小块瘢痕，中间有一个局部化脓的过程，通常也称为"化脓灸"，常用于治疗类风湿关节炎或哮喘等一些慢性顽固的病症。还有一个一般名称是"有痕灸"，不论是透热灸（结痂灸），还是化脓灸（瘢痕灸）都可以概括在内，因为它们灸后都有时间长短不等的灸痕存在。

3.1.13　延久刺激的原则

　　在针灸疗法中，由于总刺激量是单位刺激强度与刺激时间的乘积（参见"2.3.3　刺激强度与时间"），要增加总刺激量，除了采用增大单位刺激强度的各种方法以外，也可以通过延长刺激时间的方法来实现。这就是笔者提出的"延久刺激的原则"。

　　留针是最常用的延长针刺刺激时间的手段。但使用毫针时，留针时间太长也无明显帮助。除腕踝针时经常留针长达1h外，通常只在半小时左右已经足够。针麻实践证明，当镇痛效应达到最大值后，继续给予的刺激并不能再提高疗效。

　　另一个替换方法是采用强刺激手法或持续时间较久的提插、捻转刺激，使治疗后仍有针感遗留一段时间，少则几小时，长则十几个小时甚至一两天。其实，强刺激手法后之所以会有针感的遗留，是因为它在穴位局部造成了比一般针刺手法较明显的组织牵拉或损伤。已有研究者在动物的活体模型中观察到，强补强泻组中穴区中心的肌纤维排列紊乱，周围的肌纤维以及皮下组织中肌外衣外层呈同心圆分布；在平补平泻组见多数肌纤维断面，皮下组织中肌外衣外层轻度扭曲；而只刺不捻组只偶见断裂的肌纤维[147]。虽然这种组织形态的变化或损伤本身很快就能自愈，但由于它存在的时间较一般针刺刺激后持续较久，故其所输入机体的刺激量就明显增大，也就可能会提高疗效。

为了延长穴位的刺激时间，还可以通过一系列其他方法来替代毫针。如应用王不留行籽或不锈钢珠贴压耳穴，穴位内埋针、埋线、挑治，以及小针刀等。穴位贴压、埋针或挑治的特点是方便、易于操作，但其只能刺激穴位的表浅部位，故不适合肌肉丰满部位的穴位或深层反映点的刺激。对于后者，以穴位内埋放羊肠线[150]、小针刀以及下述穴位水针等法较为适宜。穴位内的羊肠线过一段时间会自然分解、吸收，在其消失前都可以对该穴位造成一定程度的刺激。小针刀疗法是近年发展起来的一种闭合性手术疗法。小针刀是带一狭窄刀刃的针，它不仅可以像毫针那样刺入穴位的深部，而且可完成一般毫针刺激（提插、捻转等）做不到的切割、剥离、松解等手术[151]。在穴位刺激中使用小针刀，已证明有持久刺激、松解硬结反映点等重要功能，在针刺临床上显示出广泛的应用前景。

水针，亦称"穴位注射疗法"，是一种穴位针刺与药物注射相结合的疗法。药物可以是西药也可以是中药制剂[152]。笔者临床最多用的是在穴位注射 10% 的高渗葡萄糖溶液，利用其高渗透压的特性在穴位深部形成一种对周围组织的刺激；大量实践已证明它是一种安全、有效的刺激手段，对于消除局部压痛反映点甚至软化硬结有明显的作用。最好应用 25 号口腔科细长针头（2 寸左右长），以便在注射前可以在穴位内作一定的探索，将针尖刺入针感最为显著的反映点中心。这是提高水针疗效的关键。每次注射葡萄糖溶液的剂量，应根据穴位内肌肉组织的多少来决定。一般每穴 5～10ml 溶液。如在穴位内注射中西药制剂，则一定要慎重，特别要预防过敏反应，以及所注射药物对局部组织或神经可能造成的损伤。

由艾灸衍生的有痕灸（透热灸或化脓灸），尤其是化脓灸也符合延久刺激的原则。化脓灸是一种把艾炷与腐蚀性的药膏直接放在穴位皮肤上，使皮肤化脓的灸法。它尽管貌似"残酷"，受刺激处皮肤要化脓一段时间，但能保持每天都有持续的刺激信息输入。化脓灸是在反射区或反映点上留下一个时间较长的刺激源。这对于慢性、顽固的疾病不失为一种值得一试的疗法。只是该法本身有一定痛苦，外表又不雅观，目前在国内已很少有人采用，但只结痂而不留永久瘢痕的透热灸法在日本仍是一种重要的灸疗（参见"3.1.12　透热灸法"）[190]。

当然，在穴位上有意形成结痂或灸痕的方法不一定须用灸法，也可通过应用某些新鲜中草药外敷的方法。如用捣碎的生大蒜头局部外敷治疗"网球肘"时，在肘部痛点放置药糊并包扎数分钟后即可以有局部皮肤的灸热感觉。如放置时间久了，也会有局部皮肤起泡、结痂甚至引起表浅瘢痕，但多能逐渐完全消退。它的治疗原理与有痕灸相同。

此外，还有针刺与灸疗相结合的温针、火针[150]，不仅兼具机械与热两种刺激的功效，而且其中的热刺激，尤以火针时可以对穴位局部组织有一定程度的烫伤，故也属于一种延续刺激法。

总之，对于许多患者来说，仅用传统针灸疗法输入机体的刺激量毕竟较为微弱或短暂。当应用常规针灸治疗而疗效不理想时，可采用上述各种作用较为强烈且延续较久的刺激方式，以提高疗效。

3.2　获取热、凉针感

设法在针刺操作时获取特定性质的针感，尤其是针对患者的体质或疾患的寒热虚实来选取热、凉针感，是临床上提高疗效的又一对策。因为不同感觉的针感经常说明不同类型的感受器或者同一感受器被不同程度地激发了，故其输入机体的信息量甚至信息种类可以有明显的不同。热、凉针感的获取，往往表示控制局部或全身血管舒缩运动的自主神经功能也受到了激发，通常有利于病痛的好转。

关于如何获取热、凉针感，自古至今有许多文献记载，有许多名家高手的实践体会，其手法通常都以"烧山火"与"透天凉"称之。它们是五花八门的经典针刺手法[83]中最具代表性的刺激手法。归纳起来，它们都是由徐疾、提插、九六、开阖四种方法，结合捻转、呼吸组合而成的复式手法，但其各成分的操作在这两种手法中正好相反，被称为一补一泻，以适合临床应用的不同需要。

先师焦勉斋概括传统的"烧山火"与"透天凉"手法为八个字："提、插、进、退、紧、慢、深、浅"。在本节，笔者结合自己的临床体会，企图对这两种手法的要领作一科学的分析与简化处理，以提高临床获取热、凉针感的概率或重复性。此外，也对其中容易牵强附会的内容作一评析。

3.2.1　热、凉针感的产生机制

在针刺操作中，热、凉感通常是在酸、胀、重、麻等基本针感的基础上产生，其机制被认为多与受刺激局部皮肤温度或全身体温的升降有关。由于皮肤温度是由皮肤血流量来控制的，而皮肤血管是由交感神经支配的，故热、凉针感的产生，也一定与交感神经缩血管活动的改变密切相关。

许多研究者观察了不同针刺手法对全身体温、穴位皮温以及血管舒缩运动的影响[83]。如陆瘦燕教授等在 1963 年就在 37 例患者中观察到，82 人次烧山火中有 58 人体温上升，54 人次透天凉中有 32 人次体温下降。1965 年他又进一步报道烧山火、透天凉手法在 24 例患者身上分别能引起体温上升或下降平均 0.5℃ 与 0.3℃。郑魁山教授等 1985 年在同一组 41 例观察了隔日烧山火、透天凉手法针刺合谷，对同侧少商及双侧商阳穴皮温及血管容积波的影响。结果显示烧山火时皮温先稍下降而后升高，透天凉时皮温迅速下降然后逐步回升，经统计学处理，针刺前与针刺后 15～30min 皮温有显著差异，最大的升高或降低均达 5℃ 左右；而且双侧商阳穴皮温升降结果基本一致。这说明针刺不仅对整体体温有调整作用，而且对刺激局部的皮温有明显影响。

烧山火、透天凉手法对体温或皮温的影响，是与其对末梢血管舒缩运动的影响相一致的，即烧山火时血管扩张，表现为肢体容积曲线或血管容积波上升；透天凉时血管收缩，表现为肢体容积曲线或血管容积波下降。但烧山火、透天凉手法时的血管舒缩反应，不是局部感受热、凉感后才有的继发反应，而是这两种手法刺激固有的作用。因为与在皮肤上直接给予热、冷刺激所引起的结果相对照，它们有明显的不同。所以，可以这样认为，以诱发局部热感与凉感为主的各种针刺手法，主要是通过增加或降低局部皮温的途径来达到目的。当针刺时全身体温增高或降低时，可以有全身的热感或凉感。临床上全身的热感多见，而全身的凉感一般在针前身体发热的病理条件下才容易感受到。

然而，针刺时皮温的变化方向并不是容易随意控制的。一般来说，先有短暂的皮温下降（尤其是电针时），随后才是较长时间的皮温升高。德国的 Litscher 等在 6 例健康人观察了针刺内关、曲池对手表面皮温的影响，他们发现所有人在进针时都先有显著的、短时间的冷却效应，随后的针刺刺激诱发不同的长时间效应，使所有手指与腕部都变热或变冷的各 3 例[205]。Ernst 等通过皮肤温度测定，在正常人的足三里与合谷都观察到手针与电针时有全身性的持久的热效应（交感神经受抑制），而持续时间短的、具有节段性的冷却效应（交感神经兴奋）则只在电针时见到。作者认为该冷却效应多半反映了脊髓血管运动反射中交感活动短暂与节段性的增加，而不是全身情绪性的诱发[206][207]。

据焦老介绍，烧山火手法产生的热感常能维持较久，或术后或夜间一身大汗；而透天凉手法诱发的凉感常在术毕后产生（参见"4.2.2　肋间神经痛／胸痛"）。

如果说皮温的下降是针刺诱发凉感的前提，那么临床上还有一种有可能替代透天凉手法的简单方法，即应用电针来获取凉感。中国台湾的 Hsieh 等在 16 例健康人观察到以 2Hz 或 100Hz 的电针刺激足三里 15min，都可以使刺激期间局部皮温下降与心率减慢[208]。加拿大的 Landry 等也在 21 例正常人观察到以 4Hz 或 100Hz 电针刺激合谷与后溪都可以引起手部皮温显著的冷却效应。电针的这一效应，被认为有益于有局部血液循环增加的条件[209]。例如，由于不少慢性疼痛患者有局部皮温的升高，对于他们应用电针刺激来降低皮温，显然有利于炎症与疼痛的控制（参见"4.2.5　反射性交感营养不良"）。

但是，电针并非每次刺激绝对能诱发皮温下降。据报道，初次的电针可以降温，而重复电针刺激也可以升温。而且，针前的局部功能状态如基础皮温可以影响凉感或热感的产生，这个原则既适用于手法针刺，也适用于电针。瑞典的 Dyrehag 等在 12 例慢性疼痛患者观察到在 4 个星期的电针疗程前后，同样是 30min 的电针刺激，对皮温却有不同的影响：该疗程前使皮温趋于下降，而疗程后使皮温显著增加。他们以为，前者是最初试验性治疗时皮肤交感缩血管活动增加的结果，而后者又是重复电针治疗后交感神经活动受抑制和（或）舒血管物质释放的结果[210]。当然，在该研究中患者接受电针疗程前后皮温对电针的反应不同，也可能是刺激局部的功能状态如血液循环经 4 周治疗后已发生变化的结果。Laitinen 应用皮温测定与血管容积描记法，在 10 例正常人观察到针刺引起皮温与血管容积幅度的短暂的下降，认为这无疑是对疼痛的正常生理反应；而在 10 例一侧上肢慢性疼痛综合征患者的冷手上针刺诱发出温热感和血管容积扩散时间的延长，在 3 例上肢急性疼痛综合征患者的热手上针刺引起温度差异的均等化和血管容积扩散时间的缩短[211]。

临床上许多针灸师都体会到，凉感一般比热感较难诱发。由于分布于全身皮肤的冷觉感受器数目比热觉感受器多，凉感反而较难诱发的原因可能有二，一是针刺手法刺激时容易抑制交感神经缩血管活动，导致局部皮温升高。二是与皮肤的冷热感受器敏感性差异有关。因为即使一般手法针刺时诱发皮肤升温或降温的概率相似，由于冷感受器在皮肤温度低于 30℃时才开始引起冲动发放，故凉感要到局部皮温降低到 30℃时才会发生（参见"1.2.3　穴位的组织结构与感受器"），而热感的产生就比较容易，因为皮肤上的热感受器在超过 30℃时开始发放冲动，而通常正常皮温就已在 30℃以上。由于冷觉感受器在脸、手的分布特别丰富[212]，在这些部位的针刺可能就较容易诱发凉感。

3.2.2　寒热辩证为先

由上述分析可知，针前受针者的全身或局部的功能状态如基础皮温的高低可以影响热感或凉感的产生，故要想获取明显的热或凉针感，第一要旨是寒热辩证施治。传统的烧山火、透天凉手法，一向被认为分别适合于虚寒与实热两种征象，不仅其效果较好，而且在属于寒证的患者身上容易诱发热感，在属于热证的患者身上容易诱发凉感。这是自古以来通过大量临床实践总结出来的经验之谈。

中医的"八纲辩证"，是对人体功能状态的一种整体性取象类比方法。寒与热，是其中最明确的一对征象。患者全身或局部发冷，或摸上去肢体或局部冰凉，都是典型的寒证。大多数慢性躯体疼痛如慢性风湿性或类风湿关节炎，都伴有这种寒证表象，常称为"寒痹"。故它们都是应用烧山火手法获取热感的适应证。与之相反，当患者全身发热或者有局部组织炎症时，如风湿病以及某些神经痛（如三叉神经痛、坐骨神经痛等）急性发作时，可以有局部皮温的升高或灼热感以及红肿等热证表象，就属于应用透天凉手法获取凉感的适应证。通过下文的分析，我们还将看到，烧山火、透天凉手法是分别属于持续强与持续弱的两种刺激。它们的致热或致凉效应或许可以这样解释：尽管烧山火与透天凉刺激激发的都是穴位内的类似感受器，但由于操作手法的不同，诱发的反应可以不同。受刺激局部或全身反射性的交感缩血管运动，在透天凉的弱刺激下兴奋致使末梢血管收缩，故有凉的针感；而烧山火的刺激较强，在强刺激下交感缩血管运动向其反面转化，即受抑制而致使局部或全身反射性的末梢血管扩张，故有针下热的感觉。从这点上看，热、凉针感在任何个体甚至同一个人，不管健康或疾病状态下，均可能被特定的手法所诱发。而且，并非一定要严格地执行烧山火、透天凉手法，只要刺激强度得当，也可能同样能获取热、凉针感。

然而，现代生理学也认识到，血管舒缩运动受刺激后的反应也受原先功能状态的影响，即如原先处于扩张状态（热证）的，受刺激时容易收缩；原先处于收缩状态（寒证）的，受刺激时容易扩张。这又提示，原先处于寒证或热证者确实应该更容易分别诱发热、凉针感而且被察觉出来。

所以，或许可以这样认为，当烧山火、透天凉手法被操作熟练者应用时，不一定要求严格的寒热辩证，也会有一定概率的热、凉针感诱发，但如果寒热辩证为先，则可以大大提高热、凉针感的诱发率。

此外，在近代研究中，烧山火、透天凉也经常被作为补、泻手法的代表，分别适合于虚证和实证。在针灸临床上，关于虚实的辩证与"虚则补之，实则泻之"的治则十分重要，而在分辨虚实时又特别重视患部或受刺激局部组织的张力改变。一般来说，患部或受刺激局部组织紧张性高，容易得气的为实，而患部或受刺激局部组织松弛，针刺时如入豆腐，不易得气者为虚。烧山火与透天凉分别被认为是一补一泻法，除与其截然相反的手法特点有关外，还因为烧山火手法至热感来临时，受刺激局部会有越来越沉重的感觉，而透天凉手法时，受刺激局部原先的胀痛感则会越来越轻松，好像"泻"去一般（参见"3.2.3 烧山火、透天凉的刺激要领"）。所以，虚实辩证对应用烧山火、透天凉手法也很有必要。但从获取热、凉针感的角度来看，应用烧山火、透天凉手法时对患者的寒热辩证要比虚实辩证尤为重要。

3.2.3 烧山火、透天凉的刺激要领

许多名家高手体会到，热感较易诱发，它往往在酸胀感的基础上产生，而凉感较难诱导，它必须在麻木、沉重感的基础上产生[83]。笔者基本赞同这一观点，但认为对"胀"与"沉重"这两种感觉要给以定义以示区别。

笔者通过在自己身上的针刺体验，认为胀感与沉重感虽是同一类感觉，但前者定位比较精确，而后者的定位相对模糊。它们产生的感受器可能都是组织内的压觉感受器环层小体，但胀感的形成一般都在肌肉深部，同时伴有肌梭的兴奋，而沉重感既可以在肌肉内也可以在皮肤、皮下组织等浅部，一般没有肌梭参与，故胀感的定位要比沉重感来得明确。

那么这些感觉是如何分别产生与演化的呢？为什么酸胀感与麻重感又分别容易发展为热感与凉感呢？如果能搞清这两个问题，无疑将有助于临床操作时提高获取热、凉针感的概率。

在前述"2.3.5 针感的性质及其产生机制"一节中，我们已经分析过各种针感与所刺激的组织层次及其感受器分布的关系。这里我们再来看一看这两种手法刺激时的综合情况。

无论是烧山火还是透天凉手法，都把穴位分成三个层次"天、人、地"，以上下提插手法进行刺激。笔者称其为"立体刺激法"。两者的区别在于，烧山火时针体由浅入深，分别在每一层提插时紧按慢提，三进一退，而透天凉时针体由深到浅，分别在每一层提插时紧提慢按，三退一进。

由于这两种手法都需要"立体"刺激，故只适合于局部肌肉丰富的穴位或反映点。每一部或层次的厚度约为穴位深度的 1/3。例如某穴位允许的针刺深度为一寸，则各层为 1/3 寸。但针尖在每一层内提插时的移动范围只有一分许，即仅在很小范围内进退。这是多数前人的经验。

通常，一个肌肉丰满处的穴位，例如足三里，其深度的上、中、下 1/3（即所谓的天部、人部与地部）应都在肌肉内，当然其上 1/3（天部），一般还应包括皮肤与皮下组织。由于皮下组织有较少感受器或神经纤维的分布，针刺不易得气，这两种手法在第一层（天部）就能得气，说明两者刺激的三个层次都没有离开肌肉层，只是第一层的肌肉相对较少而已。

由于它们激发的大都是肌肉内的感受器以及神经分支，得到的基本针感照理都应是胀感为主。但烧山火时由浅入深，在第一层较少肌肉分布处易先得酸感，再入深部肌肉时才得胀感，两者并无明显相克，故综合感觉是酸胀感；而且其手法为"紧按慢提"，针体下插的速度快，对下层肌肉组织的压力由小变大，变化速率大，故刺激强，也容易得到强烈的胀感。"慢提"时对上层组织的刺激弱，同时也回到原来位置为再次"紧按"作准备。

而透天凉时先在第一层浅部得气获酸胀感后，就"慢按"到深部。因为是"慢按"，对下层肌肉组织的压力变化速率就不大，故刺激相对较弱，不会有强烈的胀感。慢按的目的有两个，一是避免刺中或给针尖周围的肌梭等深部感受器较大的刺激，二是在"紧提"后使针慢慢回到原来位置，以便再次"紧提"。

"由下往上"的"紧提"是透天凉手法的关键，它也有两重功能，一是使皮肤、皮下组织等上层组织可以被"紧提"的针体带起外突，而使其中所分布的表浅触、压感受器及其神经分支受到较大的刺激诱发较为模糊的沉重、麻木感觉，同时也可以使深部获得的胀感向浅部及四周发散，患者可以有一种往外抽提的感觉。它与烧山火时的按压感恰好相反，故可以发展为凉感。所以，在透天凉手法中，必须持续这类"紧提慢按"的轻刺激一定时间（数分钟）而不出现强烈的胀痛感或触电感，才可能会发展为凉感。这正是该法操作中的难点。

据先师焦勉斋的经验，无论是应用透天凉来获取凉感还是烧山火来获取热感，一般均须持续运针 5min 以上。

至于酸胀感与麻重感分别是诱发热感或凉感的前提，可以这样来认识：

烧山火是一种强刺激，肌肉深部诱发的酸胀感可以随着反复的"紧按慢提"越来越强。或者说酸胀的刺激信息可以通过体内的神经回路进一步放大。现在已明确，肌肉感受器肌梭内的梭内肌的敏感性可以被刺激信号反馈调整，它是针刺时酸胀感觉能越来越强的生理基础之一。最后该传入信息可以激发分布于脊髓侧旁的同节段交感神经链兴奋或者通过全身反射，使局部或全身的体温上升而诱发热感。如果患者或患部原来处于体温偏低的状态（寒证），则更容易察觉热的感觉。

如果从诱导针感传导的因素来看，"先浅后深"与"紧按慢提"的烧山火可以把针感垂直从外往里诱导（参见"3.3　控制针灸感传"）。但穴位深处有其他致密组织（如骨壁）阻挡，故酸胀针感可以聚集在阻挡处越来越强，最后导致热感的产生（图 3-5a）。任何性质的感觉，如果增强到一定程度，都会向痛感转化。此时如仍不停止操作，患者将无法忍受。这可能正是古人规定在每一层次重复紧按慢提手法以"九次"为度（九阳之数）的一种解释。针感，自古以来就被认为是一种气的形式。"得气"一名即由此而来。烧山火手法因能使针感越来越强，而且它的适应证多为虚寒患者，故被认为是一种补法。

与烧山火手法相反，"先深后浅"与"慢按紧提"的透天凉手法引起的是一种由内向外发散针感的轻刺激（图 3-5b）。由于身体表面毫无阻挡，它一方面可以把在深部可能获得的胀感垂直由内向外散发殆尽，另一方面对表浅组织内的感受器及神经纤维以一定程度的刺激，通过神经反射引起局部的血管收缩反应，降低局部皮温与诱发凉感。如果患者或患部原来就处于体温偏高的状态（热证），则更容易察觉"清凉"的感觉；患部原有的胀痛，通过此法也可以顿感轻松，压力解除。这也可能正是古人称透天凉为"泻法"的原意。

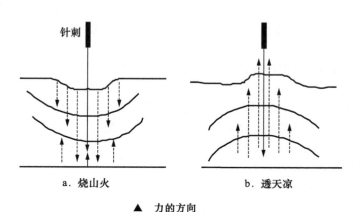

图 3-5 烧山火、透天凉手法时力的方向

　　然而，临床针刺时获取凉感毕竟要比热感难得多。关于凉感的发生机制还有许多不清楚的地方。比如，麻感与沉重感作为诱发凉感的基础针感，它们哪一个在引起凉感的机制中更重要？麻重感究竟是血管收缩的原因还是结果也不一定。临床上有许多患者，其血液循环较差、皮肤发冷的肢体经常伴有麻木症状；或者正常人坐或蹲久了，下肢也有麻木、沉重的感觉，其原因多是下肢血管受压导致供血不足。只要站起一会儿，恢复了下肢的正常血液循环，麻感自然消失。

　　关于透天凉手法中古人所云的"六阴之数"（即在每一层次重复慢按紧提手法六次），而不是像烧山火时的九次，可能是不主张过多次向浅部"冲击"的缘故。因为如已经几次往返刺激都得不出麻重感的话，说明该穴位上层的神经纤维分布不密集，再试下去难免刺到深层肌肉内的众多环层小体、游离神经末梢与肌梭感受器，反而要诱发胀、热感了。

　　此外，在施行烧山火、透天凉手法时还有两个问题需要明确：第一，操作时是否一定要押手于针旁？第二，是否需要结合运用捻转手法？

　　笔者体会到，由于在刺激部位针旁押手可以增强局部组织的张力，有利于在虚寒患者的得气或者明确地说促使酸胀针感的产生，故有助于烧山火时热感的诱导。相反，透天凉手法时不押手为好，可以使针体"紧提"的"放松"或"泻实"效应更明显，凉感也容易出现些。至于古人在这两种手法中要求出针时按住或不按针眼，作为防止或促使"真气外溢"之说，则实为牵强附会。

　　关于捻转手法的刺激特征，在前述"2.3.4　基本针刺手法的刺激特征"中已作分析。烧山火与透天凉虽都是以提插刺激为主，但为了增强"紧按"与"紧提"的效果，可以先朝一个方向捻转后再行提按，往往能增强烧山火时胀感或透天凉时的沉重感。这对于初学者尤其是掌指力量不足者尤为适用。但仍要注意，在烧山火中可以有较多次及大幅度的捻转与提插相结合，以获取强烈胀感，而在透天凉时捻转的幅度要尽量小，以免激发针周附近的肌梭感受器，使胀感太重，便难获取凉感。

　　此外，为了保证提插效应，针也不能太细，否则不易带动针周组织上下移动，从而影响针刺手法的效果。但针体也不要太粗，否则容易致痛。在这两种刺激中，对针粗细的要求可以稍有不同：烧山火的针可以稍粗，如 28 号或 26 号均可，有利于得到较强的酸胀感与热感，而透天凉时的用针应略细，如 30 号或 32 号，以避免提插过程中有不必要的酸胀感，影响凉感的诱发。究竟应以何种型号针最合适，还要根据每人的身体虚实及其对针刺的敏感程度来决定，对于实证或较敏感者针体可以略细，如 30 号或 32 号针，反之则可以偏粗，如 28 号或 26 号针。

总之，无论从操作过程与患者反应来看，烧山火都是一种典型的强刺激手法，针感应该尽量达到患者能忍受的极限；而透天凉则属轻刺激类，患者自觉有轻度针感即可，不必达到其应有的耐受程度。掌握这一基本原则，有利于提高其成功率。如楼百层教授使用烧山火手法，计 45 穴 342 针次中，达到强刺激的 331 次，全部出现热感；使用透天凉手法，计 15 穴 37 针次中，属于轻刺激的 33 次，也全部产生凉感。在技术操作上，如出现中等度刺激量，烧山火手法为 11 次，透天凉手法为 4 次，均未出现热感或凉感 [83]。由此说明，临床针刺时凉感之所以比热感较难诱发，从操作者的角度来说，是要获取弱的、外向的、弥散的重麻针感要比强烈的内向的、定位明确的酸胀针感难得多。或者说，在数度的往复提插操作中仍要保持"轻刺激"，实为一件难事。许多针灸名家高手，也正是因为他们有较强的控制轻、重刺激以及它们作用方向的能力，故在施行烧山火与透天凉手法时的成功率就较一般针灸师为高。为了更容易继承针灸前辈有关烧山火尤其是透天凉手法的要领，笔者在后述"3.2.5 热、凉手法简式"中将对它们作简化处理。

3.2.4 呼吸配合的用意

在烧山火与透天凉的各种手法中，针灸前辈们均强调呼吸的配合，但有两种不同的做法，一是要求手法与患者呼吸的配合，二是与操作者自己的呼吸相配合。探究其目的，笔者认为，它们分别是通过改变患者或医师原有的自主神经功能状态来起作用的。

现代医学已经证明呼吸对心率的影响，即吸气时心率加快而呼气时减慢。这称为"呼吸性窦性心律不齐"。它在深呼吸时更为显著，而屏气后心律变为整齐。它常发生于正常人，在儿童期尤为多见，但在老年人也不少见。它是呼吸时来自肺部、心脏与大血管内神经末梢及呼吸中枢的神经冲动，对迷走神经中枢发生兴奋或抑制作用的结果 [185]。

由此出发，不难理解在烧山火、透天凉的古典手法中分别要求患者"一吸三呼"与"三吸一呼"的机制：烧山火时患者的"一吸三呼"，即吸气短而呼气长 [83]，可能促使患者的原有迷走神经兴奋性增高。这也与该手法适合寒证患者的要求相一致。故针刺时有利于向其反面 - 交感神经兴奋性增高转化，导致局部皮温或全身体温的升高，产生热感。与之相反，透天凉时的"三吸一呼"，即吸气长而呼气短 [83]，则抑制原有的迷走神经兴奋性，从而使与之拮抗的交感神经兴奋性在针刺前相对亢进。这也与该手法适合热证患者的要求相一致。针刺时则能降低其交感神经兴奋性，使局部皮温或全身体温降低，产生凉感。

然而，仅让患者在针刺前或针刺时作呼吸配合以改变其自主神经功能状态，收效往往甚微，只有那些能够保持深呼吸或是对呼吸刺激敏感的患者，才可能配合针刺手法产生所期望的热、凉感觉。这使不少后人在施行烧山火、透天凉手法时已放弃或不再强调患者的呼吸配合。

先师焦勉斋使用与推荐的，是与操作者自己的呼吸相配合。他在《针术手法》一书中介绍道："呼吸运气是使针下出现寒热的主要因素。呼与吸皆以思想意识从丹田为起点，到达指端为终点。施术时的呼吸运气，与正常呼吸相异。故烧山火呼气长而吸气短；透天凉则吸气长而呼气短" [173]。

焦老是国内著名的气功大师，他在 1959 年就是采用其书中记载的手法，在一次由中国卫生部组织的有关烧山火与透天凉手法的学术会议上，成功地作了示范。据他后来亲口对笔者介绍，他在操作中应用与自己呼吸相配合的方法，目的是诱导从丹田部位产生的热气或冷气并经自己的手指、针体而输入患者体内。他介绍说："烧山火时，在得气后先随意念从丹田提气至胸部然后深呼气到手指端，此时猛插针身；再短吸气送回丹田，同时缓慢提针，如此连续撼动针体与针周组织。深呼气时，术者胸中可有热感；气至手时，手也会发热；热感从手指经针体至穴内产生温热感觉。透天凉时，在深吸气至丹田的同时送气至手指，然后短呼气。气至手指时猛提针身，呼气时缓慢插针，如此反复操作。在深吸气时，胸腹部会有凉感；凉感经手指、针体传入穴内。"笔者也多次亲眼见到焦老甚至可以不用针，即以指代针，用按摩手法同样引起患者局部的热感或凉感。由此可以认为，当烧山火与透天凉的手法与操作者自己的呼吸相配合时，操作者的气功效应也介入了针下热、凉感觉的产生。

许多气功练习者都有过不同程度地在练功时感到手脚发热的体验，只是自主神经兴奋性被调呼吸所改变的程度有很大的个体差异，但它可随多次或长期的练习而强化。一些气功训练有素的人，不仅自己练功时可以感到手脚发热，而且可以通过布气而体外短距离辐射远红外线。如用手掌贴近气者皮肤布气时，受气者局部皮肤有时会出现红带状痕迹，与红外线照射后的反应类似。布气的机制与布气人体内的副交感兴奋性增加，局部血流量增多导致局部皮温增高有关。布气过程中的调呼吸是引起副交感兴奋性增加的主要措施（参见"3.5.3　调息与自主神经"）。这可以解释为什么烧山火与透天凉手法时操作者有可能通过自己的呼吸配合来增高热、凉针感产生的概率了。

当然，有些操作者强调手法与自己的呼吸相配，是以自己的呼吸速率作为参照系，以易于控制手法刺激的速率或估计患者的呼吸速率，那就不在上述机制的范畴之内了。

3.2.5　热、凉手法简式

综上分析，我们已基本明了热、凉针感的产生或演化过程，前者多是在强烈的、内向的、定位明确的酸胀感基础上诱发，而后者多是在轻度的、外向的、弥散的重麻针感的基础上发展而成。传统的烧山火、透天凉手法都是一种有序的立体刺激法，手法的关键是提针与插针的侧重，即刺激力的方向与大小。焦老归纳其手法特点是"提针为寒，插针为热"。为了便于临床应用，我们把它们分别简化成下述两种模式，并提出以"热法"与"凉法"的名称来替代"烧山火"、"透天凉"的古称。

首先可以简化的是手法刺激时对穴位的分层。即在肌肉丰满的穴位上，根据其可刺激深度把它等分成浅、深 2 层，而不必是古代多数医家认为的 3 层。其实，古人也有认为进退出入分"2 层"即可者，即认为"始是五分终一寸"为"烧山火"，"先是一寸后五分"为"透天凉"。穴位深度只占 2 层的做法，尤其适用那些原本就是不深的穴位，操作起来要比分 3 层时容易得多。

然后，根据患者敏感性与局部寒热证表现，选择粗细适当的毫针（一般用 28～32 号）分别实施下述简化的热或凉法刺激。

热法刺激时，选择局部有深压痛或压胀感觉明显的穴位或反映点。先将稍粗毫针快速、无痛地穿皮进入该穴位浅层。如应用一次性带管毫针，可使用前述"无痛进针法"（参见"2.6.6　无痛进针法"）。然后在其 1～5 分深度的范围内移动针尖，快插慢提，每次提插时针尖在垂直方向上落点可稍有偏差，"雀啄"般地寻找浅层组织的敏感中心，以获得酸胀感及针下沉紧感为刺中标志，然后左右大幅度捻针或只向一方向捻转到尽头加强针感。捻转同时继续提插数次（3～9 次不限，以患者感觉强而不痛为度），依然是快插慢提，但此时的"快插"是在得气之后，而且是与捻转同时进行，故能带动针周组织一起下压，使酸胀针感向该穴位深部下达。然后，再进针到穴位深层，也在其 1～5 分深度的范围内重复上述浅层操作程序。整个操作过程中可以在穴旁用押手，以增强刺激。许多患者经如此一轮操作已有热感产生，则可留针或进行其他促使热感远循的操作（参见"3.3　控制针灸感传"）。如此时尚未有足够强的胀感或热感产生，则慢提针体至浅层，再行新一轮同样刺激。这种立体刺激法，因为刺激很强，一般重复 3 轮已足够。如仍然无热感，则可放弃该穴位处的尝试或另换穴位再试。

凉法刺激时，选择表浅按压即有重麻感的穴位或反映点最好。先将稍细毫针快速、无痛地穿皮后慢慢地、小心翼翼地慢插到深层，一旦获得轻度酸重或麻电感，针尖移动即止，尽量避开敏感中心（肌梭），并立即伴随轻微小幅度捻转而快提，在其 1～5 分深度的范围内带动针周组织一起上提，使可能获得的深层重感向该穴位浅部上传、发散。此操作（慢插快提）可以重复数次，3～6 次不限，以患者能耐受为度。每次提插时针尖在垂直方向上落点亦可稍有偏差。然后，再退针到穴位浅层，也在其 1～5 分深度的范围内重复上述深层操作程序，使在穴位浅部产生弥散的重麻感觉。操作中始终不用押手，既是为了避免针感过强，也有利于针体带动针周组织的往外抽动。如第一轮刺激完成时尚未有凉感产生，可慢插针体至深层，再行新一轮同样刺激。一般来说，这种弱刺激法，多需持续几分钟的操作或重复数轮刺激后才可能会有凉感产生。如患者在受刺激中已感觉局部沉重但仍无凉感，则可放弃该穴位处的尝试或另换穴位再试。

　　上述热、凉两法要点均总结在表 3-1 中。

表 3-1　热、凉针法简式要点对比

热　　法	凉　　法
稍粗毫针（28～30 号）	稍细毫针（30～32 号）
选择局部有深压痛或压胀感觉明显的穴位或反映点	选择表浅按压即有重麻感的穴位或反映点最好
穴旁用押手	穴旁不押手
肌肉丰满穴位分深、浅两层各半，刺激先浅后深	肌肉丰满穴位分深、浅两层各半，刺激先深后浅
先进针到浅层，获得酸胀感及针下沉紧感后，再左右大幅度捻针与快插慢提 3～9 次，加强并使针感向深部传导	先慢慢进针到深层，获得重麻感而避免针下沉紧感，再小幅度捻针与快提慢插 3～6 次，使针感向浅部发散
再快速进针到穴位深层，也在其 1～5 分深度的范围内重复上述浅层操作	再快速退针到穴位深层，也在其 1～5 分深度的范围内重复上述浅层操作
如已有热感产生，则可留针或进行其他促使热感远循等操作。如尚未有足够强胀感或无热感，则慢提针体至浅层，再行新一轮同样刺激。可重复 3 轮	如已有凉感产生，则可留针或进行其他促使凉感远循等操作。如尚未有适当重麻感或无凉感，则慢插针体至深层，再行新一轮同样刺激。可重复 3 轮
热感在强烈的、内向的、定位明确的酸胀感基础上产生	凉感在轻度的、外向的、弥散的重麻感基础上产生
客观指标是伴随局部皮温的明显上升	客观指标是伴随局部皮温的明显下降

3.3　控制针灸感传

　　针灸信号从身体不同部位、不同反射区或穴位的不同层次输入后，要使发挥最大的治病效果，尚必须保证反射回路沿途的畅通。一个客观标志是古人描述的所谓"气至病所"。

　　一般来说，循经感传是气至病所的前提。在"1.5　针感传导原理的阐释"一节里我们已经详细分析了循经感传等针感传导的可能发生机制。至今国内已对 10 多种疾病，包括支气管哮喘、冠心病、高血压病、胃下垂、慢性肝炎、胎位异常、遗尿、面肌痉挛、近视、聋哑等，观察了循经感传或"气至病所"与疗效的关系。大量的针灸临床实践证明，循经感传的显著程度与针刺效应呈高度的正相关，而且感传线越接近病灶或患部者疗效越佳。

　　那么，如何控制针感的传递方向或"气至病所"呢？许多针灸前辈对此有丰富的经验与著述，笔者通过多年的实践，也积累了一些体会，在此一并综合介绍。

3.3.1　反映点，反映点，反映点

选用反映点刺激，是提高针灸疗效最关键的一步，也是控制针感传导，使"气达病所"的第一要素。为了说明其在针灸疗法中的重要地位，在此笔者以重复三遍的"反映点"作为本节的标题，并提出要对其明确定义，以免与其他类似名称混淆。

在近代以来的针灸临床中，经常出现用以描述穴位或刺激部位性质的许多代名字，如反映点、反射点、反应点、敏感点、压痛点、良导点，还有触发点或扳机点，等等。它们经常出现在各类文献报道或教科书中，但定义含糊，经常使读者难以区别使用。

严格说来，体表因为反射机制出现某种可以察觉反应的部位称为"反映点"或"反射点"（Reflex points）。反映点也经常被称为"反应点"（Reaction points）。但反应点的名称偏重局部出现的反应现象，没有强调出现该反应的机制是反射。当局部反应的性质主要是压痛时，则又称"压痛点"（Tenderness points）。反应也可以是其他一些形式，如皮肤电阻降低，则又称为良导点。具有各种反应形式或对刺激过敏的部位，也经常统称为"敏感点"（Sensitive points）。西方则应用"Trigger point"（触发点或扳机点）的名称。按触发点的定义，它们是位于软组织主要是肌肉内的高敏感的区域，有局部压痛或刺痛、麻木、烧灼或痒的牵涉感觉（参见"2.2.3　压痛点"）。

笔者以为，在这些名称中，以"反射点"或"反映点"最能确切地表达体表某处与其所联系的内部器官或其他组织的反射性联系。由于英语 Reflex 一词既可以翻译为中文的"反射"，也可以翻译为"反映"，故反射点即是反映点；由密集成区、成片的反射点或反映点组成的所谓的反射区也可以翻译为反映区。由于国内针灸临床已习惯使用反映点一词，故在本书中就不再改称反射点了。

但是，什么是反映点与经典穴位的区别呢？现在知道，大多数经典穴位都是敏感点，因其局部有较密集的感受器或神经末梢分布。它们一般有明显的压痛，故也多是压痛点，或是低电阻的良导点，或是对热刺激也比较过敏的敏感点。另一方面，反映点也大多以压痛或低电阻的形式表现出来，当然还有局部硬结或皮温变化等形式的表现。而且大多数反映点出现的位置多与经典的经穴或经外奇穴一致，临床上经常用穴位的解剖位置来描述反映点的位置。取穴时也一般可在穴位大致的范围内用手指仔细触摸、比较而定之。但这并不等于说穴位就是反映点，两者仍经常有很大的差别。不少反映点在体表出现的位置可以完全在经络之外。所以，我们强调选取反映点，就是要操作者跳出经典经络或穴位位置的约束。

其实，古人提倡"宁失其穴，勿失其经"，显然是已经认识到同一经络上的穴位多有类似功能，或者经穴的位置可以在经络线上偏移。针对反映点的重要性以及它还可以出现在经络之外，我们提出另一句含义更广泛的口号，即"经、穴皆可失，反映不可无"。即无论反映点的出现与穴位的位置不一致或不在经络线上，均可取之。

反映点最容易出现在身体的哪些部位？一般来说，以压痛为主的反映点容易在紧张性较高的组织结构上检测出来，如大多数压痛点出现在体表的结缔组织或肌肉穴位上；而以突出、肿胀或硬结为主的反映点容易在松弛组织结构部位检测出来，如耳垂下方的翳风硬结，膝眼部位的肿胀反映，腘窝的硬块，阴陵泉～曲泉的肿胀，腰曲部位的脊柱旁纵向索状物或腰骶部三角形肿胀等。一般来说，身体最为敏感与灵活的部位，应该是反映点最容易出现的地方，如四肢末梢与灵活关节部位。临床最常用与重要的穴位大都聚集在腕、踝、膝、肘，还有掌（跖）指（趾）关节附近，就是与此原则相一致的。所以在寻找反映点时，在这些部位要仔细触摸与按压，并与对侧相应部位或周围部位作比较。

在治疗不同类型疾患时，反映点的重要性可能有很大区别。如在以镇痛为目标时，局部反映点十分重要，全身性的其他部位就不一定需要是反映点，只要是较为敏感的部位即可。在治疗内

脏或功能性疾病时，反映点往往有最好的效果。对于运动功能的康复治疗，可以直接刺激有关麻痹肌肉或运动神经，不一定要求是反映点，而且这时也经常很难确定反映点。

此外，反映点可以是生理性，也可以是病理性的，即反映身体某种正常的生理功能或异常的疾病状态，通常它们分别被称为生理反映点与病理反映点。而且，在合并有体表局部病痛时，尚要注意区别病理反映点是躯体表面局部病痛的反映还是来自远隔部位包括内脏病痛的反映。有关区别方法（参见"2.2.3　压痛点"）。

大量临床实践证明，要想以最简单的手法获取"气至病所"的效果，一定要选取相关的反映点作为刺激部位。此时，由于它也是体表与体内或别处相应反射器官联系的捷径，只要轻微的刺激手法就会有强烈的针感，包括热感，并且向位于远隔部位的反射器官传递。它尤受那些不能耐受强烈、持久针刺手法的患者的欢迎。

然而，临床上并非那么容易每次都检测到反映点，很多时候针灸师也没有时间来仔细检测，故刺激的仍是常用的经典穴位。此时，即使有些针刺感传，也很难使"气至病所"，除非施行特定的手法来加强针感与促使传导了（参见下文）。

其实，能否在针刺时"气至病所"以及使病痛当即缓解，也是鉴别反映点与非反映点的最好标准。据北京 Liu 等观察，在面部疾病的患者针刺合谷穴有 80% 的"气至病所"现象，他们感到气至面部和有面部热感；同时的红外热像图也证明面部皮温的增加，而且高温区基本与阳明经的通路一致 [48]。古人云："面口合谷收"。合谷穴，显然是面部疾患的一个最常见的反映点。

当然，临床上也有一些时候，虽然在刺激穴位或一些敏感点时并未产生循经感传，但仍然有很好的疗效。其原理可以用针刺固有效应与针感传导发生分离来解释（参见"2.3.6　针刺效应与针感的分离"）。也可以认为虽然没有刺中反映点，但由于这些刺激部位的敏感性强，刺激时能有较强的针感或其他反应向周围扩散，通过激发分布其邻近的反映点，再进入"捷径"。这就好像是继发性的针感传导反应。由此或许可以解释，临床上一些针灸师虽未有意识地刺激反映点，但仍能通过特殊操作手法诱发一定程度的针感传导并有较好疗效的道理。

3.3.2　考虑组织的连续性

当刺激部位确定之后，针刺的深浅与控制针感传导有明确关系。针刺深浅影响针感传导的实质，主要在于它们刺激到的体表组织结构有所不同。不同的体表组织结构中除可能有不同的感受器或神经分支分布外，还有一个连续性的明显差异。

在"1.5　针感传导原理的阐释"一节中，我们已提出几种用以解释针感传导原理的假说。其中外周动因的参与得到许多临床或实验证据的支持。有可能属于"外周动因"范畴的体表组织结构，一是肌肉，即穴位内部以及沿经脉走向分布的肌肉，它与深部刺激时缓慢传导的"得气"关系最为密切；二是分布于皮肤或皮下的感觉神经，它与浅表刺激时的循经感传的关系最为密切；三是穴位深部的一些较大的周围神经干支，直接刺激到神经干时的触电感多由它所引起（参见"1.5.3　外周动因激发"）。

在影响针感传导的上述外周动因中，受刺激组织结构的连续性有很大差异。这很可能也是影响针感传导远近的一个重要因素。例如，皮肤、皮下组织分布全身，连续性最佳，而肌肉的连续性则较差，通常不跨越关节。与此相应，临床与实验研究都发现，在各种类型的针感传导现象中，以穴位表浅皮肤或皮下神经刺激诱发的感传传得较远，而且较容易跨越关节，以及在其沿经部位的皮肤上特别容易引起皮丘带、红线或白线等现象。而以穴位深部肌层刺激诱发的感传则通常只有较短距离，而且难以跨越关节。即使跨越关节，针感传导到关节部位也常有暂时停滞后再前移的现象。这提示，针刺信息通过不同肌肉联结点时阻力要比在同一肌肉内传导时大得多。

由此，在控制针感传导的过程中，要考虑穴位内所刺激到不同组织结构的连续性，以决定针刺的深浅或选择刺激手段（电刺激或特殊手法）。例如，为了治疗躯体表浅部位的疾患如皮肤病，远端取穴时可以采用浅刺的方法或应用皮肤电极刺激促使远距离感传的发生；而以获取深部针感远距离传导为目的时，则要把针刺入肌层，并设法运用特殊针刺手法（详见下文）使针感能通过不同肌肉之间的联结部位。

3.3.3　适当、持续而不痛的针感

为了使针感能够从刺激局部向周围扩散或远处传导，必须先在刺激局部得到适当性质与强度的针感。控制针感性质，尤其是基础针感（酸胀重麻），是促使循经感传的重要环节之一。虽然酸、胀、重、麻针感均可以远传，但以麻感的传导最佳，而酸感最难。麻感传导在临床上多见，可以成线状、条状或片状。实际上，其他针感远传时也多与麻感混合成复合针感。当进针后患者主诉有轻、中度麻重或抽搐感时，较易诱发循经感传。因此，欲使针感放散，常首先要找到麻感，再用刮针等法使之向周围扩散，或用下述各种方法使之向预定方向传导。如一开始获得的是明显酸感，则需调整手法或刺激深度，使改变针感性质。此外，在酸胀或重麻针感基础上产生的热、凉针感同样可能远传。

关于获取各种性质针感的方法，参见前述"2.3.5　针感的性质及其产生机制"与"3.2.3　烧山火、透天凉的刺激要领"，不再重复。这里要强调的是，押手的运用对于调整针感性质有一定的帮助。押手重时易得胀、重感；要获取麻感则可不押手。由此，如进针后就是酸胀感时，去掉押手，同时用大幅度提插结合捻转的手法去产生麻感。提插速度宜慢，以利针尖在穴内的探索。当一开始就得到麻感时，若想混有胀的感觉，押手的力量可以加大些，同时加强提插、捻转的指力，但提插幅度与捻转角度仍不宜过大。

需要指出的是，与诱发热、凉感觉时的手法要求类似，各种针感既要达到足够强，又不能引起疼痛，这是能使针感远循的两个要素。强针感与感传的关系，就好像水的势能与其冲力的关系。当水从高处往下流时，要想水能流得远，水位或水的势能先要提高。关于增强局部刺激量的方法，参见"3.1.2　探穴与捣针"。至于刺激时又不能有痛感，那是因为在针感远循的操作中，往往需要较长时间的刺激，患者如感到疼痛，就无法耐受，刺激将被迫中止。

临床针刺时患者感觉剧痛通常有两种场合，一是针尖触及皮肤痛点时，这多在穿皮进针时遇到；二是在穴位内部探索或捣针时遇到，这多是刺到了血管，因为出针后该处往往会少量出血。故进针后操作中才遇到的疼痛，多是这第二种情况。一旦患者感到穴位刺激部位疼痛时，可稍微移动针尖位置以避开痛点后再操作。如仍觉疼痛，则说明该处血管分布太多，不再适宜作多层次、多角度的"立体"刺激，可另换刺激部位。

要使针感远传，不但针感要强而不痛，还要能使局部针感持续一段时间。如果在感传循行发生后，针灸师停止了操作，或者其他原因使刺激部位不再有针感持续，则原有的感传会逐渐消退。据焦老介绍，他在针刺腿上的光明穴治疗视神经萎缩患者时，针感从腿部上传到眼部大约需15min的连续操作。

要在10余分钟甚至更长时间内维持局部针感并非易事。它对操作者提出了两个要求，一是要有较强的指力，能够长时间连续运针。二是在持续操作中要防止针尖脱离穴位的敏感中心。这在提插幅度大时很容易发生。故持续操作的刺激方式以捻转、搓针、刮针等为宜。一位针灸师如没有足够强的指力，不仅在检测患者（尤其是大个子或肌肉坚实者）压痛点时经常会有困难，也难以完成持续的捻转、提插或刮针。为此，焦老曾对笔者训练掌指力量提出严格的要求，并让笔

每日练习他所首创的运掌方法（参见其著作《针术手法》[173]）。

3.3.4　调节刺激力的方向

大量的临床实践证明，针感传导的方向与刺激力的方向多为一致。针刺刺激力的方向起码包括三重含义：一是针刺方向，二是连续刺激时不同刺激点位移的方向，三是施行手法用力的方向。

其中最容易控制的是针刺方向。针刺的方向即进针后针尖所指的方向。经常选择的是向心、离心、指向病所或其他部位。在施针过程中可以根据需要随时调整针刺方向。只要把针体拔出一些，但针尖仍留在皮下，改变针尖方向再深入即可（参见"2.6.13　针刺角度与深度"）。

在针刺麻醉中发现，针尖所指的方向要对准手术区，这不仅容易"气至病所"，即使没有明显的针感传导，对手术区的镇痛作用也较强。如有研究者在电针翳风穴时观察到针刺方向对镇痛效果有相当关系，如果向外耳道方向深刺，适用于眼、鼻、上下颌骨手术；如果向下偏前方向，适用于下颌、颈部手术；如果向下偏后方向，则最适于施行胸腔手术。腕踝针的经验也表明针刺方向与疗效的关系。显然，掌握适宜的针刺方位或针尖方向有助于针刺信息向患部的传递。

临床上为了提高疗效，均以"气至病所"为控制针感传导的目的。经验证明，在局部得气后，如把针尖指向患部再行刺激，就容易把针感传过去。因为针感通常容易向远端离心传导（参见"1.5.1　针感传导的分类与特征"），及时调节针刺方向，使指向患部，在控制针感向心方向传导时尤为重要。例如，针刺足三里穴时，针感通常很容易向足部发散。如要使针感向腹部传导，则须在得气后把针尖指向大腿方向再行刺激，最好同时还用手按压足三里下方（如上巨虚穴）堵其"后路"（详见下文）。

其实，移动针尖后的再刺激部位，相对于移动前的最初刺激部位来说，是一个刺激部位的位移。如果连接先后两个刺激点，可得出一个位移的向量。在控制针感的传导中，要把这个位移向量的方向指向患部，这是调节针刺刺激力方向的第二重含义。

指向患部的刺激，最常用的是斜向的提插手法。由于使用提插手法时，很容易引起刺激中心的位移。如在前述"烧山火"、"透天凉"手法中，有意识地移动刺激层次，由浅到深或由深入浅，就属于这类刺激点的位移（图 3-6a），故分别可以促使针感向穴位深部或浅部传递。其实，即使尽量保持在同一层次提插刺激，也难免有刺激中心的位移发生。因此，在得气后把针尖调到希望针感传导的方向后，再使用连续提插法经常能促使针感传向患部。在连续提插中，还可以有意识地运用使针尖逐步向前位移的方法（图 3-6b），以及下述利用提插速率变化产生往前推力的原则，则能更有效地达到促使针感前传的效果。

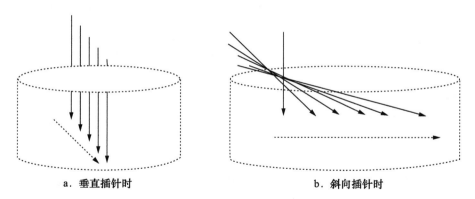

a. 垂直插针时　　　　　　　　　　　b. 斜向插针时

图 3-6　针刺提插手法时刺激点的位移

　　在提插手法中，提或插速率的快慢均可以反映刺激强度的变化（参见"2.3.4　基本针刺手法的刺激特征"）。如果从力的方向来看，"紧插慢提"的手法，产生一种向穴位深层的压力，即对针尖下方的深部压力感受器以较大的张力刺激（图3-7a）；而"紧提慢插"的手法，则产生一种向穴位浅层的压力，即对穴位浅层内的压力感受器以较大的张力刺激（图3-7b）。这种由提插速率变化引起的主要压力的方向，显然与前述移动针尖的位移有类似的作用，当在针尖斜刺的情况下，其实质都是在期望的针感传导方向用针尖或压力去刺激邻近的下一个点，以诱导针感顺该方向传导。其原理参见"1.5　针感传导原理的阐释"。当提插幅度与速率都均匀时，这个力是双向或均匀地向四周扩散，能加强局部针感，但对控制针感单向传导的作用可能就不明显了（图3-7c）。这时针尖位移向量的方向将起主要影响。

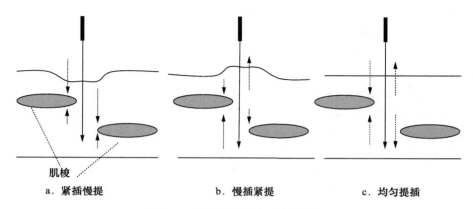

| a. 紧插慢提 | b. 慢插紧提 | c. 均匀提插 |

肌梭

图 3-7　针刺提插手法时力的方向

　　不仅提插手法的快慢有个主力方向的问题，捻针手法也能产生不同方向的主力。例如，一些著名的古典针术手法都讲究捻针时拇指捻转的方向与力度。当右手拇指用力向前捻针时，虽针体是顺时针旋转，主力方向与拇指运动方向一致，可以产生一个向前的压力，激发针体前面邻近组织的感受器（图3-8a）。当右手拇指用力向后捻针时，虽针体是逆时针旋转，主力方向也与拇指运动方向一致，可以产生一个向后的压力，激发针体后面邻近组织的感受器（图3-8b）。当用双手在患者两侧肢体穴位同时操作捻针时，只要两手拇指用力均为向前，虽然左右针体分别向顺、逆时针旋转，但两针的主力方向仍与拇指运动方向一致，都产生向前的压力。如果来回捻针时手指的用力均匀，则对针体前后两侧的压力也就相似了（图3-8c），对控制针感单向传导的作用就不明显了。

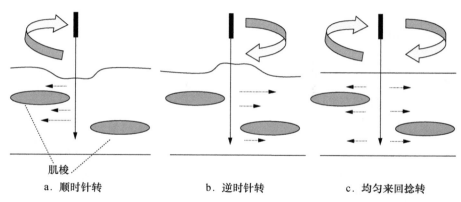

| a. 顺时针转 | b. 逆时针转 | c. 均匀来回捻转 |

肌梭

图 3-8　针刺捻转手法时力的方向

此外，有一种可用来控制针感传导的传统针法，称为"努法"或"倒法"，它在得气后把针体向后按倒以促使针感前传。它虽然没有针尖的移动或提插捻转，其实也是一种依靠弹力使针尖的刺激力（压力）指向前上方的手法（图 3-9）。

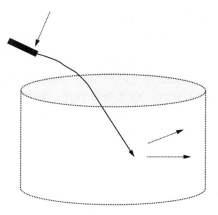

图 3-9　倒法针刺时力的方向

3.3.5　疏前方，堵后路

针感的传导犹如流水，要想流得远，除了要尽量抬高水位（局部针感要强）以外，还要疏通前方的河道（使传递通道的阻力减少）与堵住后路（防止分流）。它们可以分别称为"疏法"与"堵法"（图 3-10）。它们的作用原理，可以用它们分别增加或减低刺激部位信息通道容量来图示（图 3-11）。

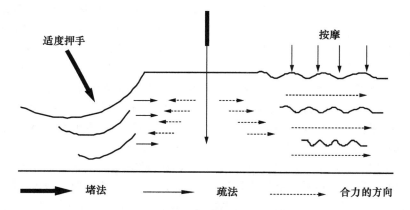

图 3-10　促使针感传导的疏、堵二法

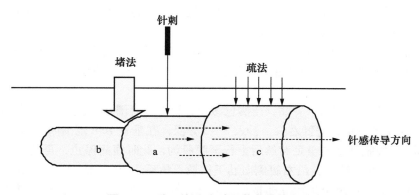

图 3-11　疏、堵二法时通道容量的变化

a. 针刺局部的信息通道容量；b. 堵法刺激减少的信息通道容量；c. 疏法刺激部增加的信息通道容量

所谓"疏法"，通常是指在进针之前或在得气之后，用手在期待发生感传的部位或经脉上行循、捏、按揉等按摩刺激。进针前的疏法，可以用手指指腹把沿途的主要敏感点或穴位都按压一至二遍，以提高其兴奋性。得气后的疏法，在感传受阻时尤为适用。可以重点刺激受阻部位，用手掌拍击或几个手指加力一起揉动。它与行针（捻转提插等）手法同时施行，可帮助针感顺利通

过受阻部位而远传。疏法的作用原理，实际上就是在预定的针感传导途径上通过体表刺激提高局部组织的敏感性，或者说降低传递通道的阈值来实现的（参见"3.5 改变患者原有的功能状态"与"1.5.4 '肌肉紧张性扩散'假说"）。

疏法也可以应用热刺激的方法。我们每个人都有体验，当感冒发烧时，可以有头痛或腰酸背痛的症状，而且全身到处一触即痛。这说明全身体温升高可以增高体表对机械刺激的敏感性。其实，只是局部体温的增加，也会提高该部位其对针刺的敏感性。所以，如果在针刺感传途径上预先热敷、艾灸或红外线照射以提高局部体温，再给以针刺就容易有明显的针刺感传发生。

在一个穴位或敏感点上针刺时，由于针感能向穴位四周或经脉方向上下弥散，如果用手指按压住穴旁的一侧，则可以减少针感向该方向的流失，聚集较强针感，向穴位的另一侧方向传导。《金针赋》说："按之在前，使气在后；按之在后，使气在前。"即按压针穴上方，可以促使针感沿经脉向下传导；按压针穴下方，则可促使针感沿经脉向上传导。这就是所谓的"堵法"。"堵"的位置，既可以是针刺穴位的附近非穴位的部位，也可以是同一经脉上邻近的经穴。如为使针感上传，针外关时按压阳池，针足三里时按压上巨虚等；在针刺肢体穴位时还需注意适当的体位，如针外关时以微屈肘为宜，上臂不要伸得太直，也不要太弯（焦勉斋经验谈），因为不适当的体位也会在关节部位造成较大的压力（参见"2.6.2 合适的体位"）。堵法既可以在行针前也可以在得气后进行。有时，在感传到一定部位发生分流或方向出现变异时也可用此法，即按压住分流或异向传导的开始处。

在这方面，张缙等做了系统的专题研究。通常在关节上下及经脉交叉处极易出现感传路线变异，此时如能迅速予以阻滞，则可促使继续循经感传。他们对121条经脉中66.9%的变异传导进行了控制，结果使感传变异率降至16.6%，原来非控制的循经感传率33.8%提高至控制后的83.47%。"气至病所"率也由原来未作控制时的71.9%提高到97.5%。

关于堵法的作用原理，笔者提出可以用肌肉紧张波扩散的阻断来解释，即在肌肉紧张波向针周纵轴两侧双向的扩散中，这种机械压迫显然可以阻断其向一侧的扩散，也就阻断了针感向该侧的传导（参见"1.5.4 '肌肉紧张性扩散'假说"）。由此，在使用堵法时，要注意按压或者押手的轻重。用力太轻，达不到有效阻滞的作用。而且，按压的用力方向最好要朝向针根处，才能起到最佳的阻断作用（图3-10）。但是，也不能用力过度。因为如用力重了，它也可以变为一个属于疏法的按压刺激，有可能反而使针感逆传。

临床上已证明，结合调节针刺方向（针尖、刺激点位移、主力方向）与使用疏、堵二法，能很大程度上控制针感的远传，但并非每次都要一起应用所有这些方法。以下是笔者经历的两个实例。

例3，男，46岁，中国人。胃痛、泛酸已多年，诊断为胃溃疡。就诊时恰逢腹痛发作。仰卧微屈膝位，取双侧足三里，先针右穴，针入3～5分深，在垂直1cm范围内提插，行"雀啄"手法，操作2min后酸胀针感先至足背然后上行至腹股沟，此时腹痛停止，再按压住同侧上巨虚，持续操作3min，针感继续上行沿右腹侧向肋下扩散，最后止于同侧腋下。右穴拔针后，再针左穴，也是3～5分深，针感至足后立即按压上巨虚，针感随即上行至腹股沟，操作3min后也经同侧肋下传至于腋下止。这是一例控制针感传导，使"气至病所"取得即时效应的例子。但未连续治疗与观察其长期疗效。

例4，女，30岁，中国人，因急性阑尾炎就诊。平卧微屈膝位。在双侧阑尾穴发现强烈压痛故针之。在垂直1cm范围内行提插手法，先刺右侧穴，先获胀感下行至足部，而后用手按贴压位下方并且改变针尖方向向上，持续操作2min时胀感上行至同侧右下腹。留针期间，再针左侧穴。刚开始提插立即在下腹部有酸胀感，并且原有腹痛立止。

3.3.6　刮针与低频振动

为了使针感能够远传，经常需要术者进行数分钟至十几分钟连续运针，但又要防止针感在长时间操作中变得过强，使患者难以忍受。由此，无论提插或捻针的幅度都不能太大，维持强刺激可以靠提高刺激频率的途径来实现。刮针法便应运而生。

刮针方法有多种。常用的单手刮针法，是用拇指指腹按住针柄头端，用力要重并固定住针体。然后用示指指甲频频上下刮动针柄（图 3-12a）。刮动频率越快、用力越大，则刺激越大。刮时指甲由下而上容易用力，刺激较强；或由上而下，则刺激较弱。初学者以双手刮针法较易掌握，即先用左手拇指按压针柄上端轻微向下用力，再屈两手示指以示指背夹住针体，另用右手拇指指甲在针柄上刮之（图 3-12b）。但此法因针体被双手指夹住，使刮针时的下传振动力有所衰减。

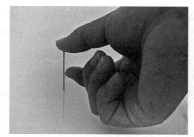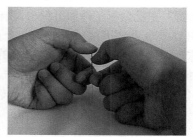

a. 单手刮针　　　　　　　　　　　b. 双手刮针

图 3-12　刮针手法

刮针既可以用以"催气"，又可以用以促使针感传导。与通常的提插、捻针时的剧烈针感相比，它是一种很温和的感觉，或是酸胀或是重麻感（取决于得气时的感觉），或是一种轻度的振动感。由于它的感觉舒适，患者可以较长时间耐受，尤其受机体敏感或惧针患者的欢迎。笔者称其为"舒适针法"。

但是，刮针技术要得心应手并不容易，需要一定时期的练习。刮针技巧中以指力训练最为关键，否则刮力不足或无法持久，仍然不能满足促使针感远传的目的。先师焦勉斋提出的"运掌练气法"，就是一种可以帮助术者提高掌指力量的简单训练方法。焦老还提倡术者要学会双手都会捻刮。这不仅在持久的单手刮针疲乏时可以换手接替，而且在治病时如能双手同时操作，可以同时从两个穴位输入刺激信号以提高疗效[173]。

分析刮针时的刺激特征，可以看到针体没有明显的位移，只有一种振动力传到刺激部位中去，而且即使再快地刮动，频率也不快，不会超过 120 次 / 分，故刮针属于一种低频振动刺激。它单独引起的感觉及其感传也是振动感。当然，得气后再刮针时，原来的其他针感（如酸胀、麻重、热、凉感等）经常与刮针时的振动感混合一起传导。其原理可能是，人体的振动觉也属于一种深感觉，其传入途径与肌梭感受的牵张刺激信息传入途径一致（参见"1.5　针感传导原理的阐释"）。也正是由于刮针时针体没有明显的位移，它特别适合于在胸壁等内含重要脏器不宜提插幅度过大的刺激部位针刺时应用（参见"4.2.2　肋间神经痛 / 胸痛"）。

不仅刮针可以引起低频振动刺激，还有一些其他手法如得气后用指弹针柄、或一捻一放的"飞法"等，也可以引起振动，但那是针柄左右方向的振动，其下传穴位深部的力远不如上下方向刮针时来得强烈，故其催气或促使针感传导的效应也就不如刮针法明显。

除刮针外，用电动按摩器（Vibrator）也可以产生低频振动刺激，而且要强得多。电动按摩器在西方家庭应用十分普遍，但西方人不知经络，不懂穴位，用它们主要是为了局部肌肉的放松。笔者应用它们替代毫针刺激身体反射区，通过十余年的实践，发展了一种"舒适振动疗法"。

电动按摩器产生的振动感觉既强烈又十分舒服，当刺激到敏感点或反映点时，不仅可以在刺激局部往深部传导，而且经常可以在较大范围内传导较远。在四肢部位刺激时沿经脉方向的传导也十分常见。

电动按摩器产生的振动频率大约是 50 次 / 分。照理，振动通过坚硬的骨骼的传导要比软组织明显得多，但临床上患者感觉到的经常不是来自骨骼的振动。它所诱发的感传可能由两种成分组成，一是振动激发了局部的深部感受器，或者通过感传使附近或沿线的反映点继发性激发，输入感觉信号到大脑皮质诱发振动感觉。二是振动本身，通过体表组织的共振而直接引起的机械传导。而且其振动频率容易与肌肉等软组织的频率特性一致而引起共振。据祝总镶等观察，经络具有与声频相一致的频率特性。肌肉等软组织是他们所探测到的经络的主要物质基础。我们在"1.5 针感传导原理的阐释"里已分析了外周组织与大脑皮质共同参与针感传导的过程。

无论是刮针还是电动按摩法，给我们一个启示，即要促使针感的传导，低频刺激是关键之一。其实，临床上习惯使用小幅度捻转、提插的"震颤"与"雀啄"手法都属于低频刺激法。有研究者使用震颤手法结合循、捏、按、压行气等，对 45 例 1641 穴次的循经感传激发进行临床观察，结果 41 例出现了不同程度的感传，感传越过三个关节者达 82.1%，同时大大提高了临床疗效。

请注意，这里我们对低频的定义是按照电刺激时对频率范围的划分标准，即脉冲频率低于1000Hz 的定义为低频（参见"3.1.8 合并电刺激"）。如相对于通常较慢的捻针或提插频率来说，震颤与雀啄手法时的频率要快多了，所以一些作者也经常称它们为高频刺激法。此外，震颤与雀啄手法十分相似，均有震颤运动，但震颤手法以手指的颤动为主，强调"细悉动摇"，因此较为轻柔；而雀啄手法则以手腕的震颤为主，要求"如雀啄食"，因此较为强烈，两者有刺激轻重之别。

3.3.7 接力远循

临床上常见的针感传导都不是远程的，大关节部位经常是针刺感传最容易受阻的地方，尤其是针感由身体远端向心传导时。除上述各种对策外，多针"接力"也是常用的方法。它也称为"接针导气法"。它是对古人所谓"接气通经法"或"接经配穴法"的变通。

郑魁山教授深谙该法，在临床治疗中积累了丰富的经验。例如在治疗中风所致的上肢瘫痪时，先取双风池和背部的大椎、风门，然后是肩髃、曲池、手三里、外关、合谷等穴。由上往下按顺序取穴。上一针的感觉传导到哪个穴，就在那个穴位继续再针，一直针到感觉传到手指为止。

欲使针感在四肢向心传导时，则可由下向上接针。如针刺外关，欲其针感上传至肩，当针感紧传至肘即已阻滞时，可以在曲池上再刺一针，以驱气上行，传到肩部。

这种在针感传导途径中追加刺激点的"接力"方法可以连续进行。接力点的多寡依每次接力刺激的针感扩散距离而定。感传线短的需较多接力点，反之则少。有人采取电提针作反复多次的短程接力，即在每段短感传线前端反复追加刺激点，以引短为长。观察到随着激发次数增多，所需接力点越来越少，最后仅刺激井穴，即可使 55% 的患者感传直达病所。

张缙教授在控制针感性质及其传导方面有很深的造诣 [83]。他与他的同事们观察到，应用包括接力刺激在内的激发方法的确能提高循经感传的阳性率和"气至病所"率。在 364 例患者 3405 条经激发感传治疗中，观察到感传阳性率为 85.0%，气至病所率为 88.7%，循全经率为 21.9%；而对照组 205 例 2460 条经的测查表明，感传阳性率只有 48.2%，循全经及 "气至病所" 率均为 0.9%，两组差异显著（$P<0.05$）[174]。

接针刺激有助于感传通过阻滞处的原理，可以用 "1.5.4 '肌肉紧张性扩散' 假说" 中的模式图得到解释。

为了使感传能顺利通过关节，除 "接针导气法" 外，古人还积累了许多在提插、捻转针法上的经验，且都有一个形象的名称，如 "青龙摆尾法" "白虎摇头法" 或者由交替使用这两种方法组成的 "通关交经法"，一捻一放行 "飞法" 的 "赤凤迎源法"，以及 "关节交经法" 等。它们大多是结合调节针刺方向的强刺激手法，如 "青龙摆尾法" 是一种深而小摇的手法，即进针后先找基础针感，后拔针尖朝向病所，一左一右地慢慢搬动；而 "白虎摇头法" 则是在找到合适针感后，再像摇铃样地将针左右摆动。

3.3.8 雀啄灸与热波

临床的大量实践已经证明，艾灸时的热感像针刺时的感觉一样，既可以局限于刺激部位而不向附近传导，也可以向四周传导；既可以从体表向深部垂直传导，也可以沿经络或身体纵轴方向传导，也可以向远隔的反射部位如内脏跳跃性传导。

为了使艾灸产生的热感能远距离传导，热刺激必须达到一定的量，也就是使皮温达到一定程度并能维持一定的时间。用艾炷直接灸时可从它的壮数来调节。实验已证明，在肌体的皮肤上，艾炷燃烧后皮肤的温度与施灸的量和方法有关。用 2mg 的艾炷（半粒米大小）一壮，最高燃烧时皮肤温度为 100℃，先以 40℃ 以上温度持续约为 20 秒；连续 20 壮施灸后，皮肤最高温度为 150℃，40℃ 以上持续约为 6min。但皮肤在 45℃ 以上组织开始被破坏（即灼伤），温度觉和痛觉也发生变化[190]，故灸的壮数不可太多。而且，体表对热的敏感性有很大的个体差异，尤其要防止皮肤热敏感性低下者的烫伤。

既要维持一定的温度刺激又不烫伤皮肤或者致痛，是除瘢痕灸以外的常用灸法共同的要领。防止艾灸烫伤的方法是，一方面让患者及时告知主观热感程度，另一方面施灸者要密切注意观察艾灸部位皮肤颜色的变化，以及用自己的手指触摸该部皮温以作比较。皮温升高多与皮肤泛红相一致，但患者原来的肤色深浅有时会影响判断。皮肤白的人很容易变红，而肤色黄或黑者的人变红也不明显。故后两种方法最好结合使用。

用艾条隔空灸时较容易控制热度。当患者感到烫或者烧灼痛时，可以将艾火离身体远些，等烫觉减退时再移近；感觉迟钝的患者可以多灸一些时间；或者一开始就采取雀啄灸。雀啄灸，显然是快速提高局部小面积皮温而又不至于难以耐受的方法。而且，每次随着灸火的靠近，皮温一下子上升，输入的热信息量骤然增高，这就好像一阵阵的热波由弱到强地向穴区逼近，故十分有利于热感的远向传导。

笔者体会到，为了使艾灸的热感能深入肌肤以致传导到内脏，关键有三：第一是热刺激面积要小，使它能在小面积范围内明显地提高皮温而又不至于机体无法耐受。用红外线大面积照射时，只要皮温升到一定程度，由于其总和大而使机体过早地不能耐受，不可能在局部形成足够高的皮温，故通常都不会有热感觉的远传。第二是要有逐步强化的热脉冲。直接灸时艾火烧到底层时越来越烫，就好像是一种热脉冲。雀啄灸运用的则更是这一原则，而且要比直接灸容易控制得多。第三当然离不开选择特定的穴位或反映点。小面积的艾灸也只有在相应的体表反射区内尤其是其中找到的反映点上施治，才容易产生 "热感至病所" 的感觉与效果。

临床上笔者也曾以理发用的微型吹风机替代艾灸，对准要刺激的穴区，一边吹风，一边由远到近地移动。它好似雀啄灸一般，也常有满意的热感甚至远向传导。这种方法把热与风相结合，利用风力把热传到穴区，其优点是使用简便，热风劲足，除热刺激外还合并有机械刺激，缺点是刺激范围大了一点，故较适合于刺激范围较大或反映点聚集的穴区，如神阙、百会、足三里等。

3.4 配穴：多通道刺激法

穴位的配伍，与穴位的选择一样，有同样重要的临床意义。针灸临床上，配穴的目的不只是针对患者同时具有的各种症状，即所谓"随症配穴"，而更经常只是针对某一症状同时选取几个穴位，以保证最佳的疗效。由此发展起来的配穴原则，主要有前后配穴法、表里配穴法、上下配穴法、左右配穴法、远近配穴法等[76]。其本质是选择几个具有不同信息通道的刺激部位同时给予刺激，以保证能有足够量的针灸治疗信息输入机体。此时，即使并非从每个部位都能输入有效的治疗信息，但可以保障其中至少有一条信息传递通道畅通无阻。所以，可以用"多通道刺激法"为名来概括临床常用的各种配穴方法。

当然，除配穴刺激外，如果在同一穴位上合并应用不同的刺激手段，也可能激发不同的信息通道。一些由单纯针刺衍生出来的新医疗法，如穴位水针、药针、结扎、挑痔、小针刀等；由艾灸衍生的热疗，还有近代临床常用的电刺激、远、近红外线、激光、磁场刺激等，它们在体表反射区或穴位上的刺激经常能通过不同的信息通道输入不同类型的治疗信息，因此，针刺与艾灸的配合，针刺与电刺激、远、近红外线、激光、磁场刺激等的配合，或针刺与上述其他新医疗法综合应用时也多属于多通道刺激法。

在这一节，我们只着重分析属于适当配穴的多通道刺激法，以及与不同刺激部位相关联的有关信息通道的特点。

3.4.1 微反射区与全身反射区的配合

近50年来，除传统的体针疗法以外，已发展了多种微针疗法，主要在头面部、手足部等的微反射区域施行针刺刺激，如头针、耳针、眼针、鼻针、面针、唇针、舌针、颊针、手针、足针、腹针、脐针、筋针、腕踝针、浮针等。微针与体针的结合使用，在针灸临床上已十分广泛。这也就是微反射区与身体反射区的配合。这里所谓的身体反射区，也就是本书提出的以全身体表作为一个整体来反射的三大类身体反射区。它包括了通常以体穴称之的分布于全身的经穴或经外奇穴。

固然每一种微反射区刺激法都已有一定病例的临床实践基础，但应用最多的还是耳、头皮与手足反射区刺激。其原因是选择微反射区刺激时，操作者要从刺激能否容易被患者接受以及操作的方便程度来决定。如头面部穴位或反射区的刺激可以不影响身体其他部位的手术操作，故在针刺麻醉广泛应用。其中又以耳反射区最便于操作与被患者接受，故耳针在针麻与临床治疗中应用最多。在手、足反射区，不仅可以用针刺，而且可以简单地应用指压的手段，这给患者的自我治疗带来了极大的方便。目前世界范围流行的手足反射疗法就是这样发展起来的。而另一些靠近重要器官或针刺过于疼痛或容易出血的部位，自然难以得到患者与医师的青睐。眼、鼻、唇、舌等微反射区的刺激疗法不容易推广，就与此因素有关。

头面部的微反射区或穴位与身体其他部位的体穴，经常具有完全不同的反射信息通道。刺激耳、鼻、头皮微反射区及其他头面部穴位时，最大的特点是刺激信息大多不经脊髓传入，而且它们离高级中枢的距离极近。在"1.2.4　针感的传入途径"一节里已提到，头面部的浅感觉主要经三叉丘系传入。故头面部取穴不仅对电刺激有较高的耐受力，能输入较大强度的信息，而且直达高级中枢的过程中损失较少。此外，耳与鼻反射区都有穴区微小密集的特点，很易进行"一针多穴"的针刺法，使输入较强地累加信息量。为了微小穴区的精确定位或寻找微反映点，目前市场上已有多种小巧、便携式的"电子穴位探测仪"可供选用。检测时，它与一般的"压痛法"相结合，结果更为准确。

耳穴的治疗作用被认为与耳郭的神经分布有密切的关系。例如，在耳垂、耳轮、耳舟及对耳轮等区主要是仍属于脊神经的耳大神经和枕小神经所分布，因而躯干或肢体的疾患，往往在这些区域内出现反映点。在耳甲区，有来自属于脑神经的迷走神经耳支、舌咽神经、面神经的混合支，以及耳颞神经的分布，其中迷走神经耳支是支配这个区域的主要成分，因而胸腹腔内脏疾患的病理反映点，主要在这个范围内出现。在三角窝里则几乎有所有支配外耳的神经分支，故不论内脏或肢体的疾患，如在耳轮或耳甲区等相应部位找不到反映点时，往往在三角窝里可以找到，如肝炎点、肩痛点、哮喘点等[17]。

耳郭中分布的众多迷走神经纤维，使针刺信号可以直接影响自主神经系统的功能状态，故在耳针麻醉时对内脏牵拉反应有较佳的抑制作用，临床治疗各种自主神经系统功能紊乱以及内脏功能性疾患也有很好效果。当体穴不敏感或体针效果不佳时，改用或合并使用耳针常能出奇制胜。

耳针的针感常是痛感，刺中反映点的客观标志也是局部疼痛剧烈。但也正是这种剧痛，不容易被患者耐受。一个解决此矛盾的方法是，用埋针法替代毫针刺激。一般来说，耳穴埋针既有与耳穴扎针类似的效果，而无耳穴扎针那样的痛感，且针效可以持续数日，不必每日治疗，故深受患者欢迎。为提高耳针或耳穴埋针的效果，需抓住三个环节：一是要找准敏感点，并在该点上将探测棒按压一下，使之中间留有一个凹陷印迹，以指导埋针时的进针位置；二是必须刺准敏感点的中心。它的主观指标是患者自诉有剧痛，客观指标是患者会在一瞬间表现出眨眼、皱眉、或躲闪等反射动作，并能见到耳区泛红，皮温增高，如再合并通电则更为显著；三是要针对患者的敏感性差异选用不同型号的毫针或揿针。当初次效果不理想时也可以采取一穴多针或选用针尖较粗长的针，以加强刺激。对于惧痛的患者或患儿，应用钢珠或中药籽压迫耳穴代替耳穴埋针，对于许多适应证也有相当的效果，但其刺激量总的来说不如用针时。

鼻反射区与耳反射区不尽相同，扎针时痛感较轻，而沉重麻木、酸胀感较明显，容易得到针感，经常用于针刺麻醉中。它又位于人体正中线的中枢反射带上，故镇痛效果、对腹肌的松弛作用都较强。

然而，因为耳针、鼻针的刺激信息大多不经脊髓传入，也有一些缺点，如对脊髓水平的镇痛、抑制反射性肌肉紧张的直接作用就差了些，尤其当患者的头面部浅感觉较为迟钝或者说穴位的敏感性不高时，其作用就不及体针尤其是与患部同节段的体表刺激了。

头针疗法，是仅次于耳针应用较为广泛的微刺针法，已用于治疗 80 余种常见疾病。因为它所确定的那些主要线或区完全是根据邻近的大脑皮质功能定位而来的，是典型的一种头部中枢反射区。它的主要适应证是中枢神经系统疾患，精神病，各种疼痛和感觉异常，以及由于皮层内脏功能失调所致的疾病。临床实践证明，头针治疗要达到足够的刺激量才能取效。为此，常用大幅度快速捻针或加小幅度提插手法以加强单位刺激强度，或者通过长时间留针来增加刺激时间。如捻针频率可达 200 次 / 分，留针时间可以长达 1～3h。在手法刺激后也可以合并脉冲电刺激，以疏密波或连续波通电 20min，电流强度以患者能耐受为度[83]。

与位于头面部的耳穴、鼻穴、头皮穴区相比，在躯干及四肢取穴（包括手足部位的微反射区）针刺时，针刺信息必须先经脊髓传入，这显然有利于它在脊髓水平与手术疼痛信息的竞争与整合。

且因这些体穴针感多为酸胀重麻，表明它能激发深部肌肉组织中 A 型粗纤维活动，从而抑制 C 型细纤维所传递的疼痛感觉。加之体躯反射带的连续性，体穴针刺时控制"气达病所"的针感传导也比较容易。但体穴深部对电刺激的耐受度差，如针插在肌肉丰满部位通电时。只有针插在皮下组织等表浅部位或放置电极在体表时才能耐受较大强度的电刺激。

鉴于耳穴、头皮穴区与体穴的各自特点，临床中使用耳针 - 体针配合、头针 - 体针配合，都属于相辅相成的可行对策，因为它们有各自不同的反射回路或通道，可以保证至少有一条通道畅通地传递针刺信息。常见的例子是应用耳针 - 体针配合治疗内脏功能性疾患或者各种疼痛性疾患，应用头针 - 体针配合治疗中枢性疾患，如中风偏瘫、癫痫等（参见"4.2　神经系统病症"）。

笔者曾遇到过一位 30 岁的男性白人，先天性双侧下肢瘫痪，因多年顽固性头痛前来就诊。他的全身除头部以外没有任何感觉，不论是皮肤痛觉、温度觉或深感觉一概缺失，故平时他的四肢体表如不小心碰破点皮，自己也不觉得。因为他只有头部感觉尚存，笔者给他治疗时没有用体针，而仅用耳针疗法，这保证了针刺信息的有效输入，每次治疗后他的头痛都能明显好转。

但需指出，由于头面部也有不少经穴或经外奇穴分布，它们可以与头面部的某些微反射区重叠，也可以不重叠。故并非只有头面部的微反射区可与身体其他部位的穴位相配，选择头面部的经穴或经外奇穴与躯干、四肢的穴位相配也同样是刺激不同的信息通道。而且，当它们与分布于手、足的微反射区相配时，也是一种微反射区与体穴的配合。

当然，除微反射区与体穴或全身反射区的配合以外，也可以采用不同部位微反射区之间的配合，如手、足针 - 头针配合，腕踝针 - 耳针配合，等等。它们都可能通过激发不同的信息通道传入有效的治疗信息。

3.4.2　局部与远隔反射区的配合

除微反射区与全身反射区或体穴的相配外，在全身反射区或体穴的范围内，选取位于局部与远隔部位的反映点或穴位相配，是另一种最常用的多通道刺激法。它也正是长期以来针灸实践的宝贵经验之一。

以内脏反射区为例，各个内脏既在躯干体表（如胸腹背腰）存在相应的局部反射区，亦在四肢存在相应的远隔反射区，在治疗内脏疾病或针刺麻醉时，它们均可作为针刺信息的输入部位，它们的配合经常能提高疗效。如中脘配内关治疗胃痛，肾俞配三阴交治疗泌尿生殖系疾患，都是常用的配穴法。同样，治疗躯体性病痛时选取局部"阿是穴"与同区或循经远端配穴，治疗中枢性疾患时选取头部或脊椎附近穴位与四肢末梢穴位的配合，或者是中枢反射区的躯体中线区与四肢边缘区之间的配合，也都属于这类配穴法，有较好的疗效。

取穴时所谓局部与远隔部位的区分是相对患部的远近来说。局部穴位或反射区可以是从头面部到躯干、四肢的全身所有部位，而远隔穴位或反射区通常指与患部不在同一头面部、躯干或同一肢体上的部位。对于那些靠近患部，与患部位于同一头面部、躯干或同一肢体上的部位，通常则称为邻近穴位或反射区。常用的局部与远隔配穴法，大致上有头面部 - 四肢的配穴，躯干 - 四肢的配合，以及躯干 - 头面部的配穴这几种。

选取局部穴位或反射区与远隔穴位或反射区的配合之所以有较佳疗效，其原理是它们作用机制不完全相同，它们的作用特点可以互补。

当选取头面部与躯干或四肢部位相配时，正如前一节所述，因为头面部的刺激信息大多经三叉丘系而不是脊髓传入，故与刺激躯干或四肢部位时经脊髓的传入通道不同。

当在躯干 - 四肢部位选穴相配时，虽然刺激信息同是沿脊髓传入，但它们常通过不同的神经节段传入，故它们的传入通道也可以不同。如躯干局部或邻近取穴与四肢穴位的相配，多为同节段或近节段取穴与远节段取穴的配合。根据脊髓神经支配的皮节规律（参见"1.3.2　牵涉痛与'内脏 - 体表相关'"），近代针灸临床上发展了"近节段取穴"与"远节段取穴"的方法。它们最早出现于针刺麻醉中，即根据针刺部位离手术区的远近来分。如对腹部手术来说，在手术区附近或背腰部取穴属于同节段或近节段取穴，在四肢取穴则多属于远节段取穴。针麻中应用"切口旁"皮下电针抑制切皮痛，手术区附近肌层透刺抑制腹肌紧张有较好效果，都是局部反射区取穴的实例。其机制可以解释为，其输入的针刺信息直接与手术疼痛信息在脊髓同节段或近节段进行整合作用，故对手术区的体壁、内脏具有较强的镇痛效果或抑制疼痛引起的局部肌肉紧张。

下面我们来分析一下选取躯干局部与四肢远端（特别是肘膝以下部位）穴位或反射区刺激时的作用特点：

首先来看局部穴位或反射区的作用，由于它们与患部十分靠近，联系比较直接或者说反射弧短捷、简单。如是在脊神经控制的范围内局部出现反映点，它们大多为同节段或近节段的反射。所以，局部反映点不但出现较早，容易确定，而且较为可靠。它们受刺激时，治疗信息的传入通道也相对较短，故作用发生较快，即使刺激强度不大也会有明显效果。当刺激强度较大时，对选穴的准确性要求不高，或者说穴位作用的特异性相对较小。操作时对针感扩散的要求也较低，通常只要求针感在患部或手术区内扩散即可。但局部取穴也有明显的缺点，那就是其作用一般不易持久，而且当刺激强时容易有后遗针感，可与患部本身的病痛相混淆。

再来看四肢远端（特别是肘膝以下部位）穴位或反射区作用。由于它们与患部相隔较远，联系比较间接或者说反射弧较长、复杂。如是在脊神经控制的范围内，它们大多为远节段的反射。所以，内脏或躯体性疾患时远隔反映点不但出现较晚，而且不容易确定。它们受刺激时，因其距离患部较远，治疗信息的传入通道也相对较长，故作用（例如镇痛）发生较缓，多需一定时间的诱导期；但一旦起作用后，则比较持久。这可能是因为它的作用除发生在脊髓水平外，尚可发生于较高水平的中枢（如丘脑等）之中，且有较多的体液因子受到激发。

应用四肢远端穴位治疗内脏或躯体性疾患时，对选穴的准确性要求较高，或者说穴位作用的特异性相对较大。但对于中枢性疾患来说，远隔取穴的特异性也不明显。临床上，四肢末梢的几乎所有常用穴位都可用于治疗中枢性疾患。它们在本书中被列为中枢性反射区的重要组成部分（参见"1.3.7　反射区的分类与分布规律"）。所以，应用远隔取穴治疗内脏或躯体性疾患时，更要着重在相应的内脏或躯体反射区中找准反映点，故应先用手指仔细地触摸或按压这些部位，认真检测。当然，如反映点实在是不明显或不容易确定时，也可以在相应反射区内取常用敏感经穴或奇穴代之。

在远隔穴位或反映点上刺激时，强度要适中；尤其是取穴不准或不是在反映点上刺激时，刺激强度过弱则难有明显效果。但刺激强度也不能过强，因为四肢远端（特别是肘膝以下部位）十分敏感，过强的刺激不宜被患者耐受，甚至导致晕针。此外，刺激远隔穴位时对针感扩散的要求也较高，最好能"气至病所"；电针时也要力争维持针感的远距离传导。

此外，患者个体的敏感程度也应是抉择局部取穴还是远隔取穴的考虑因素。一般来说，当患者敏感性强时，可以远隔取穴，但患者敏感性低时，最好是局部或近端取穴。对于躯体疼痛性疾患，尤其是运动损伤等，远隔取穴包括异侧或异肢对应取穴治疗时，还可以同时活动患部，促使疗效快速出现。

表 3-2 简单总结了局部取穴与远隔取穴作用比较（部分特点参见"3.4.3　不同层次反射区的配合"）。总的来说，正是因为它们的作用可以互补，它们的配合使用经常会明显提高临床治疗或针麻的效果。

表 3-2　局部取穴与远隔取穴的作用比较

	局部取穴	远隔取穴
反射弧	简单、短捷	复杂、长
作用时间	快但不易持久	慢但持久
穴位的相对特异性	小	大（中枢反射区除外）
刺激强度	强弱均宜	须适中，不宜过强、过弱
针感	局部扩散即可	最好能远距离扩散，气至病所
刺激深度	或深或浅，因病制宜	针治内脏疾患宜深些
个体敏感性	敏感性高或低者均宜	适用于敏感性高者
患部活动	无法同时配合患部活动	可同时配合患部活动

3.4.3　不同层次反射区的配合

在"1.3.9　反射区的局部重叠与分层"一节中，我们已分析了躯体或内脏疾患时出现在体表的各种反射区或敏感点经常有明显的层次特点。它可以有三种表现：一是不同性质的疾患在同一体表部位的反映点有深浅层次的区别。如有的仅为皮肤痛觉过敏或皮疹、皮丘，有的是皮下硬结，有的是肌腱或肌肉组织的增粗、变硬或压痛，有的则是骨膜表面的增生等。二是同一疾患在某一体表部位的各层均有反映。无论是躯体组织或内脏发生疾患，它们在局部及邻近体表组织的各层由深到浅都可能出现反映现象。三是同一疾患在体表不同部位的反映点也可以有深浅之别。如内脏疾病或功能异常的反射区在远隔部位的反射区可以与局部反射区的层次不同，可能主要存在于浅层的组织结构，因为内脏牵涉痛一般发生在身体表浅部位[55]，针对反射区的上述层次特点，尤其是第 2、3 点，我们提出又一个配穴原则，当某种疾病的反映在一个或多个体表反射区内深浅不等的部位出现时，可以通过同时刺激它们以提高疗效。

要刺激不同层次的反射区或者说不同深度的反映点，首先要熟悉相应的刺激手段及其刺激特点。对于位于各层组织结构的反应层来说，通常应用毫针刺激是最方便与容易控制的：敏感点在浅表时可浅刺，敏感点在深部时则深刺，也可以是一针透刺位于同一体表部位但不同深度的数个敏感点。对于皮肤表面的反应层，可以应用皮肤针叩刺出血、艾灸或其他膏药外敷、中药熏洗等手段来作刺激。对于皮下组织内的反应层，可以平刺与较长时间地留针。腕踝针就是这样一种属于远隔取穴的平刺法。当应用艾灸或其他热疗刺激手段时，对体表各层组织反应层的刺激强度通常是由外向内递减，即对表皮或皮下组织内反应层的刺激较深层如肌肉内的反应层为强。但针灸结合或针刺与热疗同时施与时，如把艾绒缠在针柄上燃烧或留针期间应用红外线局部照射，热刺激也可以通过针体传入体内深部。这时，刺在穴位内的毫针，除了其本身的机械刺激作用外，还起着导热以增强深部组织热刺激的作用。

不同层次反射区的配穴法可以与其他配穴法综合应用，即在其他配穴法时注意刺激位于不同层次的反映点。例如，局部取穴与远隔穴位的配合，是最常用的配穴法（参见前文）。在局部取穴时，无论对于躯体性或内脏疾患，由于其局部反射区的各层组织均可以受涉，故局部刺激可深可浅。在远隔取穴时，对于躯体性疾病考虑其反射区的连续性，则尽量在与受累部位相同的组织层次里刺激。如对于皮肤、肌肉等表浅组织疾病的远隔反射区可以较浅，故宜浅刺激；而对于神经、关节等深部组织疾患的远隔反射区可以较深，故宜深刺激。而对于内脏疾患，则一般用浅刺或应用其他适合浅刺激的手段。

以刺激手段分，不同层次反射区的配穴法有以下两种：

一是应用同一刺激手段（如毫针）刺激同一或不同部位不同深浅的反应层。当几根毫针刺在同一部位时，也就是前述"一穴多针"，但每针的深浅可以不同。当配合选用几个不同部位的反射区时，可以在一个反射区深刺（如在局部刺激肌层的反映点，而在另一个反射区浅刺，如在远隔部位刺激皮下硬结。

二是应用不同的刺激手段在不同部位刺激不同深浅的反应层。如在局部红外线照射刺激表浅组织，而在远隔部位用毫针深刺位于肌层的反映点治疗肌肉纤维织炎。在局部反射区如背部肺俞穴贴伤湿镇痛膏刺激皮肤反射区，而在远隔部位手部应用腕踝针浅刺皮下反应层治疗哮喘。再如治疗胆囊炎、胆石症时，可在背部的肝胆反射区内对皮下结节或压痛点作穴位按摩，而在小腿部的反映点胆囊穴施以艾灸，或对位于耳部的肝胆反射区作埋针或贴压刺激。

根据反射区的层次特点来决定针刺方法或取穴，也是有助于提高针麻成功率的对策之一。即针对发生在不同深浅的"三关"（切皮痛、肌肉紧张与内脏牵拉反应），配合刺激分布于相应层次的反射区。如针刺在皮下组织（如应用腕踝针、切口旁针）解决切皮痛，针刺在局部或同一节段神经支配的肌肉部位以抑制肌肉紧张，针刺肢体远端相应内脏反射区内的深部敏感点以抑制内脏牵拉反应，等等。

总之，注重反射区的层次特点，尽量准确地刺激出现于患部与远隔部位不同深度的所有反映点，可以最有效地输入治疗或干预性信息，达到最大的治疗效果。从配穴的角度来说，这就是不同层次反射区之间的配合。

3.4.4　双侧反射区的配合

在远端取穴的针刺方法中，有一种特殊的类型，即"左病刺右、右病刺左"，即异侧针刺法。古人称其为"巨刺"，也称"缪刺"。《素问》以刺经穴为巨刺，刺络穴为缪刺。由于这两种刺法具有相同的原则，文献中经常通用，临床上也很难区分。但笔者以为在现代临床上最好改用"异侧刺法"或"异侧取穴法"来通称之，因为不仅"巨刺"之名难解其意，而"缪刺"之名，又容易给患者"误治"的感觉。

在经典的巨刺或缪刺中，当病痛发生在一侧经穴位置时，用于刺激的健侧经穴或络穴，既可以是同经同名经穴（下述"异侧对称点取穴法"的一种），也可以是同经异穴或异经异穴（"异侧不对称取穴法"）。异经异穴常为"上下肢交叉取穴法"（参见下节）。笔者体会到，临床上最简单而实用的"异侧取穴法"，是以下两法：

一是"异侧对称点取穴法"。不论病痛发生的部位是在身体一侧的经穴或非穴位部位，都可以在身体的另一侧对称的解剖部位取穴刺激。如一侧网球肘患者当其肱骨外上髁压痛明显时，选对侧肱骨外上髁来刺激。如一侧踝关节扭伤患者发现其丘墟穴压痛明显时，选对侧丘墟穴针刺。如一侧的偏头痛发生在太阳穴附近时，选对侧太阳穴针刺。其实，所谓对侧同经同名经穴或同名奇穴的位置其实就是患部的对称点。但患部不在经穴或奇穴位置时，其异侧对称点一定也不是经穴或奇穴。故"异侧对称点取穴法"比"异侧同经同名穴取穴法"的含义更广泛。在前文我们已经分析过身体左右、上下对应部位之间可能存在的相互反射回路（参见"1.3.7　反射区的分类与分布规律"），故针刺患部在异侧的对称点必然也可以影响患部的病痛。

二是"异侧反映点取穴法"。即在对侧相应肢体或另一肢体上寻找反映点刺激，不管反映点出现的位置是同经还是异经，是在经络上还不是在经络上，也不管它是否出现在与患部是否对称或对应的部位。由于反映点与患部病痛之间有短路联系，或者说其联系通道比较畅通，故针刺时容易见效。当反映点出现在异侧异肢时，也就是一种"上下肢交叉取穴法"。如一侧肩痛刺激出现在另一侧条口穴的反映点。一侧腰腿痛刺激另一侧出现在手背腰痛穴的反映点。当反映点出现在异侧异肢相应部位时，也就是一种"上下肢交叉相应取穴法"。当反映点出现在异侧对称部位时，它也就是上述"异侧对称点取穴法"。反映点可能容易出现在异侧相应的躯体反射区或内脏反射区内，故应先用手指仔细地触摸或按压这些部位。如沿下肢躯体侧区放射的坐骨神经痛患者，应在异侧下肢的躯体侧区范围内首先检测。当然，如反映点实在是不明显或不容易确定时，也可以取常用敏感经穴或奇穴代之。

当在四肢应用异侧取穴法时，无论刺激的是否是对称肢体，也可以称为"异肢取穴法"。但异肢取穴法也可以是在同侧上下肢之间，故两者有不同的含义。作为异侧取穴法、异肢取穴法以及下述上下肢对应取穴法基础的四肢之间各类躯体性反射，见图1-16（参见"1.3.7 反射区的分类与分布规律"）。

异侧取穴法应用最多的场合是治疗躯体性病痛。至今已有大量这方面的临床实践报道，效果都很不错。崔允孟运用缪刺治疗发生于身体各部位的软组织损伤500例，病程2h至20年。其中治愈300例，总有效率达97.6%[162]。楼星煌报道取患肩对侧下肢条口透承山治疗肩周炎30例，显效12例，有效16例，无效2例[163]。笔者曾报道该法治疗腰腿痛78例，以调整躯体两侧疼痛症状或压痛程度为指标，取得满意效果，80%的患者在针治5次左右即见显效[162]。通常治疗躯体性病痛时，可以先刺患侧无效时，再刺激健侧。有时，所谓"健侧"也是相对的。如在治疗双侧腰腿痛患者时，双侧都是"患侧"，不存在"健侧"。但因为两侧的疼痛或压痛程度不会完全相等，可把痛得轻些的一侧看作是健侧，痛得重些的一侧看作是患侧。

在镇痛方面，异侧取穴法起码有以下两方面益处：一是有利于在针刺刺激的同时运动患部。许多软组织损伤常因局部疼痛而无法活动，不动又可能加剧疼痛物质的局部积聚，故如能通过针刺健侧时的镇痛作用而同时活动患部，则可以加快局部病痛的缓解或损伤的痊愈。当然，这也可以采取针刺耳穴或其他远隔穴位的方法来实现同一目的。杭州的Fang等在65例疼痛性疾病比较了同侧与对侧电针镇痛效果的差异，发现它们在缓解疼痛上功效类似，而在改善运动障碍上则以对侧刺激较好。他们进一步在大鼠实验证明同侧与对侧刺激在中枢神经系统内的针刺镇痛机制可能分享相同的高位传入通路[165]。二是可以避免患侧针刺可能带来的误解或混淆，如把经常发生的遗留针感与患侧本身的疼痛区别开来。有的患者不理解针感的作用，若在局部针刺后有患部症状的加重，容易归咎于针刺本身。

异侧取穴法之所以行之有效，是因为人体的两侧是紧密联系的整体，针刺任何一侧或一肢的穴位都会对全身包括身体两侧或其他肢体都发生作用。如在正常人针刺一侧合谷可以提高全身的痛阈。日本的研究者观察到针刺一侧合谷穴（留针10min）可以抑制双侧中指由振动刺激诱发的屈肌反射[166]。还有研究者观察到正常人腰椎两侧脊旁肌的肌电活动并不对称，其中1/3有大于20%的左右差别。当在一侧脊旁肌上针刺时，可以调整对侧部位的肌肉电活动，即原来基线较高的可以降低，而原来基线较低的可以升高，结果明显减少两侧腰部肌电活动的非对称性[167]。

临床上已证明，体表反映点阳性反应的消失是疾病好转的一个客观标志。根据笔者的经验，为了"消灭"局部的自发痛或压痛点，凡局部痛处只有压痛而没有明显硬结反应的，既可以直接刺激痛处或压痛点，也可以刺激位于身体远隔部位的反映点或者左右的对称部位，即应用异侧取穴法。这也是一种以减少两侧痛阈非对称性为直接目标的策略。当然，如果局部痛处组织张力改变明显（如软组织损伤或炎症所致肿胀）或有硬结存在时，则以直接刺激患处"阿是穴"为宜。尤其是当硬结较大时，在患部采用前述"一穴多针"等法，取效更为迅速。

异侧取穴法的功效，在治疗脑中风偏瘫等的康复治疗中也很突出。张致报道只针健侧治疗100 例偏瘫患者，总有效率达 94%[168]。刘光亭在 36 人比较了电针前后脑阻抗血流图的变化，发现针刺瘫侧肢体后，脑阻抗血流图诸项指标的改善以健侧脑优于病侧脑；按巨刺法针刺健侧肢体，则病侧脑各指标之改善优于健侧脑，即病侧脑血流图的改善以巨刺为优[169]。李连生等在 90 例脑梗死患者及实验性脑缺血家兔也观察到，巨刺改善脑血流量的即时效应优于非巨刺组，而且针刺对脑血管的影响是通过同侧颈交感神经的途径实现的[114]。他们在 38 例血栓闭塞性脉管炎患者也观察到，巨刺法对改善患肢穴流的即时效应优于非巨刺组[170]（参见 "4.7.4　雷诺综合征"）。康泰隆等对健康人和患者的 104 块肌肉进行肌电图观察表明，针刺一侧肢体得气时，对侧肢体相应肌群有肌电变化；针刺健侧穴位可使对侧病变肌电位转为正常肌电位[171]。

另一方面，对于偏瘫患者合并存在的各种疼痛症状，也只有针刺健侧肢体穴位才有明显镇痛效果。这是因为患侧肢体感觉的缺少，使针刺其穴位时不易获得针感，也就难以提高全身的痛阈。所以，目前对于偏瘫的治疗，多主张健侧针刺与患侧针刺的相配合。健侧肢体的针刺可协同、加强患侧针刺的效应，包括有利于刺激相应健侧大脑建立功能代偿区。

至于患侧与健侧取穴刺激配合的时间，可以是先后刺激，也可以是同时刺激。许多实践已证明，对于内脏或全身性的功能失调，同时刺激双侧对称的两个穴位或反映点是一种行之有效的对策。如能双手同时捻刮，则更可以明显提高疗效。据先师焦勉斋的经验，如针刺双侧内关与公孙治疗胸腹疾患，针刺双侧足三里治疗肠胃病，针刺双侧血海、三阴交治疗妇女经血诸病，针刺双侧委中治疗腰痛，针刺双侧风池、头维治疗头痛目眩，针刺双侧合谷治疗面部及口腔疾患等，皆可用两手同时刺激，使两侧穴内同时循经发生感传作用，效果非常显著。此外，即使不是对称的两穴位，只要取穴姿势相同，也可以双手同时刺激，如针环跳与阳陵泉、肩髃与曲池治疗痛痹等[173]。但是，要做到双手同时运针，尤其是长达数分钟乃至十几分钟的运针，并非一件易事。操作者需要在平时勤练指力。焦老提出的 "运掌练气法" 对此很有帮助。

3.4.5　对应反射区的配合

在前文我们已经提到，无论是异侧取穴法或异肢取穴法，它们刺激的既可以是与患部相对应的解剖部位的穴位或反映点，也可以是与患部不对应的。但由于身体左右侧或四肢本来就是相互对应，即使刺激部位与患部不直接对应，但刺激的肢体或身体一侧也总是与患肢或患侧对应的。所以，从广义上来说，异侧取穴法或异肢取穴法，都属于 "对应取穴法" 或 "相应取穴法"[64]。而且，对应部位不只限于身体左右的对称部位，还可以是身体上下部分或肢体的相似部位，或身体前后的对应部位。故它又可以进一步分为 "左右对应取穴法""上下对应取穴法" 与 "前后对应取穴法"。与上述异侧取穴法类似，对应取穴法应用最多的场合是治疗躯体性病痛。

左右对应取穴法，即为一种常见的异侧取穴法，已在上节分析，这里不再重复。

上下对应取穴法，是一种最常用的 "上病取下、下病取上" 的取穴或配穴方法。它既可以是上下肢的对应，如腕痛治踝、踝痛治腕，膝痛治肘，肩痛治髋等。在古代的针灸文献中就有许多这类 "奇法" 的记载。如 "居蠮主手臂不得举至肩"（明代王昆的《针方六集》）；"髀痛要针肩井穴"（《胜玉歌》）。它也可以躯干上下部位的对应。与头顶对应的部位既可以是足底（站立时），也可以是会阴部（坐位时）。针刺百会穴治疗足底疼痛是前一种对应，而针刺百会治疗脱肛或尾骨疼痛则是后一种对应。

临床常用的是 "上下肢交叉对应取穴法"。即病在上肢时选对侧下肢阴阳相应经脉的对应穴治疗，病在下肢时选对侧上肢阴阳相应经脉的对应穴治疗。如肩周炎在手阳明大肠经的肩髃穴部位疼痛明显，取对侧足阳明胃经的相应穴髀关穴针刺。左踝关节扭伤时足阳明胃经的解溪穴有压痛，取右侧手阳明大肠经的阳溪穴针刺。右腕关节扭伤时足手少阳三焦经的阳池穴有压痛，取左侧足少阳胆经的丘墟穴针刺，等等。然而，上下肢对应取穴并非一定要交叉，至今尚未见证明同侧上下肢对应取穴的效果不同于交叉取穴。这就好像一侧牙痛时刺激任何一侧合谷均能取效一样。笔者治疗坐骨神经痛时也常用上下对应取穴法，但不交叉（参见"4.2.1 坐骨神经痛"）。

十二经脉上下肢交叉对应穴多为五腧穴对五腧穴，原穴对原穴，但也有非阴阳相应经脉的对应穴，如涌泉（足少阴肾经）对劳宫（手厥阴心包经），内关（手厥阴心包经）对三阴交（足太阴脾经），经外奇穴八邪对八风。关于十二经脉上下肢交叉对应穴的详细内容，可参见符文彬所著《针灸奇法治病术》一书[64]。

一般来说，在上下肢的对应取穴中，以解剖位置的对应最为重要，而且容易确定。常见的四肢解剖标志中上下对应的有：内踝尖对应桡骨茎突，外踝尖对应尺骨茎突，肱骨内上髁对应股骨内上髁，髂前上棘对应肩峰等。如果从关节对应来看，则是肩关节对应髋关节，膝关节对应肘关节，腕关节对应踝关节，掌指关节对跖指关节。如果从身体上下部位的相似来看，还有肩胛部对应臀部，上臂对应大腿，前臂对应小腿，手对应足等。四肢部位的对应点按肢体长度比例进行选穴。在选择对应部位取穴或反映点刺激时，还可按躯体前、侧、后区的对应作进一步的划分。白云恒报道按此"上下对应法"选择对应点针刺治疗急性关节扭伤1000例。得气后强刺激10～20s，留针并活动患处20～30min。结果治愈891例，好转103例，无效6例[64]。

此外，上下肢交叉取穴，也并非一定要取对应穴，这也称为"上下肢交叉不对应取穴法"。它一般是上肢疼痛时选对侧下肢同名经腧穴治疗，下肢疼痛时选对侧上肢同名经腧穴治疗。如肩前痛属于手阳明经痛，取对侧足阳明经腧穴陷谷穴治疗。坐骨神经痛属膀胱经型时，取对侧手太阳小肠经腧穴后溪治疗。其实，这也正是前述异侧取穴法中的一种方法。

前后对应取穴法，是一种"后病前取，前病后取"之法，主要适用于发生在躯干与颈部的病痛。即背腰部病痛刺激胸腹部对应部位，而胸腹部病痛刺激背腰部。如背部正中第1、2胸椎棘间韧带劳损所致疼痛出现在陶道穴处，针刺任脉璇玑穴治疗；至阳穴的背痛，针刺任脉膻中穴治之；项痛所致的抬头困难，针刺位于颈前部的承浆穴治疗。《扁鹊神应针灸玉龙经》一书中有"承浆主偏项难举"之说。胸腹部疾患取背腰部俞穴，则更是临床常用的"前病后取"之法，这里不再赘述。

前后对应取穴法，还有另一层含义，即在控制运动的拮抗肌肉之间寻找对应反映点。如对于腓肠肌痉挛，即可以直接针刺位于小腿后侧的承山或承筋穴，也可以取位于小腿前侧类似高度的条口或上巨墟针刺治疗。条口与上巨墟均位于腓肠肌的拮抗肌胫骨前肌中。再如根据控制腰部屈伸的拮抗肌肉分布，选择位于腹直肌上的天枢穴或反映点针刺治疗发生在腰骶部对应部位大肠俞附近的疼痛。元代杜思敬针气海治闪着腰痛，吴昆《针方六集》中也有"水分主腰脊急强"的记载。其实，针灸临床上的许多"表里配穴法"，经常可以包括在这类对应取穴法中，如内关对外关，间使对支沟，三阴交对悬钟，阴陵泉对阳陵泉，等等。然而，由于它们的位置十分靠近，操作者经常是采用一针二穴的"透针法"，而不是配穴法了。

但要注意，在强调对应取穴或异侧取穴时，对直接刺激患侧、患部的重要性仍不可偏废。因为对应取穴与异侧取穴的治疗原理，都是利用身体双侧或上下肢之间的相互反射联系（参见"1.3.7 反射区的分类与分布规律"）。而刺激上下、左右、前后对应部位引起的反射毕竟不如针刺患侧、患部的反射来得直接。当刺激不够强或患者的敏感性不高时，其作用范围可受到明显的限制。

如 Lin 等在正常人观察到，针刺右三阴交或左足三里只引起双侧腿部的皮肤血管收缩，而没有双侧手臂皮温的变化；刺激右内关或左曲池只引起双侧手臂的皮肤血管收缩，而无双腿皮温的变化；另一方面，刺激右三阴交只引起右足底的痛阈增高，而刺激左曲池只引起左手掌的痛阈增高[172]。还有研究者比较了人体同侧或对侧针刺产生的镇痛作用的差异。他们以健康人肢体上可以诱发的伤害性屈肌反射（R Ⅲ 反射）为指标，观察到以 0.8 倍的 R Ⅲ 反射阈强度电针同侧足三里对其有一定的抑制效应，但同样强度电针对侧足三里却完全无效；而以一倍的 R Ⅲ 反射阈强度电针双侧足三里才能完全抑制 R Ⅲ 反射[63]。这说明尽管健侧刺激的配合能提高镇痛效果，但一般来说患侧的直接刺激比健侧更容易取效。所以，通常都在针刺患侧无效或针感不理想时，加刺健侧。

　　总之，对应取穴的特殊作用及患侧或患部取穴的不可缺少，提示当常规选穴针治疗效不够理想时，应该考虑选择对应穴位或反射区的配合。如果这样做，可以从位于身体两侧或上下的两条不同但又有同一目标的信息通道向机体输入刺激信息，结果很可能会有较大的治疗信息输入，或者说起码可以保证其中一条信息通道工作。

3.5　改变患者原有的功能状态

　　在"1.4.2　针灸调整作用的原理"一节中，我们已经分析过针灸作用的方向与其所调节功能或内脏活动的原有状态有关，但这一节要讨论的是全身或局部的功能状态对其他针刺效应的影响。例如，在针刺麻醉的实践中发现，针刺的镇痛效果与患者原有的功能状态密切相关。它们包括患者的神经类型、自主神经功能状态及机体对于针灸的敏感程度等。它们可以通过影响针灸刺激信息在人体内的传递系数而改变其与病痛信息的竞争与整合过程。在针灸治疗其他各类疾病时，也存在同样的情况。因此，要提高针灸疗效，必须认清这些影响因素，并且去探讨哪些可以改变患者原有功能状态的实用措施。

3.5.1　影响针灸疗效的功能状态

　　临床上与针灸疗效密切相关的患者功能状态大致有以下四个方面。

　　1. 神经类型与精神状态　　根据现代生理学的研究，人类的神经类型大致可以划分为强型与弱型。弱型人多表现出胆小畏缩并且容易发生消极防御反应，一般来说耐痛力较低。强型又可以分为不均衡型（或兴奋型）与均衡型（还可以进一步分成灵活性较大的灵活型与灵活性较小的惰性型）。强而不均衡型有易兴奋而不易抑制的特征；强而均衡的灵活型有活泼好动的特性，强而均衡的惰性型则是安静而有节制的。一般来说，强型的耐痛力较高。显然，要在短时间内改变患者的神经类型是不可能的，但医师可以在决定应用针灸手段治疗之间对患者进行选择，如对于手术针刺麻醉来说，选择弱型患者显然是不适宜的，而强而均衡的灵活型患者则是最适合的。

　　另一方面，由于患者的精神状态也可以在一定程度上影响针灸效应，不论患者属何种神经类型，仍可以去设法改变患者治疗或手术前的精神状态，如放松紧张、焦虑情绪等，以提高疗效（参见"2.6.4　患者的精神状态"、"3.5.2　入静与精神放松"）。

　　2. 自主神经功能状态　　患者的自主神经功能状态大致可以分成交感神经活动优势型、副交感神经活动优势型，以及交感、副交感相对均衡型。关于交感、副交感神经的支配特点及其系统功能的差别与联系，可参见有关生理学教科书[4]与前文"1.2.7　针灸的反射中枢与自主性传出"，这里不再赘述。表 3-3 只罗列几个最容易鉴别的表象，以区分两者的优势状态。

　　表 3-3 并不包括交感、副交感神经功能的全部优势特征，只是一些临床上最容易加以区别的方面。当两者的表象均不明显时，也就是所谓交感、副交感相对均衡型。

表 3-3　交感、副交感神经功能的优势特征

交感神经优势型	副交感神经优势型
心率偏快，血压偏高	心率偏慢，血压偏低
胃肠活动偏低，多有便秘	胃肠活动偏高，多有便溏或大便次数偏多
唾液黏稠	唾液稀薄或流涎
皮肤血管收缩致皮肤发冷，尤其是四肢末梢皮温较低	皮肤血管扩张致皮温正常
甲皱血管收缩	甲皱血管扩展
皮肤出汗多，四肢末梢皮肤湿润	皮肤无汗，四肢末梢皮肤干燥
皮肤电阻普遍较低	皮肤电阻普遍较高

一般来说，凡副交感神经活动优势的患者，针刺时其本身可能引起的痛感少，而较容易得气或在留针期间出现针周皮肤红晕等征兆，通常有较佳的针灸效果。另一方面，疼痛是临床上最常见的症状，也是需要应用针灸治疗的最常见适应证。剧烈疼痛多伴有交感神经兴奋性的增高。两者可以互为因果地联系在一起：疼痛可使交感神经兴奋性亢进，而交感神经兴奋又进一步降低痛阈，这是一个恶性循环。故针刺时若能提高副交感神经活动以拮抗亢进的交感神经兴奋性，也就可以打破这个恶性循环，明显有利于疼痛的缓解。这可以解释针刺镇痛或针刺麻醉中为什么副交感神经活动优势的患者，或患者的副交感神经活动能迅速被针刺刺激增强者，往往有较佳的镇痛效果。

通过观察甲皱皮肤毛细血管（Nail fold capillary loops）变化来判断微循环的功能状态，从而推断交感神经兴奋性的高低，是在针刺麻醉实践中发展起来的一种简便方法。有研究者体会到微循环的功能状态能反映针麻效果[178]：凡针麻效果好的病例其甲皱皮肤毛细血管变化不大，管袢清晰度好，管袢数目和长度基本没有变化，无管袢消失现象，即微血管处在舒张的状态；而针麻效果差的病例，则有不同程度的变化，如毛细血管模糊，清晰度差，管袢数目减少和长度变短，甚至管袢消失，即微血管多处在收缩的状态。这些变化特别在术中出现严重疼痛时更为明显。由于微循环的功能状态，除受局部体液因素的影响外，主要取决于交感缩血管神经的活动，故在针刺镇痛的情况下，舒张的微血管，反映出有交感性血管运动中枢的抑制。通过观察微循环状态以推断交感神经兴奋性的简便方法，显然也可以应用到针灸临床治疗其他疾病的场合。

当然，自主神经功能的亢进或低下本身就是包括疼痛在内许多疾患的原因或症状，可以被针灸治疗而得到调整。而且现在知道，针灸对自主神经功能的调整影响极为明显，对于原先有自主神经功能紊乱的患者，缓解亢进或低下以促进平衡，这也正是针灸最重要的功效之一。但如能用其他途径预先改变患者接受针灸前的自主神经状态，显然可以提高疗效。

3. 机体的敏感性　人体体表对于针灸的敏感程度也有很大的个体差异。它可以表现为全身性的，也可以是局部性的，其原因也是多方面的，包括受神经类型、精神状态与自主神经状态的影响等。这在"2.6.1　机体的敏感性"一节里已作分析，这里不再重复。

4. 躯体肌肉或软组织的紧张性　软组织损伤是针灸临床最常见的适应证。用于治疗各种躯体、内脏和中枢性疾患的穴位或压痛点大多出现在肌肉、肌腱与韧带等软组织处。全身尤其是局部软组织紧张性也是一种可以影响针灸操作乃至针灸疗效的功能状态。而且，局部软组织张力的

改变（如出现皮下硬结）本身就可以是发生在体表的一种反映现象。有一些特殊的针法，如阻力针法则要求预先提高患部的软组织张力，以利于发现与消灭潜在的压痛点（参见"3.5.5　特殊姿势与'阻力针法'"）。

综上所述，治疗前患者以上四个方面的功能状态都与其针灸效果密切相关。那么是否有办法事前来改变它们呢？通过对气功科学内涵的研究，笔者体会到"调神""调息""调身"这三个练习气功的要素，也是针灸临床上可以用来明显改变患者原有功能状态的三条途径。其一是通过"调神"，主要是"入静"的途径等，使放松精神紧张；其二是通过"调息"的途径，提高副交感神经的张力；其三是通过"调身"的途径，如采用某些导引动作预先刺激人体周身体表反射区，使其增加对针灸刺激的敏感性；或特殊姿势以提高患部软组织的张力。当然，也可以通过外加体表刺激如按摩、热敷等来提高局部组织或整个机体的敏感性。为了促使针感的循经传导，在进针之前或在得气之后，用手在期待发生感传的部位或经脉上行循、捏、按揉等按摩刺激，起的就是这一作用（参见"3.3.5　疏前方，堵后路"）。此外，由于机体的敏感性与自主神经状态均具有周期性的变化，如昼夜节律、月节律等，故选择最佳时间实施针灸治疗也是一个对策，这就是时间针灸法。下文我们将围绕这 4 个方面作详细的分析。

3.5.2　入静与精神放松

已有研究证实，入静状态有利于提高循经感传现象的出现率[145]，而循经感传又与针灸疗效的高低密切相关，故在针灸之前最好设法让患者入静。这是改变患者原有精神状态的一项可行之举。

简单说来，入静状态是一种似睡非睡，高度安静，但仍有意念活动的精神状态；此时，机体对外界刺激的感觉或反应性都暂时降低，可以喻为"视而不见、听而不闻"，但对自己的体位及所处环境仍保持明显的警戒。

从神经生理学来看，入静是大脑皮质与皮质下结构的双向联系（图 3-13）均被削弱的状态（图 3-14）。一是大脑皮质对皮质下结构的控制明显减弱。这有利于皮质下结构建立新的功能联系，或新的条件反射。所以，入静经常是训练意识控制内脏自主活动的先决条件。同时，入静也有利于皮质下结构原被压抑的功能或所谓下意识的释放。许多人练功时发生的幻觉或不由自主地手舞足蹈，可由此得到解释。

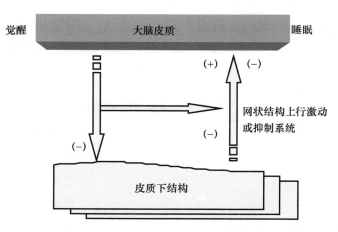

图 3-13　大脑皮质与皮质下结构的正常双向联系

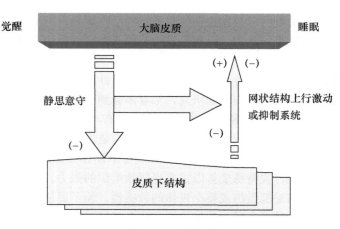

图3-14   入静状态

二是皮质下结构对大脑皮质的刺激输入减少。这可以解释"视而不见，听而不闻"的机制。入静时，人体犹如自我封闭起来，降低了所有外界刺激的影响。这时十分有利于大脑皮质本身的活动，有利于释放皮质原被压抑的功能或意识。如创造性思维活动可以特别活跃，各种灵感会泉涌而来。而且，大脑皮质对自身内部的感知也可能变得较为灵敏，如某些人有时可以感知自己身体内部潜在的不适或异常。

那么，如何促进进入入静状态呢？气功练习为此积累了丰富的经验。常用的方法是，练习者独居幽静之室，或封闭门窗排除外界声音干扰，但也可远远地有点靡靡之音或大自然（如波涛声，风声或鸟鸣）的音响。取坐位或仰卧位。先集中自己的注意力在自己身体的某一部位，常用的部位是丹田（位于前额两眉内缘正中的上丹田，即印堂穴，或脐周的下丹田，即神阙、气海或关元穴），再集中注意力开始调呼吸。尽量不去想任何使自己烦恼的事情，要有完全的精神放松。这也就是练习气功时常说的"意守"。此时还要尽量去放松全身肌肉，尽管结果可能只是得到部分放松。为避免入静时睡着，最好仍有些能使自己必须保持警觉的刺激，如预先规定入静的时间或保持某种姿势（最好取坐位）等。

由此，对于想结合入静提高疗效的针灸师来说，除了事先对患者进行上述入静方法训练外，还要极力改善临床诊室的条件，以排除环境干扰与让患者放松精神紧张，如让每个患者有单独的治疗室，而且是隔音较好的封闭式房间；同时，治疗室内温度适中，光线可调暗，还有音响设备轻轻地播放一些催眠或放松的古典音乐等，这些条件将使患者能于留针期间容易入静与充分放松（参见"2.6.7   治疗环境"、"2.6.4   患者的精神状态"）。

必须注意的是，入静与入睡有明显的区别，见表3-4所示。笔者认为，留针期间它们对针灸疗效都有正面的影响，但尤以入静的效果为佳，故入静时要避免睡着。但入静与入睡对疗效的影响究竟有多大区别，至今尚未见临床报告，值得进行研究。

表3-4   入静状态与睡眠状态的区别

入静状态	睡眠状态
保持某种姿势	保持安全姿势
排除杂念	无意念
保持警戒	完全封闭
精神充分放松，但体力部分放松	精神与体力全身放松

此外，入静之时要防止受到惊吓。由于入静状态下，大脑皮质正如脱缰之马，思维极其活跃，或者皮质下结构正在建立一个新的条件反射，这时一个突如其来的外界刺激（如突然听到电话铃响或其他声音），很可能并且容易使正常的神经活动失控，或建立起原不应该打通的回路。这可能正是许多人练习气功时经常发生各种精神失常或行为异常（俗称"走火入魔"）的原因。所以，入静之时，尤其正在建立新的条件反射的关键时刻，切莫受外界打扰。而且，原有精神疾病或有精神病遗传史的人最好不要练习气功，尤其是入静，否则很可能导致精神病的发作。

3.5.3　调息与自主神经

针灸前，副交感神经处于优势的患者往往有较佳的针灸效果，设法改变治疗前患者的自主神经功能状态，是提高疗效的措施之一。在针灸治疗前或治疗期间让患者调息就是方法之一。

调息，即调呼吸，是任何气功形式中最重要的一环。一般是指减慢呼吸频率，加深呼吸幅度，使呼吸均和、一致、自然。

练习方法很容易掌握，关键是减慢呼吸频率。方法如下：坐或躺着，全身放松、自然，眼微闭，舌尖轻抵上腭。内视印堂穴（在两眉头的中间），排除杂念，集中注意减慢呼吸，并不要受外界环境影响。分三步练习：第一步，命令与调节呼气与吸气两者，使其尽量深长、缓慢、细匀和自然，此时没有明显的胸腹起伏。这一步骤练习 5min。第二步，只命令缓慢呼气，呼气时全身放松，但不有意识地去命令吸气，而是让吸气在呼气后自然发生。这一步骤也大约练习 5min。第三步对呼气与吸气均不命令，也不去注意其过程与程度，让它们自然地缓慢发生。这一步骤时间较长，10～20min，如应用该法治疗慢性疾病时可以长达 30～50min。练习结束前不要急于睁开眼睛，先慢慢抬高双手在胸前相互搓手 10 次左右，然后用手指轻轻梳理头发数次。睁开眼睛后，伸展腰背，深叹一口气，使头脑清新。

其实，上述方法在气功中属于呼吸放松法。许多练习者经过一段时间的练习后，可以使自己安静时的呼吸变深、变慢。呼吸频率可从通常的 12～18 次 / 分左右下降到 10 次 / 分以下。他们在练习结束时不仅可以感到全身放松，而且感到双手发热，尤其在冷天双手发冷时练习更为明显。

调呼吸的主要功能是使机体处于副交感神经张力较强的状态。在前述"3.2.4　呼吸配合之用意"中，我们已经讨论了呼吸对心率及自主神经系统的影响。现代医学已经证明吸气时心率加快而呼气时减慢。它在深呼吸时更为显著，并认为这是吸气或呼气时迷走神经中枢分别发生抑制或兴奋的结果 [185]。从上述调呼吸的方法中也可以看出，其特别重视有意识地延长呼气时间，即加强呼气刺激。故缓慢而加深的呼吸活动，总的来说是可以提高迷走神经中枢的兴奋而降低交感神经的张力。练习者调息后双手发热的感觉就是局部交感神经张力降低，毛细血管扩张的结果。但必须指出，为了能通过调整呼吸来持续增强副交感神经张力，持之以恒地练习十分重要。想只通过一两次练习就达到长时间的效果是不可能的。即使有点效果，也不能维持较久。

此外，调呼吸的重要性还在于它是人类运用意识控制内脏活动的唯一门户。人体的内脏活动由自主神经系统控制，即是非随意活动的。但在所有内脏中，只有呼吸系统是在随意与非随意的双重神经系统控制之下，即既受自主神经系统的非随意控制，如在睡眠时呼吸并不停止，但又受大脑皮质的随意控制，如人体可以有意加快、加深呼吸或反之。这就给人类运用意识去一定程度上控制内脏活动留下了一个突破口。换言之，通过练习气功时的调呼吸活动，即有意识地变化呼吸频率与深度，练习者最终可以在一定程度上调节自主神经系统的张力，从而对各种内脏活动发挥调整作用。

调呼吸所具有的上述独特的作用，既是练习气功能治疗胃溃疡、高血压、冠心病等与自主神经功能紊乱有密切关系的疾病的基础，也是自古以来强调练气功要从调息入手的科学道理。关于调息功能的这个新认识，是笔者运用生理学知识研究气功的最新成果，已在"国际传统医学大会

（北京 2000）"上首次提出[179]。

总之，为了能明显地改变患者的自主神经功能状态，使其配合针灸刺激以获得较好的针感或效果，一个行之有效的做法是让患者平时就练习气功。何况气功本身就有健身防病的功能，尤其是作为其三要素之一的"调息"更是如此。患者如能在接受针刺治疗前先学会慢、深呼吸法，再在针刺治疗时密切配合医师的各种手法就容易多了。针刺手法的效果也就会特别明显。"调息"有素的气功练习者，在被针刺时不仅容易产生针感的远距离传导，而且也容易在医师施行"烧山火"、"透天凉"手法时发生热、凉针感，他们的针灸疗效自然也较好。

3.5.4 导引与机体敏感性

在"2.6.1 机体的敏感性"一节中，我们已详细分析了机体对针灸敏感性的高低与疗效的关系，以及影响机体敏感性的各种因素。

所谓机体对针灸的敏感性，是以针灸时机体的感觉与反应程度来度量的。如在具有正常敏感性人体的大多数穴位上针刺时，应该能较快地获得局部的酸胀麻重等针感，并经一定的持续操作能使针感向邻近部位有一定程度的放散。此时针刺的疗效也会较好。但对敏感性低下的患者，长时间操作都不容易获取酸胀麻重等针感，如手法过强，则往往只有痛觉产生。他们的针刺疗效也往往不佳。所以，为了提高针灸疗效，设法预先提高敏感性低下患者的敏感性就显得十分重要。

提高机体的敏感性的方法可以分为体表的被动刺激与主动激发两大类。前者主要包括在刺激部位局部及其附近区域作预先的按摩或热刺激（参见"3.6 避免与克服'抗针性'"、"3.3.7 接力远循"），还有弹拨有关神经干的神经刺激法或用手按压动脉的血管刺激法（参见"3.1.9 神经刺激法"、"3.1.11 血管刺激法"）。后者则主要是患者自己的导引训练。

导引，是中国起源最早的气功功种，方式极为丰富多彩。它的动作方式有舞蹈式、仿生式与体操式三大类。如按其原始设计目的，它又可以分为属于仿生类的五禽戏系统，属于医疗保健类的八段锦系统，以及属于强身壮力类的易筋经系统[177]。

笔者受焦老传授，临床上主要运用八段锦系统来提高自己的指力[173]与提高患者对针刺的敏感性。八段锦系统不仅是一项自我锻炼的保健运动，而且其八个伸展动作各具有刺激特定经络或反射区的功能（表3-5）。

表 3-5 八段锦动作可刺激经络与反射区

八段锦	受刺激的经络	受刺激的反射区
两手托天理三焦	手三阴经、膀胱经	上肢尤其是手、腕关节部内侧的胃、心、肺反射区；小腿后侧的躯体反射区
左右开弓似射雕	手三阴经、手三阳经	上肢内侧的胃、心、肺反射区与躯体反射区
调理脾胃单举手	手三阴经、手三阳经	上肢内侧的胃、心、肺反射区；上肢的全部躯体反射区
五劳七伤往后瞧	手、足少阳经（胆经与三焦经）	头颈段外侧的躯体反射区、中枢反射区
摇头摆尾去心火	手、足三阳经；督脉、任脉	全身的躯体反射区与中枢反射区
背后七颠百病消	足三阳经、足三阴经、督脉、任脉	下肢的躯体反射区、内脏反射区；中枢反射区
攒拳怒目增气力	手三阳经	上肢的躯体反射区
双手攀足固肾腰	膀胱经、督脉、任脉	躯干、下肢后侧的躯体反射区、泌尿生殖反射区；中枢反射区

　　为什么患者进行八段锦一类的导引训练有助于提高机体对针刺的敏感性呢？古典的经络学说认为那是由于导引动作可以促进经气的流动。从现代生理学的角度来看，导引训练不仅是一种某些特定肌肉的锻炼，而且有助于提高肢体活动的灵活性。

　　针刺临床上，肌肉丰满处容易得气，脂肪聚集处难以得气，都是不争的事实。导引训练可使肌肉发达，自然有助于针刺得气，其机制显然与发达肌肉内肌梭对牵拉刺激的敏感性较高有关。而肢体的灵活性通常更是与敏感性相一致的，凡是越灵活的部位越敏感。如人体的许多敏感穴位都位于关节周围灵活的部分。显然，灵活的动作需要较快的内反馈，需要将肌肉的本体感觉（位置觉与运动觉等深感觉）等信息及时、准确地反馈回中枢。这也就是灵活部位对机械刺激的敏感性也必定高的原因。所以，能提高肢体灵活性的导引训练，自然也有助于提高机体对针刺的敏感性。

　　当然，要通过导引训练来提高机体的敏感性，像任何肌肉锻炼一样，不是一日能成功的事，需要较长时间的重复练习，最好每日晨夕各一次，连续数月。但它与一般体育锻炼又有明显的区别，因其同时能刺激特定的经络或反射区，故收效更快些。

3.5.5　特殊姿势与"阻力针法"

　　在前几节里我们已经分析了改变属于全身性一些功能状态的方法。这一节介绍一种通过预先改变局部软组织（肌肉、肌腱、韧带等）张力来提高针刺疗效的方法——阻力针法。

　　运动损伤所致软组织的急、慢性疼痛，是针灸临床最常见的适应证。一般针灸疗法对它们的疗效甚佳。但对于一些在静止状态下痛点不明显，只有采取一定姿势或体位才有明显疼痛或压痛的病例，以阻力针法的疗效尤为显著与快速。它既是一种"以痛为输"的针法，即以自发疼痛部位或压痛点为刺激目标，但又是一种采取特殊体位或姿势的动态针法。

　　通常的针刺疗法都要求患者患部或下针处的肌肉或软组织放松，采取的体位也是与此要求相一致的。但在阻力针法中，无论是选穴或施针都是在局部软组织紧张的状态下进行的。它的步骤是，先让患者向各个反向主动活动患部，或由操作者被动牵拉患部，当处于某特定体位感到局部疼痛或原有疼痛加剧时即固定该体位不要移动，此时的局部疼痛位置往往也有明显的压痛，即成为首先要施针的穴位。施针时仍让患者保持该姿势不动，把针刺入其敏感中心并加以捻转或提插刺激。一般不留针，操作 1min 左右即拔针。拔针后再向各方向活动患部，同时细心体会痛点的变化（疼痛程度的变化或痛点的位移、消失），并与针刺前作比较。如仍在同一姿势下的原痛点仍有疼痛或压痛，则在同一穴位进行第 2 次刺激，但注意调整针刺的方向与深度。如原痛点消失而出现了新的痛点，则再次固定其姿势在新出现的痛点施行第 2 针。新出现的痛点既可以是同一姿势时出现的另一个部位，也可以是不同姿势下出现的新部位……依此反复，追踪施针，直到痛点明显减少，疼痛明显暂时缓解为止。

　　由于在该针法中，施针是在肌肉等软组织活动遇到抵抗或牵拉到一定张力下进行的，"阻力针法"的名称也就由此而得。它与一般针刺方法的区别也正是在针刺前要通过改变姿势预先增高患部的软组织张力。在选穴时，由于特殊的姿势与患部张力升高，原有的症状信号 - 自发疼痛或压痛程度可以增加，从而使原先由于位置较深或静止时感觉不到或感觉微弱的痛点得到了暴露与"放大"（参见"2.5　针灸治病的流程图"）。在施针时保持同样姿势，则又保证可以准确无误地刺激到该痛点的敏感中心，为消灭该痛点创造了条件。大量的临床实践证明，运动损伤可以在局部造成不止一处的疼痛部位（如有几处韧带或肌腱同时撕裂），疼痛程度最强的痛点可以掩盖疼痛程度其次的痛点，以及针刺压痛点往往可以当即获得局部疼痛减轻的效应。所以，第 2 次出现的痛点可以是原先被第 1 个痛点掩盖了的疼痛程度较轻的部位，当第 1 个最显著的痛点经刺激减轻或消失后，它才上升为第一位的。

阻力针法对软组织（肌肉、肌腱、韧带等）的运动损伤经常有着奇特的效果，无论急性期或慢性期，均可采用（参见"4.1.13　软组织损伤 / 踝关节扭伤"）。肩周炎疼痛期的运动障碍，也可以应用它（参见"4.1.1　冻结肩 / 肩周炎 / 肩痛"）。

在施行阻力针法时，一定要预防身体姿势在治疗期间的突然移动，造成滞针、弯针甚至折针的意外事故。由于此时的体位与姿势都不是自然放松的，如果没有应用枕垫作特别的支撑，非常容易发生移动。它也可能是患者在感觉强烈针感时的不自主逃避反应。万一由于姿势变动发生了滞针或弯针，则必须立即让患者缓慢恢复到移动前的特殊姿势，才能顺利拔出滞留在穴内的弯针。现在的不锈钢毫针质量很好，尤其是一次性针，只有一次应用，临床上已很少发生折针的。

3.5.6　因时施治：时间针灸法

现代时间生物学与时间医学的研究已经表明，人体的各种生理功能或病理过程都在生物钟的控制之下，表现出一系列不同周期的生物节律，最常见的是昼夜节律与月节律 [180] [181]。在生物钟的作用下，针灸施治的时间对其疗效也有一定的影响。利用不同施治时间的影响来提高针灸疗效的方法，也称为"时间针灸法"。

针灸施治的时间与疗效的关系通常表现在两个方面：一是受机体生理、病理节律的影响，不同时间针灸前的功能状态不完全相同，故可以明显影响在同一穴位同样刺激的效应；二是由于体表穴位或反映点的敏感性也会随所反映器官或组织功能的生物节律变化而变动，如全身的痛阈受全身性的一些激素水平的节律性变化而变动，故在同一个穴位不同时间针灸时所需的刺激强度会有明显不同。由此可以想到，当患者的原有功能状态不能人为地改变时，我们可以采取时间针灸法。这是一种"等候刺激时机到来"或"选择最佳刺激时间"的策略。

在人体功能的昼夜节律中，最值得重视的是人体的活动——休息节律或睡眠 - 觉醒节律。许多其他功能如血压、心率、体温、肺功能、胃酸分泌、泌尿以及激素分泌等的昼夜节律都与此相关。以自主神经功能为例，通常夜里的副交感神经张力较高，而白天的交感神经张力较高。这是许多内脏疾病的发作高峰有昼夜节律的主要原因，明显地可以用以指导选择最佳的针灸刺激时间。如在夜间的呼吸困难高峰期治疗哮喘，清晨的眼压高峰期治疗青光眼等。对于一些有周期性发作特定的病症，常用的时间针灸法，是在每次发作前施治。如对于一些顽固性失眠或夜尿症患者，采用晚上针刺，疗效也经常会显著提高 [176]。

此外，对于顽固性的疼痛患者，当常规白天的治疗无效时，也可以尝试选择夜间施治。由于疼痛多与交感神经张力的增强合并发生，而夜间的全身副交感神经张力一般较高，此时施治很可能会有白天治疗难以取得的效果。而且，能控制炎症的肾上腺皮质激素水平通常在半夜最低，夜间的针灸刺激很可能可以增加其夜间的分泌。这也将有助于控制炎症性疼痛，尤其是那些夜间加剧的持续疼痛。但对这些设想均需进行大样本的临床比较研究。当然，也有相反的。上海的 Li 等曾比较了在上午 7～9 点与夜间 7～9 点电针内关对冠心病患者左心室功能的影响，发现上午能改善之，而夜间则损伤之 [182]。故如以改善心功能为目的时，宜在上午针刺。

人体功能月节律中最明显的是女性的月经周期。如一些与月经周期相关的疾病如痛经、迁移性头痛，在月经前几天就开始针灸治疗能有效地控制疼痛发作。针灸治疗不孕症，也要利用女方的月经周期来加强刺激。如通过在排卵前期刺激女方促进排卵，刺激男方增加精子的数量与活性等来提高受孕率（参见"4.10.8　不育症"）。

时间针灸法在中国已有一千多年的历史。所谓"子午流注""灵龟八法"针法是东方古典时间医学的代表，尤其近几十年来，中国更是开展了不少关于时间针灸的临床与实验研究[183]。初步的临床研究观察到：因时取穴针刺确有提高疗效的作用；辩证取穴与因时取穴相结合的效果最好；传统的因时取穴法对不同疾病有不同的疗效，如子午流注纳甲法对多种痛症疗效较好，灵龟八法对痛证较纳甲法更优，而子午流注纳子法 对内脏病变的疗效较好等。

在古典时间针灸学中，通常以经穴的开闭时间或开闭节律来决定能否在某穴施治。其实，经穴的开或闭是对体表特定部位是否容易输入针灸信息的一种形象比喻，至今已有不少关于经穴开闭实质的实验研究。如南京中医学院的研究观察到，手三阳经的阳溪、阳谷、支沟三穴在各自的开穴时（气血流注旺盛时辰）比闭穴时（气血流注衰落时辰）有明显增多的局部皮肤微血管管絆数目等。广西中医学院在五输穴的研究发现，开穴的导电量明显大于闭穴，提示开穴是较敏感穴位。皖南医学院在少冲、小海、照海三穴的研究，其开、闭穴时的皮温、电阻变化均部分与古典经穴开闭理论相符。笔者认为，所谓经穴的开闭，主要指的就是该穴位对针灸刺激的敏感性高低以及与其相连的神经网络的阈值高低。

显然，掌握机体敏感性与内脏功能变化的节律，有利于选择最佳的针灸治疗时间或最合适的刺激信息。当患者的体表穴位的敏感性最高时，只要轻微的刺激就足以输入较强的治疗信息；而摸清了内脏或功能变化的节律，可以针对其针前的状态输入最适宜的刺激调整信息。这就是时间针灸法的精髓所在。

需要指出的是，在针灸过程中强调时间因素的重要性时，不要忘记其他影响疗效的因素。例如在治疗大多数节律性不明显的疾患时，针灸施治时间的影响经常还只是第二位的，不是决定性的。用物理学的术语来说，它多属于一种"微调"。至今有许多关于时间针灸的临床报道过分扩大了时间因素的作用。此外，在吸取古典子午流注、灵龟八法等针法合理内核的同时，一定要跳出传统的束缚，在包括术语、时间轴等在内的诸方面都与现代时间医学接轨，才能使古典时间针灸法早日融入现代医学的主流中去。

3.6　避免与克服"抗针性"

西医使用抗生素治疗感染性疾病时，经常可以遇到因致病细菌对药物产生抗药性而不能取效，必须更换另一种对致病细菌敏感、能够有效抑制或杀灭的药物才行。在针灸治病时也常有类似情况发生。

1970 年，笔者接治一位顽固性呃逆（膈肌痉挛）连续五昼夜的住院患者（例 5）。第一次治疗时，针刺中脘穴仅行针半分钟即止住了呃逆症状，又刺激双侧足三里、内关并留针半小时巩固疗效，使患者的呃逆静止一夜未发。但是第二天晨起呃逆又发作。笔者重复使用第一次治疗时采用过的穴位与刺激量，未作丝毫改变。因第一次针刺后的"针眼"尚有痕迹，针从原针眼刺入，并以同样角度与方向刺入同样深度，以同样的手法获取同样性质的针感，但这次施术竟然"失效"了。随后只得换用另外穴位，改变刺激量才重新获效，止住了该患者的呃逆。这是患者机体对针刺刺激产生适应性的一个典例。

俄罗斯的 Pasmanik 等应用针刺治疗儿童眼屈光不正时也报道，治疗的第 1 个疗程是最有效的，从第二个疗程起患者产生对治疗的抵抗，这种抵抗并且逐渐增强（参见"4.4.1　近视／屈光不正")。

大多数临床医师都有类似体会，经常用同一种手法对同一组穴位施以类似的刺激量，最初虽能收效，但不久疗效就可停滞不前，而在更换另一组新穴位或改变刺激量后，疗效又前进了。这种情况在针治、针麻等过程中都是常见的事实。如在电针麻醉中已证明诱导期过长并非能提高镇痛效果，其原因之一是机体的电适应现象，即针感随刺激时间延长反而减弱，几乎每隔数分钟就应逐渐加大电流强度，以维持较强的刺激。机体对于艾灸的热刺激也有明显的适应性，即对于同样热度的艾灸可以随着连续施与而不感到热。例如，对于连日施灸者，逐渐习惯了灸热，皮肤感觉会很舒适。对于多壮灸者，开始感觉热，然后变成微热；随着壮数的增加，皮温升高的时间延长，又感觉热。而隔日施灸者，机体适应相对较少，则会感觉较热。

现代生理学的研究告诉我们，适应性（Adaptability）是人体和一切生命活动的三个基本生理特征之一。对于人体对针灸刺激的这种适应性，我们模仿西医"抗药性"的名称，分别称之为"抗针性"与"抗灸性"。在这一节着重讨论针灸临床上较为多见的抗针性。

机体对针灸刺激的适应性可以发生在外周，也可以发生在中枢。发生在外周的如感受器的适应现象。当刺激作用于感受器时，经常可以看到虽然刺激仍在继续作用，但传入神经纤维的冲动频率已开始下降，这一现象称为感受器的适应。适应是所有感受器的一个功能特点，但它出现的快慢在不同感受器有很大的差别，通常可把它们区分为快适应和慢适应感受器两类。快适应感受器以皮肤触觉感受器为代表。当它们受刺激时只在刺激开始后的短时间内有传入冲动发放，以后刺激仍然在作用，但传入冲动频率可以逐渐降低到零。慢适应感受器以肌梭、颈动脉窦压力感受器和痛感受器为代表。它们在刺激持续作用时，一般只是在刺激开始后不久出现一次冲动频率的某些下降，但以后可以较长时间维持在这一水平，直至刺激撤除为止。感受器适应的快慢各有其生理意义，如触觉的作用一般在于探索新异的物体或障碍物，它的快适应有利于感受器及中枢再接受新事物的刺激；慢适应感受器则有利于机体对某些功能如姿势、血压等进行长期持续的检测，对它们可能出现的波动进行随时的调整。

感受器产生适应的机制比较复杂。有些感受器适应发生的快慢与感受末梢所具有的附属结构有关。如作为触压感受器的环层小体，其环层结构的存在与它适应的快速出现有关。实验中如果细心剥除环层结构后再直接轻压裸露的神经末梢，虽然仍可以引起传入冲动发放，但此时感觉末梢对刺激变得不易适应，与剥除环层结构前明显不同。这个现象的解释是，当压力直接作用于环层结构表面时，压力要经过此结构才能传递到感受末梢表面，但因为环层结构具有一定的弹性，它受压后的弹性变形有可能使末梢表面实际受到的压力减轻或消失，使刺激的实际作用减弱或全不起作用 [4]。皮肤及肌肉内的环层小体，是针刺穴位时主要激发的感受器之一，由此可以推测机体的抗针性也与此有关。但针刺时也可能直接刺激到与环层结构相连的感受末梢本身，那就不会有因环层结构适应性导致的抗针性了。

肌梭对牵拉刺激的适应性，也许是肌肉丰满部位的穴位对针刺产生适应性的原因之一。在"2.6.1 机体的敏感性"里，我们曾提到，那些平时以体力劳动为主的人或肌肉发达部位对针刺反而不敏感，即在针刺时不容易得气。这可能就是肌梭经常受牵拉被激发所导致适应现象的结果。在那些抗重力肌或者经常要抵抗外力做功的肌肉中，作为牵张反射感受器的肌梭每天要被激发无数次，故在接受针刺刺激时自然就不如其他肌肉中的肌梭来得敏感。

然而，笔者认为，抗针性的产生，除小部分与感受器的适应有关外，主要还是与针刺信息在体内的传导途径及感觉中枢的某些功能改变有关。一种机制是先前输入的信息对后续输入通道的负反馈抑制，这就像是在"1.3.6 反射区或经络的形成"里我们所讨论过的体表出现反射区的机制。针刺激发感受器产生的针刺信息，必须经过一定的信息通道输入机体内部才能发挥治病作用，而信息通道都有一定的阈值，只有超过阈值的信息才能畅通无阻地通过，而阈值的大小可因机体对针刺刺激的反馈适应作用而变大。如原先信息通道的阈值较低时，输入的针刺治病信息刚足以通过，当多次重复同样的针刺刺激后，信息通道的阈值逐渐增高，如输入信息量未作相应增大，则不再能通过，针刺治病的作用亦就"失效"了。

分析西医抗药性产生的条件，通常是在长期使用同一种抗生素，或是使用时从小剂量逐渐增大。剂量不足与长期使用是两个最重要的因素。针刺治病中亦是同样，每次给予不足量的针刺刺激，或逐次治疗刺激量由弱到强地规则性地增大，以及过多次重复使用相同的刺激部位及运用相同的针刺方法，都可能是造成抗针性而使疗效停滞不前的原因。然而，对于机体来说，由于针刺毕竟是物理刺激，不像应用抗生素时是化学干涉，机体容易产生适应现象。所以，抗针性的存在通常要比抗药性更为普遍和严重。

因此，在针刺治病过程中，只要发现疗效连续几天无进展，即要考虑患者机体内已有抗针性产生的问题。而且最好是从首次治疗开始，就重视避免抗针性的产生，以保证较快地获效。

避免与克服抗针性的方法大致有以下几方面。

（1）选择最佳刺激部位，尤其是反映点，而且少而精。可以采取轮番刺激法。处方配穴时，在考虑不降低疗效的前提下，应该把每次用穴减少到最低限度。北京结核病研究院在针麻下完成1048 例肺切除手术，体会到只应用一个穴位的优良率（85.7%）比多穴刺激的优良率（74.8%）为高（$P < 0.01$）[37]。临床治疗时，一般每一处方以 2～5 穴为宜。对于需要多次治疗的疾病，为了避免反复刺激相同穴位，可将所选的有效穴位分为若干组，轮流采用。如治疗神经性耳聋，第一次针耳门、翳风、中渚，第二次针听宫、下关、外关；第三次针听会、锁脉、风市；第四次针又循环针第一组穴位……如此交替。

（2）自开始就使用足量的刺激，争取仅针刺很少次数就获效。一旦抗针性出现时，仍可以通过增加针刺强度来克服抗针性。因为对某一刺激产生适应后，如增加此刺激的强度，又可以引起传入冲动的增加，故适应并非疲劳现象。

（3）每次治疗经常变换针刺手法、针刺感应及传导方向，不规则地交替强、中、弱的刺激量，即在没有疗效出现时，尽量不重复输入同一种性质的针刺信号。

（4）适当延长或缩短每次针刺治疗的时间间隔，掌握针刺的有利时机。对不同病情的患者分别对待。

（5）更换别的针刺信息通道。如改取体穴为微反射区，改同侧取穴为对侧取穴或者两者配合等（参见"3.4　配穴：多通道刺激法"）。

（6）设法通过局部按摩、加温或导引等方法提高患者机体对针刺的敏感性（参见"3.5.4　导引与机体敏感性"）。

（7）改电针为手针。由于机体对电刺激要比机械刺激更容易产生适应性，当应用电针时，电刺激强度或波型要经常变换，甚至在每次留针电刺激期间最好都要随着患者针感或针刺反应的减弱而逐步增加电刺激强度。当出现抗针性时，可改电针为手法针刺。

（8）根据刺激部位的感受器特点施加刺激。针刺表浅穴位时，由于其感受器，如皮肤触压觉感受器，多属于快适应感受器，获得针感后容易被机体适应，故留针期间应频繁加强"叫针"刺激；而针刺肌肉丰满处穴位时，其内的主要感受器肌梭属于慢适应感受器，不容易对机械刺激产生适应，故留针期间的叫针刺激就相对不重要。这也提示，选取表浅穴位与肌肉丰满处穴位相配或轮番刺激，或许又是一种可以保证输入有效针刺信息以提高疗效的对策。

3.7 打破疾病的稳定态

临床上有许多顽固难治病症，虽属针灸的适应证，但经常发生对一般的针灸疗法毫无反应，或者稍取得疗效后即停滞不前。如某些近视患者，每次针刺后视力都无变化；又如一些遗尿症儿童，虽经多次针治，遗尿症状亦未减轻；再如一些以麻木为主的坐骨神经痛患者，针灸多次亦不能使其缓解。不论针灸师的技术有多少高明，遇到针灸"无效"的病症都是不可避免的。这些患者的共同特点是所患疾病的状态相当稳定，而对针灸这种外来干涉的反应又不敏感。因此，如何打破疾病的稳定态，是提高针灸疗效的关键。其实，前述各种提高疗效的对策都是从不同的角度在设法去打破疾病的稳定态。可以认为，一位针灸师在这方面的经验差别，直接关系着其临床疗效的高低。在此我们想从理论上来分析一下，什么是疾病的稳定态，以及如何打破疾病稳定态的一般方法。

3.7.1 稳定态的"弹子模型"

从控制论关于稳定性的研究出发，造成疾病稳定态的原因是有"洼"的存在。我们可以利用一个弹子模型来描述这种情况。在图 3-15a 中，我们用平面上的点来表示身体功能的状态空间，原点位置上的圆圈区域表示正常状态，即人体的健康状态，不在该圈上的其他位置都属病理状态（如黑色弹子位置）。平面上的各条指向原点的实心箭头都代表人体固有的自动调节能力，即人体维持正常生理、生化功能状态的自身稳态机制。人体的功能状态一旦受到致病因子的作用（用虚线箭头表示）就可能偏离原点。正是由于稳态机制的存在，如果偏离原点的力尚不是很大时，尚有可能自动回到原点，即自动恢复到正常状态。这也就是说机体具有一定的自愈能力。但如果偏离原点的力较大，机体本身的力量已不足以使其回到原点，那就发生了一般的疾病状态。偏离原点的力越大，偏离原点则越远，可以看作病得较深、较重。这时，只有依靠外加的干涉力量（用空心箭头表示），如各种中西医疗法才有可能使弹子回到原点，即从疾病状态恢复到正常状态。具有功能调整作用的针灸疗法，其之所以可以治病，也就是因为它可以加强机体的这种自身修复力量或者"势能"，帮助偏离不远的弹子回到原点。

然而，当病得较久时，此时的弹子就好像落在一个很深的"洼"或陷阱中，或者说在该弹子周围尤其是朝向原点的方向有较高的势垒（或屏障），不仅靠一般的针灸干涉已难以把该弹子推向原点，甚至应用其他现代西医疗法也难很快奏效，这就是疾病的稳定态（图 3-15b）。临床上多数顽固难愈的疾患就属于这类情况。

从机体的稳态机制来看疾病的稳定态，后者就好像是一种已改变了调定点的稳态。以体温为例，人体的正常体温是 37℃ 左右，不因外界环境温度或身体内部的生理活动所改变，即 37℃ 是正常体温的调定点。当由于某种原因如细菌感染导致正常机体的这个调定点上升到 39℃ 时，人体就发热生病了，也就是处于病态之中。一些发热患者在接受针灸治疗后体温回到了正常，但也有一些对针灸不起反应，甚至用了解热药和抗生素后仍然高体温持续不降，那就属于一种稳定的疾病状态了。

减肥是一个临床上经常遇到的关于功能稳定态的最好例子。同一个人，在年龄的不同阶段，与自己的内分泌状态或某种生活方式相适应，体重会自然地保持在一个稳定的范围内。暂时多吃或禁食，运动或不运动对它没有太大的影响。这个体重的稳定态就是机体对代谢设立调定点的结果。曾试过减肥的人多有体会，不论用什么疗法，要长期有效地明显改变自己的现有体重并非易事。最初的几斤或十几斤体重或许尚容易减去，但继续施行各种减肥法时，会遇到自己机体极大的"阻抗"，使体重难以继续下降甚至回跳。要想使体重进一步减轻，就要设法改变原有机体代谢水平的调定点，也就是打破原有的体重稳定态。在有效的减肥疗法中，医师经常体会到，当机体从原来的体重稳定态降到一个新的较轻体重稳定态时，要打破新的稳定态比原来的稳定态更难，好像是这种新的稳定态比原先的稳定态有更高的势垒，更难以逾越（参见"4.12.1　减肥"）。

然而，对于多数针灸的适应证来说，还不至于都像减肥那样复杂，一旦打破了原先的疾病稳定态，或者说设法帮助落入"洼"中的弹子离开"陷阱"，它们在继续的针灸干预下，有可能逐步回到正常稳定态。

3.7.2　顺势疗法与反治法

为了把处于疾病稳定态的弹子推出"洼"，可以朝它四周各个方向探索。通常医师以治疗后症状是否减轻为指标，即是朝着原点的方向"推"。这也就是平时临床常用的方法，我们称其为"正治法"（Routine therapy）。但是，当朝原点方向上有较高的势垒阻挡着弹子回归时，正治法就难以取效了。这时，很可能在与原点相背的方向没有或较少势垒，如果先把弹子朝那个方向推，反而容易推出（图 3-15c）。推出的弹子虽然看起来是暂时离正常状态更远了，即有症状的加剧，但由于不再有势垒的阻挡，凭机体的自身恢复机制使它回到原点也就变得容易。这种反方向推出弹子的方法，也就是所谓的"反治法"（Contrary therapy）。它的特征是 治疗后似乎有症状的加重或症状波动十分明显。

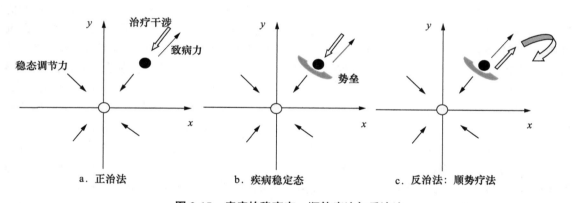

图 3-15　疾病的稳定态、顺势疗法与反治法

x：病症指标1　● 位于病态的弹子

y：病症指标2　○ 正常状态

由此，可以产生一种适合顽固病症治疗的新对策。即第一步，以打破疾病的稳定态为目标，如正治法不灵验时可以用反治法，不管治疗后症状是否有暂时的加重。第二步，等稳定态打破后，再恢复一般的正治法，以症状减轻为目标来调整治疗方法，以求逐步取效并巩固之。

中医积累了许多关于反治法的经验，如中药的"吐法""泻法"等都可以属于这类反治。西方的顺势疗法（Homeopathy），更是一种以反治为主要原则的治疗方法。它针对患者的具体病症，以一种能在正常人引起类似疾病症状的药物但稀释成极低浓度应用于治疗。它的作用机制也被解释是靠它来刺激机体自身的恢复。

在图 3-15 中，我们可以清楚看出一种疗法是顺势还是逆势。如果一种疗法的作用（空心箭头）暂时是与弹子偏离原点（正常状态）的趋势相一致，就是顺势，故上述反治法也是一种顺势疗法（图 3-15c）。而一切企图把偏离原点的弹子拉回原点的趋势，就是逆势；常规的疗法，不论是西医还是中医，都使用能控制疾病症状的药物或手段来治疗患者，故都属于逆势疗法（图 3-15a）。再强调一遍，区别一种疗法是顺势还是逆势，是以其是否与功能偏离正常态的趋势相一致来衡量的。

3.7.3　反治法的运用

反治法在临床针灸实践中有广泛的应用。其实，许多针灸师也都有过类似的经验，只是它多没有被提到理论的高度，有意识地加以运用罢了。有意识地及时应用反治法，在针灸治疗顽固病症时尤为重要。

比如，笔者早年治疗某近视患者（例 6），治疗前视力是双侧 0.4，经针刺 10 次后视力仍保持不变。这说明该近视已相当稳定而对针刺不敏感。有一次，当深刺健明穴后，左眼视力突然下降到 0.3，右眼视力下降到 0.2，这似乎退步了，根据针灸治疗的一般反馈原理，下一次治疗应立即改变治疗方案（参见"2.4　反馈施治的原则"），但笔者从反治法的原则出发，觉得这可能是一个疾病稳定态开始打破的好兆头，决定继续重复前次相同的取穴、刺激方法与刺激强度。果然，又经几次类似的针刺治疗后，患者的视力急转上升到左眼 0.5，右眼 0.6，又经 10 余次治疗，双眼的视力竟都达到了 1.0 的程度，取得了相当理想的近期效果。

在治疗遗尿症时，也有类似的情况。有一位少年男性患者（例 7），起初针刺治疗了 10 余次都无进展，症状亦无加剧。但在一次针刺耳穴"膀胱"后。突然在当夜发生以往从没有过的遗尿多次的情况。笔者获取这个症状似乎加剧的信号后，不但没有调整下一次的取穴方案，而是继续在该穴加以重复刺激。又经 5 次治疗，遗尿症状逐渐减轻，直至完全停止。还有一位已 20 岁的遗尿症女患者，经 20 余次针刺，遗尿症状已基本消失，但经不起饮水的考验，每天喝水多一点就会在夜间遗尿 2~3 次，结果使她十分悲观失望。针对她的具体情况，笔者建议她在针刺治疗期间索性每天大量饮水，不作任何控制。结果发现尽管第一个星期遗尿次数极多，但半个月后就逐渐减少，一个月后确基本停止了遗尿。患者十分高兴。经随访一年，未见复发 [176]。这也可以算是一个反治法的例子。

笔者近年在美国治疗一位十分顽固难愈的周围性面神经麻痹患者（例 8），由于患者的面神经损伤严重，局部电刺激的反应十分微弱，而且该患者多数穴位的敏感性很低，即使强刺激合谷等身体最敏感的穴位也难以获得强烈针感。经连续 20 余次的常规针治均收效微小。一天，患者因感冒开始咳嗽，剧烈咳嗽症状维持近一个星期，在那一周时间内使用同样的针刺治疗却使她的面神经瘫痪症状有了明显的好转，这使笔者注意到可能是咳嗽的作用。当该患者感冒痊愈、咳嗽症状消失后，笔者仍要求该患者有意识地作故意咳嗽的动作，作为配合针刺治疗的一种辅助锻炼，一段时间坚持下来，结果是该患者的面神经麻痹症状迅速好转。在这个例子中，咳嗽原来并非一件好事，但显然可以刺激面神经的"苏醒"，有力地促使了病情的好转，故也可以看作是一种反治措施（其可能机制参见"4.2.7　周围性面神经麻痹"）。"故意咳嗽"的方法，或许还可以推广应用到其他类型的疾病治疗之中，如作为治疗中风或截瘫的辅助疗法之一，但这须要临床实践来证实。

针灸临床上有许多类似以上的例子，但最常用的反治法还是在治疗各类慢性疼痛病症时。在直接刺激患部之后许多患者常有疼痛的加剧的现象，但继续治疗，又可以使局部疼痛及其他症状逐渐得到控制，这种暂时的疼痛加剧似乎在直接刺激神经干或致密结缔组织（腱鞘、骨膜、关节囊、韧带等）时尤其容易发生，如针刺治疗坐骨神经痛、三叉神经痛与腱鞘炎时就常见这种现象（参见"4.2.1　坐骨神经痛""4.2.6　三叉神经痛"与"4.1.12　腱鞘炎/扳机指/腱鞘囊肿"）。

总之，在针灸治疗顽固病例时，如果不易获得症状减轻的信号，则需特别重视那些表示症状暂时加剧或明显波动的信号，以它作为指导反馈调整治疗方案的依据。这是反治法的疗效判定思维。

那么，有哪些针灸刺激有可能产生反治法的效应或属于反治法的范畴呢？一般来说，有以下几种。

（1）类似病痛性质的针感。如原有病症的症状是以肢体的放射麻电感为主，就采用神经干针刺法，设法在同一肢体获取类似原有症状的放射麻电感。原来是以肌肉酸痛为主的症状，就在局部阿是穴针刺，以获取相同部位相似的酸痛针感为目标，如此等等。

（2）遗留针感。遗留针感相当于延长了针刺刺激的时间。一些针灸名家的针刺手法之所以有较好的疗效，遗留针感是一个重要原因。如擅长针刺手法的郑魁山教授的针感，"不仅在留针时明显，即使起针以后，患者针穴处还有酸困胀感，往往持续几小时，甚至长时间地十几个小时不消失"[200]。针感遗留尽管不舒服，但如果预先向患者解释清楚其有利的一面，多数患者尤其是被顽固疾病困扰的患者也都是乐意接受的。

（3）特强刺激。在针刺时应用特大刺激量，即远远超过平时常用的刺激量或患者所能耐受的范围。但究竟多强，才算特强刺激？很难有一个标准，因为它要针对每一个患者的机体敏感性及反应性来定，有明显的个体差异。显然，无论是上述遗留针感的针法或下述诱发晕针的刺激都属于特强刺激。

（4）晕针刺激。有些患者在针刺时发生晕针现象，过后其症状或疾病竟然迅速恢复。这使人相信晕针现象尽管吓人，似乎是针刺的副反应，但确能在一部分人中提高疗效（参见"2.6.8　晕针的利与弊"）。多数晕针的发生，被认为是刺激过强或超过虚弱患者身体的耐受程度的结果。

（5）瘢痕灸。包括有意造成结痂或灸痕的方法（参见"3.1.13　延久刺激的原则"）。

以上介绍了可以属于反治法的一些刺激方式。也许有人会问，反治法是否会对身体有负面影响呢？一般来说不会有。因为针灸疗法的效应主要是对机体的调整作用（参见"1.4.2　针灸调整作用的原理"），针灸不过是对机体输入的一种物理性干涉刺激而已，机体的状态朝哪一个方向发展，还得靠机体本身的稳态机制。故运用反治法指导临床针灸，一般不会发生使用药物反治时可能发生的"过量"现象，或者说其"安全系数"要比应用化学药物或者中草药时大得多。当然，由于针灸不当引起的意外，如针刺对内脏或神经系统的损伤，针灸引起的严重感染或艾灸的烫伤等，仍是必须小心加以预防的。

3.8　其他辅助措施

针灸疗法，属于物理疗法的范畴，它与化学疗法如各种西药的作用来比，输入机体的治疗信息毕竟较微弱与短暂。因此，它比化学疗法时更需要注意治疗期间其他辅助措施的影响。在这一节里分析几种常用辅助措施的利与弊。

3.8.1　协同作用的原则

在针灸疗法中，为了提高疗效，凡有相互抵消或拮抗作用的因素，要尽量避免，凡有协同作用的可以有意采纳。这就是协同作用的原则。

在前文的相关章节里，我们已分析过针灸过程中一些操作因素的相互作用，例如，主穴与配穴的协同作用（参见"3.4　配穴：多通道刺激法"）；刺激顺序先后的影响，如后刺的一针是否会抵消或加强先刺的一针的作用（参见"2.6.10　刺激顺序"）；不同针刺感应之间的相互作用（参见"2.3.5　针感的性质及其产生机制"）；同时采用的几种类型刺激（如针刺与电刺激，针刺与艾灸，针灸与外敷致热中药）之间的相互作用（参见"3.1.8　合并电刺激""3.1.12　透热灸法"），等等。对于上述种种相互作用，尽管仍然需要作大量的临床科研——加以澄清，但从理论上看，下述方面应是比较合理的。

在同一反射区或同一经络上取穴，通常有协同作用。在同一反射区内的不同经络上取穴也有协同作用。"异经同治"也可以因此而得到解释。

在同一反射区同一类型的针感有协同作用。由于同一类型的针感是激发相同类型感受器所致，同一反射区内经同类感受器传入的信息多有相同的传入通路。

在同一反射区内的针刺与电刺激有协同作用。

在同一反射区内的针刺与热疗有协同作用。热疗可以是艾灸，也可以是其他致热的手段，如红外线照射或中药外敷。尽管针刺的机械刺激与热疗时的热刺激激发完全不同的感受器，但它们的协同作用已被大量的临床实践所证实。这特别适合于躯体性疾病时在局部反射区上的治疗。此时，热疗的协同作用中比较明确的是通过局部血管扩张，改善血液循环，加快清除局部致痛物质等机制。当然，也一定会有全身性的热反射机制参与，包括激发下丘脑 - 垂体 - 肾上腺皮质系统，即通过应激反应来帮助消炎镇痛等。后者的作用在远端反射区上热疗时一定更为重要。

这里，我们再来看看如何发挥另一些常用辅助疗法的协同作用。

3.8.2 针灸与按摩的配合

临床按摩可以用手或按摩器（Vibrator）完成。它们各有自己的刺激方式与特点。

手的按摩刺激包括穴位按摩（Acupressure），手法推拿（Manipulation）及一般的按摩（Massage）。按摩的方式多种多样，各国传统之间也有一定差别。中国式的穴位按摩、日本式的掐足（Shiatsu）与现在国际颇为流行的足反射疗法（Foot reflexology）多注重穴位上的按摩刺激。欧洲式的推拿着重全身抹油的体表摩擦；上述各种按摩方式以及深部按摩（Deep massage）、颅面按摩（Craniofacial massage）、颅骶按摩（Cranialsacral massage）等现在均在美国流行。已被美国主流社会接受的整脊疗法（Chiropractic therapy）起源于西方，其在许多地方与中国的推拿手法十分相似。推拿在治疗脊椎神经根性疼痛，尤其是落枕所致的颈肩痛或腰椎滑膜嵌顿所致的急性腰痛都有特别快的效果。其一般方法可参见有关推拿疗法的各种专著[149]。

按摩器则又有应用交流或直流电源之分，通常应用交流电源的功率较大，可以达到较强的刺激。但应用直流电源的按摩器携带或使用较为方便。

按摩除单独使用外，还能与针灸结合使用以提高疗效。笔者体会到，在针灸治疗之后再给予按摩，通常具有增强疗效的协同作用，如治疗各种软组织损伤包括落枕或腰部急性扭伤等疾病时。10 余年来，笔者还发展了一种针刺后加用按摩器刺激的疗法，称为"振动疗法"，因其感觉舒适，深受患者欢迎。按摩器的刺激之所以能与针刺协同作用，是因为其刺激信号主要是局部的振动感觉，它显然也是通过激发较粗的传入神经纤维输入机体的，与大多数针刺信号的传入途径相似。一般来说，针刺刺激范围比较局限、精确，而按摩器的刺激范围较大而广泛，在某些部位如肩、膝和腰骶关节表面刺激时其舒适的振动感觉还相当深远，可以深达通常应用针刺时其感应不能及的部位。由此，按摩器的振动刺激与针刺能取长补短，相辅相成。

一般来说，对于敏感的机体（如幼儿），肌肤表浅或敏感的部位，可以只用手进行按摩。如在头面部针灸后，用手按摩即可。头面部因肌肤浅薄，一般的指力足以达到有效刺激的强度与深度。而对于敏感性低下的机体或组织深厚的部位，以按摩器刺激较为省力、有效而舒适。如对于个儿高大、身体壮实的患者，尤其是刺激腰部或臀部等肌肉丰实处时，仅靠手或手臂的力量很达到强烈的刺激。然而，不论是何种情况，都要尽量选择在其有关反射区或敏感区上刺激。因那些区域的刺激感应最为明显，按摩时间不必太久，持续操作数分钟即够。

此外，有时候也可以在针灸前先作按摩。尤其是在患者的机体敏感性较低时，预先在穴位及其周围部位的按摩（如用手沿经络走向的按摩）可以提高机体对针刺的感应，或促使针刺感传现象的出现（参见"3.3.5　疏前方，堵后路"）。

3.8.3　冰敷与热敷

冰敷，是西方医师或理疗师（Physical therapist）最喜欢或应用得最多的镇痛辅助手段。不论是急性软组织损伤，还是躯体外周的各种慢性疼痛性疾病，他们一律向患者推荐冰敷。局部冰敷之所以能够帮助减轻疼痛，一般有两种机制：一是因为它能反射性地刺激局部血管收缩，减轻局部充血、肿胀或防止进一步的内出血，其后又会通过继发性的血管扩张，改善局部血液循环。二是它作为一种应激刺激，可以在一定程度上激发下丘脑 - 垂体 - 肾上腺皮质系统，即通过应激反应来帮助消炎镇痛（参见"1.4.3　针灸镇痛作用的原理"）。

然而，由于冰敷带给机体的是一种寒冷刺激，它虽然具有上述"暂时性"的利，但也存在着"根本"的弊：即寒冷刺激可以使炎症加剧。许多慢性炎症引起疼痛如关节炎的患者，都有过在关节局部受寒或天气转冷时疼痛加剧的经验；或慢性疼痛的复发在温热的夏天要比寒冷的冬天较少发生。这是什么原因呢？当寒流侵袭人体时，首先作用于皮肤冷觉感受器，通过神经反射使交感神经兴奋性增高，导致皮肤、肌肉内的小血管收缩，微循环减慢，立毛肌收缩可见皮肤上出现"鸡皮疙瘩"。这时，机体对疼痛的耐受力或致痛阈降低。此外，有研究证明，关节炎患者在寒冷环境中，皮肤温度下降要比健康人慢；当进入温暖环境时，皮肤温度上升也比健康人慢。这是因为患者周围血管的收缩和扩张的时间延长，而且收缩、扩张得不充分的缘故。同时，寒冷还可以使关节内的滑液黏度增加，使关节活动时的阻力增加[213]。因此，在碰到突然寒冷时，患者的关节疼痛会加剧，并有僵硬感觉。自古以来，中医把"寒冷"列为最重要的外邪之一：寒邪。看来，这是有科学根据的。

由此，要防止对冰敷的滥用。冰敷或冷敷应该只限于急性软组织损伤时，通常在 24h 内局部使用，可以帮助消肿、止血、缓解疼痛。在针灸治疗慢性炎症引起的疼痛时，应尽量避免冰敷或冷敷，即使是在局部肿胀、皮温升高的疼痛急性发作期，也是同样。

这里值得一提的是，运动损伤后立即冰敷以减轻炎症，是至今西医治疗软组织损伤治疗原则 RICE（R.I.C.E＝Rest 休息，Ice 冰敷，Compression 局部压迫，Elevation 抬高肢体）的主要内涵，已经在临床上应用 30 多年。基本上，RICE 方式就是一种抗炎的想法，多休息才会不肿、冰敷减缓血液循环炎症才会减轻，也不会痛。但是，冰敷可以减少局部血液灌注与抗炎机制，也可以延缓自愈、恢复过程。2015 年有一位专家发表了一篇文章"为什么冰敷会延迟恢复？"[707]，终结了包括冰敷在内的 RICE 方法长达 36 年的临床独霸，而这位专家，就是提出 RICE 治疗原则的 Gabe Mirkin 医师。一位专家肯为自己提出并且已经流行 36 年的理论质疑并且解释，真是难能可贵！

相反，对于急、慢性炎症疼痛，都可以应用热敷。热敷或热疗能直接刺激血管扩张，故其改善局部血液循环的作用比冰敷来得更好；而且，热作为一种应激刺激，既可以同样激发下丘脑 - 垂体 - 肾上腺皮质系统的应激反应，而又没有冰敷所具有的上述负面影响。虽然在局部炎症肿胀的部位应用热疗后，局部充血或许会暂时加剧，但它很快就会过去。热敷或热疗因与针灸有协同作用，可以合并应用。尤其是排除了"湿邪"（参见下节）的干热敷（如电热毯）或干热疗（如红外线照射），特别适合于慢性炎症所致的疼痛患者，可以每天使用。其实，艾灸本身也是一种干热疗。配合针灸治疗应用干热敷或干热疗可以每天1～2次；电热毯的热度温和，可以自己在休息时使用，连续几个小时，而红外线照射的热度较高，每次30min左右即可。

3.8.4 泡浴与游泳

在西方，游泳或在游泳池里锻炼，经常被推荐是适合下肢关节疾患尤其是肥胖者最佳的辅助活动项目。由于水的浮力可以减少体重对下肢诸关节的负荷，故水中的锻炼不容易带来下肢关节磨损的负面影响，尤其适合于肥胖者的减肥目的。冬季室内的游泳池多是热水，故同时也是一种热疗。许多人的家里也有热水浴池浸泡（Spa）或按摩浴池（Jacuzzi），随时可以使用。

通过水的媒介作用传递对身体表面的热刺激，是热水澡或热喷泉等的主要治疗机制。当然，喷泉的冲力按摩或某些特殊水中矿物质的穿皮作用也不容忽视。由于水的热度容易调节、保持，而且与体表的接触充分，其热度能较长时间并且均匀地刺激机体。在热水澡或热浴后人们多能感到全身的放松。有时，局部的湿热敷也有利于一些疾病的康复。如体表局部疖肿时用湿热敷，可以帮助消炎或使其容易穿破脓头。

然而，必须指出的是，因为有"水"的介入，泡浴或游泳也有不利因素。中医把环境中存在过度的水分或湿度称为"湿邪"。大量的临床事实证明，"湿邪"与前述"寒邪"都是慢性风湿疼痛或虚弱患者的大忌。在阴雨连绵的日子里，通常有气温下降、气压降低与湿度增高的现象。这三种因素都是风湿疼痛加重的原因，其中湿度的改变更是起着重要作用。它可以使关节周围组织的血管扩张、关节囊充血。而且，潮湿能使热的传导增快20倍。当人身上的衣服被雨淋湿后，身体热量向外扩散就会加快，人也就容易受冻得病。若是关节炎患者，关节疼痛就容易发作。有人观察到，若当日的平均气温与隔日的平均气温比较，升高或降低3℃以上，逐日气压变化升高或降低1000Pa以上，逐日相对湿度上下变化大于10%，就医的关节痛患者就会明显增多[213]。

所以，有慢性疼痛的患者在水中浸泡就并非好事，尤其是那些在潮湿气候下都会疼痛加剧的机体，或者能"预报雨天即将来临"的关节炎患者，一定不要采用这类辅助疗法。在湿度高的日子，更要避免。即使是热水淋浴，时间也不宜太久。爱好或已习惯于游泳锻炼的人，也要尽量减少在水中浸泡的时间，游泳一结束，就要尽快擦干身体。

有人说，"寒邪""湿邪"这一套东方学说不适用于西方人。如西方妇女刚分娩，医师就鼓励其喝冰水，洗热水澡，吃冰淇淋也未见多发产后病。其实，据笔者的观察，西方人与中国人一样，也会受寒、湿"外邪"的侵犯，发生上述风湿疼痛在寒冷或潮湿天气下加剧的现象。如果说有什么区别的话，那就是西方人由于以肉类为主食，每天摄入的平均热量较高，故其机体通常要比中国人耐寒些。

3.8.5 运动疗法与康复

在崇仰体育运动的西方，运动损伤十分普遍，也是针灸治疗的常见病之一。即使求诊的患者不是因运动损伤而来，针灸师也经常听到患者询问"我能否继续锻炼"或者"我应从事何种锻炼？"所以，一个有经验的针灸师，应该熟悉各种运动疗法及其与针灸疗法的关系，并注意综合利用它们，以提高疗效和促进康复。

一般来说，在躯体外周疾病的针灸治疗中，除严重的急性损伤期间需要制动与绝对休息外，患部适度的活动仍是需要的。因为适度的肌肉活动可以改善局部血液循环，刺激内源性镇痛物质（如内啡肽）的产生，有利于缓解疼痛、消除僵直感觉等。许多慢性关节疾患或肌肉劳损者在晨起时疼痛、僵直等症状尤为剧烈，就是因为整夜卧床缺少活动所致。有些患者甚至坐久或站久后也会症状加剧。这些患者都适合接受运动疗法。再如，上臂活动障碍的"冻结肩"患者，只有配合每天足够强度的患肢运动锻炼，针灸治疗才能快速取效。

在运动麻痹的康复治疗中，如外周神经损伤引起的局部麻痹与"脑卒中"所致的肢体瘫痪，更要有意识地加强患部的自主活动或负荷锻炼。长期以来，西方的康复医师（Rehabilitation doctor）及理疗师对各种运动疗法积累了丰富的经验，形成了一整套理论与治疗措施。西方还有从事专门运动训练的执业者（Personal trainer），可以针对每人病情的不同需要进行一对一的个别指导。这些知识，都是东方针灸师所缺乏的，值得学习与借鉴。

运动疗法也适合有内脏疾病的患者。一个典型的案例是冠心病患者，无论是以心肌缺血为主或有心律失常者，在急性期过后，都要加强运动锻炼。笔者认为，除全身性的体力活动外，太极拳中的"云手"等对心脏病患者尤为适宜，因为这些锻炼对位于上肢的心反射区或经络（包括心经、心包经）有明显的刺激作用，可配合针灸治疗（参见"4.7.2　心绞痛 / 冠心病"）。

此外，实施针灸前的局部肌肉锻炼活动，还能提高局部对针灸刺激的敏感性，促进针刺感传与提高治疗效果，故对于那些机体对针灸敏感性较低的患者，可以在针灸前有意识地先活动患部。即"先运动，后针灸"。

另一方面，当有些患者因患部疼痛剧烈无法配合运动疗法时，也可以先针灸缓解疼痛，然后立即进行运动锻炼，即"先针灸，后运动"。

有些患者在远端取穴包括异侧或异肢对应取穴治疗时，可以同时活动患部，促使疗效快速出现（参见"3.4.2　局部与远隔反射区的配合""3.4.4　双侧反射区的配合"与"3.4.5　对应反射区的配合"），就像在实施"针刺麻醉"，即"一边针刺，一边运动"。

总之，在治疗躯体外周疼痛性疾病时，患部适当的运动与针灸效应通常有协同作用。至于内脏或神经精神性疾病，除了在急性期需要绝对卧床休息之外，"生命在于运动"的口号几乎总是正确的。但要记住"适度"两字。既要针对个人的实际情况达到足够强度的刺激，又要防止过度运动。一般来说，以运动时的心率与运动停止后的心率恢复快慢来估计运动的剧烈程度（有氧或缺氧运动）与个人的耐受力是最为可靠的（参见"4.12.1　减肥"）。对于中、老年人，以锻炼后"微汗为度"，也常是一项容易掌握的指标。

3.8.6　针药并治

针灸疗法并非万能，对于人体黑箱的调节来说，也只不过是一种外加刺激手段而已。在中医学科里它也只是一个分科而与汤药并存。当作为外治法的针灸取效不佳时，务必加以汤药即内治法配合，经常能明显提高疗效。反之亦然。这是古训，不可忘记。

尽管中医最古的经典《素问》与《灵枢》在针灸与汤药两者之间更偏重针灸，但从整个中医发展史来看，不论是在《伤寒论》和《金匮要略》这两本对汤药家最重要的经典，或是在《千金要方》与《外台秘要》中，汤药的比重都要比针灸为多，有关针灸的记载仅占其一小部分。针灸与汤药这两种中医疗法的分家，也就是从那时开始的。后世的许多汤药家不会针灸，或针灸师不会开汤药处方，因此在他们的临床实践中，大大地限制了原本应该有的更好的疗效。

显然，汤药有汤药之所长，针灸有针灸之所长，相互补其不足方能算作完全的中医治疗。正如《针灸资生经》记载："若针而不灸，灸而不针，非良医也。针灸而不药，药而不针灸亦非良医也。"笔者的恩师焦勉斋就是在中医临床上，大力主张与身体力行"针药并治"的前辈高人之一。

在针药并治中，以哪个为先或以哪个为主？这通常决定于施治者的专长与疾患的缓急轻重。

笔者的体会是，躯体表面的病痛宜选用针灸治疗为主，而内脏病痛可以辅以汤药配合；急性病症宜针灸为先，而慢性病症宜同时以汤药并治；针灸作用难以攻及的部位可先用汤药，而汤药难及的可以先试针灸。

中药既可以是内服的汤药、丸药，也可以是外用的膏药、贴敷药、离子透入的中药等。药也可以是西药或中西药合一的制剂。所以，针灸师对"药"的种类与性能的了解是越多、越深入越好。

针刺与中药并治的一个经典例子是治疗风寒感冒时，针刺风池穴同时口服"桂枝汤"。这两种方法单独使用时，通常都已能促使发汗，两者合用时自然疗效更好了。目前在西方的针灸诊所里通常同时供应各种中成药丸或粉状、液体状的单味免煎草药以供临时配方组合，故接受针灸治疗的患者都可能及时获得需要配合使用的中药。此外，针药并治也为那些不能常来接受针灸治疗的患者，提供了方便之门。

针灸与西药合并使用的例子是治疗周围性面神经麻痹，在其刚发病初期如能及时开始针灸治疗，并且连续口服激素（泼尼松）数天，能明显缩短疗程，促使尽快完全恢复。这类配合在中西医并举的国家如中国较为普遍，而在美国等西方国家，由于行医执照的限制，一般针灸师没有西药处方权，无法单独实施。

第4章 常见针灸适应证 顽难病例的治疗

在这一章中，我们将围绕具体的病症来讨论前述各章提出的理论或治则。为了使读者能充分领会前文叙述的要领，能在临床上能够重复或创造出更好的疗效，该章所列举的都是针灸反射疗法的常见适应证，而且其中大多是笔者亲身临治过的病症。

关于哪些病症属于针灸反射疗法的适应证，世界卫生组织（WHO）经过专家研讨、论证，曾在 1979 年列举了其当时推荐可以运用针灸治疗的 43 种病症如下（表 4-1）。

表 4-1　世界卫生组织 1979 年推荐的 43 种针灸适应证

呼吸系疾病	胃肠道疾病	呼吸系疾病	胃肠道疾病
急性鼻窦炎	食管、贲门痉挛	口腔疾病	神经系疾病
急性鼻炎	呃逆	牙痛	头痛
感冒	胃下垂	拔牙后痛	偏头痛
急性扁桃体炎	急性和慢性胃炎	牙龈炎	三叉神经痛
急性支气管炎	胃酸过多	咽炎	面神经麻痹
支气管哮喘	慢性十二指肠溃疡	骨科疾病	中风
眼科疾病	急性和慢性结肠炎	肩周炎	末梢神经炎
急性结膜炎	急性细菌性痢疾	网球肘	脊髓灰质炎麻痹
单纯性白内障	便秘	坐骨神经痛	梅尼埃病
近视	腹泻	腰痛	神经性膀胱
中央视网膜炎	麻痹性肠梗阻	类风湿关节炎	夜尿症

美国国家卫生研究院于 1997 年制定关于针灸效果的专家共识（Consensus statement）保守地承认针刺有效的病例只有：成人手术后或化疗引起的恶心、呕吐，手术后牙痛。对于另一些疾病如药物依赖、中风康复，头痛、痛经、网球肘、纤维肌痛、肌筋膜炎、骨关节炎、腰痛、腕管综合征和哮喘，针刺则可能成为一种有用的辅助疗法，或作为一种替换疗法被包括在可以理解的处理方案之中[214]。

其实，针灸的适应证要远远超出表 4-1 与美国国家卫生研究院列举的范围。几千年来，前人通过无数次的针灸实践应用于 300 多种病症的治疗中积累了丰富的经验，其适应证的范围至今还在继续扩大之中，比如已从传统的镇痛、康复发展到新近流行的针刺戒毒、癌症与艾滋病的替换疗法等。一般来说，由于针灸疗法起码具有镇痛、调整与康复三大作用，临床上所见的大多数功能性疾病以及那些尚有可能通过自身修复机制转变的器质性疾病，都是针灸反射疗法的适应证，或者说都可以尝试针灸疗法。

在这一章中，我们将着重分析常见针灸适应证中顽难病例的治疗。在过去的 50 多年中，笔者在国内外的针灸临床诊治上积累了大约十余万病例、几十万人次的经验，其中不乏顽难病例。这里所谓"顽难"的定义有两个：或是病情拖延持久、反复难愈者，或是对一般针灸刺激反应甚微者。所举的案例有中国人，但主要是生活在美国的西方人与其他国籍的患者；既有成功的经验，也有失败的教训。在以往的许多介绍针灸临床治验的书籍或报道中，"报喜不报忧"的现象十分常见，很容易误导读者。所以，我们"报喜亦报忧"，对各个主要适应证的针灸效果作实事求是的客观评价。在美国，由于来寻求针灸治疗的绝大多数患者均事先看过西医，得到过各种现代医学手段的检查和比较明确的诊断，我们在各病种的病例介绍中就沿用西医对他们的诊断，而不再重复说明其诊断方法或依据。关于各病的针灸治疗机制也多以现代医学的术语进行讨论。为此，我们参考了国内外有关针灸临床研究的大量文献，尤其是近十几年来在西方各国开展的具有对照、双盲研究的成果。

各个病症讨论的重点放在它们的针灸治疗要点上，包括穴位或反映点的选择、各种治疗手段或方法的运用，辅助疗法的配合等。我们尽可能详尽与毫无保留地介绍自己的临诊体会，包括先师、已故针灸前辈焦勉斋的许多"针书不载"的秘方；并且对各个病症的临床处置难点也都有独到的分析。

然而，由于个人的实践与研究毕竟有限，本章讨论的病症不可能包含全部的针灸适应证，也未能收集到全部的参考文献。在列举的一些案例分析中也由于临床条件的限制，存在缺乏对照、客观指标或未能长期随访等缺陷。而且，所述的治疗顽难病症的个人经验，与本书未作收录的众多针灸前辈的丰富经验相比，不过是沧海一粟、凤毛麟角而已，故只想作为一些思路提供读者参考。

当然，所谓"难治"（Intractable）之说，也是相对的。例如，一个简单易治的病症、病例，对于初学针灸或初涉临床者来说也不容易；而一个普通针灸医师久治不愈的病例，到了某些专家手里很可能是妙手回春，不费吹灰之力。临床上也经常可以看到一个现象，即对于一位针灸师来说，只要他或她对患者赋予充分的注意与关心，而且会钻研，对针灸技术有精益求精的态度，其疗效就往往比别的同行高；即使与自己以往的疗效相比，精心的治疗要比随意的治疗效果好。这种现象，虽在其他医学领域也存在，但在中医、针灸领域更是突出。它反映了两个事实，一是目前的针灸疗法尚处于艺术成分多于科学内涵的状态，只有多钻研、多方摸索才能更好地掌握其规律性；二是临床提高针灸疗效尚有很大的空间或余地。所以，在临床上面对顽难病例不退却，以"敢想、敢做"的闯劲，设法去变"难治"为"易治"，甚至走前人没有走过的路，也是每个针灸师应有的工作态度。

最后需要指出的是，在按本章介绍方法取穴时，请特别重视穴位作为敏感点或反映点的特性，一般可在穴位大致的范围内用手指仔细触摸、比较而定之。当反映点出现位置与穴位位置不一致时，不必拘泥于教科书上的记载。"经、穴皆可失，反映不可无"，这是提高疗效的关键，也是本书对古人"宁失其穴，勿失其经"经验的补充与发展。

4.1 运动系统病症

运动系统损伤或疾病，是针灸临床最常见的病症与适应证。由于它们多发生在躯体表面软组织、关节、骨骼附近，诊断比较容易，也适合应用像针灸一类的外治法进行治疗。针灸治疗大多数运动系统病症，不论是急性还是慢性的，大多有较好的疗效。但是，也有一些病程延久或者对针灸刺激敏感性低的患者，经久难愈。而且，由于这些病症影响正常的运动功能，患者都希望能尽快解除病痛、恢复正常。这也对临床针灸医师提出了更高的要求，即如何以最少次数的治疗，在最短时间内使患者好转或痊愈。

4.1.1 冻结肩 / 肩周炎 / 肩痛

冻结肩是最常见的肩痛原因。它是一种自发、进行性的，发生在肩关节囊的粘连性炎症，可以涉及肩关节部的各种韧带与肌腱，其发病机制尚不清楚，因为它多发于中老年人，有人把它归属于一种退行性病变，故它又有所谓"五十肩"之称。但许多患者以往曾有患部的软组织损伤或关节炎病史。冻结肩的急性期疼痛剧烈，故称"疼痛期"，通常有肩周软组织明显的炎症，其中最常见的是肩峰滑囊炎（Subacromial bursitis）与袖口状轴转肌肌腱炎（Rotator cuff tendonitis），表现为肩峰部或上臂局部肿胀、皮温升高，以及上肢朝某些方向运动受限制。它的慢性期或疼痛经久未愈时，可以有局部软组织的粘连，使运动障碍更为明显，甚至局部肌肉发生失用性萎缩。这也就是它的所谓"冻结期"。如果在疼痛期就得到有效的治疗，则可以防止或减轻冻结症状；当冻结肩已经发生后，适当的治疗可以加快运动障碍的恢复，使它进入第三个阶段"融化期"。针刺治疗尤其是电针，对冻结肩的疗效颇佳。

肩痛也可以由单纯的肩峰滑囊炎或袖口状轴转肌肌腱炎等引起。位于肩峰的滑囊在肩部袖口状轴转肌与肩峰 / 肱骨之间起着软垫的作用。袖口状轴转肌包括位于肩后部的棘上肌、棘下肌、小圆肌与肩前部的肩胛下肌甚至肱二头肌。它们的过多运用或受伤均可以引起炎症。针刺对于它们也有很好的疗效。

【疗法】

对于冻结肩以针刺为主，配合艾灸、红外线照射、电刺激与穴位按摩，以及患肢的主、被动运动锻炼，但在其不同阶段各有侧重。

疼痛期：以镇痛消炎，防止冻结为原则，在局部压痛点浅刺与热疗。局部反映点一般出现在肩髃、肩前（又称"肩内陵"穴）、肩贞、臂臑、臑俞、臑上（又称"三角肌"穴）巨骨、肩井、肩髎、秉风、天宗一带。配同侧曲池、手三里、外关、合谷等穴。由于反映点多在肩周软组织内，一般不需深刺，刺准反映点中心获取强烈针感即可。也可以一穴多针，及其在针柄缠绕艾绒施灸或同时红外线照射。留针 30min。如治疗后短时间内疼痛有所缓解，故可令患者及时活动患肩。每日或隔日 1 次治疗。

冻结期：以消除粘连，增加肩部活动范围为原则。除在上述局部反映点浅刺外，还须在一些局部穴位如肩髃、肩前、肩贞（合称"肩三针"）深刺，最好加电针，使患部有强烈搐动感，留针 30min。也可以应用健侧或对应取穴法，如针刺对侧上肢手三里或同侧下肢阳陵泉穴，一边刺激，一边令患者主动活动患肩。每隔 3～4 日治疗 1 次。平时自我应用电动按摩器作患肩的穴位按摩，每日 2 次。

融化期：以患肩的自我运动锻炼为主，加穴位按摩。冻结肩各期的运动锻炼方法详见下文。

至于单纯的肩峰滑囊炎或袖口状轴转肌肌腱炎的治疗，同冻结肩疼痛期。

【案例】

例 9，男，52 岁，白人。双侧肩痛已数月，以右侧为甚。疼痛主要集中在上臂外侧三角肌一带，在上举、外展等动作时尤为显著。诊断为肩周炎疼痛期。取双侧肩髃、肩前、肩井、手三里、外关，针刺得气后留针 30min，局部红外线照射。每周治疗 2 次。第 4 次治疗后开始好转，共经 12 次后症状消失。

例 10，女，48 岁，白人。左肩疼痛已 3 年，疼痛程度虽不很剧烈，但该侧上肢运动障碍明显，如不能摸对侧耳及上臂后旋摸肩胛等动作明显受限，致使睡眠、运动与某些日常活动受影响。诊断为肩周袖口状轴转肌肌腱炎，属肩周炎冻结期。曾服用大量抗炎西药与理疗，都不见效。取肩三针、三角肌、臂臑、曲池、外关，针刺得气后留针 30min，每周 2 次。前 6 次治疗同时应用红外线局部照射，因效果不明显，后改电针，同时教患者自行每天锻炼患肢。在三个月内共治疗 22 次。到治疗结束时，疼痛已基本消失，运动障碍也有明显恢复。患者继续锻炼。4 年后随访得知患者在电针以后不久已完全康复。

【讨论】

针刺治疗冻结肩或肩周炎的疗效已在一些随机分组的对照性研究中得到证实。德国的 Kleinhenz 等在一项随机化、单盲的临床试验中治应用针刺疗肩部袖口状轴转肌肌腱炎患者 52 例，治疗时间为 4 周。他们观察到真正穿过皮肤的针刺组要比假针刺的安慰组有较好的镇痛效果 [215]。

由于锻炼本身对冻结肩的康复有促进作用，香港的 Sun 等在 2001 年的一篇报道中评估了针刺于锻炼之外的功效。他们把 35 例冻结肩患者随机分成锻炼组与锻炼加针刺组，治疗 6 周，由一位对分组不知情的评估人员在第 6 周与第 20 周时对他们的运动功能与疼痛程度进行评估，结果发现锻炼加针刺组的疗效明显优于锻炼组，有效率在 6 周时分别是 76.4% 与 39.8%，20 周时分别是 77.2% 与 40.3% [216]。这一研究证明锻炼合并针刺治疗确实能够提高康复效果。

冻结肩的西医保守疗法主要是局部神经阻滞、理疗与口服抗炎镇痛药等。针刺与西医保守疗法的结合也可以提高疗效。中国台北的 Lin 等曾比较了单独使用电针或局部神经阻滞与合并使用两者的效果差异。150 个冻结肩患者被随机分成三组，各 50 例，第一组用 1% 利多卡因制剂（Xylocaine）阻滞星状神经节和肩胛上神经；第二组电针刺激患部肩髃、肩井、肩内陵、阿是穴等；第三组先针刺，然后给予局部神经阻滞。结果显示第三组比前两组都效果好，有显著较高的控制疼痛与持续时间，以及较好的肩关节活动范围 [217]。

针刺治疗肩痛的最佳体位是正坐或侧坐位。正坐时，手臂下垂，三角肌自然绷紧，肩峰部暴露完全，有利于检测局部的肿胀与反映点。如肩峰滑囊炎时经常可以在肩髃及其前后方发现伴有压痛的肿胀反映点。还有巨骨、肩井等穴也容易检测到可能出现的反映。侧坐位时，手臂可以垫高（图 2-10b），使三角肌放松。此时，肩髃穴稍有内陷，有利于将针垂直刺入该穴并深入肩关节腔。肩部肌肉放松后，针刺肩周穴位时也容易诱发局部肌肉搐动，帮助确定是否已刺准受累肌腱或肌肉。当然，惧针者也可以采取侧卧位，患侧向上，但须把同侧手臂也放在躯干上，不要扭曲（图 2-9a，b），此时肩部暴露类似正坐位时。

取穴一定要根据患者疼痛或运动受阻的具体位置作适当的调整。如一些患者的疼痛以肩前及三角肌部位为主，则须主要刺激肩前部及三角肌上的穴位或反映点，如肩前、肩贞、臂臑、臑俞、臑上；如患者的疼痛主要在肩后或肩胛骨上，则宜取肩后穴，如巨骨、肩井、肩髎、秉风、天宗等，但也可以两者结合或采取追逐消灭痛点的"阻力针法"（参见"3.5.5　特殊姿势与'阻力针法'"）。先师焦勉斋的经验是，对于上肢风湿关节疼痛，一般以肩髃、曲池、手三里、外关、合谷为主穴；对于不能高举、平抬与外旋者加肩髎与青灵，不能后旋者加肩贞、天宗、秉风。

冻结肩的康复，要抓住及时镇痛与有效锻炼患肩两个环节，因为疼痛与运动障碍是互为因果的恶性循环。局部疼痛使患者惧动，加速局部组织的粘连，结果活动范围越来越小，而关节冻结使运动减少，局部组织的代谢产物不能及时除去，又是致痛因子。故疼痛早期的针刺镇痛可以预防其向冻结期的过度。患者也一定要利用每次针刺后疼痛缓解的几个小时充分活动患肩。肩部完全冻结后，虽然疼痛可能减轻，但一般难以活动肩关节患部（因肩关节冻结，活动上臂时可见肩胛与上臂一起活动），故通常的主动锻炼已很难收效。此时，只有依靠被动性的肩部活动，包括在别人的帮助下固定肩胛骨后再主动或被动活动上臂。无论是主动还是被动锻炼，患肩的活动应包括各个方向，如旋转（上身前倾90°后旋转患上肢，顺时针或逆时针各50次）、上举（手指爬墙）、后伸（摸后背或擦背动作）等。为了有效而快速地解除关节局部粘连，有些疗法采取在麻醉条件下强行拉开肩关节粘连组织。由于局部粘连的拉开难免会引起疼痛，故在冻结期的治疗，针刺镇痛与有效锻炼要密切配合。

由于多数冻结肩患者既有疼痛又有运动障碍，它属于巨刺（缪刺）或对称刺法的适应证。可以在刺激患侧局部反映点后再加刺对侧的对称部位、下肢的相应部位或一些具有强烈针感的穴位，如手三里或阳陵泉[218]等。也可以应用头针穴位[219]。同时令患者活动患肩。

4.1.2 颈椎病/慢性颈痛

颈部疼痛，临床上甚为常见，多由颈椎的各种疾病引起，如颈椎病（Cervical spondylopathy）、颈椎间盘突出，颈椎损伤、脱位等，也有由颈部软组织损伤如落枕、车祸撞击扭伤等原因所致的。上颈段病变表现为枕项痛，下颈段病变表现为颈肩痛或肩臂痛。这里着重介绍由颈椎病与颈椎间盘突出症引起的慢性颈痛的治疗。颈椎病是颈椎退行性病变的简称，也称为颈椎骨关节炎，它经常表现为颈臂综合征，即不仅有颈部的活动障碍与颈痛，还可以同时有肩、臂、前臂外侧的放射痛与手指端的麻木感等。针刺治疗对于由颈椎病、颈椎间盘突出症引起的颈肩痛、肩臂痛或手指麻木等神经根症状有明显的效果。关于颈部软组织损伤的治疗，见下节"4.1.3 落枕/颈部扭伤"。

【疗法】

以针刺治疗为主，在项后、肩胛上部以及上肢后、外侧（阳面）的躯体反射区侧区、后区选取反映点或穴位。先根据疼痛放射部位估计病变的位置。如疼痛放射至拇指者多属颈6神经根受累，疼痛放射至中、示指者，提示颈7神经根受累。在受累颈椎同侧距正中线旁开5分～1寸处选1～2穴为主穴，以出现明显压痛或局部微微突起为准。同时根据颈肩痛的不同位置配天柱、风池、大椎、肩中俞、肩外俞、肩井、曲垣、天鼎等；或根据肩臂痛症状配肩髃、臂臑、曲池等；手指有麻木感的配手三里、外关、合谷、中渚、神门等。针刺得气后留针20～30min，期间可以加用电刺激，或艾灸或红外线等热疗。每隔3～4天1次，连续治疗到症状缓解。

【案例】

例11，女，53岁，白人。颈部疼痛向右侧肩胛上部、前臂与腕部放射已一年。诊断为颈椎病。经常服用抗炎镇痛药。就诊时发现其压痛点位于大椎、身柱，右侧肩中俞、肩外俞、肩井、曲垣、外关等穴。针刺治疗每周2次，坐位，取上述反映点，得气后留针30min，并加颈肩部红外线照射。1次治疗即明显好转，第9次治疗时已无手臂疼痛，颈部仍稍有酸痛。一共治疗12次，颈肩疼痛完全消失。

例12，女，39岁，白人。颈痛多年，但半年前加剧，疼痛放射到右前臂伴有手指刺痛。经检查发现颈5～6椎间盘中度突出，诊断为颈椎间盘突出症。曾接受各种抗炎西药、注射氢化可的松，理疗与按摩等治疗。取坐位，按上法针刺，每次在局部反射区取曲垣、肩中俞、肩外俞、复音、风池或天柱等穴，以及右上肢反映点曲池、手三里、四渎、外关。每周 2 次。1 次治疗后即明显好转，手指不再有麻痛感。经 8 次治疗后症状几乎完全消失，只是在激烈运动后稍有颈部僵硬感觉。

例 13，男，40 岁，白人。左侧肩颈疼痛三天，伴左手臂麻木，严重影响工作与日常生活。针刺治疗每周 2 次，取左侧肩井、曲垣、天宗、风池、手三里、外关、合谷，局部酸胀感后留针 30min。第 5 次治疗后开始好转，第 7 次就诊时诉说肩颈疼痛已 90% 好转，左手臂的麻木也明显好转，但尚余少许示指麻木。又继续治疗数次后症状全消。

【讨论】

英国的 White 等系统地综述了近年有关针刺或激光针刺治疗慢性颈痛的文献，在 14 项随机对照的研究中，正面与负面的结论各半；一项研究的结论是针刺的疗效较优；另三项研究中针刺的疗效等同或优于物理疗法；五项研究中有四个观察到真针刺没有比难以辨别的假针刺对照有效；八项高质量的研究中有五项是负面结论。由此作者认为针刺治疗颈痛的效果还没有足够的临床证据[220]。但这并不能否认针刺治疗颈痛至今已取得的一系列临床效果。而且国外有关针刺的不少临床研究都没有真正掌握针刺取效的要领，如反映点刺激等，故不难理解其效果欠佳。

英国的 David 等在 70 例非炎症性的慢性（疼痛 6 周以上）颈痛患者的治疗中，就观察到针刺与理疗都是有效的治疗形式[221]。Peng 等应用电针治疗 37 例慢性颈、肩疼痛患者，其中 24 例（64.9%）得到显著的长期改善，并认为其作用原理是电针阻滞了外周交感神经，引起局部微循环增加而促进了组织康复和疼痛缓解[222]。Coan 等应用针刺治疗慢性颈椎疼痛综合征患者，在 12 个星期后，治疗组 15 例中 12 例（80%）好转，其中某些人显效，疼痛平均减轻 40%，镇痛药少用 54%，每天的疼痛时间减少 68%，以及 32% 较少活动受限；而对照组 15 例中只有 2 例（13%）稍有改善，还有 2% 的患者疼痛加剧[223]。深圳的 Luo 等应用电针与按摩治疗 278 例颈椎病，观察到电针可以提高治愈率，而且这 278 例中 96% 的患者通过 3～5 次治疗后疼痛与麻木症状消失[224]。

颈椎病的局部反映点多出现在项后，邻近反映点可出现在肩胛上部；远端反映点则主要出现在上肢后、外侧（阳面），故位于颈肩部与上肢阳面的躯体反射区侧区、后区（包括手三阳经）是针灸治疗本病主要的反射区。

在颈肩部取穴时，一定要选择合适的体位。最佳的体位是坐位，头前倾，用高枕垫于前额下，两手臂微抬高置于枕两侧（参见图 2-10b）。该体位能充分暴露出颈肩穴区，而患者又无不适，故能在留针期间维持这一姿势不移动。

在这个体位下，用手指腹触摸轻轻颈椎两侧等处，很容易察觉出局部稍微隆起或发硬的反映点。两肩胛间的上背部也得以舒张，容易检测出具有压痛或硬结的反映点。这就为刺准疾病反映点、提高疗效奠定了基石。当然，也可以卧位，在前额下放一枕垫，面部向下（参见图 2-8a 或 b），但要保证头颈部不要扭曲。这一位置由于不能"拉挺"颈项部肌肉，不容易确定颈部反映点，但仍能确定肩胛间上背部反映点等，故也常用之。俯卧位时，也可以在胸部同时垫一高枕（参见图 2-8a），以帮助暴露颈部穴区。这对于伴有胸椎后突的患者，尤为适宜。

需要指出的是，针刺治疗对于由颈椎退行性病变（骨关节炎）或颈椎间盘突出症引起的慢性颈臂疼痛或手指麻木，通常只能缓解症状，而不能改变颈椎已经存在的器质性变化，故治疗前后 X 线检查通常不会改变。但这也从另一角度说明，它们的临床症状显然主要是由于颈椎局部的软组织炎症水肿压迫脊神经根引起的，颈椎本身的病变很可能只是为该病的发生提供了一种局部异常的环境，使之容易在日常颈部活动中受损。这就可以理解为什么颈椎退行性病变的程度经常可以与其临床表现不一致。而针刺疗法正是通过其抗炎、促进局部微循环等作用消除了局部的炎症等刺激因素,故可以缓解其症状。本节所举 3 例中,例 11 是典型的颈椎病,例 12 是中度的颈椎间盘突出症,针刺治疗一段时间后都取得了相当的疗效。例 13 可能只是颈椎部单纯的软组织炎症,其病程短,收效亦更快些。

4.1.3 "落枕"/颈部扭伤

由于颈部的活动范围大,它是较容易发生运动损伤的身体部位之一,故颈痛的常见原因除颈椎病外,也可以是局部软组织的损伤,如"落枕"和车从后面被撞时引起的颈部扭伤(Whiplash)。它们的疼痛多分布在颈项与肩胛上区域,也可以发生放射到后头部、两侧肩胛之间的背部和同侧手臂,可因活动头颈或同侧上肢而加剧。这类颈痛多属于急性疼痛,但也有因未能得到及时、有效的治疗而迁延日久,变成慢性疼痛,然而其颈椎多无形态学的病变。针刺或推拿对它们有很好的疗效。

【疗法】

针刺治疗"落枕"或颈部扭伤时,对于急性患者,远隔取穴或局部取穴均可;对于慢性患者,则宜以局部取穴为主。远隔取穴以外关或悬钟为主穴,一边针刺,一边令活动患部。强刺激,不留针。局部取穴以出现压痛、肿胀、硬结或条索状反映点的部位为主,如颈部疼痛的反映点可在天柱、风池;肩胛、上背部疼痛的反映点可在曲垣、肩外俞、大椎、身柱、肺俞、肩井、天宗。每次取 5~7 穴,针刺得气后留针 20~30min。患部硬结范围较大的,可以一穴多针;患部组织肿胀明显的,留针期间在患部加红外线照射或艾灸。

还可单独或配合使用推拿与穴位按摩。先用通常手法放松患者肩颈部肌肉,并轻轻左右转动患者头部,当患者颈部肌肉不再有抵抗时用巧劲向一侧轻推下巴部,常可以闻及弹响。再点按"阿是穴"或天宗或肩井等压痛点,要用力按压,使患者感到肩项部酸痛剧烈,甚至有局部或全身发热、出汗,同时令活动患部。最后还可以用手掌尺侧在患部皮肤摩擦,以局部潮红为度。用此法后,由"落枕"引起的单纯颈肩痛通常立即可以缓解。

上述治疗,急性患者每天 1 次,慢性患者隔日或每 3~4 天 1 次。

【案例】

例 14,男,39 岁,白人。右侧颈部剧烈疼痛已 18 天,每天夜里要痛醒几次,严重影响工作。其原因不清,估计是由"落枕"引起,经整脊治疗数次没有丝毫好转,才来寻求针灸治疗。坐位低头时,在右颈部第 5、第 6 颈椎旁检查有一核桃大小的硬结,即采用一穴多针法,在此硬结上刺入 5 针,局部微有酸胀感。另加大椎、右风池与肩井 3 针,同时加电刺激并留针 20min。拔针时见局部微充血。只经一次治疗即明显好转,2 次治疗后疼痛几乎完全消失。

例 15,男,58 岁,中国人。双侧颈部酸痛 3 月余。项强,俯仰及左右转头均不便,日见加重,特别是颈部受寒时更剧。曾在当地针刺治疗无效。检查颈部无红肿,颈肌紧张,枕骨下方有明显压痛,颈部活动受限。予以上法推拿,在双侧均闻及"的得"弹响,并重点刺激双侧天宗压痛点,使其背部发热出汗。顿时患者颈痛消失,活动自如。半月后复诊,左侧颈痛已愈,右侧尚存少许酸痛,依上法又推拿一次,即告痊愈。1 月后随访未再发。

例 16,女,46 岁,白人。左侧肩胛上区持续疼痛数年,局部似有硬块或紧压痛感,伴左手第 5 指麻木。诊断为肌肉疼痛,曾求治于整脊、按摩、康复、西药、电刺激和膏药等疗法,都不见效。初诊时在左侧肩胛上区曲垣附近触摸到硬结,即以它为主穴,采用包围针法,刺入硬结中心及周围共 5 针,配左侧天宗、肺俞、外关、中渚,局部酸胀感后留针 30min,同时应用红外线局部照射。每周 2 次治疗。第二天即感到明显好转,经 8 次治疗后症状全消。

例 17，女，39 岁，白人。由 4 年前严重车祸后部撞击引起右侧肩颈疼痛，其经常放射到右侧头部以及前臂，曾在肩前部作袖口状轴转肌解压手术与各种西药镇痛处理，效果均不明显。诊断为慢性颈肌综合征（Chronic myofacial cervical syndrome）。就诊时检查发现，在右侧肩胛上部及与脊柱之间不仅局部肿胀，而且压痛明显，无法忍受轻度的振动按摩治疗。甚至连用手指轻轻触摸也感疼痛。取坐位，按上法针刺，5～7 针集中在右侧肩胛上部的反射区内。每次除局部反射区取穴外，还配右侧天柱或风池，外关或养老穴。每周 2 次。2 次治疗后肩胛上部的疼痛敏感性明显降低，已经可以接受针刺后的振动按摩，经 10 次治疗后肿胀也基本消退，但仍偶有局部酸胀。后又连续治疗，在 3 个月时间内一共治疗了 25 次，治疗期间仍偶有右侧中背部与肩胛部酸痛，但每次治疗后大多能得到缓解。

【讨论】

"落枕"的发生，可由于睡眠时姿势不当或受风寒，或搬举重物时用力不慎引起。它多属于颈肩部软组织的扭伤。在西方，车祸意外引起的软组织损伤十分常见，其中又以车从后方撞击导致的颈部扭伤多见。这两类原因引起的疼痛十分类似，疼痛部位多在下颈部与肩背部，常伴有一侧手臂的乏力、酸痛等。其治疗方法也基本相同，故在本节一起讨论。

针刺治疗"落枕"，对于新近发生的、酸痛比较集中者可以立即缓解。在远隔部位取穴中，前臂外侧的外关、手背的落枕穴以及小腿外侧的悬钟穴，都有很好的效果。刺激这些远隔反映点的效果，几乎可以与针刺合谷治疗单纯性牙痛那样立竿见影。这些穴位虽分别在上下肢，但与"落枕"引起的常见疼痛区域同属于躯体侧区的范围。看来，这很可能就是效果好的原因。在躯体反射区的分布规律中，我们曾提出颈部的远隔反射区主要在上肢，但也不排除位于下肢的反射区（参见"1.3.7　反射区的分类与分布规律"）。在甲状腺的针麻手术中，有研究者通过比较观察到取上肢穴如内关比下肢穴有较好的针麻效果，但对于颈痛的疗效，上下肢反映点之间是否也有差异，目前尚未见比较性研究。笔者的经验是，凡只有颈肩部酸痛症状的，同侧上下肢穴如外关、悬钟均可，而伴有上肢症状的，则必取同侧外关或落枕穴。当颈痛放射到上背部包括两侧肩胛间区域时，由于这是属于躯体后区的范围，针刺外关或悬钟就不一定能奏效，宜改取同属于躯体后区的后溪或承山。当然，对于各种不同部位的颈肩痛，在患部直接刺激局部反映点也有很好效果。

然而，对于反复发生、酸痛范围较大且拖延日久的"落枕"或慢性颈痛，仅靠针刺收效也慢。一个有效对策是结合使用针刺、推拿以及穴位按摩。笔者早年曾报道应用推拿手法可以提高对"落枕"的疗效，30 例均经 1～2 次治疗而愈[225]。我们所应用的推拿手法与西方流行的整脊手法十分类似。用此法后，单纯"落枕"所致的急性颈肩痛即可消失，但对病程较久或由慢性炎症所致者，只能轻度缓解，故我们在手法后多合并使用穴位按摩以提高疗效。有的患者由于颈部肌肉相当松弛，特别容易多次发生"落枕"。治疗这类患者时，还要让患者平时多作颈部肌肉锻炼，通过提高其张力来作预防。

先师焦勉斋治疗"落枕"时，对于轻症单用推按法，由风池至肩部，由大椎向两侧至肩中俞、肩外俞部；重按风门佐以下推；对于重症针刺风池、天柱、百劳、大椎、肩中俞、肩外俞、风门、支沟或外关。

对于由车从后方撞击导致的颈部扭伤，针刺治疗方法同"落枕"。但对于严重的扭伤，康复所需的时间要长得多。一些患者甚至可以发展成慢性颈肌综合征，针刺收效缓慢。如本节所举例 17 即是。对于慢性颈痛，除体针外，也可以配合耳针。德国的 Rabl 等报道应用体针与耳针治疗 153 例患者车祸意外中受伤所致的疼痛、水肿和运动障碍，取得显著效果[227]。他们还研究了在局部损伤处针刺对皮温的影响。在 54 例患者中观察到针刺后损伤局部皮温的显著升高，这种效应甚至在对侧未针刺肢体也能见到，而在 20 例健康者中却没有。由此他们认为在损伤处的针刺不仅有局部的充血效应（Hyperemic effect），而且可以通过机体的整合显示出跨区域的作用[228]。显然，这研究提示在软组织损伤中传统应用"阿是穴"的镇痛机制与改善局部血液循环有关。

针刺不仅对颈肩部的疼痛有效，对于颈部扭伤导致的平衡紊乱也有很好效果。意大利的Fattori等治疗15例由于车祸颈部扭伤导致的平衡紊乱，取天柱、风池穴，针刺入后操作20秒钟，每周1次，共3周，结果观察到与另17例具有相同症状但是应用西药等治疗的对照组相比有显著的差异。患者有闭眼时头部后屈（Closed eyes with retroflexed head，CER）试验时间长度的减少和矢状平面上摆动频率（Frequency oscillation）的减少[226]。

在以上两节我们讨论了各种急、慢性颈痛的治疗。最后要指出的是，就发生在身体各部的躯体性疼痛而言，针刺对于颈部疼痛的效果是属于较佳的，可能仅次于头部。有研究比较了针刺提高身体各部（除头部之外）体表痛阈的差异，观察到以下次序：颈>胸>腹>下肢>上肢，即在相同的刺激下，颈部皮肤的痛阈提高最为明显[102]。临床针麻手术的成功率与身体部位的关系也与此顺序类似，即在成功率最高的颅脑手术之下，颈胸部手术（如甲状腺手术）居于第二位，然后是腹部，四肢则最差（参见"1.2.10 针刺麻醉"）。这或许就是为什么针刺治疗颈痛效果较佳的解释。

但是，为什么针刺时颈部皮肤的痛阈提高较身体其他部位更为明显呢？这是一个尚不清楚的谜。从控制论的角度来分析，颈部作为头部与全身其他部位联结的唯一通道，而且其活动十分灵活，即其反馈回路特别畅通，故输入的针刺信号容易迅速放大占据位于颈部的整个信息通道以抑制疼痛信号的传入。说到这里，也许有人要问，那么又如何解释四肢手术针麻不理想的效果呢？四肢末梢部位虽然也与颈部一样甚至更为灵活，但它们不是与头部联结的唯一通道，而且其皮肤过于敏感，手术疼痛信号极为容易放大，故在四肢的针麻手术中，针刺镇痛效果不好。在四肢部位，对于由软组织损伤或关节炎症等原因引起的深部疼痛，针刺镇痛的效果也是很好的。

4.1.4 腰痛

腰痛是针灸临床上最为常见的适应证，不论是由腰椎间盘突出、腰肌扭伤还是腰椎骨退行性病变、腰肌劳损等原因所导致的急、慢性腰痛，针灸治疗通常都有满意的疗效。许多腰椎间盘突出所致的腰痛和坐骨神经痛患者，在针刺后疼痛症状高度缓解，尤其是对以往采用过各种保守疗法无效患者的成功治疗，都支持针刺对于腰痛的潜在治疗作用。目前在西方国家，针刺已被认识到起码是一种可以减少侵入性手术需要的补充疗法。当然，由于腰痛有自愈的倾向，还须对针刺的疗效进行较多高质量的随机、对照研究，才能使它在西方国家得到充分肯定与推广[229]。许多腰痛患者有至臀部、腿部的放射痛或典型的坐骨神经痛。这一节主要讨论腰痛的治疗，以臀腿部疼痛为主的腰腿痛治疗（参见"4.2.1 坐骨神经痛"）。

【疗法】

对急性腰痛以针刺为主，也可配合推拿、牵引；对慢性腰痛，还可应用穴位水针、耳穴埋针等其他疗法。

当疼痛范围明确与局限时，选腰骶部局部压痛点为主穴，配位于下肢后侧的远隔反映点，如殷门、委中或承山三穴之一针刺。当疼痛范围大或弥散难以确定局部痛点时，可以先针刺上肢的远隔反映点，如手三里、挫闪、后溪、养老、手背的腰痛点或腰腿点等穴，同时令患者活动腰部与做下蹲动作，等腰痛减轻或局限化后再加刺局部压痛点。当腰痛部位较高时，局部反映点常汇聚在肾俞～命门～志室一线；当腰痛部位较低时，局部反映点常汇聚在大肠俞～关元俞～次髎～十七椎下～腰阳关的腰骶部倒三角区。一般均用深刺，强刺激手法。局部反映点针感不明显者加电刺激（连续波，频率 2～4 次 / 秒，强度适中）。慢性腰痛患者，留针期间可以局部照射红外线。

对急性腰痛，除体针外，也可以采用腕踝针。取"下 6 点"，针尖沿皮下指向疼痛部位，近水平进针 1.5～2 寸，毋须针感，留针 30～50min。

【案例】

例 18，男，28 岁，白人。急性腰痛发作两天，由弯腰移重物时突然发生，疼痛局限在第 2 腰椎两侧，腰部活动严重受限，不能伸直，下肢背侧肌肉也有僵直反应，跛行。7 个月前有类似腰痛发生。经检查，局部压痛点在双侧肾俞、气海俞，正中线的下极俞和阳关等 6 穴，殷门穴有肌肉紧张，但无压痛。取俯卧位，针刺得气后接电针，连续波，频率 2 次 / 秒，强度适中，以局部稍有肌搐动为度。20min 后拔针，患者起身后感觉腰痛已有减轻。再令其做下蹲运动 15 次，同时指按其一侧手三里。术毕患者感觉明显好转，第二天复诊已不再跛行，腰部也已活动自如，只是在某一位置还有偶尔疼痛。按上法又治一次。第 4 天复诊时已基本无痛。

例 19，男，51 岁，中国人。半月前因搬运重物时用力过猛，致使右侧腰部急性扭伤，疼痛剧烈，并向右侧臀部放射。卧床不起，不能翻身。因不能行走而用担架抬来就诊。局部检查：脊柱无畸形，右侧腰肌紧张，右肾俞、腰眼穴附近有显著压痛，但健侧对称点上压痛轻微，两侧呈现不平衡。X 线检查无异常发现。应用缪刺法治疗 1 次。腰痛当即显著减轻。嘱患者轻轻活动腰部，起初患者不敢活动，在笔者鼓励下才逐步增大活动幅度，此时前俯后仰、左右侧弯均已无疼痛。针后复查，两侧压痛点已无左右差别，恢复平衡。患者自行走回家去。次日患者步行前来复诊，腰痛已基本消失，腰部肌肉松弛，压痛甚微，两侧平衡，活动自如。为巩固疗效又针治一次。3 月后随访，悉已参加体力劳动，未见腰痛复发。

例 20，男，34 岁，中国人。腰部疼痛 2 年，弯腰动作受限，咳嗽、翻身动作时疼痛加剧，并向两下肢放射，劳累及走远路后尤甚。体检：脊柱无畸形，第 4、5 腰椎双侧肌紧张。双侧大肠俞附近均有压痛，以左侧为剧，呈现不平衡。用缪刺法治疗 1 次，即能无痛地活动腰部，两侧压痛均变得轻微，呈现平衡。每周 2 次治疗，经 4 次治疗后，腰肌已完全放松，两侧压痛均消失，弯腰、行走时均无疼痛。3 月后随访，劳累后也无腰痛复发。

例 21，男，46 岁，白人。慢性腰痛 3 年半。由腰椎间盘突出症所致，曾作过 3 次腰椎手术包括融合术，但都无明显效果。就诊时腰痛主要位于第 2～5 腰椎水平正中线上，有放射痛到左侧小腿腓肠肌，影响工作、性生活与睡眠。因久治无效，患者同时有严重的抑郁症，曾自杀未遂。检查发现其腰部正中线皮肤上有 3 寸长手术瘢痕，局部压痛不明显，但在下肢背侧仍能发现一些压痛点。针刺治疗，每周 3 次。以刺激压痛点为主，取肾俞、大肠俞、阳关、殷门、承筋、委中、承山、丰隆等穴，不论针刺是否得气（腰部穴不易得气），均结合电针与红外线照射。患者的疼痛症状改善缓慢，到第 13 次治疗时才有明显减轻，但以后每隔一段时间都有疼痛加重的时候。半年后（第 80 次治疗时）自述能够坐得较久了。在 11 个月内共治疗 129 次，总的来说疼痛症状有所减轻，但未能完全消失。

【讨论】

德国的 Wang 等对 132 例经 CT 和磁共振确诊的腰椎间盘突出症的急、慢性腰腿痛患者观察发现，针刺后 30min 起可以显著减轻疼痛，并且在 6 个小时内逐渐增强，而安慰对照组虽在针刺早期也有疼痛缓解，但没有统计学意义，而且其效应随之减退[230]。德国的 Schmitt 等 2001 年报道针刺治疗 60 例腰痛并且伴有神经根性症状的患者，其中 88% 在治疗后 3～12 个月内满意其疗效。这些患者都是经磁共振或 CT 确诊的腰椎间盘突出症。治疗前后以一种满分为 100

的目测模拟计分法（Visual analogue scale）来评估他们的疼痛强度。治疗后腰痛的强度从治疗前的 59 降为 19，神经根性疼痛的强度则从 64 降为 12。虽然该研究没有设立对照组，但作者认为针刺作为一种非创伤性、不良反应小的疗法对于腰痛尤其是带有神经根性症状的患者是很有前途的[231]。

不论是急性还是慢性腰痛，都可以在患部出现局部反映点，以及身体的其他部位主要是下肢背面出现远隔反映点。它们都是治疗腰痛的有效穴位或刺激部位。

局部反映点出现的位置与腰痛部位的高低密切相关。可以在腰部正中线（督脉）、旁开 1.5 寸或旁开 3 寸（膀胱经）的三条纵线上寻找与确定压痛点或肌张力较高的部位针刺。常见的腰痛部位有两个，一是在第 2、3 腰椎水平，其局部反映点多在肾俞、志室一线；二是在第 4、5 腰椎水平。因为那里是腰部活动幅度最大的部位，也最容易受伤，其局部反映点多在大肠俞、关元俞、气海俞出现，用手指横向轻轻触摸或弹拨时可以察觉到局部肌肉变粗或隆起。急性炎症时用手掌覆盖在局部可以感觉到皮温比周围区域明显升高。当疼痛涉及腰部正中线上时，局部反映点也可以在命门、阳关或十七椎下穴附近。一般来说，刺激局部反映点时，刺得越准，即针刺能达到受累组织（如脊上或椎间韧带、骶棘肌等），则镇痛效果越好。

远隔反映点最容易出现在腰部疼痛处的纵向延长线上，即躯体后区范围内，如下肢的殷门、委中、承山等穴，也包括腕踝针的"下 6 点"。它也可以向上延伸，出现在颈部的天柱穴。上海方幼安教授等体会到当急性腰痛位于两侧腰肌，即循太阳经所过时，通常可以在患侧天柱穴扪到明显压痛，而健侧则不会出现，其疼痛明显者，常伴有轻度隆起，肉眼能辨，有异于对侧，针刺该穴即能镇痛[197]。在躯体反射区的分布规律中，我们曾提出腰骶部的远隔反射区主要在下肢，但也不排除位于上肢的反射区（参见"1.3.7 反射区的分类与分布规律"）。腰痛出现在上肢的远隔反映点有前臂的手三里、挫闪穴，以及手背的腰痛点等。但对于针治腰痛的疗效，上下肢反映点之间是否存在明显差异，目前尚未见比较性研究。

挫闪穴是先师焦勉斋发现的经验穴，大约位于阳池至肘部肱骨外上髁连线上 3/4 处。按他的经验，对于急性腰扭伤者，先针手臂上的挫闪穴至感传明显，不留针或短留针 10min，后针局部腰肌上的压痛点或经穴，收效很快。一般当日挫闪患者，甚至只要重按此穴而愈，不必用针。如疼痛在腰椎正中者，可加针椎间穴或夹脊穴；腰肌劳损者除局部穴外，还可加四髎、白环俞、委中、昆仑。

远隔反映点尤其是上肢反映点的刺激，不仅可用于疼痛范围较大或弥散的患者，也适合于需要患者在针刺期间活动腰部的场合，因为远隔穴位的针刺可以不影响患部的活动。此时，也可以用手指按压穴位的方法代替针刺，有同样效果。这特别适用于急性腰痛的治疗。急性腰痛时常有腰部及下肢活动的受限，在针刺局部反映点之前或之后，一边用手指按压刺激患者前臂的挫闪穴或手背的腰痛点，一边令患者做下蹲与起立动作 10 余遍，往往能立即收到腰痛明显缓解的效果。

对于急性腰痛的治疗，尽早进行适当的腰腿活动有重要的意义。因其发生原因被认为多是由于在弯腰动作中姿势不当造成的急性滑膜嵌顿。嵌顿的滑膜受压迫久了就会水肿、发炎，进而刺激周围的神经诱发局部疼痛或反射性的肌紧张等临床症状。及时的腰腿活动不仅有利于嵌顿滑膜的尽早复位，而且可以改善局部的血液循环，除去致痛性代谢产物的积累，缓解反射性的肌肉紧张等。但由于剧烈疼痛的存在，往往使患者无法活动患部。这时，若先作针刺镇痛，再进行活动就有了可能；或一边指压远隔穴位、一边活动患部则更为轻松可行。

治疗由滑膜嵌顿所致的急性腰痛时，如果无法让患者通过患部的自我活动恢复，也可以采用推拿手法复位取效。在推拿前后，手法牵拉有助于腰骶部紧张肌肉的放松。而且，对于急性腰扭伤和慢性腰肌劳损有时合并存在的腰椎小关节功能紊乱，推拿手法也是一种很好的疗法。北京的 Zhang 等报道应用手法牵拉配合针刺有效穴位治疗 56 例腰椎小关节功能紊乱患者，治愈 39.3%，显效 28.6%，总有效率为 98.3% [232]。

　　腰椎与颈椎是脊椎最常见发生退行性病变（骨关节炎）的部位，前者也是慢性腰痛的常见原因之一。华佗夹脊穴，是治疗脊椎骨关节炎（或称肥大性脊柱炎）所致慢性腰痛的有效穴之一。可以选刺第 1~5 腰椎旁的夹脊穴。广州的 Wang 等在治疗第 3 腰椎横突综合征时，观察到在第 1、2 腰椎夹脊穴施与电针（32 例）比传统针刺（30 例）有较优的镇痛效果和总有效率。据认为电针夹脊穴的治疗机制与刺激该穴位处的脊神经后支有关 [233]。

　　在西方国家，目前对腰椎间盘突出症或腰椎退行性病变的骨质增生盛行手术治疗，虽然手术疗法确实帮助不少人解除了病痛，但仍有相当比例的患者无效或在手术后不久疼痛复发，故在针灸临床上多见手术后仍然腰腿痛的患者前来求医。而且，他们多把针灸疗法看作是自己获愈的最后希望。然而，由于手术往往破坏了腰部的正常解剖结构，如切断了一些神经，故在他们腰部针刺时经常针感很弱，或者说不容易得气。这就使他们对针刺疗法的效果不如未行手术的其他患者，成为难治的一类患者。本节所举例 21 就是一例。对于这类患者，尤其要重视寻找患部最敏感的反映点，针刺时要尽量刺准其敏感中心，以取得最大针感，并以消除压痛点为取得疗效的间接指标。广州的 Li 等在 24 例椎间盘突出手术治疗后的顽固腰痛患者，观察到针刺腰部与臀部的压痛点后，可以使压痛程度显著降低 [234]。

　　电针经常可以强化手法针刺的效果，治疗腰痛时也是同样。瑞典的 Thomas 等的研究将 40 例慢性腰痛患者随机分组：30 例患者先接受三种刺激模式的试验：手法针刺、低频（2Hz）电针与高频（80Hz）电针，然后以他们感到最有效的模式继续治疗；另 10 例等待治疗的患者作为对照组。效果判定以与疼痛有关的活动及其程度、患者对疼痛的口头描述与主观评估作指标。结果观察到 6 周后治疗组在这 4 个指标中有 3 个比对照组有显著的好转，但 6 个月后治疗组中只有低频电针的患者仍有显著改善，而接受手法针刺或高频电针治疗的患者与对照组无显著差异。这一结果提示，在治疗慢性腰痛时应选择低频（2Hz）电针的模式 [235]。笔者在临床中也习惯应用 2~4Hz 的电针频率，体会到收效颇佳。

　　在一些顽固难愈的慢性腰痛患者，患部的压痛可以不明显，很难找到压痛点，只有局部的肌紧张或条索状硬结。对于这些患者，取局部反映点时，应以消除肌紧张为反馈指标。除电针外，可以尽早采用水针疗法，每穴注射 10% 葡萄糖溶液 5~10ml，或 1ml 维生素 B_1 注射液。隔天 1 次或每周两次。但这些患者的下肢部位仍能在相应的经络或躯体反射区内找到压痛点，故可以合并针刺下肢反映点，用强刺激，以逐步消灭压痛点为反馈指标。通过上述治疗，一些顽固腰痛患者仍会逐渐取效。

　　腰痛的原因很复杂，除腰椎及其周围软组织的病变外，也可以是来自内脏的牵涉痛，如肾结石绞痛、孕妇子宫收缩或牵拉等的反射。针刺对于由于内脏原因所致的腰痛一般也有较好效果。据瑞典的 Wedenberg 等 2000 年报道，在治疗孕妇的腰痛和盆腔疼痛时，他们观察到在缓解疼痛和活动限制方面，针刺比理疗的效果较好 [236]。瑞典的 Ader 等曾在腰骶部皮内注射无菌水模拟针刺的作用，观察了其对孕妇临产第一阶段时腰痛的镇痛效果。45 例随机分成两组，一组注射无菌水治疗，另一组注射等渗盐水作对照。在注射后 10min、45min 和 90min 作比较，都观察到注射无菌水治疗组有较显著的镇痛效果。其镇痛效果也与接生员的独立评价相一致 [237]。由于无菌水注射是一种低渗的刺激，它属于水针的范畴。按笔者的经验，对于内脏原因所致的腰痛，除直接刺激疼痛部位外，也可以刺激相应内脏在下肢的反射区。如对于肾结石绞痛，针刺三阴交、阴陵泉有显著的镇痛甚至排石效果。

4.1.5 髋骨关节炎／腹股沟痛

骨关节炎又名肥大性关节炎，属于退行性关节炎。其特点是关节软骨发生退行性改变，并在关节缘处有骨质增生等。此病多见于大关节，以髋、膝关节为常见，也有发生在脊柱等小关节的。髋骨关节炎所致的髋痛多局限在股骨大转子附近，也经常表现为腹股沟部疼痛。本节只分析髋骨关节炎的治疗，至于膝骨关节炎与脊柱骨关节炎的治疗（参见"4.1.6 膝关节炎""4.1.4 腰痛"与"4.1.2 颈椎病／慢性颈痛"）。针刺治疗本病有较满意的疗效。

【疗法】

针刺时取局部反映点为主。髋关节后、侧面疼痛时取居髎、环跳、股骨大转子邻近压痛点；髋关节前面或腹股沟疼痛时，取维道、冲门、阴廉、髀关附近压痛点；疼痛向大、小腿放射时，配下肢反映点：风市、伏兔、血海、阳陵泉、悬钟等。强刺激手法，得气后留针 30～40min。也可接电刺激（连续波，2～4Hz，中等强度）。隔日或每 3～4 日 1 次。

【案例】

例 22，女，79 岁，白人。右侧髋关节及右下肢疼痛近 10 个月，即使依靠拐杖也行走艰难。按上法治疗，每次针治后疼痛能明显缓解，治疗 1～2 次疼痛得到控制，生活质量满意。

例 23，女，71 岁，白人。双侧髋关节炎致局部疼痛、僵硬已一年半之久。主要表现为坐下后难以站起来。按上法在双侧髋关节局部取穴，每侧各四穴。由于该患者肥胖，局部深刺 3～4 寸也几乎没有针感（针下空虚感），后接电刺激。治疗 1 次后上述症状立即明显缓解，经 3 次治疗后已能自如地从椅子上站起身来，其后又连续治疗数次，症状全部消失。

例 24，女，67 岁，白人。右侧腹股沟区以及髋部疼痛已一星期，站时难以坐下。针刺治疗隔日 1 次，取右侧环跳、居髎、冲门、阴廉、髀关、血海、梁丘、足三里等压痛点。得气后留针 30min，并在患部照射红外线，腹股沟处对热刺激特别敏感，感到特热。第 3 次治疗后疼痛好转。10 次治疗疼痛全部消失。5 个月后随访获悉，患处疼痛未发生。

【讨论】

德国的 Fink 等 2000 年报道针刺治疗 67 例髋关节炎。他们比较了经典针刺疗法与在非穴位处进针而不操作的效果，结果发现两者同样有效，可以显著改善疼痛与活动功能障碍等症状，但这两者疗效之间没有差异。由此认为在骨关节炎的治疗中，是否刺激经典的穴位并不重要[238]。这一报道，一方面表明针治髋痛的穴位特异性不大，但另一方面也提示髋关节炎对于针刺刺激，甚至包括只进针但不运针的刺激，都有很好的反应。

笔者体会到，由于髋关节大而深，髋关节的疼痛不仅可以明显表现在臀部外侧与股骨大转子一带，也可以放射到腹股沟及大腿内侧，故经常可以在这些区域找到有明显压痛的反映点。为了便于寻找与确定反映点，患者最好取侧卧位，使患侧髋部尤其是大转子一带充分暴露。如腹股沟疼痛时，也可以取仰卧位，以便于寻找与确定在维道、髀关、冲门一带以及伏兔、血海等穴的反映点。能否刺激到这些具有压痛的反映点，尤其是在股骨大转子区域，是提高针治本病疗效的关键。但在股骨大转子区域没有经穴分布的记载，故找到的反映点都是"阿是穴"，或者说是"非穴位"。当反映点在大转子一带聚集成片时，可以在一个小区域内扎上数针，即围刺的方法。对于一些肥胖患者，由于关节炎症部位很深，在臀部或大转子部位也可以没有明显的压痛点，但仍可以在大转子区域采用围刺的方法，但多须深刺才能得气取效。

本节所举前两例都是以股骨大转子区域围刺取效的病例，但他们也各有特点：例 22 的机体敏感，不仅反映点的压痛明显，而且每针的针感都很强烈，留针期间不作任何操作都有针感遗留。

例 23 则不同，由于机体敏感性低，加上肥胖，既不能在局部找到压痛点，而且深刺也难获针感，通电刺激时才有局部搐动感。笔者体会到，凡针刺一个穴位，是否要在留针期间加强刺激或加用电刺激，须根据患者即时的针刺反应或敏感性来定。对于十分敏感的患者，有时针刺入后即使不作任何运针操作也会有明显效果，正如前述 Fink 等人观察到在非穴位针刺但不操作对髋痛也有效的情况一样。但在他们的报道中，不清楚是否也将针刺到了非穴位的敏感点。

髋关节与膝关节是下肢支撑全身体重的大关节，活动幅度也大，故是最容易发生磨损或退行性病变的关节，尤其在肥胖的老人多见。因此，在治疗这些部位关节炎疼痛时，肥胖患者的减重活动将十分有利于疗效的巩固。在各项减肥锻炼中又以游泳或水中活动最为适宜，因为水的浮力可以减轻这些关节的负重，防止锻炼本身对它们的磨损。但要注意在水中不宜浸泡太久，最好每次不超过半小时，即使在室内泳池的热水之中，也是同样，因为潮湿环境下关节炎症状容易加剧（参见"3.8.4　泡浴与游泳"）。

4.1.6　膝关节炎 / 膝痛

膝关节炎，包括风湿性的骨关节炎与类风湿关节炎，都是膝关节部位疼痛的常见原因。不论是其急性或慢性阶段，都是针灸治疗的适应证，而且收效均佳。对于发生在膝部的软组织损伤或炎症，如内外侧副韧带扭伤、十字交叉韧带或半月板损伤、滑膜炎、肌腱炎等其他膝痛原因，也可用类似方法进行治疗。

【疗法】

以局部针刺为主。要领是根据疼痛、压痛、皮温变化或肿胀部位寻取反映点刺激。

膝关节前部疼痛并且伸屈不利时，反映点多出现在髌骨四周边缘，如膝眼（犊鼻与内膝眼）、鹤顶、髌底等均是。其中尤以膝眼肿胀为多见，可以其为主穴，或一穴多针，从不同方向或不同进针点深刺入关节腔内；也可同时刺激出现在支配髌骨的股前肌群内的反映点，如梁丘、血海、髌上、伏兔等穴。膝痛往小腿放射或导致下肢乏力时，可配足三里、阳陵泉、阴陵泉等穴。

窝部肿痛时，反映点常见于委中、委阳、阴谷、合阳、浮郄、承筋、殷门等穴。膝关节两侧疼痛（如内外侧副韧带扭伤）时，反映点则分别出现在膝阳关、上阳陵、上阴陵、曲泉等位置。

以上各穴，针刺得气后留针 30min。针刺的同时也可以配合艾灸或红外线照射。急性期每日或隔日治疗 1 次，慢性期每隔 3～4 天 1 次。对于慢性、顽固病症可以应用电针、直接灸或瘢痕灸。

【案例】

例 25，女，63 岁，白人。左膝患风湿性关节炎已一年半，疼痛经常急性发作，症状进行性加剧。这次发作已半月余，曾应用冰敷、抗炎药均无效。来就诊时跛行而入。检查：左膝关节肿胀、活动受限，局部压痛明显，皮肤发红，皮温发烫，属于热症。针刺患部压痛点膝眼、梁丘、鹤顶、血海、曲泉、足三里、阳陵泉；针从膝眼刺入关节腔，深约 2 寸，胀感强烈。隔日治疗 1 次。第 1 次治疗后第二天即明显好转，疼痛显著减轻，局部皮温下降，不再跛行。共针治 6 次，疼痛与红肿全消，行走如常。

例 26，男，78 岁，白人。右膝髌骨下方疼痛已数月，伸屈不利，影响日常活动。检查时膝部皮肤发冷但未见肿胀，属于寒症。针刺取穴膝眼（每穴两针）、髌底、梁丘、血海、阴陵泉、足三里。留针期间加红外线照射。经 1 次治疗即明显好转。1 周后经第 2 次治疗，膝痛消失，行走如常。后每周 1 次巩固疗效，共 7 次治疗。随访半年未见复发。

例 27，女，82 岁，白人。双膝骨关节炎已 5 年，以右膝为甚。曾做右膝关节置换手术 3 次。

右膝皮肤微烫，有烧灼疼痛并经常扩散到右侧腰臀部。疼痛发作时应用局部冰敷可以稍有缓解，应用热敷则无效或更痛。左膝关节皮温正常。双膝均无明显肿胀。开始治疗时只针刺右膝。取膝眼、梁丘、血海、鹤顶、伏兔、风市等穴，留针期间加电刺激，连续波，频率 2Hz，中等强度。在 4 个月的时间内共治疗 23 次，每周最多 2 次。多数治疗后当天感觉好转，但维持不久疼痛又发。第 7 次治疗后开始每天能较长时间不痛，但效果仍不显著。在第 10 次治疗时同时治疗左膝，其镇痛效果较右膝显著，而且应用局部热疗（红外线）效果好，每次治疗均能够维持较长时间。

例 28，男、30 岁，白人。左膝外侧部有恒定疼痛或不适已 1 年。8 年前有左膝外伤史，曾手术除去小片软骨碎片。西医诊断为膝外侧副韧带炎症，但用抗炎药治疗无效。就诊检查时发现其痛点局限在膝阳关至阳陵泉的连线中点（即上阳陵穴）附近，但无肿胀与皮温变化。即取该穴以及膝阳关、阳陵泉、犊鼻等穴针刺，每周 1 次，第 6 次就诊时疼痛已完全消失。但以后在气候潮湿或与过度活动后仍有发作。然而，每次发作，再依法同样针刺治疗 1~3 次均能缓解疼痛，不再须服用任何西药。

例 29，女，49 岁，美籍华人。左膝髌骨上外侧边缘肿痛 3 天，难以屈膝、起立与影响行走。无外伤史。类似症状经常突然发作，尤其在潮湿天气或疲累时。诊断为膝关节滑膜炎。就诊时在膝盖骨上缘外侧可触及弹子大小肿块，皮温升高，按压时痛剧。取微屈膝位，以痛为输，在该肿块中心共刺入两针，局部酸胀针感强烈。留针 30min 并加红外线照射。第二天该部肿痛全消，患膝活动如常。以后每年总有数次复发，肿痛位置稍有偏移，但都在髌骨边缘。然而，每次发作时，只要应用上法针刺 1~2 次都能立即见效。

例 30，男，21 岁，白人。左膝软组织急性挫伤三天。就诊时整个膝关节肿胀明显，活动或行走时局部剧烈疼痛，难以屈膝与起立。X 线与磁共振成像发现前后十字韧带撕裂明显，内外侧副韧带与软骨垫等均有不同程度损伤，但未见骨折与半月瓣破碎。按上法针刺治疗，每次刺激局部 8~10 个反映点，针感强烈，留针 30min，同时应用局部红外线照射，每天或隔日 1 次。每次治疗后症状都有不同程度好转，经 6 次治疗后，局部肿胀完全消退，行走时也不再疼痛，屈膝也有很大改善，但仍不能完全屈膝，后由外科手术修补撕裂最为显著的前十字韧带后痊愈。

【讨论】

一些西方国家已经认识到针刺治疗膝关节炎的疗效。美国的 Berman 等 1999 年在一项随机化设计试验中，研究了针刺作为标准西医治疗的一种辅助疗法，对 73 例膝骨关节炎老年患者缓解疼痛与恢复功能的效果。结果观察到在第 4、8 周时，针刺组比只接受标准治疗的对照组明显有效，患者自我评分的 WOMAC 骨关节炎指数和 Lequesne 指数都有改善，并且没有发现针刺的不良反应，由此他们认识到针刺对于膝关节炎的经典疗法来说是一种有效而且安全的辅助疗法[239]。上述同一研究组在另一项回顾性研究中还基本上排除了膝骨关节炎患者的精神社会变量（Psychosocial variables），如老龄、受教育程度、焦虑、疲劳等对针刺效应的可能影响[240]。

丹麦的 Christensen 等也在 29 例膝关节炎患者中观察到针刺治疗的显著效果，尤其是对于病程不久的患者。由于其中 7 例患者对针刺反应良好而不再要求手术治疗，作者认为针刺不仅可以减轻该病患者等待手术时的不适症状，而且或许可以充作外科手术的替换疗法[241][242]。挪威的 Jensen 等 1999 年报道应用针刺治疗 75 例膝盖与股骨头疼痛综合征（Patellofemoral pain syndrome），每周 2 次，共 4 周，经一年随访，观察到针刺组比对照组有疗效的显著差异，从而认为针刺有可能成为该病的一种替换疗法[243]。

然而，也有研究者以在非穴位上的针刺作为"假针刺"对照，与穴位上的"真针刺"结果相比较，认为在膝关节炎疼痛的治疗中，针刺并不比假针刺更有效。如 Takeda 等在研究中发现，真针刺的治疗组与假针刺的对照组都有疼痛、僵直的显著减轻和体力功能的恢复，两者之间没有显著差异[244]。笔者已在前文多处提及，通过这类比较得出的结论，不能否认针刺的治疗作用，最多提示的是穴位作用的特异性较低。当穴位作用的特异性较低或相对性较高时，只要是在反射区内，非穴位与穴位上针刺的效应没有明显差异是完全可以理解的（参见"1.4.1　穴位作用的相对特异性""2.4.1　针灸疗效的判定"）。

要提高针刺治疗膝痛或膝关节炎的疗效，寻找与确定相应反映点是关键之一。由于膝关节范围大，局部的肿痛反映可以出现在膝部四周，如既可以在髌骨上方左右两侧，也可以在内外侧副韧带附近，或是膝后腘窝处，故要辩证取穴。要强调的是，膝关节有两个最能灵敏反映其内部变化的窗口，那就是内外膝眼穴（包括犊鼻穴），它们是最常见或最先出现肿胀（外隆）的部位。所以，内外膝眼穴几乎是所有膝关节炎或关节内软组织损伤的必刺之穴。当然，也有些膝痛患者，不在膝眼穴出现肿胀反映，而是在两侧股骨下端与胫骨上端之间的交界处，相当于内外侧副韧带中点处出现明显压痛。此时就一定要针刺这些痛点。但它们多位于骨缝或骨膜表面处，针不易深入，故多需斜刺或平刺。

在膝关节局部还有 4 个新穴：髌底（在髌骨下方正中，筋肉凹陷处）、上阳陵（阳陵泉上方，屈膝时由外腘横纹头斜上方，骨边凹处）、上阴陵（阴陵泉上方，屈膝时由内腘横纹头斜上方凹处。它与上阳陵穴相对称），以及髌上穴（髌骨上缘正中上 2 寸处）。前三穴是先师焦勉斋治疗膝关节炎或膝痛的经验穴，临床效果颇佳。髌底穴直刺，可深入关节腔。上阳陵与上阴陵则须斜刺。髌上穴则是代田文志的经验穴，深刺 1.5 寸，针感可至膝部，消除膝痛有著效，其名为笔者自定。

治疗膝关节炎时要注意辨别寒热。其方法很简单，通常只要用手掌覆盖在髌骨之上即能感觉出来。急性发作期多为热证，即除局部肿痛之外还有局部皮温的升高。慢性期或老年患者局部肿胀可以不明显，但经常有皮肤发冷与僵直感觉，表现为典型的"寒痹"特征。针刺治疗寒痹时，最好能以"烧山火"手法获取局部热感，或在留针期间加艾灸或热疗，可以明显提高疗效。例 25 是一例膝关节炎急性发作的典例，属热证。例 26 是一例慢性膝关节炎，属寒证。例 27 的右膝属热证，左膝属寒证。例 29、例 30 也均是热证。针刺治疗对它们都取得了较好的短期效果。

西方盛行应用人工膝关节替换手术来治疗局部磨损明显的膝关节炎，手术能使一定比例的患者完全恢复正常功能与缓解疼痛，但仍有不少患者手术后数年内疼痛再发。由于手术后局部正常生理解剖关系已被扰乱，针刺治疗这类关节疼痛患者时，要比没有作过这类手术的患者或同一患者的其他关节疼痛较难奏效。例 27 就是这种情况，其作过手术的右膝对针刺的反应远不如未动过手术的左膝。

此外，针治膝痛也可以应用巨刺或缪刺法。Arichi 等曾报道运用健侧针刺法配合患侧的康复治疗对于膝骨关节炎取得最显著的效果[245]。

4.1.7　类风湿关节炎 / 手足小关节炎

类风湿关节炎是一种自身免疫性疾病，其发病原因尚不清楚。它与骨关节炎、纤维织炎都是较为严重的慢性风湿病，属于中医"痹症"的范畴，针灸治疗对它有很好的效果并积累了丰富的经验。但有西方研究者认为，虽然至今对针刺治疗骨关节炎、纤维织炎已有相当有力的证据，对于类风湿关节炎的针刺疗效则还缺少大样本的、随机对照设计的研究[250]。由于本病时全身诸大小关节均可能受累，取穴及针灸方法可因不同关节受累而有所不同。肩、膝等大关节受累时的治疗方法同冻结肩或膝骨关节炎（参见"4.1.1　冻结肩 / 肩周炎 / 肩痛、4.1.6　膝关节炎 / 膝痛"），此节着重分析小关节受累时的取穴与刺法。

【疗法】

在受累关节局部或邻近部位选取具有压痛、肿胀或皮温升高的反映点，针刺为主，也可以配合灸治或红外线照射。以下是局部常见的反映点或常用穴位：

肘关节：肘髎、曲池、清冷渊、天井、挫闪、手三里、四渎。

腕关节：阳池、阳溪、阳谷、神门、大陵、太渊。

掌指关节：八邪、合谷、三间、中渚、液门。

踝关节：丘墟、解溪、商丘、昆仑、太溪、申脉。

跖趾关节：八风。

指、趾关节：受累指关节腹面或趾关节侧面。

针刺肌肉部位或关节腔内穴位时，宜用粗针（如26～28号毫针）反复提插捻转或应用"烧山火"手法，以获取局部温热感为佳。在骨膜表面穴位针刺时，宜斜刺或平刺，在骨组织表面"以针摩骨"。留针30min。

对于受累关节多，疼痛较剧的患者，配以能提高全身性痛阈或免疫功能的穴位或刺法，如神经干（点）针刺法。针刺神经干或神经点穴位时，以麻电感向远端放射为度，不留针。

【案例】

例31，女，42岁，白人。患类风湿关节炎已15年，主要侵犯双侧腕、踝关节，还有左肩与右膝关节等。疼痛持续存在但程度不等，尚无明显关节畸形。常年来几乎每天服用非激素类抗炎西药。就诊时双手腕关节与左肩关节均肿痛明显，局部皮温均高于周围。按上法针刺治疗仅一次，两天后复诊时观察到其左腕与左肩关节的肿痛全消，皮温也完全恢复正常；右腕也明显好转，仅在桡侧拇指根部尚留一小块肿胀与高皮温区外，其余肿痛均已消失。又按同法治疗1次，重点刺激右腕皮温尚未恢复正常的反映区，3天后再诊时右腕局部的肿痛热亦已全消。后又连续治疗数次以巩固疗效。

例32，女，53岁，白人。左足姆趾肿痛6个月，无法穿鞋，影响行走。曾以为是痛风，但经化验后排除。服用过吲哚美辛（Indometacin）无效。就诊时左足姆趾与第2趾之间的间隙增大，第1跖趾关节有明显肿胀与压痛，姆趾关节表面也有皮温增高，但红肿不明显。在姆趾背面中线浅刺入5针，另加针刺姆趾与第2趾之间的间隙处（八风）一穴2针，还有行间、太冲、大都、太白各一针。留针25min，同时局部照射红外线。起针后疼痛立止，已不影响行走。2天后复诊时自述是6个月来第一次能够穿鞋（以往一直只能穿拖鞋）。但第3次就诊时告知又有疼痛移至左足背，检查发现整个左足背皮温略有增高，并在诸跖骨及其附近有压痛。针刺左太白、太冲、陷谷、足临泣一线压痛处，配解溪、丘墟，加红外线照射。3天后悉左足背疼痛又已明显好转。共治疗10次，局部肿痛热全消。

例33，女，35岁，中国人。患类风湿关节炎已4年。近年来周身关节疼痛加剧，夜不能寐，四肢活动不灵，下蹲、行走均感不便，生活不能自理。曾多方治疗。检查：全身消瘦、精神萎靡，双侧肘、膝、腕、踝关节肿胀、强直，活动度明显减少，局部压痛明显，四肢肌肉呈轻度萎缩。针刺治疗以选取患部诸压痛点为主，并应用粗针（26号）刺入诸关节腔，"以针摩骨"。有时也针刺大椎穴获强烈麻电感向肢端放射。隔日或每周2次治疗，共针治50余次，历时4个月，症状逐渐减轻、消失，生活可以自理，下蹲、行走均感舒适，显著好转。一年后随访时悉已能参加轻便农业劳动。

例34，男，44岁，中国人。患类风湿关节炎已9年，曾为X线摄片证明。双侧手足小关节、肘、膝、肩、颈诸关节均先后受累，酸痛不适，逐渐加重。笔者诊治前一年开始因双膝和肘关节强硬畸形，卧床不起，生活不能自理。曾用多种西药包括糖皮质激素长期治疗，均无法有效控制疼痛与病情恶化。初诊时检查：一般健康状况良好，双膝、肘关节固定在 30 屈曲位，不能伸直，尤以右侧为甚。手指关节肿胀如梭形，四肢肌肉均显著萎缩，皮温低于正常，畸形关节周围有明显压痛及肌肉挛缩。治疗方法：以针刺治疗为主，每日 1 次，两侧肢体交替取穴，不分疗程。当患者自觉疲乏时适当停治 1～2 天。共针治 45 次。该患者膝、肘关节局部反映点在双侧伏兔、梁丘、阳陵泉、犊鼻、曲池、清冷渊、肘髎、外关等穴位。每次选取其中 3～5 穴。反复提插捻转，留针 30min，均获关节周围持续性温热感，同时应用粗针在膝、肘关节腔内，"以针摩骨"。每隔两天针刺大椎穴及坐骨神经点、臂丛神经点与股神经点。在大椎穴谨慎深刺 2.5 寸，获麻电感沿背脊传至手足立即出针，不提插捻转。

　　每次针刺后趁疼痛缓解之际，帮助患者被动活动受累肢体，逐渐摇动或扳动其强直关节及挛缩肌腱，使其慢慢松开，当其关节活动开始恢复时，指导患者主动锻炼，进一步增强关节活动的灵活性，促进四肢血液循环。该患者每次针刺后都立即镇痛，感到轻松舒适；5 次治疗后关节疼痛完全控制；10 次治疗后左膝完全伸直，屈伸自如；17 次治疗后右膝完全伸直，下肢可以独立；30 次治疗后双肘能够伸直，依持拐杖能稳健地行走数步；45 次治疗后下肢原已萎缩的肌肉明显丰满，皮肤红润，皮温正常，起立自如，不用拐杖亦可行走。停止治疗后一年随访，该患者用手写字、吃饭、行走短距离均不感困难，生活完全可以自理。

【讨论】

　　在类风湿关节炎的治疗中，推广应用针灸治疗具有极大的潜力。一是本病的早期发作，可以很好地被针灸控制其炎性症状，就如例 31、例 32 那样快速取效。及时控制关节炎症，减少其发作，对于防止受累关节骨质与软骨的破坏都是至关重要的。二是由于本病多呈慢性且有反复发作的特点，长期应用抗炎西药或激素会有很大副作用。针灸不仅可以长期反复施与，而且没有任何副作用。三是针灸对于已发生关节强直、肌肉挛缩的本病后期患者也有相当的康复效果，例 33、例 34 即是。然而，对于已经发生的关节骨质破坏或软化则很难只靠针灸恢复。

　　类风湿关节炎除侵犯大关节外，亦经常累及小关节。在前面一些章节我们已讨论了肩、髋、膝等大关节炎的治疗。笔者体会到，与治疗大关节炎时一样，对于小关节部位的直接针刺是治疗小关节炎快速取效的关键。相对来说，针灸疗法通常对大关节炎比小关节炎容易取效。分析其原因，很可能与小关节局部软组织分布较少，血液循环相对较差，针刺也较难直接刺准患部等有关。从穴位的分布也可以看出，在大关节周围有较多敏感穴位分布，而在小关节周围分布的穴位不仅数目少，而且刺激时也不容易有强烈针感，尤其是手指或足趾上的关节部位几乎很少有穴位记载。因此，为了能增加患部小关节的刺激量，一是要不拘书本，尽量寻找局部反映点刺激，二是可采取"一穴多针"或"一区多针"的刺法。当局部有肿胀时，穴位或反射区通常相应变大了，"一穴多针"就容易施行，也十分必要了。例 31 是腕关节受累时接受针治的例子；例 32 的关节炎症则是侵犯第一跖趾关节为主。他们的针刺治疗都取得了满意的疗效。

　　腕关节受累时的局部肿痛通常出现在腕部背侧，针刺取穴可以阳池、阳溪、阳谷三穴为主。如痛在掌侧时，也可以取神门、大陵与太渊。故围绕腕关节的一圈范围内都可以取穴或寻找反映点刺激，亦可配外关、合谷等邻近穴位。

　　手及手指关节的疾患，通常都刺激手背上的穴位，但手背的穴位大都在掌指关节周围，几乎没有在指关节局部的。然而，如果采取从掌面针刺的方法，几乎所有掌指关节与指关节都可以刺激到。虽然掌面皮肤十分敏感，但采用本书介绍的"无痛射针法"仍能几乎无痛地刺入。其实，各个掌指关节及指关节的掌面都是一个新穴位，主治相关的关节炎。古代文献在手掌部位只有零星几个穴位的记载，而且大都在肌肉丰厚处。这可能与过去的针具一般较粗，难以刺激手足表浅敏感处有关。足底面针刺则不如手掌容易，因为足底皮肤既敏感又厚。跖趾关节部的刺激，从足背面较容易接近。趾关节受累多见于拇趾，针可从其关节两侧刺入。

关节强直畸形，经常是类风湿关节炎后期的严重后果之一。针刺对于已经发生关节强直畸形的患者也有一定效果，尤其是结合推拿，效果更好。例34就是笔者早年应用针刺结合推拿治疗的一位膝、肘关节强直畸形、丧失活动能力1年余的类风湿关节炎患者，效果十分显著。该例患者病情较为复杂、严重，笔者在治疗中体会到：第一，在不同治疗阶段要突出治疗重点。治疗初期，患者疼痛剧烈，全身虚弱，要以针刺镇痛、增强体质为主。当疼痛控制住后，再有计划、分步骤地松开其强直关节。可以先松开膝关节，使行走功能首先恢复，然后解决肘、颈、肩等关节的功能。第二，关节强直，不是不可逆转的。有时它犹似铰链生锈，活动不灵活的情况，如给予适当所被动拉力，是有可能把"锈住"的关节慢慢松开的。但是，每次拉力不宜过大，既要使患者能够忍受，又要达到有效强度，必须防止撕裂挛缩肌腱或引起骨折。第三，充分发挥患者的主观能动性，加强主动锻炼配合治疗，对提高疗效有重要影响[252]。

在本病的治疗中，有两种特殊的针法经常有助于提高疗效。一是传统的"短刺"法，即"置针骨所，上下摩骨"。把粗针刺入大关节腔内或在骨组织表面，反复来回提插数分钟，针刺局部或关节腔内经常能有温热舒适感产生。它适用于治疗关节局部发生的骨质破坏和骨质增生。二是神经干（点）针刺法。它适用于那些全身疼痛剧烈，尤其是长期依赖激素的患者。但此法宜少用、慎用，疼痛控制后即停刺。避免在针刺时损伤脊髓或神经干（参见"3.1.9 神经刺激法"）。笔者在上述例33、例34的治疗中就都曾采用这两种特殊针法。

由于本病容易复发，巩固疗效的措施很为重要。《灵枢·周痹篇》所谈的众痹刺法"刺此者，痛虽已止，必刺其处，勿令复起"，是古人治疗防止复发的有效方法。由此，当患者接近痊愈时，要坚持治疗，最好以局部压痛点基本消失才停止治疗，这样可使疗效比较稳定[251]。笔者治疗本病，常不分疗程，一鼓作气地治疗至患者症状全部消失为止。当患者经多次治疗出现全身疲累、精神不振或疗效停滞不前时才适当休息几天，再继续治疗。另外，也可以每日或隔日灸肾俞。有报道，它有助于调节免疫功能与抗炎消肿，预防或减少多处关节炎（Polyarthritis）的发生[33]。此外，应嘱咐患者注意关节局部保暖，避免受寒或不用冰敷，杜绝可能使本病复发的各种因素等。

关于针刺治疗本病的机制，包括增强机体的免疫功能与改善血液流动学等方面。云南的Guan等在有效地针刺治疗12例本病与20例哮喘患者中观察到，本病患者治疗后IgG、IgA和IgM减少，而IgE没有明显变化；哮喘患者治疗后IgG增加，IgM和IgE减少，而IgA没有显著变化。该结果表明了针刺对人体免疫功能的调整作用以及它与针刺治疗本病效果的关系[253]。北京的Liu以及同一研究组的Xiao等应用温针和中药穴位注射结合治疗54例本病患者，有效率为100%，同时注意到外周血液中细胞免疫和体液免疫等参数在治疗前后的变化。治疗前患者的NK活性和IL-2值都比健康人低，治疗后都升高。这提示该疗法具有对细胞免疫功能的调节作用[254]。由于IL-2被认为是调节免疫反应的重要物质，作者认为本患者IL-2水平的下降应该是内环境扰乱的主要原因之一；针灸作为一种应激刺激，可以通过神经内分泌系统改善IL-2的产生而影响免疫系统[255]。

上海的Sun在31例本病患者中的多数以及有类似症状的大鼠模型中，观察到都有瘀血和异常的血液流动学。这些患者和大鼠在针刺治疗后都显著好转，提示针刺的作用在于促进血液循环以除去瘀血，并认为血液流动学的检查也许可以成为发生和治愈本病的标准之一[256]。

4.1.8　纤维肌痛

纤维肌痛（Fibromyalgia）是一种原因不明的疼痛性风湿状态，其特征是骨骼肌和有关结缔组织的弥散性或局限性疼痛、压痛和僵硬，通常伴随着疲劳发生。它与骨关节炎一样，都属于常见的较严重的、慢性风湿性病症。针刺对于本病有很好的控制疼痛的近期效果。

【疗法】

根据疼痛发作部位选取压痛点或敏感穴位针刺。也可选无痛侧躯干或肢体对应穴针刺。每次 4～8 穴，以针感向患部四周或远处扩散为度。对于寒症也可采用"烧山火"手法获取热感。留针 30min。可以在针柄加灸或同时照射红外线。每周 2～3 次治疗。当疼痛部位转移时，可追逐刺激转移的患部压痛点或敏感穴位。

【案例】

例 35，女，41 岁，白人。患纤维肌痛已有 10 余年，全身体表有广泛、游走性的肌肉疼痛，每次发作服用镇痛药镇痛。就诊时疼痛以腰背部为主，难以挺直腰背，影响行走已有数周。检查时发现患部皮肤极为敏感，轻触即痛。在双侧大肠俞、气海俞、秩边、臀上、承山五穴各插入一针，针轻轻垂直深入 1～2 寸，不作任何捻转或提插，患者即有强烈针感。留针 30min。起针后患者疼痛基本消失，两天后复诊时诉说症状虽然不是 100% 消失，但明显好转。

例 36，女，41 岁，白人。患纤维肌痛已 3 年。整个背部、肩胛上区、髋部以及上臂部游走性疼痛，经常影响睡眠。曾服用各种镇痛药、做理疗、软组织激素注射等。针刺治疗每周 2 次，共 6 次，以疼痛反映点部位取穴：双侧肩井、臂臑、肾俞、承山、阳陵泉等。治疗后疼痛几乎全部消失，自述为近几个月来最好的时间。疗效维持大约 5 个月，又发生肩、颈痛，再治 8 次，取风池、外关、足三里等，疼痛缓解。

【讨论】

针刺治疗本病已有不少临床报道。美国马里兰大学医学院的 Berman 等 1999 年曾对所能检索到的 7 篇有关研究报道作了分析，发现有一项研究方法完善的报道揭示"真针刺"的治疗组确实有比"假针刺"的对照组较好的效果，可以缓解本病患者的疼痛，增加痛阈，减轻晨起时的僵硬和改善总的感觉，但尚不肯定其效果能维持多久。但另 6 项方法不够完善的研究也有与此一致的结果 [246]。

针刺治疗纤维肌痛的疗效可以通过压痛点（Tender points）上的一些客观指标变化来检测。初步的研究已经发现本病患者压痛点上的局部血流量比健康对照者减少。德国的 Sprott 等进一步在 20 例本病患者观察到针刺治疗后全部压痛点上的血流量增加；压痛点的数目从 16.1 减少到 13.8；皮肤温度上升（平均 0.45℃）与痛阈提高的压痛点比例均为 10/12 [247]。Sprott 等还在另一项 29 例本病患者的研究中，观察到针刺后除疼痛减轻、压痛点数目减少之外，还有患者的血清 P 物质与 5-HT 水平的增高，血小板内的 5-HT 水平则降低。这提示针刺治疗本病的疗效与这些疼痛调制物质浓度的变化有关 [248]。

笔者体会到，由于本病受累的组织主要是肌肉组织，针刺对它的疗效要比治疗发生在其他组织（如肌腱、滑囊等）上的病痛容易得多。本病患者多有体表肌肉组织敏感性增高的特性，或者说有全身性痛阈的降低。针刺前作体表检测时，疼痛局部的压痛点一般轻触即得。提高疗效的对策即是取这些肌肉压痛点为主进行刺激，以逐渐"消灭"它们为客观指标。患者的自觉症状会随着压痛点的消失而好转。由于多数压痛点极为敏感，通常单纯针刺即有强烈针感，不必再加电针，但可以合用艾灸或红外线照射。然而，本病有反复发作的特点，要根治并不容易，尚需较长时间或多个疗程坚持治疗，并配合体育锻炼提高身体素质或抵抗风湿侵犯的能力。

4.1.9 肌腱炎 / 足后跟痛

肌腱炎是一种发生在肌腱附着骨头处的疼痛性炎症。它常在肌腱受到一次强力牵拉或反复小力量牵拉的情况下发生。常见的位置是肩部的袖口状轴转肌（即棘上肌与肱二头肌）肌腱，肘部的伸腕肌肌腱（肱骨外上髁炎即网球肘）与屈腕肌肌腱（肱骨内上髁炎），膝髌部的肌腱，腘旁肌腱，髂胫带，小腿的胫骨后肌肌腱，后跟部的跟腱等。肌腱炎的临床表现主要有局部的疼痛、压痛与肿胀，受累肌腱周围运动范围的受限，或由于疼痛所导致手臂或小腿的乏力。患有跟腱炎时，如果疼痛随较激烈的活动（跑步或运动）加剧，则有撕裂的危险。本节主要讨论跟腱炎（Achilles tendonitis）或足后跟痛的治疗，至于其他各类肌腱炎的治疗，参见"4.1.1 冻结肩 / 肩周炎 / 肩痛""4.1.6 膝关节炎 / 膝痛""4.1.10 网球肘 / 肱骨外（内）上髁炎""4.1.12 腱鞘炎 / 扳机指 / 腱鞘囊肿"。

足后跟疼痛，在临床上十分多见，是跟腱炎的主要表现之一。它可由跑步等需氧体育运动引起。运动前活动准备不足，在硬的地面上锻炼也可以牵拉或撕裂跟腱。其中一部分人可以发现足底有骨刺（Bone spur）形成，骨刺是刺激跟腱产生肌腱炎的原因之一。但也有不少人没有骨质异常。不论是否有骨刺，只要针刺得法，对本病都有较好的疗效。

【疗法】

肌腱炎的一般针治原则是，取局部反映点为主，针刺得气后加用电刺激或红外线灯照射。局部硬结较大时，可以一穴多针或用数针包围针之。

对于足后跟痛，通常可以在足后跟内侧面与底面，找到具有压痛或肿胀的反映点。它们一般出现在水泉、照海、然谷以及它们下方更接近足底的位置（如水泉下 1 寸）。应用"无痛射针法"进针，刺准痛点中心后可获强烈酸胀针感，留针 30min，也可以接电刺激或同时应用局部红外线照射。也可以针刺太溪、三阴交等配穴，力求有麻电感传至足底。急性疼痛，每日或隔日 1 次，慢性疼痛可以每周 2 次。

【案例】

例 37，女，74 岁，白人。右足后跟疼痛 3 周，影响行走，影响睡眠。诊断为骨刺所致的跟腱炎，曾局部注射氢化可的松并服用抗炎西药治疗未见效果。检查：右足跟内侧肿胀，但未见皮温变化。用手指按压时，右足后跟内侧及底部正中有明显压痛。按上法针刺加红外线照射治疗，每日 1 次，共 3 次疼痛完全消失。

例 38，男，45 岁，白人。右足后跟部疼痛 1 月余，影响行走。初诊时检查发现左足后跟内侧稍有肿胀、压痛。压痛最明显处在足后跟底部深处。该患者平时走路有足后跟先着地习惯。电针疗每周 3 次，取患足内侧压痛点所在的水泉、水泉下 1 寸、照海、照海下 1 寸、然谷穴，以及足跟底部中央的压痛点，应用"无痛射针法"在足跟底部进针后，再将针向疼痛中心深入约 1 寸深。获酸胀针感后接电刺激，留针 30min。水泉穴针刺时数次均获得麻电感至足底。由于患者在治疗期间仍然每日行走，未能很好休息，其疼痛经 4 次治疗后才开始减轻，第 7 次治疗后明显见效，经 10 次治疗后症状全消。

例 39，男，41 岁，白人。双侧足后跟疼痛 2 年，影响运动锻炼。诊断为足底骨刺所致的跟腱炎。曾局部注射氢化可的松并服用抗炎西药，但效果不佳。按上述针刺方法治疗，在双侧足跟内外侧寻找具有压痛及肿胀的反映点 8 处，针刺得气后留针加电刺激 30min。每周 2 次。第 4 次治疗后开始好转，经 11 次治疗疼痛基本消失。

例 40，女，62 岁，白人。双侧足跟腱疼痛一年半，影响行走；足背屈运动明显受限，以右侧为剧，因同时有足后跟骨刺，曾在后跟部接受过 5 次氢化可的松注射治疗以及局部运动限制，但只有暂时效果。就诊时笔者发现其跟腱中部（约在太溪穴水平上一寸）有突出的球状硬块，左右各一，以右侧为大，有胡桃大小，局部压痛明显。用 32 号毫针各刺入两针，配承山、飞扬、三阴交、太溪。留针期间局部照射红外线 20min。起针后又用按摩器按摩硬结局部 3min。治疗完毕当即局部硬块明显变软，患者行走时感觉明显好转。后又经同法治疗 12 次，左侧局部肿块完全消失，右侧尚存稍许肿胀但无硬块，双足背屈运动范围均恢复正常，行走时也不再有疼痛。

例 41，女，60 岁，白人。左侧跟腱撕裂已 1 年半，局部持续的疼痛与僵硬，使不能正常行走。初发病时曾制动（Immobilized）6 周，3 月前又曾接受跟腱手术治疗，均无明显效果。检查时可见左跟腱处有 2 寸左右长瘢痕，其周围至内踝处有明显肿胀与压痛，局部皮肤发紫、发冷。针刺治疗每周 3 次，每次均取患部肿胀或压痛的反映点，大约在三阴交、交信、复溜、大钟、太溪、商丘一带，共 8 穴，并配承山穴，得气后留针加局部红外线照射，每次 30min。第 1 次治疗后即有好转，肿胀减轻。经 2 次治疗后行走功能明显改善，晨起时已无局部肿胀但下午仍有肿痛。在 2 个月时间内共治疗 25 次。结束治疗时肿胀几乎全退，局部已无压痛，皮温也恢复正常。一般行走也已无任何不适，但如长时间行走或站立后仍稍有局部肿胀与酸痛。

【讨论】

跟腱炎或足后跟痛的患者，如果不是由于体育运动所致的，经常有足后跟先着地的走路习惯或有先天性平足。前一类患者走路时后跟落地很重，整个体重都负荷在后跟上，而先天性平足患者则由于缺少足底弓对重力冲击的缓冲作用，故其足后跟也有负荷增加，这就使他们容易发生足后跟软组织包括跟腱的炎症与疼痛。这对于体重较重的肥胖患者，更易发生。所以，改变走路习惯，学会足前部先着地即轻轻地走路对根治本病很有帮助。平足患者也可以选用合适的鞋垫来矫正足底的着力部分或力学结构。

至于骨刺与足后跟疼痛的关系，可以这样来看，骨刺既可以是长期足后跟负荷增加的结果与刺激局部软组织包括跟腱的因素，即如果局部有骨刺存在，容易导致跟腱炎，但骨刺并非一定是疼痛的原因，许多患者经治疗后足后跟疼痛可以完全消失，但局部骨刺并未能改变，就是最好的证据。

所以，针刺治疗跟腱炎或足后跟痛的机制主要是通过消炎镇痛实现的。对于本病的针刺治疗，刺准局部反映点与足跟底部深处痛点最为关键。当在慢性患者用手触摸时发现条索状或块状硬结时，针一定要刺到硬结中心。实践证明，经多次刺激，它们多可以逐渐消肿、软化，最后压痛消失。例 40 即是其例。

但要注意，因为足底尤其是后跟底部皮厚且敏感，在针刺足底反映点时应用一般针刺方法很痛，容易被患者拒绝。可以采取两种接近途径：一是应用"无痛射针法"将针射入穴内，再深刺到相应痛处中心；二是选取足后根内侧面及其与底面相交处进针，它既是该病最多见反映点的部位，也是针刺治疗该病最好的进攻平面，而且其皮肤不像足跟底部之厚，通过这些部位很容易把针斜插到足后跟底部。

4.1.10 网球肘 / 肱骨外（内）上髁炎

网球肘是手臂最常见的损伤之一，由于有 50% 左右的打网球者得此病，故得此名。它是由于插入肱骨上髁的伸腕肌肌腱由于突然过度牵拉或过多使用所致的一种肌腱炎。最常见的位置是外上髁，三倍于内上髁，故医学上多称为"肱骨外上髁炎"。也有疼痛发生在内上髁的屈腕肌肌腱炎，即为"肱骨内上髁炎"，由于其过去多发于矿工，又称"矿工肘"，现在西方多见于打高尔夫球或保龄球者，故也称"高尔夫球肘/保龄球肘"。针刺治疗本病的疗效得到证实。

【疗法】

以针刺为主。有两种取穴及其刺法。

一是患侧局部及邻近取穴刺激法。这适合于局部痛点十分明确、范围不大而且病程较久的患者。选择局部压痛点直接浅刺，并在直径2cm范围内斜刺四周所附肌腱3～4针，针尖均指向疼痛中心，形成包围针法。一定要刺准痛点，使针感发生在患者原有疼痛部位或附近。肱骨外上髁炎时压痛点通常就在外上髁之上，而肱骨内上髁炎时则就在内上髁之上，相当于少海穴。刺激时获针感后不要过多运针，以免患者有剧烈疼痛，留针20min后再稍运针即可拔除。外上髁炎时还可以配用曲池、手三里、肘髎和外关等穴。内上髁炎时则配用尺泽、郄门、内关等穴。对于顽固病症可以加用电针或热疗。由于一些患者在刺激后有疼痛的暂时加剧，故不一定要每日针刺，以隔日1次或每周2次刺激为宜。

二是健侧上肢或同侧下肢对应穴刺法。这适用于患部自发疼痛或压痛剧烈、弥散、范围较大，或有某些前臂运动受限制，或是患部受刺激后短时间内反而更痛的患者。得气后强刺激，留针期间令患者活动患肢数次。

以上两法可以单独或合用。合用时先刺患侧，后刺健侧或相应穴。其他辅助疗法包括局部艾灸、热敷、伤湿镇痛膏、理疗等均可以配合使用。治疗期间要保证患肢的休息，不做或尽量少做刺激受累肌腱的动作。

【案例】

例42，男，48岁，白人。右侧肱骨外上髁处疼痛约2年，诊断为肱骨外上髁炎。疼痛致使难以长时间写字，有时夜里睡眠时痛醒。曾注射氢化可的松、接受理疗等只有暂时效果。体检时发现肘外侧肱骨外上髁处局部有明显压痛。在局部压痛点采用一穴多针（每次5～7针），并加刺邻近前臂外侧、上臂下端的肌肉紧张处（肘髎、屈阳委等穴）1～3针，局部酸胀针感，留针30min。每周2次。经治疗8次，其症状明显好转，局部压痛程度减退，自述为两年来首次感到肘部最舒服的时间。又治疗4次，每周1次，患肘自发疼痛与压痛均基本消失；后每月一次随访及巩固治疗，连续三个月，未见复发。

例43，女，54岁，白人。双侧肱骨内上髁处疼痛约6个月，影响工作和睡眠，服镇痛药只有短暂效果。体检时发现肘内侧肱骨内上髁处（少海穴）局部肿胀，有明显压痛。在少海穴采用一穴多针（每次2～3针），并在前臂屈、尺侧寻找肌肉紧张处再加刺一针，局部针感（酸胀）强烈，留针30min。每周2次。经治疗2次明显好转，局部肿胀消退，疼痛基本消失，治疗6次而愈。

【讨论】

本病的西医治疗原则是缓解局部的疼痛、微出血与炎症，促进损伤的愈合，康复受伤手臂的运动功能和防止再发。其最有效的措施是急性期的冷敷，然后应用非糖皮质抗炎药和包括超声波在内的各种热疗，并结合患肢的休息，最好不做任何感到疼痛的活动。局部注射氢化可的松也是一个常用的有效措施之一，但多于2次的注射被认为是无益的，甚至是有害的[249]。

有人评估了网球肘的保守疗法效果，10%的患者在出院时仍有疼痛症状，26%有复发。40%的患者有长期的轻微不适，可以影响某些活动。超声波治疗的效果（53%有效）虽不如糖皮质激素注射疗效（89%有效），但复发较少。针刺被认为是替换糖皮质激素注射的一种极好的疗法[257]。Brattberg报道34例本病患者中21例在针刺治疗后显效，几乎完全没有疼痛。其中许多患者以前曾注射过一至多次糖皮质激素而无效。而在只接受糖皮质激素注射的对照组26例患者中只有8例有改善[258]。然而，事实上想用针灸快速治愈本病也不容易，掌握好刺激部位与刺激方法包括针刺深浅和刺激时间等要素是提高疗效的关键。

关于针刺治疗肱骨外上髁炎的最佳穴位，可以是患侧局部或邻近的反映点或穴位，也可以是健侧上肢对称部位或同侧腿部相应部位的刺激点。后者也就是所谓"对应取穴法"（参见"3.4.5　对应反射区的配合"）。德国的 Molsberger 等在一项有 48 例慢性网球肘患者参与的、单盲设计的安慰对照研究中，观察了一次性非节段性针刺治疗对于疼痛的效果。针刺部位是同侧的腿部。结果发现疼痛减轻的患者在针刺组占 55.8%，而在未穿皮的安慰针刺组是 15%。真正针刺治疗的 24 例患者中有 19 例在一次治疗后疼痛减轻至少 50%，平均镇痛持续 20.2 个小时，而在安慰组 24 例中只有 6 例疼痛减轻，镇痛持续时间是 1.4 个小时，两组之间有显著差异。这一结果说明，在临床治疗网球肘时，非节段性的真正针刺确有超过安慰性针刺的镇痛效果[259]。德国的 Fink 等，近年在一项 45 例慢性网球肘患者参与的、双盲设计的安慰对照研究中也观察到，在所选择的真正穴位上的针刺效果优于非特异性针刺时[260]。

关于针刺的深浅，要根据穴位或反映点的深浅来定。如肱骨外上髁上的压痛点很表浅，无法深刺，只要斜刺、平刺即行；但附近的肌腱或肌肉穴位如曲池、手三里等就可以深刺。瑞典的 Haker 等曾在 82 例本病患者比较了经典针刺与表浅插针减轻疼痛效应的差异。刺激 5 个穴位：手三里、曲池、肘髎、尺泽和外关；每周 2～3 次，每次 20min，共 10 次治疗。10 次治疗后在两组间观察到其主、客观指标都有显著的差异，经典针刺组疗效较好，但在 3 个月和一年后随访时两组已无差异。他们结论认为经典的深刺比表浅插针仅在短期的症状治疗中较优[261]。

针刺治疗肱骨内上髁炎时，采用适当的手臂位置很重要。笔者体会到患者最好是采取仰卧位，先把肘部垫高，然后伸直并外展前臂，手掌向上。这样可以充分暴露局部痛点，便于针刺刺激。在这一姿势下，凡肘内侧部隆起、肿胀或张力增加的前臂内侧部位都可以作为刺激点。当肿胀面积较大时，可采用"一穴多针"。上述例 43 采用的就是这一方法。

在刺激方法上，除手法针刺外，还可以结合艾灸或红外线照射，或应用皮肤针叩刺出血等。局部痛点的自我按摩也是一个值得推荐的疗法，每天轻轻按摩痛点 2～4 次。每次 3～5min，直至压上去感觉不痛为止。

4.1.11　腕管综合征

腕管综合征是以位于狭窄腕管内的肌腱发生炎性肿胀为特征的一种疼痛性疾患，是临床上最常见的一种反复压迫性损伤。它的主要症状如拇指基底部及中间三指的麻木、刺痛就是腕管内正中神经受压迫的结果。针刺治疗本病的效果颇佳。

【疗法】

主要在腕部横纹环周掌、背（阴阳）面取穴针刺。手指麻木与刺痛以掌（阴）面穴（第 1 组）为主。腕部乏力及前臂疼痛以背（阳）面穴（第 2 组）为主。

第 1 组：以大陵为主穴，可以一穴多针，配内关、太渊、鱼际、神门。以针感放射到受累指端为佳。

第 2 组：以阳池为主穴，配阳溪、阳谷、外关、合谷、手三里。力求腕部及前臂的强烈酸胀感。

两组可以轮流或混合使用。留针 30min，针感不理想者可加电针。隔日或每 3～4 日 1 次治疗。

【案例】

例 44，女，47 岁，白人。双手腕在工作时疼痛，伴第 1～3 指发麻，已有 8 年，以右侧为甚，诊断为腕管综合征，严重影响工作与日常生活。针刺治疗每周 2 次，取双侧大陵、神门、阳溪、合谷、外关、手三里，局部酸胀感后留针30min。第1次治疗后即好转，11次治疗后疼痛与麻木全消。

例45，男，41岁，白人。双手腕部疼痛，手指发麻近1月，工作中被迫要间歇休息。按上法取第一组穴针刺1次即好转，4次治疗后明显好转，第8次治疗时自我感觉很好，能够不间断地用手做任何事而无疼痛或不适。随访观察半年未见复发。

【讨论】

美国国家卫生研究院在1997年的共识中已提到针刺对腕管综合征的可能效果[214]。美国Branco等曾报道应用激光与经皮电刺激为主，配合针刺、中药等治疗本病效果显著。每周3次治疗，共4～5周。总共36只患手治疗后其中33只（91.6%）不再疼痛或疼痛减少50%以上，其中14只曾手术失败的患手也都收效。对60岁以下的23例患者1～2年后的随访，只有2例（8.3%）复发，当在几星期内再治疗仍然有效。作者认为其作用机制包括增加细胞水平的ATP，减少炎症，暂时增加五-羟色胺等[262]。但至今国内外尚缺乏关于针刺治疗本病大样本，而且设立对照与双盲的对照性研究。

为了提高针刺本病的疗效，必须通晓腕部的解剖结构与腕管综合征的成因。腕管的背面是骨即腕骨，掌面由一层薄的软组织覆盖。其中的主要内涵物是管理屈手功能的9条肌腱以及穿行到手部的正中神经，它们被一条韧带所固定。韧带与腕骨围成的空间即是腕管。这些肌腱的过度使用导致肌腱炎，也是本病主要的原因。正中神经对压力最为敏感，当局部肌腱炎性肿胀或腕骨的病变（骨关节炎）使腕管内压力增加时，在它分布的范围（拇指、示指、中指以及无名指的桡侧一半）便产生麻木与刺痛的症状，并且会有手（主要是拇指运动）的乏力。某些患者疼痛会扩散到前臂的下部，发病后期也有前臂的肌肉萎缩与乏力。

由此可知，本病的局部反映点最多出现并且针刺时最容易接近腕管内的刺激部位，应在腕部掌侧的正中。这就是为什么我们选择大陵为主穴的理由。本病首先发生的是屈肌的肌腱炎，针刺治疗肌腱炎最好的方法是直接针刺它们。但每个患者过多使用的腕部肌腱不一定完全相同，故针刺时要尽量刺准受累的肌腱。刺准的标志是在有自发麻木或刺痛症状部位获得针感。当多根肌腱受累时，可以同时刺激各根肌腱。大陵穴的"一穴多针"与邻近配穴也正是为了这个目的。内关穴而且是直接针刺正中神经的最佳部位。

腕部及前臂背侧分布的虽多为展手肌及其肌腱，但本病也经常会在这些部位出现反映点，或是由腕痛的扩散所致，或与手部运动的乏力有关。手指感觉与力气的丧失往往使患者更用力地使用他们的前臂和拇指肌肉作为代偿，这是导致前臂肌肉也可以受累的原因。刺激这些部位的反映点或穴位如阳池、阳溪、阳谷、外关、合谷、手三里等有助于控制腕痛和手无力。此外，由于这些部位的肌肉多为掌侧屈肌的拮抗肌，刺激这些穴位也是一种"前病后取"的相应点针刺法。

由于本病主要因用手过度引起，在治疗期间要限制受累肌腱的使用，或改变用手习惯；平时也可以佩戴护腕保护。但在发病早期仍可通过屈曲锻炼去强化手、腕以及前臂肌肉。手腕的牵拉也有助于改善局部血液循环。

4.1.12　腱鞘炎/扳机指/腱鞘囊肿

肌腱通常在腱鞘内滑行，当肌肉收缩与放松时，腱鞘内的滑液充当润滑剂有利于其平滑地运动，如果由于长期反复的运动耗尽了滑液，肌腱与腱鞘之间的摩擦力增加可以导致两者的炎症，即发生肌腱炎与腱鞘炎。后者的存在使允许肌腱滑行的空间变小，这时的肌腱炎也称为狭窄性肌腱炎。板机指（Trigger finger）或弹响指（Snapping finger）即是其例，受累的主要是支配手指活动的肌腱，如拇伸、拇展肌腱与各个指屈肌腱。以拇伸、拇展肌腱受累为主时，主要表现为腕关节桡侧的疼痛，以及拇指弯曲活动受限；当主要是拇屈、指屈肌腱受累时，则可以使相应手指难以伸展。此病顽固，未经治疗在短时间内多较难愈。针灸与局部按摩等康复疗法结合可以显著提高疗效。

腱鞘囊肿，最多见于腕和手部，也可以发生于其他部位。它通常发生于邻近关节囊或腱鞘的位置。当它体积不是很大或形成不久时，针刺配合局部按压可以有效地使其缩小乃至完全消失。但它仍有复发的可能。

【疗法】

针灸治疗腱鞘炎的原则以消灭自发痛点或压痛点为指标。首先是确定刺激部位，要按照受累肌腱寻找相应的痛点或穴位，如拇展肌腱受累时痛点常在阳溪、列缺附近；而拇伸肌腱受累时痛点则在合谷、阳池；当拇屈肌腱受累时痛点可以在鱼际、太渊附近出现；其他四指指屈肌腱受累时，多在相应掌指关节的掌面部位出现压痛或硬结状反映点。此外，也可以在相应受累肌腱的延长部位寻找压痛点，如拇伸肌腱受累时取外关、支沟；拇展肌腱受累时取偏历、温溜、孔最、手三里；指屈肌腱受累时取劳宫、大陵、内关等。当针刺肌腱压痛点尤其时掌面硬结反映点时选用细针（32 号），可以减少进针时的痛感。留针 30min。也可同时加灸或红外线照射。隔日 1 次或每周 2 次，至疼痛或硬结消退为止。

在腱鞘炎的急性期，疼痛经常向周围扩散，使难以确定原发部位。此时可用健侧刺法，即在健侧对应肢体选穴针刺，等疼痛局限或稍有缓解后再确定原发痛点刺激。

针刺治疗腱鞘囊肿，多采用围刺法，在囊肿根部四周向其中心平刺数针，在其顶部也垂直插入 1 针。不论针感如何，都可以运用捣针手法，扩大针眼，以利其内容物的溢出。拔针后以手指用力揉压囊肿数分钟。

局部按摩对于腱鞘炎与腱鞘囊肿的治疗都有很好的辅佐作用。对于腱鞘炎，可以教患者自行在局部痛点或硬结处作按摩。这对于弹响指患者尤其重要。每次 3～5min，每天 2～3 次。指压要重些，要有明显酸痛感。对于腱鞘囊肿，在针刺后的按压可以使一些小而软的囊肿当即缩小甚至消失，平时的局部按压也可以预防或减少复发的概率。

【案例】

例 46，男，40 岁，白人。左示指腱鞘炎，伸屈不利，经常在半屈位置"锁住"，已有 6 月余。就诊时发现其掌指关节掌侧皮下有一个绿豆大小硬结，压痛明显，针刺该反映点以及同侧内关、大陵、合谷、郄门、手三里。留针期间局部红外线照射，每 3～4 天 1 次治疗。第 2 次治疗时即有好转，共治疗 7 次，该硬结与症状均基本消失。

例 47，女，54 岁，白人。因双侧腕管综合征就诊，手指发麻与疼痛，以左侧为甚，已有多年。近数月来右手无名指有扳机指现象，在其掌指关节掌面有一绿豆大硬结。针刺双侧大陵、内关、神门、合谷，以及右无名指掌面反映点硬节，得气后接电刺激，留针 30min。每周 2 次。第 3 次治疗后开始好转，第 12 次治疗后显著好转。到第 17 次治疗结束时扳机指现象基本消失，双手也不再疼痛，仅偶尔还有手指麻木。

例 48，男，31 岁，美籍印度人。患双侧腕部桡侧的腱鞘炎已一年，以右侧症状较剧，不仅手背屈运动明显受限，而且有疼痛延伸到整个前臂桡侧，影响平时用手工作及睡眠。曾局部注射糖皮质激素 3 次及口服抗炎药物等治疗效果不明显。在其双侧桡侧伸腕肌上可以触及明显的黄豆大小硬结数个，尤以右前臂为著。以针刺硬结反映点为主，配腕部穴位，治疗 1 次后即见效，后每周 2 次，连续针治至 20 次，疼痛症状逐渐好转，左手已完全恢复正常，但右腕向桡侧的背屈运动尚有限制，不如左腕。自第 26 次治疗起改在运动受阻部位 - 拇指根部大约阳溪穴位置，采用"一穴多针"刺法，并接电刺激（连续波），每次 30min。又经 7 次类似治疗，右腕活动范围也完全恢复正常。一共针刺 37 次，历经 3 个月。

例 49，女，74 岁，白人。右侧胫骨前肌肌腱处的腱鞘囊肿伴疼痛已 16 个月，影响行走。曾接受局部注射糖皮质激素与物理疗法治疗效果不显著。就诊时在踝关节前内侧（中封穴附近）可见一个乒乓球大小肿块隆起，与肌肉相连，压痛明显。围绕该肿块四周及其中心共扎 6 针，并配三阴交与太溪两穴。拔针后在囊肿局部按摩 5min。经治疗两次肿块即明显缩小，疼痛亦消退大半。共治疗 7 次，囊肿与疼痛均基本消失。

【讨论】

腱鞘炎最常见于拇指。关于拇指局部反映点在相应受累肌腱上的出现位置，前文已作大致描述。当不能确定是何肌腱受累时，也可以采用下述一般取穴法。先师焦勉斋治疗拇指腱鞘炎的经验是，先针拇跟穴（拇指根部，相当于掌指关节背侧面上的压痛点）与合谷。前者沿皮下向下透刺至虎边（即虎口）穴处，后者透鱼际，均不留针，然后再针阳溪、列缺，留针 15min。

Arichil 等报道运用健侧针刺治疗弹响指有显著疗效。健侧针刺的部位是患指的对称部位以及曲池、手三里、外关、合谷与阳池穴。由于健侧针刺时不影响患指运动，故可以一边针刺，一边令患指作伸屈锻炼和局部按摩，针后患指活动可以立即恢复[263][264]。

治疗腱鞘炎时，可单独或合并刺激患部反映点与健侧对应点。凡患部疼痛的范围弥散或有压痛而无明显硬结的，均可以采用健侧相应点刺法。但必须指出，健侧针刺的主要功效是镇痛，使患者能够在不痛或疼痛减轻的条件下作患指锻炼，以利其正常活动的恢复。对于硬结十分明显的患者，局部痛点的直接刺激仍是不可缺少的。但在局部痛点上的直接针刺，有时会有针后几天疼痛反而加剧的现象，经停针几天或继续针刺后又会逐渐好转。所以，要正确认识这种属于"反治法"的暂时症状加剧（参见"3.7.3 反治法的运用"），以及适当控制好两次刺激的间隔。

当局部疼痛不易被针刺缓解时，也可改针刺为艾灸或其他热疗。由于腱鞘炎的疼痛部位一般都很表浅，局部贴敷伤湿镇痛膏一类中药制剂也是可行、有效之法。但对于皮肤过敏者，每次贴敷时间要缩短些，如感到皮肤发痒时即须揭去。然而，等皮疹等过敏反应消失后仍可再贴。有些患者，皮肤过敏反应尚未消失，局部疼痛已有所减轻。这提示有时皮肤过敏反应本身也是一种良性刺激。

4.1.13 软组织损伤 / 踝关节扭伤

临床上常见的软组织损伤有肌肉挫伤、肌腱撕裂、韧带扭伤等，它们可以单独或合并存在，但没有骨折或骨裂。损伤部位可以在颈、肩、腰、膝、踝、肘、腕等部位。这里只介绍针治软组织损伤的一般性原则以及踝关节扭伤。对于发生在其他部位的软组织损伤的治疗，参见有关部位病痛的章节。

踝关节扭伤主要是其内、外侧韧带受到强力牵拉或断裂，多由行走时地面不平或运动中足过度内（外）翻所致。外侧韧带扭伤时，在踝关节前外侧局部可有压痛或肿胀，内侧韧带扭伤时，肿痛则发生在踝关节前内侧部。

【疗法】

以取局部"阿是穴"或压痛点为主，进行强刺激针刺。每天 1 次。要尽可能刺到所有受累的软组织并且刺准各个疼痛反应中心。当疼痛反映点随着治疗而发生变动时，可以追踪刺激，直至"消灭"所有疼痛点为止。当痛点较深而且范围较大时可以采用"围刺法"（参见"3.1.4　一穴多针"）；当痛点随局部运动或姿势移动时，可用"阻力针法"（参见"3.5.5　特殊姿势与'阻力针法'"）。不论是急性还是慢性损伤，反映点的压痛程度或局部肿胀会随着有效刺激逐渐减轻与消失。在受损 24h 内可以加局部冰敷，24h 后可以开始热疗如艾灸或针刺加红外线治疗。下肢损伤且局部肿胀明显的，在休息时要抬高患肢使超过心脏平面，以利消肿。

踝关节外侧韧带扭伤时，局部肿痛或压痛点通常出现在丘墟、足临泣、申脉、金门围成的区域。踝关节内侧韧带扭伤时，局部肿痛或压痛点则位于商丘、公孙、然谷、照海围成的区域。

【案例】

例 50，男，74 岁，白人。左侧大腿中段前外侧挫伤 3 周。就诊时局部肿胀显著，在伏兔穴上外侧有拳头大小肿块，质地坚实，下缘与股四头肌外侧头肌腱相连，触痛显著，似是肌肉炎症所致。选取局部反映点（硬块中心及其边缘共 5 处压痛点）为主穴，配同侧足三里，经第 1 次治疗，电针刺激 30min，3 天后复诊时悉疼痛减轻，肿块稍有缩小。再重复上法治疗，每周两次。肿块一次比一次缩小，疼痛也明显缓解，第 7 次治疗时见肿块只剩小核桃大，经 8 次治疗痊愈。

例 51，男，41 岁，白人。右足弓（Foot arch）及其中段内外侧酸痛 2 周，估计为由跑步引起的肌腱扭伤。就诊时诉说疼痛已影响走路与跑步，曾局部冰敷与服用镇痛西药效果差。检查时发现压痛集中在该足金门与然谷两处，局部无明显肿胀。针刺该两穴，每穴 3 针。另配悬钟与三阴交，针刺得气后均连电刺激 30min。经 1 次治疗后即好转，4 次治疗后疼痛几乎完全消失，该足活动如初。

【讨论】

Yuan 等应用压痛点的压痛程度和肌电图变化作指标，在 100 例软组织损伤患者，观察到针刺的有效率为 85%。他们还观察了疗程与效果的关系，第 1 个疗程的有效率是 74%，而 2 个以上疗程后达 90.5%，两者之间有显著差异[265]。

笔者体会到，阻力针法对软组织（肌肉、肌腱、韧带等）的运动损伤经常有着奇特的效果。它的操作步骤也很简单。例如，当急性踝关节或腕关节扭伤时，让患者主动活动踝或腕部，经常可以在某一方向、某一位置找到一个或数个最为疼痛的部位，即痛点，其压痛通常也十分明显。立即让助手或患者家属固定该姿势不动，选择一个或数个最敏感的痛点施针，捻转或提插刺激 1min 左右即拔针。然后令患者再向各方向活动患部，并与针刺前比较痛点的变化。发现新的痛点后依上法再施针，如此反复追踪，直到痛点减少或消失，疼痛缓解为止。

其他针治踝关节扭伤的方法与疗效也有许多报道，包括对侧针刺法[266]，上肢腕部的对应穴阳池针刺法[268]以及局部指压法[268]等。

4.2　神经系统病症

4.2.1　坐骨神经痛

坐骨神经痛是一种临床上最常见的神经性疼痛。无论是原发性或继发性，神经根性或神经干性，急性或慢性的本病患者，当针灸得法时，一般都有相当好的效果。当然，对于继发性患者，如果致痛的原因无法通过针灸消除的话，则也不会取效。

【疗法】

常用的有患侧局部取穴与健侧或远隔取穴（巨刺或缪刺）两大针刺方法。

患侧局部取穴时，选放射痛的起始部（如大肠俞、秩边、次髎、环跳、居髎）的痛点为主穴，并按照疼痛放射途径选压痛点配穴：疼痛沿大、小腿后侧（膀胱经）放射的，取承扶、殷门、委中、承山、昆仑；疼痛沿大、小腿外侧（胆经）放射的，取大转子上、风市、阳陵泉、丰隆、悬钟、丘墟；疼痛沿大、小腿前侧（胃经）放射的，取脾关、伏兔、梁丘、血海、足三里、太冲。

健侧取穴时，可选患侧痛点的对称部位，也可以在肩背、上肢的远隔部位选腰骶、下肢患部的对应点，如天宗相应于环跳、肩井相应于居髎、肩髃相应于大转子上，曲池相应于阳陵泉，手三里相应于足三里、合谷相应于太冲等。

患部穴位或反映点针刺时，刺激强度可以根据患者的敏感性调节，敏感性高的急性疼痛患者轻刺激即可，敏感性低的慢性患者要强刺激，必要时还可以加电针。一般留针 30min。健侧或远隔部位取穴时要强刺激，可以不留针。疼痛剧烈时，可以先针刺健侧或远隔部位使疼痛稍减后，再确定患侧局部压痛点针刺。为缓解疼痛，每日或隔日 1 次治疗。为巩固疗效，每周 1～2 次，直至自觉疼痛与多数压痛点完全消失。

对于疼痛剧烈难以控制的患者，也可以单独或结合应用耳针。取同侧或对侧耳反射点坐骨、臀、腰椎、骶椎等针刺，留针 30min，或埋入揿针，每 2～4 天双耳交替刺激。这几处穴位均位于外突的对耳轮下脚或对耳轮（耳郭上的躯体微反射区）上，穴位一定要刺准。刺准时耳郭局部有强烈痛感，一些患者能立即感到臀部疼痛缓解，周身轻快。

除针刺外，也可以在上述压痛点上施灸或穴位按摩。艾灸尤其适合于下肢发冷的慢性患者或潮湿、寒冷气候下疼痛发作或加剧的急性患者。针后加灸或单独灸均可，后者可选用雀啄灸或艾炷。也可以在留针期间应用红外线灯代替艾灸。穴位按摩除刺激诸压痛点外，重点刺激腰骶部倒三角区与臀部压痛区。但这些部位的肌肉丰厚或反映点较深，用手指按摩往往不易深入，最好应用带长型探头的电动按摩器，使振动感能传至深部。

当本病由腰骶椎原因引起时，往往同时兼有腰痛，故治疗腰痛的方法（参见"4.1.4　腰痛"）也同样适用于本病的治疗。

【案例】

例 52，男，55 岁，中国人。左侧坐骨神经痛已半年。酸痛自左侧腰臀部向下肢外侧放射，活动不便，需依持拐杖行走，有腰部急性扭伤史。检查时发现直腿抬高试验左侧 50 度，呈阳性，右侧正常。无肌肉萎缩，浅感觉、膝反射、踝反射均正常。腰骶椎 X 线拍片亦无异常。曾服用多种中西药。以针刺患侧压痛点环跳、臀上、次髎、阳辅、飞扬等为主，加用火针及针刺坐骨神经点、腓总神经点。隔 1～2 日针刺治疗 1 次，共 20 次，历时 2 个月，疼痛逐日缓解，终于丢掉拐杖恢复正常行走，不再疼痛。

例 53，女，59 岁，白人。左侧坐骨神经痛已 3 个月，疼痛自臀部放射到大腿后侧、小腿后外侧，腰骶椎无异常。就诊时检查无明显压痛点。针刺治疗，每周 2 次，取双侧大肠俞，左侧环跳、臀上、殷门、承山、阳陵泉、悬钟，得气后留针 30min，并且接电刺激使各穴微有肌抽动。经 6 次治疗有明显好转，11 次治疗后几乎已无疼痛。以后每月 1 次随访并接受"预防性调整刺激（参见'2.4.2　疗效显现的时间模式'）"以巩固疗效，连续 5 个月，均不再有疼痛发生。

例 54，女，60 岁，白人。右侧坐骨神经痛已 3 个月，疼痛自腰骶部放射到小腿外侧，夜间疼痛尤甚。磁共振成像证明有腰骶椎退行性病变。曾服用抗炎西药并接受整脊疗法等效果不明显。针刺治疗，每周 2 次，取双侧大肠俞，右侧环跳、秩边、后陵、腓聋、丰隆，足益聪，得气后留针 30min，并且接电刺激使右足微有外翻抽动。经 1 次治疗即有 4 天几乎疼痛全消，后继续治疗，在一个月内共 11 次，疼痛完全消失。

【讨论】

原发性坐骨神经痛即坐骨神经炎，临床上少见。继发性坐骨神经痛是坐骨神经在其通路中遭受邻近组织病变影响所引起，按照病变部位有可以分为根性和干性坐骨神经痛两种。

腰椎间盘突出所引起的根性坐骨神经痛是临床上最常遇到的。也有由脊椎骨关节病如腰椎的退行性病变等引起的。它通常在咳嗽、喷嚏和屏气用力时疼痛加剧并呈放射痛的特点。它的压痛点在受累腰椎棘突和横突表面最为明显，而坐骨神经沿路各点的压痛则较轻微或无。

干性坐骨神经痛病变主要位于椎管外，常见的为腰骶神经丛及坐骨神经干邻近的病变如骶髂关节炎、梨状肌综合征（Piriformis syndrome），还有盆腔内子宫内膜炎、肿瘤压迫所致等。此时，通常可在下列神经点测出明显压痛：位于坐骨孔上缘的"坐骨孔点"，相当于秩边穴；在坐骨结节和转子之间的"转子点"，相当于环跳穴；腘窝内的"腘点"，相当于委中穴；在腓骨小头之下的"腓点"；在内踝之后、胫神经的足底外侧神经处的"踝点"；还有位于足底中央的"跖中央点"。肌肉压痛则以腓肠肌、比目鱼肌肌腹处最为明显。在小腿外侧和足背区也可有针刺、烧灼和麻木等感觉异常[55]。在各类坐骨神经痛的针灸治疗中，不论是根性的还是干性的，一般以麻木为主要症状的患者比以疼痛为主的难治。对于前者，直接刺激上述相应的神经点取得麻电针感，即采用神经干（点）针刺法通常是一项有效的对策。

针灸治疗坐骨神经痛的疗效可以从客观与主观标准两方面来综合评价。客观标准是直腿抬高试验，也称拉塞格氏征（Lasegue sign）。该病发作时多呈阳性。主观标准包括患者疼痛感觉在卧位和站立 10min 后改善的程度与时间长短，还有使用镇痛剂的剂量等。法国的 Duplan 等在一项随机化、双盲设计的研究中观察了针刺对于急性坐骨神经痛的效果，15 例针刺组（在电检测到的穴位上刺激）在 5 次治疗后与针治前相比有客观与主观标准的显著改善，而另 15 例对照组（在非穴位处刺激）则无显著改善[270]。

直接刺激具有自发痛或压痛的阳性反映点，并且逐步消灭痛点是缓解各类坐骨神经痛的主要对策（参见"2.4.4　自身对照与即时效应"）。当按上法在疼痛范围或放射途径选常规穴或压痛点刺激效果不佳时，要特别注意选取其他经外奇穴。对于在常见部位压痛不明显的患者，可以在全身体表部位普查。代田文志发现一独创穴大郄（殷门外 1 寸许），可治沿膀胱经放射之坐骨神经痛。还有不少患者可以在下腹部的穴位出现压痛、硬结等阳性反映，如大巨、中极，他认为是治疗坐骨神经痛的主穴[81]。先师焦勉斋治疗坐骨神经痛时，通常根据痛点出现位置选择环跳、居髎、秩边、承扶、风市、阴市、阳关、阳陵泉、足三里、飞扬、昆仑。重症久治无效者，改针二阳穴，配八法穴如后溪与申脉。二阳穴为焦老所发现之经验穴之一，在大腿外侧风市至环跳连线中点为参照点，向股后方恰在胆经与膀胱经路线之正中，上下各 1 寸，共两个穴。

有一类顽固难愈的患者主要表现为小腿外侧至足外侧有麻木、酸痛，似乎只有坐骨神经的分支之一腓浅神经受累。笔者体会到，此时刺激常用的阳陵泉不如后陵穴（腓骨小头后下 5 分）更有效。这类患者的压痛点往往只分布在腓骨长肌上或腓骨后缘，除后陵外，还有腓聋（腓骨小头下 1 寸，腓骨后缘）、足益聪（阳陵泉下 3 寸，腓骨后缘）、飞扬、跗阳等，针刺 5 分左右深即够（针尖可受阻于腓骨表面）。当接电刺激时，可见足外翻搐动。

在某些慢性症或敏感性低下的患者，压痛点不大出现或很难找到。例 53 即属于这类患者。对于他们，一般针灸往往取效缓慢。这时，可以采用一系列提高机体敏感性的对策（参见"3.5.4　导引与机体敏感性"）或一开始就应用电针。一些患者在最初的几次治疗尤其是强刺激患部后还可能有疼痛暂时加剧的现象，那时仍要坚持治疗，可以适当减轻刺激强度或延长治疗间隔，疼痛多会逐渐减轻并得到控制。这则属于"反治法"的原则。

对于经久难愈的坐骨神经痛患者，像其他慢性疼痛患者一样，要考虑到合并有神经衰弱。如将其神经衰弱治好，坐骨神经痛似乎可以加快治好[81]。这类患者的后头部或头顶经常可以出现压痛，可配百会、神门、三阴交等穴，以及给予心理疗法等（参见"4.3.2 神经官能症 / 紧张症 / 焦虑症"）。此外，对于合并有月经不调的妇女，应调整其月经，伴有便秘者，应医治其便秘。

必须指出，不少诊断为腰椎间盘突出或腰椎退行性病变的坐骨神经痛患者，未经手术其疼痛即能被针灸所缓解，这说明他们的疼痛原因主要还是神经根受局部软组织炎症压迫所致。他们的疼痛缓解后，原先存在的腰椎间盘突出或腰椎退行性病变通常并无明显变化。针灸的镇痛作用显然是通过促进激素分泌与局部血液循环等途径，消除了神经根、神经干或其分支周围存在的炎症。所以，对于因腰椎间盘突出引起的急性坐骨神经痛，最好先选用针灸治疗，倘若针灸无效后再考虑手术治疗亦不迟。

4.2.2 肋间神经痛 / 胸痛

本节讨论的主要是由躯体原因引起的胸痛，如肋间神经痛、胸壁岔气与肋软骨炎等，不包括由内脏疾患引起的胸痛如心绞痛或胃痛等。肋间神经痛是指一根或几根肋间神经支配区的经常性疼痛，时有发作性的加剧，有时可被呼吸动作所激发。临床上多见由邻近器官或组织病变如脊柱关节炎、胸段脊柱的侧突和畸形、胸部手术瘢痕，以及带状疱疹等引起的继发性肋间神经痛。胸壁岔气常由不适当的动作急性诱发，其疼痛类似肋间神经痛。肋软骨炎所致的胸痛常局限于肋骨头或其与胸骨柄联结处，局部可以肿胀而且压痛明显。

【疗法】

以体针为主，也可以配合应用耳穴埋针、七星针、火罐、穴位按摩与膏药。

远隔取穴：在同侧或双侧躯体反射区寻找压痛点或敏感经穴针刺，当胸痛发生在侧面时，取位于躯体侧区的三阳络、支沟、外关、阳陵泉、丘墟等，当胸痛发生在前胸时，取位于躯体前区的内关、郄门、足三里、解溪等，上下肢各取一穴，或只取上肢穴与局部取穴相配。一般可用强刺激不留针，或得气后针尖指向胸部，连续运针 3～5min，尽量使针感上传，"气至病所"。

局部取穴：在胸壁疼痛局部、相应肋骨边缘寻找压痛点或敏感经穴刺激，这尤其适用于局部压痛明显、固定而且范围局限的患者。也可以在背部相应肋骨所连接的脊柱旁或督脉（中枢反射区）上取穴，如大椎、身柱、至阳。每次 4～6 穴，留针 30min。针感不明显者，可以在留针期间加电刺激或红外线照射。

对于疼痛剧烈，发作时间持续较久，各种治疗难以长时间镇痛的患者，除上述体针外，再在同侧或对侧耳反射区的"胸""肺""脊柱点"等穴区寻找数个反映点埋入揿针。隔日换埋。

在胸壁局部皮肤感觉过敏区或肿胀的肋软骨表面，也可以用七星针叩刺微出血，或加用火罐治疗，每天 1 次。压痛部位固定而且范围局限时，也可以在局部应用穴位按摩与应用各种活血化瘀膏药，如伤湿镇痛膏。穴位按摩时，在痛点上用示指指腹作旋转按压，指力适当或由轻到重。每次 3～5min。穴位按摩也可以教患者自己进行，一日数次。

【案例】

例 55，女，36 岁，白人。左侧慢性胸痛已 1 年半，因患主动脉瘤作切除手术后发生，诊断为胸部手术后综合征（Post thoracotomy syndrome）。检查时可见左侧上背至腋下有一条约 4 寸长手术瘢痕，疼痛沿该瘢痕区发生并且经常反射到左侧乳房及肩颈部。因疼痛导致病残，而且失眠，每夜只能睡 3～5h。曾应用各种镇痛西药、局部封闭、理疗，甚至脊神经根切断术（Rhizotomy）治疗均无明显效果。按上述体针方法给予治疗，第 1 次治疗时沿瘢痕两侧各取 4 穴压痛点或硬结处，另加大椎、身柱、风池与左侧支沟，当即收效，痛止约 4h。隔 2 日后接受第 2 次针疗，同上穴但在留针期间对瘢痕旁 8 穴加电刺激（跨瘢痕放置电极，两穴一对，共 4 对），该次治疗后疼痛即基本消失约 20 天，以后每周 1～2 次，在 4 个月中先后共治疗 18 次，疼痛除偶尔尚有发生外，基本得到有效控制，患者十分满意该针刺疗效。

例 56，男，74 岁，白人。自 3 年半前带状疱疹后发生左侧胸痛，诊断为肋间神经病理性痛。局部皮肤十分敏感，甚至衣服接触激发疼痛，平时靠服用镇痛药止痛。针刺治疗时取侧卧位，主要在上背部正中线及脊柱左侧中枢反射区内选取压痛点 6～8 个，大致是督脉的陶道、身柱，膀胱经的肺俞、心俞、膈俞以及同一水平的夹脊穴，另配位于同侧上肢躯体侧区的支沟穴。针刺得气后留针并在局部照射红外线 30min。经第 1 次治疗后即见效，自述有 3 天不痛。连续治疗 10 次，每隔 3～4 天 1 次，至停止治疗时自觉好多了，虽然疼痛未全部消失，但衣服接触皮肤已不再感到疼痛。

例 57，女，19 岁，白人。患肋软骨炎所致胸痛已 2 年，影响手臂运动与睡眠。曾服用多种抗炎西药。就诊时其疼痛部位在胸骨边缘与右侧腋中线第 4～8 肋骨表面，局部有明显压痛及稍有肿胀。针刺治疗，每周 2 次，取胸骨与受累肋骨表面压痛点 5～7 穴，浅刺 3～5 分，微有胀感即留针并照射红外线 30min，同时深刺双侧支沟穴，使针感扩散到肘部。经 2 次治疗有明显好转，第 5 次治疗时胸骨附近已不再疼痛，集中围刺右侧肋骨压痛点，共治疗 12 次，肋痛也完全消失。

【讨论】

对于由躯体原因引起的各种胸痛，不论是肋间神经痛、胸壁岔气或肋软骨炎，针灸治疗多能取效，而且治疗方法雷同。由于肋间神经痛与胸壁岔气多发生在身体侧面，故远段取穴或寻找反映点时多在躯体反射区的侧带上，手足少阳经上的三阳络、支沟、外关、阳陵泉、丘墟等正是在这一区域内，它们对本病的显著疗效已被临床的大量实践所证实。但究竟是上肢取穴的效果好还是下肢取穴的效果好，尚未见比较性研究。

然而，如果从胸外科针刺麻醉的经验来看的话，胸部针刺镇痛的效果应以上肢取穴较好。北京结核病研究院在针麻下完成 1048 例肺切除手术，体会到胸部手术中取上肢穴（三阳络）的镇痛效果（85.7%），比取下肢穴（50%）为好，两者之间差异显著（$P<0.02$）[37]。所以，临床治疗包括肋间神经痛在内的各种胸痛时，也可以直接应用三阳络作为主穴，针刺得气后加电刺激 30min。

肋软骨炎多发生在前胸，伴有肋软骨的肿胀与压痛。此时，以局部取穴刺激的效果较好。如直接在患部及其邻近寻找压痛点刺激，压痛较深时，用"围针法"或"一区多针"（参见"3.1.4　一穴多针"）；皮肤表面也十分敏感时，可以在局部用七星针叩刺。各种热疗均有促进消除炎症的功效，故可以在留针期间同时在局部艾灸或照射红外线，以及针后使用火罐或膏药外敷。如果它合并有范围较大的前胸壁疼痛，则可配远端反射区如位于躯体前区的上肢穴内关、郄门等穴刺激。

但必须注意，由于胸背部穴位多比较表浅，深部又是重要的生命器官心和肺，其针刺深度务必适当，谨防刺得过深导致气胸等严重针刺意外事故。也正是有这一层顾忌，针灸师在刺激胸背部穴位时均不敢象在四肢穴位刺激时那样运针自如，难以实施常规的各种手法，尤其是像"烧山火"、"透天凉"那样的分层刺激手法。然而，要达到有效的刺激，则又必须得气，获取一定的针感。笔者的经验是，一是在胸背部取穴时，一定要找准反映点，把针刺到相应的反应层，既不必过深，又不能过浅，有一定程度的针感即可；二是在针刺时宜多捻转少提插，可多用刮针法，后者既能帮助催气，又能在气至后维持针感（参见"3.3.6　刮针与低频振动"）；三是一定要留针，尤其是在上背部针刺时。这些部位可能与交感神经链比较接近，留针 20min 后常会出现针周红晕，这不仅是治疗内脏疾患的好兆头，通常也有很好的躯体性镇痛效果（参见"2.4.4　自身对照与即时效应"）。

另外，在局部针刺后最好再配合点穴按摩数 min。在点穴按摩中运用"烧山火"、"透天凉"方法，是先师焦勉斋的独创。笔者曾亲眼所见，他应用"透天凉"点穴按摩手法为一学生解除醉酒，以及为一例胸痛患者治疗，当场获得奇效。那位患者痛在右侧期门穴处，压痛极剧，按之呼叫皱眉。因其胃中有热感，焦老确定其为热症，决定使用"透天凉"手法。他先在其压痛点上刺入一针，频频刮针 5min，起针后再用示指在患处痛点上轻轻按摩 100 余次。术毕，患者诉说局部有凉感，再按压患处，患者已不再感到疼痛，毫无疼痛反应。据焦老介绍，"透天凉"手法诱发的凉感常在术毕后产生。

4.2.3 股外侧皮神经炎

股外侧皮神经炎（Lateral femoral cutaneous neuritis）又名感觉异常性股痛，其自觉症状为大腿前外侧的下方 2/3 部位出现蚁走、麻刺等感觉异常，亦有出现疼痛者，在行走或站立时加重。客观检查可在大腿前外侧发现大小不等的感觉迟钝区或感觉缺失区。本病病因至今不明，有人认为是该神经通过腹股沟韧带或穿出大腿的阔筋膜时受压所致，常见于肥胖中年男性与妊娠妇女，也可以因为盆腔或腹股沟的手术或损伤引起。

【疗法】

在大腿前外侧局部感觉麻木或疼痛区寻找反映点针刺，一般可在风市及其邻近部位如风市上（风市上 5 寸）、前进（风市上 2 寸 5 分）、上风市（风市上 2 寸）、前风市（风市前 2 寸），以及血海、伏兔等出现压痛点或压麻点。如针刺效不佳，可在反映点上放置皮肤电极接电刺激。每次 30min，每周 2～3 次。也可应用七星针叩击患部皮肤，使稍出血，每日或隔日 1 次，7 次 1 个疗程。

【案例】

例 58，女，49 岁，白人。右大腿外侧皮肤麻木数天，原因不明。针刺压痛点风市、伏兔、血海等穴位，一次后即好转，2 次治疗后麻木完全消失。

例 59，女，48 岁，美籍华人。右大腿中段外侧手掌大区域皮肤麻木、疼痛已一年余，自怀孕 6 个月时开始，分娩后 10 个月仍未消失。先用压痛点针刺法治疗 10 余次，效不明显，后改用放置皮肤电极刺激，计 12 次，每周 2 次，先是疼痛消失，后麻木区也逐渐消失。随访 3 个月未见复发。

例 60，前列腺癌放疗后股外侧皮肤神经炎（参见"4.10.4 前列腺炎/癌"）。

【讨论】

针刺治疗对本病有很好的短期与长期疗效。但要注意，本病的局部反映点多为表浅分布的，应用毫针时多不须深刺，只要斜刺或平刺即可。电刺激时应用皮肤电极也比电针较为有效。应用七星针（皮肤针）叩击患部皮肤也很适宜。当患部兼有疼痛症状时，局部可以出现压痛点，而患部没有疼痛症状时，局部反映点的性质也可以不是压痛而只是压麻感。在反映点上针刺或电刺激时的最佳针感是出现类似本病症状分布范围内的麻木或麻刺感。

对于本病也可以结合针刺应用穴位注射治疗[271]。

4.2.4 末梢神经炎

以疼痛、麻木或感觉异常为主要症状的外周末梢神经炎，可以由神经根压迫引起，也可以是糖尿病性的，以及艾滋病感染患者也是常见的。针刺疗法对各种原因的末梢神经炎都有一定的疗效。

【疗法】

针刺取穴原则是在受累肢体末梢的局部或邻近躯体反射区选取压痛或压麻点刺。压痛不明显者也可取常用敏感经穴。由神经根压迫所致者，同时可在颈部或腰骶部相应躯体反射区（督脉、膀胱经等穴位）内选穴配合。

上肢症状：前臂与手背疼痛、麻木时取手臂外侧（阳面）穴位，如手三里、挫闪、四渎、外关、养老、阳池、中渚等；手指麻木时取前臂或腕部内侧（阴面）穴位，如少海、内关、大陵、神门、劳宫等。颈神经受压迫者配取后颈部压痛点或天柱、大椎、肩中俞等穴。

下肢症状：足背或足趾麻木者取小腿及足部的前外侧穴位，如足三里、阳陵泉、悬钟、丘墟、太冲等；足底麻木者取小腿及足部的内侧穴位，如地机、三阴交、太溪、申脉、公孙等。腰骶神经受压迫加腰骶部压痛点或腰阳关、次髎等穴。

针刺得气后留针 30min。局部伴烧灼感者可用透天凉手法针刺或应用电针；若末梢皮肤发冷或有紫绀者，可应用烧山火手法针刺或在留针期间加用红外线照射。对慢性患者隔日 1 次或每周 2 次治疗，直至症状消失。

除针刺外，也可以配合穴位按摩。在针刺之前用手指重力揉按所选反映点或穴位，可以增强针刺感应及其传导；针刺之后及每天应用按摩器在受累肢体的阴阳面自上至下，自下至上地作振动按摩 5～10 个来回，可以促进局部的血液循环。

【案例】

例 61，女，87 岁，白人。双足底前半部分烧灼感与疼痛已数年，影响行走，诊断为末梢神经炎。针刺双侧三阴交、太溪、太冲、太白、留针 25min，加电刺激，第 1 次治疗后第 3 日起好转，第 2 次治疗后即明显好转，2 天内没有任何疼痛。共治疗 3 次，每次间隔 4 天，症状在短期内得到有效控制。

例 62，女，68 岁，白人。颈项部疼痛放射到后头部及双手，伴手指麻木已一年，以左侧为甚。磁共振成像发现自 $C_3 \sim T_1$ 有多处椎盘间隙狭窄，尤以 C_{5-6} 水平最明显，诊断为颈椎病与末梢神经炎。经各种抗疼痛西药处理，效果均不明显。就诊时在大椎四周区域发现明显肿胀，有压痛，双手背皮肤发紫、发冷。针刺治疗每周 2 次，坐位，取大椎与双侧肩中俞、曲垣、外关、阳池。得气后留针 30min，并加颈肩部红外线照射。一次治疗即有好转，右手指感觉有所恢复，以后随着治疗次数的增加，双手指感觉恢复越来越多，手背皮温也逐渐变热。但第 8 次治疗前后因感冒使手指麻木又有加重。后经继续治疗又重新见效。共治疗 20 次，治疗结束时自我评价，疼痛已完全消失，手指麻木偶尔还有，但比治疗前显著好转，又能重新弹钢琴了。治疗前提篮子无力的手也能提篮子了。

例 63，女，59 岁，白人。患糖尿病多年致足部血液循环障碍与末梢神经炎，双足持续麻木、发冷、疼痛，右足症状较剧已 6 年，五个足趾均麻木，几乎没有知觉，左足才开始 5 个月，仅感姆趾麻木。针刺取穴双侧足三里、悬钟、解溪、丘墟、太冲等，留针 20min，并加红外线照射，每周 2 次；5 次后开始好转，右足趾开始恢复知觉。10 次后左足明显好转，右足也可以忍受洗澡时的热水刺激。以后连续治疗约 11 个月，同时服用中药（活血片），双足的麻木与疼痛基本得到控制。14 个月后随访时悉虽仍偶尔有疼痛发作，但程度较轻，只需服用中药（活血片）后即能得到有效控制。

【讨论】

英国的 Abuaisha 等对糖尿病引起的糖尿病痛性周围神经病患者，观察了针刺镇痛的长期效果。在 10 个多星期多至 6 个疗程经典的针刺镇痛治疗后，44 例完成该研究的患者中，34 例（77%）有原发的和（或）继发性症状的显著好转（$P<0.01$）。随访观察 18～52 周，这些患者中 67% 能

停止或减少他们应用西药的量。在这个随访期中只有 8 例（24%）需要进一步的针灸治疗。虽然 34 例（77%）注意到他们症状的显著改善，7 例患者症状完全消失。所有这些完成整个治疗过程的患者，除一人外都没有出现副作用，治疗过程中其外周神经学的检查计分（VPT 或 HbA1c）也都没有显著变化。由此作者认为，对于需要长期治疗的疼痛性、糖尿病所致的末梢神经炎，针刺是一种安全、有效的疗法 [272]。

针刺治疗对于与 HIV 有关的末梢神经炎也有作用 [273]。美国的 Galantino 应用非侵入性的电针治疗患有末梢神经炎的 7 例艾滋病患者，都获得了症状的改善。非侵入性的皮肤电极放在腿部穴位昆仑、足三里、涌泉、太冲。每天用低电压电流通电 20min，共 30 天。治疗后患者感觉明显好转且有体力的增强 [274]。但 Shlay 等人在一项随机对照的研究中，没有观察到针刺对于与 HIV 有关的末梢神经炎引起的疼痛有比安慰剂较好的效果 [275]。

据在实验性糖尿病末梢神经炎的大鼠观察到，电针治疗糖尿病及其末梢神经炎的效果比经皮电刺激较好；运动神经传导速度的减慢分别在治疗 4 周（电针组）和 6 周（经皮电刺激组）时恢复；痛阈在对照组与经皮电刺激组降低，而在电针组增高 [276]。

对于由神经根受压迫所致的末梢神经炎，针刺治疗的效果与压迫的原因有关。当压迫的原因主要是神经根局部或周围软组织炎性肿胀时，针刺治疗多能消除炎症，解除压迫而缓解肢体末梢的麻木、疼痛等症状。上述例 62 可能就属于这类情况。但如果神经根受压系其他器质性原因如肿瘤压迫，则仅靠针刺疗法往往难以奏效，仍须尽早手术解除压迫才会好转（参见"2.4.2 疗效显现的时间模式"）。

4.2.5 反射性交感营养不良

反射性交感营养不良（Reflex sympathetic dystrophy）多由创伤诱发，又称为创伤后疼痛综合征（Posttraumatic pain syndrome）或创伤后交感性营养不良（Posttraumatic sympathetic dystrophy）。其主要表现是创伤局部或同一神经支配区域剧烈的烧灼痛，过敏的触觉、过多的出汗，以及骨头、皮肤与肌肉的病理变化等。它也常称为复杂性区域疼痛综合征（Chronic regional pian syndrome，CRPS）。它多发生在四肢。创伤既可以是外伤，也可以是扭伤、骨折、外科手术、血管或神经的损伤，以及大脑损害。许多中风后肩痛（Posthemiplegic omalgia）、肩手综合征（Shoulder-hand syndrome）或肩臂综合征（Shoulder-arm syndrome）患者其实均属于该病。该病在美国至今大约有五六百万患者，但经常由于临床医师对它缺乏了解而得不到早期诊断 [277][278]。该病如不能早期接受治疗，会迅速扩散到整个肢体和导致患部骨骼、肌肉发生不可逆转的变化。约 50% 的该病患者的疼痛持续长达 6 个月，有时几年。该病针刺治疗尤其在其早期的疗效甚佳。

【疗法】

两个取穴原则：一是针对受累肢体局部取穴或在相应躯体反射区（前、侧或后区）内选穴，二是选择位于背部正中线的中枢反射区（如督脉穴位），以及四肢末梢的中枢反射区。如上肢受累时取天柱、大椎、身柱、秉风、天宗、肩髃、臂臑、青灵、曲池、手三里、挫闪、外关、内关、神门、合谷、养老、中渚、后溪等；下肢受累时取命门、腰阳关、足三里、阳陵泉、丰隆、飞扬、悬钟、丘墟、太冲、地机、三阴交、商丘等。每次选 6～8 穴，针刺得气后留针 30min。由于该病患者局部体表均十分敏感，一般轻刺激即可，针感以患者能耐受为度。由于该病较为顽固难愈，所需疗程一般较长，可连续治疗数月，直至其症状完全得到控制为止。

可根据患者病情的不同阶段在留针期间合并使用电刺激或红外线局部照射。以局部皮温升高、皮肤发红、烧灼感为主者可加电刺激，而有局部发冷、皮肤紫绀、皮温降低或肌肉萎缩者既可以加电刺激也可以合并使用红外线。

对于局部疼痛剧烈与触觉十分敏感的患者，可应用缪刺法或合并使用耳针。

应用缪刺法时，可在健侧对称部位取穴，或者寻找最显著的压痛点针刺。得气后同样留针30min。健侧刺激可比患侧刺激较强些。

应用耳针时，在耳区选择相应肢体反射区，如"肩""肘""腕""膝""踝"，以及中枢反射区，如"交感""神门""腰骶椎""颈椎""脑干""脑点""皮质下"。双侧耳反射区交替使用，每次取 3 穴，埋入撤针 3～4 天。

【案例】

例 64，女，49 岁，白人。6 年前因左踝关节扭伤致该足外侧持续、慢性剧烈疼痛，并逐渐发生局部肌肉萎缩，无法正常行走。诊断为左足反射性交感营养不良。曾接受交感神经阻滞、氢化可的松注射、行走性固定物（walking cast）、各种镇痛药治疗，以及关节镜手术（arthroscopic surgery）刮除某些软化软骨，均无明显效果。就诊时跛行而来，除自诉左足剧烈疼痛、发冷外，检查发现左足完全不能背屈，无任何足趾主动运动，该小腿下部至足背部均有明显压痛，以及肌肉萎缩与皮肤发冷。针刺取穴患侧足三里、阳陵泉、丰隆、悬钟、丘墟、解溪、昆仑、商丘、太冲，得气后留针 30min，并加用红外线照射。针刺足三里时以针感下达足背为得气标准。拔针后局部应用按摩器刺激 5min。治疗 1 次后疼痛即有好转，后经连续针刺治疗 11 个月，每周 2 次，皮温与肌肉萎缩逐渐恢复，疼痛完全消失，左足运动自如，行走功能完全正常。

【讨论】

关于反射性交感营养不良的针刺治疗，已有不少临床报道，疗效甚佳 [279] [280] [281] [282] [283]。Chan 等在 1981 年报道应用电针治疗 20 例创伤后交感性营养不良（Sudeck's atrophy）患者，其中 14 例（70%）得到显著与永久的改善。这些患者都曾接受过理疗、口服西医但均无满意的症状缓解 [279]。奥地利 Vienna 大学理疗康复系的 Korpan 等在 1999 年曾把 14 例患者随机分成针刺组与假针刺组，对他们进行作了双盲、安慰对照试验。他们都是病程在 1～6 个月之间的急性上肢疼痛患者，治疗前的疼痛现状与临床参数几乎是一致的。两组均每次接受治疗 30min，每周 5 次，连续 3 周。结果发现两组的临床参数与疼痛均在治疗期间得到改善，并在 6 个月后达到几乎正常的水平。但由于该研究的样本小，未能看到两组间的差异，作者计划对他们作长期的随访以确定针刺的效果 [281]。

笔者多年来治疗本病患者多例，效果均较理想，例 64 是一个典例。笔者体会到，在取穴时认真选取敏感点刺激十分重要，一般在阳面或阳经取穴，但也不要忽视取阴面或即阴经穴，如上肢的内关、青灵，下肢的三阴交、地机等，因为这些阴面穴位可能对局部血管运动功能有较明显的影响，而且合并刺激阴、阳面的这些穴位时才能较全面地刺激到整个受累肢体的支配神经。关于缪刺法的应用，对于本病也有十分重要的意义，不仅是因为它十分适合患侧过于敏感难以输入较强针刺信息的场合（参见"3.4.4　双侧反射区的配合"），而且许多本病患者，当病程较长时，交感反射性症状也经常会涉及健侧，故健侧针刺还有此防治作用。由于耳针特别适合于需要镇痛与改善自主神经系统功能状态的场合（参见"3.4.1　微反射区与全身反射区的配合"），故治疗该病也可以首选或配合耳针。

当本病患者有局部皮温升高、运动障碍或肌肉萎缩时，应用电针常有较好的效果。安徽中医学院的 Guo 等在治疗 40 例中风偏瘫患者的肩手综合征时，观察到在治疗手背肿胀、增高的手部皮温与手指弯曲诱发的疼痛方面，电针效果较仅用毫针刺激为佳（$P<0.05$）。手指与肩关节的功能改善也是电针时较好（$P<0.05$）。总的显效率在电针组（75%）高于毫针组（50%）（$P<0.05$）。这提示电针引起节律性的肌肉收缩可以起一种像"肩 - 手泵"的作用，能显著排

除手背肿胀和防止手部肌肉萎缩[283]。电针在正常人手部穴位刺激时已被证明有减低皮温的作用，但与刺激频率关系不大，因为高频（100Hz）与低频（4Hz）的电刺激都引起显著的冷却效应[209]。然而，对于局部皮温降低与皮肤紫绀的患者，电针仍可应用，而且同样可能通过改善其血液循环而起升温作用。这是因为电针刺激并非绝对诱发皮温下降。电针前的局部功能状态如基础皮温或皮肤交感缩血管活动的状态可以明显影响电针的效应（参见"3.2.1　热、凉针感的产生机制"）。

4.2.6　三叉神经痛

三叉神经痛是一种在一侧面部发生的慢性、严重的电灼样疼痛，由三叉神经的所谓触发区内的触觉刺激所诱发，并且在该神经支配的区域内感觉到。它可以是原发性的也可以是继发性的，前者病因不清。它呈一种慢性的状态，在发病初尚会自动缓解，但随着病情发展，疼痛能自动缓解越来越少见。由于西医在治疗本病时缺乏有效的、非侵入性治疗方法，单独或合并应用针灸治疗三叉神经痛目前已引起学术界注意。

【疗法】

有压痛点针刺法与神经干（点）针刺法两种方法。前者包括分布于面部、四肢末梢以及耳郭上压痛点，患侧和健侧取穴均可。后者则仅在患侧局部取穴。

体针时，局部主穴：下关、翳风。在下关穴垂直深刺1～1.5寸，翳风穴针斜向下颌方向，以下半个面部有强烈针感为度。根据疼痛放射范围或触发点位置选取配穴3～4穴：四白、迎香、地仓、人中、颊车、太阳、丝竹空或阿是穴。远隔取穴：双侧或对侧合谷、足三里、外关或后溪。每次选1～2穴。留针30min。慢性期可在留针期间加艾灸或红外线局部照射。急性发作期不用热疗。剧烈疼痛时可加电针刺激。

耳针时，在"口""面颊""皮质下""神门""脑干"等穴探测最敏感点，每次选2～3穴，每周2次，双耳交替换埋揿针。有时，在"口"穴进针时患者有同侧面部麻电感发生，这可能是刺中了三叉神经或面神经在耳郭上较大的分支所致，其效往往极为显著。

神经干（点）刺激法：三叉神经第一支（眼神经）受累时取眶上神经点。它位于眶上缘内1/3与外2/3交界凹陷处。如把眼眶看作是一台钟，按时钟位置计算，它在左眼相当于11点处，右眼相当于1点处。即眶上孔位置，相当于攒竹穴附近。针尖稍向外下斜刺2～3分深，左右方向拨动针体。当它被刺到时，出现向额部放射的触电感。

三叉神经第二支（上颌神经）受累时取眶下神经点。它位于鼻翼外下缘至外眼角连线中点，即眶下孔位置，相当于四白穴附近。用手摸到由眶下孔形成的凹陷处进针，针尖稍向外上斜刺3～5分深，左右划动针体。当它被刺激到时，在下睑与上唇之间的面部出现触电感。

三叉神经第三支（下颌神经）受累时取颏神经点。它位于口角下一横指或在下颌骨体上下缘之间正对第2前磨牙处，即颏孔位置，新穴取名"夹承浆"，相当于地仓穴直下方5～8分处。先确定颏孔位置，然后由颏孔的稍后上方进针，以45°向前下方斜刺2～4分，上下方向划动针体；当它被刺激到时，出现向下颌部放射的触电感。

【案例】

例65，女，48岁，白人。右侧面颊近鼻翼与嘴角处不适感已1月，因美容目的局部使用皮肤电刺激器后发生。诊断为三叉神经第三支受累。疼痛虽不剧烈，但很使人烦恼，局部皮肤敏感性明显增高，一触即痛。曾求治于牙医与整脊医师无效。前10次针刺治疗，每周2次，以后每周1次。按上法针刺压痛点1次后即有好转，25次治疗后面部不适感或疼痛几乎完全消失。但7个月后再次在同一部位发作疼痛，而且可以被说话、进食时加剧，经同样针刺治疗 9 次才得到控制。以后 1 年半内又曾发作过 2 次，每次均经同法治疗 10 次左右而使疼痛消失。

例 66，女，38 岁，白人。右侧三叉神经痛已有 8 年，原因不明。疼痛可以持续存在或被谈话、进食、饮水、触摸面部等动作，甚至冷的气候所触发。疼痛之剧烈经常使她虚脱。曾就诊口腔科及颌面外科并接受过多种治疗，包括服用镇痛药、局部神经阻滞、面部肌肉牵引等均无效果。经上法针刺治疗，每周 2 次，第 2 次后疼痛即明显好转，第 10 次治疗后疼痛几乎完全消失。以后 1 年内每周 1～2 次，共 102 次治疗以巩固疗效，患者虽有 3 次较剧烈的疼痛发作，但都能被及时的同样治疗所控制。

【讨论】

关于本病的西医疗法，包括应用抗惊厥药、三叉神经节的神经阻滞或神经毁损法和神经外科的伽马刀以及三叉神经减压术等治疗方法，临床效果并不理想。

针灸治疗本病的疗效已有许多报道。Beppu 等应用经络针刺法治疗 10 例本病患者，他们是 1985～1990 年间牙科麻醉诊所的门诊患者，其中原发性与继发性的各 5 例。他们接受单独针刺或合并灸疗，针刺是只用针而不用电刺激。该疗法每月重复 2～4 次。结果观察到 5 例疼痛完全消失，另 5 例虽也注意到疼痛的减少，但仍有一定程度的疼痛存在（1 例疼痛显著）。由此作者认为经络针刺是有效的，能成为本病的一种疗法[284]。

德国的 Spacek 等对 39 例患者作了回顾性分析。全部患者分三组，A 组（17 例）接受卡马西平与针刺，针刺每周 1 次。B 组（11 例）接受卡马西平、三叉神经皮下镇痛法与针刺，C 组（11 例）接受卡马西平、三叉神经皮下镇痛法但没有针刺；所有患者服用卡马西平至少 4 周，使他们的血浆浓度在治疗范围内。三叉神经皮下镇痛法应用 0.045mg 丁丙诺啡，连续注射至少 5 次。结果他们发现，大多数没有好转的患者来自未接受针刺治疗的组别，而合并应用针刺与卡马西平的患者，不管是否应用三叉神经皮下镇痛法，都达到了附加的疗效。针刺疗法的加入似乎优于三叉神经皮下镇痛法的加入。该结果支持应用针刺作为三叉神经痛的一种附加疗法[285]。

意大利的 Costantini 等治疗 104 例原发性或继发性三叉神经痛，在局部、远隔部位或阿是穴电针，经过 12 次治疗，结果观察到针刺对所有继发性三叉神经痛患者都有效，而对原发性三叉神经痛的疗效，受先前接受过的疗法和病程长短的影响[286]。同一研究组后来还报道应用电针与激光反射疗法治疗 700 余例颅面神经疼痛患者，观察到首选针刺的患者有最好的效果，而先前接受过其他疗法和（或）手术治疗的效果较差[287]。

俄罗斯的 Grechko 等应用针刺治疗 82 例本病患者，这些患者中 17 例是中枢性的，而 65 例是外周原因引起的。穴位的选择是根据患者面部对称穴位的电传导性。结果发现针刺只对外周性原因引起的患者有效[288]。俄罗斯的 Meizerov 等提出，在三叉神经痛的治疗中，可以应用体感区诱发电位（SSEP）作为本病患者接受治疗中脑状态动力学的评估。他们观察到在 1 个疗程的针刺以后，75% 的患者表现出 SSEP 的某些参数与阳性的治疗结果之间相关[289]。

笔者体会到：本病的疼痛症状虽多能被有效的针刺治疗所控制，但仍有容易复发的趋势。然而，复发时针刺同样有效，上述两例的情况就是如此。此外，针刺或电针治疗本病的过程中，有时针后尤其是直接刺激神经干（点）后可以发生疼痛的暂时加剧。根据"反治法"的原则，这时仍要坚持治疗，但可以替换刺激部位、减轻刺激强度或延长治疗间隔，疼痛多会逐渐减轻并得到控制。

除经典的针灸疗法之外，也可以应用刺血法与火罐[290]或激光疗法治疗本病。日本的 Shibura 等应用激光针刺 310 例头部外伤、脑血管疾病或头、颈部神经痛患者。刺激部位是在局部疼痛穴位和有关的神经，在一个星期内 1～7 次治疗。在 24h 内，227 例疼痛患者中 175 好转，39 例主诉麻木的患者中有 12 例好转。另 24 例疼痛患者和 16 例麻木患者在 24h 后好转；没有见到副作用；有效期约 1～3 天；故作者认为在神经外科患者中应用激光针刺治疗疼痛和麻木是十分有效的 [291]。

4.2.7　周围性面神经麻痹

引起周围性面神经麻痹最常见的原因，是面神经炎，又称"贝尔氏面瘫"（Bell's palsy）。也有因面神经外伤所致的。本病发生早期立即开始针灸治疗效果极好，应为首选的疗法。但针灸对其后遗症期也有一定效果。

【疗法】

本病的针刺治疗以患侧局部反射区取穴为主，双侧手足远端躯体反射区配穴为辅。在患侧局部要尽可能直接刺激到面神经、三叉神经等干支和受累的面部各表情肌肉部位。可单独或交替使用以下两种配穴及其针法：

一是以直刺为主的反映点或神经点针刺法。面瘫的局部反映点常出现在患侧耳后及耳垂前下方以翳风为中心，半径为 5 分左右的区域，包括后听会、耳根与安眠 1 等新穴，可统称为翳风穴区。翳风穴区深部有面神经通过，其急性期常有局部肿胀、压痛，后遗症期有硬结。有硬结时刺入其中心；无硬结时朝后上方斜刺 1～1.5 寸。急性期耳后疼痛明显的，配风池、瘈脉或下瘈脉（瘈脉下 5 分处）。伴有眩晕者，配头针晕听区（平刺）。面神经点位于耳垂下缘至屏间切迹连线中点与颞浅动脉之间，相当于牵正穴。刺激牵正时直刺 2～3 分深，可上下方向拨动针体。还可刺激夹承浆（颏神经点）、四白（眶下神经点）、下关（三叉神经点）、攒竹（眶上神经点）等（参见"3.1.9　神经刺激法"和前一节）。

二是几乎平刺的面部透穴或对穴针法，取颊车透（对）颧髎、地仓透（对）人中、四白透（对）迎香，阳白透（对）鱼腰、攒竹透（对）印堂、太阳透（对）丝竹空。所谓"对刺"即用两支毫针从两个穴位相对着进针。均沿皮刺，面颊各针的针体一定要在肌肉层内，不要穿入口腔。

以上两法，一般均用 32 号针，针感不明显或效果欠佳时改用 28 号粗针。留针 20～30min，期间可加接电刺激、艾灸或红外线照射。当局部神经肌肉变性不明显或运动功能开始恢复时，针刺到面神经点或接电刺激时可以看到受刺激肌肉的明显搐动。

远隔配穴：因耳周区域属体躯反射区侧区，故可取该区的上肢穴合谷、外关，又因额面部的正面属体躯反射区前区，故也可以取该区的下肢穴足三里。这也符合经典的循经取穴原则。但每次针治只要在上下肢选一对穴（双侧）即够，通常首选合谷。

以上治疗，发病一个月内每日针刺 1 次。病程较长的每周 2～3 次，可连续治疗。

【案例】

例 67，女，18 岁，中国人。感冒后发生右侧面瘫两天。经检查确诊为右侧周围性面神经麻痹。在患侧翳风穴触及敏感硬结，针刺时酸胀针感极强，放射至口唇，面部也有抽搐感及明显热感，皮温高于健侧。再针配穴：牵正、四白、太阳、颊车透地仓、阳白透攒竹、健侧合谷，均平补平泻，留针 15min，每日针刺 1 次，经 2 次治疗即有好转，共治 14 次，历时半月，面肌活动完全恢复正常。

例 68，男，42 岁，白人。患左侧周围性面神经麻痹已一整年，经一位神经内科医师采用常规西医治疗 9 个月，疗效不明显。就诊时可见左侧鼻唇沟变浅，不能扬眉、皱额、闭眼，噘嘴不全，鼓腮时漏气且有鼻唇沟明显歪斜。患侧面颊部与额部皮温低于健侧，且有明显的肌肉萎缩。患者自诉左侧面肌有感觉缺失，无法吹喇叭，某些说话也受影响，伴有耳鸣、眼干等其他症状。按上法针刺结合电刺激与局部红外线治疗，每次取 8 穴，每隔 1～2 日针刺 1 次。第 7 次治疗后开始能够感觉到面部肌肉的运动。在长达 11 个月的时间内一共针刺治疗 118 次，主要的疗效表现在患侧面部血液循环的改善，温热的皮温已同健侧没有区别；面肌萎缩也明显减轻；闭眼、噘嘴、鼓腮等动作均比开始针刺治疗前有很大程度的改善，如睡眠时左眼睑已能够完全闭合。尤其是治疗后的即时效应更为显著。但患侧仍不能完全扬眉，以及在过多使用面部肌肉后仍有闭眼不全与口周肌肉运动的障碍。电针刺激左外侧额肌与上唇肌部位时，局部的肌搐动始终不明显，提示这些部位的神经肌肉变性仍然存在。

例 8，女，46 岁，白人。右侧周围性面神经麻痹已 1 个半月，口眼歪斜十分严重，右侧面部没有任何表情与动作，影响说话、进食，眼不能闭，无法带接触眼镜，难以面对生人等。曾接受两个疗程泼尼松及抗病毒剂治疗无任何改善。按上法连续电针治疗 20 次后有好转，如右眼已基本能自动闭合，但仍不完全，面部其余部分肌肉仍无显著活动。在第 27 次治疗时笔者发现患者因感冒而有剧烈频繁咳嗽，随后的几次治疗时即观察到其面瘫症状有明显好转，因那些天针刺治疗取穴与方法始终没有变化，笔者推测患者的咳嗽症状很可能起了一个促使面神经"苏醒"的效果。在以后的治疗期间，尽管患者自身的咳嗽症状已经痊愈，但笔者仍嘱咐患者平时作"故意咳嗽"动作，作为一种辅助治疗的锻炼。以后又经大约 4 个月共 50 次左右的连续治疗，每周 2～3 次电针加局部红外线照射，该患者的面瘫终于基本恢复了正常，能完成正常鼓腮、噘嘴、闭眼、扬眉等动作，但仍较健侧乏力。

【讨论】

由于本病影响人的容貌，患者都希望能尽早并且完全治愈。影响预后的因素取决于病情严重的程度与是否及时得到有效的治疗。一般来说，60 岁以上的或再次反复发生面瘫的患者，或者从病因上来看是血管性病因的患者，疗效较差[292]。西医认为可以在发病后两星期作面神经的电兴奋性测验来估计预后。轻症病例多无变性反应，于 1～2 个月内可以完全恢复；呈部分变性反应者，需 3～6 个月恢复；若两个月后仍有完全变性反应者，则恢复缓慢（需一年以上）或者不能恢复。但病程早期电刺激反应的消失，并不一定表示不能恢复。倘患者在 6 个月以上尚未恢复，则日后完全恢复的希望不大。一般认为，约 80% 的病例在 2～3 个月内恢复[55]。

为了提高本病的治愈率，本病发病之初最好采用综合治疗以尽量减少面神经、肌肉的变性，其措施包括立即开始针灸、局部热敷、红外线照射等。早期（发病 72h）内口服泼尼松类激素经常有助于减轻面部神经肌肉变性损害，缩短病程。有的患者是在感冒后引起，其发病可能与病毒感染有关，可以同时给予板蓝根一类中药抗病毒治疗。许多患者在急性发病期间身体十分虚弱，特别要注意体力休息与保证良好睡眠；还要增加蛋白质营养的摄入，不看电视或电影与减少计算机等用眼工作或阅读，并且在患侧耳周区及面部配合每天 2～4 次的按摩与热敷。此外，口服或肌注维生素 B（B_1、B_6、B_{12}）以及服用一些补气或活血的中药均有帮助。

对于综合治疗的患者，一些西医经常有疑问，针灸究竟起多大作用？尤其是对急性期患者，因为其中不少人不作治疗也会逐渐自愈，针灸能否提高痊愈率，至今尚缺乏针灸与模拟针灸或其他疗法对照的大样本研究。但从针灸对面神经肌肉兴奋性的即时效应以及面瘫后遗症患者的康复疗效来看，针灸的作用是无疑的。针灸治疗本病的机制包括在急性期改善局部血液循环，促进局部水肿、炎症的消退，以免面神经进一步受损，在恢复期则促进面神经功能的恢复。有报道，严重面瘫的患者瘫痪侧面部组织有慢性的缺血，针刺治疗后可以恢复正常[293]。针刺治疗有效的患者，通常可以在患部肌电图测试中明显看到病理性电位的减少或正常运动单位电位的增加[294]。

从多数临床报道及笔者的经验来看，针灸的确可以加速本病的康复与提高痊愈率，而且应用不同的治疗方法可以有不同的结果。

　　天津的周文均报道应用对穴针刺法（52 例）比传统的针刺方法（55 例）可以明显提高治愈率。尽管它们的有效率十分接近（分别是 96% 与 94%），但治愈率有非常显著差异，分别是 77% 与 36%（P<005）。其在面部所用的穴位是神庭（针尖向下）对承浆（针尖向上），阳白（针尖向下）对四白（针尖向上），地仓（针尖向颊车）对颊车（针尖向地仓），均用沿皮刺法。还有下关、风池、外关、合谷穴，垂直进针[295]。笔者以为，对穴刺法是对透穴刺法的改良。它的好处在于比透穴法容易操作。透穴刺法在第一个穴进针后，要真正刺到相隔一定距离的第二个穴并不容易，尤其在面部浅刺时更为困难。对穴刺法从要透刺的两个穴相对方向共同进针，或可不用插入太远两针尖即可相遇，或用于相隔较远，原本就不可能相透的两个穴位（如阳白与四白之间相隔一个眼球）。先师焦勉斋治疗面神经麻痹时也常用此法。

　　焦老治疗面神经麻痹的经验是，只针患侧，不针健侧。以颊车、地仓、瞳子髎、颧髎、合谷为主穴；对于眼睑闭合不全，加阳白、四白、攒竹，它们与瞳子髎一起针，针尖互对；对于不能皱额，阳白向上刺；对于口轮匝肌麻痹，加口禾髎、夹承浆；对于鼻唇沟歪斜，针人中横刺，左斜者向右刺，右斜者向左刺。上述穴位均用轻刺的补法，留针 10min，起针后用掌心按摩面颊、额部 10min 左右。病程初起者，间日 1 次治疗；病程逾 1 月者，6 次为一疗程，停一周继续治疗，以痊愈为度。他特别强调治疗期间患者不宜看电影。因焦老师向笔者口授该经验是在 20 世纪 70 年代早期，那时电视在中国尚不普及。如现在按其同一原则，患者在治疗期间也不宜看电视或长时间坐在计算机荧光屏前用眼操作，尤其是对于初发病患者。

　　针后按摩可以帮助恢复的认识，亦见于其他临床报告之中。冯国祥等介绍针后面部按摩法，42 例周围性面瘫中治愈 34 例，占 81%。其按摩方法是：用示指等沿眼眶周围足阳明胃经四白～地仓～承浆～颊车～头维轮流叩击 3～5 遍后，再用手掌鱼际行滚法，并按上述路线按揉，再将两手擦热，逆瘫的方向，健患侧同时擦，最后推掐后项与按揉胸锁乳突肌。以患者能耐受且有舒适感为度，局部肤色潮红为好[296]。

　　在针刺手法上，山西的 Xing 等报道，对于陈旧性的面神经麻痹患者，运用顿退六部针法比平补平泻法有较高的疗效，其选穴都是在面神经的主要分布区内[297]。由于通常的平补平泻法是指捻转、提插幅度和频率均等的刺激，而顿退六部针法则属于提插刺激，而且是提多于插，该研究提示在本病的针刺手法中以提插刺激比捻转刺激更重要。但面肌很薄，一般的提插手法难以操作。广西的李勇华对此有所发展并且颇有心得。他在面部针刺时应用人为滞针的轻拉（推、拉）方法，治疗 60 例中治愈 58 例（96.7%），总有效率 100%。其方法是先用透穴法，针刺到相应部位后向一个方向捻转针柄，人为造成滞针，然后在平刺的穴位向后（或前）轻拉（或推）固定，直刺的穴位向下（或上）轻按（或提）[298]。

　　此外，北京的 Zhang 等报道应用红外线温度记录法来选择治疗区域可以明显提高疗效与治愈率，并且缩短疗程[299]。在远端取穴上，针刺合谷比足三里有较高地增加面部温度的效果[300]；留针较久者比留针时间短者的鼻子温度上升较高但持续时间较短[193]。

　　从上述各个报道中也可以看出，针灸治疗本病的治愈率仍有很大差别。笔者认为，其原因除了治疗方法的差别外，还与各组病例的严重性以及开始治疗的时间不等有明显关系。笔者曾成功地治疗过数百例周围性面神经麻痹患者，虽未作统计，但最显著的印象是，疗效与开始针灸治疗的时间有明显关系。如果在刚发病的一周或 10 天内就开始针灸治疗，多能减少面神经的损伤并使之完全恢复正常。因为面神经变性的程度直接关系到它对针刺的反应大小，从而影响疗效的好坏。面神经呈部分变性反应的患者要比面神经呈完全变性反应患者的疗效高。如果早期未能得到有效治疗，病程拖延一个月以上，则恢复起来也慢些。病程 3 个月以上仍然面瘫症状明显的，多有较严重的神经变性，则治疗起来也较为困难了。但也有面瘫后遗症一年以上坚持针灸仍有不同程度恢复的，故不可轻易放弃治疗。

这里所举 3 例是很有代表性的患者。他们的病程长短、开始针灸治疗的时间及疗效均不相同。例 67 在初发病就得到及时、有效的治疗，故很快就痊愈。这样的例子在笔者的经验中多不胜举，相必各个临床报道中统计的痊愈病例多数也属于这一类患者。例 68 开始针灸治疗是在病程的晚期，神经肌肉变性明显，虽经多次治疗，仍有很大程度改善，但总未能完全恢复。例 8 也是一例相当顽固难愈的患者，不仅其面神经肌肉变性严重，而且对针刺的敏感性低，一般针刺不易得气。但偶然的感冒咳嗽使患者的病症出现转机，笔者意识到"咳嗽"可能是激活麻痹神经的一个重要刺激因素，结果通过电针配合"故意咳嗽"的锻炼有效地促使了病情的好转。

关于咳嗽对面神经的可能刺激作用，也许可以这样来认识：我们都有过体验，平时剧烈咳嗽时，身体一些部位的肌肉运动都可以被诱发。这主要是因为咳嗽是一种反射，其位于延髓的反射中枢兴奋时，其神经冲动可以扩散到脊髓支配骨骼肌的运动神经元。同样理由，其神经冲动也可能上行刺激位于脑桥内的面神经核，激发面神经活动。此外，笔者在研究翳风部位反映点时曾多次注意到，针刺入其反映中心时有时可以诱发咳嗽反应，翳风也是治疗面神经麻痹的主穴之一 [68]。由于翳风穴由外向里有面神经支、副神经支、颈 2~4 脊神经支通过，附近还有耳大神经支、迷走神经支，它可能也是咳嗽反应与刺激面神经关系之间的一个外周联系部位。人为的"故意咳嗽"虽然不是一种反射，但控制有关咳嗽动作的兴奋冲动必然也类同于自然咳嗽反射，故也就可能诱发与自然咳嗽类似的面神经刺激作用。

此外，面神经肌肉变性程度的估计，也可以用来指导临床治疗。如先以面神经肌肉部分变性的部位作突破口，予以重点刺激，取效后再刺激神经肌肉变性严重的部位。还可以每次治疗后面神经变性状态的变化情况来反馈调整治疗方案。针灸师虽多无肌电图设备，但可以通过观察患部穴位对脉冲电针刺激的反应来作粗略的判断，如对阳白~太阳、翳风~地仓、下关~四白等穴组用连续波低频刺激时，观察各对针下肌肉的收缩程度，来对面部各不同区域情况作出判断。当肌肉搐动明显时，说明局部面神经分支变性小，损害轻；反之则严重。

4.2.8　面肌痉挛

面肌痉挛（或抽搐）有原发性与继发性之分。针灸临床上常见的是原发性面肌痉挛。它为缓慢进展的疾患，一般不会自愈，发病原因不明。少数人可为面神经炎的后遗。病起时多为眼轮匝肌间歇性抽搐，可以逐渐扩散到一侧面部的其他面肌。口角肌肉的抽搐最易为人注意。抽搐的程度轻重不等、可因疲倦、精神紧张或自主运动而加剧，但不能自行控制。入睡后抽搐即停止。针刺对于面肌痉挛的疗效与其病程及严重程度有关，对于早期或症状不十分严重的患者有显著疗效，但对于病程较久、抽搐面肌范围较广的，效果较差。

【疗法】

取穴及针刺方法类似面神经麻痹的治疗，但也有其特点：一是对患侧面部穴位尽量不用电刺激；二是远隔部位尤其是手足末梢穴位或反映点的重要性较局部较为显著。也可以同时刺激健侧面部对应穴、双侧耳穴或头针面区；三是一般需要较强的刺激强度。

先以患侧面部取穴针刺为主治疗 1 个疗程。主穴：翳风、牵正、下关，垂直刺，以获取强烈针感向面部放射为佳。配穴则根据痉挛部位局部选穴，如四白、迎香、地仓、太阳等。可用沿皮透刺法。得气后留针 20min，患侧面部可以加红外线灯照射。每日或隔日 1 次治疗，10 次为 1 个疗程。

如效果不理想，再改以针刺远隔部位尤其是手足末梢穴位或反映点为主治疗 1 个疗程，如以双侧合谷或后溪为主穴，配外关。强刺激，获取针感后留针，期间每隔 5min 加强刺激一次。

上述两种方法可以交替或合并使用。患侧局部也可应用神经干刺激法：根据痉挛部位选取眶上神经点、眶下神经点、颏神经点（取穴及刺激方法参见"4.2.6　三叉神经痛"）或面神经点（参见"4.2.7　周围性面神经麻痹"）等。

体针效果欠佳时可合并使用耳针或头针。耳针时，在"口""神门""脑干"等反射区附近寻找反映点。埋针或贴压，每 3～4 天双侧交替刺激。

【案例】

例 69，男，53 岁，白人。左眼上眼皮频繁跳动，不能自制已数月。取患侧风池、翳风、太阳、丝竹空、下关、印堂，双侧神门。轻刺激，留针 20min，期间在患侧用红外线灯照射至面部温热发红。拔针后用按摩器作颈项部按摩 3min。经该法 3 次治疗即明显好转，共 5 次治疗后症状完全消失，随访半年内未见复发。

例 70，女，24 岁，朝鲜裔。由车祸外伤引起左侧周围性面神经麻痹一个月时来接受针刺治疗。就诊时可见左侧面颊部有一外伤手术瘢痕，其面瘫症状以下半面部为主。鼻唇沟变浅，噘嘴不圆，且不能向左侧咧口，能闭合左眼，但闭不紧。在半年时间内共针刺治疗 35 次（方法参见前一节），前 15 次每隔 3～4 天 1 次，治疗毕其面瘫症状已基本恢复正常；以后每周 1 次，停止治疗时已无任何面肌运动障碍，但仍有该侧面部麻木或胀感。自第 8 个月时开始发生左侧下嘴唇肌肉不自主跳动，症状持续 2 周时再次前来就诊。针刺治疗方法同上述。经 2 次治疗其症状即完全消失。两年后随访，左侧面瘫与面肌痉挛均已完全恢复，只是左侧面部仍时有僵硬感觉。

例 71，女，55 岁，白人。左侧面颊部肌肉不自主跳动已 4 年，面部有不舒服感，而且影响说话，曾在别处电针治疗过一年，有效，但新近该症状又较为严重，特来治疗。取患侧翳风、风池、四白、太阳、印堂，双侧合谷、足三里。强刺激。留针 30min，期间加红外线灯照射。开始治疗时每隔 3～4 天 1 次。到第 10 次时患者才感到好转，然后逐渐进步。到第 16 次治疗后改每周 1 次治疗。第 20 次治疗时患者自我评估已有 50% 症状消失，每天已很少发生面肌痉挛。以后的 2 个月中继续好转，几乎已无面肌痉挛发生。但不久后又有一次连续几天的面肌痉挛剧烈发作，随即中断治疗与观察。

例 72，男，58 岁，白人。左侧面部肌肉不自主抽搐已 6 个月，从下眼睑处开始，逐步蔓延到下半个脸部，包括上下口唇，诊断为面肌痉挛，曾服用西药卡马西平，开始时每天用 400mg 就能控制，后逐渐增加到 600mg 与 800mg，但仍然不能控制，近来症状加剧，说话时可以诱发。几乎每天都有发作，一天可以发作数十次，每次发作数十秒钟。经第 1 次治疗即有好转，第二天只有一次发作。但以后又有反复多次发作。连续同样治疗至第 6 次时，面部 7 穴中有 5 穴拔针后出血较多，要压迫数分钟才止住。3 天后复诊时告知该次治疗效果最好，3 天中几乎没有大的发作。该患者在 2 个月的时间内共治疗 24 次，前 12 次治疗效果较好，偶有痉挛发作，但不严重。但后 12 次疗效较差。其中几次治疗虽也是同样穴位与留针期间照射红外线，但拔针后都不出血，效果均不理想。在另几次治疗中也曾用双侧后溪穴电针强刺激，但仍无明显效果，后停止治疗。

【讨论】

面肌痉挛病程较久者通常都比较顽固，要完全治愈并不容易，故要尽早诊治。一般来说，在初次发病三个月内即行针灸治疗，疗效快而有效。上述例 69 即属于这种情况。有的患者是先有周围性面神经麻痹，治愈后又发生面肌痉挛的。例 70 即是如此。也有的同时患有神经衰弱或焦虑症。此外，有的患者是因面部电刺激所致，如有人为了美容或消除皱纹，使用经皮电刺激器后发生。为了防止周围性面神经麻痹向面肌痉挛的转化，电针刺激不要过强，也不要经常使用。在面肌痉挛的治疗中则不宜再使用电针或其他类型的电刺激。

本病有反复发作的倾向。一些患者经针刺治疗有效，或症状全部消失，但不能保证以后就不会再发。但下次发作时再用针灸仍能取效。例 71 即是这类情况。如果应用上述各种针刺方法均无法控制面肌痉挛症状，则须进一步检查发生面肌痉挛的其他原因或寻找其他疗法。

许多面肌痉挛患者在发病初期只表现为眼睑的痉挛。它有时与发生于眼睑部位的震颤难以区分。好在两者的针灸治疗方法没有什么不同。对于单纯性的眼睑痉挛，针刺效果较好。德国的 Sold-Darseff 等报道应用针刺治疗无器质性原因的该病患者 62 例，每 4 天治疗 1 次，共 7 次。其中 21 例（33.9%）基本上主诉消失，33 例（54%）显著好转[301]。

对于较大面积的面肌痉挛，针刺的疗效则不尽理想。例 72 即是这类情况。虽然在某些条件下也会取效，如该患者在第 6 次时针刺拔针后出血较多，而那次的治疗效果也最好。这里面可能存在某种内在联系。那次治疗时很可能使控制血管舒缩活动的交感神经的张力有明显的降低，故血管扩张明显而且不易止血。刺血法与镇痛的关系已多见报道，其机制也比较清楚，但刺血有助于与解除肌肉痉挛则从未见报道，机制也不清楚，有待进一步的研究证实。

由于面肌痉挛经常在精神紧张时加剧，入睡后即停止。治疗时可以选用一些具体全身性放松作用的穴位。德国的 Nepp 等报道治疗 5 例单纯性眼睑痉挛患者，选取局部具有较高敏感性或经验上具有放松作用的穴位，针刺 10 次，每周 1 次，虽然病情有波动，但治疗后所应用的两种观测指标都有显著好转[302]。

远隔部位的强刺激能提高本病的疗效，已有临床证据。长春的李有田等报道针刺后溪穴治疗本病患者（175 例）比局部穴位注射维生素 B_{12} 为主的对照组（45 例）疗效更好，两组的总有效率分别为 98.8% 与 75.6%，差异显著（$P<001$），治愈率分别为 64% 与 26.6%[303]。后溪是位于手部中枢反射区内的一个重要穴位。

体针与耳针或头针的结合有助于提高本病的疗效。长沙的 Li 等报道应用针刺加耳穴按压治疗 86 例面肌痉挛，观察到该法比单独针刺或耳穴按压有较好的疗效，总有效率分别为 95.4%、92.1% 和 62.5%；治愈率分别为 38.4%、15.8% 和 5%，三组间有显著的统计学差异[304]。头针的面区刺激对于抑制由于中枢性原因引起的面肌痉挛可能有较好效果。由于上半部面肌运动的中枢性控制是双侧性的，故对于眼睑部的肌肉痉挛，应用头针时最好同时刺激双侧面区。

笔者在针灸临床中体会到，面神经麻痹与面肌痉挛虽然同是表现出面神经或面肌功能的障碍，只是性质截然相反，但针灸治疗的效果似乎有明显差异。虽然没有对此作过统计，但总的印象是面神经麻痹的治愈率要比面肌痉挛来得显著。这个现象，加上其他的一些临床事实，如针刺对于中风偏瘫的疗效也明显高于震颤，提示针刺对神经系统运动、感觉功能的康复功效中，似乎其提高神经或肌肉兴奋性的作用要大于抑制作用。

4.2.9　头痛/偏头痛

头痛是针灸临床上最常见的适应证之一，效果也很好。它的类型很多，或以痛的部位来区分，或以痛的原因、性质来区分，但其针灸方法大多相同。

【疗法】

一般可按头痛部位在相应的躯体反射区内取穴针刺。

偏头痛：太阳、头维、下关、外关、足临泣；

前头痛：印堂、上星、内关、足三里、太冲；

后头痛或头顶痛：风府、百会、大椎、后溪；

痛无定处或满头痛：风池、合谷、神门。

剧烈头痛发作时也可取耳郭反射区针刺，以"皮质下""脑干"为主穴，再根据头痛部位及症状选加配穴。头顶痛加"顶"，偏头痛加"太阳"，前额痛加"额"与"胃"，后头痛的加"枕"。同时兼有高血压或失眠者加"神门"或"心"。对于慢性头痛则可埋针或贴压。每次只刺激一侧，选用最敏感的3～4穴，隔3～5天后换另一侧耳穴，两侧交替。

也可以在颈、背部寻找反映点施灸或穴位按摩。反映点经常出现在自天柱至大抒一带，呈压痛或条状硬结。

【案例】

例73，女，30岁，白人。患偏头痛3年半，主要痛在右侧颞部，发作时表现为局部压迫感与恶心；近9个月来加剧，每星期发作3～4次，如果不服用镇痛药物，头痛可以延续1～2h。已用过几乎所有镇痛药。按上述体针法治疗，取太阳、合谷、风池、印堂等穴，每周1次。第3次就诊前有剧烈头痛发作，针后当即明显减轻，但第2天仍有剧烈头痛而来复诊。这次治疗作了两点调整，一是在太阳穴改浅刺为深刺，而且加刺双侧足三里。该患者的双侧太阳穴饱满，微微外突，与多数偏头痛患者所见类似，她的太阳穴还有一定的硬度，轻刺时还不容易深达，这是为什么前几次治疗中笔者采取的都是浅刺（5分左右）的原因。这次深刺太阳1寸左右，并且配足三里收到了极好的疗效，患者在以后2个星期都未再出现头痛。有趣的是，经上法治疗10次后，该患者随着头痛的完全消失，其双侧太阳穴也不再外突，用手指压上去时也不发硬了。这提示其颞部该穴位内的压力已恢复正常。

例74，男，48岁，中国人。患紧张性头痛已10余年。长期以来头顶及后枕部有持续的胀痛与紧压感，伴头昏乏力、四肢疲软，近来症状加剧。曾服用多种中西药。就诊时应用耳穴埋针治疗。先测得其左耳郭敏感点为"皮质下""脑干""枕""膀胱""顶"。在探测过程中，患者即已感到头脑清醒，疼痛减轻。埋针5天后复诊，头痛完全消失。为巩固疗效，继续换埋2次。3个月后随访，未再发作。

例75，男，33岁，白人。因患左侧听神经瘤（Acoustic neuroma）切除术后发生剧烈神经性头痛（左侧）已近三年，影响工作与日常活动；曾长期服用各种镇痛药，但都只能暂时缓解。虽说他的医疗保险很好，除每次配药自己付10美元以外全能报销。但仅这点费用，几年下来合计也已超过数千美元，由此可知他病痛的程度。因考虑到该患者的头痛是由耳部手术所引起，取穴时除应用治疗头痛的一般穴位如合谷、风池、太阳、角孙外，还每次配用下关、翳风、耳门、耳尖等穴。留针30min，同时在患侧面部照射红外线。每3～4天治疗1次。经1次治疗后即有好转，3次治疗后显著好转。共10次治疗头痛完全消失，再不须服用任何镇痛药。后又每周1次治疗，连续9次巩固疗效。随访一年中仅有几次发作，但每次发作时立即再同法针治1～2次即可控制。

例76，女，80岁，白人。因摔倒后引起剧烈右前额头痛伴右眼复视，曾去过美国最有名的医院之一Mayo Clinic就诊也未能确诊，服用镇痛药历时半年。后来经她的家庭医师介绍来笔者处就诊。选取双侧风池、合谷，右侧太阳、头维、上星、印堂、外关，隔日1次针刺治疗。3次治疗后即显著好转，7次治疗后头痛完全消失。那时正值感恩节前夕，她高兴地去了已半年多因头痛未敢去的理发店理发。13次治疗后复视症状也消失。以后改每周两次治疗连续3个月，共45次，以巩固疗效。随访一年余头痛未再发。

【讨论】

至今世界各国已有不少关于针刺治疗头痛的临床研究，大多是关于偏头痛与紧张性头痛的治疗，针刺的镇痛效果已被普遍地认识到 [305]。如对偏头痛的治疗，Lenhard 等 1983 年报道针刺可以使 40% 的患者减少头痛的发作与持续时间 50%～100% [306]。哈尔滨的 Gao 等则于 1999 年报道结合局部取穴与远隔取穴针刺的总有效率为 93.8%，显著高于传统的西药治疗（62.5%）[307]。丹麦的 Hesse 等比较了针刺与 β 受体阻断剂美托洛尔（Metoprolol）疗效的差异，结果发现两者都可以使头痛发作次数显著减少，但两者之间没有差异 [308]。奥地利的 Baischer 报道了针刺治疗偏头痛的长期疗效。他在 26 例慢性偏头痛患者中观察到治疗后（18 例）及 3 年后随访（15 例）的头痛减少均大于 33%，药物使用减少到 50% [309]。

为了确定针刺治疗头痛的效应，许多研究者以假针刺作对照与真针刺的结果相比较。一些研究者观察到真针刺的治疗组比假针刺的对照组之间有显著的疗效差异 [310]，而且针刺的镇痛作用与内源性吗啡样物质的活性增高有关。如以色列的 Pintov 等在 22 例儿童偏头痛患者观察到，在真针刺的治疗组（12 例）有头痛发作频率与强度的显著减少，而且有血浆吗啡样物质活性的增高，但在对照组（10 例）则没有这种变化 [311]。但也有研究者在真针刺的治疗组与假针刺的对照组之间未能发现统计学上的差异 [312] [313]。德国的 Melchart 等在 2001 年的一篇综述中分析了收集到的 16 项比较性试验，其中 8 项研究中真针刺的结果显著优于假针刺对照组；4 项研究趋向于真针刺的结果较好；而有 2 项研究中真针刺与假针刺之间没有差异；还有 2 项结果是不可解释的 [314]。笔者认同真针刺比假针刺效果显著的看法，对于那些未能发现两者差异的研究，分析其原因，一是可能与操作者的针刺技术有关，二是穴位镇痛作用的非特异性经常也是存在的。

不同类型的头痛有一定的反映特点，在治疗时须加以重视。如紧张性头痛患者的斜方肌常有明显压痛。经治疗斜方肌的压痛减少后就有头痛强度的减轻 [315]。所以治疗紧张性头痛时要注意核查与刺激位于斜方肌上的一些穴位或反映点，如颈部的天柱、风池，上背部的大椎、肩中俞、肺俞、肩井、曲垣等穴。偏头痛患者也可以在天柱与通天穴出现压痛，代田文志认为这两个穴位是灸治该病的特效穴。笔者体会到，不论是紧张性头痛或偏头痛，许多患者在头痛发作时（如例 73），经常可以发现其患侧太阳穴饱满或有外突现象，而且拔针时常有出血。出血后头痛症状多能减轻。随着多次针刺，头痛逐渐受到控制后，太阳穴的局部张力又会恢复正常，也不再出现拔针后出血现象。这提示某些患者头痛的原因可能与局部血管张力异常有关，如有一侧或双侧头部高血压的存在。

Omura 曾报道手臂血压正常或不正常者可以有 5 类头部血压的异常：单侧头部高血压，双侧头部高血压，单侧头部低血压，双侧头部低血压，混合性的头部高血压与低血压。当头部血压超过 21.3kPa（160mmHg）时，患者感到头部压力增加致使中度的头痛；当它超过 29.3kPa（220mmHg）时，大多数患者有患侧剧烈的头痛。当头部血压很低 [双侧低于 4.0kPa（30mmHg）] 时，大多数患者有睡眠扰乱，主要是失眠，有些人会发展成睡眠过多、难以集中注意力与健忘近期发生的事，以及各种程度的易激动。这些患者经常合并有颈肩部的损伤与肌肉痉挛。通过针刺、跨皮电刺激或激光治疗经常可以使异常的头部血压变为正常。在某些患者，头部异常的血压与供血依赖于头与颈部的位置，这称为"头、颈位置依赖性的功能缺失综合征"，它可以影响某些内脏的功能。头部低血压也可能与某些患者发生黄斑退行性病变、色素性视网膜炎等眼病，以及精神病患者如精神分裂症或严重抑郁症患者的某些行为异常有关 [316]。

所以，对于可能是由头部血压增高所致的头痛患者，都可以应用针刺太阳或其他颞部表浅血管放血的方法。

前额头痛常伴有恶性或胃部不适症状，提示前额部是胃的反射区。但头痛既可能是由胃部不适引起的结果，也可能是引起胃部不适的原因，故需要从其舌象等加以鉴别。如胃肠道功能失调是头痛的原因，则可同时刺激用治胃肠病的穴位或反映点。但每次刺激印堂穴仍不可少。针刺印堂穴时，针尖朝向鼻尖，斜刺2～3分。不少患者留针20min后局部皮肤泛红或拔针时稍有出血，均是有效的兆头。

对于痛无定处或主诉不清的头痛，不一定需要头部取穴，一般只要刺激四肢末梢的中枢反射区并加对症取穴即可。凡月经或生殖器疾患可能是偏头痛原因的患者，要在泌尿生殖反射区如下肢三阴交、阴陵泉、曲泉以及腰骶部小肠俞一带仔细检查反映点刺激。

耳穴埋针治疗头痛的好处是可以有较长时间的刺激输入，适用于头痛发作频繁而无法及时得到治疗的患者，或者是在体针效果不好时合并使用可提高疗效。笔者曾在1975年报道耳穴埋针治疗神经性头痛（紧张性头痛）40例，经1～6次治疗，其中29例获显效，埋针后头痛完全缓解，3个月内无发作；8例有效，即头痛显著减轻，但有时仍稍有头痛，或虽然痛止，但不久又发作；3例无效[317]。

4.2.10　中风偏瘫

针刺疗法已被广泛地应用于中风偏瘫患者运动功能的康复治疗。尽管对其效果至今尚有争论[318][319]，但在中国，大量的中风偏瘫患者依靠针刺疗法作为主要的康复手段。据天津中医学院第一附属医院应用"醒脑开窍"针刺疗法治疗71893例中风病例的统计，85%以上的患者可基本达到生活自理[320][321]。一般认为，经过尽早开始的针刺治疗，大多数轻症偏瘫可以基本恢复正常运动功能，重症患者的后遗症也可以一定程度上好转。

【疗法】

在中风发生早期（急性期）尽早开始针刺治疗。在各期（急性期、恢复期、后遗症期）的治疗中均掌握五个配合原则：偏瘫侧与健侧肢体取穴的配合。四肢末梢（远端的中枢反射区）与头、颈部（脑的局部反射区）取穴的配合，阳经（肌张力低下部位）与阴经（肌紧张部位）取穴的配合；针刺手法与电刺激的配合；针灸、按摩与锻炼的配合。

偏瘫的取穴几乎可以囊括四肢及头、颈部的全部常用穴位。一般按瘫痪部位或麻痹肌肉对症取穴，可以有意识地刺激瘫痪侧肌张力低下（上肢的后外侧与下肢的前外侧）与肌紧张亢进的部位（上肢的前内侧与下肢的后内侧），前者多为阳经穴，后之多为阴经穴。取穴时一定要用指按压，通过比较确定最敏感的反映点后再下针。不必拘泥经穴位置的偏移。

下肢瘫痪：阳经穴：以足三里为主穴，配髀关、伏兔、风市、阳关、阳陵泉、丰隆、条口旁（条口外5分）、悬钟、丘墟、昆仑、太冲。阴经穴：以地机为主穴，配血海、三阴交、太溪。

上肢瘫痪：阳经穴：以挫闪、八邪为主穴，配肩髃、臑上（三角肌正中点）、清冷渊、天井、鹰下（四渎上2寸）、曲池、手三里、四渎、外关、养老、合谷。阴经穴：以青灵为主穴，配尺泽、曲泽、郄门、少海、大陵、太渊、神门、少府、劳宫。

面瘫：翳风、牵正、四白、迎香、颊车、地仓。

失语、视野缺损等其他中枢损害症状：风池、翳风、风府、天柱、哑门、百会、四神聪。

上述穴位中，每次选10～12穴（包括瘫痪侧与健侧）。针对软瘫或硬瘫及其病程长短，交替应用阳经与阴经穴。每次取穴以瘫痪侧为主，但对急性期或硬瘫后遗症，健侧刺激必不可少。健侧取穴不必多，每次2～4穴即可，可在四肢末梢取与瘫痪部位对应穴。对急性期患者，以头、颈部与四肢末梢穴为主。

不论是手法还是电刺激，都适合于软瘫瘫痪侧的治疗。手法刺激时要选"跳动穴"为主，尽量获取针下的肌搐动或肢体的跳动反应。电针时应用连续波脉冲电刺激，以刺激部位轻微肌搐动为度。需要时可以应用"带电移针法"（参见"3.1.3　带电移针法"）。在硬瘫肌张力高的部位不宜施行电刺激，宜应用透穴刺法或烧山火等手法。但不论软瘫与硬瘫，电刺激均适合于健侧穴位。

治疗期间，要灵活掌握手法刺激强度与留针时间。急性期手法宜轻，后遗症期手法可逐渐加强，以获强烈针感及其传导为目标。手法刺激软瘫瘫痪侧时不一定留针，可在出现肌搐动或其他得气感应后起针，但应用电针治疗软瘫与应用手法治疗硬瘫瘫痪侧时，则应留针 10~30min。硬瘫患者可等肌肉挛急缓解后再起针。

无论体针或下述头针治疗，急性期每日 1 次，恢复期或后遗症期隔日 1 次或每周 2 次，可连续治疗。

头针可以单独或合并体针应用。以针刺运动区、足运感区、感觉区为主，以快速捻转手法，频率为 200 次/分，连续 5min，间隔 5min 后再捻针 5min，共捻针 3 次，约 30min 后出针。也可以在第 1 次捻针后即连接电针仪通连续波脉冲电 30min。行针或留针期间，可配合瘫痪肢体的主动或被动运动。

穴位按摩、艾灸与运动锻炼：在针刺之前用手指重力揉按所选穴位，使有酸胀感觉或肌搐动后再进针。针刺之后或每天应用按摩器对瘫痪肢体与头针区域作震动按摩。肌肉萎缩的还可以加灸或热疗。自恢复期后要加强瘫痪肢体的主动或被动运动。当瘫痪肢体完全不能主动运动时，要帮助患者被动活动瘫痪肢体，同时让其多作健侧肢体的主动锻炼。瘫痪侧一旦稍能活动，就动员患者自己主动锻炼。

【案例】

例 77，女，73 岁，白人。因高血压脑中风致左侧偏瘫。CT 诊断为脑栓塞，栓塞部位在右侧大脑中动脉的颞顶区，颞叶涉及较顶叶为少，主要在前顶区。发病一周后仍在住院期间开始接受针刺治疗。初诊时意识恍惚，反应迟钝，左侧不能抬高当手指能动，左下肢可以主动抬高 30℃ 左右，但乏力不能停驻空间。巴宾斯基征阴性。同时有左侧轻度面瘫，左侧视野缺损，说话断续但仍可理解，以及严重精神压抑。按上述体针加电刺激法治疗，每周 3 次。经第 1 次治疗后其症状就有明显好转，下肢肌力明显增高，能站立与缓步行走，3 天后开始同时接受一般物理、职业疗法与语言训练。第 2 次治疗后症状与日减轻，能够行走较长时间，无须拐杖帮助。第 7 次治疗后左手指能较灵活对指运动，整个上臂可以举过头部。第 10 次治疗后出院回家，开始生活自理，但左侧上下肢仍然力弱，行走时平衡功能较差，依然存在轻微中枢性面瘫。以后患者来诊所就诊，第 30 次治疗时已基本痊愈。到第 46 次治疗后结束针疗，一共历时 3 个半月。一年后随访，其偏瘫已完全恢复正常。

例 78，男，86 岁，白人。因脑中风致右侧偏瘫、失语。CT 诊断为急性脑栓塞，梗死部位在左侧颞叶的内侧与左侧内囊的后肢。发病 3 个月后在疗养院里开始针刺治疗。初诊时右侧上下肢丧失任何自主运动，肌肉松弛呈软瘫，但左大腿前外侧有自发性肌搐动可见，伴失语，能说一些单词但多数发音含糊不清，精神疲乏、嗜睡。按上述体针加电刺激法治疗，每周 3 次。经常应用"带电移针法"，每次电针均以诱发所刺激肢体的搐动为指标。第 1 次针治后即有明显效果，右膝部当即能稍微抬离床面一点。但两天后针前检查时右腿又不能动，电针后才又能像第 1 次治后那样抬高一点。其后疗效能够维持并不断进步。到第 6 次治疗时右膝已能抬离床面约 3 寸。第 10 次治疗后右膝已能抬高 1 尺，但仍举不起右足，并且首次能前移右上臂。第 13 次治疗时能在屈膝位外展与内收大腿，以及后抽手臂。第 20 次治疗时能缓慢屈膝。第 60 次治疗时首次能上举右足离开床面 1.5 尺高。随着针治，精神状态逐渐好转，能正确回答一般问候与告知当天日期。在前后 8 个月的时间内一共接受针刺治疗 194 次。到中断治疗时患者能用健侧手扶物站立，但仍不能行走；上臂在坐位时能上举到胸部水平，但手指仍不能随意活动；言语功能也恢复甚少，只能讲一些简单的词句。该患者在接受针刺治疗的同时还接受理疗、职业疗法与语言训练，前 3 个月每周 5 次，以后减为每周 2 次。

例 79，女，65 岁，白人。因脑中风致严重右侧偏瘫、失语。CT 诊断为左侧颞叶脑梗死。就诊针灸治疗时距离发病已 11 个月左右的时间。其间没有中断过理疗、语言训练等康复治疗。当时右侧下肢功能已有明显好转，能用拐杖独立跛行，能说个别简单词汇，但右侧上肢仍完全不能随意运动。按上述体针加电刺激法治疗，每周 2 次，每次 30min。在连续针治 3 个月计 30 次治疗时，右上臂终于开始随意运动，站立时能举臂平胸部。当患者及其家属看到这一疗效时激动得抱头痛哭。这一疗效在治疗当时最为明显，然后逐渐消退，又经 10 余次针治后才变得稳定，即平时也能随意举起上臂至胸部水平了。以后继续接受针疗，在大约 9 个月的时间内共计 130 次，但其康复进展缓慢。至中断治疗时，其右上臂能随意举高与肩平，并能前后摆动，右手腕也能伸屈，但手指仍无自动活动。右下肢的运动功能改善不明显，自述比较有力了，但仍须依赖拐杖行走。

【讨论】

关于针刺治疗中风偏瘫的原理，前文已有详细讨论（参见"1.4.4 针灸康复作用的原理"），这里主要分析偏瘫患者康复效果的预测与提高其针灸疗效的对策。

1. 偏瘫患者康复效果的预测 如何评估一个偏瘫患者最好的康复结果或针灸疗法所能取得的最好疗效？这不仅是患者或患者家属渴望了解的，更是医师实施治疗前应该搞清楚的。现在的共识是，无论是体针还是头针治疗，其疗效与病变性质、部位及病程有关。一般来说，患者的脑部损害越严重，则度过危险期后的功能康复也越差；另一方面，越早开始针刺治疗可以减少脑损害的程度，故以后的功能康复也较快、较好。

如脑血栓形成所致的偏瘫后遗症，其疗效较脑栓塞和脑溢血所致者为好；病程短在 3 个月以内者，特别是 1 个月之内之急性期患者，针刺治疗常有显著疗效，如病程超过 3 个月甚至更长时间者，很难取得临床治愈的效果；如病灶范围大，或位于两侧，或位于深部（如基底核、内囊），或呈多灶性，或再次发作者，效果往往较差。

现代医学在判断脑损伤方面可以通过 CT 或磁共振成像等手段来达到。上海华山医院的 Chen 等在 108 例中风偏瘫患者观察到 CT 成像结果、临床体征与针刺效果之间的关系，发现早期的（发病 3 周内）针刺治疗有较好的疗效（90.9%），发病 3 周后开始治疗的疗效为 71.4% [323]。美国波斯顿大学医学院的 Naeser 等也观察到可以只根据 CT 成像的病位数据来对中风患者的针刺疗效正确分类。效果好的患者，其在运动通路区域特别是侧脑室体水平室旁白质区的损伤要小于一半 [324]。

笔者体会到，除应用 CT 或磁共振成像等手段来判断脑损伤程度外，也可以从下述临床体征来综合考虑：

（1）中风发病时是否有过昏迷及昏迷持续时间的长短：凡有昏迷的中风患者提示脑部损害较重。昏迷时间越长，则病情越重，过了危险期以后的康复也越慢。最后的效果也越差。上述 3 例中，康复较慢且疗效较差的例 78 与例 79 的昏迷时间均比完全康复的例 77 长得多。例 78 甚至在 3 个月后开始针刺治疗时其神志还总是处在精神疲乏或嗜睡状态。

（2）脑损伤周边或下级脑休克恢复的迟早：由于它可以提示脑损害的程度，对预后有一定的参考意义。一般来说，脑休克期越久，则说明脑损害严重，其所支配侧肢体运动康复的希望越小。

脑休克恢复早的支配部位如下肢容易恢复，而恢复慢的上肢则难恢复（参见"1.4.4　针灸康复作用的原理"）。

（3）肢体远端瘫痪症状的严重性：一般来说，中风后越灵活的肢体部分的运动功能恢复越难。所以，肢体远端功能的恢复比近端为慢。平时较为灵活的上肢要比下肢的功能恢复为慢。上肢中又以手运动的恢复最难。过了脊休克期以后，如手腕或手指的随意运动仍完全丧失者，往往表示病情重，其上肢运动功能以后的完全恢复几乎没有可能。

有一些简单方法可以检验其是否全部或部分从脑休克中恢复过来。当针刺足部的某些敏感穴位（如涌泉、丘墟等）时，如可以激发踝关节屈曲，当刺激强度大时，连膝关节与髋关节也可以发生屈曲。在生理学上这称为屈肌反射。当屈肌反射亢进时，则说明已过了脑休克期。对上肢可用针刺合谷做试验，当针刺能引起局部肌搐动时则说明已过了脑休克期，否则仍无（其原理参见"1.2.5　牵张反射与针下反应"）。笔者在对例 78 进行第 10 次针疗时，曾比较了其双侧合谷对手法针刺的反应，健（左）侧合谷能诱发示指的肌搐动，但瘫（右）侧合谷不能诱发任何肌搐动。这说明其时瘫痪侧上肢仍处在休克期。该侧合谷的肌搐动反应到第 14 次治疗时出现，那时该侧手臂已开始能够前移与后抽活动了。笔者在包括例 77、例 78 在内的不少偏瘫患者的早期治疗中均看到，当在完全性软瘫部位的一些穴位上应用手法针刺或电针诱发肌搐动反应后，往往在针后当即就有该肢体活动的部分恢复或肌力的提高。这些现象都提示，针刺刺激的确可以促使脑休克的恢复。此外，在针疗期间，瘫痪肢体有时会发生自发性的局部肌肉颤动，这也经常是脑休克正在"苏醒"的兆头，以后不久会有该肢体某种活动的恢复。笔者也曾在例 78 观察到这种现象。

但要注意鉴别脑休克期的软瘫与恢复期的软瘫。高位中枢对脊髓反射既有易化作用，也有抑制作用。脑休克期偏瘫肢体脊髓反射的完全消失正是它失去高位中枢易化作用的结果。当过了脑休克期后，如果高位中枢对脊髓反射的控制（易化与抑制两方面）仍未恢复，脊髓反射中原先需要高位中枢易化的部分就表现为肌张力低下，即软瘫；它多发生在伸肌。而脊髓反射中原先需要高位中枢抑制的部分则表现为肌张力亢进，即硬瘫；它多发生在屈肌。所以，瘫痪侧如已有部分肢体或肌肉发生肌张力亢进或硬瘫，则多表明其脑休克期已过。

2. 提高针灸治疗偏瘫疗效的对策

（1）尽早开始针灸治疗：中风患者应尽早开始针灸治疗，这是已经被许多临床实践证明的，治疗中风偏瘫的一个最重要原则。现代医学发现，对于脑梗死类缺血性中风，如能在发病早期 6h 内及时得到诊断并且及时应用抗凝疗法，一般不会留下严重的后遗症。与此现象相一致，天津中医学院第一附属医院石学敏、李军教授等的临床经验 [321] [322] 证明，不论出血性的还是缺血性中风，接受针灸治疗越早，疗效越好。针刺在中风急性期无任何不良作用，且在促进颅内血肿吸收，加快侧支循环建立，减少再灌注损伤、保护脑细胞等多方面均有极重要的作用。他们主张从发病当天起，即可开始每天的针刺治疗，并在整个中风的急性期、缓解期和康复期坚持这一疗法。笔者也体会到，过了危险期或病情稳定之后但仍在脊休克期内的患者经常对针灸治疗表现出最好、最快的疗效，如原来完全丧失随意功能的肢体可以在一次有效刺激下当场恢复功能。这也正是临床报道中许多针灸名家所经历过的"奇迹"。

中国台湾的 Hu 等对 30 例急性中风患者，在其症状发生 36h 内即在同样的支持疗法基础上开始针刺治疗的对照研究，患者被随机分成针刺与非针刺两组，针刺组每周 3 次治疗共 4 周，结果在第 28 天和 90 天观察到针刺组有显著较好神经学疗效，而且治疗前神经学计分差的患者改善最大 [325]。瑞典 Lund 大学医院的 Johansson 等对 78 例单侧轻瘫患者，在其中风发生 10 天内即行对照研究，其中 40 例接受每天的理疗与职业疗法作为对照组，另 38 例再加上针刺作为感觉刺激组。

每周 2 次共 10 周。结果观察到感觉刺激组恢复较快、较好，比对照组在运动功能、平衡、生活质量以及住院天数等方面有显著差异[326]。该医院的 Magnusson 等还进一步对上述中风患者中存活 2 年以上者（48 例）研究，观察到感觉刺激加强了患者姿势控制功能的恢复，这种增强在其发病及治疗后 2 年仍然是显著的[327]。

也有许多报道，在中风的亚急性阶段（从发病起约 40 天），在康复疗法的基础上再配合针刺可以显著提高疗效，包括运动功能、日常生活能力与生活质量[328]。挪威的 Kjendahl 与 Sallstrom 等观察到针刺治疗中风不仅对于亚急性阶段有这些疗效，而且在该效果在出院后一年继续存在。45 例中风患者在中风后平均 40 天随机分成两组：针刺组与对照组。他们都接受综合的康复疗法但在针刺组附加经典针刺 30min，每周 4 次共 6 周。结果显示针刺组不仅在 6 周的治疗期间，甚至在以后的一年比对照组有显著的改善[329]。

当然，强调中风偏瘫早期的针刺治疗效果较好，并不是说开始治疗较晚的中风偏瘫后遗症就没有效了。其实，不论是急性期还是后遗症期都能从针刺治疗收益。在 Naeser 等的报道中，就有两例后遗症患者是在中风后 3 年与 6 年才开始接受针刺治疗而受益的。他们在接受最后一次针刺治疗后，主要症状的改善持续了至少 4 个月[324]。这样的例子在临床上并不少见。

笔者在 30 多年的行医生涯中，治疗过数百例中风急性期或偏瘫后遗症患者，因未作统计，凭记忆总有效率也在 90% 以上，其中完全痊愈者甚多，但也不乏因脑损害严重或针灸治疗开始较迟，虽然有一定疗效，但达不到理想效果。以上所举三个案例，就是代表了有不同程度脑损害、病程长短不一、针刺疗效有很大差别的患者。

综合前人的经验与自己的体会，笔者认为针灸治疗该病需要下述五个配合：偏瘫侧与健侧肢体穴位刺激的配合；四肢末梢与头颈部穴位刺激的配合；阳经与阴经穴位的配合；针刺手法与电针的配合；针灸与按摩及运动锻炼的配合。

（2）偏瘫侧与健侧肢体穴位刺激的配合：在刺激偏瘫侧肢体的同时也刺激健侧肢体，这通常是考虑到人体左右两侧是紧密联系的整体，针刺任何一侧或一肢的穴位都会对全身包括身体两侧或其他肢体都发生作用。目前多认为健侧肢体的针刺可协同、加强瘫痪侧针刺的效应，包括有利于刺激相应健侧大脑建立功能代偿区。而且，关于针刺健侧肢体对偏瘫的疗效，已有许多临床与实验研究。如张致报道只针健侧治疗 100 例偏瘫患者，总有效率达 94%[168]。刘光亭观察到病侧脑血流图的改善以巨刺为优[169]。李连生等在 90 例脑梗死患者观察到，巨刺改善脑血流量的即时效应优于非巨刺组，认为针刺对脑血管的影响是通过同侧颈交感神经的途径实现的[114]（参见"3.4.4 双侧反射区的配合"）。

针刺健侧肢体的重要性，尤其表现在中风急性期、瘫痪侧肢体有感觉缺失或硬瘫时。中风急性期健侧的刺激可以较大程度地改善脑血供，减少脑损伤以减少后遗症。瘫痪侧肢体有感觉缺少时针刺不易获得针感，即针刺信息较难从瘫痪侧输入机体，而取健侧肢体相应部位则可以保证刺激输入。郑魁山教授认为，对于拘急强直性的硬瘫，除取患侧穴位外，也要配健侧穴位。

（3）四肢末梢与头颈部穴位刺激的配合：这是由于四肢末梢穴位是远端的中枢反射区所在，而头部穴位为脑的局部反射区。如头针疗法所确定的那些主要线或区完全是根据邻近的大脑皮质功能定位而来的。两者刺激的配合可以保证治疗信息总能通过其中一条通道输入机体。此外，头颈部取穴（风池或风府）电针，已证明有改善椎动脉供血的作用。这在急性期的治疗中十分重要。

北京 Li 和 Xiao 将 64 例急性脑出血患者分成针刺组与对照组，针刺组与对照组同样给予减低颅内压与止血的西药治疗，但另加头针。结果观察到针刺组在肢体瘫痪与言语障碍的恢复上显著优于对照组，而且针刺组的血液黏度、血栓素、内皮素水平也明显低于对照组，说明针刺组有脑血流量的显著改善[331]。

头针刺激的手法与一般体针不同，为了达到足够的刺激量，常用大幅度快速捻针或加小幅度提插手法。要求捻针频率最好达 200 次 / 分，留针时间也要长些。在手法刺激后也可以合并脉冲电刺激，以疏密波或连续波通电 20min，电流强度以患者能耐受为度[83]（参见"3.4.1　微反射区与全身反射区的配合"）。

对于中枢性疾患来说，远隔取穴的特异性不明显。四肢末梢的几乎所有常用穴位都可用于治疗包括中风偏瘫在内的中枢性疾患。但最好取能够激发肌搐动的"跳动穴"或瘫痪肢体其他跳动反应的穴位（参见"3.1.10　'跳动穴'与跳动反应"）。但刺激强度要适中，不能过强，因为这些部位多十分敏感，过强的刺激不宜被患者耐受（参见"3.4.2　局部与远隔反射区的配合"）。

（4）阴经（面）、阳经（面）取穴的配合：对于偏瘫患者的针刺取穴，通常是针刺阳经穴为主，阴经穴为辅。但阴经穴的作用也不容忽视。近年来，天津中医学院第一附属医院以"醒脑开窍、滋补肝肾为主，疏通经络为辅"为治则，在取穴上重用督脉穴与阴经穴，取得很好的疗效。他们以内关、人中、三阴交为主穴，极泉、尺泽、委中为辅穴，并对各穴的针刺手法量学，即针刺的方向、深度、手法、强度、时间等进行了严格的规范。

先师焦勉斋治疗上肢偏瘫时，也十分重视应用阴经穴。他常用的上肢阴经穴位有青灵、尺泽、曲泽、郄门、少海、大陵、太渊、神门、少府、劳宫等。在这些穴位中，他尤其重视青灵穴。他于 1974 年在给笔者的信中说道："该穴属心经，过去是禁针穴。1969 年我在病房治疗偏瘫患者时，发现四例患者在揉按此穴时均能感觉上肢有力，随针此穴，起针后当即能使上肢高举及头。当时我与患者皆感惊奇，以后用此穴治疗上肢瘫痪，无不应手奏效。初得病一周内针 1 次即能高举手及头后，1 月以外者 2～3 次方能明显取效，年龄在 40～50 岁者效果甚速，而 60～70 岁者收效较缓。"关于青灵穴的针法，可令助手先屈患者之肘关节向上，由肘关节内侧横纹头向上 3 寸，贴近尺动脉边缘处取穴，用拇指摸准此穴后先重力按压，然后进针 2～3 寸（针刺深度可按患者肌肉肥瘦灵活决定）。针尖方向向下，以平补平泻法迅速捻转出入，使针感直达环指与小指末端时随即出针。

除青灵穴外，焦老师治疗上肢瘫痪不能高举的主穴还有他发现的经验穴"挫闪"。这是位于手少阳三焦经上的一个奇穴（参见"4.1.4　腰痛"）。对于此穴，他主张先予以重按使有酸麻感下达至腕关节时再进针，手法用重刺激旋入旋出法（即平补平泻法），使患者自肘至腕掌部位皆有酸麻胀沉感觉不能忍受时方出针；此外，对于腕掌关节不能活动者，加刺奇穴八邪，用针向上平刺 1～1.5 寸左右，频频捻针有针刺感传后出针。病程较久者还可兼针养老穴。焦老师认为以上诸穴均用深刺、重刺之手法，其效果比新针之透穴有过之而无不及。对于下肢瘫痪，焦老的一个经验穴是"条口旁"穴。该穴位于条口穴向外约 5 分处。膝阳关透血海也是他常用的穴位。

由于阳经穴位多为肌张力松弛部位，而阴经穴位多有肌张力紧张，两者刺激的配合可以促使肌张力的平衡，有利于肢体的正常活动。它也可以说是麻痹肌肉部位的刺激与僵硬肌肉部位刺激的配合。用中医的术语来说，这也是一种"阴阳平衡"。

（5）针刺手法与电针的配合：治疗中风偏瘫的手法，主要有传统手法中的接气通经法、烧山火手法，以及近代才发展起来的深刺类"透穴刺法"与"跳动穴"刺法等。

郑魁山教授擅长应用接气通经法治疗中风偏瘫。例如，对于上肢瘫痪，他主张先取双风池和背部的大椎、风门，然后是肩髃、曲池、手三里、外关、合谷等穴。这些穴位不一定全取，也可以按症状循经配穴。如瘫痪在小指和无名指侧较重，应多取小肠经和三焦经穴位，如在拇指和示指侧严重，则以大肠经穴位为主。但都是由上往下按顺序取穴针刺。上一针的感觉传导到哪个穴，就在那个穴位继续再针，一直针到感觉传到手指为止。针刺时还要注意轻重手法的结合。第一、二次治疗时手法应当轻些，不要重刺使针感过猛、过强。要避免触电感和刺痛。手法应当先轻后重，逐渐加强，针感应当由小到大并使之传导。并可以用烧山火和热补法。是否留针须灵活处理。一般迟缓性软瘫不一定留针，可在得气后用过手法使感传已达目的就起针。对于拘急性硬瘫，应留针 10～20min，使拘急缓解后再起针，或针健侧穴位时留针。留针期间每隔 3～5min 行气一次，有时可以缓解患侧的拘急（摘自 1974 年 5 月 9 日郑魁山老师给笔者的亲笔信）。

针灸名家王乐亭的"十二透穴方"，特别适用于包括中风偏瘫在内的，病程半年以上，有关节拘紧、肌肉挛缩的硬瘫患者。其组方如下：肩髃透臂臑、腋缝透胛缝、曲池透少海、外关透内关、合谷透劳宫、阳池透大陵、环跳透风市、阳关透曲泉、阳陵泉透阴陵泉、悬钟透三阴交、丘墟透申脉、太冲透涌泉。它们分别适用于缓解各个相应受累关节的拘紧。还有一些其他的透穴方，如风池透风府治言语不利，肩髃透极泉治肩凝不举，商丘透照海治足内旋外翻，解溪透中封治足下垂[83]。按郑魁山的经验，肘不能伸直的可取患侧曲池透少海为主；手指拘紧不能伸展的除配四渎外，应取三间透后溪，一般针后即可张开。

王岱教授擅长应用"跳动穴"针刺法治疗中风偏瘫。他取患侧阳经肩髃、曲池、合谷、环跳、阳陵泉、光明等穴位，针治脑梗死所致的偏瘫患者 32 例，基本痊愈 20 例，总有效率为 93.75%[83]。按笔者的经验，该法尤其适用于软瘫瘫痪侧的治疗。每刺刺激的"跳动穴"不要多，上下肢各 2～3 个即可，刺激时要尽量获取针下的肌搐动或肢体的跳动反应，不少后遗症患者拔针后当即有肌力的提高或急性期患者首次出现瘫痪肢体的活动（参见"3.1.10 '跳动穴'与跳动反应"）。

尽管至今的多数研究认为针刺治疗中风应该使用手法针刺，而且要求获取得气、感传反应为佳，但由于电针的使用方便，应用电针治疗偏瘫已越来越广泛。上海的 Si 等把 42 例急性缺血性中风患者随机分成两组，分别给予药物或电针加药物治疗，结果观察到两组患者都是部分地恢复，但临床功能的恢复以电针加药物组比药物组较为显著。在实验室里，通过大鼠急性大脑缺血的模型，他们也观察到电针能够促进其躯体感觉诱发电位的恢复[332]，而且，中国台湾的 Wong 等应用粘贴表面电极的电针刺激也取得较好疗效。他们把 128 例中风偏瘫患者随机分成两组，在发病 2 周内开始综合的康复治疗或合并每周 5 次的表面电极电针刺激（各 59 例），结果观察到应用电针治疗的患者为康复住院的时间较短，以及有较好的神经学或功能上的恢复[333]。

笔者认为，手针与电针治疗瘫痪各有特点，可以配合使用。手法针刺固然针感强烈，但由于许多中风患者有瘫痪侧肢体感觉的缺失，或者由于失语无法表达自己的针感，故得气与否全凭针灸师的手下感应、肉眼可见的局部肌搐动或肢体跳动。电针虽然容易被机体适应，但能很稳定地诱发局部肌肉搐动。当在一些穴位上接电刺激后仍不容易获得肌搐动时，可以应用"带电移针法"（参见"3.1.3 带电移针法"）。电针不仅能持久地向相应中枢输入刺激信息，而且也是一种被动的肢体运动锻炼。许多后遗症患者在刺激结束后当即有肌力的提高。不论是手法还是电刺激，都适合于弛缓性软瘫的治疗。对于拘急性硬瘫，则以应用透穴刺法或烧山火等手法等为佳。在肌张力高的部位施行电刺激容易引起局部肢体的痉挛，造成滞针或弯针。

（6）针灸、按摩及运动锻炼的配合：一般认为，艾灸在促使偏瘫患者运动功能康复中的作用不如针刺来得明显，但包括艾灸在内的热疗仍起码有三方面的作用：一是改善瘫痪肢体末梢的血液循环，可用于防治失用性肌萎缩；二是有助于减轻某些偏瘫患者的肢体疼痛症状；三是对于硬瘫的拘紧关节，也有一定程度的缓解肌紧张的即时效应。

　　按摩主要可分为一般性的按摩与穴位按摩，对于偏瘫的治疗，以后者的效果较为明显。穴位按摩时找穴准，指力强的操作者，甚至可以单独靠它取得与一般针刺类似的疗效。指力不足的患者家属可以应用按摩器代替指压，但最好仍要学会寻找反映点或穴位刺激的方法（参见"3.8.2　针灸与按摩的配合"）。

　　针刺治疗偏瘫时配合穴位按摩，可加强针刺的康复效应。针前的穴位揉按不仅有利于找准刺激点，而且可以促使针感的产生与传导。焦老几乎在每一个穴位刺激前都先予以重按使有酸麻感后再进针，认为这样做可以提高穴位的敏感性。故针前按摩已成为他的一大针法特点。这对于针治瘫痪侧有感觉减退的患者尤为重要。

　　针后或每日常规的穴位按摩或一般性按摩也可以加强对瘫痪肢体的刺激，促进运动功能的恢复，防止或治疗失用性肌萎缩。一些敏感穴位或反映点，如足底的涌泉及丘墟在按压刺激时就可以引起明显的足背屈甚至整个下肢的屈肌拮抗拮抗反射，对于这些能够诱发跳动反应的穴位（参见"3.1.10　'跳动穴'与跳动反应"），最好能一日数次给予刺激。此外，足底刺激或每天的站立训练对下肢麻痹的康复也十分重要。

　　在偏瘫的康复治疗中，运动锻炼更是不可缺少的。偏瘫患者的运动锻炼包括主动锻炼与被动运动。主动锻炼又可分为瘫痪肢体的主动锻炼与健侧肢体的主动锻炼。瘫痪肢体的主动锻炼，有利于在健侧脑或受损脑区附近建立功能代偿区，或者是帮助受阻神经脉冲的下达。当瘫痪肢体完全不能主动运动时，要帮助患者被动活动瘫痪肢体，同时让其多作健侧肢体的主动锻炼。由于来自大脑的运动指令，通常是向双侧或上下肢体同时传达的（参见"1.3.3　放射痛与'体表 - 体表相关'"），健侧肢体的主动运动对于促进瘫痪肢体运动功能的恢复有一定作用。瘫痪侧一旦稍能活动，就动员患者自己主动锻炼。瘫痪肢体的被动运动则有利于消除肌紧张与防止失用性肌肉萎缩。但在被动运动时要谨防过度。福建中医学院的陈氏与吴氏报道在 83 例偏瘫后肩痛患者中有 62.7%是由偏瘫早期不适当的被动运动所致。他们认为大范围的被动运动是导致肩痛的一个危险因素。他们建议肩关节的无痛运动应限制在 90°～120°的范围内，可在针刺后立即进行按摩，以及在留针期间作患肢被动活动[330]。

　　最后顺便提一下，多数脑梗死所致偏瘫患者，平时都在服用阿司匹林等抗凝剂或其他血液稀释剂预防再次中风，对他们作针刺治疗时经常会发现这些患者的许多穴位在起针后有针眼出血。一些服用抗凝剂的冠心病患者身上也有类似情况发生。这是他们的血液处于低凝状态的结果。由此笔者提出，针刺本身可以作为推断患者血液是否已经处于低凝状态或抗凝西药剂量是否过量的一项试验。当然，在一些局部血压可能较高的部位（如偏头痛患者的太阳、印堂等穴）扎针，也较容易出血。但通常在具有正常血液或血压状态的机体，尤其是肌肉丰满处的穴位避开表面血管后进针的，起针后针眼出血的概率很低，假定只有 1/10 的话（即扎 10 针中只有一针出血），那么如果一个患者 10 针中有 3 针以上出血时（即出血概率在 3/10 以上时），基本上可以断定该患者的血液处于低凝状态了。低凝状态的产生除服用抗凝剂外，妇女月经期也十分常见，当然也可以是其他病理性原因。处于血液低凝状态的患者，忌用刺血类的血管刺激法（参见"3.1.11　血管刺激法"）。

4.2.11　震颤 / 帕金森病

　　震颤是一种神经系统的症状，其原因可以是生理性、功能性的，也可以是病理性的。手指的震颤最为常见，其次见于眼睑、口角，舌部。头、下肢与躯干的震颤较为少见。临床上常见的震颤，有属于功能性的焦虑性震颤（Anxiety tremors）与属于病理性的小脑性震颤和帕金森病震颤等。前两种震颤在目的性行为（如取物、进食等）时最为明显，属于"动作性震颤"；其中小脑性震颤合并有共济失调与肌张力减低等小脑征象。帕金森病震颤则在静止时发生，自主运动时反而抑制，故属于"静止性震颤"；它除有震颤之外，还有肌张力的增加与运动减少。不论何种震颤，一般都在精神紧张或情绪激动时加强，睡眠时消失。

【疗法】

以刺激患肢末梢的远隔中枢反射区为主，配合脊柱与头部表面的局部中枢反射区。

体针按震颤的肢体取穴：上肢的曲池、手三里、合谷、神门；下肢的足三里、阳陵泉、悬钟、丘墟。不论上下肢震颤，均配颈部双侧风池（针刺），以及位于头部、背部正中线的中枢反射区（督脉）内的穴位或反映点，如百会、脑户、大椎、身柱等。面部震颤的治疗同面肌痉挛（参见"4.2.8 面肌痉挛"）。对于帕金森病的僵直症状，在肌张力增高的部位选取压痛点或敏感穴位。以针刺为主，也可以配合电刺激、艾灸与穴位按摩。刺激量一般要大些，可通过延长留针时间（30～60min）或增加单位刺激强度（强刺激手法或电针强度）来实现。

头针可取舞蹈震颤区（双侧），上肢或下肢运动区（对侧）。手法捻针后加电刺激。

上述治疗最好每天治疗1次，至少每周2次，疗程时间不限。

【案例】

例80，男，77岁，白人。双手震颤已十年余，逐渐发生并且加剧，以左侧较为严重，用手接近目标时最为明显，故影响进食等日常生活。神经学诊断排除帕金森病症。曾用西药苯海拉明治疗无明显效果。按上述体针取穴，双侧曲池 - 手三里，合谷 - 神门，风池 - 风池，4对电针加背部正中线中枢反射区（督脉）按摩。每周治疗2次，10次1个疗程。第1次治疗后当天即感到震颤明显减轻，伸手取物时几乎完全没有震颤，一直到第3天后虽又有震颤发生，但仍比针治前较轻。当疗程结束时震颤几乎完全消失。但停针20天后震颤又发作，再连续治疗另1个疗程，尽管方法同前并几次改变刺激穴位（加外关、百会等），但疗效没有第1个疗程明显。结束治疗时，患者自我评估其震颤程度与发生频率都比针前减轻，同手进食时不再受到影响；体检可见其站立平举双手时不再震颤，指鼻试验也能顺利快速完成。未作随访。

例81，男，68岁，白人。双手与右足震颤6年半，近年加剧，不能用手书写、饮水与进食。诊断为帕金森病震颤（Parkinson's tremors）。曾用西药治疗无明显效果。按上述体针取穴，双侧手三里 - 神门，风池 - 风池，右侧足三里 - 悬钟，4对电针加背部正中线中枢反射区（督脉）按摩。每周治疗2次，共治疗9次。第3次治疗后开始感到震颤减轻，第5次治疗时震颤明显减少，患者很高兴还介绍其女前来针灸；但以后又恢复原有震颤，患者便失去信心，到第9次后放弃治疗。

【讨论】

针灸对焦虑性震颤与小脑性震颤有一定疗效。早期、病程短、轻度的震颤比晚期、病程长、重度的震颤容易收效。在由焦虑或甲状腺功能亢进引起的震颤患者，通常有交感神经活动的增强与肾上腺素分泌的增加，后者可以增加肌梭的敏感性。故针灸治疗焦虑性震颤的机制可能与其全身性的放松作用，包括交感神经张力的降低有关。

针灸对于帕金森病的疗效不明显，尤其是对病程较长、症状较重者。国外至今（2002年）未见任何有关针刺治疗帕金森病的大样本或对照性临床研究。国内的有关临床报道也很少。结合头针或推拿或许可以提高疗效。张玉璞报道应用体针结合头针治疗帕金森病53例，经1个疗程后，11例显效（20.8%），30例好转（56.6%）。并体会到其疗效与本病的临床类型有一定联系，以肌肉僵直为主者效果较好，而震颤为主者效果较差。而且，如有效者通常在第 1 个疗程就可以见到，经 1 个疗程治疗无效者则效果较差[334]。美国的 Walton-Hadlock 应用推拿与针刺治疗原发性帕金森病，观察到不管该病的阶段，都可以不同程度地减轻其震颤、僵直症状，以及改善运动困难、平衡与循环功能；在几个病例还可以减少常规应用的西药量[335]。

针灸对于肌肉僵直者的某些疗效，说明其具有一定程度的减低肌张力的作用。由此针灸被推测可以延缓帕金森病的发展，应对早期症状不严重的患者有较好的疗效。尽管至今对此尚缺乏有力的临床证据，但针灸仍不失为中西医综合治疗帕金森病的一种方法。

除头针反射区外，位于头部正中线或脊柱表面的一些督脉穴位（中枢反射区）在治疗震颤中也有一定的重要性，如百会、脑户、大椎、身柱等穴。前两穴可以针刺，后两穴既可以针刺，也可以艾灸或按摩。据报道，艾灸身柱穴治疗震颤有一定疗效。笔者在艾灸此穴时观察到患者会有痒感而不是烫感。针刺或按摩该穴也有与艾灸类似的效果，一些患者在治疗后当即可有上肢震颤的减轻。

由于震颤症状的顽固，临床治疗时除改变刺激部位或合并使用其他刺激手段外另一个对策是增加针刺的刺激量，但要针对其不同病因而有所区别。对于功能性的震颤如焦虑性震颤，为了起到放松作用，单位刺激强度可弱些，宜以通过延长留针时间来增加刺激量。对于病理性的震颤，则可提高单位刺激强度。除了可以应用各种强刺激手法外，电针是最简便易行的方法。但仍要注意，震颤部位的神经肌肉对电刺激的敏感性一般可以比健康人或身体其他部位较高。如经常可以观察到在电针时只要很低的刺激强度即能引起受刺激肌肉的搐动。震颤患者的肢体肌肉在电刺激时容易搐动，这可能正是其出现震颤症状的一个原因，即其运动兴奋阈较低，但也可能是由于其反馈控制回路作用减弱所致。总之，临床应用电针治疗震颤时，电刺激强度要因人而异、因刺激部位而异。否则，太强的肌肉搐动会使患者感到不适而拒绝治疗。

考虑到针灸对震颤以及同时有肌张力增高的帕金森病的疗效较差，而对各种以神经肌肉麻痹或肌张力减退为主的疾患疗效较好，提示针灸刺激在神经肌肉兴奋性的调整功能上，可能其兴奋作用要大于抑制作用。但这只是一个临床印象，其结论是否成立，还须在严格的研究中验证。

4.2.12　多发性硬化症

多发性硬化症（Multiple sclerosis）一种神经系统损害性疾病，在美国十分多见。患者中枢内白质广泛发生髓鞘脱失，症状复杂多变，既有运动功能障碍，也会有自主神经系统功能障碍如尿潴留、尿失禁等。针刺疗法已与其他物理疗法或替换疗法一起，被用于治疗本病，对于早期患者运动功能的恢复与中、后期患者症状的稳定都有一定的疗效。

【疗法】

对于运动功能障碍的针刺取穴及方法均类似于中风偏瘫肢体的治疗，一般只在受累肢体直接针刺。常用取穴如下：

下肢乏力或瘫痪：髀关、伏兔、风市、血海、足三里、阳陵泉、丰隆、悬钟、丘墟、太冲等。

上肢乏力或瘫痪：肩髃、曲池、手三里、外关、合谷等。

腰部或上背部乏力：肺俞、脾俞、肾俞、气海俞等。

一般应用轻刺激，稍有针感即可留针，期间可接电刺激，也用低强度，连续波，使针柄随针下肌肉收缩稍有摆动即可。每周 1～3 次，可连续治疗。

【案例】

例 82，女，47 岁，白人。主诉 3 个月来左侧上下肢乏力和手部肌肉有动作的不协调，19 年前有类似症状发作，后经服用激素治疗后 95% 恢复。经磁共振成像诊断为多发性硬化症。这次发作也曾用激素治疗 1 个疗程，但效果不明显。针刺治疗，每周 2 次。自第 1 次治疗后就感好转，不仅患肢有力多了，而且协调动作基本正常。第 1 疗程 10 次治疗结束后即恢复正常工作。以后的治疗每周 1 次、连续 4 个月，后再改为每 2 周 1 次、连续 2 个月，以巩固疗效，她一直感觉很好直到 7 个月后觉得又有左侧肢体疲乏感出现，再改为每周 1 次治疗，治疗 4 次后又感觉明显好转。

例 83，男，58 岁，华裔。患多发性硬化症 3 年，右腿与右前臂软弱无力，皮温偏冷，影响行走功能。曾应用泼尼松治疗 30 天无明显效果。针刺治疗，每周 2 次。取右侧风市、伏兔、足三里、丰隆、丘墟、曲池、手三里、外关、合谷等穴，获局部酸胀针感后留针并接电刺激 30min。第 4 次就诊时已感到患肢有力多了，第 6 次治疗后显著好转。共治疗 14 次。治疗后虽其右侧手臂及右腿肌力仍略逊于左侧，但行走已基本正常，右手能完成一般用力工作。

【讨论】

关于本病的针刺治疗已有一些成功的报道。如 Ludianskii 在 317 例播散性硬化症观察到针刺对本病的 II-IV 阶段有高度的治疗潜力 [336]。Steinberger 单独应用针刺治疗 28 例年龄 24～60 岁的本病患者，结果也是满意的，但认为由于本病有自动缓解的特征，尚难以估计针刺所起的作用。他还观察到所有本病患者都有一个特点，即其皮肤对针刺的敏感性增高，进针可以引起肢端肌肉的痉挛、阵挛甚至强直 - 阵挛性收缩，故认为这一现象能用作诊断本病的早期征象 [337]。

上述例 1、例 2 均是轻度的本病患者。他们患侧机体的敏感性也有明显增加，轻微的刺激即有强烈的针感。笔者也曾治疗多例重症、下肢瘫痪多年的本病患者，一般在治疗后当即有肌力的改善等；长期针治使多数患者病情好转或保持稳定。

除针刺以外，也可以用普鲁卡因穴位注射疗法治疗本病。1999 年，苏格兰的 Gibson 等应用穴位注射小剂量该药（不含肾上腺素）的方法，在一项先驱性研究以及随后进行的设立双盲、安慰对照的随机研究中，一共治疗了 61 例各种类型的本病患者。注射部位是踝部和沿头颅最大周边的一些特别的触发点（Trigger points）。结果观察到，按照残疾状态计分法等的测定，40 例先驱性研究组中的 65% 患者和 21 例双盲对照组中的 76% 患者受益于此疗法。50% 的所有这些患者在 2～3 年半的长期随访中疗效巩固。由于该疗法对本病有即时或长期效应，以及该药每周注射 1 或 2 次或更少时没有毒性而且价廉，作者推荐使用该疗法 [338]。

4.2.13 阿尔茨海默病

阿尔茨海默病可以是原发性的，也可以由大脑损伤后引起。原发性阿茨海默氏病，美国 85 岁以上的老人中有 50% 患该病，65 岁以上患该病的占 10%。不论男女、种族或任何阶层的人都会得此病。患者有逐渐的记忆丧失、认知障碍、个性改变、语言能力的丧失以及处理日常事务能力的下降，直到最后需要 24h 的看护。

【疗法】

可单独或合并使用体针与头针。

体针时交替或同时刺激头部的脑反射区与四肢末梢尤其是手部的中枢反射区。头部取穴，如印堂、百会、四神聪、天柱、风池，或下述头皮代表区。手部取穴，如合谷、养老、后溪、神门等。针刺得气后留针或接电刺激 20min。治疗隔日 1 次或每周 2 次，连续治疗数月至半年。

头针时对症刺激相应的头皮代表区，如说话减少者刺激言语区，反应迟钝者刺激感觉区等。

针刺入皮下后连续捻针数分钟，留针 20min。留针期间每隔 5min 加强刺激（捻针 1min）1 次。也可以用电针代替手法运针。

【讨论】

据成都军区总医院 Zhang 等报道，62 例大脑损伤性的痴呆症患者被随机分成两组治疗，针刺组 32 例，取穴后溪、神门；理疗组 30 例。结果观察到针刺组治疗后的微精神状态检查（MMSE）计分和听力诱发电位 P300 比治疗前有显著变化，分别为 46.9% 和 81.3%，显著高于理疗组的疗效（10.0% 与 30.0%，$P < 0.001$），故认为本病患者的认知功能可被针刺治疗所增加 [339]。上海华山医院 Chen 结合应用针刺与穴位注射治疗 38 例阿尔茨海默病，也取得 43% 的成功率与有效率，总有效率达 86%。同时观察到治疗后高密度胆固醇脂的显著增加 [340]。也有人报道结合针刺与吸入中药与氧气治疗老年性痴呆症，取得一定疗效 [341]。

针刺治疗本病取效缓慢。要提高疗效，一定要让患者配合语言或思维的训练，多看、多想、多说。临床治疗时，为了快速判断患者的记忆力好坏，可以应用一些简单的试验，如询问患者自己或亲人的姓名、生日、年龄等，以其答案的正确与否作为针灸是否取效的标志。当患者能够正确回答一些简单的问题后，再逐步加深问题的难度。

目前已在许多动物实验中确认针刺或电针可以提高记忆力，并且探索了其作用机制。如日本的 Toriizuka 等在卵巢切除后的小鼠观察到皮下针的插入可以引起中枢神经系统（包括保留记忆）和免疫功能的变化，该实验提示针刺可以改善伴随年龄老化和（或）绝经而产生的记忆丧失与免疫功能的下降 [342]。中国台湾的 Chang 等在大鼠观察到针刺百会可以影响其记忆储存过程和对放线菌酮（Cycloheximide）引起的被动逃避反应有预防性与即时的疗效，这种预防效应可以被 5-HT 能的释放剂所显著减低等 [343]。中国医学科学院的 Deng 等在老年大鼠也观察到针刺可以显著改善其学习和记忆能力，同时显示脑内 8 种化学元素（硼，钙，铜，铁，钾，镁，钠和磷）含量的提高是该治疗效应的离子基础 [344]。

4.2.14　癫痫

癫痫是针灸疗法的适应证之一。近年国内报道针刺治疗本病的有效率达 92% 以上，观察到针刺可以显著地控制癫痫的发作症状，有效地改善脑电图，明显缩短癫痫发作时间，减少发作次数，故是一种较好的治疗方法 [345] [346]。

【疗法】

针刺可以单独或合用体针、头针或耳针。头顶部以及身体正中线（督任两脉）的中枢反射区是体针时的主要刺激区，也可以用四肢末梢中枢反射区内的穴位。常用的穴位有百会、印堂、风池、大椎、筋缩、后溪、神门、足三里、三阴交、太冲等。发作期间用强刺激，预防性治疗用弱刺激。留针 30min 或更长些。

头针时，可先根据脑电图异常情况来确定其病变部位，然后取相应头皮穴区刺激。如颞叶癫痫取额中线和额旁 1 线、2 线；顶叶癫痫取顶中线和顶旁 1 线、2 线；枕叶癫痫取枕上正中线和枕上旁线等。沿头皮透刺至帽状腱膜下层，行大幅度快速捻转，频率 200 次 / 分，持续行针 1～2min，留针 1h，期间行针 2 次以加强刺激。也可以在第 1 次手法刺激后，即通以脉冲电刺激，以疏密波或连续波通电 20min，电流强度以患者能耐受为度 [83]。

耳针时取耳反射区神门、皮质下、心、肾等，按常规埋针，每周两次换埋。

除针刺外，也可以在背部正中线（督脉）及其附近（膀胱经）上寻找具有压痛或张力增高的反映点施灸。雀啄灸或艾炷灸均可，每天 1 次。常用的穴位有身柱、至阳、筋缩、命门、心俞、肝俞、肾俞等。

【案例】

例 84，女，49 岁，白人。患癫痫已有 13 年，近年来发作频繁。每 1～2 个月都有数天较频繁的发作，与月经有一定关系，多在经前或月经期发作，情绪紧张也可以诱发。每次发作都是短暂性，突然有动作停止、流口水、意识丧失等，大约持续几十秒钟即自行恢复。脑部磁共振检查未见异常。一直服用抗癫痫西药未能有效控制。按上法体针治疗，隔日 1 次，经两个月治疗后发作明显减少，改每周 1 次，又连续同法治疗 3 个月，期间一直未有发作。后又改为每半月一次治疗，延续半年，期间仅有一次因刚开学过于紧张而发作，其余时间一直正常。该患者自开始针灸后不久就开始恢复正常教师工作。

【讨论】

针刺治疗癫痫已有许多成功的报道，而且已在大量动物实验中确认针刺或电针抗癫痫的作用，并深入探讨了其作用机制。

海南的张维报道针刺治疗 550 例中临床治愈 190 例，显效 130 例，有效 190 例，无效 40 例；总有效率 92.8%。治疗前脑电图异常者 510 例，其中 410 例经治疗后脑电图恢复正常 [345]。河南中医学院的周友龙报道针刺治疗 60 例，有效率 96.7%，明显高于 30 例对照组（口服苯妥英钠）的有效率 60.0% [346]。

陈克彦等用头针治疗为主，经 70 例癫痫患者的临床观察，其显效率为 46.9%，有效率为 67.7%。他们观察到头针可以缓解癫痫发作症状，缩短发作时间，减轻发作程度，延长发作间歇期，同时有改善异常脑电图变化的作用。他们通过对 114 例患者的观察，发现原先脑电图正常的 11 例在针刺后脑电波无变化，而脑电图变化的 103 例均有变化，其中 72.6% 的患者表现为异步化现象，即针刺后癫痫放电停止或减少，这说明针刺对癫痫确有良好的治疗作用。而且，其中脑电图异常程度较轻者针刺后的脑电图变化率较低，而脑电图异常程度较重者针刺后的脑电图变化率较高，不同脑电图类别患者的针刺反应有非常显著性差异（$P < 0.001$），而患者的发作类型却与针刺后脑电图变化率无直接关系 [347] [348]。

美国与加拿大已应用耳针或体针治疗狗的癫痫取得成功。还有报道，电针大鼠风府、筋缩穴能抑制由青霉素诱发的癫痫 [349]；电针兔双侧足三里抑制由 c-AMP 诱发的实验性癫痫 [350]；其作用机制包括促进脑电图的同步化与脑的抑制过程 [351]，抑制性氨基酸释放的增加 [352]，内啡肽的参与，一氧化氮合成酶的减少等 [349]。重庆第三军医大学的 Gao 等在大鼠的实验中还观察了电针刺激不同穴位及应用不同刺激参数抑制癫痫的不同效果，观察到在癫痫诱发期间刺激督脉比四肢取穴（太冲、昆仑）的效果好，且电针的效应依赖于其强度，而不是频率，如用 5V、1Hz 和 5V、5Hz 刺激时，比用 1V、5Hz 及 1V、1Hz 时的效果较好 [353]。

然而，国外有关针刺治疗癫痫的临床研究尚很少。挪威的 Kloster 等在一项对照研究中，把 29 例慢性难治的癫痫患者随机分成两组：15 例给予经典的针刺治疗，而 14 例以假针刺作对照。结果发现两组都有癫痫发作次数的减少及无癫痫发作周数的增加，但前者在两组间没有显著差异，后者反而在对照组更为显著，故未能证明针刺治疗对于慢性难治型癫痫的益处 [354]。但这或许是该研究样本数目不够大的缘故。癫痫患者经常合并有神经官能症。Sviridova 等报道在 51 例癫痫患者中发生的神经官能症，其临床类型有神经衰弱、歇斯底里和强迫症。作者推荐与抗惊厥治疗一起应用包括催眠疗法在内的精神疗法与针刺疗法 [355]。

笔者体会到，临床上在癫痫未发作期间的针刺，强度一般不宜强，可以采取只有微弱针感而留针较久的方法。与月经有关的，最好在经前期给予每天强化治疗，尤其要刺激三阴交等穴。百会及其周围经常出现的压痛点（如四神聪），还有印堂穴均是治疗本病的主穴。它们均位于头部的中枢反射区内。

代田文志在多例轻、重型的癫痫患者应用艾灸压痛点的方法，也观察到有相当成效，对青少年患者效果均佳。按他的经验，治疗癫痫最有效的穴位是身柱、筋缩、肝俞、肾俞、风府、百会、本神、手三里、神门、足三里、阳陵泉等。若是儿童，用身柱、筋缩、肝俞就够了[81]。

4.3　精神性疾病

4.3.1　失眠

慢性失眠包括入睡困难或容易惊醒等症状。它可以是睡眠 - 觉醒节律紊乱的结果。

失眠时经常应用催眠药，最终会使患者变成药物依赖性的。针灸是治疗失眠的一种简单、有效的疗法，而且没有副作用。根据多数文献报道，它的成功率在 90% 左右。

【疗法】

可以单独或合并应用体针、耳针或艾灸。注重时间针灸法，即不同施治时间对疗效的影响。

体针时，在四肢末梢与头面部的中枢反射区内选穴。临睡前以取头面部穴为主，如百会、安眠、风池、攒竹。配合谷、太冲。宜强刺激。如难以获取强烈针感，则可通过延长留针时间（如长达 60min）以提高总刺激量。白天治疗时以四肢穴位为主，如神门、申脉、内关、三阴交，配头面部穴印堂、风池，宜弱刺激。留针 20～30min。留针期间，也可以在针柄缠绕艾绒施灸。每天 1 次。

耳针以埋针或贴压为宜。可在皮质下、神门、心、肾等耳郭反射区内用耳穴探测仪或压痛法确定敏感点，按常规埋入揿针或用钢珠等物贴压。每次只取一侧，埋 3～5 天后换另一侧耳穴，两侧交替。嘱患者每晚睡前自行按压埋针或贴压处，使有局部痛感或耳部发热、泛红。

以上疗法 10 次 1 个疗程。病程较久者，可延长至 3～5 个疗程。

【案例】

例 85，女，48 岁，白人。失眠 2 年余，可能是由抑郁症所引起。几乎每夜都难以入睡，并且只能睡 2～3 个小时，而白天则十分疲劳，容易致哭。一直服用催眠药（安必恩和米氮平）。按上述体针方法治疗，每周 2 次，并停服任何催眠药。第 1 次治疗后即有好转。第 3 次治疗后即有 4 个晚上均容易入睡，但仍容易惊醒。第 7 次治疗后已每夜能睡 7 个小时。共 10 次治疗后每夜睡眠完全恢复正常，白天已不再感到疲劳。患者极为满意针刺疗效。后又连续治疗数周以巩固之。

例 86，男，74 岁，白人。患失眠症 36 余年，不服用镇静剂难以入睡，导致白天疲累，注意力难以集中，还有耳鸣症状。曾接受过行为疗法、使用助眠枕头等均无明显效果。按上述体针方法治疗，每周 2 次，并停服任何镇静剂。第 1 次治疗后即显效，连续两个晚上睡得很好。但在第 4～10 次治疗期间睡眠时好时坏，患者开始对该治疗丧失信心。经作解释与鼓励之后，患者坚持治疗，第 12 次治疗后又逐渐取效。到 20 次治疗后停针观察两个月，患者自己评估睡眠已比针前大有改善。后又继续针治 10 次，每周 1 次。到结束针疗时，患者已每夜可睡 6h 以上，不再需用任何镇静剂。

【讨论】

针灸治疗失眠已有许多成功的报道，针灸选用的穴位随操作者的经验而不同，最多见报道的是神门、安眠等穴[356]。Oleinikov 在 117 例各种类型的神经官能症患者也观察到针刺与催眠疗法的结合可以增加催眠效果[357]。

笔者体会到，针灸治疗失眠的选穴、刺激强度与治疗时间或者说患者就诊时的精神状态有密切关系，在临睡前或患者急需睡眠而无法入睡的场合，为抑制患者的精神兴奋，要取较为敏感的穴位或反映点尤其是头面部穴位，而且刺激要强。强刺激头面部穴位如安眠、攒竹等产生的局部胀重针感经常可帮助较快入睡。但多数失眠患者是在白天时间就诊，他们并不要马上入睡，但可以由于连续几夜的睡眠不好而显得萎靡不振。此时多以弱刺激为宜，可以选四肢末梢穴位或反映点为主，如神门、申脉等。白天提供弱刺激使患者保持兴奋状态，到了晚上患者的精神状态就容易转为抑制即容易入睡或睡好了。对于一些顽固性失眠患者，采用晚上针刺，疗效经常会显著提高。先师焦勉斋对于轻症失眠用内关、神门、三阴交，重症用攒竹、申脉，体会到只要运针操作 10min，患者多能当即入睡。这也属于一种因时施治的时间针刺法（参见"3.5.6　因时施治：时间针灸法"）。

耳穴埋针或贴压以及艾灸也多属于轻刺激一类，故也适合于白天就诊的失眠患者。笔者曾在 1974 年报道耳穴埋针治疗 36 例由各种原因引起的失眠，均系睡眠时间每天少于 4h、入睡困难或易惊醒者。其中 31 例虽曾常服小剂量催眠药，但睡眠仍差。经埋针治疗后，睡眠时间达每天 8h 者 24 例，睡眠达每天 6h 但尚有多梦、易惊醒者 9 例，治疗后无改变者 3 例。该法对病程短暂的患者，多数在埋针 1～3 个疗程即能见效。由失眠引起之头晕、乏力等症状亦随之消失或减轻。该法操作简便，对患有慢性肝、肾疾患不宜久服催眠药者，尤为适宜[358]。

代田文志观察到失眠者多有项部及后头部的触觉过敏，稍微用手碰一下都不舒服。他曾治疗一例由于高血压所致的失眠患者，在其后头部的天柱、风府两穴施灸，当天患者就能够熟睡，血压也有所下降。他还体会到在百会穴施灸亦对失眠颇为有效，最好在就寝前施灸 5～7 壮[81]。

临睡前用热水泡脚，是民间用于失眠的简易疗法。其机制在于引血下行，减少头部充血。该法特别适用于脑力劳动者的失眠。用脑一整天尤其是睡眠前还一直在用脑的人，把双足浸在热水里泡上 5～10min，确实有助精神的放松与入睡。现代流行的足部反射区按摩法[84][85]，对失眠的效果似乎更好些，主要是揉按涌泉穴一带，也是 5～10min，至足底有发热感觉为止。这尤其适合于平时双足发冷的患者。

以往对针灸治疗失眠疗效的判定都是主观的，即根据患者对睡眠情况的自我评估来作判断。现在西方已应用多种睡眠描记仪（Polysomnography）对患者睡眠状态作客观的记录。德国的 Montakab 将 40 例入睡困难或难以维持睡眠的患者随机分成两组，一组给予真正的针刺治疗，另一组针刺非穴位作对照，每周 1 次，3～5 次治疗。并以在一个专门的睡眠实验室里描记的患者睡眠状态作客观的疗效分析，结果发现只有在真正针刺组有显著的效果[359]。

关于针灸治疗失眠的机制，显然与针灸刺激对睡眠 - 觉醒过程的调整作用有关。睡眠 - 觉醒节律也是人体最重要的一种由生物钟控制的昼夜节律[180][181]。睡眠与觉醒分别是脑干上行抑制或激动系统作用于大脑皮质的结果；睡眠的两种时相 - 慢波睡眠与异相睡眠与脑干内的一些中枢神经递质，如 5-HT 系统及去甲肾上腺素系统的作用有关[4]，以及还有其他睡眠物质的参与[360]。针灸对 5-HT、去甲肾上腺素等中枢递质的调整作用已有不少研究，但对两种时相的睡眠究竟有何不同影响，以及是否还通过对其他睡眠物质或生物钟的调整作用来改善睡眠，至今尚未见报道。

4.3.2　神经官能症 / 紧张症 / 焦虑症

神经官能症的定义，包括焦虑症、紧张症、恐惧症；也可以分类为神经衰弱、癔症（歇斯底里）与强迫症。神经衰弱是最常见的一种神经官能症，它的主要表现有失眠、不安、焦虑、紧张、疲劳、食欲丧失、易激动，还有记忆力减退等。慢性焦虑可以发展为恐惧；情绪紧张或精神紊乱转换为躯体性症状时就是歇斯底里。此外，焦虑症与抑郁症也经常并存，或互为症状，但它们都是针刺治疗的适应证，治疗方法也类似。在这一节主要讨论神经官能症的针刺治疗，抑郁症及其他精神病的治疗见下一节。

【疗法】

取穴主要在四肢末梢与头部中枢反射区内选取压痛点，刺激手段除针刺外，也可以是艾灸、穴位按摩与耳穴埋针。

体针时，在双侧足三里、三阴交、神门或内关、风池，以及印堂或百会取穴，每次 9 穴，针入皮下，浅刺，只要求获得轻微针感，但留针须 30min 或更久些。该法被称为"金氏九联针"。艾灸时，主要在头顶、背部正中线（中枢反射区或督脉）内确定压痛点施灸，常见的压痛点位置是百会、囟会、大椎、身柱、神道、至阳、筋缩等。根据症状的严重性决定针灸间隔时间，每日、隔日或隔 3～4 天 1 次。

如果患者的项部与肩背部表现出强硬、压痛，还可以在针灸之后或教患者每天自己用手或按摩器用力按摩项部、肩背肌群，松弛局部张力。对于失眠患者，可结合耳穴埋针（取穴及方法参见上节）。

【案例】

例 87，男，37 岁，白人。患焦虑症七年余，服用抗焦虑西药有嗜睡副作用，而且白天身体十分疲劳。按上述九联针法，隔 3～4 日 1 次。2 次治疗后即明显好转，4 次治疗后已不再有焦虑症状。

例 88，女，46 岁，华裔。患焦虑症一年余。发作时 难以从事日常活动，靠西药控制。这次发作时接受针刺疗法，未服任何西药。按上述九联针法施治，隔 3～4 日 1 次。2 次治疗后即好转，但第 4 次治疗后仍有手震颤症状。至第 8 次治疗后再次逐渐取效，共治疗 14 次，症状全部消失，患者极为满意针刺疗效。

例 89，女，34 岁，白人。患有焦虑、抑郁、疲劳、失眠等症状已多年，在工作中感到十分紧张与易激动。所有诊断都是非特异性的，包括焦虑症、抑郁症、慢性疲劳综合征等，应用过多种抗焦虑或抗抑郁西药。针刺治疗应用上述九联针法，每周 2 次。第 5 次后自我感觉开始好转，经 11 次治疗后各种症状均消失，但未跟踪观察长期疗效。

例 90，男，43 岁，白人。自 8 个月前出现严重的情绪波动以及抑郁、失眠等症状。诊断为焦虑症。每晚必须服用小剂量抗焦虑西药劳拉西泮才能睡眠。虽然该药很有效，但他不想应用，因第二天晨起时头脑不清醒。为了不靠任何药物，患者特来寻求针刺治疗。应用上述九联针法，配合针后肩、项部按摩，先是隔日 1 次。第 1 次治疗当天及第 2 天就有极好效果，自觉十分安静，不需服药也睡得很好。连续 10 次治疗后，效果极为理想。为巩固疗效，之后延长治疗间隔为每周 2 次，20 次治疗后进一步减少为每周 1 次，30 次治疗后每月 2 次，40 次治疗后每月 1 次。在 6 个月的时间内共治疗 45 次，虽然仍偶有情绪波动与焦虑发生，但每次治疗均能使其症状得到有效控制。随访观察 7 年，患者甚为满意针刺效果。

【讨论】

精神性神经官能症的针刺治疗，最常用的是舒适的弱刺激，因为患者的身体往往较为敏感，不宜使用过强的刺激。上述九联针法用是笔者常用的轻刺激法，对于神经衰弱、焦虑症、紧张症以及一些精神病都有较好效果。

神经官能症的患者，可以在四肢末梢与头部中枢反射区内出现以压痛为主的反映点。当合并有各种躯体或内脏症状时，还可在相应躯体或内脏反射区内出现反映点。如神经衰弱患者经常在头部、背部正中线的一些部位有明显压痛，有的敏感到一碰头发都得缩头的地步；在背部身柱、神道、至阳、筋缩等脊柱上也可以出现强烈压痛，背部的第 2 行如心俞、膈俞、肝俞等也可出现高敏感点。严重神经衰弱的患者，可以在上腹部的巨阙，两乳之间的膻中或胸大肌部出现最为压痛而且发硬的反映点[81]。所以，治疗神经官能症取穴时，要在全身体表仔细抚按、触摸与比较，选择最为敏感的压痛点后施与刺激，每次取穴也不必过多，不超过 9～11 穴。刺激手段除针刺外，也可以是艾灸或穴位按摩。由于神经官能症患者大多伴有睡眠紊乱或失眠，故调整睡眠对于改善其症状极为重要，此时耳穴埋针常为首选。

焦老在治疗神经衰弱时，对于以头昏脑胀、失眠、健忘为主要症状者，针刺百会、四神聪、上星、头临泣、内关、神门、三阴交（或用通里、大钟代替神门、三阴交）。若伴有消化不良、食欲不振则加针中脘、梁门、足三里；若为男性兼有肾虚腰痛、遗精，加针气海、关元、肾俞、志室；若多梦易惊，加灸身柱、灵台、魄户、魂门；若素有心悸亢进，加灸心俞。

此外，可配合心理疗法。对于平时表情忧郁，性格内向的患者，如能设法使其经常笑逐颜开，病就容易好了。代田文志在治疗强迫症患者时配合艾灸采用"腋下呵痒"使患者发笑不止的方法，即是一法[81]。

至今世界各地有许多临床报道，针刺疗法具有明显的放松和镇静功效。Shuaib 等应用电针治疗 40 例神经官能症患者，观察到效果最好的症状先后次序是不安、压力、精神性和体力性疲劳、食欲丧失和易激动症状，而对强迫症状的效果最差[361]。针刺对于疲劳或乏力症状也有很好效果。Kochetkov 等在 121 例神经官能症患者中观察到针刺是治疗其乏力状态相当有效的一种方法，显效、有效率为 67%[362]。Lanza 在 24 例神经官能症患者中，观察到针刺可以强化生物反馈疗法缓解焦虑与肌肉紧张的效果[363]。

Bennett 应用耳针治疗工作妇女表现为抑郁与焦虑症状的紧张症，在一项 40 例随机对照的临床研究中，观察到针刺可以缓解不适、不安、紧张等有关症状[364]。Apchel 在佩戴水下呼吸器的游泳者中观察到，针刺的抗紧张效果依赖于患者针刺前原来的功能状态。针刺效果在安静组较高，而在焦虑组较低。但在极端条件下，当原来状态是焦虑时，针刺的抗紧张效果较强[365]。

在来笔者诊所就诊的神经官能症患者中，多数能在留针期间入静、小睡甚至有进针后数分钟内立即起鼾声的。一些紧张症患者在最初的治疗中仍难以放松，但经过几次重复治疗后也逐渐变得容易入静或入睡了。

至于针灸的放松或镇静作用机制，也已有许多研究。美国 Chen 应用连续的电针治疗 85 例与慢性躯体、精神性疾病（顽固性疼痛、头痛，多伴有反应性抑郁等）有关的紧张症，观察到有显著的精神放松效果，有效率在 78.8% 与 77.1% 之间。其机制据认为是该方法能增加大脑 5-HT 的释放。已有报道，大脑的 5-HT 与抗抑郁与镇痛效应有关；刺激足三里和风池可以增加大脑内血流量，从而间接增加 5-HT 的释放[366]。也有报道，当由三种方法（制动、暴露于热或冷环境时）所致紧张症期间有肾上腺皮质激素（氢化可的松）产生的增加，但肾上腺皮质激素的这种分泌亢进能被电针足三里所抑制[367]。

4.3.3　癔症

癔症是一种常见的神经官能症。它的表现是由情绪紧张或精神紊乱转变成一种体征，如瘫痪、眼盲、失声或其他突然丧失功能而又查不出原因的表现。这些"功能丧失"并非真正的存在，只是患者自己的主观感觉而已。针刺治疗癔症急性发作的效果很好，与暗示相结合，通常可以立竿见影，使患者恢复正常功能。

【疗法】

通常选择针感强烈而且可以预测或控制针感的穴位作主穴，如针刺合谷出现强烈酸胀感并同时有示指的搐动，针刺足三里使酸胀针感放射到足背等。这样的穴位多在四肢末梢，取穴不必多，只要 1～2 穴即可，关键是刺激前要给予患者明确暗示，即预期针感出现便可取效。

对于具有不同症状表现的癔病患者，如能根据症状涉及部位采用不同配穴，则其诱导作用或许更强。如治疗癔症性失声时取颈部穴位，如复音穴；治疗癔症性失明时取眼周穴，如太阳穴；治疗癔症性瘫痪时取四肢穴，如神门、太冲等。

【病案】

例 91，癔症性失声（参见"4.5.4　失声"）。

【讨论】

由于癔症没有神经系统的器质性病变，患者的心理和精神因素对治疗能否成功起着非常关键的作用。针刺与暗示的结合多能使患者在发作时立即恢复正常意识或功能。但癔症有反复发作的特点，故对于经常发作的患者，不但要排除诱发因素，还要从心理治疗着手，增强心理承受能力，并且使患者及其家属认识到"癔症是一种病，不是装病，但又不是实质性大病"的观念，以树立治愈本病的信心，才能逐渐减少发作直至痊愈。

癔症发作时，西医常用静脉注射葡萄糖酸钙使患者嘴唇发热的方法加上预先的暗示，使患者恢复正常功能。针刺治疗癔症时，针刺的作用就好像是静脉注射葡萄糖酸钙那样，属于配合暗示的一种感觉诱导刺激。所以，选用的刺激部位，不需要一定是中枢反射区的穴位或反映点，也不一定非要在经典的穴位上，只要能获取较强烈的针感即可，但最好能有把握获取预先告知患者的针感。针刺前，一定要事先明确告诉患者针刺时会发生何种感觉（不管患者是否在假昏迷或失听状态），比如可能在针刺局部出现或扩散性的酸胀麻感，并且一旦出现那种感觉，她（或他）的功能丧失就会恢复。当针刺时患者感觉到了这种预期的针感，再让患者的"功能丧失"部分作相应的活动，如"失声"患者作发音训练（参见"4.5.4　失声"），"瘫痪"患者作"瘫痪肢体"的自主运动等，患者的癔病症状通常会立即消失。

4.3.4　抑郁症 / 精神分裂症 / 精神疾病

抑郁症十分普遍，在 1998 年估计有 1880 万美国成年人患此症。它呈慢性但不严重时称为慢性抑郁症（Chronic Mild Depression）。许多心情郁闷患者可以发展到较多的抑郁发作，称为严重抑郁症（Major depression），这是抑郁症的主要形式。还有一种抑郁症的形式，称双相障碍（Bipolar disorder），其症状是抑郁与躁狂交替发生，也称为躁郁症。精神疾病通常包括躁郁症与精神分裂症。抑郁也经常是神经官能症的一种症状，可与焦虑并存。针灸对于抑郁症以及其他各类精神病都有一定的疗效。

【疗法】

以体针为主，在头部、躯干正中线或四肢末梢的中枢反射区内选穴，根据临床表现分型治疗。也可以配合电刺激、耳针与艾灸。

狂躁型：在四肢末梢中枢反射区内选取敏感穴位或反映点，如合谷、后溪、神门、内关、足三里、三阴交。强刺激手法，不留针。

抑郁型或妄想型：一般采用"九联针法"（参见"4.3.2 神经官能症/紧张症/焦虑症"）。对于顽固病症，可配位于头部、躯干正中线的其他穴位如督脉的百会、后顶、强间、人中、神庭、大椎，任脉的巨阙、膻中等。轻刺激手法，获轻微针感后留针30min。也可以在手法针刺得气后接电刺激。

对于病程较长的患者，也可以合并施行耳针或艾灸。耳穴取皮质下、神门、脑干等位于耳郭的中枢微反射区。对于狂躁型，直接针刺，以获取强烈痛感为佳，不留针；对于抑郁型或妄想型，则用耳穴埋针或贴压方法。艾灸时，在背项部正中线（督脉）及其两侧（膀胱经）肌肉上选取具有明显压痛或肌张力增高的反映点，如身柱、筋缩、天柱、大杼、风门、肝俞等，用艾炷直接灸。

上述针灸治疗均每天1次，10~20次为一疗程。如需要，间隔半月后继续另一疗程。

【病案】

例92，男，59岁，白人。诊断为抑郁症已4~5年，自觉能做任何事，但开始做后又不能完成。一直服用抗抑郁西药（Paxil）。该药一直有效，直至就诊针刺治疗前不久才不显效。针刺治疗取仰卧位，按九联针法取穴，留针，每周2次，第1次治疗后症状即好转，共6次即满意地自动停止治疗，未作随访。

例93，男，60岁，白人。诊断为抑郁/焦虑症14个月，症状以上、下午较重，伴性欲下降。服用抗抑郁西药治疗一直有效，直至就诊前几个星期才不显效。针刺治疗取仰卧位，按九联针法取穴，留针，每周2次，经3次治疗后症状开始好转，但感到全身疲劳。第4次治疗后明显好转，但仍时好时坏，主要是下午与夜里感觉较好，但上午仍不好，第9次治疗后自我评价显效但症状尚未完全消失。前后一个半月共治疗14次停止治疗，未作随访。

【讨论】

德国的Roschke等在一项单盲、安慰对照设计的研究中，观察了针刺附加药物治疗严重抑郁症的效果。针刺治疗每周3次，共4周。结果发现针刺附加药物组要比单独药物组效果较好，但在特异穴位上针刺的"真针刺"组与在非穴位上针刺的"假针刺"对照组之间没有发现效果的差异[368]。

德国的Eich等则观察到，针刺治疗对于轻度抑郁症患者或一般焦虑症患者的焦虑症状有显著的疗效，但治疗次数和特别的针刺穴位可能是取效的重要因素。如在"真针刺"组要治疗10次以后才显示出与对照组明显的疗效差异，在治疗5次后还没有明显差异。他们在"真针刺"组应用的穴位是百会、神门、内关、申脉等[369]。

笔者认为，上述两种不一致的观察结果可以用中枢反射区的穴位作用特异性相对较低来解释。临床上经常可以遇到，体表上许多部位（穴位或非穴位）的刺激，只要有针感，对于精神疾病都有一定的效果，但具有较强针感的穴位效果较好，可以通过较少次数的治疗而取效。

代田文志观察到多数精神病患者的胸大肌和腹直肌多有强直与过敏，颈部肌肉也会有肿胀。常见的压痛点可以出现胸腹部的气海、中脘、上脘和膻中，也可以出现在头顶的百会与颈部的天柱，还有背部的身柱、筋缩、天柱、大杼、风门、肝俞等穴。在这些反映点上施灸，对抑郁症效果最好，但对狂躁型效果欠佳。他还体会到精神病与神经衰弱患者，多在神门有压痛，曲池、足三里也是治疗精神病的要穴[81]。从反射学的理论来看，这些反映点大多分布在中枢反射区的范围内，无论应用艾灸或针刺治疗精神病时都可以选用。笔者的经验是，胸腹部穴位对温度刺激敏感，而且患者在这些部位惧针，故宜灸之；头顶部位穴位因有毛发，不宜灸而针之最好；背部穴位则针或灸皆宜。

北京罗和春等通过比较电针与西药阿米替林对抑郁症患者的疗效，发现两者治疗抑郁性症状的疗效等同，总痊愈、显效率在 133 例电针组为 75.2%，而在 108 例药物对照组为 66.7%（$P>0.05$），但对抑郁症患者躯体化的焦虑性症状及扰乱的认知过程，电针组比药物组的效果好（$P<0.05$），而且较少副作用（$P<0.001$）[370] [371]。

Yang 等应用奇穴针刺与阿米替林治疗相比也有类似结果。他们针刺治疗 20 例精神性抑郁患者，有效率为 90%，与阿米替林治疗的 21 例相比疗效没有显著差异（$P>0.05$）。他们还通过脑电图证实，针刺 6 周后慢波减少，而快波增加，与针刺前和治疗期间相比有显著差异（$P<0.05$）[372]。这提示电针或针刺治疗是抑郁症的一种有效疗法，特别适用于那些由于药物副作用而不能应用经典的三环类抗抑郁剂的患者。一般来说，开始针刺治疗抑郁症时，原先患者在服用的抗抑郁等西药可以继续服用，当症状改善后再逐步减少剂量直至停用。某些患者对抗抑郁剂已有抗药性，但应用针刺仍然有效[373]。

针刺治疗精神分裂症也有许多成功的临床报道[374] [375] [376] [377] [378]。据沈阳军区总医院史正修等报道，500 例患者的总有效率高达 88.4%，其中治愈、显效率是 72%，他们体会到针刺疗法对急性发作和病程短者（一年以内）效果较好，但也有 7 例病程长达 10 年以上的被治愈[375] [376]。张鸣九以后顶透百会为主，治疗 296 例精神病幻觉症状，总有效率为 95.5%。他施与捻转和震颤手法 1～3min，得气后留针 1～3h，每日 1 次，10 次为一疗程[378]。

据 Zhuge 等比较，电针治疗精神分裂症的效果与氯丙嗪疗法类似；如果两者合用，可以比单独应用氯丙嗪较早出现显著效应，而且较少需要氯丙嗪故可以减少其副作用[377]。

Shi 应用耳针治疗 120 例幻听觉患者，也发现其疗效与氯丙嗪没有显著差异，故推荐可以应用耳针治疗该病[379]。Kurland 在治疗功能性精神病（恶化的抑郁症）中比较了应用电休克疗法（Electroconvulsive therapy）与电针疗法效果的差异，观察到尽管电针不是万能的，不能中断抗抑郁剂及其他精神病药物的使用，也不如电休克疗法有效，但电针的确可以帮助躯体化抑郁症状的显著缓解，而且它没有电休克疗法时发生暂时记忆丧失的副作用，故较容易被门诊患者采纳[380]。Chang 赞同 Dunner 等的观点，即电针实际上是电休克疗法的一种新的变异，特别适合于那些对抗抑郁剂没有反应而对使用电休克疗法有禁忌的患者[381]。

针刺治疗精神病的机制之一可能与其调整头部血压、改善脑血流量的作用有关。Omura 曾报道当头部血压很低 [双侧低于 4.0kPa（30mmHg）] 时，大多数患者有睡眠扰乱，主要是失眠，有些人会发展成睡眠过多、难以集中注意力与健忘近期发生的事，以及各种程度的易激动。在许多精神病患者如精神分裂症或严重的抑郁症，随着附加的胰腺、甲状腺或肝的功能异常，头部血压和供血也经常显著减少。这可用于解释他们某些行为的异常，尤其是在低血糖、5-HT 水平降低和脑供血减少合并存在时[316]。

4.4　眼　病

4.4.1　近视 / 屈光不正

在中国，针灸疗法已被广泛用于治疗少年儿童眼睛的屈光不正（近视、远视、散光等），积累了丰富的经验。除一般的针灸方法外，1964 年以来开始应用梅花针治疗近视，1971 年以后还有电梅花针、耳针等疗法也相继发展起来。

【疗法】

既可以在眼眶周围的眼反射区取穴，如攒竹、鱼腰、健明、睛明、太阳、四白等穴直接针刺，也可以单独或合并针刺远隔部位的眼反射区，如合谷、外关、太冲、光明等穴。得气后留针20min，针后按摩眼周压痛点或穴位数分钟，最好能使流泪。也可以在眼周局部反射区应用梅花针叩击，每穴 20～30 次，中等强度。上述治疗每天或隔天 1 次，10～15 次为 1 疗程。

当患者不能频繁就诊时，也可应用耳穴埋针或贴压法，取耳郭反映点眼、肝、肾、目 1、或目 2 等，每隔 3～4 天甚至每周 1 次。两侧交替。

【案例】

例 6，近视（参见"3.7.3　反治法的运用"）。

【讨论】

针刺或上述其他疗法治疗少年儿童的近视，确有一定疗效，在各种报道中有效率自76%～99% 不等 [382] [383] [384] [385]。近视眼的自然恢复率很低。有人对 147 只近视眼连续观察 2～5年，117 只眼（79.6%）视力进一步减退，只有 3 只眼（2.1%）恢复到正常 [385]。这说明针刺治疗近视的作用是不容否认的。但总的说来，病程长者痊愈率低；基础视力越差，或者中度和高度近视患者，痊愈越困难；真性近视比假性近视效果差。一个较为普遍的现象是，虽然针治期间许多患者会有视力改善，但疗效不易巩固，一旦停止治疗，视力又会退步甚至回到针前状态，尤其是已佩戴眼镜者的效果远不如未曾佩戴过眼镜的少年儿童。为了提高疗效，通常建议已佩戴眼镜矫正视力的患者在治疗期间最好不佩戴眼镜。

应用梅花针或电梅花针治疗青少年近视已积累了丰富的经验。Mei 等报道应用电梅花针治疗近视有效的 953 只眼中，在停止治疗后 3 个月至 5 年的随访期间，248 只眼（26%）的视力进一步改善，368 只眼（58.6%）维持不变，270 例（28.4%）的视力有所退步，67 只（7%）眼则下降到治疗前水平或更差。一些患者停止治疗后视力继续好转，与他们坚持自行穴位按摩有密切关系 [385]。所以，无论应用何种针刺方法，治疗期间即应开始眼区周围的穴位按摩。

目前用于提高疗效的方法有促使针感循经传导、结合应用针刺与传统的视力练习法以及激光针刺法等。

福建的 Li 等在 536 例青少年共 992 只近视眼观察了与疗效的关系。他们交替针刺双合谷、太冲、外关、光明，观察到经 1～3 个疗程的治疗，868 只眼（87.5%）有不等程度的好转，其中视力完全恢复的 131 只（13.31%），13 只眼的屈光度下降 − 0.75～ − 1.00DS。经两年随访，疗效相当满意与巩固。他们体会到针感循经传导的明显程度与疗效呈正相关，当针感到达患眼的总是有极好的疗效。因为许多年轻患者能有针感循经传导至眼，故其有较佳的效果 [386]。

俄罗斯的 Pasmanik 等结合应用针刺与传统的视力练习法治疗 52 例儿童（75 只屈光不正眼），发现其疗效比单纯应用传统视力练习法（70 例计 118 只患眼）较好。最好的效果是在以往应用特别器械作视力练习治疗过的、年龄稍大的儿童。对普通治疗无效的 17 只眼中有 10 只（58.8%）好转。该疗效维持 3 个月。他们体会到，这样治疗的第 1 个疗程对高度屈光不正是最有效的，从第二个疗程起由于机体产生了对治疗的抵抗，并且这种抵抗逐渐增强，故效果不如第 1 疗程 [387]。

由于激光针刺无痛，能普遍为儿童接受。俄罗斯的 Tsikova 经比较发现，应用激光针刺可以使眼的功能指数（调节力储备、聚合与分散）的正常化开始较早而且其疗效较稳定 [388]。乔文雷等也报道激光针的疗效比电梅花针或电梅花针加耳穴按压较佳，尤其适用于治疗 10 岁以内儿童患者 [382]。

针刺治疗青少年远视眼也有相当的疗效。锺梅泉报道应用梅花针治疗 87 例计 162 只眼，1 个疗程后治愈 61.1%，显效 34%，进步 4.3%，无效仅为 0.6%。他体会到基础视力在 0.4 以上和轻、中度远视眼患者疗效较好，单纯性远视散光组疗效较远视伴内斜和远视伴外斜组为优。在治疗停止后 3～10 个月随访 51 只眼，其中视力保持、眼位不变者 47 只眼；视力稍减、眼位不变者 4 只眼，没有发现视力退回治前水平或斜视回升的病例 [389]。

针刺治疗屈光不正的机制，主要是通过反射性调节眼肌或晶状体韧带的张力实现的。许多患者针刺后当即有视力的提高，其机制除晶状体的聚焦改善外，据认为也与刺激作用于黄斑区，改善中央视敏度有关 [390]。

眼区周围有不少经典穴位及许多十分靠近的新穴。由于它们的分布几乎全是围绕着眼眶，笔者根据它们离眼球的距离，把它们分成内外两圈：内圈的眶内缘反射区与外圈的眶周反射区（参见"5.4.1　眼反射区"）。属于眶内缘反射区的穴位或反映点大致可以分为上下左右四个穴区，其中位于眼内眦的以睛明为中心；位于眼外眦的以瞳子髎为中心。眶周反射区的穴位主要包括上眼眶的攒竹、鱼腰、眶上（即眶上孔处）、丝竹空、鱼尾、阳白，下眼眶的四白（即眶下孔处）和外侧的太阳穴等 [66] [74]。

对于眶周反射区的穴位，由于骨壁的存在，通常只能采用浅刺的方法，垂直进针 1～5 分或向周围透穴斜刺。而对于眶内缘反射区的穴位，既能浅刺眶壁，也可以按一定方向深刺入眶内。深刺的一般方法是用一只手固定眼球不动，另一手持针沿眶缘穴位处徐徐压入，朝眶尖方向进针 1～1.5 寸，但不宜过深，以免刺入颅内。不提插捻转。一旦获得眼球局部发胀或麻电感立即出针。退针后可压迫局部 2～3min，以防出血。为了防止损伤眼球，操作者尤其深刺时必须熟悉眼区的解剖结构。由于许多眶内缘的穴位十分靠近，尤其是深刺时针尖都指向眶尖，它们虽从稍微不同的位置进针，但刺激的很可能就是同一深层部位。如位于眼眶外下缘的健明 2、球后、月亮三穴就是这样，所以笔者认为，可以把健明 2 与月亮两穴看作是球后穴的变异。

从取穴、刺激方法与疗效的角度来看，邻近或远隔取穴时最好能使针感传导到眼区或者保持刺激较长时间（如耳穴埋针、贴压），而眼区局部取穴的效果通常比邻近或远端取穴较好。笔者体会到，对于屈光不正的多数病例来说，浅刺眶内缘反射区与眶周反射区通常已可以达到有效刺激的目的。只要刺激强，都会有明显的眼肌调节反射发生，并非一定要深刺。获得针感后不留针，出针后再作穴位按摩 1～3min。其实，眼区周围应用梅花针、穴位按摩等疗法也就是因为它们的刺激效果较好而发展起来的。

对于惧针患儿，完全可以仅用手指按摩眶壁或眶内缘敏感点的方法来代替针刺。按摩时，那些位置十分靠近的穴位也没有必要像针刺时那样拘泥其精确位置。只要围绕着眼眶，按内外两圈选择其中最敏感的压痛点刺激即可。其中一个最敏感穴区，是位于眼眶内上骨壁处攒竹一带的穴区。按摩时用指腹朝内上方向刺激该处骨壁，即有明显压痛，按压常使泪出。刺激后流泪的患者，多有视力的当即改善。根据患者对穴位指压的反应也可以对患者的预后作出估计，即当即有视力提高的患者，往往疗效较好，继续的治疗可以使视力进一步提高。也有一些患者在眼周很难找到压痛点，或无论怎么按压眶壁也不流泪，则多难取效。此时可以试行眶内缘穴位的深刺。

为了巩固疗效，一定要教会患者每天自行作眼区穴位按摩以配合治疗。在此，顺便对中、小学生流行的眼保健操说几句。它的确是一种十分必要而且简单易行的眼保健方法，但要达到预防甚至治疗近视的效果，关键是找准压痛点，而且要达到足够强的刺激。一个简易的指标还是按摩时要感到局部疼痛或微有泪出。只在眼眶周围"轻描淡写"地抚摩几下的做法，是不会有任何预防效果的。

4.4.2 视网膜病 / 视神经萎缩 / 青光眼

至今已有大量针刺治疗眼科疾病的临床报道，除屈光不正外，还有各种视网膜疾病、视神经萎缩、青光眼、白内障、电光性眼炎、急性结膜炎、色盲等。由于这些眼科疾病的针刺治疗方法雷同，故放在一起讨论。

【疗法】

有以下 4 种取穴针刺法，可以单独或合并使用：

在眶内缘反射区内取穴深刺。常用的穴位是位于眼内眦的以睛明，位于眼外眦的以瞳子髎，位于眶上缘的穴位有健明 4，以及位于眶下缘的承泣或球后。针睛明、球后穴时一般深刺 1~1.5 寸。

在眶周反射区内取穴浅刺。常用的穴位是攒竹、鱼腰、丝竹空、阳白、四白以及太阳（亦可深刺）。

邻近或远隔反射区内取穴深刺。常用穴位是风池、光明、合谷。针风池时针尖指向同侧眼睛，1~2 寸深，最好能使针感向眼区放散。针光明时尽量使针感上传，传得越远越好。

微反射区包括耳、手、足区取穴浅刺。可在眼、肝、肾、目 1、目 2 等耳穴埋针。每次选 3 穴，两侧轮换刺激。

以上治疗隔天 1 次或每周 2 次，根据病情决定疗程长短。

【案例】

例 94，女，65 岁，白人。双眼黄斑退行性病变已 3 年，有中心视力的丧失，以右眼为甚。就诊时用视力表检查，站在 2 英尺外时，左右眼分别只能看清第 3 与第 2 行，而双眼一起只能看清第 3 行的全部字母。针刺治疗每周 2 次，第 1 个疗程在 3 个月内共 30 次。取穴双侧攒竹、四白、太阳、风池、合谷。得气后留针 30min，拔针后按摩眶内缘与眶周反射区 3~5min。视力自第 2 次治疗后即有改善。以后几乎每次治疗后当即的视力都比治疗前有一行以上的提高。第 10 次治疗后自觉眼明亮多了，双眼一起能看清第 6 行全部字母。第 1 个疗程结束时左右眼已分别能看清第 8 与第 4 行的全部字母。以原先视力较好的左眼视力提高最为明显。半年后复查，自觉视力又有进步，双眼一起能看清第 7 行全部字母，但仍有中心视力的丧失，尤以右眼较明显。

例 95，女，42 岁，白人。双眼压有轻度增高，左右眼压分别为 3.1kPa（23mmHg）和 3.2kPa（24mmHg），诊断为青光眼前期。针刺治疗取双侧太阳、四白、风池、合谷与印堂，得气后留针 30min，拔针后按摩眶内缘与眶周反射区 3~5min。在 11 个月内共治疗 46 次。前 10 次每周 2 次，后 36 次每周 1 次。治疗期间未用任何西药，曾复查眼压 2 次，均在正常范围。

【讨论】

临床上应用针刺治疗的视网膜疾病有脉络膜视网膜病、中心浆液性视网膜病、血管痉挛性视网膜病、色素性视网膜炎、黄斑退行性病变、视网膜剥离等。浙江的 Lu 等应用连续的针刺疗程治疗 600 例中国人计 624 只眼的中心浆液性视网膜病变，观察到 3 个月内 86% 的患者有视网膜下液体的消退，其结果类似于其他人报道的在非中国人中见到该病的自然恢复过程 [391]。浙江的 Ye 报道针刺"向阳"穴治疗 600 例渗出性中心脉络膜视网膜病，治愈或有效 586 例（97.66%），无效仅 14 例（2.34%）。据评估，其机制包括针刺能调节颈交感神经丛功能，减少脉络毛细血管的渗透性，促进水肿与渗出的消退等 [392]。

解放军 371 医院的 Li 报道针刺两个新穴治疗慢性中心血管痉挛性视网膜病患者 403 例计 649 只眼，治愈率与总有效率分别为 61% 与 97.7%。他们体会到以小点渗出的病变吸收较好。167 例随访患者中，一年之内疗效巩固的 71 例，视力稍微波动的 16 例，视力减退的 7 例；一年之上疗效巩固的 64 例，视力稍微波动的 5 例。他们所发现的这两个新穴分别是前翳风与"眉梢"穴，前者位于翳风穴前上方 16mm，靠近耳垂皮肤皱褶中心处，针刺向前、上方以 60°进入 33mm 深，到达耳屏间前切迹的前方与下颌骨的后边。后者位于眉毛尖端上 33mm、外 10mm 处，垂直进针 15～18mm 深。这两个穴位的刺激操作简便而且针感强，胀麻感可以出现在眼区[394]。显然，前翳风属于眼的邻近穴。而"眉梢"在眶周反射区内。

黄斑退行性病变，是老年人中最常见的致盲原因。针刺对该病也具有一定的疗效。美国的 Mille 曾应用穴位的微电流刺激法治疗 120 例该病患者，观察到视力提高 2 行以上的达 83%，其中视网膜有渗出性出血与无渗出性出血的患者达到该疗效的分别是 88% 和 77%[393]。针刺治疗该病的机制可能与改善视网膜的供血有关。Omura 曾报道黄斑退行性病变与色素性视网膜炎所致的盲人经常有严重的头部低血压与供血减少。通过安全、有效的电刺激改善头部的血压与供血则可以使视力显著提高[316]。

对于视网膜出血，针灸也有较好的效果。有报道应用针灸治疗 123 例青少年计 194 只反复出血到视网膜与玻璃体内的患眼，短期有效率为 87.62%。长期随访的 44 只眼中有 34 只（77.3%）无复发，10 只（22.7%）复发。疗效与治疗前的视力水平紧密有关，94 只原先视力低于 0.1 的，只有 5 只（5.3%）治愈，17 只（18.0%）无效；而 100 只原先视力高于 0.1 的有 47 只（47.0%）治愈，7 只（7.0%）无效。疗效也受出血量及视盘的损害程度影响，即以基底出血与视盘损害不严重时效果较好[395]。

针刺治疗视神经萎缩的疗效已屡见报道[396][397][398]。李志明等观察到针刺风池等穴治疗视神经萎缩时，通过热补手法与气至病所使眼区有热胀感能显著提高疗效[399]。球后穴也是治疗视神经萎缩的重要有效穴之一[400]，但必须采取深刺的方法。

Dabov 等在眼科应用针刺治疗 50 例 5～71 岁的近视、青光眼、色素性视网膜炎（退行性视网膜色素病变）、视神经萎缩患者，治疗 1～3 个疗程，每个疗程 10～15 次，所有患者都取双侧攒竹、阳白、颔厌、翳风、承泣等穴。对视神经萎缩患者加刺天髎、昆仑。他们观察到所有患者有主观的视敏度改善；近视儿童的眼调节力有相当程度的增大；色素性视网膜炎患者有视野边缘的增大，并且出现亮度敏感性的差异等；3 例青光眼患者则有眼内压的降低[401]。

针刺治疗对于某些单纯性青光眼有一定的降低眼内压作用。但国外也有研究者报道治疗 18 例单纯的慢性青光眼患者，没有看见眼内压的显著改变[402]。

奥地利的 Litscher 等应用多普勒超声摄影装置同步监测，在一例 25 岁的色素性视网膜病女患者观察到，针刺攒竹与鱼腰穴可以导致滑车上动脉血流速度的显著增加和大脑中动脉血流速度的减慢。他们发现，尽管这两条动脉都起源于同一大动脉，但针刺的这一效应是可以重复的[403]。由于滑车上动脉供应血液到眼睛，其血流速度的增加可能也是针刺这两个穴位可以治疗一些眼科疾病的机制之一。

由于在眶内缘反射区如球后穴深刺的难度较高，要求操作者熟悉眼区解剖结构与有熟练的针刺技巧，一般情况下，针刺治疗视网膜病变或视神经萎缩时，可以先应用眶周眼反射区内取穴浅刺，或在邻近或远隔反射区取穴针刺并力争使针感传导到眼区的方法。如疗效不理想，最后再试用在眶内缘反射区深刺的方法。

眼反射区不仅存在在眼眶四周，而且存在在四肢的远隔部位。美国的 Cho 等应用磁共振功能成像技术，在 12 例志愿者发现其足外侧存在一个与视觉皮层相关的穴位，对光刺激发生反应的枕叶可以被针刺它所激活，而针刺距离该穴位 2～5cm 之外的非穴位则不能激活[105]。这为针刺提高视力与治疗与视力有关的眼疾提供了可能的中枢机制。眼的远隔反射区中还有一个著名的穴位——光明穴。但 2002 年德国的 Gareus 等应用磁共振功能成像（fMRI）技术，在针刺光明穴时观察到依赖血氧水平的反应（Blood oxygenation level dependent response）不在视觉皮层，而在其他不同的皮层区域[404]。然而，由于西方的研究者在针刺研究中多不考虑针感传导现象的影响，要对光明穴得出负面结论为时尚早。据焦老介绍，针刺光明穴治疗视神经萎缩一定要努力使针感从腿部上传到眼部才有较好效果。这大约需 15min 的连续针刺操作。

4.5　耳鼻咽喉疾病

4.5.1　耳鸣／神经性耳聋

耳鸣与神经性耳聋的针刺治疗方法相同。

【疗法】

在围绕耳郭一圈的局部反射区取穴针刺为主，配邻近或远隔部位的耳反射区（参见"5.4.2　耳反射区"）。

耳周反射区常用穴位：耳前方的耳门、听宫、听会、上关、下关；耳郭背面的瘈脉；耳郭上方的晕听区；耳郭下方的翳风。

邻近的耳反射区常用穴位：风池、百会。

远隔的耳反射区常用穴位：上肢的四渎、三阳络、外关、阳池、中渚、后溪、阳溪、合谷；下肢以集中在腓骨小头下方，从阳陵泉往下延伸 3 寸左右的一小块区域为主要，包括腓聋、陵下、腓头下、足益聪等穴。

一般要求针感要强些，尤其是对病程较久者，留针 10～20min。新近发生者，每天 1 次，病程较久者，每隔 3～4 日 1 次。针刺有效时连续治疗，可交替使用不同穴位，注意避免抗针性的出现；当疗效停滞不前时可停针休息一段时间后再开始。

【案例】

例 96，男，40 岁，中国人。晨起时突然发生双侧耳鸣，持续一天，音调右侧低沉，左侧高亢。经耳喉科诊断为双侧神经性耳鸣。在其双侧翳风穴发现硬结反映点，右侧较大，左侧较小，均有敏感压痛。仅作双穴针刺，并留针 10min，右侧耳鸣先行消失，加强捻针刺激后，左侧耳鸣亦止。一次获愈。一周后随访，无复发。

例 97，男，48 岁，中国人。突然发生右侧完全耳聋，伴耳鸣已半月，系闻剧烈爆炸声后引起。经耳喉科诊断为右侧神经性耳聋。在其患侧翳风穴触及圆形硬结，压痛显著。作单穴针刺，针感强烈，患者当即满头大汗、全身发热，即刻耳鸣消失，并可以听到耳语。留针 15min 起针时，听力已完全复常。1 月后随访，无复发。

例 98，男，63 岁，白人。左耳鸣伴听力下降已 4 个月，影响注意力集中和睡眠，曾长期在噪声环境下工作，但已退休 4 年。针刺取穴左侧耳门、听宫、翳风（硬结不明显）、风池、外关、四渎，以及双侧合谷。得气后留针 20min。5 天后复诊时其耳鸣明显减轻 2 天。以后每隔 2～3 天 1 次治疗，共 7 次治疗，耳鸣几乎完全消失。因出外休假停止治疗。但疗效维持不久耳鸣又发，在外地继续针刺治疗 5 个月，疗效不佳。第 9 个月时又回笔者处就诊，再按上法治疗 16 次，虽耳鸣仍有改善，但效果远没有前一疗程明显。

【讨论】

　　上述前两例都是新近发生的耳鸣或耳聋的患者，笔者在治疗中都只用了翳风一穴，并取得很好的疗效[68]。据文献记载，翳风穴位于耳垂后，乳突和下颌骨之间的凹陷处，张口取之，"按之引耳中痛"。笔者通过细心触摸耳垂后的凹陷处，发现翳风穴处皮下组织的硬度常发生变化，多数患者可触及圆形硬结，大小不一，用手指按压，患者即有酸痛、沉闷感觉向耳内或咽喉方向放射；如避开此硬结，就无此感觉，故认定此硬结就是古书所记载的"按之引耳中痛"的翳风穴所在。找准翳风硬结反映点后，先用指甲在硬结中心作一印迹，然后将针垂直刺入；根据硬结的深浅，一般刺 0.3～1 寸深，并力求刺入中心最敏感处。留针 10～20min。只要刺入该硬结中心，常见的针感是局部的酸胀麻痛，可以向耳内或面部放射，有时也可是面部抽搐感；此外，针周皮肤、耳郭及面部可以泛红，以及皮温升高；有的患者有全身热感或满头大汗，或发生嗳气、咳嗽等反射；偶尔有人会晕针，但只要拔针或卧平后即能复常。

　　翳风穴从解剖角度看，由外向里其间有面神经支、副神经支、颈 2～4 脊神经支通过，附近还有耳大神经支、迷走神经支。故为神经干支比较集中的穴位。现代临床多主张深刺 1.5～2.5 寸，而笔者针刺翳风硬结反映点仅 0.3～1 寸深，与古代文献记载的针刺深度相仿，其作用显然是通过刺激浅层皮下组织中的有关神经分支或末梢实现的。

　　据笔者的经验，针刺治疗对于病程不久的耳鸣或神经性耳聋有一定的效果，但对于病程已久的患者效果并不理想。一些患者耳鸣症状虽有减轻，但可能与其他相关症状如神经衰弱、失眠等全身症状的改善有关。一些与耳鸣紧密相关的听力障碍，因为耳鸣改善才有听力的进步。例 98 就是一位病程迁延的耳鸣患者，他发病 4 个月时第 1 疗程治疗，疗效尚为满意，但效果仍不能维持，以后等 9 个月后再重新施治，即使同样治疗也已不能取效。

　　然而，因为西医对于耳鸣至今缺乏有效的疗法，即使在西方也盛行寻求针刺治疗。但它的针刺效果尚缺乏严格随机化研究的证明。据一项在 1998 年进行的有关针刺治疗耳鸣的文献回顾，在 6 个随机控制的研究报告中，两项没有盲试的研究显示针刺有效，而另 4 项有盲试设计的研究则表明针刺没有显著影响[405]。如 Vilholm 等在一项随机化、双盲处理的研究中，对 42 例严重耳鸣患者在 2 个月时间内进行了 25 次针刺治疗，每次 30min。以患者对耳鸣的骚扰、响度和察觉程度作指标，每天记录 2 次，连续 4 个月（开始与结束治疗前后各一个月）；结果在针刺组与对照组之间没有发现统计学上显著的差异[406]。Axelsson 等在另一项单盲、交叉设计的研究中，将 20 例随机选择的、由噪声引起的耳鸣患者分成两组，对一组 10 人作经典的中国针刺治疗 5 周，而对另一组 10 人给以模拟的电针作安慰对照，即放置在他们穴位上的表面电极被连接到一台电针仪，该仪器能发出微弱声音和 2Hz 频率闪光，但实际上未通电。2 周的间隔以后，对这两组颠倒上述手续再作比较。针刺治疗由一名中国耳喉科医师担任，在耳周及肢体远隔穴位扎针。经评价其效应，在治疗组与对照组之间没有见到对耳鸣的骚扰、察觉程度或响度的显著差异。但许多患者仍偏爱针刺，因为它有改善睡眠、减轻肌肉张力和改善血液循环等其他非特异的作用[407]。

　　除耳鸣之外，针刺改善听力障碍的报道在国内也有很多，而且已有动物实验的证据[120]，但其治疗效果在国外一直未能证明。据 Yarnell 等报道，他们在 38 位双侧神经性耳聋患者，只对一侧耳治疗，而以另一侧耳作对照，经连续 10 次的针刺治疗后，治疗侧耳没有听力的显著增加[408]。Madell 在 40 位 9～16 岁的严重神经性听力下降患儿也有类似发现，即在 4 周时间内经 3 周、每周 5 次的针刺治疗，患耳的听力在治疗期间和治疗后没有临床上重要的差异[409]。

　　关于国内外应用针刺治疗神经性耳鸣、耳聋效果的报道不一，除了国内的研究缺少严格的随机选择、双盲对照处理之外，也可能与国外针灸师的平均技术水平较低有关。因为神经性耳鸣、耳聋属于较难治疗的一类病症，所用的一些局部穴位如耳门。听宫、听会都是不容易刺深、刺准的穴位，故治疗效果受操作者针刺技术或手法的影响较大。如果这一解释能被证实的话，在治疗神经性耳聋或耳鸣的过程中，操作者更要注重掌握穴位的特异性与各个重要穴位或反映点的相应针刺方向、深度，以及强烈针刺感应的获取等指标。它们将是提高本病疗效的关键。

4.5.2 梅尼埃病

梅尼埃病（Menier's disease），即内耳眩晕症的经典症状是眩晕、耳鸣和耳聋，但使患者最感不适与痛苦的是眩晕。眩晕又常导致恶性、呕吐。针刺治疗对于由内耳原因引起的眩晕、恶心有良好效果。

【疗法】

对眩晕症状针刺耳周局部反射区与后颈部邻近反射区的穴位为主，如翳风、平衡穴、风池、天柱；配上下肢的远隔反射区或中枢反射区的穴位，如太冲、外关、神门、百会。伴有恶性症状时配胃反射区的穴位，如印堂、上星、内关、足三里。体内有过多水分潴留或眩晕发作与月经周期有关的，配生殖反射区的穴位，如配三阴交、阴陵泉。针刺得气后留针 30min，急性发作时每天 1 次。对慢性患者，隔日或隔 3～4 日 1 次。也可应用耳穴埋针，取心、神门、皮质下等穴。治疗期间，饮食要淡些，减少盐的摄入。

【案例】

例 99，男，31 岁，白人。患双侧耳鸣已多年，近一年来发生头晕，诊断为梅尼埃病症。针刺治疗每周 2 次，取双侧翳风、风池、平衡区、合谷，局部酸胀感后留针 30min。两次治疗后感到头晕好转，四次治疗后头晕已完全消失。该患者每次治疗留针期间都感到非常放松。

例 100，女，41 岁，白人。诊断为梅尼埃病疾病已 6～7 年，经常在月经前 2～3 天开始发作，持续到月经过后。曾服用利尿药氨苯蝶啶与抗恶性药美克洛嗪等。这次发作已 3 天，月经刚来，感到眩晕、恶心。针刺取穴：双侧翳风、风池、外关、合谷、三阴交，以及印堂。得气后留针 30min。经一次治疗眩晕即消失，但仍有恶心。3 天后经第 2 次治疗，恶心也基本消失。以后每周治疗 1 次，在 3 个月内共治疗 12 次，未再有眩晕与恶心发作。随访 19 个月，疗效巩固。

【讨论】

针刺治疗本病已有许多成功的报道，尽管多数这类临床研究的严格性尚不完善，如或是缺乏对照，或是虽然设有对照，但是在没有双盲的条件下完成的。据 Steinberger 和 Pansini 报道，他们应用针刺治疗 34 例本病患者。这些患者主要的不适症状是眩晕，多数原先已用其他西药治疗过但无满意效果。所有这些患者的眩晕都在几个针刺疗程后消失。作者体会到，对本病的治疗较为重要的是随访和控制听阈，只要听阈不变，本病的其他症状也就不会持续。他们的这些患者经数年定期的听力测试，大多数患者的听力没有大的变化，故也就基本上没有其他症状[410]。另据张仲芳报道，39 例本病急性发作期患者，经针刺风池、百会、太阳、上星、足三里、太冲等穴治疗 15 天后，有效 19 例，其中 27 例症状控制，而西医治疗的对照组 37 例，经同样 15 天的治疗，有效 18 例，其中 16 例症状控制，两组间有显著差异（$P < 0.05$）[411]。

笔者体会到，一些因长期有眩晕存在而不敢随意转头的患者，经常有颈肌的僵硬或在后颈部肌肉内有硬结可以触及。眩晕的原因可以是颈椎病，也可以是本病。针刺或按摩这些僵硬部位或硬结使其变软，能使眩晕症状明显减轻。通常用治眩晕的后颈部穴位风池、天柱等也正是在这类反射区内。

4.5.3　鼻炎 / 鼻窦炎

针刺治疗鼻炎、鼻窦炎，无论是过敏性还是非过敏性的，无论是急性的还是慢性的，都有相当好的效果。针刺除能缓解鼻塞、流涕、打嚏等症状外，还可以改善嗅觉功能。

【疗法】

在鼻的局部反射区、颈部反射区及手反射区（参见"5.4.3　鼻反射区"）内选出 7 穴最优组合：双侧迎香或鼻通、印堂、风池、合谷。也可配四白。每隔 2～3 日治疗 1 次，针刺得气后留针 30min，出针后稍作穴位指压 3～5min：自鼻梁两侧从上往下摩擦皮肤，点按迎香，鼻通、印堂、攒竹（按力方向斜上朝骨壁，以觉微痛为度）；揉按风池。可教患者自行按摩，至少每天 1 次。

对于慢性患者，也可采用耳穴埋针或贴压。选取耳郭反射区肺、鼻、口，埋入揿针或贴压微型钢珠。贴压物也可以是莱菔子、王不留行籽或任何微小菜籽。每 3～7 日 1 次，双耳交替刺激。

【案例】

例 101，女，43 岁，白人。鼻窦炎发作近 1 月，时好时坏，伴有剧烈咽痛、发冷与咳嗽。经上法针刺加按摩一次即感好转，每周 1 次，共治疗 7 次，症状完全消失。

例 102，女，56 岁，白人。患慢性鼻窦炎 18 年，经常发作，就诊时正在发作期间，鼻塞、流涕严重，鼻旁面部微肿，而且局部压痛明显。经上法针刺与穴位按摩治疗 1 次即显著好转，不仅鼻塞、流涕症状明显减轻，而且鼻旁肿痛全消。后又经 6 次治疗，每周 2 次，几乎每次治疗后当即就能感觉好转，症状明显减轻，发作次数明显减少。

【讨论】

国内外都有许多应用针刺疗法治疗鼻炎、鼻窦炎的成功报道，对于其应用范围及作用机制也有了一定的认识。作为治疗鼻炎主穴的迎香、合谷穴的针刺已被证明可以在慢性鼻炎患者增加黏液纤毛转运的速度，但在正常人没有此效应 [412]。Wolkenstein 等在一项 24 例过敏性鼻炎患者的针刺研究中，尽管未观察到针刺对鼻过敏原激发反应的保护作用，但治疗后第 2 个月的随访表明治疗组的主观症状有确定的减少 [413]。Davies 等在 13 例非过敏性鼻炎患者观察到针刺治疗后 9 例有鼻腔气道阻力的改善，而对照组 9 例中只有 2 例改善，但除此以外两组结果无明显差异 [414]。

Mikhireva 等通过合并使用电针与手术治疗 36 例息肉性鼻窦炎，体会到该方法可以改善嗅觉功能、黏液纤毛转运和局部免疫力；两年的随访只发现 4 例有息肉的复发 [415]。Pothman 等曾比较了应用抗生素和针刺对儿童慢性颌窦炎的影响，发现针刺组 18 例有显著较好的效果，认为针刺应该被试用于颌窦炎的慢性、复发性阶段 [416]。

笔者体会到，要提高针刺治疗鼻炎、鼻窦炎的疗效，刺准反映点很为重要。鼻的局部反射区就在鼻骨两侧，包括从迎香到新穴"鼻通"一带，用指腹按摩时经常立即就有鼻塞症状的减轻或缓解。针刺迎香时，垂直刺入，可进针 3 分左右深度，以针体能保持直立即可；一些患者感到有上唇部的跳动针感。针刺治疗时必须留针一段时间才有明显效果，留针期间可以不"叫针"。留针一段时间后迎香周围可以有皮肤发红或拔针时稍有出血，均为刺激得法的征兆。对于伴有前额头痛者，可在印堂穴朝鼻尖方向斜刺 3～5 分。对于合并耳塞症状者，加刺翳风、下关或耳门。

4.5.4　失声

失声（Dysphonia）或声音嘶哑既可以由局部的炎症充血引起，如感冒、大声说话等；

也可以由神经损伤或压迫引起，如甲状腺手术后或咽喉部肿瘤；也可以是精神性的，如功能性失声（也称癔症性失声）。针灸对失声一般有较佳的疗效，尤其是功能性失声与痉挛性失声。

【疗法】

在喉前部、颈项部及手部的咽喉反射区内（参见"5.4.4　口腔、咽喉反射区"）选穴针刺，也可给合并电刺激。常用的穴区是喉前部的天突、廉泉，颈项部的风池、天柱、大椎以及笔者发现的复音穴，还有手部的合谷。它们多与中枢反射区重叠。

复音穴的位置及其针法：仔细触摸、按压患者后颈部，在第 3～6 颈椎之间两侧旁开 3～5 分处可以发现敏感的条索状硬结，左右侧均能发现，即是此穴。用 1 寸毫针刺入其硬结中心，行平补平泻法，可获针感上下放散，有时能达咽喉部。留针 5～10min，在捻针期间，同时对患者进行语言训练。可以令讲中文的患者跟随医师复诵"阿、衣"或阿拉伯数字"1、2、3、…、10"多遍。讲英语的患者则可以复诵 26 个英语字母。若是功能性或癔症性失声，只要第一个音发出后，其他音就都能发出来，一般当即就能恢复正常语音能力。

【案例】

例 91，女，35 岁，中国人。两个月前因精神刺激突然失声，后仅能发出耳语，但哭笑声仍然正常，经五官科检查声带活动良好，确诊为癔症性失声。经针刺双侧复音穴一次，酸胀感放散至咽喉部，经语言训练后即刻恢复正常发音，而且声音响亮如常。

例 103，男，47 岁，白人。说话嘶哑已 2 年，伴有咽痛，由剧烈咳嗽 6 个月后引起，诊断为双侧声带功能异常（Bilateral vocalford disfunction），针刺 2 对复音穴与双侧风池、合谷，得气后留针 20min，并接电刺激。拔针后语音训练 3min。每周治疗 1 次。第 1 次治疗后即有咽痛的好转。经 3 次治疗后同事注意到其声音洪亮多了。共治疗 6 次。随访 3 个月，一般声音比治疗前洪亮，但说话多了仍有嘶哑。

【讨论】

对于功能性失声，最好在针刺的同时加以精神性的暗示。笔者早年报道针刺复音穴治疗 12 例，收效甚佳。患者均为女性，年龄 30～50 岁。其中病程 2～15 天者 9 例，1～3 个月者 3 例。她们均是突然失去语音能力，或仅能咳出声音，经耳鼻咽喉科医师检查声带活动正常，吸气时能保持内收状态，确诊为功能性失声，经针治一次均获近期痊愈。上述例 91 即是其中一例。因为本病有复发倾向，以后复发时再针仍能获效。该组 12 例中有 2 例曾反复 3 次，每次均验 [417]。上述例 103 可能是声带慢性充血所致，针刺也取得一定疗效，遗憾的是患者无法较频繁地或较长疗程地接受治疗，使疗效的提高受到限制。法国的 Crevier-Buchman 等曾在两例患有喉内收肌痉挛的失声病例比较了针刺与注射肉毒毒素（Botulinum toxin）的疗效差异，结果发现接受针刺疗法的患者疗效与药物注射者不差上下，而且针刺治疗后一年时患者的声音和语言参数仍保持稳定 [418]。

颈部手术损伤引起的失声须随着神经功能的康复而逐渐恢复，但针刺能加快康复过程。Karpova 报道应用包括针刺在内的综合疗法治疗 14 例再发性单侧喉神经麻痹的患者，在发音功能的恢复上均取得好的疗效，其中 11 例在 2～3 周内恢复，另 3 例在 2～3 个月内恢复 [419]。肿瘤压迫神经引起的失声，则通常非要肿瘤除去或缩小后才可能好转。

针刺治疗上述原因引起失声的机制，显然包括对声带及其运动神经的功能调节与发音反射的重建两个方面。前者是有穴位特异性的，即在有关咽喉反射区或反映点上刺激时有最好的效果，如消除声带水肿，解除声带痉挛或有关支配神经的麻痹等；后者则可能无穴位作用的特异性，即只要在刺激身体某一较敏感的穴位或非穴位的同时，诱导患者模仿正常人发音，患者若是功能性失声，通常可立即见效。换言之，此时发音反射的重建主要靠语言训练，针刺起的可能只是一种诱导作用。

临床上常见的功能性失声，既可以由精神刺激诱发，也可以是感冒咽喉发炎致音哑、失声之后遗症。为什么只要在针刺时诱导发出一个正常音后，其他发音立即就完全恢复呢？据认为，人的言语发音是一种反射，当感冒声带水肿所致音哑、失声维持 1～2 周时，患者持续使用失声的发音方法，可以形成一种病态的条件反射。以后虽然感冒好了，声带也不再水肿，但这种病态的发音反射依然可以存在很长一段时间。经针刺治疗时诱导患者作语言训练，当患者一旦发出音来，就好像重新找到感觉一样，立即找到了正确的发音方法，声音就完全正常了。由此可见，用于功能性失声的针刺穴位，不需要一定是对咽喉或声带有特异反射联系的穴位或反映点。但如果是，效果可能会更好些，因为反映点（尤其是局部反映点如复音穴等）针刺时通常有针感发散到咽喉部，即使仅靠其诱导作用，显然也要比其他穴位的作用更强些。当然，要分清在一个反映点上针刺治疗失声时，其效应中属于生理性或心理性的成分究竟各占多大比例，尚需进一步的研究。

4.6　口腔疾病

4.6.1　牙痛 / 拔牙后疼痛

牙痛是针灸治疗最有效的适应证之一。至今世界各国所作的大量临床观察与实验研究中，大多数都表明针刺在牙科镇痛上是有效的[420]。

【疗法】

单独或合并应用分布于局部与四肢末梢的口腔反射区（参见"5.4.4　口腔、咽喉反射区"），针刺或穴位按摩均可。

局部反射区取穴：同侧下关、颊车；伴有耳痛时加翳风。远隔反射区取穴：同侧或双侧合谷、内庭。下关穴可垂直深刺 1～1.5 寸。

疼痛难止时，应用面部神经干（点）刺激法：上牙痛取眶下神经点（即四白穴）。下牙痛取颏神经点（相当于地仓穴直下 5～8 分处）。针刺方法（参见"4.2.6　三叉神经痛"）。也可以应用耳针，取耳郭反射区皮质下、脑干、上颌或下颌、神门等。

以上方法，得气后留针 30～50min。对急性疼痛，每天 1～2 次，对慢性疼痛，每天或隔日 1 次或耳穴埋针。

【案例】

例 104，女，37 岁，白人。因右侧牙髓炎经牙科治疗后 6 天仍有疼痛，十分抱怨，每天服用镇痛药（布洛芬），但仍能坚持上班。针刺取穴双侧合谷、右下关、颊车、牵正、耳门、翳风。当天牙痛明显缓解。隔日复诊一次，牙痛全止。

例 1，牙痛（参见"2.6.8　晕针的利与弊"）。

【讨论】

由于针刺具有镇痛与消炎双重功效，对于由炎症引起的牙痛或拔牙手术后疼痛效果甚佳。据俄罗斯的 Moroz 等对牙科急诊患者的治疗观察，发现电针对齿龈炎与牙周炎引起的疼痛效果最好，牙髓的炎症其次，但对于急性化脓性牙髓炎没有效果。针刺后牙痛的缓解，被认为是炎症部位血流动力学的改变，导致了水肿的减轻和炎症过程中释放出的致痛生化物质作用的减少[421]。对于由龋齿引起的牙痛，针刺只能暂时镇痛。由此，由牙痛患者对针刺的反应或可推测牙痛的原因，如针刺后仅能暂时收效的剧烈牙痛，或是龋齿，或局部已有化脓性炎症。提高疗效的一个对策是增加刺激的频率，如一天内可以针治 3～5 次。由于针刺的抗炎作用相对较弱，只有多次重复输入刺激信息，才有可能有效控制炎症及其引起的牙痛。

此外，针刺前要尽量解除患者的紧张情绪，否则也会影响针刺镇痛的效果。瑞典的 Widerstrom-Noga 等观察到患者的精神因素如焦虑和紧张可以影响镇痛幅度，紧张的患者针刺后牙齿痛阈增加较少[422]。

在牙科镇痛的有效穴位中，合谷穴是最著名的。但究竟是同侧还是对侧取穴最好，仍有争论。日本的 Yukizaki 等观察到人体牙齿的痛阈只能被同侧合谷的电针刺激所提高，而不受对侧刺激所影响[423]。关于局部取穴与远隔取穴的关系，笔者以为对于纯神经性的牙痛，远隔取穴如合谷通常足以取效，但对于局部炎症较明显的牙痛，还是要以同侧局部面颊部取穴如下关等穴的效果较佳。

关于牙科镇痛的穴位刺激手段，一般应用手法针刺即可。只要找准反映点或敏感点，很容易获得强烈针感与取效。有时也可以用指压代替针刺。Ha 等在猴子实验中观察到，在其手和腿上的某些特异穴位如合谷、足三里针刺比其他部位有较显著的镇痛效应；而且即使应用指压也有痛阈的提高，提示针刺与指压有类似的镇痛效果[424]。当应用电针时，也要求有强刺激。Schimek 等比较了低、中、高三种强度电针刺激双侧合谷对牙科疼痛及其诱发电位的影响，发现只有高强度刺激时有效，不存在"强度 - 反应"关系，即镇痛效应是当刺激达到一定强度时突然发生的，此时有一种尚未到伤害程度的但猛击一下的感觉[425]。针刺有效后，可以留针一段时间，牙痛剧烈难以控制时，留针时间可以延长到 30～50min，每隔 5min 加强刺激 1min。Bakke 观察到针刺四白、合谷或内庭提高上颌门齿与犬齿痛阈的效应在 45min 后最显著[426]。

牙痛的针刺镇痛机制，是针刺镇痛机制研究中最有代表性的一个方面（参见"1.4.3 针灸镇痛作用的原理"）。其中如内源性吗啡系统的参与已被许多实验证明[427][428]。如美国的 Simmons 等通过 40 例患者的随机、双盲实验证明，耳穴电针可以显著提高痛阈 18%～23%，但其效应可以部分被吗啡拮抗剂纳洛酮所阻断；而安慰对照组的痛阈无变化[427]。针刺不仅能够镇痛、消炎，而且可以抑制由于疼痛引起的紧张反应，如动脉血压升高、血液儿茶酚胺、ACTH 水平的变化等[429]。

4.6.2 颞颌关节功能紊乱

颞颌关节功能紊乱，主要表现为该关节疼痛、张口受限和关节弹响等症状，多系咬合创伤、韧带松弛或关节炎症引起。针刺治疗颞颌关节功能紊乱的疗效显著，对于关节疼痛与张口、咬合功能的恢复都有明显的作用。

【疗法】

局部取穴：在患侧局部用手指按压寻找敏感的压痛点，或根据患者张口或咬合时疼痛或功能障碍的精确位置选取反映点。其多数分布于下关、听宫、耳门、牵正、翳风、太阳等穴附近。

远隔取穴：选取压痛比较敏感的一侧合谷（多在健侧）或双侧合谷，针刺时沿第 2 掌骨缘垂直刺入，以取示指搐动为度，即时必定有强烈酸麻针感。

留针 30min 后拔针。先去除面部之针，再一面捻动合谷留针，一面令患者作张口与咬合运动多次，关节疼痛及张口障碍经常能立即改善。一些慢性、顽固病例，疗效持续数小时后又恢复原状，则可以依法重复施治，隔日 1 次或每周 2 次，直至疗效巩固为止。

【案例】

例 105，男，42 岁，中国人。右侧颞颌关节疼痛已 2 月余，张口受限，曾服多种中西药无效。

按上法针治。在针刺健侧合谷时患者面部有一种木乎乎的感觉，顿时张口自如，疼痛全消，仅针一次而愈，1 月后随访，未见复发。

例 106，男，77 岁，白人。双侧颞颌关节疼痛已 20 年，尤以左侧为剧。张口受限，难以进食。初诊体检时发现该患者有一个明显的特点，即其双侧合谷穴肌肉萎缩十分明显，很可能是该病的一种远端反映。按上法针刺，每次都刺激双侧合谷的肌肉萎缩部位，针刺入穴位中心，患者仍然有强烈针感。同时在面部加红外线照射，每周 1～2 次，经 30 次治疗，患者颞颌关节的疼痛明显好转，已不再影响平时的嚼食功能。

【讨论】

根据英国的 Rosted 在 1998 年所作的世界各国有关针刺在牙科应用的文献统计，15 篇研究中有 11 篇证明针刺对于本病与牙痛有效[430]。笔者早年曾报道按上法治疗本病 50 例，有效率达 96%[431]。笔者体会到，针刺合谷对控制颞颌关节的疼痛与增加张口幅度是最有效的，经常可以在留针期间或拔针后立即见效。

Raustia 等曾比较了针刺疗法与标准的口颌治疗法对本病患者下颌运动功能的影响，在治疗第一周和治疗后 3 个月时评估疗效，结果发现，除了下颌的后移运动以标准的口颌疗法较优之外，其余的疼痛两者没有差异。由此认为，针刺似乎是一种有用的早期治疗形式，适合于那些没有显著的关节损害，而是以精神生理性或神经肌肉性紊乱为主的本病患者[432]。瑞典的 List 等在 110 例患者作了比较，观察到针刺与咬合夹板疗法（Occlusal splint therapy）都可以比对照组减少疼痛症状，而且针刺比咬合夹板疗法有较好的主观效果（$P<0.001$）[433]。

武汉的 Wang 等 1998 年报道针刺合谷与 Min Yin 穴治疗 477 例肌筋膜疼痛性功能失调（Myofascial pain dysfunction）患者，有效率达 93.1%。他们观察到，针刺组随着面部疼痛消失、张口幅度的增加，有颞颌关节部位皮温的升高，甲皱微血管扩张与血流量增加，与对照组相比有明显差异[434]。这提示针刺这些穴位时发生的交感缩血管活动的抑制可能与其镇痛机制有关。

4.7　循环系统病症

4.7.1　高血压

针灸对于原发性高血压或一些继发性的高血压如肾性高血压都有一定的疗效。但临床治疗效果较为理想的是神经性高血压或血压增高幅度并不很大，而且病期不久的高血压，如血压介于 18.7～21.3/12.0～12.7kPa（140～160/90～95mmHg）的临界性高血压。

【疗法】

对于原发性或神经性高血压，一般在中枢反射区与心反射区内选穴刺激。如属于中枢反射区内头、颈部的百会、天柱、风府；四肢的曲池、神门、足三里、三阴交、太冲；心反射区的心俞、肝俞、至阳、内关。肾性高血压配泌尿反射区，如阴陵泉、太溪。针刺得气后留针 30min，先每日或隔日 1 次，连续治疗 10 次后再根据患者反应决定继续治疗次数与治疗间隔。血压控制在正常范围后，最好仍能继续治疗一段时间巩固疗效，每周 1～2 次。也可以在上述穴位或反映点艾灸，每天至少 1 次。

对于体针效果不理想的可选用耳针。取耳反射区心、交感、降压沟、神门、皮质下、肾等。每次选择 3 个最敏感点，用 32 号毫针垂直刺入，深度以针能立住为度，最好能获取强烈耳部痛感。留针 30min，每日 1 次。也可以耳穴埋针或贴压，每 3～4 天换耳刺激。无论体针还是耳针，疗程长短根据患者病情而定。

【案例】

例 107，男，70 岁，白人。近 3 个月来发现高血压，诊断为神经性高血压，在家休息并服用降压西药但效果不显著。就诊时测血压 24.8/12.5kPa（186/94mmHg），按上述体针方法治疗，隔日 1 次，第 3 次血压已有所下降 20.7/11.3kPa（155/85mmHg），第 5 次治疗时血压已恢复正常 17.3/10.7kPa（130/80mmHg），并恢复原来工作。以后每周 1 次巩固治疗，共 2 月余，血压均维持在 18.7/12.0kPa（140/90mmHg）以下水平。

例 108，女，57 岁，白人。患临界性高血压近 1 年，主要是收缩压经常处于 18.7～21.3kPa（140～160mmHg）之间，舒张压则始终在正常范围 [低于 12.0kPa（90mmHg）]。服用降压西药苯磺酸氨氯地平（每天 1 次 10mg）能使收缩压稍降低，但仍在 18.7kPa（140mmHg）以上。按上述体针方法治疗，每周 2 次，共 22 次。就诊期间仍继续服用相同剂量苯磺酸氨氯地平，每天清晨自测血压并作记录。到第 14 次治疗后每天血压均已恢复正常 [低于 18.7/12.0kPa（140/90mmHg）]。连续观察 3 月血压均在正常范围。

例 3，高血压（参见"2.6.8 晕针的利与弊"）。

【讨论】

关于高血压的针灸治疗，至今在国内外已有大量的临床报道。首先得到肯定的是针灸的即时降压效应。美国的 Williams 等在 10 例高舒张压的患者电针太冲、足三里、曲池、降压沟，观察到刺激后立即有舒张压显著下降[435]。中国台湾的 Chiu 等在 50 例原发性高血压患者，观察到针刺后 30min，收缩压从（21.2±0.3）kPa（169±2mmHg）下降到（20.1±0.3）kPa（151±2mmHg）。舒张压从（14.3±0.1）kPa（107±1mmHg）下降到（12.8±0.1）kPa（96±1mmHg），心率从（77±2）次 / 分下降到（72±2）次 / 分，患者的血浆肾素活性也从每两小时（1.7±0.4）ng/ml 降到（1.1±0.2）ng/ml，但血浆加压素与氢化可的松浓度没有变化。由此作者认为针刺后的血压下降至少部分是肾素分泌减少的结果[436]。关于针灸降血压的机制，目前知道还有垂体、肾上腺激素以及内啡肽等的参与[437]。由于高血压与中枢神经系统的关系十分密切[438]，针灸的降压作用很可能是通过首先刺激中枢神经系统，减低交感神经兴奋性，以及引起一系列内分泌活动变化而实现的。北京的 Ku 和 Zhang 于 2001 年报道电针抑制杏仁核（Nucleus amygdaloideus centralis）情绪环路的增压反应是通过 β- 内啡肽能和 GABA 能神经元介导的[439]。

也有一些报道确认针灸降压的长期效果。如俄罗斯的 Akhmedov 等在 360 例接受耳针与体针治疗的原发性高血压患者，观察到其中 82.1% 有效，而且这种降压效应在大多数患者能持续 12 个月之久[440]。

但必须指出，针刺的降压作用主要表现在高血压患者，对于各种休克或低血压状态，针刺则有不同程度的升压作用。多数报道认为针刺后血压多在 4～30min 内开始上升，上升后比较稳定，波动性小，一般不易下降；如下降时，重新针刺，仍可再次升高。它与升压药有协同作用，但没有升压药的副作用。针刺的升压作用在临床上已被应用于休克的治疗。升压作用较强的穴位有素髎、涌泉、人中、十宣、合谷、足三里、百会等[25]，其中尤以素髎的升压作用最强[441]。有趣的是，所有这些具有升压作用的穴位都属于中枢反射区的范畴。

针刺的升压作用也可以出现在血压偏低的正常人体。日本的 Baba 等 2002 年在 10 位健康男性成年志愿者测定了针刺或电针对一些循环参数的影响。他们观察到针刺与电针都可以显著增加总外周阻力，电针还进一步增加收缩压，至于心排出量则与对照组无差异。该结果提示针刺或电针有刺激 β 受体而非 β 受体的作用，以及电针的作用比单纯针刺要强些[442]。

针刺对于血压具有降低与升高双向的作用，正是针刺具有所谓调整作用的典型，即其对机体的影响主要决定于实施针刺前的功能状态。当血压高时，针灸可以使之降低；反之，可使之升高（参见"1.4.2　针灸调整作用的原理"）。

由于高血压病的慢性特征，在各种穴位刺激方法中，方便易行的耳穴埋针或贴压[443]最为推崇。而且，一般来说，耳针的治疗效果也比体针较为满意，但耳穴反映点的仔细寻找与寻求最佳针感都是提高疗效的关键。如有人在 30 例高血压患者观察到针刺耳穴心时有 100% 的即时降压效应，而在胃穴刺激则无降压效应[444]。头针"心血管点"[445]或头部穴位的针灸也有明显降压效果。

代田文志观察到，许多高血压患者的反映点大体是一致的，表现反应最强的地方是头部及后颈部，而肩背部、上下肢部则次之。如头部的百会、囟会、通天等穴多见压痛，在血压非常高的患者以指按压时甚至会出现凹陷；后颈部的风府、天柱、上天柱等穴也最容易出现压痛，尤以左侧为多。他体会到对高血压患者柱灸百会、天柱、风府有明显效果；可以早晚 2 次，各灸 3 壮。这三穴好像是降低血压必须的穴位。在肩背部，压痛显现于天髎、臑俞、心俞、至阳等穴，亦有显现于风门、大杼和膏肓的；同时患失眠者其反应可以出现在肝俞和筋缩；在上肢，反应多见于曲池、手三里、郄门、合谷等穴；在下肢，反应多见于寒府、足三里、阳陵泉；胸腹部的压痛点则多见于巨阙、膻中[81]。

其实，代田文志所观察到的这些反映点都分布在中枢反射区或心反射区的范围内。

这也提示，在这些反射区内仔细寻找具有压痛性质的反映点针刺或艾灸，是治疗高血压的有效策略。

由于血压的昼夜波动相当明显[446]，也可以采用时间针灸法（参见"3.5.6　因时施治：时间针灸法"）。在最佳针灸时间的选择上可以根据血压波动的节律模式来决定，如对于多数血压在下午达峰值的患者，每天的针灸治疗时间也可安排在午后。

许多高血压患者伴有高血脂。针刺能否降血脂有相反的报道。哈尔滨的 Yu 等在 291 例原发性高血压的耳针治疗中观察到，不仅他们的高血压可以明显下降，他们的血脂水平也明显降低[447]。湖南的严洁等针刺内关、足三里、太冲、三阴交，比较针刺前后血脂的变化，发现 26 例甘油三酯血症患者经 2 个疗程治疗后甘油三酯平均下降 1.16 ± 1.84 mmol/L（$P<0.01$），45 例高胆固醇组其胆固醇下降 0.26 ± 0.41 mmol/L（$P<0.01$）[448]。但是，德国的 Kraft 等在接受标准化针刺治疗的 10 例绝经期后高血压的妇女中没有见到血脂的变化[449]。

4.7.2　心绞痛 / 冠心病

在心绞痛急性发作时针灸可以作为西药的辅助疗法，在其病情稳定后针灸也可以配合其他中西药治疗。动物实验与临床研究都已证明针刺对心血管系统有显著的影响，可以用于辅助治疗心绞痛、心律失常、左心室功能减退等冠心病常见的症状。

【疗法】

在胸前区、上背部或上肢内侧的心反射区内寻找具有压痛或硬结等阳性反应的反映点针刺。常用的穴位如胸前区的膻中、巨阙、神藏、彧中、库房、气户，上背部的心俞、厥阴俞，上肢内侧的内关、少海、郄门、神门等。也可以在耳反射区的心、小肠、大肠、交感等穴针刺、埋针或贴压。针刺每天或隔天 1 次，得气后留针 30min。耳穴埋针或贴压时每隔 3~4 天交替双耳。

除针刺外，也可以在前胸或后背的上述心反映区艾灸或贴膏药，每天 1 次。由于冠心病的慢性特点，所需针灸治疗时间通常也较长，须安排适当的疗程间隔。

【讨论】

针刺的抗心绞痛效应已有许多临床研究[450] [451] [452] [453] [454]。它可以减少心绞痛的发生率、硝酸甘油的消耗，增加对运动的耐受力等[453]。瑞典的 Richter 等在 21 例严重的、正在周密治疗的心绞痛患者，针刺内关、通里、心俞、脾俞和足三里，每周 3 次，共 4 周，使治疗期间每周心绞痛的发作次数从 10.6 次下降到 6.1 次（$P<0.01$），与服用安慰剂的对照组相比有显著差异。与此相应，针刺治疗后，运动试验时疼痛发生前的做功也从 82W 增加到 94W（$P<0.05$），但最大作功没有增加；最大负荷时的疼痛强度从 1.4 减低到 0.8（标尺 0～4，$P<0.01$），而且，最大负荷时心电图 ST 段的压低也从 10.3mm 减少到 0.71mm（$P<0.01$）。对这些患者生活质量的问卷调查也确认了他们自我感觉身体状况的好转[454]。

关于针刺抗心绞痛或治疗冠心病的机制，已在许多动物实验中作了深入探讨。如证明针刺或电针能减少缺血心肌的氧消耗，防止冠状窦血 pH 值的下降，从而防止心肌细胞的酸中毒、增强心肌收缩力[455]；减少缺血心肌的糖摄入和增加游离脂肪酸的摄入[456]；还有改善心肌血液供应、促进缺血心肌电活动的正常化等[457]。

曹荣禄等在 50 例冠心病患者观察到针刺内关可使左室射血时间延长，射血前时间/左室射血时间的比值变小，提示有心排出量增加，左心室功能得到改善[458]。中国台湾的 Ho 等也在冠心病患者观察到针刺内关能暂时改善左心室功能。他们在 22 例患者观察到左室射血分数均值在针刺最初的 15min 显著增加，并持续到后 15min 及针刺后 15min，但这一效应在一星期后变得不再显著；但在 22 例正常人针刺期间及针刺后都没有左室射血分数均值的显著增加[459]。

在针灸治疗心脏病的大量临床实践与实验中，内关穴应用最多，其功效也已被公认，而且知道刺激其深部的正中神经也有相似的作用。西班牙的 Abad-Alegria 等 2001 年客观地测定了内关穴的抗交感性作用。他们在 29 位健康的志愿者观察到针刺内关可以强力地抑制交感神经张力，表现为心率、收缩压的降低，以及交感性电反应的幅度的减少与其潜伏期的延长。在腕部内关水平电刺激正中神经对血压与心率也有某些微弱的效应[460]。

其实，除内关外，前臂屈侧的心反射区穴位如少海、曲泽、郄门、间使、神门、灵道等穴，也都有类似内关的作用。此外，前胸的膻中、巨阙、神藏、彧中、库房、气户与后背的心俞、厥阴俞等穴上也经常有压痛反映，可以用作局部反射区刺激的主穴。刺激的方式可以是针刺，也可以是艾灸或贴膏药[450]。耳穴埋针或应用钢珠或王不留行子贴压[451] 也是一种简便、有效的方法。

笔者体会到，刺激前臂屈侧的穴位或反映点有两种方法，一是刺得较浅，以获取酸胀感为主，力求针感能向上臂及胸部传导；二是深刺，以刺准神经干（正中神经）获取向指端放射的麻电感为目标。一般来说，左臂取穴要比右臂取穴较为重要。对于胸前区与后背区的局部反映点，也可以针刺刺激、但要注意针刺角度与深度，不要一味追求针感而刺的太深，造成意外。在这些部位的反映点宜采用艾灸或敷贴膏药的方法。由于本病的慢性特征，针灸疗程一般要长，取效后也要继续治疗，起码在半年以上，以巩固疗效。

另外，在针灸治疗期间，配合运动疗法也十分重要。冠心病患者，无论是以心肌缺血为主或有心律失常者，在急性期过后，都要加强运动锻炼。除全身性的体力活动外，笔者特别向中、老年人患者推荐太极拳中的"云手"，曾一度流行过的甩手疗法，还有打乒乓球。这不仅是因为这些锻炼强度容易控制，而且对位于上肢的心反射区或经络（包括心经、心包经）有明显的刺激作用。一些患者反映，进行这些运动后当即就会感到胸闷减轻甚至心悸消失。

这里笔者还有一个推论，由于分布于左上肢的心反射区与心脏的联系比右上肢更密切，是否多锻炼左上肢效果更好些呢？今后可以进行有关流行病学的调查，即在大样本的人群中观察惯用左手或右手者冠心病发病率的差异。如果惯用左手者的发病率确实显著低于惯用右手者，则可以为上述推理提供一个证据，同时也是进行上肢锻炼有助于防治心脏病的证据。遗憾的是，至今笔者未能检索到有关这方面的研究报道。如果该推论成立，惯用右手者平时练习用左手打乒乓、打网球、写字、用筷子或其他劳动工具等，都值得推荐。

4.7.3　心律失常

心律失常的种类很多，其病因也有很大差别。一般来说，针灸对于室上性心动过速的效果较好，对于由于冠心病引起的室性或房性期外收缩也有一定效果。

【疗法】

基本同上述"心绞痛/冠心病"的治疗。

【案例】

例 109，男，50 岁，白人。自感冒后发生室性早搏已近一年半，自己记录早搏大约每天 100 次以上。曾有数次短暂性房颤发生但自动停止。未曾服用任何抗心律失常药。在背部心反射区内取双侧心俞、噫嘻、膈俞，以及身柱、灵台、至阳 9 穴针刺，得气后留针 30min。经在一周内连续治疗 2 次后取效。在以后一个月内早搏次数下降到每天 20～50 次。后又同法治疗，每周 1 次。前后 3 个月时间内共治疗 16 次，治疗期间基本无早搏。

例 110，男，51 岁，美籍华人。有频发性室性早搏已近一年半，其频繁发作时，自己可以在左侧胸前上部感到不适，但 24h 动态心电图与冠状动脉造影均尚未见心肌缺血征象。估计其发生与早期冠状动脉微小分支供血不全有关。虽服用抗心律失常药普罗帕酮后，早搏可以完全消失，但停药后又复发如前。患者服用丹参滴丸数月也无明显改善。在检查时发现其左侧胸前区胸大肌十分敏感，在神藏、库房、气户诸穴有明显压痛，按摩后可以使胸前不适缓解，便在该区使用伤湿止痛膏敷贴，每天一换，连续三天，后因局部皮肤出现皮疹与发痒过敏现象，便停用。但自敷贴伤湿止痛膏以后胸前部不适完全消失，早搏也明显减少。后又改用耳穴埋针，每次只取心穴，以针刺入后痛极为准，双耳交替埋针，每周 1～2 次，连续 3 月，以后虽未服任何西药，早搏几乎不再发生，也无胸前区不适感。随访半年，疗效巩固。

【讨论】

德国的 Liptak 等在 33 例恒定的室性期外收缩患者，观察到常规针刺或电针治疗条件下与非治疗条件下没有心律的差异，但在治疗条件下能显著减少室性期外收缩的总数及患者人数 [461]。英帼如等报道，针刺治疗心律失常 52 例，总有效率为 58%，对室性与房性期外收缩的效果较好，而对房颤及传导阻滞的疗效较差。高镇五等应用针刺治疗 220 例心律失常患者，对窦性心律失常与传导异常的疗效分别为 86% 和 18%，观察到 50 岁以下者比 51 岁以上者的疗效要高 [462]。

代田文志体会到艾灸颇能治疗神经性心动过速。他多采用经常出现在患者左背部（心俞的外方，膏肓一带）的高敏感点，还有在少海、神门、郄门、内关、巨阙、膻中等部位出现的压痛点。该病发作时，针刺郄门、内关等穴颇为有效，在郄门灸 20 壮左右亦可。当左背部压痛点消失时，心动过速也就同时治好了 [81]。

针刺抗心律失常的机制已在大量动物实验中作了研究，一般认为多是抑制交感神经活动或增强迷走神经张力的结果。但日本的 Shinohara 在 30 例受试者观察到电针（1Hz）神门与郄门可以显著延长心电图的 R-R 间隔和缩短 R- 间隔。由于它们可能分别与迷走张力优势和交感神经活动增加有关，作者认为针刺期间可能有交感和迷走神经两者活动的同时增加 [463]。

在心律失常的治疗中，刺激耳穴或耳反映点效果甚佳。这可能是因为耳郭上有迷走神经分布，可以直接刺激它的纤维。对于室上性心动过速，除可以针刺耳穴心、神门、交感等穴外，也可以针刺或按压眼部的攒竹穴，它可以起到类似按压眶上孔的抑制效应。

此外，对于合并有胸前部不适或疼痛的患者，在局部敏感点敷贴伤湿镇痛膏一类有刺激皮肤作用的中药，也是一种方便易行，而且有效的方法，但敏感点一定要尽量准确，可以在皮肤擦热或洗热水澡后再敷贴上去，以增加局部吸收。当应用膏药数日，一旦皮肤出现过敏时则可以停用1~2周。但以后只要局部敏感点依然存在，还可以重复应用。

4.7.4 雷诺综合征

雷诺综合征（Raynaud's Syndrome ）系由肢端小动脉痉挛性或功能性闭塞引起的局部缺血现象。原发性的称雷诺病。患者如暴露于冷空气中或因情绪激动，即可发生肢端皮肤色泽的间歇性苍白及发绀改变，伴有指（趾）的疼痛。它易发于青年女性，其发病原因尚不很清楚，多数认为与交感神经活动过强，或局部动脉本身对寒冷的敏感性增加所致。继发性的称雷诺现象，如血栓闭塞性脉管炎。它多不对称地发生在下肢，足背动脉的搏动微弱或不显，其症状类似雷诺病。

【疗法】

针刺时有四种常用取穴方法：一是按受涉肢端循经取穴。使针感传导到受累肢端；二是取相应神经点作支配受累部位的神经干刺激法：如中指受累，刺激内关或穴中的正中神经，使麻电感直达中指；三是针对受累部位的相连肌肉进行局部刺激，如当拇指或示指受累时，针刺合谷穴，但分别将针尖指向桡侧或尺侧，以获取拇指或示指搐动为目标，即刺到了相应手指的有关肌肉。四是采用异侧相应肢体取穴，即巨刺或缪刺。不论以上何种取穴方法，当获得满意针感后，可以留针并接电刺激30min。

除针刺外，还可合并使用血管刺激法。对于上、下肢的动脉闭塞症状，分别在极泉穴与气冲（或急脉）暂时阻断腋动脉或股动脉1~2min，然后立即解除压迫，恢复血液灌注（参见"3.1.11血管刺激法"）。此外，也可以应用冷热交替水疗、红外线照射、直流电刺激以及穴位按摩等辅助治疗。

【案例】

例111，男，67岁，白人。患左足血液循环障碍致足内侧剧烈疼痛、发冷、皮肤紫绀已2年，严重影响睡眠与行走。针刺取穴足三里、丘墟、太冲、阴陵泉、三阴交、太溪、然谷等，留针30min，并加红外线照射，每周1次，治疗1次即明显好转，连续治疗10次后改每月治疗1次，约10个月，疼痛基本得到控制。以后虽仍偶尔有疼痛发作，但每次发作期间即行针刺治疗均能得到有效控制。4年后随访时自述行走已完全没有疼痛。

例112，女，33岁，白人。右侧拇指间歇性疼痛、发冷、皮肤紫绀已数年，冷天尤剧。诊断为拇指动脉闭塞（Occlusion of digital artery of thumb），同时患有硬皮病（Scleroderma）侵犯消化系统。针刺取穴患侧合谷、少商、阳溪、列缺等，得气后留针20min，并加红外线照射或接电刺激。针刺合谷时，针尖偏向拇指侧，以获取拇指搐动反应为得气指标。每周2次治疗，每次治疗后疼痛明显好转，但维持时间不长。连续治疗6个月后改每周治疗1次，持续6个月，拇指疼痛基本得到控制，也不再像治疗前那样感到发冷。

【讨论】

针刺对本病有一定的近期疗效，常可以迅速使受累肢端恢复正常体温并且消除疼痛，但远期效果究竟如何，须进一步观察。

德国Appiah等人近年观察了33例原发性雷诺综合征对针刺疗法的反应，随机划分其中17人为治疗组，16 人为对照组。治疗组在第 10～11 周给予 7 次针刺治疗。结果观察到治疗组有显著的发作频率的减少，总的减少率是 63%，与对照组的减少率 27% 相比有显著差异（P=0.03）。治疗组毛细血管血流停止反应的平均时间亦从治疗前第 1 周的 71 秒下降到第 13 周时的 24 秒（P=0.001）和第 23 周时的 38 秒（P=0.02），而对照组则无显著变化。他们的结论是针刺疗法是治疗原发性雷诺病的一种合理的替换疗法[464]。在其他报道中也有类似效果，且观察到其作用机制包括缓解动脉痉挛、增加侧支循环[465]；但有人只看见针刺有明显的血管扩张作用，而血管造影在针刺前后没有变化[466]。

巨刺对血栓闭塞性脉管炎的效应已得到研究结果的支持。李连生等曾对 38 例该病患者作肢体血流图的研究。病例分为两组，均取阳陵泉和足三里穴，巨针组针健侧，非巨针组针患侧，均于得气后施平补平泻法，留针 10min，针刺前后 15min 分别描记双侧足蹰趾 - 足段血流图。结果观察到，巨刺组针后患侧血流图波幅明显升高，与针前比较有显著差异（P<0.01），健侧亦升高但无显著差异（P>0.05）；非巨刺组针后患侧血流图升高不明显，但健侧明显升高（P<0.05）。该结果表明，巨刺法对改善患肢血流的即时效应优于非巨刺组[170]。

4.8　呼吸系统病症

4.8.1　感冒 / 扁桃腺炎

对于感冒、流感或急性扁桃腺炎所导致的发热、咽喉肿痛等症状，针刺有一定的疗效。

【疗法】

针刺时取大椎、风池、曲池、合谷，强刺激使发汗，可不留针。或在少商穴或十宣穴之任一穴用粗毫针或三棱针点刺放血。

也可以单独应用耳针，如在一侧或双侧耳尖放血。

【讨论】

北京的 Tan 应用快速针刺治疗 57 例由感冒、流感、急性扁桃腺炎及急性支气管炎引起的所谓"风寒"性发热，取穴大椎、风池和曲池，总有效率达 80.7%。治疗后 19 例患者腋下体温下降 1℃ 以上，27 例下降 0.5～1.0℃。尽管外周血中的白细胞、淋巴细胞计数尚无显著变化，但体温、呼吸速率、脉率、血压以及穴位温度都下降，同时有 T 淋巴细胞百分比的增加。他观察到这一即时效应对于外感风寒引起的发热特别显著[467]。

对于感冒等外感原因引起的发热，针刺治疗的一个原则是应用强刺激，使全身尤其是上身或头部出汗。故通常可以选用位于上肢或头部的、一些针感较强的敏感穴位，如合谷、曲池、风池等，获取针感使出汗后可以不留针，即所谓快刺。如一般的针刺尚不能发汗、镇痛，也可以加用刺血的方法，如少商穴点刺放血就是一例，有助于发汗或止咽喉肿痛。点刺放血的本意是直接刺激分布于血管壁的游离神经末梢与交感神经末梢，故也要以"疼痛强烈"和"出血不能过少"为原则（参见"3.1.11　血管刺激法"）。这也是为什么临床上多用比毫针粗得多的三棱针刺血效果较好的原因。按照方幼安教授经验，用三棱针点刺少商穴放血时，要迅速、准确，不宜过轻，以出血 2～3 滴才能达治疗目的[197]。

除少商穴外，也可以用刺激十宣穴或其他位于指端的穴位如商阳、关冲达到类似发汗、止咽痛的效果。这是由于"十指连心"，位于指端的十宣穴包括少商等都是身体最敏感的穴位，属于中枢反射区，也是咽喉等五官反射区与中枢反射区重叠之处，它们受刺激时疼痛强烈，可以立即引起中枢神经系统的发汗反应与对咽喉部的镇痛效果。

总之，针刺对于感冒或急性扁桃腺炎引起的发热、头痛、咽痛等症状的效果经常不亚于解热镇痛药。但当扁桃腺炎已发展到化脓时，或上呼吸道有严重炎症合并存在时，则仅靠针刺不足以控制病情，须及时加用抗生素或有效中药。

4.8.2 哮喘 / 支气管炎

针灸已被证明可以安全地用作治疗呼吸系统疾病的一种辅助疗法。如它可以不等程度地改善支气管哮喘、慢性支气管炎和慢性呼吸功能不全等[468]。由于这些呼吸系统疾患的针灸疗法基本相同，故在本节一起介绍。

【疗法】

针灸取穴，在位于背部、胸部与上肢屈侧的肺反射区内选取具有压痛或硬结的反映点。如背部的大椎、定喘、大杼、风门、身柱、肺俞、厥阴俞、心俞、膈俞、脾俞、肾俞；胸部的膻中、中府、云门；上肢的尺泽、孔最、太渊、鱼际等。每次选用 5～7 穴，针刺得气后留针20～30min。针后加灸或留针期间针柄缠绕艾绒施灸均可。也可在胸背部留针时加红外线照射代替艾灸。每日治疗刺激 1 次，急性症状严重者可以每日 2～3 次。等急性症状控制后，或在慢性患者，每隔 3～4 日 1 次。

也可配合耳穴埋针或贴压：在耳郭的肺、平喘、肾、肾上腺、交感、皮质下等反射区选穴，每次取一侧耳的 3 个穴位，每隔 3～4 天左右侧交替刺激。

也可配合穴位敷药、拔火罐或激光刺激。在胸前或后背肺反射区寻找较敏感的反映点，贴敷具有皮肤刺激作用（如发热）的某些中药糊剂或伤湿镇痛膏。每天换 1 次。也可以应用拔火罐或激光治疗。

【案例】

例 113，女，41 岁，白人。自 16 岁开始就有哮喘，经常发作。平时发作时靠西药（喘乐宁或沙丁胺醇）控制，疗效也不甚理想。这次发作时不想用西药，故来寻求针刺治疗。取穴双侧肺俞、大椎、尺泽、孔最。针刺得气后留针30min，并加背部红外线照射。第 1 次治疗后当即好转，但仍有气喘；3 天后行第 2 次治疗，即显著好转。在第 3 次治疗后症状已完全控制，后又继续 2 次治疗以巩固疗效。

例 114，女，45 岁，中国人。患慢性哮喘多年，1972 年冬季感冒后诱发，病情甚剧，服用常规西药未能控制，后在双侧背部肺俞穴附近（肺反射区内）找到反映点，压痛显著，就用两小块伤湿止痛膏贴敷其上，一夜后哮喘即缓解，连续换贴膏药数次，哮喘完全控制，整个冬季未曾再发。

【讨论】

针刺治疗支气管哮喘或慢性支气管炎的疗效已被广泛地认识到，尤其是患者本人主观感觉的变化。疗效也可以反映在患者同时服用支气管扩张剂或激素剂量的减少。针刺不仅对本病急性发作的即时疗效较好，在许多慢性患者也有较好的长期效果。但对于急性发作，症状剧烈的严重哮喘或急性支气管炎患者，不要轻易停止西药治疗，以免延误病情的控制。

北京 Hu 报道 25 例激素依赖性支气管哮喘患者的针刺治疗结果，显效率 56%，有效率为96%。他观察到几次治疗后哮喘症状开始改善而药物剂量逐渐减少。一般来说，氢化可的松的剂量每 10 天减少 2 毫克。患者哮喘的症状在 15 次治疗后显著改善，为了巩固疗效须继续治疗 10 次，故每个患者需要接受约 30 次治疗，约 3 个月之久。为了防止复发，每年夏天治疗 10 次。对于难以给予针刺的儿童患者或针刺效果欠佳的成人患者，可以采用或合并使用耳穴压迫疗法或拔火罐[469]。奥地利的 Zwolfer 等对 17 例病程已久的支气管哮喘患者的针刺治疗效果作了回顾性研究，他们发现 70% 的患者报告在 10 个星期的疗程结束时以及其半年之后均有显著的改善[470]。

波兰的 Sliwinski 等应用针刺治疗 51 例慢性痉挛性支气管炎，其中有 36 例完成三年的治疗计划，每周 2 次针刺治疗，治疗 2～3 个月后停治 2～3 个月，交替进行。针刺治疗前，这些患者口服或肌肉注射皮质激素 2～24 年。结果观察到 63.8% 患者在治疗后期（3～26 个月，平均 10.2 个月时）能不再应用糖皮质激素，13.9% 的患者肌肉注射糖皮质激素的剂量减少 60% 以上，16.7% 的患者只在肺部感染、呼吸困难时口服糖皮质激素。7 例（即 19.5%）在最后 3～15 个月内不再需要先前需要的西药（如糖皮质激素、化痰剂、抗生素、拟交感 β- 受体激动剂等）[473]。他们后来进一步观察到慢性痉挛性支气管炎患者治疗前有白细胞迁移缺陷，而且在应用糖皮质激素治疗后这种缺陷增加，但经过 42 次针刺治疗后可以使其恢复到与健康人一样[474]。

哈尔滨的 Yu 等应用穴位敷贴中药的疗法治疗 72 例婴儿急性支气管炎，取得高治愈率与有效率，并且发现其治愈率显著高于儿童组。体液免疫性试验的所有指标（如 IgA、IgM、IgG。补体 C3），尤其是 IgA 在治疗后增加[475]。

除针刺、中药穴位外敷等疗法外，在穴位上应用激光治疗支气管炎也有较好的效果。俄罗斯的研究者有不少这方面的报道。如 Kleiner 等选择 14 个穴位应用激光治疗 43 例由灰尘引起的支气管炎，以其他 28 例接受常规治疗的患者作对照，结果发现两组的显效率分别是 16.3% 与 7.1%，有效率是 58% 与 42.9%，无效率是 25.6% 与 50%。激光疗法对该病患者免疫系统尤其是 T 淋巴系统的正面影响被注意到[476]。Koval'chuk 等应用低强度激光治疗由灰尘引起的伴有支气管痉挛综合征的支气管炎，结果观察到支气管痉挛缓解，外呼吸道功能改善，糖皮质激素应用剂量减少[477]。

关于针刺治疗哮喘与支气管炎的机制，已有许多临床研究。除上述已经提及的以外，俄罗斯的 Aleksandrova 等在 152 例哮喘和哮喘前患者，研究了支气管哮喘时非特异性支气管高敏感性和高反应性的发展以及针刺对它们的矫正作用，结果观察到针刺的矫正作用，表现为非特异性支气管高敏感性的减少，血液乙酰胆碱的正常化，β- 肾上腺能受体的重新敏感，以及 11-OCS 和 T 淋巴细胞平均浓度的抬高[478]。Zamotaev 等在 50 例慢性阻塞性支气管炎与 61 例支气管哮喘患者，观察到 10 次远红外激光针刺可以明显改善支气管的开放，增加支气管对拟交感性刺激的敏感性，以及减少肺动脉的收缩压。由此，他们认为激光针刺对慢性阻塞性肺部疾病的功效，是基于其对支气管本身的作用与降低肺血管阻力两方面因素[479]。

关于艾灸治疗哮喘，代田文志积累了丰富的经验[81]。他常用的穴位有两类：一是位于肩背部的穴位，如大杼、风门、身柱、灵台、膈俞，以及肺俞、厥阴俞、心俞、膏肓等；二是位于胸腹部的中府、巨阙、中脘、下脘与梁门。他定穴时多以压痛为指标。如对中府穴，他要求在该穴位的大致位置上以手指按压，取其最敏感之处为穴。艾灸这样取穴的中府对哮喘就非常见效。艾灸位于腹部正中线的巨阙、中脘、下脘（任脉穴）与双侧梁门（胃经穴）共 5 穴，是他的老师、日本著名针灸大师泽田健命名的所谓"五柱之灸"。这些位于胃反射区内的穴位治胃疾的功效自不待言。但他还体会到它们在镇静喘息、支气管炎等剧烈咳嗽的发作上亦有著效。当喘息发作时，灸上 10 壮或 20 壮能马上使之缓解。分析这些位于腹部、不属于肺反射区的穴位具有治疗肺疾功效的原因，可能是哮喘或剧烈咳嗽患者多有腹式呼吸的加强，或者是肺气肿伴有横膈的下移，故在上腹壁或腹肌上出现反映。但也可能是通过胸腹部胃反射区与肺反射区的重叠起作用。

在下肢也有一个属于胃经的丰隆穴，传统上用治咳嗽多痰。它也不属于肺反射区所在的范围，对于其治疗肺疾的功效，有两种可能的解释。一是它与胸腹部同属于躯体前区，通过躯体反射区的连续性，以及胸腹部躯体反射区与肺反射区的重叠起作用；二是它属于胃反射区，就像上述梁门等穴，先作用于上腹部胃反射区，再通过胸部胃反射区与肺反射区的重叠起作用。如果这两种解释成立，也就是说，丰隆穴的化痰止咳作用只是一种穴位的非特异作用。

国外有不少研究报道，在针刺治疗哮喘时没有看到穴位的特异性。如英国的 Jobst 在一篇关于针刺治疗肺部疾病疗效的文献综述中指出，在实验中用作对照的"假针刺"组，于非穴位处的针刺也有与穴位处针刺类似的效果，这导致真、假针刺效应之间没有显著性差异[468]。

英国的 Biernacki 等在 23 例稳定性哮喘患者，对针刺效应进行了随机分组的双盲研究，观察到在"真针刺"组尽管患者的呼吸功能没有任何改变，但其自觉症状有显著改善，同时有支气管扩张剂应用的减少。由此结论认为针刺对改善某些患者的生活质量和减少药物或许是有用的，但又由于他们没有看到"真针刺"治疗组与"假针刺"对照组之间的差异，而认为这不过是一种安慰效应，或者说在胸部精确部位的针刺不是重要的[471]。

奥地利的 Gruber 等在 44 例因运动引起哮喘的儿童与青年，对一次性激光针刺的效应进行了随机分组的双盲研究，也没有发现"真针刺"治疗组与"假针刺"对照组之间的差异，而认为一次的激光针刺未能对引起支气管收缩的运动起到保护作用[472]。当然，他们的这项研究只观察了一次治疗的效应，如果给予多次激光针刺，其结果是否有所不同，尚不得而知。

然而，从至今为止的多数临床经验来看，治疗哮喘或支气管炎的穴位特异性的确是存在的，如那些分布于前胸、后背以及上肢内侧为主的肺反射区内的穴位或反映点就是这样。某些国外研究中用于"假针刺"的部位，其实在传统中医中也是治疗哮喘的穴位[480]，故对国外一些研究中所谓"无穴位特异性"的结论要仔细分析。

4.9　消化系统病症

4.9.1　恶心 / 呕吐 / 呃逆

恶心、呕吐以及呃逆（膈肌痉挛）都是针灸治疗的常见适应证。引起恶心、呕吐的病因很多。已有大量的临床研究证明，针灸对于各种手术或化疗后的恶心、呕吐，妊娠所致的恶心、干呕等都有很好的疗效。无论是恶心、呕吐还是呃逆，针刺治疗方法雷同。

【疗法】

在胃的五个身体反射区（参见"5.1.5　胃、食道反射区"）内任选一区取穴均可，或各选一穴相配，如同时取内关、足三里、中脘、印堂是一种最常用的组合，只要取仰卧位便可同时施治。如选用上腹配背部反射区则须分先后施治。刺激方法可以是针刺、艾灸或指压。前额头痛或头晕经常与恶心互为因果，此时针刺或指压印堂往往见效。呕吐或呃逆严重者，也可以指压攒竹、天突。中枢反射性的，可以加刺激神门、百会。嗅觉过敏引起者加迎香、合谷。许多孕妇早期的呕吐症状与其嗅觉过敏有关。针刺得气后留针 30min。对急性症状起码每天治疗 1 次。

也可以取耳反射区的胃、膈、神门、口、皮质下，针刺或埋针、贴压。后者尤其适用于慢性、持续的症状如妊娠呕吐。

【案例】

例 115，女，55 岁，白人。因患多处癌症（卵巢癌、乳腺癌、转移性黑色素细胞瘤）进行化疗，静脉注射紫杉醇、卡铂等，每 3 周 1 次，共 6 次。前 3 次化疗都有恶心、疲劳、手足发麻、头痛、睡眠紊乱等不良反应，在放疗头三天尤甚，并且持续 3 个星期。针刺治疗从第 4 次放疗前开始，并在放疗后第 3 天复诊。取穴印堂与双侧内关、足三里、三阴交、上阴陵，局部酸胀感，留针 30min。拔针后当即感到好多了，隔日又复诊 1 次，自述恶心症状明显减轻，睡眠充足。之后的半月内又治疗 3 次，疲劳症状也逐渐恢复，感到全身也有力气了。接着开始第 5 次化疗，化疗后的第 2 天接受同上针刺，仅一次针灸治疗，恶心、头痛、疲劳等症状完全消失。以后 20 天内除有时失眠外其他感觉均好。第 6 次化疗后也接受同样针刺治疗，使化疗得以顺利完成。患者自我评价针刺期间的 3 次化疗反应比未作针刺的前 3 次化疗反应明显减轻。

例 116，女，17 岁，中国人。患神经性厌食症已 3 月余，近 2 周来更为严重，见到食物就恶心、呕吐，无法进食。取双侧内关穴，针刺时有麻电针感向中指放射，留针 30min。留针期间用汤勺给她喂稀饭，竟然未吐。1 次进食成功，以后每餐均恢复自动进食，不再厌食。

例 117，男，82 岁，白人。2 年前中风，之后时有呃逆发生，自就诊前 5 天开始呃逆持续不停，影响睡眠，十分不适。针刺取穴双侧内关、足三里、翳风，以及印堂、百会。得气后留针 30min。当天呃逆即止，睡眠很好。以后每天 1 次治疗巩固疗效。直到一周后呃逆又次发生，再予以同上治疗呃逆又停止了一天。但以后呃逆仍时有发生。连续隔日针刺 7 次，每次合并使用耳穴埋针，取膈、胃、皮质下、脑干等，3 周内呃逆只发生过一天。

例 5，顽固性呃逆（参见 "3.6　避免与克服 '抗针性'"）。

【讨论】

世界各国已有许多关于针刺预防或镇吐的临床报道，应用最多的穴位是内关。大多数研究者认为其有效，但也有观察到无效的，或未能发现其与对照组的显著差异。究其原因，一是诱发呕吐的病因很多，并非刺激一个内关穴所能完全对付的。如针刺内关对于扁桃腺手术或斜视手术所诱发的呕吐就没有效果[481][482]，对于由咽或眼部反射刺激等所致的呕吐，应选用其他有关穴位施治。如在儿童斜视矫正手术中刺激天柱、大杼，阳陵泉就可以明显减少手术后呕吐的发生率[482]。二是内关的刺激方法或针感的差异，也是影响疗效的重要原因。

一般来说，刺激内关较适合于内脏刺激性的呕吐，如妇科手术后[483][484][485]或中枢性的，如化疗或吗啡所致者[486][487]。据北爱尔兰的 Dundee 等报道，在 130 例曾有化疗后呕吐史的癌症患者中，跨皮电刺激内关 5min 可达到 97% 的有效率，使胃部不适症状消失或显著减少，而且没有副作用[486]。美国的 Dibbie 在 17 例乳腺癌患者应用指压内关、足三里方法，观察到可以使放疗头 10 天中的恶心发生率与强度明显减少[488]。

美国的 Shen 等在一项随机对照、单盲的研究中，通过对 32 例接受干细胞移植的乳腺癌患者的分组治疗，观察到电针（4Hz、20min，每天 1 次，共 5 天）特异穴位（内关、足三里）的患者，其治疗期间发生呕吐的次数低于非特异穴位模拟电针或未针刺治疗的患者；恶心的严重性也是在特异针刺组少于非特异针刺组，而且恶心在这两组的发生都比未针刺组较少。患者对整个生活质量的自我评分也是在特异针刺组或非特异针刺组高于未针刺组。这个研究提示具有抗吐作用的针刺可以减少高剂量化疗引起的恶心与呕吐[489]。上述例 1 亦是一例针刺治疗放疗反应相当成功的患者。

一般来说，国外的多数临床针刺研究都忽略了不同针感对疗效的影响，在刺激方法上也不尽一致。一些研究观察到，针刺比指压有效；电针则比跨皮电刺激好[490]；但指压或在腕部应用弹性绑带贴压的方法简便易行，而且可以延长镇吐时间。如 Dundee 等观察到内关穴的跨皮电刺激只有 6~8h 的镇吐效果，如应用带有塑料钉的弹性腕带贴压则可以延长疗效至 24h[491]。针刺内关时一般要求有针感传至手指，如能应用特殊手法使针感上传至肘则效果往往更好。

针刺、电针或指压内关穴抑制妊娠所致的恶心、干呕或呕吐已有许多成功的报道[493][494][492][496]。但总的来说，针刺或指压对恶心、干呕的效果较好，而对呕吐的效果欠佳。

美国 Belluomini 等报道，在孕妇指压内关可以减少恶心症状但不减少呕吐的频率[492]。2002 年澳大利亚的 Smith 等在一项大样本（593 例）早期（14 周以前）孕妇的单盲随机性对照研究中证实，针刺可以有效地抑制恶心与干呕，但对呕吐始终无效[496]。瑞典的 Alkaissi 在妇科小手术中应用指压内关的方法也观察到可以减少手术 24h 后的恶心症状但不减少呕吐[497]。

关于针刺对于妊娠呕吐的疗效，笔者体会到其与孕期有关，即发生妊娠早期的呕吐多相当顽固难以控制，而持续到妊娠中、后期的呕吐则对针刺或指压的反应较佳。这可能是由于妊娠呕吐的原因在孕期的不同阶段不完全相同。妊娠早期（前 12 周）发生的呕吐症状多是由血中绒毛膜促性腺激素（HCG）急剧升高的结果，而妊娠中后期 HCG 水平已经下降，此时呕吐的发生机制中，消化道平滑肌松弛，胃排空时间延长以及个体的神经精神因素等可能起主要的作用[498]。

针刺镇吐机制多认为与抑制胃的运动有关[491]，但针刺减少或预防恶心发生的原理尚不清楚。上述例 2 是由神经性厌食引起的呕吐，只用了内关一穴而取效。针刺对它的显著效果，显然也有精神暗示作用的参与。

由于内脏反射区在上下肢的分布是以横膈为界，胃穿过膈，小部在膈之上，大部在膈之下，故其在上下肢都有其反射区的分布（参见"1.3.7 反射区的分类与分布规律"）。内关与足三里就分别是上、下肢胃反射区的代表，中脘是上腹部局部胃反射区的中心，印堂则是位于前额的胃反射区中心，故刺激这四个穴位应是治疗恶心、呕吐或胃病的最佳组合，而且只要采取一个体位（仰卧位）即可同时刺激。但也可以配用背部的胃反射区，施治时可与腹部穴位或其他部位先后取之。先师焦勉斋治疗呃逆症时，往往先针背部穴大椎、身柱、至阳、膈俞、胃俞，然后再针腹部穴膻中、中脘、气海，以及下肢穴足三里、阳陵泉。

偶尔发生的呃逆通常会自行停止，但当其持续时则需要治疗。针刺与穴位按摩通常都有快速终止一般呃逆的效果。国内这方面的报道很多，但在英文医学文献中一直未见报道，直至 2002 年 Schiff 等才首次报道了 2 例针刺成功治疗顽固性、持续性呃逆[499]。笔者亦曾有效地治疗过多例顽固性呃逆。上述例 3 是一例脑血管意外后发生的呃逆，其病因显然是中枢性的，故笔者在治疗时加用了中枢反射区的百会。由于其呃逆的顽固难愈，还加用了耳穴埋针，刺激的耳反射区也包括了皮质下、脑干等中枢性反映点。笔者体会到，对于由膈神经刺激原因难以解除的，如肿瘤或腹水压迫等原因引起者，针刺取效尤其是巩固疗效并不容易。耳针与体针的结合是提高疗效的一种途径。另一要点是在横膈的反射区内选穴。横膈在耳郭上的反射区十分明显，即耳轮脚位置（参见"1.3.10 反射区的局部与整体的关系"）。横膈在全身的反射区，笔者认为其与胃反射区有所重叠，故治疗顽固性呃逆时可以同样在胃反射区内选穴。此外，例 4 的经验表明，治疗顽固性呃逆时，每次配穴最好稍有改变，以避免抗针性的出现导致疗效降低。这一原则应同样适合于针治其他疾患时。

4.9.2 胃炎 / 消化性溃疡 / 反流性食管炎

急、慢性胃炎包括表浅性胃炎与萎缩性胃炎，以及消化性溃疡与反流性食管炎都是针灸治疗的适应证。临床上求助针灸的多是表现为胃痛的慢性患者，不论是伴有胃酸过多还是过少，针灸都有相当好的疗效。它们的治疗方法雷同。

【疗法】

在上腹部、背部、上下肢内侧面的胃反射区内寻找反映点针刺或艾灸，可以结合、轮流使用局部与远隔的反射点或穴位。腹部的中脘、梁门，背部的胃俞、脾俞附近都是胃疾时经常出现压痛或硬结等反映的部位，可以作为局部刺激的主穴。上、下肢的胃反射区则以内关、足三里为主穴。抑制胃酸以足三里、地机为主；缓解恶心、呕吐则以内关、曲泽为主，也可配位于前额的胃反映区印堂。食管炎或贲门痉挛时可取膻中、天突。急性期或症状严重者，至少每天治疗 1 次，慢性患者至少每周 2 次治疗。单针不灸、针灸结合或单独艾灸均可。针刺远隔部位时最好能"气至病所"，留针 30min。

对于慢性患者或无法经常治疗的患者，也可采用耳穴埋针或贴压法，在胃、小肠、神门、皮质下等耳郭反射区内取穴。

【案例】

例 118，男，33 岁，美籍华人。胃痛、泛酸已半年余，诊断为表浅性胃炎。应用耳穴埋针治，取耳郭压痛点胃、小肠、神门、皮质下等。每次 3 穴，每 3～4 天 1 次，双耳交替。并嘱注意每天按时进餐。共 10 次治疗，胃痛等症状完全消失，随访 10 年未见复发。

例 3，胃溃疡（参见"3.3.5　疏前方，堵后路"）。

例 119，男，32 岁，白人。上腹部不适已 2 月余，有泛酸、饭后上腹部胀痛、胀气等。胃肠道 X 线检查正常，怀疑是反流性食管炎。合并应用体针与耳穴埋针治疗，每周 1 次。针刺取穴胃肠反射区双侧足三里、三阴交、内关，以及印堂，耳反射区胃、食管、小肠、皮质下、神门等，每次选 3 穴。经 1 次治疗即有数天明显好转。连续治疗 9 次，症状几乎全部消失。治疗结束后 4 个月时又复诊 1 次，作调节预防性治疗。共随访 8 个月，疗效巩固。

例 120，女，60 岁，白人。5 年前曾诊断为十二指肠溃疡与反流性食管炎，服用抗幽门螺杆菌西药而愈，近数月来又有上腹部胀痛伴泛酸，空腹时尤甚。舌苔厚白腻。针刺治疗取胃、食管反射区内的足三里、内关、膻中、印堂等穴，得气后留针 30min，拔针后用按摩器按摩背部胃反射区 3min。先每周 2 次，连续 3 周，后每周 1 次，共 10 次治疗。第 1 次治疗后即感明显好转，第 3 次治疗后已不再泛酸，第 5 次治疗后舌苔已恢复正常，但仍时有上腹胀感，疗程结束时症状几乎完全消失。

【讨论】

胃的全身反射区有四大部位：前胸上腹，后背，前臂与手的掌侧，还有小腿与足的前内侧（参见彩图 5-6）。其中最著名的穴位是足三里，除了有大量的临床报道之外，还有许多有关其与支配胃部神经上的联系。Zhang 等在 1983 年的研究证明支配足三里穴区与胃部的神经在脊髓的一些节段会聚或重叠[59]；韩国的 Lee 等 2001 年用大鼠证明脑内的自主神经中枢也有控制胃与足三里两者的共同细胞群[500]。针刺足三里时一般要求针感传到足背则可取效，但如果能运用一些手法使针感上传，则其效果更好，如例 3 所示。胃的反射区内还有一个重要穴位是内关，其针刺方法等在前节已有详细分析，这里不再重复。

针灸治疗胃炎、消化性溃疡或反流性食管炎的机制多与其对胃酸分泌及消化道功能的调整作用有关。如长沙的 Qian 等观察到电针足三里对幽门收缩功能有双重影响，增强较弱的或削减过强的幽门蠕动[501]。北京的 Zhou 在慢性表浅性胃炎患者观察到针刺后高胃酸患者的盐酸含量趋于下降，而低胃酸患者趋于升高；针刺后胃液少的增多，胃液多的减少等[502]。北京的 Liu 等报道，针刺中脘、内关、足三里时，在十二指肠溃疡患者观察到窦黏膜 G 细胞的数目和 G 细胞内胃泌素的强度都比针刺治疗前明显减少，而在萎缩性胃炎患者则观察到 G 细胞数量的增加[503]。但成都的 Cheng 等发现消化性溃疡患者针刺后胃酸分泌的减少不是血浆胃泌素改变所导致，而可能与前列腺素 E1 的介入有关，因为针刺后血浆胃泌素与前列腺素 E1 都升高[504]。

代田文志在应用压痛点针灸治疗胃疾上积累了丰富的经验[81]。他体会到十二指肠溃疡的特殊压痛点多在右侧的梁门、滑肉门、脾俞、胃仓、胞肓、大都（殷门外 1 寸）等穴。胞肓，也就是小野寺氏臀部点。据日本小野寺氏理论，此压痛点呈中度或强阳性时，表示食管、胃或十二指肠几乎确实存在溃疡。用力按压它可有腰部与腹部感应直达整个下肢，其压痛程度与治愈程度成正比，至完全变为阴性时则可视为痊愈。他的老师泽田先生用以止消化性溃疡出血的穴位是梁丘。治疗胃痉挛的特效穴是梁丘、胃仓、痞根。胃酸过多的特殊反映点为膈俞水平离开督脉5分处与至阳穴。

这里要对梁丘穴作一说明。它是胃经的郄穴，据文献记载也是治疗胃痛的主穴，但由于其周围没有用治胃疾的其他穴位，而与小腿前侧上段的以足三里为中心的胃反射区（参见"5.1.5　胃、食道反射区"）又相隔一个外突的膝关节，故本书未把它列入胃反射区。

有人通过比较发现，针刺胃经与脾经的穴位比其他经络有较好的抑制胃酸的效果。对于慢性萎缩性胃炎或消化性溃疡，除上述介绍的体针与耳针疗法外，穴位按摩、注射或敷贴中药都是可行之手段，它们都有成功的报道 [505] [506] [507]。

4.9.3　溃疡性结肠炎／肠易激综合征

针灸对于功能性肠道疾病（包括肠易激综合征、非溃疡性消化不良）与炎性肠道疾病，如溃疡性结肠炎和克罗恩病（Crohn's disease）都有一定的疗效。

【疗法】

可在肠反射区（参见"5.1.2　肠反射区"）的三个区域内寻找反映点刺激：一是腰骶部反射区，包括大肠俞、关元俞、小肠俞等穴位；二是下腹部天枢、气海、关元等穴；三是下肢内侧阴陵泉、地机、足三里等穴。每次治疗时，腹部与腰骶部不必同时取穴，只选一个区域的2～4穴即可，腹部穴多与双侧下肢穴相配。得气后留针30min。腹部穴可以针后加灸或只灸不针；腰骶部穴可以针后加穴位按摩或只按摩而不针刺。按摩时最好要用力度强烈的交流电源按摩器，使振动感觉能深达体内。针刺隔日或隔3～4日1次。艾灸最好每天1次。对慢性患者，一般需要几个月时间的疗程。

也可选用有关的耳反射区，如大肠、小肠、皮质下、神门，埋针或贴压，每周1～2次，双耳轮换。

【案例】

例121，男，26岁，白人。1998年诊断为肠易激综合征，至今已4年，先前5年（1993～1998年）诊断为溃疡性结肠炎。目前主要症状是持续性的脐周与下腹部隐痛，以及便秘，但已无便血。生活各方面均受此影响。针刺治疗每周2次，在位于下肢与腹部的肠反射区取足三里、地机、阴陵泉、三阴交、天枢、外陵等穴，针刺得气后留针30min。由于发现其右腹部天枢、外陵两穴一带略微隆起，对该两穴每次均予以针刺，留针期间并予以红外线照射。经2次治疗后自觉症状明显好转，但仍有腹部压痛，10次治疗后腹痛基本消失，但不是100%。12次治疗后腹部的那两个穴位处也已不再隆起。共治疗23次，腹痛基本消除，但仍时有便秘，患者十分满意针刺疗效。

例122，女，51岁，黑人。患溃疡性结肠炎近20年，每天腹泻多次，尤其是进食后与清晨时间，伴有腹胀气、便血等，每次发作后全身疲乏。曾口服激素等治疗效果不明显。按上法施治，头两个星期每周2次。至第4次治疗后已基本恢复正常，以后每周1次或每月2次以巩固疗效，连续治疗达一年半，共计30余次。治疗期间一直感觉正常，未再服用过西药。停针后近一年半时间内感觉也一直很好，直至新近又有复发，每天腹泻4次左右，偶尔有便血，但不如当初严重。腹泻后没有脱水症状。又重新接受上法治疗，每周1次，又逐渐好转。

【讨论】

针灸治疗结肠炎包括溃疡性或非溃疡性结肠炎都有较理想的疗效 [508] [509] [510] [511]。针刺治疗肠易激综合征，英国的 Chan 等报道治疗 7 例获效 [512]。德国的 Kunze 等比较了五种疗法后发现真针刺具有 31% 的长期疗效，显著优于假针刺的对照组（17.2%）[513]。

以色列的 Fireman 等 2001 年报道在 25 例肠易激综合征患者的一项双盲对照性研究中，以针刺大肠经穴合谷为"真针刺"，针刺膀胱经的昆仑为"假针刺"，结果发现针刺合谷组可使腹痛消失，一般症状改善，但与针刺昆仑组相比在统计学上无明显差异。他们由此认为针刺合谷的方法没有显示出治疗该病的益处 [514]。笔者以为，由于针刺昆仑其实也可以看作是一种真针刺，故该结果提示的应是针刺大肠经的合谷穴与比膀胱经的昆仑对该病都有效，只是前者没有比后者有更好的效果而已。

由于肠道疾患的远隔反射区位于下肢前内侧，而不是在上肢，故笔者在治疗肠道疾患时不用循行于上肢的大肠经、小肠经穴位。肠道疾患的腰骶部反射区，是临床上最容易出现阳性反映的部位，刺激该区对肠道病变（不论是腹泻还是便秘）都有较好的治疗效果。在这个区域的刺激方法，除针刺外，笔者体会到应用电动按摩器效果也很好，可以教患者家属自行刺激。腹部的肠反射区对温度刺激敏感，故施灸比针刺更好；或在留针期间照射红外线；也可以让患者在肚脐（神阙穴）周围应用热水袋热敷，或中药（如国产 505 药带）外敷。

腹部反射区与下肢反射区相配同时刺激，而后刺激腰骶部反射区，是治疗肠疾的常用组合。焦老治疗本病（包括细菌性痢疾）多采取这种组合。他先针下脘、气海、天枢、足三里、阳陵泉，泻法，留针 15min；再针大肠俞、中膂俞二穴，也用泻法，针向下微斜刺，使针感传到尾骶上下，最好能抵达承扶穴部位。他也经常辅佐中药治疗。

例 122 的针刺治疗效果当时十分明显，但在一段时间后复发。这里提出一个临床上十分重要的问题："如何巩固疗效，防止复发？"常用的一个对策是在取效后仍根据不同病症坚持治疗一段时间，即接受以巩固疗效为目的的"预防性调节刺激"（参见"2.4.2　疗效显现的时间模式"）。

4.9.4　胆石症

针刺疗法在胆石症的治疗与预防方面都已取得许多成功的经验。针刺不仅可以有效地缓解胆绞痛和促使胆结石的排出，还能防止结石的形成。

【疗法】

在右上腹的肝胆反射区（参见"5.1.6　肝、胆、脾、胰反射区"）里寻找压痛点，它们主要分布在日月、期门或巨阙至腹哀一线，毫针一般斜刺，使针尖抵达外斜肌下。得气后可以接电刺激，疏密波，刺激强度以患者能耐受为度。持续 30～40min。疼痛剧烈者可配下肢肝胆反射区内的阳陵泉或胆囊穴，或者右侧背部反射区的胆俞、天宗，以局部压痛为取穴标准，单纯针刺、电针或水针注射均可。

也可取耳反射区，通常可在耳郭的交感、胰、胆、胃、肝、三焦、内分泌、耳迷根等穴发现皮肤电阻的明显变化。每次选 3 穴，可以用单纯针刺、电针、埋针、贴压等刺激方式。

在胆绞痛发作时，上述治疗至少每天 1 次，连续至绞痛消失或结石排出。当排石效果不理想时，可同时给予脂肪餐与应用硫酸镁等西药，以促使胆结石的排出。预防性治疗时，可以每周或每月 1 次施与穴位刺激。

【讨论】

国内 Wendeng 中心医院外科针刺排石组自 1975～1978 年应用体穴电针方法治疗 522 例本病患者，所有患者分成三型：稳定型、急性发作型和休克型，它们的排石率分别是 35%、89.7% 和 50%，总排石率为 78.4%。另外 73 例亦属急性发作型的患者作为对照组，在入院时立即口服 40ml 50% 的硫酸镁，然后每天早晨口服相同剂量，该组排石率为 27.4%，显著低于相应类型电针组（$P<0.01$）。所有 522 例电针组患者中有 360 例在 1~5 天内排石，而 73 例对照组中只有 15 例在这同一时期内排石。有 61 例电针组患者在治疗后曾作胆管造影，结果满意，其中 23 例（37.7%）不再有结石发现。关于排石与病程的关系，作者体会到，排石率在病程短的患者比病程长的为高，在年轻患者比老年患者为高，其统计差异显著（$P<0.01$）。对于急性发作和休克患者，在电针过程中仍要进行抗休克治疗，如给予抗生素与输液；如 6~8 个小时的急诊治疗后仍无好转，可能是胆管狭窄并发严重感染和休克，应考虑手术治疗。作者体会到，电针排石无效的患者可能与胆管的水肿变厚、脓性囊肿、外周的纤维化、狭窄、瘢痕或胆总管下段的憩室，以及结石太大有关 [515]。

丹东的 Zhang 等自 1985 年起也应用耳穴电刺激治疗 1291 例本病患者，总有效率是 99.69%，其中结石排出率 91.32%，结石全部排出率 19.51%。结石的成分是胆固醇结晶的 31.25%，胆红素结晶的 28.21%，以及混合型的 40.58%。在 100 例随机选择的患者中用 B 超观察到电刺激时胆管有强烈的扩张与收缩；而在 78 例没有接受电刺激的对照组，尽管对其中许多便秘患者应用了硫酸镁、脂肪餐等，但都没有胆结石的排出 [516]。

针刺治疗不仅可以排石，也可能会对结石的形成起预防作用。据 Ma 等在金色甜鼠的模拟实验中观察到，在正常饮食的对照组，电针可使胆结石的自然形成从 50% 降到 10%，胆结石的数目显著减少（$P<0.01$），巨大结石的数目降到零（$P<0.05$）；而在喂以特别食物（高脂、高胆固醇、高糖）的本病模拟组，电针能显著减少本病的发病率、胆结石和巨大结石的数目（$P<0.05$ 或 $P<0.01$）[517]。但如何在易发人群或本病患者中针刺预防，尚缺少临床试验。一般来说，简便易行的耳穴埋针或贴压方法应为首选。

关于针刺排石或预防胆结石形成的机制，目前已基本明确。据南京 Yun 等研究，针刺巨阙、不容（右）、阳陵泉（右）和足三里（右）对于缓解 Oddi 括约肌的痉挛和促进胆总管的收缩有显著的影响。这种影响在运针期间强烈，留针期间减弱以及拔针后消退。此外，在这些穴位上的针刺能促使胆汁分泌和镇痛，故也有助于排石。他们的实验提示，若强化针刺刺激输入如多次或较长时间运针，可能会进一步提高疗效 [518]。Ma 等观察到电针能降低血浆的胆固醇含量，增加胆酸的分泌和抑制胆管内胆固醇的结晶化。有时电针能引起 Oddi 括约肌节律性收缩和增加胆汁分泌，故使胆结石能自动排出 [517]。上海的 Zhang 等也观察到电针肝俞和期门能在人体明显促进肝性胆汁的分泌，以及在豚鼠能有效地抑制胆结石的形成 [519]。

4.9.5 肝炎

针具的消毒不严是传播乙型肝炎（简称"乙肝"）病毒的途径之一，但针灸刺激又可以通过提高机体的免疫力，对于各种类型的肝炎有一定的疗效。前者可以通过使用一次性针来预防，针灸在治疗慢性肝炎或乙肝病毒表面抗原携带者上特别有临床应用价值。

【疗法】

在背部、右腹部以及下肢内外侧的三个肝胆反射区（参见"5.1.6 肝、胆、脾、胰反射区"）内选穴针刺或艾灸。常用的反应点或常用穴位是，背部三条纵带里的至阳、筋缩、中枢、脊中、肝俞、胆俞、脾俞、胃俞、三焦俞、魂门、阳纲、意舍、胃仓、肓门，还有痞根；右上腹部一条斜带里的期门、承满，日月，腹哀，章门；小腿内侧的曲泉、阴陵泉、地机、中都、蠡沟、漏谷、三阴交、太冲；小腿外侧的阳陵泉、外丘、悬钟、丘墟。在这些范围内仔细寻找具有压痛或有阳性结节的反映点，每次选 5~7 穴作主穴刺激。

同时对症远隔配穴：发热配合谷、曲池；黄疸配大椎、太冲；腹痛、腹泻、腹胀配地机、公孙；呕心、呕吐、食欲不振配足三里、内关；胁痛或肝区胀感配阳陵泉、丘墟。

以上穴位单纯针刺或针后加灸均可。留针 30min，每日 1 次，连续治疗直至症状与体征恢复正常。

【讨论】

在应用一次性针之前，针刺疗法本身被认为可能是乙肝病毒的传播途径之一[520]，针具消毒不严有可能使患者感染乙肝。但有调查显示，有接受针刺治疗既往史的 1502 人中 HBsAg 阳性率为 2.5%，而无针刺既往史的 2567 人中该阳性率为 8.0%，两者差异非常显著（$P<0.01$）。这提示针刺本身又可以降低 HBsAg 阳性率[521]。其解释是针刺疗法可以增加机体的免疫力。

南京陶明忠等应用针灸治疗无症状的乙肝病毒表面抗原携带者 32 例，取穴足三里（针后加灸）、气海（只灸不针）、大椎（只针不灸），观察到近期有效率为 70%，HBsAg 阴转率为 25%，而对照组（只口服中药香云片）30 例中有效率为 30%，HBsAg 转阴率为 3.33%。其他指标如 HBcAg、抗 HBc、HBV-DNA 阴转率及抗 HBe 阳转率在针灸组均优于对照组。治疗后随访一年的 24 例中，针灸组有效率 72.73%，HBsAg 阴转率为 45.45%；对照组有效率 23.08%，而无一例阴转。这表明针灸对于 HBV 血清学指标有一定作用，而且治疗该病的远期疗效是稳定的。这 62 例治疗前后 HBsAg 试验的结果表明，治疗前大多数带病毒者细胞免疫功能偏低，治疗后针灸组与对照组分别有 59.9% 与 50% 的患者由阴性或弱阳性转为阳性，表明针灸同样有提高机体特异性细胞免疫功能的作用[522]。湖南的 Chen 等也在 60 例慢性乙肝病毒携带者，通过 HBsAg、HBeAg、抗 HBc 和 HBcAg 阴转率和抗 HBe 的阳转率证明，手法针刺与电针可以显著调节机体的细胞免疫与体液免疫功能[523]。

针灸用于治疗急性肝炎的报道较多。据河北中医学院肝病研究组比较针刺治疗与常规西药治疗急性黄疸型肝炎的结果，在针刺治疗后症状的恢复明显较快，痊愈率也较高。129 例手法针刺组（取太冲透涌泉，足三里，留针半小时）与 83 例电针组（取穴同针刺组但接 G6805 电针仪通电刺激）的合计平均恢复期为 14.2 天（成人）或 8.1 天（儿童），SGPT 转正常时间为 28.8 天（成人）或 21.3 天（儿童），而 50 例对照组（常规西药葡萄糖、维生素 B 和维生素 C 等）的平均恢复期为 27.8 天，SGPT 转正常时间为 33 天。3 月至 2 年的随访结果是，最后痊愈率在针刺组为 94.2%，而对照组为 68%。他们还在 12 例胆总管切开术患者观察到，58 次针刺中 43 次有胆汁流出的增加，10 次不变，5 次减少；当胆汁流出增加时，它发生在针刺 15min 后，30min 左右达峰值。此外，他们还在 32 例急、慢性肝炎、胆道感染与中毒性肝炎患者中通过超声波检测，观察到针刺刺激期间有胆囊的收缩。由此他们认为黄疸的改善可能是由于针刺激发副交感神经而产生的利胆效应[524]。

成都传染病院的 Wang 等针刺肝俞、胆俞、足三里和太冲等穴位治疗 68 例急性黄疸型肝炎。黄疸持续平均 11 天，肝功能恢复正常平均 17.6 天，临床治愈率为 88.1%[525]。还有人报道单纯针刺或结合穴位注射维生素 B_{12} 治疗急性黄疸型肝炎治愈率达 91.7% 以上，而且见效快，患者的症状、体征一般在一周左右逐步好转，有的针刺 3 天即有明显改善[526]。

治疗肝病的最佳穴位应该位于肝反射区内。北京的 Tao 等应用 HRP 技术观察到太冲、期门穴的传入神经和肝的传入神经有 2～4 个脊髓节段的双向交叉和重叠，这可能就是针刺太冲、期门治疗肝病的基础[527]，同时也可以解释这些肝反射区穴位与肝脏相关的机制（参见“1.3.2　牵涉痛与'内脏 - 体表相关'”）。

下肢肝反射区内曲泉穴的异常反映已引起研究者的重视。Arichi 等在慢性肝炎患者观察到右侧的曲泉穴有不同程度的捏压痛，有时该捏压痛也出现在左侧曲泉，但右侧反应趋向于比左侧较强，但它不单独出现在左侧。与肝炎患者截然相反，孕妇及应用糖皮质激素治疗且有明显副作用的患者，其曲泉穴较强的反应在左侧而不是右侧。这种捏压痛在严重患者，特别是肝硬化时趋于减轻。他们发现这种捏压痛的程度一般与患者肝功能试验的阳性发现及主诉症状相关，所以被认为可用于慢性肝炎的诊断。此外，他们还观察到，除右侧曲泉穴外，慢性肝炎时较高捏压痛的反应也出现在右侧的天宗与左侧的合谷、曲池，而在女性自主神经紊乱、孕妇及糖皮质激素治疗有不良反应的患者则有完全相反的模式。而且，慢性肝炎患者右侧的皮肤温度比左侧较低，而皮肤的 pH 值则是右侧高于左侧[528]。

有趣的是，笔者发现曲泉穴前方不远处，即上阴陵（阴陵泉上 1 寸）是泌尿生殖系疾患时经常出现阳性反映的地方，可以用于治前列腺炎 / 癌、卵巢癌、子宫内膜异位、不育症、子宫肌瘤等（参见"4.10.4　前列腺炎 / 癌""4.10.6　痛经 / 子宫内膜异位症""4.10.8　不育症""4.10.10　子宫肌瘤"）。很可能，从曲泉到上阴陵连成一片的膝内侧位置，属于同一内脏反射区，或者说除三阴交穴区之外，肝反射区与泌尿生殖系反射区的又一重叠区。

4.10　泌尿生殖系统病症

4.10.1　尿潴留

尿潴留的原因可以是功能性的，如：由妇产科手术（分娩等）或肛门疼痛等原因引起的膀胱逼尿肌张力松弛、尿道外部括约肌的紧张性收缩；也可以是下尿道梗阻性的，如：前列腺肥大的压迫等。关于针灸治疗各种原因引起的尿潴留或排尿困难，至今已有很多临床报道，少则十几例，多则上百例，对于非梗阻性的或功能性的尿潴留多有较好的疗效[529][530][531][532][533]。

【疗法】

在下肢内侧、下腹部、骶部或臀部的泌尿生殖系反射区（参见"5.1.4　泌尿生殖系反射区"）内选取反映点或穴位各 1～2 个相配。如常用的组合是水道、秩边、阴陵泉或三阴交。这些穴位附近经常可以找到按压酸痛的敏感点。针刺下腹部敏感点时，使针感放散到会阴部；针刺骶部敏感点时，使针感向前放散到小腹部；针刺下肢内侧敏感点时，使针感向上传导至膝或大腿内侧。留针 10～30min，其间每隔 5min 加强刺激 3 次。起针后再用艾条在这些部位上行雀啄灸 5～10min，以灸后局部皮肤红润为度。每日针刺 1 次，艾灸 2～3 次。直至症状消除。

也可使用或教会患者家属使用按摩疗法。用手指或按摩器按摩会阴穴区，用按摩器按摩腰骶部四髎穴附近敏感点。每日 1～2 次。按摩时患者通常感觉十分舒适。此法对器质性梗阻引起的尿潴留有较好效果。

【案例】

例 123，女，25 岁，中国人。分娩后发生尿潴留已 3 天。曾作下腹部热敷及导尿 3 次，均未能恢复主动排尿。经检查在水道、秩边、三阴交处找到反映点，按压时酸楚异常，先针刺后艾灸，治疗后 2h 即恢复主动排尿。

例 124，前列腺肥大所致的排尿不畅（参见"4.10.4　前列腺炎 / 癌"）。

【讨论】

针灸治疗功能性的尿潴留如产后尿潴留效果最好。产后尿潴留在难产或产程延长的产妇比较常见。笔者曾在 1974 年介绍应用上法治疗 5 例产后尿潴留，收效满意。其中 3 例仅针灸一次即恢复自行排尿，另 2 例曾作下腹部热敷及多次导尿均无效，经针刺 2 次、艾灸 4 次而愈[533]。针灸治疗功能性尿潴留的机制显然与减少膀胱颈压力、尿道关闭压等有关[530]。

　　针灸对于有器质性梗阻引起的尿潴留也有一定效果，那是因为尿潴留久了同时存在膀胱括约肌张力松弛的问题，可进一步加重尿潴留，造成恶性循环。针灸可以提高膀胱括约肌的张力，从而改善尿潴留。当然，针灸对某些梗阻尿道的原因如前列腺肥大也有一定的效果，如例 124，但通常需要一定疗程的治疗才会有明显的帮助。

4.10.2　夜尿症

　　据估计大约 15%～30% 的学龄儿童患夜尿症，其中 85% 是单一症状的，没有其他的疾病或白天的尿失禁。对于这些单一症状性的患儿，针灸有较好的疗效。一个有趣的现象是，虽然美国大约有 500～700 万的儿童患原发性夜尿症，但大多数家长不为他们子女因得此病而求医。所以在美国针灸门诊中很少有西方孩子因夜尿症而就诊的。在国内的情况正好相反，因夜尿症寻求针灸治疗的儿童则十分常见。这可能也是东西方文化差异的一种表现。

　　【疗法】

　　在泌尿生殖系反射区与中枢反射区内选 5～9 穴针刺，如下肢内侧的三阴交、阴陵泉、血海、太溪；小腹部的关元、气海、中极；腰骶部的肾俞、膀胱俞、次髎；头部的百会、印堂等。每日或隔日 1 次，10 次 1 个疗程。

　　也可以应用耳穴埋针或贴压。多数患者能在耳郭的肾、膀胱、皮质下、内分泌、神门、心等反射区发现敏感点，选取最明显的 3～4 穴，按常规埋入揿针或贴压。每次埋针时，一定要使患者耳郭有剧痛、温热等较强感应。若感应弱时，则须稍移动针尖位置，纠正偏差。每次只取一侧，3～5 天后换埋另一侧耳穴，两侧交替。嘱患者每晚睡前自行按压埋针或贴压处，使有局部痛感或耳部发热、泛红。

　　【案例】

　　例 125，男，15 岁，中国人。自幼起几乎每夜 1 次尿床，睡时不容易叫醒，即使叫醒过来，也是迷迷糊糊。用耳穴埋针治疗，先在其右耳神门、肾、膀胱、内分泌测得敏感点。埋针 1 次，即获痊愈。随访 3 个月未发。

　　例 126，女，14 岁，中国人。自幼起经常遗尿，有时数夜 1 次，有时每夜数次。也是耳针治疗。在其右耳神门、肾、膀胱、皮质下测得敏感点。埋针当夜遗尿更剧，但随后不再遗尿。一周后又再换埋 1 次即愈。随访 3 个月未再发生夜尿。

　　【讨论】

　　针刺治疗本病的疗效，不仅在国内已有大量的临床报道，也已得到许多其他国家研究者的证实。土耳其的 Tuzuner 等应用电针治疗本病 162 例，在 10 天时间内每天 1 次治疗，治疗结束后成功率估计为 98.2%[534]。瑞典的 Bjorkstrom 等在 25 例以往治疗无效的本病患儿，观察到针刺治疗后 65% 的患者有较多的晚上不遗尿；6 个月的随访中，23 例中的 5 例夜尿次数减少 90% 以上。从患儿的家长得知，50% 患儿的睡眠唤醒阈降低[535]。意大利的 Caione 等观察到针刺治疗本病有 55% 的近期效果，40% 的长期效果，接近药物疗法的结果（50%）[536]；如果合用针刺与药物疗法，则在治疗结束时不再夜尿的百分率与以后的疗效巩固方面，效果都是最好的[537]。

　　体针治疗本病，多需每天或隔日 1 次，惧针或在学患儿往往很难坚持治疗。这时，宜改用耳穴埋针或贴压。笔者曾在 1974 年报道耳穴埋针法治愈 13 例，年龄在 10～17 岁，观察到患儿原来由于睡觉过深引起遗尿的，经治疗后大多无梦或能及时惊醒，自动起身排尿。有时埋针后头几天有夜尿增剧的现象，但随后就会好转。由于此法只需每周治疗 1 次，就可以起到持续的刺激作用，比体针痛苦较轻，不影响患儿学习，故很受欢迎[537]。

治疗本病的针刺疗法除前面介绍的体针与耳针之外，也可以用头针[538]或腕踝针[539]，以及穴位按摩。意大利的 Bartocci 等比较了针刺与微按摩对原发性夜尿症儿童的效果，针刺穴位是神门、足三里、三阴交、中极与肾俞、膀胱俞、次髎，每天 1 次，平均每人 10 次。按摩穴位是位于小指第 1、2 及第 2、3 节指骨之间褶皱的"夜尿"穴，第 1 次治疗当着家长的面进行，以后由家长在家里重复，每天 1 次，每次按摩 10min，连续 20 天。结果发现尽管针刺组的效果较好（10 例中 7 例痊愈，2 例好转，1 例无效），但按摩组 5 例也有 2 例痊愈，1 例好转，2 例无效。由于按摩简单易行，作者认为对于惧针幼儿不失为一种可行的替换疗法[540]。

对于本病中顽固难治的患者，要仔细寻找各种原因，实施综合治疗。其原因多有精神习惯性的，也有大脑发育不全或局部刺激性的。后者如包皮过长、膀胱炎、隐性脊柱裂等；对于这些患儿，只有除去刺激源病灶才会根治。如包皮过长的要及时切除。因孩子白天太顽皮致使夜间睡得较深而发生遗尿者，则从下午起就要限制其活动，如不让孩子放学后多玩。其实，许多患儿即使未多玩，睡眠也经常过深，这就要从调节睡眠的时相来考虑。由于本病多在夜间有梦睡眠期间发生。若能在白天小睡，则能减少夜间有梦睡眠的时间，故建议患儿每天午睡半小时，甚至片刻亦好。此外，许多患儿夜尿量都很大，提示其抗利尿激素的水平可能减低。一个对策是在白天清醒时进行"憋尿"训练，以增加膀胱对尿容量刺激的阈值。那么，夜间膀胱充盈时就不会有强烈的尿意，也就不容易遗尿了。这一方法比限制孩子傍晚后喝水要好，因为孩子口渴往往是体内缺水的表现，不能随意限制喝水。

针灸治疗夜尿症的机制目前尚不清楚，但比较公认的是与调节大脑皮质的醒觉功能有关。也可能有提高膀胱对尿容量刺激的阈值，及增加抗利尿激素产生等因素的参与。

4.10.3 尿失禁

尿失禁以及尿急、尿频，是老年人尤其是老年妇女常见的症状，虽然不是一种严重的疾病，但非常烦人，使患者觉得十分不便，而西医又缺乏有效的疗法，故常见求助于针灸的患者。尿失禁也可以由脊髓外伤等其他原因引起。

【疗法】

在泌尿生殖反射区内检测反映点针刺或艾灸。一般可以在次髎、中髎、上阴陵、三阴交、关元、中极、气海等穴周围找到具有压痛或隆起的反映点。每次选择 3～5 穴，双侧同时刺激。针刺每天或隔天 1 次，艾灸至少每天 1 次。连续治疗至取效。以后每周 1～2 次巩固治疗数月。

也可以应用耳穴埋针，取膀胱、肾、脑干等耳反射区内的敏感点。隔 3～4 天双耳换埋。

【案例】

例 127，女，63 岁，白人。自绝经后尿失禁已 15 年，白天尤甚。时有尿急感，来不及上厕所。但尿量不多，解尿时有下腹绞痛。就诊时发现其双侧下肢穴位的敏感性低，一般穴位都无压痛，针入后也呈"虚状"，很难得气。在其泌尿生殖反射区内仔细检测反映点，发现双侧上阴陵穴最为敏感，局部稍有肿胀并有压酸感觉，遂取为主穴而针之，每次一穴 2 针，以加强刺激。另配三阴交、血海。每周 2 次。经 8 次治疗症状减轻，10 次治疗后明显好转，不再有尿急感与腹部绞痛；后作巩固治疗，前后共治疗 46 次，历经半年时间，基本恢复正常。

【讨论】

据瑞典的 Bergstrom 等报道，15 例老年妇女本病患者经 12 次针刺治疗后，其中 12 例显著改善，甚至在治疗结束 3 个月后随访时[541]。日本的 Honjo 等应用针刺治疗 8 例慢性脊髓损伤患者的尿失禁，其原因是反射过度引起的、不能自制的膀胱收缩。每次只针双侧中，用直径 0.3 毫米针刺入 50～60 毫米深，捻针 10min，每周治疗共 4 周。结果观察到这 8 例患者中有 3 例（38%）的症状完全控制，另 3 例（38%）部分控制，平均最大膀胱容量显著增加，而平均最大膀胱压力没有变化[542]。也是日本的 Kitakoji 等用上述同一方法，治疗 11 例本病的老年患者（9 男 2 女）。所有患者原来都有不能自制的膀胱收缩，治疗后 6 例消失；9 例有尿失禁的患者中 5 例完全控制，2 例部分控制；另 2 例患者的尿急感也完全消失[543]。英国的 Philp 等应用中医的 针刺疗法治疗 20 例原发性膀胱逼尿肌不稳定或尿急患者也有 77% 治愈[544]。

三阴交是治疗泌尿系疾病的传统主穴。中国台湾的 Chang 等应用它治疗 26 例女性尿频率、尿急、尿痛患者，观察到其中 22 例有临床症状的改善。针刺三阴交期间有尿道远端内压的周期性增高，针刺后则可以显著增加膀胱容量和减少峰尿流率[545]。笔者发现，上阴陵穴在治疗泌尿系疾病中也有重要的作用，上述例 1 即是以它为主穴而取效的。但对于上阴陵穴的作用机制，尚需开展实验研究。

关于针刺治疗本病的机制，目前知道包括抑制膀胱逼尿肌活动与促进尿道括约肌的收缩[545]以增加尿道的所谓"关闭压（Closing pressure）"等。德国的 Kubista 等曾在 20 例妇女紧张性尿失禁患者，把针放置在下肢和下腹部的皮肤内通电刺激 30min，观察到尿道关闭压的显著上升，其中 17 例甚至表现为正压，而在 20 例未接受针刺的对照患者，其中只有 2 例稍有关闭压的增加。此外，在另一组排除各种可能的精神因素影响的安慰对照组，则没有发现任何关闭压的变化[546]。

4.10.4　前列腺炎 / 癌

在前列腺炎尤其是前列腺癌的治疗中应用包括针灸在内的中医疗法，已开始受到西方国家的注意[547]。针灸对前列腺炎有一定疗效，对其伴随的排尿不畅、局部胀痛等症状有一定的改善作用。对于前列腺癌，目前针灸仅是一种辅助疗法，用于缓解放疗或手术治疗后的一些不良反应。

【疗法】

在泌尿生殖反射区内，有三个主要区域经常在前列腺疾患时出现阳性反映（局部肿胀与压痛）：一是在大肠俞～关元俞～膀胱俞，秩边～次髎～十七椎下～腰阳关的腰骶部倒三角区；二是在曲泉～上阴陵的膝内侧区；三是在伏兔～前风市～风市～上风市～中渎的大腿前外侧区（参见"4.9.5　肝炎"），故它们都可以用作治疗前列腺疾患的主穴。当然，还有其位于下腹部反射区内的穴位，如关元、中极、气海也常选用。可以只针不灸、针后加灸或只灸不针。针刺下肢反映点时尽量促使针感传至会阴部。对急性症状，每天 1 次治疗；对慢性患者，隔日或 3～4 日 1 次。

平时也可以施与穴位按摩：主要在会阴穴区用手指或小探头按摩器按摩，也可以按摩腰骶部、大腿前外侧与膝内侧区出现的反映点。至少每天 1 次。

【案例】

例 124，男，43 岁，白人。因前列腺肥大而排尿不畅已有多日，每次治疗只刺激曲泉 - 上阴陵的膝内侧区，一穴 2 针，斜刺向上或大腿内侧，5 分～1 寸深，胀重感强烈，留针 20min。每日 1 次，经 4 次针刺治疗后患者自诉排尿不畅症状完全消失。

例 60，男，64 岁，白人。一年前诊断为前列腺癌，经放射治疗 7 个星期后，一度阳性升高的 PSA（4.0）曾完全转为正常，但逐渐出现两侧大腿中段外侧皮肤麻木伴有刺痛，以右侧较剧。就诊针灸前一个星期 PSA 又稍有增高（1.01）。取双侧风市、上风市、前风市、血海 4 个压痛点为刺激部位。在前两个反映点还能明显触摸到条索状硬结隆起。针垂直刺入反映点中心，运针时有强烈胀感。留针 30min 并接电刺激，连续波，中等强度（以肌肉刚出现搐动为度）。每隔 3～4 天治疗 1 次。第 1 次治疗后即有疼痛减轻，第 3 次治疗后左侧疼痛与麻木完全消失，右侧仍有部分麻木，但疼痛减轻。第 6 次治疗后右侧大腿局部已无自发疼痛，但局部按压时还稍有疼痛。经 10 次治疗后，双侧大腿部的疼痛与麻木全消。以后 2 个月内继续治疗 12 次以巩固疗效，治疗结束时 PSA 值为 0.015。

【讨论】

日本的 Ikeuchi 报道应用低频电针治疗 17 例前列腺痛（类似慢性前列腺炎综合征）患者，长期治疗的结果是显效 30%，有效 70%，总有效率 100%。这些患者都有一个复杂的临床过程和骨盆高压，应用传统疗法顽固难治。这一疗法的目的是减轻骨盆尤其是前列腺周围的瘀血。作者曾检索该电针的效果是否与细胞素的诱导有关 [548]。国内有人报道体针（秩边透水道）治疗慢性前列腺炎，临床治愈 54.9%，总有效率达 90.2% [549]。也有报道头针配合体针治疗 36 例前列腺增生症，治疗 5 个疗程后显效 20 例，有效 13 例，无效 3 例；而应用药物治疗的对照组 32 例中，显效 8 例，有效 15 例，无效 9 例，两组疗效之间有统计学上的显著差异 [550]。

前列腺疾患的反射区除分布于远隔的下肢内侧与腰骶部外，也分布于邻近的会阴部或肛门周围区域，故治疗该病时要着重在这些反射区寻找反映点刺激以提高疗效。长强穴就是该区域的一个主穴，针刺之可用治于会阴部胀坠感 [197]。其实，直接刺激会阴穴的效果更好些，但在会阴部的针灸一般不易被患者接受。笔者的经验是让患者自行按摩会阴部。每天 1～2 次，每次 3～5min。

此外，本病患者也可能在大腿前外侧出现肌紧张或疼痛，上述例 60 即是。其原因可能是肿胀的前列腺在盆腔内刺激骶部的坐骨神经或股神经的一些分支所致。当然，它也可能是前列腺部的放疗损伤了局部或周围的躯体神经所致。考虑到孕妇也经常在大腿前外侧出现疼痛或皮肤麻木等刺激症状（参见"4.2.3 股外侧皮神经炎"），笔者以为，大腿前外侧也应该归属于泌尿生殖系反射区。临床治疗各种泌尿生殖系疾患时，如患者大腿外侧有刺激症状出现时，务必刺激风市及其附近反映点。例 60 经针刺治疗后，不仅大腿外侧的疼痛消失，PSA 值也进一步下降。

4.10.5 阳痿/早泄

阳萎是一种主要的男性性功能障碍，其原因有器质性（如神经性、血管性）的，也有功能性的（如精神性的）。早泄也是男性常见的性功能障碍症状。两者的针灸治疗方法雷同。

【疗法】

取下肢内侧的泌尿生殖反射区为主，如经常可以在上阴陵、复溜、三阴交、照海、然谷等穴发现具有压痛或压酸的反映点；配下腹部或腰骶部的局部反射区，如关元、中极、曲骨、次髎、肾俞、命门等。单独针刺或加灸疗。针刺下肢内侧穴时，得气后针尖向上，尽量使针感上传。针刺下腹部穴时，得气后针尖向下，尽量使针感传向生殖器。每周治疗 2～3 次，10～20 次为一疗程。对于合并或主要由焦虑、失眠或其他精神性原因引起者，可以配头部的中枢反射区，如印堂、百会、脑户、风池等；也可以加用耳穴埋针。

除针灸外，每天晨晚在腰骶部的局部反射区应用按摩器各刺激 1 次，每次 5～10min，使震动感抵达深部。

【讨论】

　　阳痿与早泄都是男性常见的性功能障碍。如果从生殖器的兴奋阈值来看，前者是阈值过高，阴茎不宜勃起，或勃起后不够坚挺；后者则是兴奋阈值过低，一触即发，甚至仅靠对异性的想象即可诱发射精，兴奋持续时间很短。当然，后者的过多发生也可以向前者转化。其机制类似于神经连续兴奋时后续的兴奋冲动落入前一兴奋后发生的神经不应期那样。

　　导致生殖器兴奋阈向高低两个方向偏移的原因都可以归于性生活的不正常，但又有不同之处，如阳痿的发生多与性生活开始较早、过于频繁以及性伙伴不固定有关，这在西方男人中多见；而早泄多见于那些由于缺少或思念性伙伴发生梦遗或手淫过度的男人，这在国内患者中多见。故在临床治疗时要区别对待，除要求患者尽量减少诱发因素外，设法调整阳痿、早泄患者的性兴奋阈，显然是这些患者最可能从针灸治疗得到的帮助。然而，如果该病主要是由器质性原因引起时，仅靠针灸则很难取效。

　　国内外都有临床报道，针刺治疗男性性功能障碍包括阳痿与射精不足都有一定疗效 [551] [552]，其中尤以无器质性原因的较为理想。

　　土耳其的 Yaman 等在 29 例纯精神性阳痿患者中，观察到其中 20 例在接受不同次数的针刺治疗后有成功的勃起，由此认为针刺是治疗纯精神性阳痿的一种有效的替换疗法 [553]。土耳其的 Aydin 等人，还在无器质性原因的男性功能障碍患者比较了针刺、催眠疗法与安慰对照的影响。结果发现，接受针刺治疗的 15 例（平均年龄 36.7±10.4）与催眠治疗的 16 例（平均年龄 35.3±11.5）分别有 60% 和 75% 的成功率，但在安慰对照组 29 例（平均年龄 36.2±11.4）中也有 43%～47% 的性功能改善。虽然它们之间没有显著的统计学差异，但作者认为针刺疗法仍能被用作该病的一种辅助疗法 [554]。

　　1999 年荷兰的 Kho 等在 16 例勃起功能障碍患者，评估了针刺作为单一疗法的效果。这些患者中 9 例没有器质性的合并症。在 4 个星期内每周 2 次，共接受 8 次治疗。每次刺激相同的 8 个穴位 30min，其中 4 个穴位给予低频电刺激（5Hz，10mA）。患者并以固定的时间被安排抽血，检测应激激素（促皮质激素、抗利尿素、氢化可的松、促性腺激素、睾酮等）的水平；以及通过他们及其性伙伴的日记和治疗结束 1 月后的面谈，来评价其在治疗前后及治疗期间的每 4 个星期（共 12 个星期）内性活动的变化。结果观察到，15% 的患者有勃起程度的改善，31% 报告有性活动的增加，但没有激素的变化，总有效率 39%。然而，由于该研究样本小，而且没有作对照与双盲处理，作者尚未对此研究下结论 [555]。

　　为了提高该病的疗效，国内针灸前辈大都在控制针感的性质与传导上下功夫。由于该病多属虚证，针刺时多用补法，以有温热针感产生并能传至会阴部或外生殖器最为理想。如先师焦勉斋治疗阳痿、早泄症的经验是，取中极、气海、关元为主，下针后用补法、频施捻转先使针感通力下达会阴，然后再在其中 1～2 穴改用轻度"烧山火"，使阴茎与睾丸部有热感，留针 15min。对于有肾虚腰痛者，加针肾俞、志室。然而，由于下腹部腹壁肌肉一般不厚，施行"烧山火"手法难度较高，在治疗时不必强求温热针感，能有针感下传已很不错了。

4.10.6　痛经 / 子宫内膜异位症

　　痛经有原发性与继发性之分。原发性痛经是指月经前夕与月经期间的下腹部绞痛而又没有其他疾病原因；高达 90% 的妇女有原发性痛经。继发性痛经的最常见原因是子宫内膜异位症。针灸对痛经有着满意的镇痛效果，尤其对于原发性痛经效果更好。

【疗法】

在下腹部、腰骶部与下肢内侧泌尿生殖系反射区内寻找反映点针刺或艾灸。经常出现压痛或硬结阳性反映的位置如下：

腰骶部反射区：小肠俞、气海俞、次髎、肾俞。

下腹部反射区：关元、中极、大巨、气海、归来。

下肢内侧反射区：血海、上阴陵、地机、三阴交。

对于原发性痛经，在月经前一周开始每日或隔日治疗 1 次，月经期间每天 1 次强化治疗，连续数月。对于子宫内膜异位症，隔日 1 次或每周两次治疗。腹绞痛剧烈时，也可以配非特异镇痛穴合谷，施行强刺激。也可取耳穴子宫、肾、内分泌等，埋针或贴压，每隔三天换耳交替刺激。

此外，腹痛发作时，在腰骶部或下肢的上述反映区应用按摩器按摩，使震动感深达或扩散，可以使腹痛立止。在月经期间每日 1～2 次，每次 3～5min。

【案例】

例 128，女，45 岁，白人。患月经不调、子宫内膜异位症已有 25 年。23 年前曾手术治疗后恢复正常，正常怀孕生育二子。子宫内外层有多发性纤维性肌瘤多个，最大的直径 2.5cm。每次月经期间有剧烈腹痛，近年来发展为平时也痛，月经持续 7 天左右。就诊前 3 天（月经周期第 10 天）超声波检查，发现其左侧卵巢增大（4.8cm×3.8cm），提示左侧卵巢内有移位组织生长。在其双侧上阴陵穴（阴陵泉上 1 寸）有明显外突的皮下肿块，以左侧较大及压痛明显，与其平时左下腹疼痛较著相一致。左三阴交上 1 寸处也有一黄豆大硬节，针刺入时针感强烈。用按摩器刺激这些反映点时有感应上下扩散至全小腿。针治 2 次后，下腹痛明显减轻，并用超声波复查（在月经周期第 20 天），左侧卵巢已明显缩小（3.4cm×2.8cm），提示移位组织已消失。该患者后又继续治疗 3 次（隔 3～4 日 1 次），但未作随访。

例 129，女，35 岁，白人。6 个月来每次月经期间都有剧烈下腹部绞痛，影响日常活动。诊断为子宫内膜异位症。曾手术切除右侧卵巢内异位组织（8cm×11cm）并应用激素治疗。寻求针刺治疗痛经与预防复发。在其双侧下肢内侧泌尿生殖系反射区各取 4 个反映点：血海、上阴陵、三阴交、照海。双侧上阴陵穴均有明显外突与压痛。针刺得气后留针 30min。拔针后按摩腰骶部反射区 3min。每周 2 次。在前 3 个月内完成第 1 个疗程，计 30 次。患者感觉痛经明显好转，月经期间虽仍有稍许腹痛，但程度明显减轻。后停针两个月观察，患者在月经期间又腹痛加重。然后患者又重新回来开始第 2 个疗程。每周 1～2 次，但方法同前。连续两个月共治 15 次，马上又感到痛经明显好转。至本书截稿之时，仍在继续治疗之中，尚未作超声波复查。

【讨论】

针刺治疗原发性痛经的疗效快捷，而且长期疗效颇佳。保加利亚的 Tsenov 把 48 例生育年龄期的妇女分成两组，第一组 24 例原发性痛经。第二组 24 例继发性痛经。针刺穴位包括合谷、三阴交、血海、气冲、足三里、关元、中极、脾俞、肾俞等。结果观察到第一组在月经前经 1 个疗程（2～4 次）的针刺治疗后效果很好。而第二组在两个疗程后 50% 的患者效果满意[568]。美国的 Lewers 等应用类似针刺的经皮电刺激治疗 21 例原发性痛经患者，结果发现至少 50% 治疗后当即有疼痛的缓解[569]。Helms 在一项由 41 例原发性痛经患者组成的随机分组对照研究中，治疗 11 例每周 1 次针刺治疗，连续三个月经周期，结果观察到其有 10 例（90.9%）改善，一年后随访效果远比其他对照组为高，而且治疗后减少应用镇痛剂 41%，而其他三类对照组没有用药的变化[570]。据 Maric 报道，32 例原发性痛经患者在针刺治疗后一年，其中 93% 有痛经的完全消失，7% 仍有部分疼痛[571]。

对于子宫内膜异位症及其继发性痛经或月经不调，可以结合针灸与中药治疗以提高疗效。近年国内报道，应用隔药饼灸结合穴位注射复方丹参注射液治疗轻、重型子宫内膜异位症患者 37 例，3～5 个疗程后，观察到对痛经有效率为 86%、月经不调为 91%、不育症为 38% 等，对该病总有效率为 81%[572]。笔者体会到，该病经常会在上阴陵穴出现肿胀反映（如上述例 1 与例 2 所示），可以其为主穴针刺。

4.10.7　更年期综合征 / 潮热

女性的更年期综合征有多种表现，主要是潮热、情绪波动与睡眠障碍。其中尤以潮热最为常见。它于夜间发生时可致盗汗与干扰睡眠。一些患者可伴有高血压。针刺治疗可以有效地控制更年期综合征的这些症状。

【疗法】

针治取穴除在下肢内侧泌尿生殖系统反射区内寻找反映点之外，也要对症在中枢反射区内配穴。

主穴：三阴交、血海。配穴：面色潮红：翳风、合谷；情绪不稳定：神门、印堂；睡眠障碍：风池，百会；高血压：足三里、曲池。

若体针效果不明显时，取耳穴"子宫""心""肾"或"内分泌"，埋针或贴压，每隔 3～4 天换耳刺激。

【案例】

例 130，女，49 岁，白人。患更年期综合征已 6 个月，有潮热、头痛、疲乏等症状。为补充减退的雌激素水平服用避孕药 2 个月，但症状更甚，遂停药求助针刺治疗。针刺每周 2 次，取穴双侧血海、三阴交、合谷、太阳、风池，以及印堂。第 2 次治疗后即明显好转，除疲乏外，其余症状全部消失。共治疗 10 次。患者自我评价针刺疗效极为满意。以后 5 个月内随访 2 次，除仍时有疲乏外，其余感觉均佳。

【讨论】

女性的绝经是一种自然的生理现象，是卵泡功能丧失的结果。所谓更年期综合征的症状可以在绝经前就发生，并且持续 6～8 年，主要是由雌激素水平下降所致。西医常用激素替代疗法控制其症状与其他的全身效应。针灸治疗更年期综合征已有很多临床报道[573] [574] [575]。

潮热是一种血管运动性症状，由皮肤血管扩张所致的强烈温热感觉，可以波及全身及面色潮红。其原因可能是雌激素浓度降低后下丘脑体温调节中枢吗啡样活性的减弱。针刺治疗能刺激下丘脑体温调节中枢吗啡样活性，故缓解之。据瑞典的 Wyon 等在 24 例自然绝经、有面色潮红症状的健康妇女应用电针或表浅针刺治疗，在治疗 8 周后其症状发生频率减少 50%，而且该效果在电针组维持 3 个月以上[574]。保加利亚的 Popivanov 在 10 例更年期综合征针刺内关、公孙、合谷和足三里穴位也观察到满意效果[575]。

潮热也可以在男性前列腺癌患者睾丸切除后出现并且持续数年，针刺同样有效。据瑞典的 Hammar 等报道，7 例睾丸切除男性患者在接受每周 2 次，连续 2 周的针刺治疗后，又继续每周 1 次连续 10 周的针刺治疗。这 7 例中有 6 例至少完成了 10 周 的治疗，结果观察到面色潮红在治疗后有平均 70% 的减少，3 个月后有 50% 的减少[576]。

4.10.8　不育症

不育可以是夫妻任何一方的原因。男方的原因可以是精子的活力低或数量少；女方的原因较多，包括输卵管阻塞、排卵不规则或缺乏，以及阴道黏膜对精子的不相容等。针灸或中药疗法结合使用已被广泛用于治疗各种男、女不育症，取得一定的疗效，并研究了其作用机制。

【疗法】

女性不育症的针灸取穴及方法同痛经的治疗（参见"4.10.6 痛经/子宫内膜异位症"）。男性不育症的针灸取穴及方法同前列腺炎的治疗（参见"4.10.4 前列腺炎/癌"）。

针刺下肢穴位或反映点时尽量获取向腹部或远端放射针感，如针感不强时可以接电刺激，留针30min。隔日针刺1次，连续治疗数月。对于女性不育症可以采用"夫妻同治法"，即除对妻子连续治疗外，在其排卵前一周内也同时给丈夫针刺，隔天1次。

【案例】

例131，女，37岁，黑人。结婚5年一直未能怀孕。月经周期规则，各种妇科检查包括激素水平均无异常。经上法针刺6次，每周1次，并服用孕子丸与当归丸各一瓶，即成功怀孕，随访时其子已3月余。

例132，女，47岁。在21年前曾生一子。因孩子长大离家，觉得孤独，自3年前想再得一女，不再采用避孕措施，但一直未能怀孕。患者近5年来月经依然规则，但每次月经期间都有痛经，超声波检查发现有一个子宫肌瘤，6cm×10cm大小，靠近子宫外膜，其余检查均无异常发现。经上法针灸27次，合计3月余，再次怀孕，于其48岁生日前临产，得一女。

【讨论】

针刺疗法可以改善精子质量而提高男性的低生育力，这在国内外的一些研究中都得到了肯定[556]。以色列的Siterman等给16例男性低生育力患者针刺治疗5周，每周2次，治疗前、后1个月采集患者精子样本分析，另16例未作针刺治疗的该病患者以2～8个月的间隔采集精子标本作对照组。精子分析包括常规的与超微结构的观察。结果发现，治疗后有功能性精子总数比例、体外存活率、每次射精的活泼精子总数，以及染色体轴丝完整性的改善，同时生育指数显著增加。由于染色体轴丝的完整性与精子的活动力高度相关，作者认为由精子活力减低引起的男性低生育力可以从针刺疗法受益[557]。德国的Riegler、Fischl等曾观察了28例男性低生育力患者在针刺前后精子状态与精神试验的变化。每个患者在3周内接受10次治疗。结果发现患者的精子除其容积未变外，有其他各方面质量的增加，而精神试验均无变化，故作者相信针刺对精子质量的影响不是安慰机制的结果[557]。

国内外都有不少关于应用针刺、电针或耳针治疗女性不育有效的报道，主要是由于黄体不足、月经失调、输卵管阻塞等原因引起的不育症[559][560][561]。

德国的Gerhard等应用耳针治疗了45例女性不育症，其中由于月经过少的27例，黄体不足的18例，并与另外45例接受激素治疗，但在年龄、不育年限、体重指数、妊娠史、月经周期和输卵管的开放诸方面都类似的患者作对照比较。结果观察到针治组的妇女中有22例怀孕，其中11例是在针治后，4例是自发的，以及7例是在应用适当的西药之后；而在用激素治疗的对照组中有20例怀孕，其中5例是自发的，15例是治疗的结果。各组治疗后未能怀孕者中有子宫内膜异位（正常月经周期）的占35%（38%）。虽然两组间的怀孕率相似，但针治后怀孕的那些妇女比激素治疗后怀孕者曾有较多见的月经异常、黄体不足以及较低浓度的雌激素、促甲状腺素（TSH）和还原雄激素硫酸盐（DHEAS）。月经正常者在针治组亦比激素组多见附件炎、子宫内膜移位、子宫内膜异相等。尽管激素紊乱在针治组较为显著，针治组27例月经不规则者中只有12例（44%）治疗后仍然不育，而激素对照组27例中却有15例（56%）。副作用也只在激素组见到。此外，针治时各种自主神经系统的症状都恢复了正常。基于这些数据，作者认为耳针对于女性激素紊乱所致的不育症是一种有价值的替换疗法[562]。

代田文志应用灸法治疗多例女子不育症，体会到只要年龄不过大，疗效均佳；而且，不论其原因是子宫后屈或前屈，内膜炎、附件炎或淋病，他总是施以整体治疗，致力于其健康的恢复。他认为只要病状消失了，同时就会妊娠。他相信"求嗣之法以温腰为主"的经验之谈，故在腰部施灸较多。可是，他的灸疗也并非都能成功，其中也有失败的病例 [81]。

针刺治疗女性不育症的机制可能是多方面的。针刺可以促进排卵、恢复正常月经周期是其一。不能排卵是女性不育症的常见原因。临床上观察到，一些继发性闭经病的患者（慢性无排卵患者），针刺或电针治疗可以使患者排卵过程与月经周期都恢复正常，同时有血清促卵泡激素、黄体生成素和卵泡大小的变化，其作用显然是通过调整下丘脑 - 垂体 - 卵巢轴的功能 [559] [560] [563]，使失衡的激素恢复平衡实现的。这也已从动物实验得到了证明，如电针可使家兔卵巢的间质细胞以及卵泡膜细胞出现黄体化等 [564]。二是改善子宫的血液循环、恢复正常的月经（数量）。瑞典的Stener-Victorin 等观察到，电针可以通过抑制交感活动而显著减少子宫动脉的血流阻力 [565]。三是改善输卵管的阻塞。近年有报道，针刺结合内服中药汤剂治疗输卵管阻塞性不孕症 26 例，20 天为一疗程，经治疗 1～3 个疗程后治愈 21 例，总有效率 81% [566]。

治疗无论男女性不育症的最佳穴位，都位于泌尿生殖系反射区内。焦老擅长针刺下腹部的归来穴治疗闭经，要求酸感扩散至腹股沟下，配血海、三阴交、中极、气海。血海穴向上刺，使针感扩散至阴部。笔者常用的是下肢内侧反射区与腰骶部反射区内的反映点。至今经笔者治疗后恢复生育能力的妇女已有数十人。

由于针刺疗法可以提高精子的质量，临床治疗女性不育症时，尽管明显是女方原因，男方的精子数量与质量基本正常，也仍然可以在治疗女方的同时，给男方施以针刺，尤其是在女方排卵期前几天。这似乎有助于提高受孕机会。临床治疗时，可以先着重治疗女方几个月经周期，如果疗效不明显时，再同时治疗其男方，治疗次数不必多，只要在女方排卵前一周内连续针刺 2～3 次即可。这也可以称为"夫妻同治法"。近年有报道，综合应用臀部穴位针刺、整脊疗法以及夫妻同治等，36 例不孕症患者中有 32 例得以怀孕，总有效率达88% [567]。

4.10.9　胎位不正

胎位不正（臀位或横位）是造成难产的原因之一。应用针灸纠正胎位，是一种简便、经济、安全而且有效的方法，在中国已被广泛地应用。

【疗法】

艾灸双侧至阴穴，每次 15～30min，每天或隔天 1 次。一般 5 次左右可以见效。也可以针刺或电针至阴、三阴交，每次 15～30min，每天或隔天 1 次。

【讨论】

据在一项对各种胎位异常，孕期 29～40 周的 2069 例孕妇的研究报道，每天艾灸双侧至阴穴15min，纠正率为 90.3%。其中治疗 1～4 次纠正的为 86% 而其余 14% 是在 5～10 次治疗后纠正。这 2069 例中臀位有 2041 例，纠正 1841 例，肩峰位 28 例，全部纠正。研究者体会到，具有腹壁平均张力的患者比张力高或低的患者有较高的纠正率；30～34 周孕期的患者比 34 周以上孕期者有较高的纠正率，但在属于后者的 880 例中仍有 84.6% 的纠正率。异常胎位被纠正的 1869 例中1794 例（即 96%）在艾灸时感到胎动。200 例无效者则均未能在艾灸期间感到胎动 [577]。

在江西进行的另一项有随机对照的临床研究表明：怀有臀位胎儿的正常孕妇在 33 周接受艾灸至阴穴 1～2 个星期可以在治疗期间增加胎儿活动与治疗后或分娩时的胎儿头位，与未接受艾灸治疗的、具有相同孕期的对照组相比，有显著的统计学差异。在 35 周时，治疗组 130 例胎儿中 98 例（75.4%）恢复头位，而在对照组 130 例胎儿中恢复头位只有 62 例（47.7%）。分娩时，治疗组与对照组呈头位的分别是 98 例（75.4%）与 81 例（62.3%），进行体外转向术的各为 1 例和 24 例[578]。

另据 Li 报道，在至阴穴电针刺激也有与艾灸相同的效果，而且只需要较少次数的治疗。他应用电针纠正胎位异常 48 例，纠正率为 81.3%，平均治疗次数为 1.41[579]。但该研究的样本较小，要对电针与艾灸纠正胎位效果的差异得出结论，尚需大样本的比较。此外，Cai 等在至阴穴应用姜糊外敷刺激的方法，在 28～32 周的孕妇中达到 77.4% 的纠正率，接受该疗法的 118 例中有 48 例（42.5%）一次见效，而在另外 238 例具有相同孕期但没有接受该治疗的对照组中自动纠正胎位的仅 51.6%。两组相比有显著差异[580]。

针灸纠正胎位的作用，主要是通过促进子宫与胎儿的活动实现的。艾灸至阴穴已被证明可以刺激肾上腺皮质激素的分泌与增强子宫活动，同时有胎儿活动强度的增加，胎儿的心率也可以由此有所增加。这些因素有利于胎儿位置的自动纠正[577]。

为了提高胎儿位置的纠正率，孕妇在治疗时要放松裤带，全身特别是腹部肌肉要放松，也可以在同时作放松气功配合针灸刺激。在取穴上，除应用传统的至阴穴外，也可以应用下肢内侧泌尿生殖反射区内的一些穴位，如三阴交、隐白、太白等或耳穴反映点。

在对孕妇针刺治疗其他疾病或纠正胎位时，一个普遍关心的问题是针刺是否会引起早产。一般来说不会。相反，针刺可以是一种防止早产的疗法。因为针刺对子宫收缩的影响也是一种调整作用，即其作用方向决定于针刺前子宫的功能状态。Tsuei 等报道了 60 例孕妇子宫对电针刺激肢体特别穴位的反应：在 34 例预产期已过的孕妇与 7 例子宫内死胎病例，针刺引产 32 例，成功率为 78%；而在 12 例早产先兆的病例，除 1 例外，针刺后都抑制了宫缩，使能期满分娩，成功率为 91.6%。另 7 例试图中期流产的病例，则都没有成功。这说明针刺可以成为控制分娩的一种有用工具[581]。韩国的 Pak 等在怀孕大鼠观察到针刺合谷穴可以显著抑制由催产素诱发的子宫收缩，而针刺三阴交或艾灸关元穴则没有这种抑制子宫收缩的作用[582]。这提示针刺抑制怀孕子宫收缩的作用尚存在穴位的特异性，而且通常具有强针感的合谷穴非但不会诱发流产，反而可能具有保胎作用。

另一方面，在足月但尚未临盆的孕妇，针刺则可能促使其早日分娩。2001 年澳大利亚的 Rabl 等在一项随机对照设计的研究中证实，针刺合谷与三阴交能促使足月孕妇的宫颈成熟（Cervical ripening）或引产，缩短预产期与实际分娩时间之间的间隔[583]。但也是澳大利亚的 Smith 等通过回顾以往有关怀孕后期针刺促使宫颈成熟的一系列研究，认为要评估针刺的引产作用尚需很好设计的随机对照研究[584]。

4.10.10 子宫肌瘤

子宫肌瘤是妇女的一种常见病。由于子宫肌瘤的生长与缩小与雌激素的关系密切，它会随着绝经期的到来而逐渐萎缩。除非其生长快、伴子宫出血多的必须手术摘除外，一般都采取保守疗法。现也有不少该病患者寻求针灸治疗。

【疗法】

其针灸、耳针与穴位按摩方法均同痛经或不育症的治疗（参见"4.10.6 痛经/子宫内膜异位症"）。最佳的刺激部位通常在下腹部与下肢内侧的泌尿生殖系反射区内，如下腹部的关元、中极、大巨、气海、归来，下肢内侧的血海、上阴陵、地机、三阴交等。当在上阴陵或三阴交附近发现有肿胀硬结（块）时，更须重点刺激它们。宜用电刺激，隔日 1 次或每周两次，连续治疗数月。

【讨论】

由于针灸具有对下丘脑 - 垂体 - 卵巢轴的调整作用，通过它对雌性激素的作用来影响子宫肌瘤的大小，不是没有可能的。据国内 Yan 等报道，针刺疗法治疗子宫肌瘤的治愈率为 73%，总有效率达 98%，其效果优于药物治疗[585]。

但一般来说，仅靠针灸治愈本病并非易事，至少需要较长疗程的治疗。而且，对于多发性、体积较小的肌瘤容易取效，而肌瘤形成较久而且体积较大时，仅靠针刺或艾灸来缩小它则较为困难，须同时结合中药或其他治疗方法。代田文志体会到仅拳头大小的子宫肌瘤有可能通过灸疗治好，但如肌瘤超过拳头大小或使子宫底扩大至脐上的时候，灸疗就很难收效[81]。西方国家至今尚未见针刺治疗子宫肌瘤的大样本统计报道。

4.11　皮肤科病症

4.11.1　带状疱疹

带状疱疹是由一种潜伏的、能侵犯神经系统的水痘 - 带状疱疹病毒引起的，多见于老年和免疫抑制的患者。它的急性过程一般是良性的，但其所引起的神经痛，尤其是带状疱疹后神经痛是一种主要的慢性并发症。其疼痛程度剧烈，对患者的生活质量影响极大，大多数西药都难以见效，经常导致患者绝望。不仅早期的针刺治疗可以相当程度减少带状疱疹后神经痛的发生概率及其严重性，在带状疱疹后神经痛发生后针刺也有一定的缓解疼痛功效。

【疗法】

有四种取穴及刺法：

一是围刺法。在受累皮肤四周边缘用 6～8 根 1 寸针，斜刺入皮下，针尖均指向带状疱疹集中的中心区。留针，接电刺激 20min，低频、中等强度。

二是根据脊神经节段性支配规律，选取皮损区节段内相应的督脉穴为主穴。针刺加电刺激，前 15min 通以低频（2～10Hz）连续波，后 15min 换成高频的疏密波。对于本病沿三叉神经发生的，按治疗三叉神经痛的方法局部取穴（参见“4.2.6　三叉神经痛”）。

三是远隔反射区取穴。可在四肢末梢的中枢反射区，以及与皮损或疼痛区位于同一躯体反射区的远端部位针刺。

以上三法，每天或隔天治疗 1 次。带状疱疹或疼痛局部可以合并红外线照射。

四是耳穴埋针或贴压。在耳郭选取相应部位及“脊柱点”“脑点”“皮质下”等，每 3～4 天交替刺激双侧反映点。

在急性带状疱疹期可以单独或合并应用上述各法，并且给予板蓝根等有抗病毒作用的中药制剂口服。对于带状疱疹后疼痛，则主要应用后三种方法治疗。

【案例】

例 133，男，68 岁，墨西哥裔。患带状疱疹已一周。带状疱疹分布在右侧上背及肋胁部的一块手掌大区域，局部皮肤疼痛剧烈，夜不能寐。电针加红外线，每周 3 次，隔 1～2 天 1 次。同时服用板蓝根冲剂。经第 1 次针刺后，疼痛即有明显好转，经 2 次治疗后疼痛大为减轻，带状疱疹也好转。第 5 次治疗后带状疱疹结痂，基本无疼痛。共 9 次治疗，带状疱疹痊愈，未留下疼痛后遗症。

例 134，男，78 岁，白人。带状疱疹反复发作 10 月余。局部皮肤伴有剧烈疼痛或痒感。疼痛发生时几乎持续整天。自发病起应用过多种草药、维生素与外用搽剂（Caladryl lotion 等）均无明显效果。就诊时见稀疏丘疹分布于左侧胸部、颈前部或耳后部。先用体针，取双侧外关、合谷、翳风、风池、承浆等穴，得气后留针 30min。带状疱疹局部加红外线照射。每周治疗 2 次，隔 3～4 天 1 次。2 次治疗后丘疹与疼痛均稍有好转；第 5 次治疗时加耳穴埋针，左右耳交替刺激。到第 13 次治疗时丘疹及疼痛完全消失，但 3 天后又发。继续上法治疗到第 17 次时又逐渐好转，到第 20 次治疗时症状才完全消失，患者十分满意该疗效而停针观察。但一个月后在其耳后又有新的丘疹出现，再次就诊。又经 6 次治疗，其症状才消失。后患者未再就诊。

例 56，带状疱疹后肋间神经痛（参见 "4.2.2　肋间神经痛 / 胸痛"）。

【讨论】

对于带状疱疹及其引起的神经痛，在其急性发作期针刺容易取效，而且疗效明显优于药物治疗。这已为大量临床实践所证实。上述病例，虽然病程长短不一，但都能在治疗期间取得满意效果。但带状疱疹治愈后仍然残留的神经痛，通常都十分顽固难治，例 56 即是带状疱疹后神经痛，虽然也取得了一定的疗效，但未能根治。所以。对于本病一般提倡尽早开始针刺治疗。尽管急性带状疱疹的早期针疗不能完全防止带状疱疹后神经痛的发生，但它可以相当程度上减少带状疱疹后神经痛的发生概率及其严重性[586]。

至今已有许多应用针刺或电针治疗带状疱疹与带状疱疹后神经痛的成功报道[587] [588] [589]。有人回顾了 1988～1998 年间文献中关于带状疱疹后神经痛的治疗方法，发现虽然已有许多药物被应用，但没有一种疗法能完全成功地减轻疼痛。而应用西药同时结合替换疗法（包括针刺）者，有 72% 的疼痛减轻。带状疱疹发作一年以上的患者中有平均 77% 的疼痛减轻，而带状疱疹在 1～12 个月之间的患者有 68% 的疼痛减轻。56 例带状疱疹后神经痛的患者中 2/3 诉说有 75%～100% 的疼痛减轻。这些数据提示，在选择性应用西药治疗的同时合并应用包括针灸在内的替换疗法，能使大多数带状疱疹后神经痛患者获得满意的疼痛缓解；但要对此下一结论，仍需要通过随机、对照性研究来进一步证实[588]。

皮损局部或邻近取穴已被认识到可以有效地控制带状疱疹及其疼痛。据郭佳报道，以皮损区节段内相应督脉穴为主穴的针刺加电刺激治疗带状疱疹性脊神经痛患者 29 例，病程最短 7 天，最长半年，经过 5～10 次治疗，痊愈（疼痛消失或仅有小片皮肤感觉过敏）7 例；显效（疼痛减轻 80% 左右，日常生活基本不受影响）9 例；好转（疼痛缓解 50% 左右，日常生活仍受一定影响）11 例，无效 2 例，总有效率为 93.1%。其中病程在 2 个月以内的 26 例全部有效，超过 2 个月的 3 例，仅 1 例有效[589]。

4.11.2　荨麻疹 / 瘙痒症 / 神经性皮炎 / 银屑病

荨麻疹，是除过敏性哮喘、过敏性鼻炎以外的另一种最常见的过敏性疾病，针刺对它有较好的疗效[590]。其他皮肤病如瘙痒症、神经性皮炎甚至银屑病也都有不少应用针刺成功的报道[591] [592]。它们的针治方法相似。

【疗法】

选穴以躯体反射区为主，配合中枢反射区。局部刺激时要重点刺激表浅的反应层。

刺激手段以体针、耳针治疗为主，配合穴位刺血或拔火罐。对于全身或大面积的荨麻疹或瘙痒症，可按皮损位置在四肢远端相应的躯体反射区内取穴，如前区上半身的取内关、尺泽，前区下半身的取血海、三阴交或足三里。痒感剧烈或与精神紧张有关的，配大椎、身柱、神阙、曲池、合谷、后溪等中枢反射区的穴位。针刺每天 1 次。可在后溪、血海采取刺血法，或在大椎、神阙、血海等穴位拔火罐。

对于分布范围局限的皮疹，可以采用围刺法，即在受累皮肤四周边缘用 6～8 支 1 寸针，斜刺入皮下，针尖均指向皮疹集中的中心区，接电刺激，低频、中等强度，留针 20min；或根据脊神经节段性支配规律，选取皮损区节段内相应的督脉穴为主穴进行针刺加电刺激，前 15min 通以低频（2～10Hz）连续波，后 15min 换成高频的疏密波。每天治疗 1 次（同"带状疱疹"的治疗，参见"4.11.1 带状疱疹"）。

对急性皮疹或瘙痒可配合耳针治疗。取耳反射点"肺""内分泌""肾上腺""神门"等，针刺时以获取局部剧烈疼痛与发热感为度，留针 30min，每日 1 次。对慢性患者可采用耳穴埋针或贴压，每隔 3～4 天双耳交替。

【案例】

例 135，女，39 岁，白人。四肢肘、膝以下外侧部位的皮肤红疹 4 个月，估计是过敏所致，但原因不明。只有应用氢化可的松（口服与外用）才能缓解，但停药后即又发生。经 2 次针刺治疗后好转，先是上肢皮疹消失，5 次治疗后全部皮疹消失。经观察 2 个月未见再发。

例 136，男，45 岁，白人。双侧手掌与后颈部小面积银屑病已 3 年，应用过许多西药效果欠佳。针刺治疗每周 2 次，在相应躯体反射区内取双侧合谷、内关、风池、肩井针刺。经 5 次治疗后左手掌皮损先行好转，经 20 次治疗后双侧手掌及后颈皮疹均基本消失。但以后仍时有发生，继续治疗总能控制，一共治疗 38 次，历时半年。

例 137，男，41 岁，白人。患大面积银屑病 6 年余，皮损主要在双侧小腿前内侧，面积逐渐扩大，痒感难忍，以夜间睡前与晨起时尤甚。多方治疗无效。就诊时可见大片红色皮损。针刺治疗每周 2 次。第 1 次取穴在双侧足三里、三阴交、血海。得气后接电针刺激 30min。因无效自第 2 次起改皮损四周围刺法，每侧小腿各 4 针，从皮损四角相对刺入皮下 1～1.5 寸长度，平刺。亦接电刺激 30min。当天即感到痒感减轻。第 4 次治疗后皮疹面积稍有缩小，原有的皮损局部皮肤增厚感觉也减轻。一共治疗 25 次，历时 3 个月，尽管患者自觉痒感明显缓解，皮损面积稍有缩小，但其依然存在，与治疗前相比没有很大变化。

【讨论】

据中国台湾 Chen 等综述，针刺治疗急性荨麻疹比较容易取效，最常用的四个穴位是曲池、血海、三阴交与足三里。至于慢性荨麻疹，由于西医治疗也缺乏好的方法，目前至少已发展了 6 种针刺疗法来治疗它。其中经典针刺合并耳针被观察到有最高的治愈率。穴位注射维生素 B_1 也是一种有效的方法。尽管这些临床观察都还缺乏对照与标准分类，没有被完全确认，但它们的确为荨麻疹的西医治疗增添了一种替换疗法，尤其是对于那些应用药物难以治好的患者[593]。

除针灸疗法以外，穴位火罐亦被推荐用治荨麻疹。孙桂霞等应用该法治疗 66 例荨麻疹患者，其中急性 3 例，慢性 63 例，病程以 6～12 个月居多。取穴以神阙为主，上肢荨麻疹配曲池，下肢荨麻疹配血海，顽固者配大椎、肺俞、脾俞，每日 1 次。结果痊愈 23 例（34.8%），总有效率达 98.3%[594]。

Belgrade 等在 25 例健康志愿者随机单盲地比较了针刺、假针刺及不处理三种条件下组胺致痒和皮肤潮红的作用，结果观察到针刺组痒的时间要比另两组较短，而且最大潮红面积也较小。但针刺对皮内注射组胺致痒发作的时间或最大痒强度几乎没有影响。该研究表明，针刺似乎可以有效地抑制组胺致痒，而且有穴位作用的特异性：邻近穴位较好，而非穴位效果较差[595]。瑞典的 Lundeberg 等后来也在 10 例健康志愿者研究了针刺对上臂皮内注射组胺致痒的作用，通过与假针刺组对照，结果观察到节段内针刺与电针（2Hz 和 80Hz）时可以显著地减少痒的强度，而超节段针刺时则没有显著效果。该结果提示针刺或电针可以试用于临床上具有瘙痒的状态[596]。

比利时的 Duo 在 6 例尿毒性的顽固性瘙痒症应用电针治疗，结果也是令人鼓舞的，其中几例患者的瘙痒症在治疗期间或治疗后显著改善，而应用表浅电刺激（Superficial electrical stimulation）的对照治疗则无效[597]。

在神经性皮炎的治疗中，患部周围的电针[598]、梅花针扣击[599]，或者激光反射疗法[600]都有较好的疗效。

针刺对银屑病也有一定的效果。纽约大学牙科学院的 Liao 等应用针刺治疗 61 例银屑病患者，其中 25 例合并有关节病变及 2 例另加硬皮病（Scleroderma）。这些都是以往传统西医处理无效的患者，平均病程 16 年。平均接受针刺 9 次后，大约一半（30 例）患者的皮肤损伤完全或几乎完全消失，9 例改善不多或无改善。他们体会到针刺是治疗银屑病的有效疗法，特别是西医治疗无效时。他们推测皮损消失的可能机制是皮肤网状内皮系统的介入[601]。大连的张天文等应用点刺火罐疗法治疗 662 银屑病，痊愈 282 例，总有效率为 88.37%，平均治疗 44 次。他们的主穴是大椎、陶道（主治全身病变）、肩胛冈（主治背及上肢病变）、肩髃（主治上肢病变）。配穴则按皮损分布及消退情况，有顺序地由上而下地选择，如背部皮损未退或未完全退净时不宜取腰以下穴位。残留的少数皮损可沿皮损四周和中间进行雀啄点刺，然后拔火罐[602]。但瑞典的 Jerner 等在一项随机、单盲设计的研究中，对接受电针（置针于肌肉内再接电刺激）治疗或假针刺的 56 例银屑病患者作了比较，结果没有发现经典针刺比假针刺有更好的效果[603]。

据英国 Rosted 十年的经验，针刺治疗痤疮、银屑病、特应性皮炎、湿疹、酒糟鼻和瘙痒症都有长期效果，疗效一般在治疗 2 或 3 次后发生，平均 14 次治疗通常是必要的。如果患者在 6 次治疗后还没有反应，一般不会有效果，可停止治疗。他体会到因为针刺治疗这些皮肤病的方法相同而且简单，对这些皮肤病的精确诊断并不重要[591]。

笔者以为，针灸治疗皮肤病的疗效与其病因、性质、病程长短及皮损的范围大小有密切关系。一般来说，病程久、皮损大的难治，病程短、皮损小的易治；银屑病、酒糟鼻、痤疮要比荨麻疹、瘙痒症、神经性皮炎等难治；与神经系统关系密切或由过敏引起的易治，而病因不明的难治。

4.11.3　痤疮

痤疮是一种多发在面、颈、胸背部的毛囊、皮脂腺上的慢性炎症。青年人由于皮脂腺分泌旺盛，尤为多见。针刺治疗痤疮的成功经验，已有许多报道[591][604]。

【疗法】

以局部躯体反射区的表浅刺激为主，配中枢反射区或耳反射区中与内分泌有关的穴位。前者可以直接刺激患部或邻近（同一节段）区域的表浅穴位或穴位的表浅层次。刺血与火罐配合最为常用。也可以仅用毫针针刺，强刺激。后者可以取督脉穴大椎、至阳、身柱等或耳穴面颊、肝、内分泌等。对于伴有月经不调、痛经或便秘的患者，加刺泌尿生殖系反射区或肠反射区的反映点或穴位，如三阴交、血海、地机、足三里等。

针治初期每天或隔日 1 次，取效后隔 3~4 天 1 次，连续治疗数月。

【讨论】

据报道，对于痤疮治疗效果较好的方法有耳针[605]，针刺加火罐[606]，刺血加拔火罐[607]等。贵阳的梁肇珍等结合应用耳穴（热穴、面颊、肝）刺血与体穴（大椎、肺俞、胃俞）刺血加火罐治疗 41 例，总有效率 70.96%[608]。北京的邢克利报道应用刺络法治疗 304 例痤疮，痊愈 131 例，显效 122 例，好转 48 例，总有效率 100%。他的方法包括耳穴（降压沟、热穴与胃穴）刺血与背部督脉穴（大椎、至阳、身柱、筋缩、神道、命门）打刺出血后再加火罐，隔日 1 次；还有局部打刺出血或毫针局部刺激，最后涂以 2% 碘酒，帮助吸收并防止感染[609]。

由于痤疮是与内分泌有关的皮肤病，从身体反射区理论来看，针刺治疗痤疮的原则有二，一是以躯体反射区的表浅刺激为主，实行泻法。其实，至今大多数治疗痤疮成功的经验如刺血与火罐法都符合这一原则。二是同时刺激与内分泌有关的穴位，调整内分泌功能。上述经验中使用耳穴或督脉穴也符合这一原则。不少耳穴上有迷走神经的分布，刺激耳穴通常有较明显的自主神经系统调整功能；而督脉是中枢反射区的主要组成部分，刺激督脉穴位也多有较强的神经 - 内分泌调整作用。

笔者体会到，在治疗痤疮时体内"邪气"或"毒"的宣泄是维持平衡的要领。宣泄的途径有多种。刺血与拔火罐属于通过皮肤的宣泄法。此外，还可以用通月经、利大便等方法来泻"毒"，这对于有月经不调、痛经或便秘的患者尤为重要。对于这些患者除局部刺血等方法以外，还应该针刺三阴交、血海、地机、足三里等穴。临床上应用于痤疮治疗的一些中成药，如"排毒养颜丸"等，也大多是按这样的原则设计的，可以配合针刺治疗以提高疗效。

4.12　其他病症

4.12.1　减肥

在不损害身体健康的条件下达到长期的减肥效果，这是肥胖患者追求的目标。针灸或中药的自然减肥法是现代人的热门之一。对于肥胖患者，穴位针刺除有一定的减肥作用外，其改善机体全身功能的作用更不可轻视，尤其对混有内分泌紊乱或其他疾病者。许多肥胖患者的机体因内分泌紊乱伴有保留过多水分的倾向，或因体重原因导致膝关节疼痛无法锻炼，或因紧张症而有多吃习惯等。针对这些病因，施与针刺疗法就很有必要。

【疗法】

体针：在泌尿生殖系反射区选三阴交等调节内分泌平衡及驱除体内多余水分；在胃反射区选足三里等控制食欲与促进排便，在中枢反射区内选神门、百会、印堂等缓解可以导致多吃习惯的紧张症。有其他合并症的，再加用相应反射区的反映点。

耳针：在耳郭的"胃""止饥穴""内分泌""神门""口"等反射区选取最明显的 3 个反映点或穴位按常规埋针。每次只取一侧，隔 3～5 天后换埋另一侧耳穴，两侧交替。嘱患者每有饥饿感时或饭前自行按压埋针处数十秒钟。

上述两法可以单独或合并使用，每周 2 次，10 次 1 个疗程。

【讨论】

虽然有一些严格设计的小样本试验尚未能证明在他们的实验条件下针刺有减肥或降低食欲的作用[610]，如意大利的 Mazzoni 等仅观察到肥胖患者的精神状态，如焦虑和抑郁能被针刺改善，而基础代谢率及与肥胖相关的生活质量在针刺治疗组与对照组之间没有显著差异[611]，但有更多的、大样本的临床试验确信针刺在减肥、控制食欲等方面确有疗效[612]。

关于针刺减肥的机制，目前已有许多研究。美国的 Choy 等观察到在耳屏上的"止饥穴"应用埋针或夹压可以分别减慢胃蠕动或显著延长胃蠕动时间，故认为耳针在减肥方案中有降低食欲的价值[613]。澳大利亚的 Richards 等在 60 例肥胖患者跨皮电刺激耳"神门"与"胃"两穴，每天 2 次计 4 周；耳针组伴随着体重减轻 2 千克，95% 有食欲的抑制，而在对照组没有此变化；由此认为经常刺激特别的耳穴可以有效抑制食欲而达到减肥的目的[614]。

但通过动物实验来看，针刺减肥还主要是通过对位于下丘脑腹内侧核（VMH）的饱中枢与下丘脑外侧区（LHA）摄食中枢的调节作用实现的。南京的 Zhao 等报道针刺能提高大鼠 VMH 的兴奋性[615]。日本的 Asamoto 等进一步观察到在大鼠内耳区，只有相当于人体耳穴"幽门""肺""胃""食管""内分泌"和"心"部位的刺激可以诱发饱中枢的电位，以及使它们在 14 天内显著减少 450 克先前已增加的体重；刺激其他耳穴则无此效应也不减少体重；毁损 VMH 后，体重增加而针刺也不再起效。此外，他们还注意到这些耳穴的针刺不引起 LHA 的诱发电位，毁损 LHA 也几乎不影响体重减少[616]。日本的另一个研究组 Shiraishi 等刺激大鼠同侧耳的迷走神经支配区（相当于人耳腔），则观察到不仅 VMH 活动被激发 60.5%，而且 LHA 神经活动被抑制 45.6%；该效应并且与肥胖的程度相关。由此他们结论说耳针刺激的作用不是减少食欲，而多半与饱感觉的形成与储存有关，故耳针减肥应该在肥胖鼠比正常鼠更有效[617]。

南京中医药大学的 Liu 等在针灸减肥机制方面作了大量的临床观察与试验研究。他们通过观察肥胖患者的肥胖指数、脂肪指数、空腹血糖、去甲肾上腺素、多巴胺、肾上腺素和氢化可的松水平以及针刺对它们的影响，发现单纯性肥胖患者有交感 - 肾上腺系统和下丘脑 - 垂体 - 肾上腺系统功能的低下，针刺不仅影响体重而且可以增强这两个系统的功能，这提示针刺减肥的效应也许是通过增强这两个系统的功能实现的[618]。他们针灸治疗 102 例单纯性肥胖合并心血管疾病患者取得显著的体重减轻，总有效率 88.24%[619]。他们又在 41 例单纯性肥胖合并高血压患者，观察到有效率为 87.8%，针灸对于过度摄食、血压、自主神经指数、血脂水平和能量代谢有良性的调节作用[620]。另 34 例单纯性肥胖合并高脂血症患者也同样有显著的体重减轻，而且针灸对这些患者的脂肪指数（TC、TG、LDL-C、HDL-C）、动脉硬化指数、TXB2 和 6- 酮前列腺素 F1α 有调节作用，由此提示针刺不仅能治疗肥胖与高脂血症，而且可以抵抗导致循环系疾病的病理因素、危险因素，预防和治疗肥胖患者合并的心血管疾病[621]。

南京的 Sun 观察了针刺对于 75 例单纯性肥胖患者（42 例有水肿，33 例无水肿）体重及其水盐代谢的影响，观察到一个月后的总有效率为 89.3%。合并水肿的患者，针灸前血钠与醛固醇浓度显著高于无水肿的患者，但血钾、血浆渗透压则显著较低。针刺后他们的血钠与醛固醇浓度显著下降，血钾、血浆渗透压则显著增高。这提示针刺不仅有抗肥胖的效应，而且可以通过神经 - 体液调节，改善肥胖患者的水盐代谢[622]。

另一方面，与针刺的减肥效应相一致，针灸对于并不肥胖但期望有好体型的人也有一定效果。Liu 等在 359 例非肥胖但体型不理想的女性观察到，针灸可以有效地调整体型指数，胸、腰、髋和大腿的周长以及腰 / 髋比率，皮脂厚度，肥胖程度，体质指数，体脂百分率等[623]。日本的 Shiraishi 等在 35 例志愿者中也证明，双侧耳穴（耳甲腔）的针刺能减轻非肥胖的健康人体重[624]。

笔者体会到，为了有效地达到控制体重或维持理想体型的目的，除上述针灸疗法外，还可以采取下述综合减肥法：

（1）气功疗法：国内曾流行过"蟾蜍功"及"波浪功"，它们都是通过改变正常呼吸模式，提高腹内压的途径来起作用的。其作用机制包括增加腹内压以刺激胃部减轻其饥饿收缩，以及促进腹部储存脂肪的利用等，故练习该气功期间尽管同时节食也不会感到太饿或因缺乏能量而头晕。

（2）中药：市场上流行的"减肥茶"主要是通过促进肠蠕动，减少营养吸收来起作用的，故适用于消化吸收功能强的患者，尤其是兼有便秘者。

（3）体重监视：每周或最好每日测量体重。这不仅是为了监视自己体重的变化，更是一项每天提醒自己"减肥意识"的重要举措。美国有一个著名的专门从事减肥策划的公司，其名称就叫"Weight Watchers"，即"体重守望者"。显然，只有在头脑里时刻保持"减肥意识"，才会注意调控自己的饮食与进行日常锻炼。

（4）调整摄食时间与饮食结构：为了减肥的目的，早餐要吃得好、吃得饱，而晚餐要吃得少，吃得早。特别要改掉临睡前吃点心的习惯。另外，在不增加每天摄食量的前提下，以少吃多餐来替代常规的一日三餐，也有助于减轻体重。所摄取的食物中，脂肪不要超过 30%，而蔬菜、谷物、水果等碳水化合物须占 12%～15%，剩余可以是瘦肉等蛋白质。

（5）需氧运动。埃及的 Shafshak 在三项独立的试验中观察了电针与运动对食欲与体重的影响。首先他观察到耳穴"胃"或"止饥穴"的刺激比安慰穴能较有效地控制食欲，然后在 61 例肥胖患者针刺三对耳穴（"胃""止饥穴"与"神门"）8 周，其中 43 例患者同时从事一项运动锻炼，结果 79% 的患者成功地完成了一项 8 周时间的低卡路里的摄食计划，有显著的体重减轻。积极的运动显著加强了体重减轻。最后，他在 19 例伴有膝骨关节炎患者观察到针刺、节食和运动一起能使其 89% 的人在 8 周内减肥 5～10 千克 [625]。中国台湾的 Huang 等应用包括耳针、节食和需氧运动的所谓三重疗法（Triple therapy），治疗 45 例单纯性肥胖患者，他们的体质指数（Body mass index，BMI）高于 30kg/m², 体脂百分率男性高于 25%，女性高于 30%。治疗每周 1 次，共 8 周，总有效率为 86.7%。平均减重 4.4 ± 2.9kg，减脂 5.6 ±3.0%。他们体会到该法对于减肥有满意效果，而且是治疗后对目标体重的一种好的维持方法。相关性分析也表明，在治疗期间较经常的需氧运动对于减轻体重和巩固疗效起很大作用 [626]。

最后要指出的是，减肥不能操之过急，如目标体重是想减掉 10 千克以上的，一定要分阶段进行，即先以减掉 5 千克为最初目标，一般治疗 10～20 天就可能达到，然后让其稳定在这个体重 1～2 个月，再进行第二阶段减肥治疗，争取再减掉另外 5 千克，再让其稳定 3～6 个月……这样逐步使体重下降，疗效才能巩固，否则体重很容易回升。

4.12.2　戒烟

针刺戒烟法在西方十分流行，虽然对于它的长期效果究竟如何，尚有争议，但由于其近期疗效甚佳，以及同时可以减轻精神紧张，它仍很受戒烟者的欢迎。

【疗法】

最常用与简便的针刺方法是耳穴埋针。在耳穴"肺""口""肝""皮质下""神门"等反射区寻找敏感点，选取最明显的 3 穴，按常规埋入揿针。每次只取一侧，埋 2～4 天后换另一侧耳穴，两侧交替。4 次 1 个疗程。每次埋针时，一定要使患者耳郭有剧痛、温热等较强感应。有时，在"肺"或"口"穴进针时患者有同侧面部麻电感发生，其效往往较佳。嘱患者每当有烟瘾出现时即自行按压埋针处，使有局部痛、热等反应。对烟瘾大的人，在埋针前也可以在双侧耳穴通过耳膜电极（如"魔针"所用）电刺激 20min。

也可以在耳穴埋针前合并体针。取手上的双侧合谷穴，强刺激，留针 20min，拔针后最好能有针感遗留一段时间。伴有焦虑或紧张症者加刺神门、印堂等中枢反射区穴位。每日或隔日 1 次，8 次为 1 个疗程。

对于针刺效果欠佳者，可以加用鼻吸性戒烟中药制剂。在餐后烟瘾明显者可以服用"戒烟茶"一类口服型中药制剂。此外，戒烟教育亦不可忽视。在临诊时要耐心解释吸烟的危害性，主要从吸烟者多发心血管疾患与肺癌，难以控制支气管炎或哮喘的角度来提高戒烟的自觉性。告知戒烟之初的头两个星期是最艰难的时期，要提高戒烟意识，努力克服外界诱惑。建议自第 1 次治疗后即不再随身携带香烟。

【案例】

例 138，女，63 岁，白人。吸烟 40 年，现在每天 20 支。曾用口嚼糖、尼古丁贴敷制剂、戒烟药丸等法戒烟均效果不佳。丈夫不吸烟。就诊时由丈夫陪同。先在双侧耳穴用"魔针"作电刺激 20min，然后给予耳穴埋针治疗，用中号针。取"肺""皮质下"与"神门"3 穴。在"魔针"电刺激期间，患者主诉感到非常放松。3 天后复诊，效果明显，已减少吸烟到每天一支。继续按同法换耳治疗 3 次后完全戒除。

例 139，男，50 岁，白人。吸烟 30 年，现在每天吸烟 40 支左右。先在双侧耳穴用"魔针"作电刺激 20min，然后给予耳穴埋针治疗，用中号针。取"肺""皮质下"与"神门"3 穴。由于该法连续两次治疗效果不显，第 3 次就诊时改用大号埋针获剧痛感，并加刺双侧合谷穴，留针 20min。合谷穴酸麻感觉遗留数小时。后来了解到该天治疗后烟瘾大消，有十分强烈的戒烟愿望，一支烟都没有吸。但第二天起烟瘾又逐渐上升，但比治疗前仍明显减弱，一天 10 支左右。又经类似治疗两次才逐渐减少。

例 140，男，68 岁，白人。自 18 岁起吸烟，后改为口嚼烟草至今 30 年。平时身体健康，无明显疾病。针刺戒烟共 4 次。每周 2 次。每次先针刺双侧合谷、翳风及印堂，留针 25min。然后再埋耳针 3 穴："口""神门""皮质下"，双耳交替。效果极为满意，第 1 次治疗后即不再嚼烟叶，但仍有欲望至第 3 次治疗后才完全消失。观察 3 月已完全戒烟。

【讨论】

自从 20 世纪 70 年代针刺疗法用于戒烟以来，世界各地有许多成功的报道，但也有认为这纯粹是精神安慰作用。如 Waite 等在一项单盲、随机、与有安慰对照设计的研究中，对 78 例志愿者应用针刺治疗 1 次（在耳穴或安慰部位扎两针后电刺激，另加耳穴贴籽 2 星期），结果观察到 6 个月时停止吸烟的在治疗组占 12.5%，而在安慰对照组是 0%。这说明耳穴电针戒烟比安慰处理明显有效[627]。2001 年挪威的 He 等对 46 例健康吸烟者的针刺戒烟研究也确认足够的针刺治疗可以帮助减少吸烟或完全戒烟，其效果可以长达至少 5 年，而且不同的穴位有不同的效应[628]。但英国的 White 等在 2000 年的一篇有关针刺戒烟的文献综述中，根据涉及 20 项比较性研究的 18 篇论文，对于那些失去随访的病例都以继续吸烟计，结果没有发现针刺优于假针刺，针刺也没有优于其他戒烟疗法[629]，他们自己的研究也是同样结果[630]。法国的 Clavel-Chapelon 等通过长达 4 年的随访比较，发现应用尼古丁口香糖、针刺或安慰剂的戒烟成功率是完全类似的，成功率在一个月（23% 左右）到 1 年（10% 左右）之间急剧地下降。4 年时为 6% 左右。故认为这两种疗法都没有超过安慰剂的长期改善[631]。

如何看待关于针刺戒烟疗效的争议？笔者认为要从三方面来分析。

首先，要把针刺戒烟的近期效果与长期效果分开来看。针刺戒烟的近期效果是肯定的，如耳针戒烟的近期疗效大约是 28%～82% 的范围[632]。在我们的实践中，许多人在接受 4～8 次治疗后完全不再吸烟；有的人甚至仅经一次治疗即可戒掉。当然，也有不少人经各种戒烟方法包括针刺疗法而无效的。然而，由于吸烟很大程度上是个习惯，故戒烟者的个性、决心与是否有经常的外界监督都影响任何一种戒烟方法的长期效果，对针刺疗法也不例外。故以后的复吸并不能完全否定最初戒烟的成功。许多患者复吸后再次重复针刺戒烟仍能获得成功。

Cottraux 等把 558 例吸烟者随机分成四组（针刺、行为疗法、安慰剂和等候组）戒烟，治疗前后均作个性调查及随访一年，结果发现 43% 的吸烟者有个性调查的异常，针刺疗法对个性调查正常者有较好的效果，而行为疗法则对个性调查异常者效果较好，他们提出可以应用这种称为"明尼苏达多项个性调查"（minnesota Multiphasic Personality Inventory，MMPI）的方法来预测戒烟的效果，在这个调查分析中已分离出抑郁 - 精神衰弱因子占计分变量的 61%[633]。

临床上经常可以发现，即使是近期疗效，戒烟的难易也与吸烟者的以下背景有密切相关：一是单身者比已婚者难戒；二是身体健康者比患有其他疾患者难戒；三是工作环境允许吸烟的难戒，四是免费戒烟者比自己付费者难戒。显然，这些现象都是影响戒烟者的决心或环境监督作用的结果。此外，戒烟效果也经常从第一次治疗后最初几天的表现就可以看出，凡是经第 1 次治疗就能完全不再吸烟的，尽管仍可以有一定程度的烟瘾存在，以后再经几次治疗，效果往往也能巩固。这也可以反映戒烟人的决心大小。如果经第 1 次治疗后仍有较大烟瘾或舍不得完全不吸烟的，效果也一般较差或取效较慢，需要较多次数的治疗。

第二，要分析针刺戒烟是否仅属于一种安慰处理？它是否具有心理因素以外的作用机制？临床上许多针刺戒烟有效者诉说，针刺后烟瘾消失或降低得特别容易或快，他们中的多数人都曾应用过其他常规的戒烟方法，如口嚼糖、尼古丁贴敷制剂、戒烟药丸、催眠法等，感到其效果都不如针刺疗法，故针刺戒烟有效的结论来自他们自己的比较。

虽然至今针刺戒烟的机制尚不清楚，肯定有心理因素参与，但生理性的作用显然是主要的。上海的李其松等在屏除心理因素、双盲对照的临床研究中观察到耳针戒烟的近期疗效为 70%。他们还进一步研究了耳针戒烟的机制，发现耳针可以降低吸烟者甜、酸味觉和耐痛阈，抑制吸烟者吸烟后导致血浆亮氨酸脑啡肽（LEK）增加的作用，而且基础味觉阈的变化与血浆 LEK 变化有关。这提示耳针戒烟有效的机制之一可能与基础味觉阈变化有关。LEK 可能对吸烟习惯的形成和维持起重要作用，耳针能调节血浆 LEK 的含量，故有戒烟效果[632]。

第三，针刺戒烟是否有穴位或针刺方法的特异性？一般来说，耳针或体针戒烟都有较好的近期效果，但耳针操作简便，有利于较长时间的刺激。当耳穴埋针或贴压时，除其慢性刺激的作用外，还有一种"随时提醒不要吸烟"的心理因素，故效果较好。李其松等也发现耳针效果优于体针。然而，他们还观察到两组不同耳穴（"口""肺""神门"为一组；它们相应的耳郭边缘上的三点为另一组）治疗，对吸烟者的即时疗效及血浆 LEK 指标，均未见明显差异[632]。这提示耳穴戒烟的相对非特异性。这或许可以解释一些研究者发现在非穴位上"假针刺"也能戒烟的所谓"安慰"作用。笔者体会到，无论是体针还是耳针戒烟，穴位的选择确实并不重要，关键在于获取较强而且能够遗留一段时间的针感，如针入耳穴时要刺中敏感中心以剧痛为佳。笔者在体针时常取双侧合谷，除为了获取强烈针感外，也是想同时利用它所遗留的针感提醒戒烟者"不要用手取烟"。显然，无论是为了提高血浆 LEK 水平，还是起"提醒"作用，都需要较强烈的针感。

4.12.3　戒酒

戒除药物滥用包括酒精（乙醇）、毒品的针刺治疗方法大致相同，但机制有各自的特点，故戒酒与戒毒分开讨论。

【疗法】

无论是耳针还是体针，以在中枢反射区内取穴或寻找反映点针刺为主，如耳穴"皮质下""脑干""内分泌""交感""神门"等，或经穴合谷、神门、百会、印堂等。耳针一般选取压痛最明显的 3～5 穴。可以先针刺后埋针，隔天 1 次，两侧耳穴交替刺激。12～16 次 1 个疗程。每次埋针时，一定要使患者耳郭有剧痛、温热等较强感应。嘱患者每当有酒瘾时即自行按压针处，使有局部痛感等反应。体针多用强刺激，得气后留针 30min。

当有肝脏或胃损害症状合并存在时，同时在肝、胃反射区内寻找敏感点或取穴，如耳穴

"肝""胃"，经穴三阴交、曲泉、足三里、内关等穴。

【讨论】

耳针是目前应用于戒酒、戒毒最流行，而且被认为是一种安全、便宜、容易给予，而且有显著效果的疗法[634]。Killeen 等研究了仅一次耳针对 60 例嗜酒、吸毒患者急性戒断症状的影响，观察到对减少患者对毒品的渴望以及其他经常伴随早期戒断毒品时出现的不适症状，有某些当即的效应[635]。美国的 Bullock 等将 80 例严重的嗜酒再犯患者分成两组各 40 例，一组针刺特异穴位作治疗组，另一组针刺非特异穴位作对照，结果观察到治疗组有比对照组显著的治疗效果，而且其效果能持续到 6 个月的随访结束时，而对照组仍有中度到强烈的酒精需要，以及两倍以上次数的酗酒发作和入住解毒中心[636]。Gaa'l 等对 190 例应用耳穴电针放松疗法治疗的嗜酒患者中的 95 例作了随访，在回信或回访的 62 例中有 16 例（25.8%）说他们维持戒酒 12 个月以上，而 54 例（87%）说他们的生活方式、饮酒模式、体力和精神健康都已改善[637]。

但至今对于针刺戒酒的长期效果，还存在争议。如瑞典的 Sapir-Weise 等认为其效果没有像过去有些报道那样显著。他们在一项超过 10 周时间的随机、单盲、对照设计的研究中，通过对 72 例嗜酒者的治疗，没有发现针刺组与对照组间有饮酒天数或酒瘾水平的差异。但在治疗后 1 月时治疗组中的女性比对照组较多报告有焦虑的减轻[638]。纽约的 Womer 等在一个 56 例的小样本研究中也没有观察到特别穴位的标准针刺能比对照组的假跨皮刺激或标准治疗更好些[639]。

针刺戒酒的机制可能包括几个方面，一是减轻嗜酒患者的精神紧张或焦虑。中国有句老话"饮酒浇愁"，说的是烦恼或忧愁使人嗜酒。由此推论，针刺治疗后精神放松了，嗜酒的愿望自然也就降低了。二是自主神经功能的调整。俄罗斯的 Tabeeva 观察到在 Ⅱ 度嗜酒患者有心血管及其他系统的多类型自主性疾患，有证据 12～13 次电针能改变他们的自主神经状态。针刺一般能增加副交感性的影响，使患者已紊乱的适应机制得到稳定[640]。三是降低嗜酒患者感觉系统（视、听、嗅和味觉）对酒精刺激的敏感性与增加患者对酒精的厌恶感。

嗜酒患者的视、听、嗅和味觉对酒精刺激的敏感性，可以作为判定戒酒疗效的一种指标。俄罗斯的 Timofeev 观察到药物疗法只改变嗜酒者感觉系统对酒精刺激的敏感性阈值，但不引起对酒精刺激的厌恶；而针刺治疗的结果可以分成四类：对酒精的听觉刺激不厌恶，对酒精的味觉、嗅觉刺激不厌恶，对酒精的视觉刺激不厌恶，以及对这四种感觉的酒精刺激的都不厌恶。他假定在这些感觉系统中有一种感觉在处理感觉-情绪信息中起主导作用，而其他则是从属的，故认为要提高针刺治疗嗜酒患者的效果，有必要在针刺之前，先通过对这一主导感觉系统的刺激，使患者的乙醇依赖系统（靶系统）兴奋[641]。

为了提高戒酒疗效，也可以应用针刺与西药相结合的疗法。如 Lewenberg 结合应用耳穴电针与小剂量（50mg/d）抗抑郁剂马普替林治疗 50 例嗜酒患者，结果观察到 67% 的患者在治疗一周内停止饮酒，49% 的患者戒酒至少 2 或 3 个月，38% 的患者或是 6 个月后维持戒酒，或在一段时间内轻度或中度饮酒后再戒酒。总的来说，79% 患者的戒酒有效期至少 2 或 3 个月，64% 患者至少 6 个月。无一例显示或报告有急性戒断症状[642]。

4.12.4 戒毒

自 20 世纪 70 年代以来，针刺方法在西方已被广泛用作戒除滥用药物如鸦片（海洛因）、可卡因、大麻、酒精与尼古丁等系统的一个有效途径[643][644]。

【疗法】

以耳针刺激为主，一般取穴"神门""肝""肺""交感"等，但也可以选用其他敏感点。以获取强烈针感最为关键。取一侧 3～4 个耳穴，针刺入后留针 30～40min。每天 1 次，两侧耳穴轮换刺激，连续 8 周或更长时间。也可以应用耳膜电极刺激（如"魔针"）代替针刺。每周 3 次取尿样本作毒性检测以判定疗效。毒瘾强的患者也可以在针后继续耳穴埋针或贴压，或在耳针留针期间同时针刺合谷等具有强烈针感的中枢反射区穴位，得气后留针或接电刺激。针刺治疗期间，最好同时配合心理治疗。以效果好的患者的现身说法来影响其他患者，也是一种心理治疗，无论是在个别治疗的诊所或实行隔离封闭式的集体治疗场所（如戒毒所）都可采用。多人同时坐在一个大房间里同时接受治疗，给患者创造一个相互交流的机会，也是类似的用意。

【讨论】

针刺可以缓解毒品戒断症状，防止毒瘾以及增加参与长期治疗的患者人数[645]。美国Schwartz 等比较了短期住院治疗与门诊针刺治疗两种戒毒方案，观察到接受针刺的患者在半年内重新回来戒毒的较少[646]。巴基斯坦的 Shuaib 应用电针治疗 19 例主要是鸦片，也有其他药（口服安非他命、甲喹酮、巴比妥盐或吸大麻烟）瘾患者，观察到所有患者对电针都有确定的反应，尤其是鸦片毒瘾者，其戒断症状在治疗 30min 内即控制住；所有患者在第 6～8 天的治疗时已无症状与不再需要化学制剂。故对他们积极治疗的时间要比应用可待因替代疗法短得多。尽管这一小样本研究不足以得出统计学的结论，但提示电针对于鸦片依赖者的戒毒是一种有效、简单而且较经济的方法[647]。北京的 Zhang 等报道将 181 例嗜海洛因患者随机分成 121 例治疗组与 60 例对照组，观察到治疗组经电刺激合谷、劳宫、内关、外关、足三里、三阴交治疗 15 天后显著有效[648]。

针刺戒毒在美国以纽约的林肯医院最为出名，Smith 等观察到最好的效果是在一个不固定分组的环境下治疗患者，应用不带电刺激的耳穴针刺法[645]。不管何种毒瘾，每次就诊都应用相同的穴位。Lipton 等报道耳针治疗 150 例嗜可卡因患者，从一个多月的尿分析结果来看，治疗组获益较大，他们在治疗 2 周后就比对照组（应用不是用于戒毒的穴位）有显著较低的尿可卡因代谢物，但与治疗前相比两组都有可卡因耗费的显著减少，而且保持治疗的人数相似[649]。

耳穴"神门""肝""肺""交感"以及经穴合谷等是最常用的戒毒穴位，但美国耶鲁大学医学院的 Margolin、Avants、Bullock 等认为在耳区内预选特别的耳穴还缺乏科学基础，针的放置应由临床判定[651] [652] [653] [654]。他们在 34 例嗜可卡因患者，对耳针作了一项方法学研究，以耳穴"神门""肝""肺"和"交感"穴作为有效区，耳轮为对照区，从它们的电阻、皮肤变色、皮肤地形和压痛四个角度作了比较；也对针刺一侧低电阻穴而在另一侧针刺高电阻穴的急性效应作了测试。结果显示这些有效区比对照区一般有较低的电阻及较多的皮下嵴，但从其任何一个角度来比较这些区域，尚无显著差异。针刺高或低电阻穴位的急性效应也是相似的，差别仅在胀感的程度不一。基于这些发现以及考虑到精确测定耳穴电阻的困难，他们在该项研究中不推荐作穴位电阻测定[650]。他们在另一项研究中比较了在两侧耳朵同时针刺真、假耳穴时患者五种感觉的差异，结果显示真耳穴较假耳穴痛，此外大体上没有其他的差别，受试者也无法辨别哪侧耳朵接受的是真或假的针刺[651]。他们还在 40 例嗜可卡因患者，比较了针刺 3 个耳穴加一个经穴合谷与针刺这 4 个有效穴旁 2～3mm 对照穴的作用差异，观察到这两组患者都有应用可卡因的显著减少，两组唯一的显著差异是毒瘾的程度，但需要大样本的研究来进一步确定其差异[652]。与此结果类似，Bullock 等在两个治疗嗜可卡因患者大样本（分别为 236 例与 202 例）的研究中，没有观察到真正针刺组（3 个用于戒毒的特异耳穴）、假针刺组（3 个非特异耳穴）以及没有给予针刺的，只应用传统的精神 - 社会（Psychosocial）疗法的治疗组之间有显著的疗效差异，也没有观察到不同剂量（28 次、16 次或 8 次治疗）真针刺 5 个特异耳穴之间的差异[653]。

由此看来，耳针戒毒虽然有效，但缺乏耳穴作用的特异性。笔者也体会到，耳针时获取强烈的针感一般要比选取特别的耳穴对提高戒毒的效果更重要。

关于针刺戒毒的机制，至今已有不少研究。有报道，ACTH、c-AMP 在戒除毒瘾时升高，而电针治疗后它们降低。在小鼠脑内发现电针后吗啡活性增加，一直以为是 β- 内啡肽，但后来发现戒毒时血浆 β- 脂蛋白和 β- 内啡肽升高而电针后它们并不减少。现在知道它是脑脊液里的异 - 脑啡肽。它在戒毒期间虽是在正常限度内，但电针半小时后它大幅度地提高。这提示针刺在毒品滥用者身上影响的不仅是躯体感觉神经系统，还有自主神经系统以及神经 - 内分泌系统[655]。由于脑啡肽对吗啡受体有比吗啡较强的亲和力，针刺镇痛以及抑制鸦片戒断症状的作用可能就归功于神经系统释放的脑啡肽[656]。

许多滥用可卡因与鸦片依赖性的患者，应用针刺戒毒时仍用一些麻醉镇痛剂如美沙酮（Methadone）或丁丙诺啡等维持。美国 Avants 等在一项对 82 例嗜可卡因、仍用美沙酮维持的患者的随机对照性研究中，观察到耳针组比对照组有较多的可卡因阴性的尿样本，这提示针刺显示了治疗可卡因嗜瘾的希望[657]。丁丙诺啡是一种用于治疗海洛因毒瘾患者的维持剂，近年的研究也表明它不影响耳针戒毒的效果，故嗜可卡因、应用丁丙诺啡维持的患者也无须排除在应用耳针治疗或试验之外[658]。

4.12.5　糖尿病

至今针灸对糖尿病仍是一种辅助疗法，以配合西药治疗。针刺的降糖效应，在各类糖尿病患者中，以非胰岛素依赖型糖尿病之轻、中型患者较为显著。此外，针灸对于预防与治疗糖尿病的神经、血管并发症也有一定作用。

【疗法】

针刺与艾灸可以单独或合并给予。在下肢胰反射区内取阴陵泉、地机、三阴交；在后背胰反射区内取肾俞、三焦俞、膈俞、脾俞；在腹部胰反射区内取建里、中脘等穴。针刺留针 30min，或针后加灸各三壮，每日或隔日 1 次，连续治疗 3 个月以上。

【讨论】

江西魏稼教授与其学生谌剑飞报道，单纯针刺（脾俞、膈俞、足三里为主穴）治疗 14 例非胰岛素依赖型糖尿病之轻、中型患者中显效 7 例，良效与改善 3 例，无效 1 例，空腹血糖由治疗前每公升平均 227.93±11.85 下降为 138.86±6.82mg[659]。甘肃的杜福天等报道针灸治疗非胰岛素依赖型糖尿病 34 例，结合饮食控制，观察到治疗后 70% 以上的患者的"三多一少"（多吃、多喝、多尿、体重减少）症状得到了改善；空腹血糖由治疗前较正常值高平均 233.34% 下降为 156.41%；尿糖定性一般明显减少，尿糖定量从治疗前的均值 42.57g 下降到治后的 19.07g；T_3、T_4 分别下降 19.41% 和 37.13%；胰岛素含量自身对比，原先高的有所下降，原先低的有所上升；治疗后 cAMP 显著下降，cGMP 明显升高。该研究说明针灸治疗对糖尿病内分泌失调和代谢紊乱等有良好的调整作用[660]。

对糖尿病合并或未合并心脑血管病变者治疗前后的血液流变学比较表明，针刺可以对微循环障碍严重的糖尿病患者起更强的双向调节作用。针刺可以降低血黏度、红细胞压积等[659][660]。这提示针刺对于预防与治疗糖尿病的血管并发症也有一定作用。针刺治疗由糖尿病诱发的末梢神经炎也有相当效果（参见"4.2.4　末梢神经炎"）。

郭水池等在 24 只人工高血糖负荷的家犬证明针灸能控制血糖水平升高的幅度，而且针灸的该作用具有穴位的相对特异性。他们观察到针灸阴经穴（针刺地机、三阴交、尺泽，隔姜灸中脘、气海）比针刺阳经穴（脾俞、膈俞、足三里）有较强的作用，虽然两者均能控制血糖峰值，而且在平复过程中比不针灸的对照组提前，但前组还能提高胰岛素和血清 C 肽的峰值，这为针灸临床治疗非胰岛素依赖型糖尿病提供了有意义的理论根据。推测该试验中针灸控制血糖升高的机制，是针灸刺激使胰岛素 β 细胞受体对葡萄糖的敏感性增强，胰岛素分泌增加，加快了对葡萄糖的利用和转化的结果[661]。

还有报道电针治疗糖尿病的效果比经皮电刺激较好。据在试验性糖尿病的大鼠，于双侧肾俞与足三里每 2～3 天用电针或经皮电刺激 20min，共 5 个星期，结果在第 6 周末与未刺激组（6 只）相比，观察到增高的血糖水平在电针组（8 只）显著降低（$P<0.05$），在经皮电刺激组（8 只）稍微降低（$P>005$）。多吃、多饮与多尿症状在电针组减弱[276]。

4.12.6　甲状腺疾病

针灸对一些甲状腺疾病，如甲状腺功能亢进症（简称"甲亢"）、甲状腺炎、缺碘引起的单纯性甲状腺肿，以及良性甲状腺瘤或结节都有一定效果，其治疗方法也基本相似。

【疗法】

针刺以在甲状腺局部取穴刺激为主，称"气瘿"穴，相当于前颈部的水突、人迎穴位置，可以采用人迎透水突（毫针针体通过肿大的腺体）。也可以应用围刺法（也称"鸡爪刺法"）：对于局部弥散肿胀无结节者，自肿胀腺体边缘刺入其中心 4～5 针，不留针；对于有明显结节者，从结节边缘刺入其基底。可以轻微提插数次加强刺激。要避开血管、气管、喉头，出针后可按压针眼片刻，以防止出血或形成血肿。局部不宜多刺时选邻近主穴，可以取颈部的中枢反射区，如颈 3～5 夹脊穴或风池、风府、大椎等。远端配穴则以上肢的中枢反射区为主，最常用的是合谷。

此外，也可以按症状配穴：甲亢有突眼症状者：配丝竹空、攒竹、承泣、风池；有心悸者，配内关、神门；有多汗者，配三阴交、复溜等。上述配穴可以留针 30min。

艾灸可单独或在针刺后施与。间接灸取局部阿是穴（甲状腺肿大处）或后项、背部的中枢反射区，如大抒、风门、风池、风府、大椎、身柱、命门、肺俞、肾俞等穴。分两组交替。

上述针灸治疗可以每日或隔日 1 次，连续施与至症状控制为止。尽可能给予较长疗程的治疗。

【讨论】

至今已有许多关于针刺治疗甲状腺功能亢进或甲状腺毒症的临床报道[662][663][664][665][666]。针刺治疗甲亢不仅有近期疗效，远期疗效也尚满意。它不仅可以用于初发病者，对于那些因应用抗甲亢药物有副反应或停药后复发者均可起到良好的效果。北京的 Li 报道针刺治疗 20 例突眼性甲状腺炎患者（其中 18 例有突眼症状），每人治疗时间自 22 天至 124 天不等，治疗期间停用所有西药。结果观察到所有患者都有不同程度的好转，10 例接近痊愈，4 例显效，6 例有效[666]。俄罗斯的 Bochkovskii 等治疗 183 例手术前的甲状腺毒症患者获得比药物较好与快的效果[665]。上海的何金森、恒健生等应用针刺治疗甲亢 191 例，并对其中获得控制的 92 例在停止治疗后进行 1～2年的远期疗效随访，结果发现总复发率为 35.87%，复发率也与治疗疗程长短及病情有关。凡持续针刺治疗达 3 个疗程者复发率低（21.43%），只治疗 1 个疗程的复发率较高（36.51%）。初次发病者复发率低（12.5%），而非初次发病者复发率高（43.3%）。随访发现患者通过针刺治疗后血清 T_3、T_4 含量及临床高代谢、高循环症状虽恢复正常，但若甲状腺 ^{131}I 摄取率未能满意抑制者，也易复发，这提示在患者的垂体 - 甲状腺轴的反馈功能未恢复前，尚需继续针刺治疗，直到垂体 - 甲状腺轴的反馈调节功能恢复正常[667][668][669]。总之，针刺治疗该病虽能奏效，但一般较慢，而且为巩固疗效要尽可能给予较长疗程的治疗，也可以配用西药。

临床治疗甲亢，目前以抗甲状腺药的使用最为普遍，但其有副作用，且停药后复发率高。应用针刺合并抗甲状腺药治疗被认为是一种较好的中西医结合方法。何金森等通过对 120 例甲亢患者随机分组的对照比较，观察到针刺组总有效率 73.91%，一年复发率 36.36%；抗甲状腺药（甲巯咪唑，每日 40mg）组有效率 85.37%，复发率 88.89%；而针药结合组（针刺及甲巯咪唑，方法、剂量分别与前两组同）有效率最高（93.94%），复发率最低（29.63%）。三组之间相比有非常显著差异。对甲亢患者自身免疫功能的调节亦以针刺组与针药结合组最为理想 [670]。

不但针刺可以改善甲状腺功能，灸疗也有类似效果。成都的廖方正应用各种灸法（直接灸、火针点穴灸、艾灸实按灸）灸治甲亢 30 例，近期治愈 4 例，显效 11 例，好转 15 例，而且不少患者经灸治 2～10 次即有症状的改善 [671]。桥本氏甲状腺炎的发生与异常的自身免疫反应对甲状腺组织的破坏有关，最终可以导致甲状腺功能的减退。上海的胡国胜等应用艾灸治疗 30 例桥本氏甲状腺炎，观察到不仅其临床症状、体征明显改善，而且甲状腺抗体结合率明显降低，甲状腺功能减退患者的血清总 T_4、T_3 含量明显升高，TSH 含量明显降低；而甲状腺功能正常患者的血清总 T_3、T_4、TSH 含量均没有明显变化。该研究提示艾灸在改善患者甲状腺功能的同时，也促使患者的免疫功能趋向正常，这是临床上采用甲状腺激素疗法时无法达到的 [672]。

现在知道针灸治疗甲亢等疾病是通过调节甲状腺功能实现的。针刺对甲状腺的功能具有双向调节作用。当用药物（甲状腺素片和硫氧嘧啶）造成动物甲状腺功能亢进或减退时，可使血糖相应地发生变化，而电针或针刺这两种动物，可使血糖高者下降，低者上升 [673]。艾灸也是一样，其作用与机体治疗前的状态有关，总是促使患者偏高或偏低的甲状腺功能趋向正常，对正常者则没有影响 [672]。

甲亢为自身免疫性疾病，患者血清中存在的促甲状腺激素（TSH）受体抗体（TBH），是导致甲亢发生的主要因素。何金森等通过对 84 例甲亢患者针刺前后血清 TBH 的活性测定，观察到针刺一疗程后，TBH 活性明显下降，同时血清 T_4、T_3 含量也随之显著降低。连续针刺二个疗程以上者，有利于 TBH 活性的进一步降低。该研究提示针刺是通过消除或降低 TBH 活性，去除其对甲状腺细胞的病理性刺激，从而达到降低血清甲状腺激素含量，促使甲状腺功能恢复正常的 [674]。

北京郭效宗的研究组在治疗良性甲状腺肿瘤（简称"甲瘤"）或结节上取得较好疗效。他们报道 80 例应用有效点针刺法，主要是直接刺激瘤块或结节中心与周边部，交替运针 20min，隔日 1 次，36 次为一疗程。结果观察到，以触诊判断总有效率为 95%，其中 54 例以 B 超检查判断总有效率为 88.89%，后对其中 32 例患者长期随访，巩固 40.63%，继续好转 37.5%（包括基本痊愈 25%），退步 21.86%，总稳定率 78.13% [675]。他们还研究了针刺治疗甲瘤的可能机制。一是针刺对患者体温与瘤温的影响，通过 22 例患者针刺前后体温检测发现，使甲瘤消退的最佳体温为 36.7℃，又通过 44 例患者针刺前后瘤内直接测温发现，使甲瘤消退的最佳瘤温为 36.7～36.8℃，针刺能双向调节体温与瘤温，使它们趋向于保持在这一水平，从而有利于肿瘤的消退 [676]。二是证明针刺有明显的升温效应，他们应用红外热像图的观察结果显示，针刺后以甲状腺病变为中心的皮肤温度明显升高。这表明局部血液循环的改善与新陈代谢的加强，显然有利于肿块的萎缩与吸收，这可能是针刺治疗该病的作用机制之一 [677]。

在针刺麻醉下完成的各种手术中，除颅脑手术之外，甲状腺手术的成功率几乎是最高的。据刘守智等报道 1066 例中，优良率达 90.80%，最佳的选穴是双侧扶突穴 [678]。王谦也报道在该穴皮下埋长毫针的麻醉效果较其他穴位（合谷、内关）满意 [679]。扶突穴处于颈 3 节段，距手术切口近，属于邻近取穴。该穴下方的天鼎穴也可以用治甲状腺疾病。

4.12.7 人体免疫缺陷病毒感染 / 艾滋病

已有越来越多的西方人为了健康而寻求西医的替换 / 补充疗法，这个趋势在 HIV/ 艾滋病患者中尤为流行。包括针灸在内的中医[680][681][682]就是其中最常用的一种。

【疗法】

以增强全身性免疫功能与对症治疗为治则，主要在中枢反射区与有多个内脏反射区重叠的穴区内寻找反映点或取穴。如合谷、曲池、足三里、悬钟、三阴交、大椎等多为治疗该病的主穴，同时根据不同症状配穴。最好针刺合并艾灸。艾灸时，也可以在背部督脉及其旁开 2 寸内的中枢反射区内选取反映点刺激。

针刺每天或隔天 1 次，留针 30min；艾灸每天 1 次，可以教患者或其家属自己在家里进行。在症状缓解后仍需坚持长期的连续治疗，但间隔时间可逐渐延长到每周 1～2 次。

【讨论】

Goh 等于 1992 年综述了针刺治疗艾滋病在美国的发展，针刺治疗艾滋病的项目已经一个接一个地在美国各地展开，帮助了成千上万个患者。接受针刺治疗的 HIV 阳性患者延长了存活率、症状和药物治疗不良反应的减少，他们的血细胞分类计数也经常是正常的。针刺经常能缓解与艾滋病及慢性感染性疾病有关的症状。多数患者报告在 4～5 次治疗后，即有疲劳、异常出汗、腹泻和急性皮肤反应的减少，某些患者体重增加 7-15kg，并能够恢复长时间的工作[681]。

Stemmler 根据他用 6 年多时间所收集的美国城市家庭医师提供的数据，显示应用针刺作为一种对西医治疗 HIV 疾病的补充疗法，可能有益于患者的存活与生活质量[683]。另据美国一家中医学院对 300 多例 HIV 阳性患者的治疗记录与每三个月 1 次的健康调查，有 7 种与 HIV 有关的症状是中医治疗最有效的，它们是体重减轻、腹泻（便溏）、腹痛、恶心、头痛、淋巴结肿大，以及末梢神经炎[684]。关于与 HIV 有关的末梢神经炎的针刺治疗（参见"4.2.4 末梢神经炎"）。

Yang 等报道应用中医治疗 391 例艾滋病或 HIV 阳性患者，在完成这项研究的 286 例中观察到平均每人增加体重 0.7kg，统计学上显著改善的是他们的感染过程、胃肠症状与精神状态[680]。针刺对于 HIV 感染的囚犯也显示了可以减轻他们的抑郁、焦虑和愤怒，从而有助于减少他们被诊断为绝症后的情绪性暴力反应[685]。

现在知道针灸可以激活机体的防御系统，通过影响特异性、非特异性的细胞和体液免疫，激活细胞增殖（包括血细胞、网状内皮细胞、创伤性细胞），通过白细胞增多、杀菌活性、抗体、球蛋白、补体和干扰素等途径来防治免疫紊乱状态或疾病[31]。日本的 Mori 等 2002 年报道人体电针可经过刺激自主神经系统实行其独特的免疫调制作用。他们不仅观察到电针可以调制原先的白细胞与淋巴细胞水平，使原先相对较高的减少，相对较低的增多，而且确认电针可以激发副交感神经导致心率的降低。他们的结果提示了针刺治疗许多慢性病时能改善病情的可能机制[28]。这也正可能是针灸治疗艾滋病的主要机制。

至于哪些穴位对艾滋病最为有效，可以从穴位的不同功能来看。Rogers 在一篇综述中系统总结了各地报道的具有免疫刺激作用的穴位是合谷、曲池、足三里、悬钟、三阴交、大椎、大杼、脾俞、肾俞、气海俞、大肠俞、关元俞、小肠俞、膀胱俞、中脘。某些穴位如魂门被认为有免疫抑制作用。解热穴包括大椎、足三里。表现为反映点的腧穴、募穴以及耳穴在治疗器官疾病中更是十分有用的。在免疫性疾病中，上述穴位尚可与其他配穴，如针对主要症状、受累功能（器官）或位于患部的穴位一起应用[31]。

其实，上述穴位大多数位于中枢反射区内，我们可以把它们简化为主要分布于身体的两处：一是四肢末梢最敏感或灵活关节部位的穴位，如合谷、曲池、足三里、悬钟、三阴交，二是分布于躯干前后正中线一带的穴位，如大椎、大抒、脾俞、肾俞、气海俞、大肠俞、关元俞、小肠俞、膀胱俞、中脘。还有许多位于这些部位但尚未见报道的穴位，都可以试用或开展研究它们对免疫功能的影响。至于是否有免疫抑制或激发的穴位特异性，尚需进一步研究，基于针灸一般具有的调整作用，笔者推测这也应是由患者治疗前的机体状态决定的，不同穴位或反映点的作用会有强弱，但作用方向应没有区别（参见"1.4.2 针灸调整作用的原理"）。

4.12.8 恶性肿瘤

目前在大多数恶性肿瘤的治疗中，针灸只是作为一种辅助疗法。针灸的目标是帮助减轻肿瘤压迫引起的疼痛，改善全身的状态，包括增进食欲、提高因放疗或化疗引起的白细胞数目下降及缓解便秘或腹泻等常见副反应，还有提高免疫功能，故有助于延长患者的存活期与提高生活的质量等。

【疗法】

针对肿瘤原发或转移的内脏或器官在相应的反射区内寻找反映点或敏感穴位施治，最好能发现有结节或突起的压痛点作为主穴，同时在一些中枢反射区内选取具有调节全身免疫功能的穴位作配穴，如足三里、三阴交、曲池、合谷等，还有背部中枢反射区穴位。单独针刺或针刺后加灸均可。对于白血病或淋巴系统的恶性肿瘤，治疗原则与方法同"艾滋病"的治疗（参见"4.12.7 人体免疫缺陷病毒感染／艾滋病"）。

此外，还可以对症配穴，即针对患者的各种症状选穴。如以镇痛为目的时，可以按脊髓节段分布取穴，或在相应夹脊穴应用电针刺激；也可以应用耳针治疗等。

【案例】

例 115，化疗后恶心、疲劳、手足发麻、头痛、睡眠紊乱等反应（参见"4.9.1 恶心／呕吐／呃逆"）。

例 60，前列腺癌放疗后的股外侧疼痛、麻木症状（参见"4.10.4 前列腺炎／癌"）。

【讨论】

在肿瘤的治疗中针灸的作用可以概括为以下三个方面：

第一是利用针灸提高机体的免疫力，结合手术治疗、化疗或放疗来提高疗效，或延长晚期肿瘤患者的生存期。一些临床试验证明，针刺可以增加恶性肿瘤患者的细胞免疫功能 [686] [687] [688]，如每天针刺内关、合谷、足三里、关元等 30min，连续 10 天，可以显著增加血浆中 T 淋巴细胞亚株 CD3$^+$、CD4$^+$ 百分比、CD4$^+$/CD8$^+$ 比率等，还有针刺足三里、曲池、气海等可以增加外周血液中白细胞间质素（Interleukin）-2 水平与自然杀伤细胞（Natural killer）的免疫活性等。可能正是这些原因，针刺可以抑制小鼠腹水赘生细胞的生长与延长其存活时间 [31] [689]。在患瘤小鼠，也可以应用艾灸提高细胞免疫功能，而且以灸关元穴组效果最佳 [32]；灸关元穴可以促进患瘤小鼠已萎缩的垂体和肾上腺的增生，从而增加血清 β- 内啡肽的水平并且维持其高水平相当长时间 [690]。艾灸对移植性肿瘤的生长也有一定的抑制作用 [691]；可以延长患瘤小鼠的平均成活时间 [692]。

第二是利用针灸来预防或减轻由于化疗、放疗引起的副作用 [693] [694] 或者手术后疼痛 [695]，使患者能够顺利地完成预定的化疗或放疗的疗程，或快速地从手术中恢复。例如，针刺可以防治放疗后的口腔干燥 [694]、化疗引起的呕吐（参见"4.9.1 恶心／呕吐／呃逆"）与白细胞减少症。据 Chen 等报道，在恶性肿瘤患者应用温针治疗的 121 例中总有效率为 88.4%，而在艾炷灸治的 221 例中总有效率是 90.9%，两组之间没有统计学上的显著差异，但与应用西药（Batyl Alcohol 和 Pentoxyl）治疗的对照组的有效率（38.2%）相比，有明显差异。通过分析发现，白细胞总数基础值较高的患者效果较好。这提示针灸增高白细胞数目的作用受骨髓被抑制的程度影响[696]。

Wu 等在 62 例癌症患者观察到微波照射血海、膈俞可以促进骨髓的生血功能，提高外周血液中的白细胞计数，有效率为 77.4%。在化疗前一周就开始应用这一方法，尤其有较好的骨髓保护功能[697]。针刺也可以缓解由放疗引起的肢体水肿，其效果以 Ⅰ～Ⅱ 度的水肿最佳[698]。在 21 例因放射线引起的血液和淋巴循环紊乱的乳腺癌患者，俄罗斯的 Chekalina 等报道针刺可以显著降低血小板的功能活性与增加纤溶活性[699]。针刺与反射疗法被建议应尽早地用于迟放射引起的纤维变性与继发性神经炎患者[700]。德国的 He 等在 48 例乳腺癌患者的腋淋巴腺剥离和切除术后应用针刺，与 32 例未作针刺的对照组相比，观察到针刺可以有效地缓解手术后的疼痛与改善手臂运动功能，如患者手臂有显著较高的无痛最大外展角度，以及最大的耐痛受阻角度等[701]。

第三是利用针灸来缓解晚期肿瘤患者的某些症状，尤其是疼痛[702]、吞咽困难等，使患者的生活质量有所改善，较少痛苦。由于针刺可以提高体内的内啡肽水平，可以减少许多癌症剧痛患者对注射吗啡的需求，而且有较好的疼痛缓解[703][704]。美国的 Rico 等报道电针治疗 22 例癌症患者已经存在 2 个月到 5 年的背痛及放射到其他部位的疼痛。其中 10 例在支配其疼痛区皮肤感觉的神经根的脊椎水平沿椎旁线插入 4～12 根针，1.25cm 深，接电刺激强度 6V、频率 6～8Hz、15～30min。每天 1 次，共 6～7 天。另 13 例在疼痛最显著的背部一个穴位、双侧臀皱壁、腘区以及足跟的内侧施针治疗 1～2 天，但 5～10 天后疼痛又发时，再给予刺激。结果观察到这两组有相似的疼痛缓解，多数患者的疼痛在第 2 或第 3 次治疗后缓解。由于疼痛缓解的结果，多数患者感觉较好，有较好的食欲与睡眠[199]。瑞典的 Rydholm 等在 20 例（17 例癌症）采取晚期姑息治疗的患者，观察到有口腔干燥，而且其中 10 例合并有由口腔干燥产生的吞咽、发音困难。针刺对于它们有显著效果，在 5 次治疗后有确定的改善[705]。

英国的 Filshie 等应用针刺治疗 20 例与原发或继发性的恶性肿瘤有关的呼吸缺失患者，他们的表现是在静息时有呼吸缺失。针刺的穴位是胸骨部的穴位及合谷，观察的指标包括脉率、呼吸速率、氧饱和度、患者对呼吸缺失的自我计分（Patient-rated VAS of Breathlessness）、疼痛、焦虑和放松的程度。每次针刺前后都对这些指标进行计算与比较。结果观察到 70% 的患者（14 例）报告有显著的症状减轻。VAS、放松和焦虑的显著变化在针刺后 90min 最大并且持续至少达 6h 之久。显著的呼吸速率的减慢也可以持续到针刺后 90min[706]。

由上可知，在恶性肿瘤的标准西医治疗中结合针灸是有一定价值的。但是必须明白，对于大多数发展迅速的恶性肿瘤来说，针灸毕竟只是一种反射疗法，其干预的效果往往显得微弱与缓慢，单独应用时尚不足以有效控制病情。故到目前为止，它还只能是一种辅助疗法而已。

最后要指出的是，这些年来应用耳穴视诊或穴位电阻测定等方法于肿瘤的诊断，已积累了一些经验[197]。但至今这方面研究的样本都不够大，需要进一步的大样本、与西医现代诊断相对照的比较性研究，才能得出比较科学的结论。然而，今后如果能在这方面的研究有所突破，比如能确定各类肿瘤存在相应体表反映点或穴位特异性的话，无疑就能进一步提高针灸治疗肿瘤的疗效了。

第 5 章　身体反射区图谱

　　当全身体表作为一个整体来反映身体内外各部的状态时，我们称其为"身体反射区"。它主要可以分为三大类：内脏反射区、躯体反射区和中枢反射区。为清晰表示各反射区，其分布图谱以身体的正、侧、背三面绘制（彩图 5-1～彩图 5-9a、b、c）。图谱中我们利用传统腧穴的位置来为各种反射区定位与确定其分布范围。由于每一个传统腧穴的位置在针灸学教科书中都有明确记载并且为针灸师所熟悉，用它们来做标记的反射区也就一目了然了。而且，各区界线的主要穴位均用中文名称及英文的国际统一编号标出，以利于临床应用。由于这三大类反射区同时存在于身体表面，在某些部位会出现局部重叠，该图谱既有表示其重叠的部分（彩图 5-1～彩图 5-3），也有单独按区图示的部分（彩图 5-4～彩图5-9）。

　　然而，必须强调指出的是，图谱中对各类反射区范围的界定依据主要是至今公认或常用的经穴、奇穴或新穴的主治功效，并且对它们合理归类的结果；同时亦参考了常见内脏牵涉痛与躯体放射痛或扩散痛的体表分布规律。但未能列入的奇穴或新穴还有许多，一些穴位的功效范围也不很确定，临床观察到的内脏牵涉痛或躯体性疼痛的区域存在很大的个体差异等，故各类身体反射区的界线允许有一定的变异。它们的完善与最后确定，有待于今后更多的临床实践与实验研究。

此外，在三大类身体反射区之后，本章还对分布于全身的眼、耳、鼻、口腔、咽喉反射区的大致范围作了文字描述，并且图示了它们在头面部的分布（彩图 5-10）。本书提到的经外奇穴或新穴的解剖定位也附于本章之末，以便查对。

5.1　内脏反射区

内脏反射区在躯表的分布规律有三：一是分布在与内脏相近的胸腹部、腰背部；二是主要分布于四肢的阴面，即上肢的掌侧与下肢的前、内侧；三是在上肢仅分布横膈以上的各内脏（主要为心、肺、食管及胃的一部分）反射区；在下肢分布横膈以下的各内脏（胃的大部分，肠，肝，胆，脾，胰，泌尿生殖系器官等）反射区。我们把内脏反射区进一步分为肺反射区、肠反射区、心反射区、泌尿生殖系反射区、胃反射区和肝、胆、脾、胰反射区 6 类。它们一起表示于彩图 5-1～彩图 5-3，分别表示于彩图 5-4～彩图 5-7。在它们的英文缩写中，还分别用附加尾数 1（躯前区）、2（躯后区）、3（上肢区）、4（下肢区）、5（头面及颈区）来代表它们在身体不同部位的亚区。当某一内脏功能失调或患病时，通常可在相应的内脏反射区内出现反映点，如刺激它们则具有调节该内脏功能或治疗该内脏疾病的功效。

5.1.1　肺反射区

由于肺脏左右各一，位于横膈之上，远隔部位的肺反射区（VL）分布于上肢内侧（上肢部），双侧对称；同时也有分布于胸部（躯前区）和上背部（躯后区）的局部或邻近反射区（彩图 5-4）。

躯前区（VL1）：基本相当于肺脏在胸部的投影区，但稍扩展到除甲状腺部以外的颈前区。其上界在人迎～扶突～缺盆～云门；下界在巨阙～期门～大包。该区包括的主治肺与支气管疾患的主要穴位有任脉的天突、璇玑、华盖、紫宫、玉堂、膻中、中庭、鸠尾、巨阙，肾经的俞府、彧中、神藏、灵墟、神封、步廊，大肠经的扶突、天鼎，胃经的人迎、水突、气舍、缺盆、气户、库房、屋翳、膺窗、乳根，心包经的天池，肺经的云门、中府，脾经的大包、周荣、胸乡、天溪、食窦，胆经的辄筋。该区与分布于该部的心、胃、食管、肝胆脾胰反射区部分重叠。

躯后区（VL2）：位于上背部正中线及其两侧 3 寸内区域，其上界在大椎～定喘～肩中俞（平第 7 颈椎棘突下），下界在至阳～膈俞（平第 7 胸椎棘突下）。该区包括的主治肺与支气管疾患的主要穴位有督脉的大椎、身柱、灵台、至阳，膀胱经的大杼、风门、肺俞、厥阴俞、心俞、膈俞、魄户、膏肓、神堂、譩譆，小肠经的肩中俞，以及该范围内的奇穴夹脊穴[1]、外定喘（大椎穴旁开 1.5 寸）[1] 等。该区与分布于该部的心、胃、肝胆脾胰反射区部分重叠。

上肢区（VL3）：分布于前臂与上臂的掌侧或内侧，主要沿该部的肺经，但扩散到心包经的部分循行线路，包括的主治肺与支气管疾患的主要穴位有肺经的天府、侠白、尺泽、孔最、列缺、经渠、太渊、鱼际、少商，心包经的天泉、曲泽、内关等。该区与分布于前臂的心、胃反射区部分重叠。

5.1.2　肠反射区

因大、小肠几乎充盈整个腹腔而且靠近前腹壁，它们的局部或邻近反射区（VI）首先是在前腹壁，其次是在腰背部，又因大、小肠位于膈以下，它们的远隔反射区在四肢的分布主要在下肢前内侧以及腘窝部（彩图 5-4）。虽然四肢的其他部位也有一些主治便秘、痔疮、肛门疾患的穴位分布，如下肢后侧膀胱经的承扶、承筋、承山；前臂桡侧大肠经的曲池、手三里、合谷等，但它们均未被列入该肠反射区的范畴。因为那些部位的作用可能与穴位的非特异性有关，或者说是通过刺激相应的躯体反射区实现的间接效应。直肠下端与肛门的肌肉本来就是横纹肌，故它们可以看作是躯体的一部分而不是内脏。

躯前区（VI1）： 位于中、下腹部，相当于大、小肠在腹部的投影区，其上界在中脘～阴都～梁门～腹哀～章门，下界沿关元～气穴～水道～维道～五枢。该区包括的主治肠疾的穴位有任脉的中脘、建里、下脘、水分、神阙、阴交、气海、石门、关元，肾经的阴都、石关、商曲、肓俞、中注、四满、气穴，胃经的梁门、关门、太乙、滑肉门、天枢、外陵、大巨、水道，脾经的腹哀、大横、腹结、府舍、冲门，肝经的章门、急脉，胆经的带脉、五枢、维道。该区与分布于该部的胃、生殖泌尿系反射区部分重叠。

躯后区（VI2）： 有上下两个十分靠近的区域：上区与下区，分别主治发生在上腹部（主要是十二指肠、空肠与横结肠等）与下腹部（主要是结肠、直肠与肛门等）的肠道疾患。

上区（VI2-1）：其上界在中枢～胆俞～阳纲（平第10胸椎棘突下），下界沿盲门～志室。该区包括的主治肠疾的穴位有督脉的中枢、脊中、悬枢、命门，膀胱经的胆俞、脾俞、胃俞、三焦俞、阳纲、意舍、胃仓、肓门、志室，胆经的京门，以及该范围内的奇穴夹脊穴。该区与分布于该部的胃、泌尿生殖系反射区部分重叠。

下区（VI2-2）：其上界在腰阳关～大肠俞（平第5腰椎棘突下），下界沿长强～会阳～秩边。该区包括的主治肠疾的穴位有督脉的腰阳关、腰俞、长强，膀胱经的大肠俞、关元俞、小肠俞、膀胱俞、中膂俞、白环俞、上髎、次髎、中髎、下髎、会阳、胞肓、秩边等。该区与分布于该部的泌尿生殖系反射区部分重叠。

下肢区（VI4）： 可以进一步分为下肢前内侧区与腘窝区。

下肢前内侧区（VI4-1）：主要分布于膝以下至足部分。该区以阴陵泉、曲泉、阴谷为上界，包括的主治肠疾的穴位有脾经的阴陵泉、地机、漏谷、三阴交、商丘、公孙、太白、大都、隐白，胃经的足三里、上巨虚、下巨虚、解溪、陷谷、内庭、历兑，肝经的曲泉、中都、蠡沟、中封、太冲、行间、大敦，肾经的阴谷、交信、复溜、照海、然谷，以及奇穴阑尾[1]等。该区与分布于该部的胃反射区部分重叠，但范围要大得多。

腘窝区（VI4-2）：主要包括膀胱经的浮郄、委阳、委中、合阳，与上述下肢前内侧区连成一片。该区与分布于该部的泌尿生殖系反射区部分重叠。

5.1.3　心反射区

心脏位于膈之上，位置居中偏左，故其反射区（VH）分布于胸部、背部与上肢内侧；双侧大致对称，但其左侧的反射区最为重要（彩图5-5）。

躯前区（VH1）： 两侧胸部均有分布，但以左侧心前区为主，其上界在璇玑～俞府～气户～云门一线，下界在鸠尾～步廊～乳根～食窦一线。该区包括的穴位有任脉的璇玑、华盖、紫宫、玉堂、膻中、中庭、鸠尾，肾经的俞府、彧中、神藏、灵墟、神封、步廊，胃经的气户、库房、屋翳、膺窗，肺经的云门、中府，心包经的天池，脾经的大包、周荣、胸乡、天溪等。该区与分布于该部的肺、胃、食管、肝胆脾胰反射区部分重叠。

躯后区（VH2）： 居于上背部正中，由身柱、厥阴俞、神堂、噫嘻、至阳围成的区域，形如扑克牌里的红心状。该区上界在第3胸椎棘突下水平，下界在第7胸椎棘突下水平，包括的主治心脏疾患的穴位有督脉的身柱、神道、灵台、至阳，膀胱经的厥阴俞、心俞、督俞、神堂、噫嘻，以及该范围内的奇穴夹脊穴。该区与分布于该部的肺、胃、肝胆脾胰反射区部分重叠。

上肢区（VH3）： 分布于前臂与上臂的掌侧或内侧，主要沿心经、心包经循行区域，包括的主治心脏疾患或胸痛的穴位有心经的极泉、青灵、少海、灵道、通里、阴郄、神门、少府、少冲，心包经的天泉、曲泽、郄门、间使、内关、大陵、劳宫、中冲，但也有肺经的经渠、太渊与奇穴肱中（天泉穴下 2.5 寸）[1]。在前臂及手掌，该区与胃反射区部分重叠。在前臂，该区与肺反射区部分重叠。

前额区（VH5）：在前额正中部，上界为神庭，下界为印堂～攒竹；包括主治心悸、高血压等症状的奇穴印堂、额中（印堂上 1.5 寸处）[1]，督脉的神庭，膀胱经的攒竹。该区与分布于该部的胃反射区部分重叠。

5.1.4　泌尿生殖系反射区

由于泌尿系与生殖功能联系紧密，临床上治疗这些疾病的穴位或反映点缺乏特异性，故考虑把它们列为同一个反射区—泌尿生殖系反射区（VU）。泌尿生殖系的脏器都在膈之下，故该反射区在下腹部、腰骶部、腹股沟部与下肢部均有分布（彩图 5-5）。其中肾脏与输尿管的解剖位置靠近腰部，故其局部反射区主要在躯后部；而膀胱、子宫的位置贴近腹壁，故其局部反射区以躯前部为主要，但其体积扩大尤其是位置后倾时其反射区也可出现在腰骶部及大腿外侧。前列腺、尿道、外生殖器的反射区除可以分布于下腹部外，还可以出现在与下腹部相连的腹股沟部以及会阴部。泌尿生殖系的远隔反射区主要分布在下肢尤其是小腿与足的内侧面。

躯前区（VU1）：相当于泌尿生殖器主要是膀胱、子宫在下腹部正中的投影区，其上界在水分～天枢，下界沿曲骨～横骨～气冲。该区包括的穴位有任脉的水分、神阙、阴交、气海、石门、关元、中极、曲骨，肾经的中注、四满、气穴、大赫、横骨，胃经的天枢、外陵、大巨、水道、归来、气冲，还有奇穴子宫（中极穴旁开 3 寸处）[1]、气门（关元穴旁开 3 寸处）[1] 等。该区可与腹股沟部的反射区（VU4-1）连成一片。该区与分布于该部的肠反射区部分重叠。

由于膀胱、子宫都是扩张性很大的器官，当其扩张时，该反射区的范围也经常会随着扩大，有时可以遍及几乎整个下腹部。

躯后区（VU2）：该区包括上下两个区域，但在图 5-5 中没有进一步加以区分。

一是两侧以脾俞、三焦俞、肾俞、志室、意舍围成的对称区域，上界是脾俞～意舍（平第 10 胸椎棘突下），下界在命门～肾俞～志室（平第 2 腰椎棘突下）。该区相当于双侧肾脏在后背的投影区，包括的穴位有膀胱经的脾俞、胃俞、三焦俞、肾俞、意舍、胃仓、肓门、志室，以及督脉的命门。

二是在腰骶部正中，以腰阳关、腰俞与双侧小肠俞、腰宜、膀胱俞、中髎围成的倒三角区，在膀胱、子宫、前列腺等脏器疾患时经常出现局部肿胀或压痛反映。该区上界在腰阳关～大肠俞（平第 4 腰椎棘突下），下界在腰俞～会阳～白环俞～秩边一线。该区包括的穴位有督脉的腰阳关、腰俞，膀胱经的大肠俞、关元俞、小肠俞、膀胱俞、中膂俞、白环俞、上髎、次髎、中髎、下髎、会阳、胞肓、秩边，以及该范围内的奇穴夹脊穴、十七椎下 [1] 等。该区与分布于该部的胃、肝胆脾胰反射区部分重叠。

下肢区（VU4）：又可分为腹股沟区、会阴区、下肢内侧区、腘窝区以及下肢外侧区。

腹股沟区（VU4-1）：该区包括胆经的带脉、五枢、维道；脾经的府舍、冲门，肝经的急脉、阴廉、五里；以及新穴维胞（位于维道穴斜下 1 寸）[1]。它可以与下腹部的反射区（VU1）以及会阴部的反射区（VU4-2）连成一片。该区与分布于该部的肠反射区部分重叠。

会阴区（VU4-2）：该区以任脉的会阴穴为中心（未在彩图 5-5 中标出），可与腹股沟区相连接。

下肢内侧区（VU4-3）：该区的膝以上部位沿脾经、肝经循行线路分布，膝以下部位沿脾经、肾经、肝经循行线路分布。其中泌尿系反射区以肾经循行部位为主，扩散到脾经、肝经，生殖系反射区沿脾经、肾经为主，扩散到肝经。该区以箕门为上界，包括的穴位有脾经的箕门、血海、阴陵泉、地机、漏谷、三阴交、商丘、公孙、太白、大都、隐白；肝经的阴包、曲泉、中都、蠡沟、中封、太冲、行间、大敦；肾经的阴谷、筑宾、交信、复溜、照海、水泉、大钟、太溪、然谷、涌泉；以及新穴上阴陵、交仪（足内踝尖上 5 寸）[1] 等。该区与分布于该部的胃、肠反射区部分重叠。

该区有两个反映点或常用穴位分布较集中的重点区域，一是膝内侧部以阴陵泉～上阴陵～曲泉～阴谷围成的区域，二是踝内侧部以三阴交～商丘～照海～水泉～大钟～太溪～复溜～交信围成的区域。

腘窝区（VU4-4）：该区主要包括的穴位有膀胱经的浮郄、委阳、委中、合阳。该区与上述下肢前内侧区连成一片，并且与分布于该部的肠反射区部分重叠。

下肢外侧区（VU4-5）：该区位于沿胆经循行的大腿外侧中段，包括的穴位有胆经的风市、中渎，以及新穴上风市（风市上 2 寸）、前风市（风市前 2 寸）[1] 等。当子宫因生理或病理原因扩大或前列腺肥大刺激腰骶部时，经常可以在该区出现反映。

5.1.5 胃、食管反射区

由于胃是穿过横膈的内脏，其大部分在膈之下，小部分在膈之上，故胃反射区（VS）在上、下肢均有分布，而且左右两侧基本对称。食管与胃上部相连接，而且位于膈之上，故食管反射区（VE）在上肢、躯后部及前额部与胃反射区完全重叠，躯前部与胃反射区部分重叠，而不分布于下肢。由于这两个内脏解剖位置与功能的紧密联系，它们的相应反射区也缺乏特异性，我们把它们列为同一个反射区－胃、食管反射区（VSE）（彩图 5-6）。

躯前区（VS1 和 VE1）：该部的胃的反射区（VS1）以下胸部及上腹部正中为主，其上界在膻中～步廊～不容～期门，下界在神阙～肓俞～滑肉门～腹哀一线。由于胃的扩张性很大，而且胃下垂时位置可以很低，故其反射区的下界也会发生很大的位移。该区包括的主治胃疾的穴位主要有任脉的膻中、中庭、鸠尾、巨阙、上脘、中脘、建里、下脘、水分、神阙，肾经的步廊、幽门、通谷、阴都、石关、商曲、肓俞，胃经的不容、承满、梁门、关门、太乙、滑肉门，肝经的期门，胆经的日月，脾经的腹哀，以及奇穴食仓（中脘穴旁开 3 寸）、食关（建里穴旁开 1 寸），提胃（中脘穴旁开 4 寸）、胃乐（水分穴旁开 4 寸）[1] 等。

该部的胃反射区向上延伸是食管的反射区（VE1），后者以胸骨为中心，相当于食管在胸前壁的投影区，其包括任脉的天突、璇玑、玉堂、膻中、中庭，肾经的俞府、彧中、神藏、灵墟。该部的胃、食管反射区有小部分重叠，而且均与分布于该部的心、肺、肠反射区部分重叠。

躯后区（VSE2）：位于背腰部正中线及其两侧旁开 3～4 寸的区域，其下部较上部较宽，甚至可以旁开正中线 4.5 寸。上界在神道～厥阴俞～膏肓（平第 4 胸椎棘突下），下界在命门～肾俞～志室（平第 2 腰椎棘突下）。该区包括的主治胃疾的穴位有督脉的神道、灵台、至阳、筋缩，膀胱经的厥阴俞、心俞、督俞、膈俞、胆俞、脾俞、胃俞、三焦俞、膏肓、神堂、噫嘻、膈关、魂门、阳纲、意舍、胃仓、肓门、志室，以及该范围内的奇穴夹脊穴、痞根（第 1 腰椎棘突旁开 3.5 寸）、胃舒（第 4 腰椎棘突旁开 4.5 寸）、溃疡穴（胃仓穴旁开 2 寸）[1] 等。该区与分布于该部的心、肺、肠、肝胆脾胰反射区部分重叠。

上肢内侧区（VSE3）：该区与心包经循行线路一致，但上界位于曲泽，包括的主治胃疾的穴位主要有曲泽、郄门、间使、内关、大陵、劳宫、中冲。在前臂，该区与心、肺反射区部分重叠，在手掌，该区与心反射区部分重叠。

下肢前内侧区（VS4）：分两个区域：一是位于小腿上段，沿胃经足三里、上巨虚、条口，以及奇穴二里半（足三里上 5 分）、健胃或胃下垂点（足三里下 2 寸）[1]分布；二是位于足背内侧，沿脾经的商丘、公孙、太白、大都、隐白分布。这两个区域与分布于该部的肠反射区部分重叠，但范围要小得多。

前额区（VSE5）：在前额正中部，由印堂～攒竹～阳白～额中围成的区域；上界为额中，下界为印堂～攒竹；包括主治恶心、呕吐、呃逆等症状的奇穴印堂、额中，膀胱经的攒竹，胆经的阳白。该区与分布于该部的心反射区部分重叠。

5.1.6　肝、胆、脾、胰反射区

由于肝、胆、脾、胰在腹腔内比较邻近且作用联系紧密，它们在体表的反射区分布也就可能很为接近，故笔者将它们合并为一个肝胆脾胰反射区（VLG）（彩图 5-7）。由于这些内脏都在膈之下，它们在四肢的远隔反射区理应只在下肢，其局部或邻近反射区则分布在上腹部与背部。需要说明的是，对于具有主治这四个内脏疾患作用的穴位进行归类很不容易，因为或是有关临床报道较少，或是它们与用治消化道一般症状，如食欲不振、呕吐、腹胀、腹痛、腹水等的穴位混杂在一起。所以，这一反射区包括的主要是其中应用较多的主治肝、胆疾患或症状的穴位或反映点。

躯前区（VLG1）：该部的肝、胆反射区主要分布于右上腹，脾反射区主要在左上腹，胰腺反射区则主要在上腹正中剑突下，它们分别相当于各脏器在上腹部的投影区。该区的上界在鸠尾～乳根，下界在建里～关门～章门下方，包括的主治肝胆疾患以及脾肿大的穴位主要有任脉的鸠尾、巨阙，肝经的期门、章门，胃经的乳根、承满、关门，胆经的日月，脾经的腹哀，以及奇穴肝房（相当于乳根穴）、肝室（乳头直下第 6～7 肋间）、创新门（第 9 肋骨肋弓角内上方的三角窝中）[1]等穴。主治胰腺炎的穴位大致同该部胃反射区内的穴位。该区与分布于该部的胃、食管、肺、肠反射区部分重叠。

躯后区（VLG2）：可分成背部正中及其两旁区与肩胛区两个区域。

背部正中及其两旁区（VLG2-1）：其上界在神道～膈俞，下界在脊中～三焦俞～肓门～痞根。肝、胆反映点多在右侧；脾、胰反映点多在左侧。该区包括的穴位主要有督脉的神道、灵台、至阳、筋缩、中枢、脊中，膀胱经的膈俞、肝俞、胆俞、脾俞、胃俞、三焦俞、魂门、阳纲、意舍、胃仓、肓门，以及该范围内的奇穴夹脊穴，如肝热穴（第 5 胸椎棘突旁开 0.5 寸处）、脾热穴（第 6 胸椎棘突旁开 0.5 寸处），还有八椎下（第 8 胸椎棘突下）、胰俞（第 8 胸椎棘突旁开 1.5 寸处）、枢边（第 10 胸椎棘突旁开 1 寸处）、浊浴（第 10 胸椎棘突旁开 2.5 寸处）[1]、痞根等。该区与分布于该部的心、肺、胃反射区部分重叠。

肩胛区（VLG2-2）：沿该部的小肠经分布，包括天宗、曲垣、秉风等穴位，主要是胆反射区。

下肢区（VLG4）：可分为小腿外侧区、足外侧区、小腿与足内侧区三个区域。

小腿外侧区（VLG4-1）：该区在小腿上段外侧，主要沿胆经分布，包括胆经的阳陵泉、外丘以及奇穴胆囊穴[1]，扩散到胃经的足三里、下巨虚；该区主要用治胆囊炎、胆石症，故也可称为胆反射区。

足外侧区（VLG4-2）：该区沿该部的胆经分布，包括胆经的丘墟、侠溪等穴位，主要为胆反射区。

小腿与足内侧区（VLG4-3）：该区沿肝经分布为主，也扩散到脾经与肾经，主要包括肝经的曲泉、中都、蠡沟、中封、太冲，脾经的阴陵泉、三阴交、商丘，肾经的太溪、然谷，以及奇穴肝炎穴（内踝上 1~2 寸处）[1]。这些穴位多用治肝炎与黄疸，故该区也可称为肝反射区。该区与分布于该部的胃、肠、泌尿生殖系反射区部分重叠。

下肢的胰腺或脾反射区尚很难确定。古代文献虽有治疗消渴症状（糖尿病）的穴位记载，如下肢中有肾经的太溪、然谷，但对这些穴位的功效缺少现代研究；现代也有针灸治疗胰腺炎的报道，但多应用那些主治消化道疾患的主穴，如足三里。关于治疗脾肿大，不仅古代文献很少记载，现代针灸实践也十分有限，难以进行归类、总结。

面区（VLG5）：由胃经的四白、大肠经的迎香与奇穴鼻交（以指从眉心沿鼻往下按，至鼻骨高处微凹陷中）[1] 围成的区域。临床用治胆道蛔虫症、黄疸等。

5.2 躯体反射区

躯体反射区除可以存在于身体左右、上下、前后对应部位之外，还连续性地分布于人体周身体表，可以纵向地分成前、后、侧三区（彩图 5-8）。各区之间的分界线详见下文。在躯干与四肢部位，躯体前区与躯体侧区或躯体后区的分界线一带，大致就是下述属于中枢反射区的身体边缘区。换言之，躯体前区与后区分别位于躯体的阴面与阳面，躯体侧区则相当于阴阳面的交界面，同是位于躯体阴阳面交界处的中枢反射区边缘区好像是它的极限近似。躯体部位的上下左右对应则参见"1.3.7 反射区的分类与分布规律"中的彩图 1-17。

躯体反射区中以居于阳面的侧区与后区最为重要。临床上常见的运动器官疾病或损伤多发生在这些部位或在该两区中出现反映，它们用于治疗躯体性病痛时也往往疗效较佳。

躯体反射区与经典经络系统的关系十分密切。它们在体表的纵向连续性分布与十四经脉在体表的循行方向完全一致。实际上，整个躯体反射区包括了全部经络体系的体表循行线路，如十二经脉、奇经八脉、十二经筋、十二皮部、十五络脉等。

5.2.1 躯体前区

躯体前区（SA）分布于前额、面部、颈前部、前胸、前腹、下肢前内侧、上肢屈侧的体表。在头面与颈部，其与躯体后区的分界线是上星~五处~目窗，与躯体侧区的分界线是本神~头维~下关~颊车~扶突~天鼎~巨骨；在躯干与下肢，其与躯体侧区的分界线基本沿胆经的前缘；其与躯体前区的分界线在大腿沿肾经的后缘，在小腿是委中~合阳的外侧，膝关~地机~中都~漏谷~筑宾~复溜~太溪~水泉的后缘。在上肢，其与躯体侧区的分界线是沿大肠经的桡侧；其与躯体后区的分界线在前臂是沿心经的后缘，在上臂是沿三焦经的尺侧。

该区包括了足三阴经、手三阴经及胃经几乎全程的体表部分，以及它们所属的经筋、皮部、络脉，任脉，冲脉，以及带脉的前面部分，阴维脉，阴跷脉的体表线路，还有任脉别络 。

5.2.2 躯体侧区

躯体侧区（SL）分布整个身体的侧面体表，其与躯体后区的分界线在头、颈后部、肩部以及上肢，沿胆经、三焦经后缘，在躯干沿腋后线，在下肢沿胆经后缘。其与躯体前区的分界参见前节中的有关描述。

该区包括了胆经、三焦经、大肠经（除其面部分布外）的几乎全程体表部分，以及它们所属的经筋，皮部，络脉，以及阳跷脉、阳维穴的体表线路，还有脾之大络。

5.2.3　躯体后区

躯体后区（SP）分布与头、颈、躯干、下肢的后侧面，上肢伸侧的尺侧部分体表，其与躯体前、侧区的分界线参见前述两节中的有关描述。

该区包括了膀胱经、小肠经（除其在面、颈部的分布外）几乎全程体表部分，以及它们所属的经筋、皮部、络脉，以及督脉、带脉的后面部分，还有督脉别络。

最后需要说明的是，我们之所以把躯体反射区只分成上述前、侧、后三个区，而不是更多的区，主要是根据针刺四肢末梢各经穴位诱发的循经感传抵达胸腹与头面部时经常是在一定范围内弥散的，临床上治疗胸腹部或头面部的躯体性病痛时，四肢远隔取穴也并非需要严格地循经，"异经同治"现象十分普遍。

当然，四肢部位的躯体反射区分区还可以更细些（参见"1.3.7　反射区的分类与分布规律"的表 1-5)，如在躯体前区的下肢部位，至少还可以再分成两区。一是位于下肢伸侧的，以胃经循行线路为中心的"胃经区"，二是位于下肢内侧的，包括三阴经在内的"三阴经区"。但这两个亚区上行至腹部后就融合成一区（躯体前区）了。同样，上肢的躯体侧区也可以再分成背侧的"三焦经区"与桡侧的"大肠经区"；上肢屈侧的躯体前区还可以进一步分成"心经区"、"心包经区"与"肺经区"；但它们上行到肩背或胸部后就都融合成同一个区（躯体前区）了。躯体后区则还可以分成"膀胱经区"与"小肠经区"，前者覆盖几乎整个头部、躯干与下肢的背侧，而后者覆盖上肢背部尺侧至肩胛、后头部为主，它们在头部融合一起。所以，在治疗四肢的躯体性病痛时选用这些经络区，也就是经典的"循经取穴"。

所以，躯体性病痛发生在四肢部位时，一般宜循经取穴，而发生在头面部或胸腹部时则只要"循区取穴"即可。由于四肢部位中以经脉命名的躯体反射亚区定位与相应经络一致，我们没有在彩图 5-8 中重复标出。

5.3　中枢反射区

人体体表的中枢反射区及其与经络体系的关系如彩图 5-9 所示。中枢反射区可以分成居于头面躯干中线的身体中线区、身体边缘区以及靠近颅腔局部的头皮区。

身体中线区（CM）是中枢反射区中最重要的分区，许多中枢性疾患，都可在该区出现反映点。身体边缘区（CB）的分布范围较广，较为复杂，它大致上是身体前后面（即阴阳面）的交界线区，即它可以从人体侧面将体躯分成前后两半。但肩、膝部的中枢反射区分布比较特殊，因为肩、膝关节的外突，使这两个部位的体表属于阳面，其相应的阴面则在腋窝与腘窝。身体边缘区中以四肢肘膝以下至手、足部的中枢反射区最为重要。此外，颅腔内为高级中枢所在，头颅表面还常有相应中枢的局部反射区分布，即头皮的中枢反射区（CS）。

刺激中枢反射区对于中枢神经系统、下丘脑－垂体对自主神经和内分泌系统的控制、全身的免疫系统、体温调节等都有明显的作用。

5.3.1　身体中线区

躯干、头、颈后中线区（CM1）：躯干、头及颈部后正中线及其旁开 0.5～1 寸处。该区包括该部的全部督脉穴位，膀胱经的八髎、会阳，以及奇穴夹脊穴。

躯干、头、颈前中线区（CM2）：躯干、头面及颈部前正中线及其旁开 0.5～1 寸处。该区包括该部的全部督脉穴、任脉穴，腹部的全部肾经穴（幽门、通谷、阴都、石关、商曲、肓俞、中注、四满、气穴、大赫、横骨），以及奇穴印堂、年寿（两眼内眦连线中点下 2 分处）[1] 等。

5.3.2　身体边缘区

（1）头部边缘区（CB1）：沿前、侧面的发际及耳后区分布。该区包括的穴位有督脉的神庭，膀胱经的眉冲、曲差、天柱，胆经的听会、上关、颔厌、悬颅、悬厘、曲鬓、完骨、本神、头临泣、风池，三焦经的天髎、翳风、瘈脉、颅息、角孙、耳门、耳禾髎，小肠经的听宫，胃经的头维、下关。

（2）肩、颈外侧区（CB2）：沿大肠经与胆经分布。该区包括的穴位有大肠经的巨骨，胆经的肩井，以及奇穴新识（在第 3～4 颈椎之间，旁开 1.5 寸处）、新穴下新识（新识穴下 5 分）[1]。该区与头部边缘区相连接。

（3）躯干边缘区（CB3）：大致沿腋中线与腋前线之间分布。该区包括的穴位有胆经的渊腋、带脉，脾经的大包。

（4）上肢边缘区（CB4）：

上臂、前臂外侧区（CB4-1）：主要沿大肠经分布，亦包括肺经偏向大肠经的一些穴位，包括的穴位主要有大肠经的臂臑、手五里、曲池、手三里、上廉、下廉、温溜、偏历，肺经的经渠、列缺等。该区与躯干边缘区与手边缘区相连接。

上臂、前臂内侧区（CB4-2）：主要分布于该部小肠经与心经之间的区域，也包括三焦经偏向小肠经的一些穴位。该区包括的穴位主要有小肠经的小海、支正、养老，心经的少海、灵道、通里、阴郄、神门，三焦经的臑会、消泺、清冷渊、天井等。该区与躯干边缘区与手边缘区相连接。

手边缘区（CB4-3）：位于手掌与手背交界面以及全部手指、指蹼处。该区包括的穴位有大肠经的合谷、二间、三间、商阳，肺经的太渊、鱼际、少商，小肠经的阳谷、腕骨、后溪、前谷、少泽，心经的少府、少冲，三焦经的中渚、液门、关冲，心包经的中冲，以及奇穴十宣、八邪等。

（5）下肢边缘区（CB5）：

大小腿外侧边缘区（CB5-1）：在大腿沿胆经分布，在小腿沿胆经及其与膀胱经之间区域分布。该区包括的穴位有胆经的居髎、风市、中渎、膝阳关、阳陵泉、悬钟，膀胱经的飞扬、附阳。该区与躯干边缘区与足边缘区相连接。

大小腿内侧边缘区（CB5-2）：在大腿沿肾经后缘分布，在小腿与足分布于脾经与肾经之间区。该区包括的穴位有肝经的膝关，脾经的地机，肾经的筑宾、复溜。该区与足边缘区相连接。

足边缘区（CB5-3）：位于足底与足背的交界面以及全部足趾、趾蹼处，在足部外侧沿膀胱经分布，在足部内侧则沿肾经分布。该区包括的穴位有膀胱经的昆仑、仆参、申脉、金门、京骨、束骨、足通谷、至阴，胆经的丘墟、足临泣、地五会、侠溪、足窍阴，胃经的陷谷、内庭、厉兑，肝经的太冲、行间、大敦，脾经的公孙、太白、大都、隐白，肾经的水泉、大钟、太溪、然谷，以及奇穴八风等。

在边缘区的上述穴位中多数可用治于中枢神经或精神性疾患。

5.3.3　头皮区

头皮区（**CS**），即头皮针或头针疗法所应用的刺激部位。它分布于头发覆盖区，其分区大致与大脑皮质的功能定位相应，包括运动区、感觉区、舞蹈震颤控制区、晕听区、言语二区、言语三区、运用区、足运感区、视区、平衡区、胃区、胸腔区、生殖区。运动区与感觉区均可进一步分成 5 等份，上 1/5 代表下肢、躯干，中 2/5 代表上肢，下 2/5 代表面部。运动区下 2/5，亦称言语一区。它们的划分有两条标定线：前后正中线与眉枕线（从眉毛上缘中点至枕外粗隆尖的头侧水平连线），其详细分区参见"1.3.7　反射区的分类与分布规律"彩图 1-18 及有关头针疗法的专著 [711] [711]，这里不予赘述。

在头皮针施术部位的标准化方案中，头皮刺激区被表述为分属四个区的 14 条线，其与头部经穴及上述头皮区的关系大致如下 [1] [711]：

额区：额中线（自督脉的神庭穴起，往下针 1 寸），额旁 1 线（膀胱经的眉冲穴起，沿经往下针 1 寸，相当于胸腔区），额旁 2 线（自胆经的头临泣穴起，沿经向下针 1 寸，相当于胃区），额旁 3 线（胆经的本神穴与胃经的头维穴之间发际上 0.5 寸，往下针 1 寸，相当于生殖区）。

顶区：顶中线（督脉的百会穴至前顶穴），顶颞前斜线（自督脉的前顶穴至胆经的悬厘穴，贯穿督脉、膀胱经与胆经，相当于运动区），顶颞后斜线（自督脉的百会穴至胆经的曲鬓穴，贯穿督脉、膀胱经与胆经，相当于感觉区），顶旁 1 线（自膀胱经的承光穴沿经往后针 1 寸，相当于足运感区）、顶旁 2 线（自胆经的正营穴沿经往后针 1.5 寸）。

颞区：颞前线（胆经的颔厌穴至悬厘穴），颞后线（胆经的率谷穴至曲鬓穴，相当于晕听区）。

枕区：枕上正中线（督脉的强间穴至脑户穴），枕上旁线（枕上正中线平行往外 0.5 寸，相当于视区），枕下旁线（膀胱经的玉枕穴至天柱穴，相当于平衡区）。

由上可见，在头皮针施术部位的标准化方案中，比经典头皮区增加了位于头部正中线（即督脉）上的三条线：额中线，顶中线与枕上正中线，以及顶旁 2 线与颞前线。其中枕上正中线主治眼病，笔者称其为"视 2 区"，它与枕上旁线都位于下述眼反射区内。此外，顶旁 2 线主治上肢瘫痪、麻木，笔者称其为"手运感区"。

5.4　五官反射区

位于头面部的五官（眼、耳、鼻、口腔、咽喉）也有特定的反射区分布。它们除分别有位于局部或邻近区域的反射区（彩图 5-10）外，也有分布于四肢部位的远隔反射点。后者的分布较零散，我们只作了文字表述，没有给予图示，但它们有两个共同的特点：一是与中枢反射区在四肢末梢的分布十分靠近或基本重叠；二是与相应五官位于身体相同一面（前、侧或后面）的躯体反射区（参见"5.2　躯体反射区"），如眼、鼻、口腔、咽喉均居于躯体前区，其在四肢的远隔反射点也均位于躯体前区；耳居于躯体侧区，其在四肢的远隔反射点也位于躯体侧区等。下述各反射区包括的新穴多引自《针灸经外奇穴图谱续集》一书 [1]。

5.4.1　眼反射区

眼反射区（**EY**）包括围绕着眼眶内外两圈的局部反射区，前额与后头、颈部的邻近反射区

（彩图 5-10），以及分布于上下肢的远隔反射点。后者主要分布于上下肢的中枢反射区，以及膝关节以下的躯体前区。它们通常主治目痛、多泪或目干、目翳、视物不明等眼部症状，或结膜炎、角膜炎、麦粒肿、近视、视神经炎、视神经萎缩、视网膜色素变性、青光眼等眼疾。

眶内缘区（EY1）： 可以进一步分为眼眶上下左右四个穴区。

眼内眦区（EY1-1）：以膀胱经的睛明为中心，包括奇穴外睛明、上睛明、下睛明、睛光、东明 6、东明 1 等。

眼外眦区（EY1-2）：以胆经的瞳子髎为中心，包括奇穴外明、东明 5、小清明等。

眶上缘区（EY1-3）：包括的穴位有奇穴健明 4、新攒竹、东明 3、东明 2、增明 1、增明 2、东明 4、下清明等。

眶下缘区（EY1-4）：包括的穴位有胃经的承泣，奇穴健明、睛下、代明、健明 1、健明 2、球后、月亮、健明 3 等。

眶周区（EY2）： 主要包括位于上眼眶及前额部的膀胱经的攒竹，三焦经的丝竹空，奇穴鱼腰、眶上、鱼尾、眉梢，位于下眼眶的胃经的四白和位于眼外侧的奇穴太阳等。

前额区（EY3）： 包括胆经的阳白、头临泣、目窗，督脉的上星，胃经的头维，以及奇穴阳白内 1 寸、鱼上、新明 2 等。

后头、颈区（EY4）： 包括胆经的风池，膀胱经的天柱、玉枕，以及奇穴新识，头皮区的视区与枕上正中线等。

上肢（EY5）： 包括大肠经的臂臑、曲池、阳溪、合谷；三焦经的清冷渊、阳池、中渚、关冲，小肠经的养老、后溪、前谷、少泽；以及奇穴见明（臂臑穴后上方）[1] 等。它们也属于中枢反射区的范围。

下肢（EY6）： 包括胆经的风市、光明、足临泣、足窍阴；胃经的足三里、解溪、陷谷、内庭，肝经的太冲、行间；膀胱经的京骨、束骨、至阴；肾经的照海、涌泉；以及奇穴万里。它们其中多数同时也在中枢反射区；足三里、万里、解溪虽不在中枢反射区内，但与内庭、陷谷、太冲、行间、照海等均在躯体前区范围内。

5.4.2 耳反射区

耳反射区（ER）包括围绕耳郭一圈的局部或邻近反射区（彩图 5-10），以及分布于上下肢的远隔反射点。后者主要分布于肘、膝关节以下的躯体侧区以及手、足部的中枢反射区。它们通常主治耳聋、耳鸣、耳痛、中耳炎等。

耳周区（ER1）： 又可以进一步分成三个亚区：耳前区、耳后下区与耳上区。

耳前区（ER1-1）：位于耳郭前方、鬓发后下方的条状区域。该区包括三焦经的耳门、耳禾髎，小肠经的听宫，胆经的听会、上关，胃经的下关，以及奇穴治聋 3、听穴、听灵 1、听灵、听灵 2、听聪、下听会、治聋 4 等。这些穴位均在该部属于中枢反射区的头颈部边缘区内。

耳后下区（ER1-2）：位于耳郭背后及下方。该区包括的穴位有三焦经的翳风、瘛脉、颅息，胆经的风池、脑空、头窍阴，小肠经的天窗，以及奇穴聋 7、后聪、后听宫、新七号、下瘛脉、后听、后听会、新一号、新二号，安眠 1、斗私、安眠 2、耳根、翳明、听敏、后翳明、翳明下、天听等。这些穴位均在该部属于中枢反射区的头颈部边缘区内。

耳上区（ER1-3）：位于耳郭上方。该区包括头皮穴晕听区，三焦经的角孙，胆经的浮白。位于头顶的督脉穴百会也可以归入该区。

上肢区（ER2）： 三焦经的天井、四渎、三阳络、会宗、外关、阳池、中渚、液门，小肠经的阳谷、腕骨、后溪、前谷、少泽，手阳明大肠经的阳溪、合谷，以及奇穴鹰下（四渎上 2 寸）、络上（三阳络上 1 寸）[1] 等。这些穴位中，分布于手部的多属中枢反射区，而在手臂部的则属躯体侧区。

下肢区（ER3）：以集中在腓骨小头下方，从胆经阳陵泉往下延伸 3 寸左右的一小块区域为主要，包括奇穴腓聋、陵下、腓头下、足益聪等穴，以及位于足部的胆经的地五会、侠溪，胃经的内庭，膀胱经的申脉，肾经的太溪，奇穴足 20、足 46 等。这些穴位多属中枢反射区，而在小腿部的穴位还同时属躯体侧区。

5.4.3　鼻反射区

鼻反射区（NS）包括围绕鼻子一圈的局部反射区，前额及头顶部的邻近反射区（彩图 5-10），以及手足部的远隔反射点。后者分散地分布于手、足部的中枢反射区。它们通常主治鼻炎、鼻窦炎、鼻塞、鼻出血、嗅觉减退等。

鼻及鼻旁区（NS1）：包括的穴位有督脉的素髎、人中、兑端，大肠经的迎香、口禾髎，胃经的四白、巨髎，奇穴鼻通、治鼻 1、通气。

前额及头顶区（NS2）：包括的穴位有奇穴印堂，督脉的神庭、上星、囟会、百会，膀胱经的眉冲、曲差、五处、承光、通天、络却。

颈后部（NS3）：包括的穴位有胆经的风池，膀胱经的天柱，奇穴天梁（位于头枕部，斜方肌外缘，枕骨下际处）、六颈椎旁[1] 等。

上肢区（NS4）：包括的穴位有大肠经的合谷，肺经的列缺，奇穴鼻出血点（位于手拇、示指指蹼缘中点）。

下肢区（NS5）：包括的穴位有胃经的内庭，膀胱经的足通谷、至阴，肾经的涌泉等。

5.4.4　口腔、咽喉反射区

口腔、咽喉反射区（OT）包括围绕口唇一圈、面部、颈前、颈后的局部反射区（彩图 5-10）与分布于上下肢末梢的远隔反射区。其远端反射区主要分布于手、足部的中枢反射区，以及肘、膝关节以下的躯体前区。它们通常主治咽喉肿痛、扁桃腺炎、喉炎、声带疾病、失声、口腔炎、口腔溃疡、舌炎、流涎、腮腺炎以及牙痛等。但须注意，由于穴位镇痛的相对特异性，一些不在该反射区内的穴位也可以用治牙痛。

口周区（OT1）：包括的穴位有胃经的地仓，任脉的承浆，督脉的人中、兑端，奇穴咬肌（口角直下约 5 分）、地护（口角垂直线与下颌缘之交界处）。

面部区（OT2）：包括的穴位有胃经的下关、颊车、大迎，奇穴牵正（下关穴下前方，耳垂前方 5 分）。

颈后区（OT3）：包括的穴位有胆经的风池，膀胱经的天柱，督脉的大椎、哑门，奇穴复音（在第 3～6 颈椎之间两侧旁开 3～5 分处的条索状硬结）、颈 7、七颈椎旁。

颈前区（OT4）：包括的穴位有任脉的廉泉、天突，大肠经的天鼎，小肠经的天窗，胃经的水突、气舍，奇穴上廉泉、新廉泉、增音、增音上、哑点、通气 1、扁桃体、强音。

上肢区（OT5）：包括的穴位有大肠经的商阳、二间、三间、合谷、阳溪、偏历、温溜，小肠经的前谷，三焦经的关冲、液门、天井，肺经的少商、鱼际、太渊、列缺、孔最、尺泽，心包经的劳宫、大陵，心经的神门、通里，还有奇穴八邪、落枕、喉感、新阳溪、上合谷、咽喉点。这些穴位中，分布于手部的多属中枢反射区，而在手臂部的如列缺、孔最、尺泽、喉感、偏历、温溜以及手部的劳宫、大陵则属躯体前区。

下肢区（OT6）：包括的穴位有胃经的解溪、冲阳、内庭、历兑，肾经的太溪、照海、然谷、涌泉，肝经的太冲，胆经的阳陵泉，奇穴八风、上八风、足 19、足 21、足 27、足 28 等。这些穴位多属中枢反射区。其中除阳陵泉、涌泉、足 21 之外，其他穴位同时又属躯体前区。

5.5 经外奇穴索引

5.5.1 头、颈部

Ⅰ. 头顶部

EX1（四神聪）：在百会前后左右各 1 寸处，共 4 穴。

Ⅱ. 眶周与眶内缘部

EX2（印堂）：在两眉头的中间处。

EX3（额中）：印堂穴上 1.5 寸处。

EX4（太阳）：在眉梢和外眼角后约 1 寸处。

EX5（外睛明）：睛明穴外上 1 分处。

EX6（上睛明）：睛明穴上方 2 分处。

EX7（下睛明）：眼内眦下约 2 分处。

EX8（睛光）：睛明穴上方 3 分处。

EX9（外明）：眼外眦角上 3 分处。

EX10（小清明）：眼外眦处。

EX11（下清明）：眶上缘外 1/4 与内 3/4 交界处。

EX12（新攒竹）：睛明穴外上方约 7 分处。

EX13（东明 1）：睛明穴外上 4 分处。

EX14（东明 2）：东明 1 穴与东明 3 穴连线之中点处。

EX15（东明 3）：眶上缘正中处。

EX16（东明 4）：东明 3 穴外侧 4 分处。

EX17（东明 5）：眼外眦角上约 1.5 分处。

EX18（东明 6）：眼内眦角，上、下泪点之间处。

EX19（增明 1）：东明 3 穴内侧 2 分处。

EX20（增明 2）：东明 3 穴外侧 2 分处。

EX21（睛下）：眼内眦下外约 5 分处。

EX22（代明）：承泣穴与睛明穴下 2 分连线之中点处。

EX23（健明）：睛明穴下 4 分稍外处。

EX24（健明 1）：承泣穴与健明穴连线之中点处。

EX25（健明 2）：承泣穴与球后穴连线之中点处。

EX26（健明 3）：眶下缘外 1/8 与内 7/8 交界处。

EX27（健明 4）：睛明穴上方 5 分处。

EX28（球后）：眶下缘外 1/4 与内 3/4 交界处。

EX29（月亮）：眶下缘外 1/3 处。

EX30（眶上）：眶上孔处。

EX31（鱼腰）：在眉毛的中点处。

EX32（鱼尾）：眉外端与眼外眦连线中点外 3 分处。

EX33（鱼上）：阳白穴下方 5 分处。

EX34（阳白内 1 寸）：阳白穴内 1 寸处。

EX35（新明 2）：眉外端直上 1 寸处。

EX36（眉梢）：眉毛尖端上 33mm、外 10mm 处。

Ⅲ．耳周部

EX37（听穴）：听宫穴与听会穴连线之中点处。

EX38（听灵）：听宫穴与听会穴连线的下 3/4 点处。

EX39（听灵 1）：听穴近耳侧 2mm 处。

EX40（听灵 2）：听灵穴向耳侧 0.2cm 处。

EX41（听聪）：听会穴下 2 分处。

EX42（下听会）：听会穴下 5 分处。

EX43（治聋 3）：耳门穴与听宫穴连线之中点近耳侧 2mm 米处。

EX44（治聋 4）：耳垂下缘处。

EX45（聋 7）：角孙穴后下 5 分处。

EX46（后聪）：耳根与后发际间之中点处。

EX47（后听宫）：位于颞部耳郭背侧之根部，与听宫穴在同一水平线上。

EX48（晕听区）：耳轮尖上 1.5cm 点平行向前、后各延伸 2cm，合计 4cm 长的水平线。

EX49（下瘛脉）：瘛脉穴下 5 分处。

EX50（后听）：位于颞部，耳郭外侧面之根部，与耳郭内侧面耳屏和耳屏切迹之间点同一水平。

EX51（后听会）：翳风穴上 5 分凹陷处。

EX52（新一号）：位于耳郭后根部，乳突前缘与耳郭交界处。

EX53（新二号）：位于耳颞部，胸锁乳突肌停止部，颞骨乳突下凹陷直上 5 分处。

EX54（新七号）：位于颞部，耳后发际与耳屏中点水平连线交会处。

EX55（翳明）：翳风穴后 1 寸处。

EX56（后翳明）：翳明穴后 5 分处。

EX57（翳明下）：翳明穴下 5 分处。

EX58（安眠 1）：位于翳风穴与翳明穴之间。

EX59（斗私）：翳明穴后斜上 5 分处。

EX60（安眠 2）：风池穴与翳明穴之间。

EX61（听敏）：耳垂下缘根部处。

EX62（耳根）：翳风穴下 5 分处。

EX63（牵正）：下关穴下前方，耳垂前方 5 分处。

EX64（前翳风）：翳风穴前上方 16mm，靠近耳垂皮肤褶皱中心处。

Ⅳ．鼻周部

EX65（鼻通）：在鼻骨下，鼻唇沟上端凹陷处。又称上迎香。

EX66（治鼻 1）：迎香穴内侧 2 分处。

EX67（通气）：睛明穴直下 1.5 寸处。

EX68（鼻交）：以指从眉心沿鼻往下按，至鼻骨高处微凹陷中。

EX69（年寿）：两眼内眦连线中点下 2 分处。

Ⅴ．口周部

EX70（咬肌）：口角直下约 5 分处。

EX71（地护）：口角垂直线与下颌缘之交界处。

EX72（夹承浆）：在承浆穴两旁各 1 寸，当下颌骨颏孔处。又称下地仓。

Ⅵ．颈后部

EX73（复音）***：在第 3～6 颈椎之间两侧旁开 3～5 分处的条索状硬结。

EX74（新识）：在第 3～4 颈椎之间，旁开 1.5 寸处。

EX75（下新识）：新识穴下 5 分处。

EX76（百劳）：大椎穴上 2 寸，旁开各 1 寸处。

EX77（颈 7）：第 7 颈椎棘突高点上缘，即大椎穴上方。

EX78（七颈椎旁）：大椎穴上方约 5 分点旁开 5 分处。

EX79（天梁）：位于头枕部，斜方肌外缘，枕骨下际处。

EX80（六颈椎旁）：大椎穴上方约 1 寸点旁开 5 分处。

EX81（视区）：后头部自枕外粗隆水平线向上旁开正中线 1cm 的两条 4cm 长的平行线。

EX82（天听）：风池穴与翳明穴连线之中间点下 5 分处。

EX83（外定喘）：大椎穴旁开 1.5 寸处。

Ⅶ．颈前部

EX84（上廉泉）：廉泉穴上 1.5 寸处。

EX85（新廉泉）：颈部前正中线，甲状软骨与环状软骨之间处。

EX86（强音）：人迎穴后前方，喉结旁开 2 寸处。

EX87（增音）：人迎穴上前方，喉结与下颌角连线中点处。

EX88（增音上）：增音穴上 1cm 处。

EX89（哑点）：下颌角下，胸锁乳突肌前缘凹陷中。天窗穴之前方。

EX90（扁桃体）：下颌角直下 5 分处，或颊车穴下一横指处。

EX91（通气 1）：扁桃体穴下前约 3 分处。

EX92（颈臂）：在锁骨内 1/3 与外 2/3 交界处上 1 寸，胸锁乳突肌锁骨头后缘处。

5.5.2 躯干部

Ⅰ．胸腹部

EX93（子宫）：中极穴旁开 3 寸处。

EX94（气门）：关元穴旁开 3 寸处。

EX95（食仓）：中脘穴旁开 3 寸处。

EX96（食关）：建里穴旁开 1 寸处。

EX97（提胃）：中脘穴旁开 4 寸处。

EX98（胃乐）：水分穴旁开 4 寸处。

EX99（肝房）：相当于乳根穴。

EX100（肝室）：乳头直下第 6～7 肋间处。

EX101（创新门）：腹哀穴与提胃穴之间点，第 9 肋骨肋弓角内上方的三角窝中。

Ⅱ. 腰背部

EX102（夹脊）：自第 1 胸椎至第五腰椎，每椎棘突下旁开 5 分，左右侧各一穴，两侧共 34 穴。全称"华佗夹脊"。

EX103（肝热穴）：第 5 胸椎棘突旁开 0.5 寸处。属夹脊穴之一。

EX104（脾热穴）：第 6 胸椎棘突旁开 0.5 寸处。属夹脊穴之一。

EX105（八椎下）：第 8 胸椎棘突下。

EX106（胰俞）：第 8 胸椎棘突旁开 1.5 寸处。

EX107（枢边）：第 10 胸椎棘突旁开 1 寸处。

EX108（浊浴）：第 10 胸椎棘突旁开 2.5 寸处。

EX109（痞根）：第 1 腰椎棘突下旁开 3.5 寸处。

EX110（下极俞）：第 3 腰椎棘突下。

EX111（十七椎下）：在第 5 腰椎棘突下。

EX112（腰眼 1）：第 3 腰椎棘突下旁开 3～4 寸凹陷处。

EX113（腰眼 2）：第 4 腰椎棘突下旁开 4 寸凹陷处。

EX114（腰宜）：第 4 腰椎棘突下旁开 3 寸处。

EX115（臀上）***：臀部腰眼 2 穴下 1～2 寸处。

EX116（胃舒）：第 4 腰椎棘突旁开 4.5 寸处。

EX117（溃疡穴）：胃仓穴旁开 2 寸处。

5.5.3　四肢部

Ⅰ. 上肢部

EX118（肩前）：在腋前皱襞端与肩髃穴连线的中点处。

EX119（臑上）：位于肩部，三角肌正中点处。又称"三角肌"穴。

EX120（肱中）：天泉穴下 2.5 寸处。

EX121（见明）：臂臑穴后上方处。

EX122（喉感）：曲泽穴下 2 寸处。

EX123（鹰下）：四渎穴上 2 寸处。

EX124（挫闪）**：阳池穴至肘部肱骨外上髁连线上 3/4 处。

EX125（络上）：三阳络穴上 1 寸处。

EX126（新阳溪）：阳溪穴后外侧处。

EX127（上合谷）：合谷穴上 1 寸处。

EX128（十宣）：在手十指尖端去指甲 1 分处，两手共 10 穴。

EX129（上后溪）：后溪穴与腕骨穴连线之中点处。

EX130（拇根）**：拇指根部，相当于掌指关节背侧面上的压痛点。

EX131（虎边）**：即虎口穴。在拇、示指指蹼缘中点赤白肉交接处。

EX132（八邪）：微握拳，手背掌骨小头之间，两手共 8 穴。

EX133（落枕）：手背第 2、3 掌骨间掌指关节后 0.5 寸处。

EX134（腰痛点）：手背腕横纹前 1 寸，第 2、4 伸指肌腱尺侧缘各一穴。左右共计 4 穴。

EX135（鼻出血点）：位于手拇、示指指蹼缘中点处。

EX136（咽喉点）：位于手中指掌指关节背侧尺侧缘处，半握拳取之。

Ⅱ. 下肢部

EX137（维胞）：维道穴斜下 1 寸处。

EX138（二阳）**：在大腿外侧风市穴至环跳穴连线中点为参照点，向股后方恰在胆经与膀胱经路线之正中，上下各 1 寸，共两个穴。

EX139（大郄）：殷门穴外 1 寸许处。

EX140（风市上）：风市穴上 5 寸处。

EX141（前进）：风市穴上 2 寸 5 分处。

EX142（上风市）：风市穴上 2 寸处。

EX143（前风市）：风市穴前 2 寸处。

EX144（髌上）：髌骨上缘正中上 2 寸处。

EX145（鹤顶）：在膝髌骨上缘正中凹陷处。

EX146（膝眼）：在膝髌骨韧带两侧凹陷中处，单侧两穴，双侧四穴。

EX147（髌底）**：半屈膝时重按寻穴，在膝髌骨下缘正中凹陷处。

EX148（二里半）：足三里穴上 5 分处。

EX149（万里）：足三里穴下 5 分处。

EX150（阑尾穴）：足三里穴下 1～2 寸处。

EX151（健胃）：足三里穴下 2 寸处。也称胃下垂点。

EX152（胆囊穴）：在阳陵泉穴下 1～2 寸处。

EX153（腓聋）：靠腓骨外侧，腓骨小头下 1 寸处。

EX154（上阳陵）**：阳陵泉穴上方，屈膝时由外腘横纹头斜上方，骨边凹处。

EX155（上阴陵）***：阴陵泉穴上方，屈膝时由内腘横纹头斜上方凹处。与上阳陵穴相对称。

EX156（陵下）：阳陵泉穴下 2 寸处。

EX157（后陵）：腓骨小头后下 5 分处。

EX158（腓头下）：腓骨前缘，腓骨小头下 3 寸处。

EX159（足益聪）：腓骨后缘，阳陵泉穴下 3 寸处。

EX160（条口旁）**：条口穴向外约 5 分处。

EX161（交仪）：足内踝尖上 5 寸处。

EX162（肝炎）：内踝上 1～2 寸处。

EX163（八风）：位于足五趾歧缝间，两足共 8 穴（其中包括行间、内庭、侠溪三穴）。

EX164（上八风）：在第 1 至第 5 趾跖关节的后缘，两跖骨之间两足共 8 穴（其中包括太冲、陷谷、地五会三穴）。

EX165（足 19）：位于足胫侧，舟骨粗隆上凹陷处。

EX166（足 20）：位于足背部，第 2、3 趾根间点至踝关节前横纹中央连线之中点处。

EX167（足 21）：位于足背部，第 4、5 跖趾关节前缘上 1.2 寸处。

EX168（足 27）：位于足大趾，跖趾关节背侧，伸拇长肌腱胫侧缘处。

EX169（足 28）：位于足背，第 1、2 跖骨间隙中点与第 1、2 跖趾关节前方凹陷连线之中点处。

EX170（足 46）：位于足第 2 趾背侧胫侧缘，远侧趾关节处。

*EX 编号为本书自定，并非国际标准。新录奇穴多数参见《针灸经外奇穴图谱续集》[1]《针灸学》[1]以及《实用针灸》[1]，其余为先师焦勉斋（**）及作者（***）的经验穴。

参 考 文 献

[1] 朱琏．新针灸学 [M]．北京：人民卫生出版社，1955.

[2] 金观源．整体反射疗法 - 临床针灸科学化的方向 [C]．国际传统医学大会论文摘要汇编（北京）．2000，1065.

[3] Weiner N．控制论 [M]．郝季仁，译．北京：科学出版社，1962.

[4] 周衍椒，张镜如．生理学 [M]．3 版．北京：人民卫生出版社，1992.

[5] 金观涛，华国凡．控制论和科学方法论 [M]．北京：科学普及出版社，1983.

[6] 中国科学院自动化研究所等针麻协作组．从控制论观点探讨针麻原理与经络实质，针刺麻醉原理的探讨（全国针刺麻醉学习班选编组编）[M]：北京：人民卫生出版社，1974，99-106.

[7] 金观源，包文俊．针灸与控制论 [M]．杭州市西湖区科委，1978.

[8] 金观源，相嘉嘉，金雷．《身体反射区》图谱 [M]．美国国际整体医学研究所，Milwaukee，USA，1998.

[9] Wang DS．Standard Acupuncture Nomenclature (ed), World Health Organization Reginal Office for the Western Pacific [M]. (WHO Regional Publications，Western Pacific Series No.1), Manila，Phillipines, 1984.

[10] 金观源．稳态概念的再认识及其意义 [J]．生理科学进展，1989，20：220.

[11] 陕西中医学院．一九五八年以来我国对经络实质的研究，针刺麻醉资料综述 [M]．北京．人民卫生出版社，1973，28-67.

[12] Jin GY. The distribution rules of acupoints: a new theory [J]. Proc. 5th Intern. Congress Chinese Medicine. San Francisco, USA, 1990, 40.

[13] 浙江医科大学，浙江中医学院《针灸解剖学图谱》编绘组．针灸解剖学图谱 [M]．杭州：浙江人民出版社，1974.

[14] 西安医学院针麻基础理论研究协作组．关于合谷区穴位的针感感受器以及针感传入脊髓的径路，针刺麻醉原理的探讨 [C]．北京：人民卫生出版社，1974，49-59.

[15] 中国科学院动物研究所针麻组．针麻穴位里感受器的若干观察，针刺麻醉原理的探讨 [C]．北京：人民卫生出版社，1974，47-48.

[16] 王克模，刘健．正中神经支配的穴位感受器及初级传入部分在针感的形成中的作用，针灸论文摘要选编 [C]．北京：中国针灸学会，1987，293.

[17] 中国科学院动物研究所针麻组．人耳郭及其穴位里的神经分布，针刺麻醉原理的探讨 [C]．北京：人民卫生出版社，1974，41-46.

[18] 董泉声，董新民．不同术式针刺针下反应可比性指标的探讨 [J]．四川中医，1987，1：5.

[19] 董泉声，董新民．针刺术式与肌神经传入纤维类别之关系 [J]．上海针灸杂志，1989，1：37.

[20] 杨再春，等．神经干刺激疗法 [M]．沈阳：辽宁人民出版社，1978.

[21] Langevin HM. Churchill DL. Fox JR. Badger GJ. Garra BS. Krag MH: Biomechanical response to acupuncture needling in humans [J]. Journal of Applied Physiology．2001, 91(6): 2471-2478.

[22] Langevin HM. Churchill DL. Cipolla MJ. Mechanical signaling through connective tissue: a mechanism for the therapeutic effect of acupuncture [J]. FASEB Journal, 2001, 15(12): 2275-2282.

[23] 高维滨．针灸三绝 [M]．北京：中国医药科技出版社，1996.

[24] 中国医学科学院分院针麻组．用动物交叉循环实验探讨针刺镇痛中体液因素的作用，针刺麻醉原理的探讨 [C]．北京：人民卫生出版社，1974，465-471.

[25] 西安医学院针麻基础理论研究协作组．针刺对机体的调整作用，针刺麻醉资料综述 [C]．北京：

人民卫生出版社，1973，68-132.

[26] Chang CS. Ko CW. Wu CY. Chen GH. Effect of electrical stimulation on acupuncture points in diabetic patients with gastric dysrhythmia: a pilot study [J]. Digestion. 2001, 64(3): 184-190.

[27] Haker E. Egekvist H. Bjerring P. Effect of sensory stimulation (acupuncture) on sympathetic and parasympathetic activities in healthy subjects [J]. Journal of the Autonomic Nervous System. 2000, 79(1): 52-59.

[28] Mori H. Nishijo K. Kawamura H. Abo T. Unique immunomodulation by electro-acupuncture in humans possibly via stimulation of the autonomic nervous system [J]. Neuroscience Letters. 2002, 320(1-2): 21-24.

[29] Wang B. Tang J. White PF. Naruse R. Sloninsky A. Kariger R. Gold J. Wender RH. Effect of the intensity of transcutaneous acupoint electrical stimulation on the postoperative analgesic requirement [J]. Anesthesia & Analgesia. 1997, 85(2): 406-413.

[30] Nayak S. Shiflett SC. Schoenberger NE. Agostinelli S. Kirshblum S. Averill A. Cotter AC. Is acupuncture effective in treating chronic pain after spinal cord injury? [J]. Archives of Physical Medicine & Rehabilitation. 2001, 82(11): 1578-1586.

[31] Rogers PA. Schoen AM. Limehouse J. Acupuncture for immune-mediated disorders. Literature review and clinical applications [J]. Problems in Veterinary Medicine. 1992, 4(1): 162-193.

[32] Zhai D. Din B. Liu R. Hua X. Chen H. Regulation on ACTH, beta-EP and immune function by moxibustion on different acupoints [J]. Acupuncture Research. 1996, 21(2): 77-81.

[33] Tang Z. Song X. Li J. Hou Z. Xu S. Studies on anti-inflammatory and immune effects of moxibustion [J]. Acupuncture Research. 1996, 21(2): 67-70.

[34] Zhang L. Chen HP. Wang HJ. The anti-aging effect of moxibustion and moxibustion combined with skin allograft evaluated from optic and electron microscopy study of thymus and pituitary glands [J]. Acupuncture & Electro-Therapeutics Research. 1996, 21(2): 93-104.

[35] Zhang T. Gao C. Guo Y. Effects of moxibustion on the function of MDR gene product, P-glycoprotein [J]. Acupuncture Research. 1994, 19(2): 69-71.

[36] Tsibuliak VN. Alisov AP. Shatrova VP. Acupuncture analgesia and analgesic transcutaneous electroneurostimulation in the early postoperative period [J]. Anesteziologiia i Reanimatologiia. (2): 93-97, 1995.

[37] Beijing Tuberculosis Research Institute. Clinical studies on acupuncture anesthesis for lung resection [C]. National Symposia of Acupuncture and Moxibustion and Acupuncture Anaesthesia. Beijing, 1979, 9-12.

[38] Hospital for Obstetrics and Gynecology. Clinical analysis of 1000 cases of cesarean section under acupuncture anesthesia [C]. National Symposia of Acupuncture and Moxibustion and Acupuncture Anaesthesia. Beijing, 1979, 12-15.

[39] Chinese Academy of Medical Science. The regulatory function of acupuncture in subtotal gastrectomy [C]. National Symposia of Acupuncture and Moxibustion and Acupuncture Anaesthesia. Beijing, 1979, 15-17.

[40] Third People's Hospital of Shanghai Second Medical College. Clinical observation on acupuncture anesthesia for open heart operation under extracorporeal circulation with related physiological and biochemical changes [C]. National Symposia of Acupuncture and Moxibustion and Acupuncture Anaesthesia. Beijing, 1979, 17-20.

[41] Huang HN.Yu RZ. Zhou AJ. Laryngectomy under acupuncture anesthesia [C]. National Symposia of Acupuncture and Moxibustion and Acupuncture Anaesthesia. Beijing, 1979, 20-21.

[42] Nishimura N. Anesthesiology in People's Republic of China in the year 2001 [J]. Japanese Journal of Anesthesiology. 2002, 51(3): 314-7.

[43] Chen G. Din Y. Li Q. Gao Y. Ying S. Chen H. Luo Q. Ma L. Acupuncture anesthesia in neurosurgery [J]. Chinese Medical Journal. 1981, 94(7): 423-430.

[44] Zhang J. Lu S. Liu W. Further clinical study of acupuncture anesthesia for supratentorial craniocerebral operations [J]. Chung-Kuo Chung Hsi i Chieh Ho Tsa Chih. 2000, 20(3): 170-172.

[45] 中国人民解放军 309 医院等经络研究协作组．经络敏感人经络现象的初步研究，针刺麻醉原理的探讨［C］．北京：人民卫生出版社，1974，20-34.

[46] 王本显．近年来我国关于经络问题的研究进展，针灸论文摘要选编［C］．北京：中国针灸学会，1987，203.

[47] Liu R. Zhuang D. Yang X. Li Y. Zhang D. Wen B. Zhang R. Objective display on phenomena of propagated sensation along channels (PSC)--changes on the infrared thermal image channels pathway of upper extremity [J]. Acupuncture Research. 1990, 15(3): 239-244.

[48] Liu R. Zhuang D. Yang X. Li Y. Zhang D. Wen B. Zhang R. Objective observation on phenomena of sensation along channels (PSC) and QI reaching to affects area (QIRA) - the influence of acupuncture points on infrared thermal image of face [J]. Acupuncture Research. 1990, 15(3): 245-249.

[49] 祝总骧．经络生物物理学研究的新进展，针灸论文摘要选编［C］．北京：中国针灸学会，1987，203-204.

[50] 胡翔龙，等．红外辐射成象技术在中医经络研究中的应用，国际传统医学大会论文摘要汇编［C］．2000，436.

[51] 汪培清，等．人体体表循经红外辐射轨迹出现率的初步观察，国际传统医学大会论文摘要汇编［C］．2000，436.

[52] 许金森，等．冷负荷对人体体表循经红外辐射轨迹的影响，国际传统医学大会论文摘要汇编［C］．2000，436-437.

[53] Martini F, Timmons M.J. Human Anatomy, 2nd Edition [M]. Prentice Hall, New Jersey, 1997.

[54] 张荣宝，等．植物性神经系统生理与临床［M］．北京：人民卫生出版社，1994.

[55] 上海第一医学院华山医院，等．实用神经病学［M］．上海：上海科技出版社，1978.

[56] Gao WJ. Wong JY: A study on the basis of meridian by HRP method-a preliminary investigation of the relationship between the acupoint and viscera [J]. Acupuncture Research. 1988, 13(2): 160-166.

[57] Wei D. Li Q. Zhang L. Li C. Zhang X. The correlation of central projection of the acupoints riyue, qimen with correlative viscera, in the rabbit. Acupuncture Research [J]. 1990, 15(1): 13-17.

[58] Tao Z. Jin Z. Ren W. Segmental distributions of sensory neurons of the "ganshu", "pishu", "liangmen", "qimen" points and the gallbladder [J]. Acupuncture Research. 1991, 16(1): 61-5.

[59] Zhang J. Jiang D. Qin J. The segmental distribution of the afferent neurons of the "zusanli" point and the caecum in rabbits-a study with the horseradish peroxidase method [J]. Acupuncture Research. 1992, 17(2): 123-5.

[60] Tao Z. Li R. The segmental distribution of afferent neurons of liver, and "qi men" point, "tai chong" point in the spinal ganglion [J]. Acupuncture Research. 1993, 18(3): 228-231.

[61] 陶之理，等．"神门"穴区传入及传出神经元的节段性分布（HRP 法），针灸论文摘要选编［C］．北京：中国针灸学会，1987，297.

[62] 陶之理，等．"少海"穴区传入及传出神经元的节段性分布（HRP 法），针灸论文摘要选编［C］．北京：中国针灸学会，1987，298.

[63] 晋志高，朱兵．针刺研究进展，国际传统医学大会论文摘要汇编［C］．2000，524.

[64] 符文彬．针灸奇法治病术［M］．广州：广东科技出版社，1995.

[65] 魏稼．针灸学［M］：南昌：江西医科大学，1972.

[66] 郝金凯. 针灸经外奇穴图谱 [M]：西安：陕西人民出版社，1974.

[67] 程莘农，等. 中医学问答题库 [M]. 北京：中国古籍出版社，1988.

[68] 金观源. 翳风穴临床应用的体会，医学卫生资料 [C]. 1976，8：31.

[69] 山西医学院第一附属医院穴区带研究小组. 经络 - 穴区带疗法 [J]. 山西医药杂志，1974，2：14.

[70] 金观源. 信息带理论的临床应用 [J]. 科技简报（浙江）1978，4：4.

[71] 焦顺发. 头针 [M]. 太原：山西人民出版社，1982.

[72] 宋一同，等. 头针与耳针 [M]. 北京：中国医药科技出版社，1990.

[73] 张心曙. 腕踝针 [M]. 上海：上海科技出版社，1973.

[74] 严洁. 图解中国针灸技法 [M]. 尹钢林，译. 长沙：湖南科技出版社，1991.

[75] 王雪苔. 中国针灸大全 [M]. 郑州：河南科技出版社，1988.

[76] 上海中医学院. 针灸学 [M]. 北京：人民出版社，1974.

[77] 何保义. 实用针灸 [M]. 郑州：河南人民出版社，1975.

[78] 邱茂良. 针灸学 [M]. 上海：上海科技出版社，1985.

[79] 刘冠军. 针灸学 [M]. 长沙：湖南科技出版社，1987.

[80] Beijing College of Traditional Chinese Medicine, et al. Essentials of Chinese Acupuncture [M]. Foreign Languages Press, Beijing, 1979.

[81] 代田文志. 针灸临床治疗学 [M]. 胡武光，编译. 北京：人民卫生出版社，1957.

[82] 谢作藩，等. 针刺治疗便秘的临床观察及其作用机制的初步探讨，全国中医经络针灸学术座谈会资料选编. 1955，102-110.

[83] 陆寿康. 针刺手法百家集成 [M]. 北京：中国中医药出版社，1995.

[84] 杭雄文. 足部反射区健康法学习手册 [M]. 南京：江苏科学技术出版社，1993.

[85] 汤叔梁，杨秉元. 脚部按摩疗法 [M]. 南京：东南大学出版社，1990.

[86] Carter M. Hand Reflexology - Key to Perfect Health [M]. Parker Publishing Company, Inc. New York, 1975.

[87] Carter M. Body Reflexology [M]. Parker Publishing Company, Inc. New York, 1983.

[88] 南京部队某部《耳针》编写小组. 耳针 [M]. 上海：上海人民出版社，1972.

[89] Oleson T. International Handbook of Ear Reflex Points [M]. Health Care Alternatives, Los Angeles, 1995.

[90] Chiu JH. Cheng HC. Tai CH. Hsieh JC. Yeh TC. Cheng H. Lin JG. Ho LT. Electroacupuncture-induced neural activation detected by use of manganese-enhanced functional magnetic resonance imaging in rabbits [J]. American Journal of Veterinary Research. 2001, 62(2): 178-182.

[91] Lee HS. Yu YC. Kim ST. Kim KS. Effects of moxibustion on blood pressure and renal function in spontaneously hypertensive rats [J]. American Journal of Chinese Medicine. 1997, 25(1): 21-26.

[92] 李还，金观源，朱大栩. 探索中的"针麻"奥秘 [J]. 科学实验，1980，（1）：5.

[93] Melzack R. Wall PD. Pain mechanism. A new theory [J]. Science, 1965, (150): 971-979.

[94] 上海生理研究所针麻组. 近年痛觉生理学进展，简述几种痛学说，针刺麻醉资料综述 [M]. 北京：人民卫生出版社，1973，133-166.

[95] Yong RF. King RB. Excitability changes in trigeminal primary afferent fibers in response to noxious and non-noxious stimuli [J]. J. Neurophysiol. 1972, (35): 87-95.

[96] 上海生理研究所针麻组. 针刺镇痛过程中丘脑的整合作用，针刺麻醉原理的探讨 [M]. 北京：人民卫生出版社，1974，303-330.

[97] 上海生理研究所针麻组. 针刺与伤害性刺激在脑干网状结构相互作用的初步观察，针刺麻醉原理的探讨 [M]. 北京：人民卫生出版社，1974，249-252.

[98] 上海中医学院等针麻协作组. 中脑网状结构在针刺麻醉中作用的探讨，针刺麻醉原理的探讨 [M].

北京：人民卫生出版社，1974，253-256.

[99] 广西医学院人体学教研组针麻研究小组. 刺激和毁损中脑网状结构对针刺镇痛作用的影响，针刺麻醉原理的探讨 [M]. 北京：人民卫生出版社，1974，257-261.

[100] 上海生理研究所针麻组. 猫中脑中央被盖束区在电针镇痛中的作用，针刺麻醉原理的探讨 [M]. 北京：人民卫生出版社，1974，262-268.

[101] 上海第一医学院生理学教研室. 家兔尾核在电针镇痛中作用的初步探讨，针刺麻醉原理的探讨 [M]. 北京：人民卫生出版社，1974，111-117.

[102] 陕西省中医研究所. 关于影响针麻镇痛一些因素的研究，针刺麻醉原理的探讨 [M]. 北京：人民卫生出版社，1974，118-125.

[103] Yoshida T. Tanaka C. Umeda M. Higuchi T. Fukunaga M. Naruse S. Non-invasive measurement of brain activity using functional MRI: toward the study of brain response to acupuncture stimulation [J]. American Journal of Chinese Medicine. 1995, 23(3-4): 319-325.

[104] Wu MT. Hsieh JC. Xiong J. Yang CF. Pan HB. Chen YC. Tsai G. Rosen BR. Kwong KK. Central nervous pathway for acupuncture stimulation [J]. localization of processing with functional MR imaging of the brain-reliminary experience.Radiology. 1999, 212(1): 133-141.

[105] Hui KK. Liu J. Makris N. Gollub RL. Chen AJ. Moore CI. Kennedy DN. Rosen BR. Kwong KK. Acupuncture modulates the limbic system and subcortical gray structures of the human brain: evidence from fMRI studies in normal subjects [J]. Human Brain Mapping. 2000, 9(1): 13-25.

[106] Cho ZH. Chung SC. Jones JP. Park JB. Park HJ. Lee HJ. Wong EK. Min BI. New findings of the correlation between acupoints and corresponding brain cortices using functional MRI [J]. Proceedings of the National Academy of Sciences of the United States of America. 1998, 95(5): 2670-2673.

[107] Biella G. Sotgiu ML. Pellegata G. Paulesu E. Castiglioni I. Fazio F. Acupuncture produces central activations in pain regions [J]. Neuroimage. 2001, 14(1 Pt 1): 60-66.

[108] 吉林医科大学生理教研室. 中枢特异与非特异传导系统在针刺麻醉中的作用，针刺麻醉原理的探讨 [M]. 北京：人民卫生出版社，1974，276-289.

[109] Ulett GA. Han S. Han JS. Electroacupuncture: mechanisms and clinical application [J]. Biological Psychiatry. 1998, 44(2): 129-138.

[110] 北京医学院生理教研组. 脑内某些神经介质在针刺镇痛中的作用，针刺麻醉原理的探讨 [M]. 北京：人民卫生出版社，1974，428-445.

[111] Grossman A. Clement-Jones V. Opiate receptors: enkephalins and endorphins [J]. Clinics in Endocrinology & Metabolism. 1983, 12(1): 31-56.

[112] 中山医学院，等. 胃牵拉反应与电针效应，针刺麻醉原理的探讨 [M]. 北京：人民卫生出版社，1974，383-390.

[113] 徐建钟，王伏声. 风池透风池对47例缺血性脑病脑血流的影响，国际传统医学大会论文摘要汇编 [C]. 2000，457.

[114] 李连生，等. 巨刺对脑梗塞性脑血流图（REG）影响的临床观察及实验研究，针灸论文摘要选编. 21 [C]. 中国针灸学会，1987.

[115] Li SJ, Wang Y, Xiang JJ, Jin GY. FMRI Studies with Acupuncture Stimulation. Fifth Meeting, Int.Sci. Megn. Reson [C]. Med. Vancouver, B.C. Canada, 1997, 4.

[116] 程介士. 针刺抗脑缺血损伤的神经保护作用及其可能机制，国际传统医学大会论文摘要汇编 [M]. 2000，451.

[117] 石学敏，等. "醒脑开窍"针刺法治疗中风的临床研究，国际传统医学大会论文摘要汇编 [M].

2000, 453.

[118] 李保良. 针刺治疗缺血性脑血管病的临床实验研究近况, 国际传统医学大会论文摘要汇编 [M].
2000, 452.

[119] Yu YH. Wang HC. Wang ZJ. The effect of acupuncture on spinal motor neuron excitability in stroke
patients [J]. Chinese Medical Journal. 1995, 56(4): 258-263.

[120] Liu Y. Fang J. Sun D. Jin X. Wu Y. Wang Y. Song R. An experimental study of electro-acupuncture on
auditory impairment caused by kanamycin in guinea pigs [J]. Journal of Traditional Chinese Medicine. 1999, 19(1): 59-64.

[121] 杨秋莉, 等. 循经感传越过切裂口之观察, 针灸论文摘要选编 [C]. 中国针灸学会, 1987, 252.

[122] 王毅, 蒋大宗. 基于兴奋沿脊髓扩散的循经感传形成过程, 国际传统医学大会论文摘要汇编
[C]. 2000, 435.

[123] 庄鼎, 等. 截肢患者幻肢放射性传导针感和幻肢循经感传现象的观察, 针灸论文摘要选编 [C].
中国针灸学会, 1987, 253.

[124] 李伯宁. 感传-"经络中枢"冲动定向扩散效应, 针灸论文摘要选编 [C]. 中国针灸学会,
1987, 252-253.

[125] 吴宝华, 等. 循经感传过程中大脑皮质体觉区脑电频谱特征的观察, 针灸论文摘要选编 [C].
中国针灸学会, 1987, 254.

[126] 胡翔龙, 等. 循经感传速度的研究, 针灸论文摘要选编 [C]. 中国针灸学会, 1987, 232-233.

[127] 刘里远. 交感神经敏感线与经络实质, 国际传统医学大会论文摘要汇编 [C]. 2000, 434.

[128] 祝总骧, 等. 经络在表皮层和角质层的低阻抗特性及其形态学实质的研究, 针灸论文摘要选编
[C]. 中国针灸学会, 1987, 259.

[129] 崔会敏. 经络-特化的胚胎"表皮传导"量子系统, 针灸论文摘要选编 [C]. 中国针灸学会,
1987, 260.

[130] 费伦, 等. 经络物质基础及其功能特征研究的新进展, 国际传统医学大会论文摘要汇编 [C].
2000, 432.

[131] 蔡国平. 细胞外基质与经络, 国际传统医学大会论文摘要汇编 [C]. 2000, 433.

[132] 张保真. 经络线路的组织生理学, 针灸论文摘要选编 [C]. 中国针灸学会, 1987, 256-257.

[133] 陈良为, 张保真. 经络线路的组织生理学, 针灸论文摘要选编 [C]. 中国针灸学会, 1987, 258.

[134] 严洁, 等. "循经感传"肌电信号的功率谱分析, 针灸论文摘要选编 [C]. 中国针灸学会, 1987,
231-232.

[135] 许小洋, 等. 机械压迫对针刺时经脉循行路线深部组织中氧分压变化的影响, 国际传统医学大会
论文摘要汇编 [C]. 2000, 437.

[136] 谢益宽, 等. 循经感传是神经系统的反射性活动, 国际传统医学大会论文摘要汇编 [C]. 2000,
433-434.

[137] 肖慕莲, 等. 对十二经筋实质的探讨, 全国中医经络针灸学术座谈会资料汇编 [C]. 北京, 1959,
25-28.

[138] Xu R. Guo D. Qin H. Guan X. Electroacupuncture along meridians activating subcutaneous primary
afferents in acupoints—CB-HRP tracing study [C]. Acupuncture Research. 1996, 21(4): 54-58.

[139] Xie Y. Li H. Xiao W. Neurobiological mechanisms of the meridian and the propagation of needle feeling
along the meridian pathway. Science in China. Series C [J]. Life Sciences. 1996, 39(1): 99-112.

[140] 汪桐, 等. 外周神经末梢间兴奋传递的研究, 针灸论文摘要选编 [C]. 中国针灸学会, 1987, 246.

[141] Tan H. Shi G. Lin J. Liu K. Zuo Z. Spinal segment distribution of neural innervation related houhai
acupoint--studied by CB-HRP tracing method focused on observation of the dendrites of spinal motor neurons [J].

Acta Academiae Medicinae Sinicae. 1997，19(5): 379-383.

[142] 金观源. 突触的可塑性与学习，记忆机制，生理科学进展 [C]. 1989，20（2）：148-153.

[143] 简云桂，等. 循经感传在人体上没有固定的依附组织，针灸论文摘要选编 [C]. 中国针灸学会，1987，255-256.

[144] 原存信，等. 循经感传形成机制的研究，针灸论文摘要选编 [C]. 中国针灸学会，1987，249.

[145] 高惠合，等. 入静诱发循经感传对皮电反应系统的影响，针灸论文摘要选编 [C]. 中国针灸学会，1987，247-248.

[146] 庄鼎等. 诱发循经感传出现条件的观察，针灸论文摘要选编 [C]. 中国针灸学会，1987，248.

[147] 史学义，等. 客观针感的形态学研究，针灸论文摘要选编 [C]. 中国针灸学会，1987，292.

[148] 大连医学院解剖教研组等. 十二经络穴位的解剖部位检视 [J]. 大连医学院学报，1960，1（2）：139-146.

[149] 安徽医学院附属医院. 推拿疗法 [M]. 北京：人民卫生出版社，1972.

[150] 刘汉银. 实用针灸大全 [M]. 北京：北京出版社，1988.

[151] 朱汉章. 小针刀疗法 [M]. 北京：中国中医药出版社，1992.

[152] 郭同经. 穴位注射疗法 [M]. 济南：山东人民出版社，1973.

[153] 张会，等. 针刺手法测定仪，针灸论文摘要选编 [J]. 中国针灸学会，1987，147.

[154] 董泉声，董新民. 不同术式针刺针下反应可比性指标的探讨，针灸论文摘要选编 [C]. 中国针灸学会，1987，140-141.

[155] 董泉声，董新民. 针刺术式与皮神经针刺诱发冲动传入纤维类别关系之分析，针灸论文摘要选编 [C]. 中国针灸学会，1987，141.

[156] 董泉声，董新民. 针刺术式与肌神经针刺诱发冲动传入纤维类别关系之分析，针灸论文摘要选编 [C]. 中国针灸学会，1987，142.

[157] 陶之理，等. "四白" 穴区的感觉神经元及其联系，针灸论文摘要选编 [C]. 中国针灸学会，1987，297.

[158] 郭效宗. 针灸有效点理论与临床 [M]. 北京：人民卫生出版社，1995.

[159] Willer JC. Roby A. Boulu P. Boureau F. Comparative effects of electroacupuncture and transcutaneous nerve stimulation on the human blink reflex [J]. Pain. 1982, 14(3): 267-78.

[160] Andersson S. Lundeberg T. Acupuncture-from empiricism to science：functional background to acupuncture effects in pain and disease [J]. Medical Hypotheses. 1995, 45(3): 271-281.

[161] Thoren P. Floras J. Hoffmann S. Pavel S. Douglas R. Endorphins and exercise [J]. Physiological mechanisms and clinical implications. Medicine & Science in Sports & Exercise. 1990, 22(4): 417-428.

[162] 崔允孟. 缪刺络穴治疗软组织损伤 500 例 [J]. 上海针灸杂志，1985，（3）：30.

[163] 楼星煌. 巨刺法治疗肩周炎即时疗效观察 [J]. 中级医刊，1988，（5）：28-29.

[164] 金观源. "缪刺法" 治疗腰腿痛 78 例 [J]. 赤脚医师杂志，1977，（10）：15.

[165] Fang JQ. Liu YL. Mo XM. Clinical and experimental studies on analgesic effects of ipsilateral and contralateral stimulations with electro-acupuncture [J]. Chung-Kuo Chung Hsi i Chieh Ho Tsa Chih. 1994, 14(10): 579-582.

[166] Takakura N. Kanamaru A. Sibuya M. Homma I. Effect of acupuncture at right Hoku point on the bilateral vibration-induced finger flexion reflex in man [J]. American Journal of Chinese Medicine. 1992, 20(2): 115-126.

[167] Tanaka TH. Leisman G. Nishijo K. Dynamic electromyographic response following acupuncture: Possible influence on synergistic coordination [J]. International Journal of Neuroscience. 1998, 95(1-2): 51-61.

[168] 张致. 针刺健侧单穴治疗偏瘫 100 例临床观察 [J]. 中国针灸. 1985，（1）：6-7.

[169] 刘光亭. 电针巨刺与瘫刺对中风偏瘫的实验对比 [J]. 山东中医学院学报. 1989，（5）：47-48.

[170] 李连生. 巨刺对 38 例血栓性脉管炎患者肢体血流图的影响 [J]. 天津中医. 1988,（4）：20.

[171] 康泰隆，等. 巨刺法的临床研究 [J]. 上海针灸杂志. 1988,（2）：14-15.

[172] Lin MT. Chandra A. Chen-Yen SM. Effects of needle stimulation of acupuncture loci Nei-Kuan（EH-6）, Tsu-San-Li (St-36), San-Yin-Chiao (Sp-6) and Chu-Chih (LI-11) on cutaneous temperature and pain threshold in normal adults [J]. American Journal of Chinese Medicine. 1981, 9(4): 305-314.

[173] 焦勉斋. 针术手法 [M]. 北京：人民卫生出版社, 1960.

[174] 张缙，等. 循经感传激发的研究，针灸论文摘要选编 [C]. 中国针灸学会, 1987, 228.

[175] 李焕斌，刘元亮. 气功入静循经感传现象的变化，针灸论文摘要选编 [C]. 中国针灸学会, 1987, 229.

[176] 包文俊，金观源. 提高针灸疗效的实践体会 [C]. 科技简报（浙江）1978,（12）：36.

[177] 王一方，等. 针灸气功经穴图谱 [M]. 长沙：湖南科技出版社, 1992.

[178] 中国医学科学院分院针麻组等. 针麻手术过程中患者甲皱皮肤微循环的变化与针麻效果的关系，针刺麻醉原理的探讨 [C]. 北京：人民卫生出版社, 1974, 458-464.

[179] 金观源. 气功真解，国际传统医学大会论文摘要汇编 [C]. 2000, 1508.

[180] 金观源，相嘉嘉. 现代时间医学 [M]. 长沙：湖南科技出版社, 1993.

[181] 金观源. 生物钟与健康 [M]. 福州：福建科技出版社, 1988.

[182] Li L. Chen H. Xi Y. Wang X. Han G. Zhou Y. Yang D. Zhao W. Feng Z. Jiao B. et al. Comparative observation on effect of electric acupuncture of neiguan (P6) at chen time versus xu time on left ventricular function in patients with coronary heart disease [J]. Journal of Traditional Chinese Medicine. 1994, 14(4): 262-265.

[183] 李友林，刘清国，等. 实用最佳时间针灸精义 [M]. 北京：学苑出版社, 1994.

[184] 郑魁山. 针灸集锦 [M]. 兰州：甘肃人民出版社, 1978.

[185] 董承琅，等. 实用心脏病学 [M]. 3 版. 上海：上海科学技术出版社, 1997.

[186] 吴乃桐. 腧穴触诊法在针灸临床中的作用初探，国际传统医学大会论文摘要汇编 [C]. 2000, 425.

[187] Janssens LA. Trigger point therapy [J]. Problems in Veterinary Medicine. 1992, 4 (1)：117-124.

[188] 陈巩荪，胡智慧. 耳穴区内良导反应点与疗效关系的探讨，国际传统医学大会论文摘要汇编 [C]. 2000, 425.

[189] 戴桂林，等. 电针家兔不同穴位对甲状腺组织的影响 [J]. 吉林医科大学学报, 1962,（1）：38-40.

[190] 戴昭宇，赵中振. 日本传统医学现状与趋势 [C]. 北京：华夏出版社, 1998.

[191] Chiba A. Nakanishi H. Chichibu S. Effect of indirect moxibustion on mouse skin [J]. American Journal of Chinese Medicine. 1997, 25(2): 143-151.

[192] Chiba A. Nakanishi H. Chichibu S. Thermal and antiradical properties of indirect moxibustion [J]. American Journal of Chinese Medicine. 1997, 25(3-4): 281-287.

[193] Zhang D. Gao H. Wei Z. Wen B. The thermographic observation of the relationship between the retention of acupuncture needles and the effect of nose temperatures [J]. Acupuncture Research. 1991, 16(1): 73-75, 60.

[194] 金观源，包文俊. 腕踝针原理的探讨 [J]. 科技简报（浙江）. 1977, 10：34.

[195] 林文注，徐明海，戴京滇，等. 人体针感与穴位结构的关系及电针与手捻针针感的比较 [J]. 上海针灸杂志. 1983, 2：21.

[196] 胡翔龙，等. 第二届全国针灸针麻学术讨论会论文摘要 [C]. 1984, 243.

[197] 方幼安，陈业孟. 针灸有效病症 [M]. 上海：上海翻译出版公司, 1990.

[198] Fink M. Gutenbrunner C. Rollnik J. Karst M. Credibility of a newly designed placebo needle for clinical trials in acupuncture research [J]. Forschende Komplementarmedizin und Klassische Naturheilkunde. 2001, 8(6): 368-372.

[199] Rico RC. Trudnowski RJ. Studies with electro-acupuncture [J]. Journal of Medicine. 1982, 13(3):

247-251.

[200] 秦尚文. 郑魁山针刺手法经验介绍 [J]. 中医杂志. 1982, (11): 49-51.

[201] Lewith GT. Field J. Machin D. Acupuncture compared with placebo in post-herpetic pain [J]. Pain. 1983, 17(4). 361-368.

[202] Norton GR. Goszer L. Strub H. Man SC. The effects of belief on acupuncture analgesia [J]. Canadian Journal of Behavioural Science. 1984, 16(1): 22-29.

[203] Lu DP. Lu GP. Clinical management of needle-hobia patients requiring acupuncture therapy [J]. Acupuncture & Electro-Therapeutics. 1999, 24(3-4): 189-201.

[204] 金观源. 晕针 31 例分析 [J]. 江西中医药杂志. 1981, 2: 62.

[205] Litscher G. Wang L. Thermographic visualization of changes in peripheral perfusion during acupuncture [J]. Biomedizinische Technik. 1999, 44(5): 129-134.

[206] Ernst M. Lee MH. Sympathetic vasomotor changes induced by manual and electrical acupuncture of the Hoku point visualized by thermography [J]. Pain. 1985, 21(1): 25-33.

[207] Ernst M. Lee MH. Sympathetic effects of manual and electrical acupuncture of the Tsusanli knee point. comparison with the Hoku hand point sympathetic effects [J]. Experimental Neurology. 1986, 94(1): 1-10.

[208] Hsieh CL. Lin JG. Li TC. Chang QY. Changes of pulse rate and skin temperature evoked by electroacupuncture stimulation with different frequency on both Zusanli acupoints in humans [J]. American Journal of Chinese Medicine. 1999, 27(1): 11-18.

[209] Landry MD. Scudds RA. The cooling effects of electroacupuncture on the skin temperature of the hand [J]. Journal of Hand Therapy. 1996, 9(4): 359-366.

[210] Dyrehag LE. Widerstrom-Noga EG. Carlsson SG. Andersson SA. Effects of repeated sensory stimulation sessions (electro-acupuncture) on skin temperature in chronic pain patients [J]. Scandinavian Journal of Rehabilitation Medicine. 1997, 29(4): 243-250.

[211] Laitinen J. Temperature measurements and photoelectric plethysmography in the evaulation of acute and long-term effects of acupuncture upon vasomotor activity of hand skin. a methodological study [J]. American Journal of Chinese Medicine. 1976, 4(1): 61-68.

[212] 金观源. 体温调节的神经机制与临床，植物性神经系统生理与临床 [M]. 北京：人民卫生出版社，1994, 257-281.

[213] 倪立青. 关节为何成了"气象台"[J]. 大众医学. 1999, (11): 24.

[214] Anonymous. Acupuncture [J]. NIH Consensus Statement. 1997, 15(5): 1-34.

[215] Kleinhenz J. Streitberger K. Windeler J. Gussbacher A. Mavridis G. Martin E. Randomised clinical trial comparing the effects of acupuncture and a newly designed placebo needle in rotator cuff tendinitis [J]. Pain. 1999, 83(2): 235-241.

[216] Sun KO. Chan KC. Lo SL. Fong DY. Acupuncture for frozen shoulder [J]. Hong Kong Medical Journal. 2001, 7(4): 381-391.

[217] Lin ML. Huang CT. Lin JG. Tsai SK. A comparison between the pain relief effect of electroacupuncture, regional nerval block and electroacupuncture plus regional nerval block in frozen shoulder [J]. Acta Anaesthesiologica Sinica. 1994, 32(4): 237-242.

[218] Zhang M. Treatment of peri-omarthritis with acupuncture at yanglingquan (GB 34) [J]. Journal of Traditional Chinese Medicine. 1991, 11(1): 9-10.

[219] Jia H. Li Q. Treatment of periomarthritis with scalp acupuncture therapy--a report of 210 cases [J]. Journal of Traditional Chinese Medicine. 1993, 13(3): 199-201.

[220] White AR. Ernst E. A systematic review of randomized controlled trials of acupuncture for neck pain [J]. Rheumatology (Oxford) . 1999, 38(2): 143-147.

[221] David J. Modi S. Aluko AA. Robertshaw C. Farebrother J. Chronic neck pain: a comparison of acupuncture treatment and physiotherapy [J]. British Journal of Rheumatology. 1998, 37(10): 1118-1122.

[222] Peng AT. Behar S. Yue SJ. Long-term therapeutic effects of electro-acupuncture for chronic neck and shoulder pain: a double blind study [J]. Acupuncture & Electro-Therapeutics Research. 1987, 12(1): 37-44.

[223] Coan RM. Wong G. Coan PL. The acupuncture treatment of neck pain: a randomized controlled study [J]. American Journal of Chinese Medicine. 1981, 9(4): 326-332.

[224] Luo Z. Luo J. Clinical observations on 278 cases of cervical spondylopathy treated with electroacupuncture and massotherapy [J]. Journal of Traditional Chinese Medicine. 1997, 17(2): 116-118.

[225] 金观源. 推拿治疗失枕的新体会 [J]. 科技简报（浙江）1973, 12: 14.

[226] Fattori B. Borsari C. Vannucci G. Casani A. Cristofani R. Bonuccelli L. Ghilardi PL. Acupuncture treatment for balance disorders following whiplash injury [J]. Acupuncture & Electro-Therapeutics Research. 1996, 21(3-4): 207-217.

[227] Rabl V. Bochdansky T. Hertz H. Kern H. Meng A. The effect of standardized acupuncture programs in the after-care of accident patients [J]. Unfallchirurgie. 1983, 9(6): 308-313.

[228] Rabl V. Bochdansky T. Hertz H. Kern H. Meng A. Testing the effect of acupuncture in accident patients using skin temperature measurements [J]. Unfallchirurgie. 1983, 9(6): 303-307.

[229] Longworth W. McCarthy PW. A review of research on acupuncture for the treatment of lumbar disk protrusions and associated neurological symptomatology [J]. Journal of Alternative & Complementary Medicine. 1997, 3(1): 55-76.

[230] Wang RR. Tronnier V. Effect of acupuncture on pain management in patients before and after lumbar disc protrusion surgery: a randomized control study [J]. American Journal of Chinese Medicine. 2000, 28(1): 25-33.

[231] Schmitt H. Zhao JQ. Brocai DR. Kaps HP. Acupuncture treatment of low back pain [J]. Schmerz. 2001, 15(1): 33-37.

[232] Zhang Y. Wang X. 56 cases of disturbance in small articulations of the lumbar vertebrae treated by puncturing the effective points--a new system of acupuncture [J]. Journal of Traditional Chinese Medicine. 1994, 14(2): 115-120.

[233] Wang S. Lai X. Lao J. The third lumbar transverse process syndrome treated by electroacupuncture at huatuojiaji points [J]. Journal of Traditional Chinese Medicine. 1999, 19(3): 190-194.

[234] Li YK. Ao XY. Wang FG. Silver needle therapy for intractable low-back pain at tender point after removal of nucleus pulposus [J] . Journal of Manipulative & Physiological Therapeutics. 2000, 23(5): 320-323.

[235] Thomas M. Lundberg T. Importance of modes of acupuncture in the treatment of chronic nociceptive low back pain [J]. Acta Anaesthesiologica Scandinavica. 1994, 38(1): 63-69.

[236] Wedenberg K. Moen B. Norling A. A prospective randomized study comparing acupuncture with physiotherapy for low-back and pelvic pain in pregnancy [J]. Acta Obstetricia et Gynecologica Scandinavica. 2000, 79(5): 331-335.

[237] Ader L. Hansson B. Wallin G. Parturition pain treated by intracutaneous injections of sterile water [J]. Pain. 1990, 41(2): 133-138.

[238] Fink MG. Kunsebeck HW. Wippermann B. Effect of needle acupuncture on pain perception and functional impairment of patients with coxarthrosis [J]. Zeitschrift fur Rheumatologie. 2000, 59(3): 191-199.

[239] Berman BM. Singh BB. Lao L. Langenberg P. Li H. Hadhazy V. Bareta J, . Hochberg M. A randomized trial

of acupuncture as an adjunctive therapy in osteoarthritis of the knee [J]. Rheumatology (Oxford). 1999, 38(4): 346-354.

[240] Creamer P. Singh BB. Hochberg MC. Berman BM. Are psychosocial factors related to response to acupuncture among patients with knee osteoarthritis? [J]. Alternative Therapies in Health & Medicine. 1999, 5(4): 72-76.

[241] Christensen BV. Juhl IU. Wilbek H. Bulow HH. Dreijer NC. Rasmussen HF. Acupuncture treatment of knee arthrosis: a long-term study [J]. Ugeskrift for Laeger. 1993, 155(49): 4007-4011.

[242] Christensen BV. Iuhl IU. Vilbek H. Bulow HH. Dreijer NC. Rasmussen HF. Acupuncture treatment of severe knee osteoarthrosis: a long-term study [J]. Acta Anaesthesiologica Scandinavica. 1992, 36(6): 519-525.

[243] Jensen R. Gothesen O. Liseth K. Baerheim A. Acupuncture treatment of patellofemoral pain syndrome [J]. Journal of Alternative & Complementary Medicine. 1999, 5(6): 521-527.

[244] Takeda W. Wessel J. Acupuncture for the treatment of pain of osteoarthritic knees [J]. Arthritis Care & Research. 1994, 7(3): 118-122.

[245] Arichi S. Arichi H. Toda S. Acupuncture and rehabilitation (III) effects of acupuncture applied to the normal side on osteoarthritis deformans and rheumatoid arthritis of the knee and on disorders in motility of the knee joint after cerebral hemorrhage and thrombosis [J]. American Journal of Chinese Medicine. 1983, 11(1-4): 146-149.

[246] Berman BM. Ezzo J. Hadhazy V. Swyers JP. Is acupuncture effective in the treatment of fibromyalgia? [J]. Journal of Family Practice. 1999, 48(3): 213-218.

[247] Sprott H. Jeschonneck M. Grohmann G. Hein G. Microcirculatory changes over the tender points in fibromyalgia patients after acupuncture therapy (measured with laser-Doppler flowmetry) [J]. Wiener Klinische Wochenschrift. 2000, 112(13): 580-586.

[248] Sprott H. Franke S. Kluge H. Hein G. Pain treatment of fibromyalgia by acupuncture [J]. Rheumatology International. 1998, 18(1): 35-36.

[249] Kamien M. A rational management of tennis elbow [J]. Sports Medicine. 1990, 9(3): 173-191.

[250] Berman BM. Swyers JP. Ezzo J. The evidence for acupuncture as a treatment for rheumatologic conditions [J]. Rheumatic Diseases Clinics of North America. 2000, 26(1): 103-115, ix-x.

[251] 金观源. 痹症的针刺疗法探讨 [C]. 科技简报（浙江）1978，4：33.

[252] 金观源. 针刺推拿治疗类风湿关节炎所致关节强直 [C]. 科技简报（浙江）1976，11：9.

[253] Guan Z. Zhang J. Effects of acupuncture on immunoglobulins in patients with asthma and rheumatoid arthritis [J]. Journal of Traditional Chinese Medicine. 1995, 15(2): 102-105.

[254] Liu X. Sun L. Xiao J. Yin S. Liu C. Li Q. Li H. Jin B. Effect of acupuncture and point-injection treatment on immunologic function in rheumatoid arthritis [J]. Journal of Traditional Chinese Medicine. 1993, 13(3): 174-178.

[255] Xiao J. Liu X. Sun L. Ying S. Zhang Z. Li Q. Li H. Zhang Z. Jin B. Wang S. Experimental study on the influence of acupuncture and moxibustion on interleukin-2 in patients with rheumatoid arthritis [J]. Acupuncture Research. 1992, 17(2): 126-128, 132.

[256] Sun Z. A study of relation between rheumatoid arthritis (RA) and blood stasis—the effect of acupuncture promoting blood circulation to remove blood stasis [J]. Acupuncture Research. 1995, 20(2): 71-75.

[257] Binder AI. Hazleman BL. Lateral humeral epicondylitis--a study of natural history and the effect of conservative therapy [J]. British Journal of Rheumatology. 1983, 22(2): 73-76.

[258] Brattberg G. Acupuncture therapy for tennis elbow [J]. Pain. 1983, 16(3): 285-288.

[259] Molsberger A. Hille E. The analgesic effect of acupuncture in chronic tennis elbow pain [J]. British Journal of Rheumatology. 1994, 33(12): 1162-1165.

[260] Fink M. Wolkenstein E. Karst M. Gehrke A. Acupuncture in chronic epicondylitis: a randomized controlled trial [J]. Rheumatology. 2002, 41(2): 205-209.

[261] Haker E. Lundeberg T. Acupuncture treatment in epicondylalgia: a comparative study of two acupuncture techniques [J]. Clinical Journal of Pain. 1990, 6(3): 221-226.

[262] Branco K. Naeser MA. Carpal tunnel syndrome: clinical outcome after low-level laser acupuncture, microamps transcutaneous electrical nerve stimulation, and other alternative therapies - an open protocol study [J]. Journal of Alternative & Complementary Medicine. 1999, 5(1): 5-26.

[263] Arichi S. Arichi H. Toda S. Acupuncture and rehabilitation (I) effect of acupuncture on normal side to snapping finger [J]. American Journal of Chinese Medicine. 1983, 11(1-4): 137-142.

[264] Arichi S. Arichi H. Toda S. Acupuncture and rehabilitation (II) study in cases of snapping finger [J]. American Journal of Chinese Medicine. 1983, 11(1-4): 143-145.

[265] Yuan CX. Xing JH. Yan CY. Observations on clinical therapeutic effect in treating soft tissue injuries by acupuncture, with pain threshold and electromyography as parameters [J]. Journal of Traditional Chinese Medicine. 1989, 9(1): 40-44.

[266] Zhang F. Miao Y. Acupuncture treatment for sprains of the ankle joint in 354 cases [J]. Journal of Traditional Chinese Medicine. 1990, 10(3): 207-208.

[267] Lu F. Clinical application of contralateral acupuncture technique [J]. Journal of Traditional Chinese Medicine. 1997, 17(2): 124-126.

[268] Mou ZX. Treatment of 31 cases of acute ankle sprain by puncturing yangchi [J]. Journal of Traditional Chinese Medicine. 1987, 7(1): 71.

[269] Wu L. Jin Y. Application of finger pressure to ankle sprains [J]. Journal of Traditional Chinese Medicine. 1993, 13(4): 299-302.

[270] Duplan B. Cabanel G. Piton JL. Grauer JL. Phelip X. Acupuncture and sciatica in the acute phase. Double-blind study of 30 cases [J]. Semaine des Hopitaux. 1983, 59(45): 3109-3114.

[271] Liao M. Twenty-eight cases of neuritis of lateral cutaneous nerve of thigh treated by acupuncture and point-injection [J]. Journal of Traditional Chinese Medicine. 2001, 21(1): 29-30.

[272] Abuaisha BB. Costanzi JB. Boulton AJ. Acupuncture for the treatment of chronic painful peripheral diabetic neuropathy: a long-term study [J]. Diabetes Research & Clinical Practice. 1998, 39(2): 115-121.

[273] Tosches WA. Cohen CJ. Day JM. A pilot study of acupuncture for the symptomatic treatment of HIV associated peripheral neuropathy (PN) [J]: Int Conf AIDS. 1992, 8(3): 141.

[274] Galantino ML. Eke-Okoro ST. Findley TW. Condoluci D. Use of noninvasive electroacupuncture for the treatment of HIV-related peripheral neuropathy: a pilot study [J]. Journal of Alternative & Complementary Medicine. 1999, 5(2): 135-142.

[275] Shlay JC. Chaloner K. Max MB. Flaws B. Reichelderfer P. Wentworth D. Hillman S. Brizz B. Cohn DL. Acupuncture and amitriptyline for pain due to HIV-related peripheral neuropathy: a randomized controlled trial. Terry Beirn Community Programs for Clinical Research on AIDS [J]. JAMA. 1998, 280(18): 1590-1595.

[276] Mo X. Chen D. Ji C. Zhang J. Liu C. Zhu L. Effect of electro-acupuncture and transcutaneous electric nerve stimulation on experimental diabetes and its neuropathy [J]. Acupuncture Research. 1996, 21(3): 55-59.

[277] Dunn DG. Chronic regional pain syndrome, type 1 [J]. Part I. AORN Journal. 2000, 72(3): 422-432, 435-49；quiz 452-458.

[278] Dunn DG. Chronic regional pain syndrome, type 1 [J]. Part II. AORN Journal. 2000, 72(4): 643-651, 653；quiz 654, 656-658, 661-662.

[279] Chan CS. Chow SP. Electroacupuncture in the treatment of post-traumatic sympathetic dystrophy (Sudeck's atrophy) [J]: British Journal of Anaesthesia. 1981, 53(8): 899-902.

[280] Leo KC. Use of electrical stimulation at acupuncture points for the treatment of reflex sympathetic dystrophy in a child: a case report [J]. Physical Therapy. 1983, 63(6): 957-959.

[281] Korpan MI. Dezu Y. Schneider B. Leitha T. Fialka-Moser V. Acupuncture in the treatment of posttraumatic pain syndrome [J]. Acta Orthopaedica Belgica. 1999, 65(2): 197-201.

[282] Liu H. Zhang C. 60 cases of shoulder-arm syndrome treated by electroacupuncture at Bingfeng (SI 12) [J]、Journal of Traditional Chinese Medicine. 1998, 18(4): 256-258.

[283] Guo ZX. Wang RS. Guo XC. Clinical observation on treatment of 40 cases of apoplexy hemiplegia complicated shoulder-hand syndrome with electro-acupuncture [J]. Chung-Kuo Chung Hsi i Chieh Ho Tsa Chih. 1995, 15(11): 646-648.

[284] Beppu S. Sato Y. Amemiya Y. Tode I. Practical application of meridian acupuncture treatment for trigeminal neuralgia [J]. Anesthesia & Pain Control in Dentistry. 1992, 1(2): 103-108.

[285] Spacek A. Hanl G. Groiss O. Koinig H. Kress HG. Acupuncture and ganglionic local opioid analgesia in trigeminal neuralgia [J]. Wiener Medizinische Wochenschrift. 1998, 148(19): 447-449.

[286] Costantini D. Tomasello C. Buonopane CE. Sances D. Marandola M. Delogu G. Treatment of trigeminal neuralgia with electroacupuncture. Experience with 104 cases [J]. Annali Italiani di Chirurgia. 1995, 66(3): 373-378.

[287] Costantini D. Delogu G. Lo Bosco L. Tomasello C. Sarra M. The treatment of cranio-facial pain by electroacupuncture and laser irradiation [J]. Annali Italiani di Chirurgia. 1997, 68(4): 505-509.

[288] Grechko VE. Puzin MN. Mamedbekov FN. Reflexotherapy in neuralgias of the trigeminal nerve [J]. Zhurnal Nevropatologii i Psikhiatrii Imeni S - S - Korsakova. 1986, 86(4): 515-518.

[289] Meizerov EE. Reshetniak VK. Tauluev AM. Durinian RA. Somatosensory evoked potentials and their dynamics among trigeminal neuralgia patients during reflexotherapy [J]. Zhurnal Nevropatologii i Psikhiatrii Imeni S - S - Korsakova. 1986, 86(12): 1795-1798.

[290] Zhang Z. Observation on therapeutic effects of blood-letting puncture with cupping in acute trigeminal neuralgia [J]. Journal of Traditional Chinese Medicine. 1997, 17(4): 272-274.

[291] Shibuya M. Ono R. Fujisawa K. Katada K. Sano H. Kanno T. Oshiro T. Laser acupuncture therapy for pain and vague complaints in neurosurgery [J]. Neurological Surgery. 1985, 13(6): 607-612.

[292] Al'perovich PM. Korneichuk AG. Burlia VI. Pshuk II. Starinets GA. Bell's palsy (prevention and treatment) [J]: Zhurnal Nevropatologii i Psikhiatrii Imeni S - S - Korsakova. 1981, 81(8): 1176-1185.

[293] Jin WC. Clinical and experimental studies on the treatment of severe facioplegia with compressing drug, acupuncture and infrared rays [J]. Chinese Journal of Modern Developments in Traditional Medicine. 1991, 11(6): 337-339, 324.

[294] Yuan H. Zhang J. Feng X. Lian Y. Observation on electromyogram changes in 93 cases of peripheral facial paralysis treated by point-through-oint acupuncture [J]. Journal of Traditional Chinese Medicine. 1997, 17(4): 275-277.

[295] 周文均. 对穴针刺治疗感染性周围性面瘫 107 例疗效观察，国际传统医学大会论文摘要汇编 [C]. 2000，470.

[296] 冯国祥，陈玉梅. 针后按摩治疗周围性面瘫 42 例，国际传统医学大会论文摘要汇编 [C]. 2000，471.

[297] Xing W. Yang S. Guo X. Treating old facial nerve paralysis of 260 cases with the acupuncture treatment skill of pause and regress in six parts [J]. Acupuncture Research. 1994, 19（2）: 8-10.

[298] 李勇华. 甩针挂勾针灸疗法治疗面神经炎 60 例体会，国际传统医学大会论文摘要汇编 [J]. 2000，472.

[299] Zhang D. Wei Z. Wen B. Gao H. Peng Y. Wang F. Clinical observations on acupuncture treatment of peripheral facial paralysis aided by infra-red thermography--a preliminary report [J]. Journal of Traditional Chinese Medicine. 1991, 11(2): 139-145.

[300] Zhang D. Wen B. Wei Z. Gao H. Peng Y. Meng J. The comparison of changes of the facial temperature after acupuncturing point of hand and foot-yangming meridians by the thermography [J]. Acupuncture Research. 1990, 15(3): 191-193.

[301] Sold-Darseff J. Leydhecker W. Acupuncture for pain in the cranial region and for blepharospasm without organic cause [J]. Klinische Monatsblatter fur Augenheilkunde. 1986, 189(2): 167-169.

[302] Nepp J. Wenzel T. Kuchar A. Steinkogler FJ. Blepharospasm and acupuncture--initial results of a treatment trial [J]. Wiener Medizinische Wochenschrift. 1998, 148(19): 457-458.

[303] 李有田，柏玉萍，富琦. 针刺后溪穴治疗面肌抽搐的临床研究，国际传统医学大会论文摘要汇编 [C]. 2000，472-473.

[304] Li Y. Peng C. Treatment of 86 cases of facial spasm by acupuncture and pressure on otopoints [J]. Journal of Traditional Chinese Medicine. 2000, 20(1): 33-35.

[305] Melchart D. Linde K. Fischer P. White A. Allais G. Vickers A. Berman B. Acupuncture for recurrent headaches: a systematic review of randomized controlled trials [J]. Cephalalgia. 1999, 19 (9): 779-786.

[306] Lenhard L. Waite PM. Acupuncture in the prophylactic treatment of migraine headaches: pilot study [J]. New Zealand Medical Journal. 1983, 96(738): 663-666.

[307] Gao S. Zhao D. Xie Y. A comparative study on the treatment of migraine headache with combined distant and local acupuncture points versus conventional drug therapy [J]. American Journal of Acupuncture. 1999, 27(1-2): 27-30.

[308] Hesse J. Mogelvang B. Simonsen H. Acupuncture versus metoprolol in migraine prophylaxis: a randomized trial of trigger point inactivation [J]. Journal of Internal Medicine. 1994, 235(5): 451-456.

[309] Baischer W. Acupuncture in migraine: long-term outcome and predicting factors. Headache [J]. 1995, 35(8): 472-474.

[310] Vincent CA. A controlled trial of the treatment of migraine by acupuncture [J]. Clinical Journal of Pain. 1989, 5(4): 305-312.

[311] Pintov S. Lahat E. Alstein M. Vogel Z. Barg J. Acupuncture and the opioid system: implications in management of migraine [J]. Pediatric Neurology. 1997, 17(2): 129-133.

[312] Tavola T. Gala C. Conte G. Invernizzi G. Traditional Chinese acupuncture in tension-type headache. a controlled study [J]. Pain. 1992, 48(3): 325-329.

[313] Karst M. Reinhard M. Thum P. Wiese B. Rollnik J. Fink M. Needle acupuncture in tension-type headache: a randomized [J]. placebo-controlled study. Cephalalgia. 2001, 21(6): 637-642.

[314] Melchart D. Linde K. Fischer P. Berman B. White A. Vickers A. Allais G. Acupuncture for idiopathic headache. Cochrane Database Syst Rev [J]. 1. 2001, CD001218.

[315] Carlsson J. Rosenhall U. Oculomotor disturbances in patients with tension headache treated with acupuncture or physiotherapy [J]. Cephalalgia. 1990, 10(3): 123-129.

[316] Omura Y. Non-invasive circulatory evaluation and electro-acupuncture & TES treatment of diseases difficult to treat in Western medicine [J]. Acupuncture & Electro-Therapeutics Research. 1983, 8(3-4): 177-256.

[317] 金观源. 耳穴埋针治疗神经性头痛 [J]. 新医药杂志. 1975，10：37.

[318] Park J. Hopwood V. White AR. Ernst E. Effectiveness of acupuncture for stroke: a systematic review. Journal of Neurology [J]. 2001, 248(7): 558-563.

[319] Sze FK. Wong E. Yi X. Woo J. Does acupuncture have additional value to standard poststroke motor rehabilitation? Stroke [J]. 2002, 33(1): 186-194.

[320] 天津中医学院第一附属医院针灸科．醒脑开窍针刺法治疗中风 2336 例临床分析及实验研究，针灸论文摘要选编 [C]．中国针灸学会，1987，25.

[321] 石学敏．银针闪闪《中风人》脑醒窍开 [J]．大众医学，1999，10：42-43.

[322] 李军．当家人中风倒地之后 [J]．大众医学，1999，10：43.

[323] Chen YM. Fang YA. 108 cases of hemiplegia caused by stroke: the relationship between CT scan results, clinical findings and the effect of acupuncture treatment [J]. Acupuncture & Electro-Therapeutics Research. 1990, 15(1): 9-17.

[324] Naeser MA. Alexander MP. Stiassny-Eder D. Galler V. Hobbs J. Bachman D. Acupuncture in the treatment of paralysis in chronic and acute stroke patients - improvement correlated with specific CT scan lesion sites [J]. Acupuncture & Electro-Therapeutics Research. 1994, 19(4): 227-249.

[325] Hu HH. Chung C. Liu TJ. Chen RC. Chen CH. Chou P. Huang WS. Lin JC. Tsuei JJ. A randomized controlled trial on the treatment for acute partial ischemic stroke with acupuncture [J]. Neuroepidemiology. 1993, 12(2): 106-113.

[326] Johansson K. Lindgren I. Widner H. al. Can sensory stimulation improve the functional outcome in stroke patients? [J]. Neurology. 1993, 43(11): 2189-2192.

[327] Magnusson M. Johansson K. Johansson BB. Sensory stimulation promotes normalization of postural control after stroke [J]. Stroke. 1994, 25(6): 1176-1180.

[328] Sallstrom S. Kjendahl A. Osten PE. Stanghelle JK. Borchgrevink CF. Acupuncture therapy in stroke during the subacute phase: a randomized controlled trial [J]. Tidsskrift for Den Norske Laegeforening. 1995, 115(23): 2884-2287.

[329] Kjendahl A. Sallstrom S. Osten PE. Stanghelle JK. Borchgrevink CF. A one year follow-up study on the effects of acupuncture in the treatment of stroke patients in the subacute stage: a randomized, controlled study [J]. Clinical Rehabilitation. 1997, 11(3): 192-200.

[330] Chen L. Wu Q. Clinical observation on treatment of 83 cases of posthemiplegic omalgia [J]. Journal of Traditional Chinese Medicine. 1998, 18(3): 215-217.

[331] Li J. Xiao J. Clinical study on effect of scalp-acupuncture in treating acute cerebral hemorrhage [J]. Chung-Kuo Chung Hsi i Chieh Ho Tsa Chih. 1999, 19(4): 203-205.

[332] Si QM. Wu GC. Cao XD. Effects of electroacupuncture on acute cerebral infarction [J]. Acupuncture & Electro-Therapeutics Research. 1998, 23(2): 117-124.

[333] Wong AM. Su TY. Tang FT. Cheng PT. Liaw MY. Clinical trial of electrical acupuncture on hemiplegic stroke patients [J]. American Journal of Physical Medicine & Rehabilitation. 1999, 78(2): 117-122.

[334] 张春英，唐强，郭文海，等．头穴透刺对急性脑梗塞患者运动诱发电位的影响 [J]．中医药学报，1999，27（1）：46-47.

[335] Walton-Hadlock J. Primary Parkinson's disease. the use of Tuina and acupuncture in accord with an evolving hypothesis of its cause from the perspective of Chinese traditional medicine--art 2 [J]. American Journal of Acupuncture. 1999, 27(1-2): 31-49.

[336] Ludianskii EA. The extension of the use of physical methods of treatment to patients with disseminated sclerosis [J]. Voprosy Kurortologii, Fizioterapii i Lechebnoi Fizicheskoi Kultury. 1992, (3): 34-37.

[337] Steinberger A. Specific irritability of acupuncture points as an early symptom of multiple sclerosis [J]. American Journal of Chinese Medicine. 1986, 14(3-4): 175-178.

[338] Gibson RG. Gibson SL. Neural therapy in the treatment of multiple sclerosis [J]. Journal of Alternative & Complementary Medicine. 1999, 5(6): 543-552.

[339] Zhang A. Luo F. Pan Z. Zhou Y. Influence of cerebral traumatic dementia treated with acupuncture at houxi and shenmen [J]. Acupuncture Research. 1996, 21(1): 12-14.

[340] Chen Y. Clinical research on treating senile dementia by combining acupuncture with acupoint-injection [J]. Acupuncture & Electro-Therapeutics Research. 1992, 17(2): 61-73.

[341] Geng J. Treatment of 50 cases of senile dementia by acupuncture combined with inhalation of herbal drugs and oxygen [J]. Journal of Traditional Chinese Medicine. 1999, 19(4): 287-289.

[342] Toriizuka K. Okumura M. Iijima K. Haruyama K. Cyong JC. Acupuncture inhibits the decrease in brain catecholamine contents and the impairment of passive avoidance task in ovariectomized mice [J]. Acupuncture & Electro-Therapeutics Research. 1999, 24(1): 45-57.

[343] Chang YH. Hiseh MT. Wu CR. Effects of acupuncture at pai-hui on the deficit of memory storage in rats [J]. American Journal of Chinese Medicine. 1999, 27(3-4): 289-298.

[344] Deng QS. Fang ZC. Yin Y. Ionic mechanism of acupuncture on improvement of learning and memory in aged mammals [J]. American Journal of Chinese Medicine. 1995, 23(1): 1-9.

[345] 张维. 芒针循经透刺法治疗癫痫 550 例临床观察，国际传统医学大会论文摘要汇编 [C]. 2000, 475-476.

[346] 周友龙. 阴阳互刺法治疗癫痫的临床研究，国际传统医学大会论文摘要汇编 [C]. 2000, 475.

[347] 陈克彦，梁淑英，张海蓉，等. 头针为主治疗癫痫 70 例疗效观察 [J]. 中国针灸，1981，3：13.

[348] 陈克彦，陈桂萍，冯秀娥. 针刺对癫痫患者脑波即时影响的观察 [J]. 中医杂志，1982，6：53.

[349] Yang R. Huang ZN. Cheng JS. Anticonvulsion effect of acupuncture might be related to the decrease of neuronal and inducible nitric oxide synthases [J]. Acupuncture & Electro-Therapeutics Research. 1999, 24(3-4): 161-167.

[350] Lou ZC. Inhibitory effect of electroacupuncture on cAMP induced ECOG epileptiform waves. Acupuncture Research [J]. 1989, 14(3): 319-322, 314.

[351] He XP. Cao XD. Shen LL. Jiang YM. Effect on electroacupuncture on experimental epilepsy--ower spectrum analysis of EEG [J]. Acta Physiologica Sinica. 1990, 42(2): 141-148.

[352] Liu J. Cheng J. Changes of amino acids release in rat's hippocampus during kainic acid induced epilepsy and acupuncture [J]. Acupuncture Research. 1995, 20(3): 50-54.

[353] Gao C. Liao W. Yang J. Effects of electroacupuncture on epileptiform hippocampal unit activity by intracerebroventricular injection of coriaria lactone [J]. Acupuncture Research. 1991, 16(1): 54-60.

[354] Kloster R. Larsson P. Lossius R. Nakken K. Dahl R. Xue XL. Zhou WX. Kinge E. Rossberg E [J]. The effect of acupuncture in chronic intractable epilepsy. 1999, Seizure. 8(3): 170-174.

[355] Sviridova EI. Oleinikov NI. Neurotic disorders associated with epilepsy and their treatment on the basis of psychotherapy and acupuncture [J]. Zhurnal Nevropatologii i Psikhiatrii Imeni S - S - Korsakova. 1984, 84(9): 1381-1385.

[356] Lin Y. Acupuncture treatment for insomnia and acupuncture analgesia [J]. Psychiatry & Clinical Neurosciences. 1995, 49(2): 119-120.

[357] Oleinikov NI. Combined acupuncture reflexotherapy and hypnosis in treating neuroses [J]. Zhurnal Nevropatologii i Psikhiatrii Imeni S - S - Korsakova. 1988, 88(11): 101-103.

[358] 金观源. 耳穴埋针治疗 36 例失眠简介 [J]. 新医药杂志. 1974，7：20.

[359] Montakab H. Acupuncture and insomnia. Forschende Komplementarmedizin. 1999, 6 Suppl 1. 29-31.

[360] 金观源. 睡眠物质的近代研究 [J]. 生理科学进展. 1987，18：155.

[361] Shuaib BM. Haq MF. Electro-acupuncture treatment in psychiatry [J]. American Journal of Chinese Medicine. 1977, 5(1): 85-90.

[362] Kochetkov VD. Dallakian IG. Mikhailova AA. Belitskaia RA. Afanas'eva VK. Reflexotherapy of asthenic conditions in neuroses [J]. Zhurnal Nevropatologii i Psikhiatrii Imeni S - S - Korsakova. 1988, 88(2): 102-106.

[363] Lanza U. The contribution of acupuncture to clinical psychotherapy by means of biofeedback (EMG-BFB) training [J]. Acupuncture & Electro-Therapeutics Research. 1986, 11(1): 53-57.

[364] Bennett CF. Treatment effects of acupuncture on anxiety and depression in working women. Dissertation Abstracts International. Section B [J]. The Sciences & Engineering. Univ Microfilms International. May 1998, 58(11-B): 5886.

[365] Apchel VY. Dependence of the antistressor effect of acupuncture on the functional state of aqualangers [J]. Human Physiology [J]. 1996, 22(2): 254-256.

[366] Chen A. An introduction to sequential electric acupuncture (SEA) in the treatment of stress related physical and mental disorders [J]. Acupuncture & Electro-Therapeutics Research. 1992, 17(4): 273-283.

[367] Liao YY. Seto K. Saito H. Fujita M. Kawakami M. Effects of acupuncture on adrenocortical hormone production. (II) Effect of acupuncture on the response of adrenocortical hormone production to stress [J]. American Journal of Chinese Medicine. 1980, 8(1-2): 160-166.

[368] Roschke J. Wolf C. Muller MJ. Wagner P. Mann K. Grozinger M. Bech S. The benefit from whole body acupuncture in major depression [J]. Journal of Affective Disorders. 2000, 57(1-3): 73-81.

[369] Eich H. Agelink MW. Lehmann E. Lemmer W. Klieser E. Acupuncture in patients with minor depressive episodes and generalized anxiety. Results of an experimental study [J]. Fortschritte der Neurologie-sychiatrie. 2000, 68(3): 137-144.

[370] 罗和春. 等. 电针治疗抑郁症的临床与实验研究, 针灸论文摘要选编 [C]. 中国针灸学会, 1987, 32-33.

[371] Luo H. Meng F. Jia Y. Zhao X. Clinical research on the therapeutic effect of the electro-acupuncture treatment in patients with depression [J]. Psychiatry & Clinical Neurosciences. 1998, 52 Suppl. S338-340.

[372] Yang X. Liu X. Luo H. Jia Y. Clinical observation on needling extrachannel points in treating mental depression [J]. Journal of Traditional Chinese Medicine. 1994, 14(1): 14-18.

[373] Poliakov SE. Acupuncture in the treatment of patients with endogenous depression [J]. Zhurnal Nevropatologii i Psikhiatrii Imeni S - S - Korsakova. 1987, 87(4)：604-608.

[374] Shi ZX. Tan MZ. An analysis of the therapeutic effect of acupuncture treatment in 500 cases of schizophrenia [J]. Journal of Traditional Chinese Medicine. 1986, 6 (2): 99-104.

[375] Shenyang General Hospital of PLA. Acupuncture treatment of 403 cases of schizophrenia [J]. National Symposia of Acupuncture and Moxibustion and Acupuncture Anaesthesia. Beijing, 1979, 82-83.

[376] 史正修, 谭枚尊. 针刺治疗精神分裂症 500 例疗效分析, 针灸论文摘要选编 [C]. 中国针灸学会, 1987, 31.

[377] Zhuge DY. Chen JK. Comparison between electro-acupuncture with chlorpromazine and chlorpromazine alone in 60 schizophrenic patients [J]. Chung-Kuo Chung Hsi i Chieh Ho Tsa Chih. 1993, 13 (7): 408-409, 388.

[378] 张鸣九. 头皮针治疗幻觉 296 例的经验 [J]. 中医杂志. 1987, 6：52.

[379] Shi ZX. Observation on the curative effect of 120 cases of auditory hallucination treated with auricular acupuncture [J]. Journal of Traditional Chinese Medicine. 1989, 9(3): 176-178.

[380] Kurland HD. ECT and Acu-EST in the treatment of depression [J]. American Journal of Chinese Medicine. 1976, 4(3): 289-292.

[381] Chang WH. Electroacupuncture and ECT [J]. Biological Psychiatry. 1984, 19(8): 1271-1272.

[382] 乔文雷，等．电梅花针等疗法治疗近视 1185 例．针灸论文摘要选编 [C]．中国针灸学会，1987，45-46．

[383] 黄喜梅，马玉梅，曹毅宾．耳穴治疗青少年近视眼的初步观察．针灸论文摘要选编 [C]．中国针灸学会，1987，46．

[384] Liu H. Lu Y. Dong Q. Zhong X. Treatment of adolescent myopia by pressure plaster of semen impatientis on otoacupoints [J]. Journal of Traditional Chinese Medicine. 1994, 14(4): 283-286.

[385] Mei T. Ying H. Integration of Chinese traditional abd western medicine, electro-acupuncture with "plum-blossom" nesdle for the treatment of myopia in the adolescent [J]. National Symposia of Acupuncture and Moxibustion and Acupuncture Anaesthesia. Beijing, 1979, 105-106.

[386] Li B. Li LL. Chen J. Chen L. Xu W. Gao R. Yang B. Li W. Li W. Wu B. et al. Observation on the relation between propagated sensation along meridians and the therapeutic effect of acupuncture on myopia of youngsters [J]. Acupuncture Research. 1993, 18(2): 154-158.

[387] Pasmanik ED. Nizovtseva TR. The combined treatment of amblyopia by the methods of acupuncture reflexotherapy and traditional pleoptics [J]. Vestnik Oftalmologii. 1993, 109(4): 6-8.

[388] Tsikova TD. Laser puncture in the combined treatment of a weak degree of myopia in schoolchildren [J]. Oftalmologicheskii Zhurnal. 1990, (1): 39-42.

[389] 锺梅泉．辩证分型梅花针治疗远视眼．针灸论文摘要选编 [C]．中国针灸学会，1987，45．

[390] Wong S. Ching R. The use of acupuncture in ophthalmology [J]. American Journal of Chinese Medicine. 1980, 8(1-2): 104-153.

[391] Lu JG. Friberg TR. Idiopathic central serous retinopathy in China: a report of 600 cases (624 eyes) treated by acupuncture [J]. Ophthalmic Surgery. 1987, 18(8): 608-611.

[392] Ye LM. Acupuncture of "Xiangyang" point in the treatment of exudative central chorioretinopathy- A preliminary report of 600 cases [J]. National Symposia of Acupuncture and Moxibustion and Acupuncture Anaesthesia. Beijing, 1979, 102.

[393] Mille II DP [D/OL]. http://Acupunctureworks.com.

[394] Li Pinching. Observation on acupuncture therapy of 403 cases of chronic central angiospastic retinopathy [J]. National Symposia of Acupuncture and Moxibustion and Acupuncture Anaesthesia. Beijing, 1979, 101-102.

[395] Department of Acupuncture Guanganmen Hospital. Acupuncture and moxibustion treatment of recurrent hemorrhage into the retina and vitreous humour among adolescents [J]. National Symposia of Acupuncture and Moxibustion and Acupuncture Anaesthesia. Beijing, 1979, 103-104.

[396] Wei Q. Gao J. Treatment of optic atrophy with acupuncture [J]. Journal of Traditional Chinese Medicine. 1992, 12(2): 142-146.

[397] Wu ZS. Ye XL. Optic atrophy treated with acupuncture [J]. Journal of Traditional Chinese Medicine. 1989, 9(4): 249-250.

[398] Begliarbekian VN. Possibilities of reflexotherapy in the treatment of post-traumatic eye complications [J]. Vestnik Oftalmologii. 1991, 107(5): 25-28.

[399] 李志明，叶成部，南秀荣．针刺风池等穴治疗视神经萎缩气至病所的疗效观察．针灸论文摘要选编 [C]．中国针灸学会，1987，44．

[400] Ge SH. Xu BR. 38 cases of optic atrophy treated by needling qiuhou point [J]. Journal of Traditional Chinese Medicine. 1989, 9(3): 171-172.

[401] Dabov S. Goutoranov G. Ivanova R. Petkova N. Clinical application of acupuncture in ophthalmology

[J]. Acupuncture & Electro-Therapeutics Research. 1985, 10(1-2): 79-93.

［402］ Sold-Darseff J. Leydhecker W. Acupuncture in glaucoma [J]. Klinische Monatsblatter fur Augenheilkunde. 1978, 173(6): 760-764.

［403］ Litscher G. Wang L. Yang NH. Schwarz G. Ultrasound-monitored effects of acupuncture on brain and eye [J]. Neurological Research. 1999, 21（4）: 373-377.

［404］ Gareus IK. Lacour M. Schulte AC. Hennig J. Is there a BOLD response of the visual cortex on stimulation of the vision-related acupoint GB 37? [J]. Journal of Magnetic Resonance Imaging. 2002, 15(3): 227-232.

［405］ Park J. White AR. Ernst E. Efficacy of acupuncture as a treatment for tinnitus: a systematic review [J]. Archives of Otolaryngology — Head & Neck Surgery. 2000, 126(4): 489-492.

［406］ Vilholm OJ. Moller K. Jorgensen K. Effect of traditional Chinese acupuncture on severe tinnitus: a double-blind, placebo-controlled, clinical investigation with open therapeutic control [J]. British Journal of Audiology. 1998, 32(3): 197-204.

［407］ Axelsson A. Andersson S. Gu LD. Acupuncture in the management of tinnitus: a placebo-controlled study [J]. Audiology. 1994, 33(6): 351-360.

［408］ Yarnell SK. Waylonis GW. Rink TL. Acupuncture effect on neurosensory deafness [J]. Archives of Physical Medicine & Rehabilitation. 1976, 57(4): 166-168.

［409］ Madell JR. Acupuncture for sensorineural hearing loss [J]. Archives of Otolaryngology. 1975, 101(7): 441-445.

［410］ Steinberger A. Pansini M. The treatment of Meniere's disease by acupuncture [J]. American Journal of Chinese Medicine. 1983, 11(1-4): 102-105.

［411］ 张仲芳，薛福林，何宗德，等. 针刺治疗美尼尔氏病急性发作期的临床研究 [J]. 上海针灸杂志，1983，4：28.

［412］ Xu J. Influence of acupuncture on human nasal mucociliary transport [J]. Chinese Journal of Otorhinolaryngology. 1989, 24(2): 90-91, 127.

［413］ Wolkenstein E. Horak F. Protective effect of acupuncture on allergen provoked rhinitis [J]. Wiener Medizinische Wochenschrift., 1998, 148(19): 450-453.

［414］ Davies A. Lewith G. Goddard J. Howarth P. The effect of acupuncture on nonallergic rhinitis. a controlled pilot study [J]. Alternative Therapies in Health & Medicine. 1998, 4(1): 70-74.

［415］ Mikhireva MM. Portenko GM. Electroacupuncture in combination with surgical intervention in the treatment of patients with polypous rhinosinusitis [J]. Vestnik Otorinolaringologii. 1990, (2): 40-42.

［416］ Pothman R. Yeh HL. The effects of treatment with antibiotics, laser and acupuncture upon chronic maxillary sinusitis in children [J]. American Journal of Chinese Medicine. 1982, 10(1-4): 55-58.

［417］ 金观源. 针刺"复音"穴治疗癔病性失音 [J]. 科技简报（浙江）1976，6：37.

［418］ Crevier-Buchman L. Laccourreye O. Papon JF. Nurit D. Brasnu D. Adductor spasmodic dysphonia: case reports with acoustic analysis following botulinum toxin injection and acupuncture [J]. Journal of Voice. 1997, 11(2): 232-237.

［419］ Karpova OI. Acupuncture in the combined treatment of patients with unilateral paralysis of the recurrent laryngeal nerve [J]. Vestnik Otorinolaringologii. 1989, (3): 41-46.

［420］ Ernst E. Pittler MH. The effectiveness of acupuncture in treating acute dental pain: a systematic review [J]. British Dental Journal. 1998, 184(9): 443-447.

［421］ Moroz BT. Kalinin VI. Emel'ianova MV. Rozin IIa. Trebich IIa. A comparative study of the effectiveness of the analgesic effect of electropuncture stimulation and nonnarcotic analgesics in therapy patients in an emergency dental care office [J]. Stomatologiia. 1990, (4): 15-17.

[422] Widerstrom-Noga E. Dyrehag LE. Borglum-Jensen L. Aslund PG. Wenneberg B. Andersson SA. Pain threshold responses to two different modes of sensory stimulation in patients with orofacial muscular pain. psychologic considerations [J]. Journal of Orofacial Pain. 1998, 12(1): 27-34.

[423] Yukizaki H. Nakajima S. Nakashima K. Yamada Y. Sato T. Electroacupuncture increases ipsilaterally tooth pain threshold in man [J]. American Journal of Chinese Medicine. 1986, 14(1-2): 68-72.

[424] Ha HC. Tan EC. Effect of acupuncture on pain threshold measurement of tooth pulp in the monkey [J]. American Journal of Chinese Medicine. 1982, 10(1-4): 92-100.

[425] Schimek F. Chapman CR. Gerlach R. Colpitts YH. Varying electrical acupuncture stimulation intensity. effects on dental pain-evoked potentials [J]. Anesthesia & Analgesia. 1982, 61(6): 499-503.

[426] Bakke M. Effect of acupuncture on the pain perception thresholds of human teeth [J]. Scandinavian Journal of Dental Research. 1976, 84(6): 404-408.

[427] Simmons MS. Oleson T. Auricular electrical stimulation and dental pain threshold [J]. Anesthesia Progress. 1993, 40(1): 14-19.

[428] Ernst M. Lee MH. Influence of naloxone on electro-acupuncture analgesia using an experimental dental pain test. Review of possible mechanisms of action [J]. Acupuncture & Electro-Therapeutics Research. 1987, 12(1): 5-22.

[429] Han SH. Yoon SH. Cho YW. Kim CJ. Min BI. Inhibitory effects of electroacupuncture on stress responses evoked by tooth-ulp stimulation in rats [J]. Physiology & Behavior. 1999, 66(2): 217-222.

[430] Rosted P. The use of acupuncture in dentistry: a review of the scientific validity of published papers [J]. Oral Diseases. 1998, 4(2): 100-104.

[431] 金观源. 针刺治疗颞颌关节功能紊乱 50 例疗效观察 [J]. 科技简报（浙江）1975, 9: 19.

[432] Raustia AM. Pohjola RT. Acupuncture compared with stomatognathic treatment for TMJ dysfunction [J]. Part Ⅲ. Effect of treatment on mobility. Journal of Prosthetic Dentistry. 1986, 56(5): 616-623.

[433] List T. Helkimo M. Andersson S. Carlsson GE. Acupuncture and occlusal splint therapy in the treatment of craniomandibular disorders. Part I: a comparative study [J]. Swedish Dental Journal. 1992, 16(4): 125-141.

[434] Wang C. Long X. Zhu X. A study on the clinical curative effect by acupuncture for myofascial pain dysfunction syndrome [J]. Chinese Journal of Stomatology. 1998, 33(5): 273-275.

[435] Williams T. Mueller K. Cornwall MW. Effect of acupuncture-oint stimulation on diastolic blood pressure in hypertensive subjects. a preliminary study [J]. Physical Therapy. 1991, 71(7): 523-529.

[436] Chiu YJ. Chi A. Reid IA. Cardiovascular and endocrine effects of acupuncture in hypertensive patients [J]. Clinical & Experimental Hypertension (New York) : 1997, 19(7): 1047-1063.

[437] Bobkova AS. Gaponiuk PI. Korovkina EG. Sherkovina TIu. Leonova MV. The effect of acupuncture on endocrine regulation in hypertensive patients [J]. Voprosy Kurortologii, Fizioterapii i Lechebnoi Fizicheskoi Kultury. 1991, (1): 29-32.

[438] 金观源. 高血压和中枢神经系统 [J]. 浙江医学, 1984, 6 (6): 39.

[439] Ku YH. Chang YZ. Beta-endorphin- and GABA-mediated depressor effect of specific electroacupuncture surpasses pressor response of emotional circuit [J]. Peptides. 2001, 22(9): 1465-1470.

[440] Akhmedov TI. Vasil'ev IM. Masliaeva LV. The hemodynamic and neurohumoral correlates of the changes in the status of hypertension patients under the influence of acupuncture [J]. Terapevticheskii Arkhiv. 1993, 65(12): 22-24.

[441] 梁明达，等. 针刺家兔"素髎"穴对血压的影响 [C]. 中国生理学会第二次全国病理生理学学术讨论会，1963，26-7.

[442] Baba S. Hasegawa I. Ohmori S. Kaneko T. Watanabe K. Iwama H.The effect of acupuncture or electro-

acupuncture on circulatory parameters [J]. Japanese Journal of Anesthesiology. 2002, 51(2): 134-9.

[443] Zhou R. Zhang Y. Wang J. Chang H. Fang J. Chen E. Xie J. Liu M. Anti-hypertensive effect of auriculo-acupoint pressing therapy—clinical analysis of 274 cases [J]. Journal of Traditional Chinese Medicine. 1991, 11(3): 189-192.

[444] Huang HQ. Liang SZ. Improvement of blood pressure and left cardiac function in patients with hypertension by auricular acupuncture [J]. Chinese Journal of Modern Developments in Traditional Medicine. 1991, 11(11): 654-656, 643-644.

[445] Guo W. Effects of head point needling on cardiac function and hemodynamics [J]. Acupuncture Research. 1992, 17(1): 26-27, 12.

[446] 金观源. 血压的昼夜变动及其临床意义 [J]. 浙江医学，1986，8（2）：14.

[447] Yu P. Li F. Wei X. Wu R. Fu C. Treatment of essential hypertension with auriculoacupressure [J]. Journal of Traditional Chinese Medicine. 1991, 11(1): 17-21.

[448] 严洁，等. 针刺降血脂的疗效观察，针灸论文摘要选编 [C]. 中国针灸学会，1987，52-53.

[449] Kraft K. Coulon S. Effect of a standardized acupuncture treatment on complains, blood pressure and serum lipids of hypertensive, postmenopausal women: a randomized, controlled clinical study [J]. Forschende Komplementarmedizin. 1999, 6(2): 74-79.

[450] Liu Y. Wang T. Zhang J. Treatment of angina pectoris with medicinal plaster fixed at acupoints--a report of 54 cases [J]. Journal of Traditional Chinese Medicine. 1998, 18(1): 12-14.

[451] 杨光. 耳穴贴压治疗不稳定型心绞痛的疗效观察，国际传统医学大会论文摘要汇编 [C]. 2000，450.

[452] Li Y. Acupuncture treatment of angina pectoris [J]. Journal of Traditional Chinese Medicine. 1999, 19(4): 279-282.

[453] Ballegaard S. Karpatschoff B. Holck JA. Meyer CN. Trojaborg W. Acupuncture in angina pectoris. do psycho-social and neurophysiological factors relate to the effect? [J]. Acupuncture & Electro-Therapeutics Research. 1995, 20(2): 101-116.

[454] Richter A. Herlitz J. Hjalmarson A. Effect of acupuncture in patients with angina pectoris [J]. European Heart Journal. 1991, 12(2): 175-178.

[455] Gao C. Meng J. Fu W. Song L. Effect of electroacupuncture on myocardial oxygen metabolism and pH of coronary sinus blood during experimental angina pectoris [J]. Acupuncture Research. 1992, 17(1): 28-32.

[456] Gao C. Meng J. Fu W. Song L. Change of myocardial glucose and free fatty acid metabolism and effect of electroacupuncture on them during experimental myocardial angina [J]. Acupuncture Research. 1990, 15(1): 66-70.

[457] Cao Q. Liu J. Chen S. Han Z. Effects of electroacupuncture at neiguan on myocardial microcirculation in rabbits with acute myocardial ischemia [J]. Journal of Traditional Chinese Medicine. 1998, 18(2): 134-139.

[458] 曹荣禄，等. 子午流注纳甲法对冠心病患者STI影响的初步观察，针灸论文摘要选编 [C]. 中国针灸学会，1987，51.

[459] Ho FM. Huang PJ. Lo HM. Lee FK. Chern TH. Chiu TW. Liau CS. Effect of acupuncture at nei-kuan on left ventricular function in patients with coronary artery disease [J]. American Journal of Chinese Medicine. 1999, 27(2): 149-156.

[460] Abad-Alegria F. Pomaron C. Aznar C. Munoz C. Adelantado S. Objective assessment of the sympatholytic action of the Nei-Kuan acupoint [J]. American Journal of Chinese Medicine. 2001, 29(2): 201-210.

[461] Liptak V. Habeler G. Egger J. Influence of acupuncture and electroacupuncture on heart rate and extrasystoles [J]. Wiener Medizinische Wochenschrift. 1980, 130(20): 668-670.

[462] 高镇五，虞孝贞，等. 针灸治疗心律失常220例临床观察，针灸论文摘要选编 [C]. 中国针灸学会，1987，49.

[463] Shinohara M. Decreasing heart rate and shortening of the arterial pulse propagation time by acupuncture in the spectral analyses [J]. Japanese Journal of Anesthesiology. 1997, 46(2): 213-221.

[464] Appiah R. Hiller S. Caspary L. Alexander K. Creutzig A. Treatment of primary Raynaud's syndrome with traditional Chinese acupuncture [J]. Journal of Internal Medicine. 1997, 241(2): 119-124.

[465] Bacchini M. Conci F. Roccia L. Carrossino R. Circulatory disorders and acupuncture [J]. Minerva Medica. 1979, 70(24): 1755-1757.

[466] Celoria R. Conci F. Bonelli T. Changes in the angiographic pictures in Raynaud's disease following acupuncture treatment [J]. Minerva Medica. 1977, 68(11): 693-702.

[467] Tan D. Treatment of fever due to exopathic wind-cold by rapid acupuncture [J]. Journal of Traditional Chinese Medicine. 1992, 12(4): 267-271.

[468] Jobst KA. A critical analysis of acupuncture in pulmonary disease: efficacy and safety of the acupuncture needle [J]. J Altern Complement Med. 1995.

[469] Hu J. Clinical observation on 25 cases of hormone dependent bronchial asthma treated by acupuncture [J]. Journal of Traditional Chinese Medicine. 1998, 18(1): 27-30.

[470] Zwolfer W. Keznickl-Hillebrand W. Spacek A. Cartellieri M. Grubhofer G. Beneficial effect of acupuncture on adult patients with asthma bronchiale [J]. American Journal of Chinese Medicine. 1993, 21(2): 113-117.

[471] Biernacki W. Peake MD. Acupuncture in treatment of stable asthma [J]. Respiratory Medicine. 1998, 92(9): 1143-1145.

[472] Gruber W. Eber E. Malle-Scheid D. Pfleger A. Weinhandl E. Dorfer L. Zach MS. Laser acupuncture in children and adolescents with exercise induced asthma [J]. Thorax. 2002, 57(3): 222-225.

[473] Sliwinski J. Matusiewicz R. The effect of acupuncture on the clinical state of patients suffering from chronic spastic bronchitis and undergoing long-term treatment with corticosteroids [J]. Acupuncture & Electro-Therapeutics Research. 1984, 9(4): 203-215.

[474] Sliwinski J. Kulej M. Acupuncture induced immunoregulatory influence on the clinical state of patients suffering from chronic spastic bronchitis and undergoing long-term treatment with corticosteroids [J]. Acupuncture & Electro-Therapeutics Research. 1989, 14(3-4): 227-234.

[475] Yu P. Hao X. Zhao R. Qin M. Pasting acupoints with Chinese herbs applying in infant acute bronchitis and effect on humoral immune substances [J]. Acupuncture Research. 1992, 17(2): 110-112.

[476] Kleiner AI. Luk'ianenko AE. Makotchenko VM. Kugaevskaia NV. Shmuter LM. Laser therapy in dust bronchitis [J]. Gigiena Truda i Professionalnye Zabolevaniia. 1990, (12): 5-8.

[477] Koval'chuk AA. Demidova NG. The use of laser therapy in dust-induced bronchitis [J]. Gigiena Truda i Professionalnye Zabolevaniia. 1991, (4): 23-24.

[478] Aleksandrova RA. Nemtsov VI. Petrova MA. Lavrova OV. Trofimov VI. Sinitsina TM. Dotsenko EK. Bronchial nonspecific reactivity in patients with bronchial asthma and in the preasthmatic state and its alteration under the influence of acupuncture [J]. Terapevticheskii Arkhiv. 1995, 67(8): 42-45.

[479] Zamotaev IP. Mamontova LI. Zavolovskaia LI. Rudakova OM. Effect of laser acupuncture on the pulmonary vascular resistance in patients with obstructive chronic [J]. lung diseases. Klinicheskaia Meditsina. 1991, 69(5): 68-71.

[480] Linde K. Jobst K. Panton J. Acupuncture for chronic asthma. Cochrane Database of Systematic Reviews [D/OL]. 2000, (2): CD000008.

[481] Shenkman Z. Holzman RS. Kim C. Ferrari LR. DiCanzio J. Highfield ES. Van Keuren K. Kaptchuk T. Kenna MA. Berde CB. Rockoff MA. Acupressure-acupuncture antiemetic prophylaxis in children undergoing

tonsillectomy [J]. Anesthesiology. 1999, 90(5): 1311-1316.

[482] Chu YC. Lin SM. Hsieh YC. Peng GC. Lin YH. Tsai SK. Lee TY. Effect of BL-10 (tianzhu), BL-11 (dazhu) and GB-34 (yanglinquan) acuplaster for prevention of vomiting after strabismus surgery in children [J]. Acta Anaesthesiologica Sinica. 1998, 36(1): 11-16.

[483] Al-Sadi M. Newman B. Julious SA. Acupuncture in the prevention of postoperative nausea and vomiting [J]. Anaesthesia. 1997, 52(7): 658-661.

[484] Stein DJ. Birnbach DJ. Danzer BI. Kuroda MM. Grunebaum A. Thys DM. Acupressure versus intravenous metoclopramide to prevent nausea and vomiting during spinal anesthesia for cesarean section [J]. Anesthesia & Analgesia. 1997, 84(2): 342-345.

[485] Gieron C. Wieland B. von der Laage D. Tolksdorf W. Acupressure in the prevention of postoperative nausea and vomiting [J]. Anaesthesist. 1993, 42(4): 221-226.

[486] Dundee JW. Ghaly RG. Fitzpatrick KT. Abram WP. Lynch GA. Acupuncture prophylaxis of cancer chemotherapy-induced sickness [J]. Journal of the Royal Society of Medicine. 1989, 82(5): 268-271.

[487] Ho CM. Hseu SS. Tsai SK. Lee TY. Effect of P-6 acupressure on prevention of nausea and vomiting after epidural morphine for post-cesarean section pain relief [J]. Acta Anaesthesiologica Scandinavica. 1996, 40(3): 372-375.

[488] Dibble SL. Chapman J. Mack KA. Shih AS. Acupressure for nausea: results of a pilot study [J]. Oncology Nursing Forum. 2000, 27(1): 41-47.

[489] Shen J. Wenget NS. Glaspy JA. Hays RD. Elliott M. Choi C. Shekelle PG. Adjunct antiemesis electroacupuncture in stem cell transplantation [J]. Proc Annu Meet Am Soc Clin Oncol. 1997, 16. A148.

[490] Ho RT. Jawan B. Fung ST. Cheung HK. Lee JH. Electro-acupuncture and postoperative emesis [J]. Anaesthesia. 1990, 45(4): 327-329.

[491] Dundee JW. Yang J. Prolongation of the antiemetic action of P6 acupuncture by acupressure in patients having cancer chemotherapy [J]. Journal of the Royal Society of Medicine. 1990, 83(6): 360-362.

[492] Len J. Xu G. Liu W. Zhang Q. The regulating effect of electroacupuncture on gastroenteric electric activity in guinea pigs of peripheral vomiting [J]. Acupuncture Research. 1991, 16(1): 69-72.

[493] Werntoft E. Dykes AK. Effect of acupressure on nausea and vomiting during pregnancy: a randomized, placebo-controlled, pilot study [J]. Journal of Reproductive Medicine. 2001, 46(9): 835-839.

[494] Slotnick RN. Safe, successful nausea suppression in early pregnancy with P-6 acustimulation [J]. Journal of Reproductive Medicine. 2001, 46(9): 811-814.

[495] Belluomini J. Litt RC. Lee KA. Katz M. Acupressure for nausea and vomiting of pregnancy: a randomized, blinded study [J]. Obstetrics & Gynecology. 1994, 84(2): 245-248.

[496] Smith C. Crowther C. Beilby J. Acupuncture to treat nausea and vomiting in early pregnancy: a randomized controlled trial [J]. Birth. 2002, 29(1): 1-9.

[497] Alkaissi A. Stalnert M. Kalman S. Effect and placebo effect of acupressure (P6) on nausea and vomiting after outpatient gynaecological surgery [J]. Acta Anaesthesiologica Scandinavica. 1999, 43(3): 270-274.

[498] 乐杰等. 妇产科学 [M]. 5 版. 北京：人民卫生出版社，2000.

[499] Schiff E. River Y. Oliven A. Odeh M. Acupuncture therapy for persistent hiccups [J]. American Journal of the Medical Sciences. 2002, 323(3): 166-168.

[500] Lee CH. Jung HS. Lee TY. Lee SR. Yuk SW. Lee KG. Lee BH [J]. American Journal of Chinese Medicine. 2001, 29(2): 211-220.

[501] Qian LW. Lin YP. Effect of electroacupuncture at zusanli (ST36) point in regulating the pylorus peristaltic function [J]. Chung-Kuo Chung Hsi i Chieh Ho Tsa Chih. 1993, 13(6): 336-339, 324.

[502] Zhou ZL. Clinical research and mechanical inquiry in the treatment of chronic superficial gastritis using ziwuliuzhu day-rescription of acupoint [J]. Chinese Journal of Modern Developments in Traditional Medicine. 1991, 11(2): 94-96, 69.

[503] Liu L. Zhou L. Zhang D. Li J. Effects of acupuncture on antral G cells in patients with gastric disease [J]. Acupuncture Research. 1994, 19(2): 75-78.

[504] Cheng X. Yang JB. Effects of chronoacupuncture na ja fa on gastric acid secretion, plasma gastrin and prostaglandin E1 in patients with peptic ulcer [J]. Chinese Journal of Modern Developments in Traditional Medicine. 1991, 11(2): 91-93, 68-69.

[505] Bei Y. Clinical observations on the treatment of 98 cases of peptic ulcer by massage [J]. Journal of Traditional Chinese Medicine. 1993, 13(1): 50-51.

[506] 陈德成，等. 穴位注射治疗慢性萎缩性胃炎临床疗效观察，国际传统医学大会论文摘要汇编 [C]. 2000，464.

[507] 梁繁荣，等. 代针膏穴敷治疗消化性溃疡 33 例临床观察，国际传统医学大会论文摘要汇编 [C]. 2000，465.

[508] Yang C. Yan H. Observation of the efficacy of acupuncture and moxibustion in 62 cases of chronic colitis [J]. Journal of Traditional Chinese Medicine. 1999, 19(2): 111-114.

[509] Zhang X. 23 cases of chronic nonspecific ulcerative colitis treated by acupuncture and moxibustion [J]. Journal of Traditional Chinese Medicine. 1998, 18(3): 188-191.

[510] Chen Z. Treatment of ulcerative colitis with acupuncture [J]. Journal of Traditional Chinese Medicine. 1995, 15(3): 231-233.

[511] Lapshin VP. Pivovarova SV. Dubinin AV. Acupuncture in treating patients with chronic nonulcerative colitis [J]. Voprosy Kurortologii, Fizioterapii i Lechebnoi Fizicheskoi Kultury. 1984, (1): 61-62.

[512] Chan J. Carr I. Mayberry JF. The role of acupuncture in the treatment of irritable bowel syndrome: a pilot study [J]. Hepato-Gastroenterology. 1997, 44(17): 1328-1330.

[513] Kunze M. Seidel HJ. Stube G. Comparative studies of the effectiveness of brief psychotherapy, acupuncture and papaverin therapy in patients with irritable bowel syndrome [J]. Zeitschrift fur die Gesamte Innere Medizin und Ihre Grenzgebiete. 1990, 45(20): 625-627.

[514] Fireman Z. Segal A. Kopelman Y. Sternberg A. Carasso R. Acupuncture treatment for irritable bowel syndrome: a double-blind controlled study [J]. Digestion. 2001, 64(2): 100-103.

[515] Group for Treating Cholelithiasis with Needling, Wending Central Hospital. Electric needling and magnesium sulfate administration for cholelithiasis-with clinical investigation of 522 cases and preliminary consideration of the features of stone-excretion [J]. National Symposia of Acupuncture and Moxibustion and Acupuncture Anaesthesia. Beijing, 1979, 5-6.

[516] Zhang Y. Zhang L. Yang H. Zhang H. Zhu Y. 1291 cases of cholelithiasis treated with electric shock on otoacupoints [J]. Journal of Traditional Chinese Medicine. 1991, 11(2): 101-109.

[517] Ma C. Yang W. The preventing and treating effects of electro-acupuncture on cholelithiasis in golden hamster [J]. Acupuncture Research. 1996, 21(4): 68-72.

[518] Yun M. Kai GW. Qiu ML. X-Ray observation of the effect of acupuncture on the function of the biliary tract [J]. National Symposia of Acupuncture and Moxibustion and Acupuncture Anaesthesia. Beijing, 1979, 59-60.

[519] Zhang S. Chen H. Gui J. Xu C. Zhu P. Cao Z. Clinical and experimental researches in the inhibition of bile pigment lithogenesis by acupuncture and moxibustion [J]. Acupuncture Research. 1995, 20(3): 40-45.

[520] Walsh B. Maguire H. Carrington D. Outbreak of hepatitis B in an acupuncture clinic [J]. Communicable

Disease & Public Health. 1999, 2(2): 137-140.

[521] 张晓彬，等．针刺降低 HBsAg 阳性率的调查，针灸论文摘要选编 [C]．中国针灸学会，1987，110-111．

[522] 陶明忠，张伯顺，丘茂良，等．针灸治疗无症状乙型肝炎病毒表面抗原携带者的临床与实验初步观察，针灸论文摘要选编 [C]．中国针灸学会，1987，111．

[523] Chen J. Chen M. Zhao B. Wang Y. Effects of acupuncture on the immunological functions in hepatitis B virus carriers [J]. Journal of Traditional Chinese Medicine. 1999, 19(4): 268-272.

[524] Research Group of Liver Disease. Acupuncture therapy of acute icteric viral hepatitis – A report of 212 cases [J]. National Symposia of Acupuncture and Moxibustion and Acupuncture Anaesthesia. Beijing, 1979, 41-42.

[525] Wang T. Zhu Q. Zhou F. Report of clinical therapeutic effect on treating acute icterohepatitis with acupuncture [J]. National Symposia of Acupuncture and Moxibustion and Acupuncture Anaesthesia. Beijing, 1979, 43.

[526] 刘汉城，蒋流巢．针刺治疗急性病毒性，黄疸型肝炎 135 例临床观察，针灸论文摘要选编 [C]．中国针灸学会，1987，112．

[527] Tao Z. Li R. The segmental distribution of afferent neurons of liver, and "qi men" point, "tai chong" point in the spinal ganglion [J]. Acupuncture Research. 1993, 18(3): 228-231.

[528] Arichi S. Arichi H. Toda S. Ihara N. Clinical observations on several meridian loci in chronic hepatitis and liver cirrhosis in comparison with those in female neurovegetative disorder, pregnancy, and the steroid side-effects syndrome [J]. American Journal of Chinese Medicine. 1979, 7(2): 157-170.

[529] Men Y. Clinical observation on acupuncture treatment of uroschesis [J]. Journal of Traditional Chinese Medicine. 1998, 18(3): 182-183.

[530] Zheng H. Wang S. Shang J. Chen G. Huang C. Hong H. Chen S. Study on acupuncture and moxibustion therapy for female urethral syndrome [J]. Journal of Traditional Chinese Medicine. 1998, 18(2): 122-127.

[531] Li L. Zhou J. Shi X. 103 cases of postpartum uroschesis treated by acupuncture at huiyang point [J]. Journal of Traditional Chinese Medicine. 1996, 6(3): 198-200.

[532] Xiong N. 25 cases of cystoparalysis following gynecological surgery treated with herbal drugs and acupuncture [J]. Journal of Traditional Chinese Medicine. 1994, 14(4): 276-278.

[533] 金观源．介绍针灸治疗产后尿潴留 [J]，新医药杂志，1974，4：39．

[534] Tuzuner F. Kecik Y. Ozdemir S. Canakci N. Electro-acupuncture in the treatment of enuresis nocturna [J]. Acupuncture & Electro-Therapeutics Research. 1989, 14(3-4): 211-215.

[535] Bjorkstrom G. Hellstrom AL. Andersson S. Electro-acupuncture in the treatment of children with monosymptomatic nocturnal enuresis [J]. Scandinavian Journal of Urology & Nephrology. 2000, 34(1): 21-26.

[536] Caione P. Nappo S. Capozza N. Minni B. Ferro F. Primary enuresis in children. Which treatment today? [J]. Minerva Pediatrica. 1994, 46(10): 437-443.

[537] 金观源．耳穴埋针治愈 13 例遗尿症 [J]．科技简报（浙江）1974，10：42．

[538] Chen Z. Chen L. The treatment of enuresis with scalp acupuncture [J]. Journal of Traditional Chinese Medicine. 1991, 11(1): 29-30.

[539] Song BZ. Wang XY. Short-term effect in 135 cases of enuresis treated by wrist-ankle needling [J]. Journal of Traditional Chinese Medicine. 1985, 5(1): 27-28.

[540] Bartocci C. Lucentini M. Acupuncture and micro-massage in the treatment of idiopathic nocturnal enuresis [J]. Minerva Medica. 1981, 72(33): 2237.

[541] Bergstrom K. Carlsson CP. Lindholm C. Widengren R. Improvement of urge- and mixed-type incontinence after acupuncture treatment among elderly women: a pilot study [J]. Journal of the Autonomic Nervous

System. 2000, 79(2-3): 173-180.

[542] Honjo H. Kitakoji H. Kawakita K. Saitoh M. Ukimuta O. Kojima M. Watanabe H. Aramaki S. Acupuncture for urinary incontinence in patients with chronic spinal cord injury: a preliminary report [J]. Japanese Journal of Urology. 1998, 89(7): 665-669.

[543] Kitakoji H. Terasaki T. Honjo H. Odahara Y. Ukimura O. Kojima M. Watanabe H. Effect of acupuncture on the overactive bladder [J]. Japanese Journal of Urology. 1995, 86(10): 1514-1519.

[544] Philp T. Shah PJ. Worth PH. Acupuncture in the treatment of bladder instability [J]. British Journal of Urology. 1988, 61(6): 490-493.

[545] Chang PL. Urodynamic studies in acupuncture for women with frequency, urgency and dysuria. Journal of Urology [J]. 1988, 140(3): 563-566.

[546] Kubista E. Altmann P. Kucera H. Rudelstorfer B. Electro-acupuncture's influence on the closure mechanism of the female urethra in incontinence [J]. American Journal of Chinese Medicine. 1976, 4(2): 177-181.

[547] Moyad MA. Hathaway S. Ni HS. Traditional Chinese medicine, acupuncture, and other alternative medicines for prostate cancer: an introduction and the need for more research [J]. Seminars in Urologic Oncology. 1999, 17(2): 103-110.

[548] Ikeuchi T. Iguchi H. Clinical studies on chronic prostatitis and prostatitis-like syndrome (7): Electric acupuncture therapy for intractable cases of chronic prostatitis-like syndrome [J]. Acta Urologica Japonica. 1994, 40(7): 587-591.

[549] 冀来喜. "秩边透水道"针法与慢性前列腺炎，国际传统医学大会论文摘要汇编 [C]. 2000，480.

[550] 何金柱，李兰英. 辩证取穴论治前列腺增生症，国际传统医学大会论文摘要汇编 [C]. 2000，480.

[551] Zhang Q. Wu WC. Wu JZ. Zhou RL. Yan CH. Yin FX. Guo ZH. Zhu LX. Ejaculatio deficiens treated withacupuncture. Report of 110 cases [J]. Journal of Traditional Chinese Medicine. 1984, 4(3): 181-182.

[552] Wu JZ. Zhang Q. Wu WC. Guo ZH. Yin FX. Yan CH. Zhou RL. Zhu LX. 100 cases of impotence treated by acupuncture and moxibustion [J]. Journal of Traditional Chinese Medicine. 1989, 9(3): 184-185.

[553] Yaman LS. Kilic S. Sarica K. Bayar M. Saygin B. The place of acupuncture in the management of psychogenic impotence [J]. European Urology. 1994, 26(1): 52-55.

[554] Aydin S. Ercan M. Caskurlu T. Tasci A.I. Karaman I. Odabas O. Yilmaz Y. Agargun M.Y. Kara H. Sevin G. Acupuncture and hypnotic suggestions in the treatment of non-organic male sexual dysfunction [J]. Scandinavian Journal of Urology & Nephrology. 1997, 31(3): 271-274.

[555] Kho HG. Sweep CG. Chen X. Rabsztyn PR. Meuleman EJ. The use of acupuncture in the treatment of erectile dysfunction [J]. International Journal of Impotence Research. 1999, 11(1): 41-46.

[556] Sinclair S. Male infertility: nutritional and environmental considerations [J]. Alternative Medicine Review. 2000, 5(1): 28-38.

[557] Siterman S. Eltes F. Wolfson V. Zabludovsky N. Bartoov B. Effect of acupuncture on sperm parameters of males suffering from subfertility related to low sperm quality [J]. Archives of Andrology. 1997, 39(2): 155-161.

[558] Riegler R. Fischl F. Bunzel B. Neumark J. Correlation of psychological changes and spermiogram improvements following acupuncture [J]. Urologe - Ausgabe A. 1984, 23(6): 329-333.

[559] Mo X. Li D. Pu Y. Xi G. Le X. Fu Z. Clinical studies on the mechanism for acupuncture stimulation of ovulation [J]. Journal of Traditional Chinese Medicine. 1993, 13(2): 115-119.

[560] Yu J. Zheng H.M. Ping S.M. Changes in serum FSH, LH and ovarian follicular growth during electroacupuncture for induction of ovulation [J]. Chinese Journal of Modern Developments in Traditional Medicine. 1989, 9(4): 195, 199-202.

[561] Gerhard I. Postneek F. Possibilities of therapy by ear acupuncture in female sterility [J]. Geburtshilfe

und Frauenheilkunde. 1988, 48(3): 165-171.

[562] Gerhard I. Postneek F. Auricular acupuncture in the treatment of female infertility [J]. Gynecological Endocrinology. 1992, 6(3): 171-181.

[563] Chen BY. Acupuncture normalizes dysfunction of hypothalamic-ituitary-ovarian axis [J]. Acupuncture & Electro-Therapeutics Research. 1997, 22(2): 97-108.

[564] 金问淇，等. 针灸对卵巢功能和形态的影响 [J]. 中华医学杂志，1961，47（1）：27-29.

[565] Stener-Victorin E. Waldenstrom U. Andersson SA. Wikland M. Reduction of blood flow impedance in the uterine arteries of infertile women with electro-acupuncture [J]. Human Reproduction. 1996, 11(6): 1314-1317.

[566] 王术平，岳长礼. 针药并治输卵管阻塞性不孕症 26 例，国际传统医学大会论文摘要汇编 [C]. 2000，505.

[567] 刘蕴，张丽芳. 针灸整脊疗法治疗不孕症，国际传统医学大会论文摘要汇编 [C]. 2000，506.

[568] Tsenov D. The effect of acupuncture in dysmenorrhea [J]. Akusherstvo i Ginekologiia. 1996, 35(3): 24-25.

[569] Lewers D. Clelland JA. Jackson JR. Varner RE. Bergman J. Transcutaneous electrical nerve stimulation in the relief of primary dysmenorrhea [J]. Physical Therapy. 1989, 69(1): 3-9.

[570] Helms JM. Acupuncture for the management of primary dysmenorrhea [J]. Obstetrics & Gynecology. 1987, 69(1): 51-56.

[571] Maric R. Use of acupuncture in the treatment of primary dysmenorrhea [J]. Jugoslavenska Ginekologija i Opstetricija. 1984, 24(5-6): 104-106.

[572] 汪慧敏. 子宫内膜异位症的针灸临床研究，国际传统医学大会论文摘要汇编 [C]. 2000，504.

[573] Wu L. Zhou X. 300 cases of menopausal syndrome treated by acupuncture [J]. Journal of Traditional Chinese Medicine. 1998, 18(4): 259-262.

[574] Wyon Y. Lindgren R. Hammar M. Lundeberg T. Acupuncture against climacteric disorders? Lower number of symptoms after menopause [J]. Lakartidningen. 1994, 91(23): 2318-2322.

[575] Popivanov P. Menopausal indices as criteria for the effectiveness of acupuncture treatment of the climacteric syndrome [J]. Vutreshni Bolesti. 1983, 22(6): 110-113.

[576] Hammar M. Frisk J. Grimas O. Hook M. Spetz AC. Wyon Y. Acupuncture treatment of vasomotor symptoms in men with prostatic carcinoma: a pilot study [J]. Journal of Urology. 1999, 161(3): 853-856.

[577] Cooperative research group of Moxibustion version. Studies on correcting abnormal fetal positions by moxibustion to zhiyin points [J]. National Symposia of Acupuncture and Moxibustion and Acupuncture Anaesthesia. Beijing, 1979, 6-7.

[578] Cardini F. Weixin H. Moxibustion for correction of breech presentation: a randomized controlled trial [J]. JAMA. 1998, 280(18): 1580-1584.

[579] Li Q. Wang L. Clinical observation on correcting malposition of fetus by electro-acupuncture [J]. Journal of Traditional Chinese Medicine. 1996, 16(4): 260-262.

[580] Cai R. Zhou A. Gao H. Study on correction of abnormal fetal position by applying ginger paste at zhiying acupoint A. Report of 133 cases [J]. Acupuncture Research. 1990, 15(2): 89-91.

[581] Tsuei JJ. Lai Y. Sharma SD. The influence of acupuncture stimulation during pregnancy: the induction and inhibition of labor [J]. Obstetrics & Gynecology. 1977, 50(4): 479-488.

[582] Pak SC. Na CS. Kim JS. Chae WS. Kamiya S. Wakatsuki D. Morinaka Y. Wilson L Jr. The effect of acupuncture on uterine contraction induced by oxytocin [J]. American Journal of Chinese Medicine. 2000, 28(1): 35-40.

[583] Rabl M. Ahner R. Bitschnau M. Zeisler H. Husslein P. Acupuncture for cervical ripening and induction of labor at term: a randomized controlled trial [J]. Wiener Klinische Wochenschrift. 2001, 113(23-24): 942-6.

[584] Smith CA. Crowther CA. Acupuncture for induction of labour [J]. Cochrane Database Syst Rev. 1. 2001, CD002962.

[585] Yan H. Wang J. The clinical study on hysteromyoma treated with acupuncture [J]. Acupuncture Research. 1994, 19(2): 14-16.

[586] Grachev IuV. Kukushkin ML. Sudarikov AP. Zhuravlev VF. Gerasimenko Miu. Clinical course and treatment of herpetic trigeminal ganglionic neuropathy [J]. Zhurnal Nevrologii I Psikhiatrii Imeni S.S. Korsakova. 1998, 98(11): 4-8.

[587] Coghlan CJ. Herpes zoster treated by acupuncture [J]. Central African Journal of Medicine. 1992, 38(12): 466-467.

[588] Hui F. Cheng A. Chiu M. Vayda E. Integrative approach to the treatment of postherpetic neuralgia. a case series [J]. Alternative Medicine Revirw. 1999, 4(6): 429-435.

[589] 郭佳．督脉穴"合谷刺"为主治疗带状疱疹性脊神经痛 29 例，国际传统医学大会论文摘要汇编 [C]．2000，515．

[590] Lai X. Observation on the curative effect of acupuncture on type I allergic diseases [J]. Journal of Traditional Chinese Medicine. 1993, 13(4): 243-248.

[591] Rosted P. The use of acupuncture in the management of skin diseases [J]. Alternative Therapies in Clinical Practice, 1996, 3(4): 19-24.

[592] Yang Q. Acupuncture treatment of 139 cases of neurodermatitis [J]. Journal of Traditional Chinese Medicine.1997, 7(1): 57-58.

[593] Chen CJ. Yu HS. Acupuncture treatment of urticaria [J]. Archives of Dermatology. 1998, 134(11): 1397-1399.

[594] 孙桂霞，刘文芝．穴位拔火罐治疗荨麻疹的临床观察，针灸论文摘要选编 [C]．中国针灸学会，1987，107．

[595] Belgrade MJ. Solomon LM. Lichter EA. Effect of acupuncture on experimentally induced itch [J]. Acta Dermato-Venereologica. 1984, 64(2): 129-133.

[596] Lundeberg T. Bondesson L. Thomas M. Effect of acupuncture on experimentally induced itch [J]. British Journal of Dermatology. 1987, 117(6): 771-777.

[597] Duo LJ. Electrical needle therapy of uremic pruritus [J]. Nephron. 1987, 47(3): 179-183.

[598] Liu JX. Treatment of 86 cases of local neurodermatitis by electro-acupuncture (with needles inserted around diseased areas) [J]. Journal of Traditional Chinese Medicine. 1987, 7(1): 67.

[599] Zhong MQ. Neurodermatitis treated by plum-blossom needle [J]. Journal of Traditional Chinese Medicine. 1984, 4(4): 265-268.

[600] Nikitina MN. Oreshkina IuI. Kapkin VV. Laser reflexotherapy of children with severe forms of neurodermatitis [J]. Vestnik Dermatologii i Venerologii. 1983, (2): 60-62.

[601] Liao SJ. Liao TA. Acupuncture treatment for psoriasis: a retrospective case report [J]. Acupuncture & Electro-Therapeutics Research. 1992, 17(3): 195-208.

[602] 张天文，姜翠芝．点刺火罐疗法治疗 662 例银病的疗效观察，针灸论文摘要选编 [C]．中国针灸学会，1987，105．

[603] Jerner B. Skogh M. Vahlquist A. A controlled trial of acupuncture in psoriasis: no convincing effect [J]. Acta Dermato-Venereologica. 1997, 77(2): 154-156.

[604] Dai G. Advances in the acupuncture treatment of acne [J]. Journal of Traditional Chinese Medicine. 1997, 17(1): 65-72.

[605] Xu YH. Treatment of acne with ear acupuncture—a clinical observation of 80 cases [J]. Journal of

Traditional Chinese Medicine. 1989, 9(4): 238-239.

[606] Ding LN. 50 cases of acne treated by puncturing acupoint dazhui in combination with cupping [J]. Journal of Traditional Chinese Medicine. 1985, 5(2): 128.

[607] Chen D. Jiang N. Cong X. 47 cases of acne treated by prick-bloodletting plus cupping [J]. Journal of Traditional Chinese Medicine. 1993, 13(3): 185-186.

[608] 梁肇珍，等. 刺络法治疗面部色素斑和痤疮临床观察，针灸论文摘要选编 [C]. 中国针灸学会，1987，109.

[609] 邢克利. 刺络法治疗痤疮 304 例临床小结，针灸论文摘要选编 [C]. 中国针灸学会，1987，105-106.

[610] Ernst E. Acupuncture/acupressure for weight reduction? A systematic review [J]. Wiener Klinische Wochenschrift. 1997, 109(2): 60-62.

[611] Mazzoni R. Mannucci E. Rizzello SM. Ricca V. Rotella CM. Failure of acupuncture in the treatment of obesity: a pilot study [J]. Eating & Weight Disorders. EWD. 1999, 4(4): 198-202.

[612] Sun Q. Xu Y. Simple obesity and obesity hyperlipemia treated with otoacupoint pellet pressure and body acupuncture [J]. Journal of Traditional Chinese Medicine. 1993, 13(1): 22-26.

[613] Choy DS. Eidenschenk E. Effect of tragus clips on gastric peristalsis: a pilot study [J]. Journal of Alternative & Complementary Medicine. 1998, 4(4): 399-403.

[614] Richards D. Marley J. Stimulation of auricular acupuncture points in weight loss [J]. Australian Family Physician. 1998, 27 Suppl 2. S.73-77.

[615] Zhao M. Liu Z. Su J. The time-effect relationship of central action in acupuncture treatment for weight reduction [J]. Journal of Traditional Chinese Medicine. 2000, 20(1): 26-29.

[616] Asamoto S. Takeshige C. Activation of the satiety center by auricular acupuncture point stimulation [J]. Brain Research Bulletin. 1992, 29(2): 157-164.

[617] Shiraishi T. Onoe M. Kojima T. Sameshima Y. Kageyama T. Effects of auricular stimulation on feeding-related hypothalamic neuronal activity in normal and obese rats [J]. Brain Research Bulletin. 1995, 36(2): 141-148.

[618] Liu Z. Sun F. Li J. Wang Y. Hu K.L. Effect of acupuncture on weight loss evaluated by adrenal function [J]. Journal of Traditional Chinese Medicine. 1993, 13(3): 169-173.

[619] Liu Z. Sun F. Li J. Shi X. Hu L. Wang Y. Qian Z. Prophylactic and therapeutic effects of acupuncture on simple obesity complicated by cardiovascular diseases [J]. Journal of Traditional Chinese Medicine. 1992, 12(1): 21-29.

[620] Liu ZC. Regulatory effects of acupuncture and moxibustion on simple obese complicated with hypertension [J]. Chinese Journal of Modern Developments in Traditional Medicine. 1990, 10(9): 522-525, 515.

[621] Liu Z. Effects of acupuncture on lipid, TXB2, 6-keto-GF, alpha in simple obese patients complicated with hyperlipidemia [J]. Acupuncture Research. 1996, 21(4): 17-21.

[622] Sun F. The antiobesity effect of acupuncture and it's influence on water and salt metabolism [J]. Acupuncture Research. 1996, 21(2): 19-24.

[623] Liu Z. Sun F. Li J. Han Y. Wei Q. Liu C. Application of acupuncture and moxibustion for keeping shape [J]. Journal of Traditional Chinese Medicine. 1998, 18(4): 265-271.

[624] Shiraishi T. Onoe M. Kageyama T. Sameshima Y. Kojima T. Konishi S. Yoshimatsu H. Sakata T. Effects of auricular acupuncture stimulation on nonobese, healthy volunteer subjects [J]. Obesity Research. 1995, 3 Suppl 5. 667S-673S.

[625] Shafshak TS. Electroacupuncture and exercise in body weight reduction and their application in rehabilitating patients with knee osteoarthritis [J]. American Journal of Chinese Medicine. 1995, 23(1): 15-25.

[626] Huang MH. Yang RC. Hu SH. Preliminary results of triple therapy for obesity [J]. International Journal of Obesity & Related Metabolic Disorders. 1996, 20(9): 830-836.

[627] Waite NR. Clough JB. A single-blind, placebo-controlled trial of a simple acupuncture treatment in the cessation of smoking [J]. British Journal of General Practice. 1998, 48(433): 1487-1490.

[628] He D. Medbo JI. Hostmark AT. Effect of acupuncture on smoking cessation or reduction: an 8-month and 5-year follow-up study [J]. Preventive Medicine. 2001, 33(5): 364-372.

[629] White AR. Rampes H. Ernst E. Acupuncture for smoking cessation [J]. Cochrane Database of Systematic Reviews [computer file]. 2000, (2): CD000009.

[630] White AR. Resch KL. Ernst E. Randomized trial of acupuncture for nicotine withdrawal symptoms [J]. Archives of Internal Medicine. 1998, 158(20): 2251-2255.

[631] Clavel-Chapelon F. Paoletti C. Benhamou S. Smoking cessation rates 4 years after treatment by nicotine gum and acupuncture [J]. Preventive Medicine. 1997, 26(1): 25-28.

[632] 李其松，等. 耳针戒烟机制的初步研究，针灸论文摘要选编 [C]. 中国针灸学会，1987，387.

[633] Cottraux J. Schbath J. Messy Ph. Mollard E. et al: Predictive value of MMPI scales on smoking cessation programs outcomes [J]. Acta Psychiatrica Belgica. 1986, Vol 86(4): 463-469.

[634] Gurevich MI. Duckworth D. Imhof JE. Katz JL. Is auricular acupuncture beneficial in the inpatient treatment of substance-abusing patients? A pilot study [J]. Journal of Substance Abuse Treatment. 1996, 13(2): 165-171.

[635] Killeen T. Brady K. A preliminary study of the effects of auricular acupuncture on alcohol and drug withdrawal symptoms[J]. Substance Abuse. 1997, Vol 18(3): 119-124.

[636] Bullock ML. Culliton PD. Olander RT. Controlled trial of acupuncture for severe recidivist alcoholism [J]. Lancet. 1989, 1(8652): 1435-1439.

[637] Gaa'l CL. Freebairn C. Ear-acupuncture relaxation therapy in alcoholics. Report on a follow-up survey [J]. Medical Journal of Australia. 1979, 2(4): 179-180.

[638] Sapir-Weise R. Berglund M. Frank A. Kristenson H. Acupuncture in alcoholism treatment: a randomized out-atient study [J]. Alcohol & Alcoholism. 1999, 34(4): 629-635.

[639] Worner TM. Zeller B. Schwarz H. Zwas F. Lyon D. Acupuncture fails to improve treatment outcome in alcoholics [J]. Drug & Alcohol Dependence. 1992, 30(2): 169-173.

[640] Tabeeva DM. Autonomic nervous system function of alcoholics during acupuncture treatment [J]. Zhurnal Nevropatologii i Psikhiatrii Imeni S - S - Korsakova. 1988, 88(10): 33-36.

[641] Timofeev MF. Influence of acupuncture and pharmacotherapy on sensitivity of sensory systems to alcohol irritants in patients with alcoholism [J]. American Journal of Chinese Medicine. 1996, 24(2): 177-184.

[642] Lewenberg A. Electroacupuncture and antidepressant treatment of alcoholism in a private practice [J]. Clinical Therapeutics. 1985, 7(5): 611-617.

[643] Moner SE. Acupuncture and addiction treatment [J]. Journal of Addictive Diseases. 1996, 15(3): 79-100.

[644] Killeen T. Brady K. A preliminary study of the effects of auricular acupuncture on alcohol and drug withdrawal symptoms [J]. Substance Abuse, 1997, 18(3): 119-124.

[645] Smith MO. Khan I. An acupuncture programme for the treatment of drug-addicted persons [J]. Bulletin on Narcotics. 1988, 40(1): 35-41.

[646] Schwartz M. Saitz R. Mulvey K. Brannigan P. The value of acupuncture detoxification programs in a substance abuse treatment system [J]. Journal of Substance Abuse Treatment. 1999, 17(4): 305-312.

[647] Shuaib BM [J]. American Journal of Chinese Medicine. 1976, 4(4): 403-407.

[648] Zhang B. Luo F. Liu C. Treatment of 121 heroin addicts with Han's acupoint nerve stimulator [J]. Chung-Kuo Chung Hsi i Chieh Ho Tsa Chih. 2000, 20(8): 593-595.

[649] Lipton DS. Brewington V. Smith M. Acupuncture for crack-cocaine detoxification: experimental

evaluation of efficacy [J]. Journal of Substance Abuse Treatment. 1994, 11(3): 205-215.

[650] Margolin A. Avants SK. Birch S. Falk CX. Kleber HD. Methodological investigations for a multisite trial of auricular acupuncture for cocaine addiction: a study of active and control auricular zones [J]. Journal of Substance Abuse Treatment. 1996, 13(6): 471-481.

[651] Margolin A. Chang P. Avants SK. Kosten TR. Effects of sham and real auricular needling: implications for trials of acupuncture for cocaine addiction [J]. American Journal of Chinese Medicine. 1993, 21(2): 103-111.

[652] Avants SK. Margolin A. Chang P. Kosten TR. Birch S. Acupuncture for the treatment of cocaine addiction. Investigation of a needle punctures control [J]. Journal of Substance Abuse Treatment. 1995, 12(3): 195-205.

[653] Bullock ML. Kiresuk TJ. Pheley AM. Culliton PD. Lenz SK. Auricular acupuncture in the treatment of cocaine abuse: a study of efficacy and dosing [J]. Journal of Substance Abuse Treatment. 1999, 16(1): 31-38.

[654] Margolin A. Kleber HD. Avants SK. et al. Vaughan R. Acupuncture for the treatment of cocaine addiction: a randomized controlled trial [J]. JAMA. 2002, 287(1): 55-63.

[655] Wen HL. Clinical experience and mechanism of acupuncture and electrical stimulation (AES) in the treatment of drug abuse [J]. American Journal of Chinese Medicine. 1980, 8(4): 349-353.

[656] Chen GS. Enkephalin, drug addiction and acupuncture [J]. American Journal of Chinese Medicine. 1977, 5(1): 25-30.

[657] Avants SK. Margolin A. Holford TR. Kosten TR. A randomized controlled trial of auricular acupuncture for cocaine dependence [J]. Archives of Internal Medicine. 2000, 160(15): 2305-2312.

[658] Margolin A. Avants SK. Should cocaine-abusing. buprenorphine-maintained patients receive auricular acupuncture? Findings from an acute effects study [J]. Journal of Alternative & Complementary Medicine. 1999, 5(6): 567-574.

[659] 谌剑飞，魏稼. 针刺治疗糖尿病的血液流变学观察，针灸论文摘要选编 [C]. 中国针灸学会，1987，93-94.

[660] 杜福天，等. 针灸治疗糖尿病患者的疗效及实验观察，针灸论文摘要选编 [C]. 中国针灸学会，1987，92-93.

[661] 郭水池，等. 针灸对人工高血糖家犬血糖，胰岛素和C肽的影响，针灸论文摘要选编 [C]. 中国针灸学会，1987，95.

[662] Yiu HH. Tam KC. Acupuncture for several functional disorders. Part I [J]. American Journal of Chinese Medicine. 1976, 4(3): 281-288.

[663] Zhang Y. Wang X. Treatment of 51 cases of hyperthyroidism by puncturing effective points [J]. Journal of Traditional Chinese Medicine. 1994, 14(3): 167-170.

[664] He JS. Jin SB. Heng JS. et al. Comparative analysis of therapeutic effects of acupuncture in the treatment of hyperthyroidism [J]. Journal of Traditional Chinese Medicine. 1988, 8(2): 79-82.

[665] Bochkovskii FI. Fedotov VI. Acupuncture and reflexotherapy of thyrotoxicosis patients in the preoperative period [J]. Vestnik Khirurgii Imeni i - i - Grekova. 1986, 136(2): 108-110.

[666] Li Ruei. Clinical observation on treating exophthalmic thyroidismus with acupuncture [J]. National Symposia of Acupuncture and Moxibustion and Acupuncture Anaesthesia. Beijing, 1979, 85.

[667] 恒健生，等. 针刺治疗甲状腺功能亢进症的远期疗效观察，针灸论文摘要选编 [C]. 中国针灸学会，1987，86-87.

[668] 何金森，等. 针刺、抗甲状腺药及针药结合治疗甲亢症的临床疗效分析，针灸论文摘要选编 [C]. 中国针灸学会，1987，87.

[669] 何金森，等. 针刺对甲亢患者血清TSH受体抗体活性的影响及其临床意义，针灸论文摘要选编

[C]．中国针灸学会，1987，88．

[670] 何金森，等．针刺、抗甲状腺药及针药结合治疗甲亢症的临床疗效分析，针灸论文摘要选编 [C]．中国针灸学会，1987，87．

[671] 廖方正．灸法治疗甲亢 30 例临床报道，针灸论文摘要选编 [C]．中国针灸学会，1987，88-89．

[672] 胡国胜，等．艾灸治疗桥本氏甲状腺炎的临床研究，针灸论文摘要选编 [C]．中国针灸学会，1987，92．

[673] 魏京顺，等．针刺，电针作用对动物糖代谢的影响，中医研究资料汇编 [C]．陕西中医研究所，1964，98-103．

[674] 何金森，等．针刺对甲亢患者血清 TSH 受体抗体活性的影响及其临床意义，针灸论文摘要选编 [C]．中国针灸学会，1987，88．

[675] 郭效宗，等．针刺治疗良性甲状腺瘤 80 例临床观察，针灸论文摘要选编 [C]．中国针灸学会，1987，89-90．

[676] 薛立功，刘平，郭效宗．"平刺法"对良性甲状腺肿瘤患者体温，瘤温的双向调节作用，针灸论文摘要选编 [C]．中国针灸学会，1987，90．

[677] 张栋，高惠合，薛立功，等．针刺治疗良性甲状腺结节前后局部热像图变化的初步研究，针灸论文摘要选编 [C]．中国针灸学会，1987，91．

[678] 刘守智，葛长义，范培初，等．针刺麻醉用于甲状腺手术 1066 例临床总结，针灸论文摘要选编 [C]．中国针灸学会，1987，185．

[679] 王谦．针刺麻醉甲状腺手术，针灸论文摘要选编 [C]．中国针灸学会，1987，184．

[680] Young MG. Sinclair TM. Proposed model of a traditional Chinese medicine treatment and research program for HIV/AIDS [J]. Int Conf AIDS. 1996, 11(2): 271.

[681] Goh M. Smith M.O. The development of acupuncture for AIDS treatment in the United States [J]. Int Conf AIDS. 1992, 8(2): B152.

[682] Henrickson M. Clinical outcomes and patient perceptions of acupuncture and/or massage therapies in HIV-infected individuals [J]. AIDS Care. 2001, 13(6): 743-748.

[683] Stemmler de La Torre C. The effects of medical acupuncture on the survival and quality of life of patients with HIV disease - a feasibility study [J]. Int Conf AIDS. 1993, 9(1): 72.

[684] Anonymous. Chinese medicine: Where does it work best in HIV/AIDS? [J] AIDS Treatment News. 1995, 224: 8.

[685] Taylor Y. Stern L. Acupuncture/an alternative to acting out or violent behavior in HIV infected inmates. Int Conf AIDS [J]. 1998, 12: 492-493.

[686] Wu B. Effect of acupuncture on the regulation of cell-mediated immunity in the patients with malignant tumors [J]. Acupuncture Research. 1995, 20(3): 67-71.

[687] Wu B. Zhou RX. Zhou MS. Effect of acupuncture on interleukin-2 level and NK cell immunoactivity of peripheral blood of malignant tumor patients [J]. Chung-Kuo Chung Hsi i Chieh Ho Tsa Chih. 1994, 14(9): 537-539.

[688] Yuan J. Zhou R. Effect of acupuncture on T-lymphocyte and its subsets from the peripheral blood of patients with malignant neoplasm [J]. Acupuncture Research. 1993, 18(3): 174-177.

[689] Lee SC. Lin JH. An inhibitory effect of acupuncture on the growth of ehrlich ascites tumor cells in mice [J]. Chinese Medical Journal. 1975, 22: 167-171.

[690] Zhai D. Chen H. Wang R. Hua X. Ding B. Jiang Y. Regulation on beta-END in tumor-bearing mice by moxibustion on Guanyuan point [J]. Acupuncture Research. 1994, 19(1): 63-65, 58.

[691] 杨友泌，等．艾灸抗肿瘤作用的实验研究，针灸论文摘要选编 [C]．中国针灸学会，1987，404-406．

[692] Hau DM. Lin IH. Lin JG. Chang YH. Lin CH. Therapeutic effects of moxibustion on experimental tumor [J]. American Journal of Chinese Medicine. 1999, 27(2): 157-166.

[693] Zhou J. Li Z. Jin P. A clinical study on acupuncture for prevention and treatment of toxic side-effects during radiotherapy and chemotherapy [J]. Journal of Traditional Chinese Medicine. 1999, 19(1): 16-21.

[694] Johnstone P.A. Niemtzow R.C. Riffenburgh R.H. Acupuncture for xerostomia: clinical update [J]. Cancer. 2002, 94(4): 1151-1156.

[695] Li QS. Cao SH. Xie GM. Gan YH. Ma HJ. Lu JZ. Zhang ZH. Combined traditional Chinese medicine and Western medicine. Relieving effects of Chinese herbs, ear-acupuncture and epidural morphine on postoperative pain in liver cancer [J]. Chinese Medical Journal. 1994, 107(4): 289-294.

[696] Chen HL. Huang XM. Treatment of chemotherapy-induced leukocytopenia with acupuncture and moxibustion [J]. Chinese Journal of Modern Developments in Traditional Medicine. 1991, 11(6): 350-352, 325.

[697] Wu JG. Huang WZ. Wu BY. Effect of acupoint irradiation with Q-wave millimeter microwave on peripheral white blood cells in post-operational treatment with chemotherapy in stomach and colorectal cancer patients [J]. Chung-Kuo Chung Hsi i Chieh Ho Tsa Chih. 1997, 17(5): 286-288.

[698] Bardychev MS. Guseva LI. Zubova ND. Acupuncture in edema of the extremities following radiation or combination therapy of cancer of the breast and uterus [J]. Voprosy Onkologii. 1988, 34(3): 319-322.

[699] Chekalina SI. Guseva LI. Zubova ND. Changes in the functional state of the hemostasis system during acupuncture reflextherapy in patients with late radiation injuries of the blood and lymph circulation [J]. Meditsinskaia Radiologiia. 1982, 27(8): 73-74.

[700] Zubova ND. Bardychev MS. Guseva LI. The combined use of acupuncture and reflexotherapy in rehabilitation of patients with radiation-induced fibrosis and secondary neuritis [J]. Meditsinskaia Radiologiia. 1980, 25(8): 64-66.

[701] He JP. Friedrich M. Ertan AK. Muller K. Schmidt W. Pain-relief and movement improvement by acupuncture after ablation and axillary lymphadenectomy in patients with mammary cancer [J]. Clinical & Experimental Obstetrics & Gynecology. 1999, 26(2): 81-84.

[702] Zubova ND. Bardychev MS. Guseva LI. Use of acupuncture for the treatment of pain syndrome in cancer patients [J]. Vestnik Akademii Meditsinskikh Nauk SSSR. 1981, (8): 87-90.

[703] Iaritsyn SS. Zan'ko MM. Bakman AM. Shchipkova AA. First clinical trial of acupuncture in the complex treatment of patients with breast cancer and bone metastases [J]. Voprosy Onkologii. 1979, 25(5): 110-112.

[704] Guo R. Zhang L. Gong Y. Zhang B. The treatment of pain in bone metastasis of cancer with the analgesic decoction of cancer and the acupoint therapeutic apparatus [J]. Journal of Traditional Chinese Medicine. 1995, 15(4): 262-264.

[705] Rydholm M. Strang P. Acupuncture for patients in hospital-based home care suffering from xerostomia [J]. Journal of Palliative Care. 1999, 15(4): 20-23.

[706] Filshie J. Penn K. Ashley S. Davis CL. Acupuncture for the relief of cancer-related breathlessness [J]. Palliative Medicine. 1996, 10(2): 145-150.

[707] Mirkin G. Why Ice Delays Recovery [D/OL]. March 11, 2015. http://drmirkin.com/fitness/why-ice-delays-recovery.html.

[708] 金观源. 四十年未曾谋面的师生缘 [J]. 中医药导报, 2016, 22 (7): 1-10.

[709] 金观源. 寻回迷失的经络, 发展现代针灸医学 [J]. 中医药导报, 2016, 22 (20): 1-4, 22 (21): 6-11, 22 (22): 7-12.

[710] 金观源. "继往圣, 开来学" 的反映点灸 [J]. 中医药导报, 2017, 23 (7): 1-5, 23 (8): 1-5.

[711] 朱兵．系统针灸学 - 复兴"体表医学"［M］．北京：人民卫生出版社，2015．

[712] 金观涛、凌锋、鲍遇海、金观源：系统医学原理（M），北京，中国科技出版社，2017

[713] 金观源：反映点针灸（M），（冯淑兰、贾春生主编：刺法灸法学，北京，科学出版社出版，2017

[714] Guan-Tao Jin, Feng Lin, Yu-Hai Bao, Guan-Yuan Jin: The Principles of Systems Medicine （M），北京，世界图书出版社，2019

[715] Jin LL, Jin GY: Introduction to Jin's Auricular Reflex Zone System (JARZS) [J]. Intl. J. Clin. Acup. 2018, 27 (3): 188-198.

[716] 金观源，巩昌镇：现代与传统的整合：反映点针灸学的崛起［J］．中医药导报，2018，24（13）：5-14．

[717] 金观源，金雷．稳态：中医平衡理念的现代表述 -- 从系统医学的角度研究中医［J］．山东中医药大学学报．2019，6：530-537．

[718] Jin BX, Jin LL, Jin GY: The Anti-Inflammatory Effect of Acupuncture and its Significance in Analgesia [J]. World Journal of Acupuncture - Moxibustion. 2019, 29 (1): 1-6+29.

[719] 金观源，金雷，郑进等．强化抗炎祛痛的针刺策略［J］．中医药导报．2020，353：1-5＋28．

[720] 陈波，金观源，陈泽林等．针刺防治新型冠状病毒肺炎及其并发脓毒症的科学依据探讨［J］．世界中医药．志．2020，15（2）：140-143＋149．

[721] Jin GY, Jin LL, Zheng J, He BJ. Advantages of antiinflammatory acupuncture in treating sepsis of coronavirus disease 2019 [J]. World J Tradit Chin Med 2020, 6: 188-95.

[722] 金观源，金雷．《黄帝内经》认知的躯体智慧模型［J］．经典中医研究．2020，3（5）：120-133．

[723] 金观源：2020 年魏稼教授针灸学术国际研讨会纪要［J］，世界中医药杂志（美国版），2021，2（1）：7-9．

[724] 金观源：针灸靶点从阿是穴到反映点、反射区的演进［J］．世界中医药杂志（美国版），2021，2（1）：9-14．

[725] Jin GY, Jin LL, Jin BX: The rationale behind the four major anti-COVID-19 principles of Chinese herbal medicine based on systems medicine [J]. Acupuncture and Herbal Medicine, 2021, 1 (2)

附录 1-1　针灸反射学简明问答

（1）问：为什么要提出与发展针灸反射学？

答：针灸反射学的提出，是在传统针灸疗法受到现代医学严峻挑战的背景下开始的。以下是针灸现状中存在的几个最明显的问题：首先是取穴、配穴的随意性；其次是操作方法的不规范；再次是疗效的不确定性；最后是作为理论基础的经络学说过于原始。它们导致针灸治疗过程中存在多种随机性，其疗效的重复性较低，这与现代科学技术的飞速发展很不适应。可重复性，是科学的一个最显著特点。所以，目前针灸疗法还只能称作艺术，或介于艺术与科学之间的学科。针灸疗法现代化的关键，就在于提高针灸疗效的确定性，或者说减少其艺术成分的比例，实现其由艺术到科学的飞跃。为此，需要对传统的经络理论与技法进行一场革命。现代医学中的反射学观点与自动控制理论，为这场革命提供了最佳的武器。从反射学的角度来解释经络学说与指导针灸技艺，有望使传统的针灸疗法自然地融合到现代医学的主流中去。针灸反射学就是这样应运而生的（参见"1.1.1　发展针灸疗法的挑战"）。

（2）问：什么是针灸反射学及其主要内涵？

答：所谓"针灸反射学"，可以定义为"反射学观点指导下的针灸理论与技术"。它的主要内容可以概括为两个方面：一是从人体存在的各种反射系统出发来研究古典经络体系的实质，提出经络就是体表特定部位与身体其他部位相互反射联系的一种原始表述，应用现代医学中反射区的概念取代经络。这将有助于简化经络体系，去伪存真，以及明确穴位的主治功能。二是进一步把针灸疗法归结为一种反射疗法，研究它的信息传递、干扰排除与控制过程，以明显提高其反射效应即临床疗效的重复性（参见"1.1.4　针灸反射学的内涵"）。

（3）问：为什么说经典的经络学说要发展？

答：经络学说既是指导针灸疗法的理论，又是限制针灸由艺术到科学飞跃的障碍。它的不足之处有以下方面：一是经典的经络体系不足以概括大量新穴的发现；二是经典的经络体系对穴位功效的认识与归纳显得烦琐纷乱；三是经络体系的命名与组成也不尽合理。如小肠经、大肠经分布在上肢的认识很可能就是错的。因此，为了针灸疗法的现代化，需要传统的经络学说先有根本的革命（参见"1.3.4　经络学说要发展"）。

（4）问：从反射学的观点出发，什么是经络的实质？

答：古人命名的所谓经络系统，本质上是对人体体表的那些特定刺激位置与人体其他各部位之间所具反射联系的原始描述，或者可以把它归结为人体所具有的生理、病理反射系统（参见"1.3.5　取代经络的反射区概念"）。

（5）问：传统经络的体表途径是如何被一条条发现或确定的？

答：根据文献记载和我们的看法，它大约与古人以下的实践活动和观察有关。

a．针灸或其他原始工具如"砭针"刺激体表部位时的感传现象；

b．练习气功时的主观感觉；

c. 各种自发产生的体表经络现象，如皮丘带或红线；

d. 各种躯体疾病时发生的放射性疼痛与"体表-体表相关"现象；

e. 各种内脏疾病时发生的牵涉痛与"内脏-体表相关"现象。

（参见"1.3.3 放射痛与'体表-体表相关'"）

（6）问：为什么说反射弧是针灸治病的基础？

答：由于至今为止尚未发现穴位处有任何不同于现代医学所认识的组织之外的特异结构存在，而且所有针灸感传和效应可因刺激部位传入神经的阻断或反射中枢的破坏而消失，所以一般公认，针灸治病的基础即穴位刺激的反应是通过刺激局部存在的感受器与相应神经（传入或传出神经）分支引起的反射效应（参见"1.2 反射弧：针灸治病的基础"）。

（7）问：什么是反射区？

答：具有相同治疗功能的反映点或穴位所聚集，或牵涉痛等其他反射现象经常出现的体表区域，就是反射区或反射带。组成反射区的穴位或反映点，既是体内信息在体表的输出部位或反射点，又是针灸治疗信息的输入部位（参见"1.3.5 取代经络的反射区概念"）。

（8）问：什么是身体反射区？它可以分成哪几类？它与微反射区的区别与联系？

答：本书把分布于全身体表的反射区，称为"身体反射区"。它主要可以分成三大类：躯体反射区，内脏反射区与中枢反射区。身体反射区包含了经典的十四经穴、所有的经外奇穴、至今为止在发现的大多数体表新穴；而各种微针疗法（如耳针、手针、足针、面针、鼻针、眼针、头针、舌针、腕踝针等）所采用的反映点或穴区，可以称为"微反射区"；它们从整体到局部相互补充，描绘了一幅全身反射区的完整画面。所以，不要把本书所提的广义的反射区概念与一些其他著作中只限于手、足及耳部的狭义反射区概念等同（参见"1.3.5 取代经络的反射区概念"）。

（9）问：身体反射区的概念是如何提出来的？

答：近几十年来，出现过一系列新名词来表述这种"穴位成带、成区"分布的经络特点，如1974年山西医学院提出的"穴区带"概念。他们经过对病理敏感点的调查和穴位效能的分析，归纳出分布于全身体表的35条"穴区带"，用以指导针灸临床取得颇佳的疗效。但是，"穴区带"的划分存在着明显的缺点，如没有触及与反映经络的实质，故其与经络学说的理论关联不大。

根据经络只是联系人体内外与在不同部位之间传递信息的信息通道的特点，笔者在1976年应用控制论的观点提出用"信息带"的概念替代经络，把那些分布于体表，既反映某部器官活动情况，并有类似治疗功效的穴位或反映点所经常出现的一定范围或区域称为信息带，并通过分析、整理、归类各个穴位或反映点的功能，总结出三大类信息带的分布规律并且绘制了人体信息带的简化模型与图谱。20多年来信息带理论经受了大量针灸实践的检验，临床应用越来越广泛。然而，为了与国际接轨，使它更容易融入现代医学的主流中去，在1998年我们又采纳国际上尤其是西医普遍理解与接受的"反射"概念，用"反射区"的提法，替代"信息带"的名称，并重新制作了身体反射区的彩色图谱替代早先绘制的信息带图谱。本书对该图谱又进一步作了完善，身体反射区的认识就是这样逐渐形成的（参见"1.3.5 取代经络的反射区概念"）。

（10）问：试述三大类反射区的分布规律？

答：躯体反射区除可以存在于身体左右、上下、前后对应部位之外，还连续分布于人体周身体表，可分成前、后、侧三区，其中又以居于阳面的侧区与后区最为重要。内脏反射区既可以分布在与内脏相近的胸背部、腹腰部，也可以分布在四肢部位，主要在四肢的阴面。它在四肢的分布还有一个显著的特点，那就是以横膈为界，在上肢仅分布横膈以上的各内脏（主要为心、肺及胃的一部分）反射区；下肢分布横膈以下的各内脏（胃的大部分，肠、肝、胆、脾、胰，泌尿生殖系器官等）反射区。中枢反射区的分布规律有两个：一是分布于与脑及脊髓联系最近的部位，主要在头部与躯干背腹面（尤其是背面）的正中线上；二是躯体前后面及四肢阴阳面的交界处，或称边缘区，尤其是肘、膝以下至手、足末梢部位（参见"1.3.7　反射区的分类与分布规律"）。

(11) 问：怎样理解身体反射区与经络体系的关系？

答：身体反射区的概念包含了经典的经络含义在内。从某种意义上说，经络体表部分的线路只是身体反射区的一种极限近似。经典的经脉体表线路是由一系列相应经穴连成一线所构成；而各种反射区是由带（区）状范围内相应的一些反映点（包括病理反映点与生理反映点）所构成，并且这些反映点出现的位置，既可以是原来经穴或经外奇穴的位置所在，也可以完全是在经脉之外，而且可以随病情变化或个体差异移动，不是固定不变的。身体反射区的提法更形象与通俗地表达了经络的实质，即其作为一种反射性的功能联系。三大类身体反射区与十四经脉的关系参见"1.3.8　反射区与经络体系的关系"章节（参见"1.3.5　取代经络的反射区概念"）。

(12) 问：反射区或经络是如何形成的？

答：反射区或经络是在动物的长期进化中形成的。因为不仅是人类，其他许多哺乳动物（如狗、猫、马、牛、猴等）都已被证明在其体表存在类似的经络现象或反射区。从近缘的关系来看，灵长类动物在进化到人类的这个漫长的过程中，它们不但要与地面上最凶恶的野兽搏斗，同时还要适应变化无常的大自然环境。在它们身体内如果没有一整套完整的调节系统，不断地克服与调节内在的功能变化，以适应大自然环境，是不可能生存下来的。除了高度发展的神经调节与内分泌调节机制之外，反射区或经络可以看成生物体内还有另一套与它们相关但相对原始的调节机制。这就是反射区经络或系统（参见"1.3.6　反射区或经络的形成"）。

躯体的表面结构包括皮肤、皮下组织、肌肉，以及各个感觉器官等，是身体与外界环境接触的主要部分，来自外界的各种刺激大多是通过作用于它们而输入身体内部的。分布于体表而与身体内部相连的所谓经络或反射区，就属于对外界环境刺激首先起保护作用的调节机制。它的调节反应主要是通过改变局部通道阈值的机制来实现的，即尽量减少伤害性的外界环境刺激输入体内。

(13) 问：用反射区来替代经络的提法有哪些优越性？

答：至少有以下几方面优越性：

一是合理归类及明确全身穴位的主治功效，简化复杂的经络系统。各反射区分布规则，一目了然，且与西医解剖名称相应，易学易记，临床应用方便。

二是发展了穴位是"区"不是"点"，经络是"带"不是"线"的概念，同时又提供了大致的范围以利于快速寻找反映点以供选用。临床证明，反射区中的反映点往往与病灶有最短的联系通道，适当刺激它们能提高疗效和缩短疗程。

三是解脱了"异经同治"与"同经异治"的困惑。"异经同治"分穴位常可以用同一个反射区来归纳，而"同经异治"或"交会穴"则可以用几个不同反射区的重叠来解释。

四是发现与摒弃传统经络学说中的糟粕。如因为上肢没有大肠反射区和小肠反射区分布，故可以认为经络学说在上肢命名大肠经、小肠经很可能是牵强附会。

（参见"1.3.5 取代经络的反射区概念"）

（14）问：如何解释穴位或反映点作用的相对特异性与非特异性？

答：从反射学观点来看，穴位作用的特异性是由穴位的两个基本特性决定的：一是穴位的敏感性。或者说，穴位上的感受器及与其相联系的神经网络的阈值比周围较低，故以相同强度刺激穴位有着比非穴位处较多的信息输入。二是穴位的反射性。即组成反射区的穴位比非反射区内的其他穴位有与相应反射部位的短路联系，故有其作用的特异性。

然而，由于体表反射既有精确定位的一面，也有模糊扩散的一面，不仅反射区的边界可能不是十分清晰的，而且不同反射区之间可以发生局部的重叠，如在几个反射区重叠处的穴位刺激时，尤其是当刺激强度较大时，就会有影响几个反射部位的作用。此外，由于从穴位刺激所输入机体的毕竟只是一种非特异的干预信息，它所导致的机体反射效应也可以是弥散的（尤其是有体液因子激发时）。而且，其效应也受机体原先的功能状态所影响。这又是所谓穴位作用相对性的解释（参见"1.4.1 穴位作用的相对特异性"）。

（15）问：何谓"弥散反射"？它对于理解针灸反射学理论有何重要意义？

答：无论是局部或全身的反射区，其形成既有精确反射的一面，也有弥散扩散的一面，或者可以称为"弥散反射"。前者是各个反射区有大致确定分布范围及穴位作用特异性的基础；由于后者的存在，应用微反射区或全身反射区内出现的阳性反映来诊断疾病时要十分慎重，也可以理解穴位作用的相对性。

从"弥散反射"设想推广，可以认为去验证和掌握三大类反射区分布的规律比记住一个特定反射区精确的分布范围更重要。而且，在临床针灸治病时，也要明确针灸刺激本身也是一种"弥散反射输入"，不仅其输入机体到达的部位可以是非特定的，而且它是一种非特异的干预信息。应用"弥散反射"理论去指导针灸科研与临床实践，有利于尽早实现古典针灸技术的现代化（参见"1.3.10 反射区的局部与整体的关系"与"1.4.1 穴位作用的相对特异性"）。

（16）问：针灸临床时，应从哪些方面去采集患者的体表信息？

答：简单说来，体表反射信息主要从四个方面去获取：一是分辨寒热：如患部或肢体的皮温或自觉体温是升高（热）还是降低（寒）？二是摸清虚实：如患部或反射区局部组织是隆起（实）还是内陷（虚）？是张力增加（实）还是松弛（虚）？是在肌肉丰满处（实）还是脂肪聚集处（虚）？三是确定表里：如压痛点的产生是来自躯体病变（表）还是内脏病变（里）？或者说是局部性的还是反射性的？再如压痛点的轻重、对称、按压时的反映等性质究竟如何？或者说它们是病理性的还是生理性的？四是鉴别阴阳：体表征象或反映点主要发生在身体的阳面（背部、四肢的后外侧部等）还是阴面（腹部或四肢的内前侧部等）？如果以经络而论，究竟是阳经还是阴经为主受牵涉？等等（参见"2.2 体表反射信息的获取"）。

（17）问：何谓反映点或反射点的定义？

答：在近代的针灸临床中，经常出现用以描述穴位或刺激部位性质的许多代名词，如反映点、反射点、反应点、敏感点、压痛点、良导点，还有触发点或扳机点等。它们经常出现在各类文献报道或教科书中，但定义含糊，经常使读者难以区别使用。

严格来说，体表因为反射机制出现某种可以察觉反应的部位称为"反映点"或"反射点"。反映点也经常被称为"反应点"。但这里特别要强调不要混淆"反映"（Reflex）与"反应"（Reaction）两词。反应点的名称偏重局部出现的反应现象，没有强调出现该反应的机制是反射，不能体现刺激的输入，而反映点的提法更能体现穴位的本质与针灸治病的反射机制。当翻译成英文时，两者完全不同。反应点是"Reaction point"，而我所倡导的反映点是"Reflex point"。因为它源自针灸而且主要是针灸的刺激靶点，我们在 Reflex 前加了 Acu 为前缀，故为"Acu-reflex point"，就像经穴的英文翻译是 Acupoint 一样。其缩写为 ARP，复数是 ARPs。

当局部反应的性质主要是压痛时，则又称"压痛点"（Tenderness points）。反应也可以是其他一些形式，如皮肤电阻降低，则又称为良导点。具有各种反应形式或对刺激过敏的部位，也经常统称为"敏感点"（Sensitive points），西方则应用"Trigger point"（触发点或扳机点）的名称。按触发点的定义，它们是位于软组织主要是肌肉内的高敏感的区域，有局部压痛或刺痛、麻木、烧灼或痒的牵涉感觉。在这些名称中，以"反射点"或"反映点"最能确切地表达体表某处与其所联系的内部器官或其他组织的反射性联系。由于英语"Reflex"一词既可以翻译为中文的"反射"，也可以翻译为"反映"，故反射点即是反映点；由密集成区、成片的反射点或反映点组成的所谓的反射区也可以翻译为反映区。由于国内针灸临床已习惯使用反映点一词，故在本书中就不再改称反射点了（参见"3.3.1　反映点，反映点，反映点""2.2.3　压痛点"）。

（18）问：在针刺治疗不同类型疾病时，反映点的重要性是否有所不同？

答：在以镇痛为目标时，局部反映点十分重要，全身性的其他部位就不一定需要是反映点，只要是较为敏感的部位即可。在治疗内脏或功能性疾病时，反映点往往有最好的效果。对于运动功能的康复治疗，可以直接刺激有关麻痹肌肉或运动神经，不一定要求是反映点，而且这时经常也很难确定反映点（参见"3.3.1　反映点，反映点，反映点"）。

（19）问：反映点最容易出现在身体的哪些部位？

答：以压痛为主的反映点容易在紧张性较高的组织结构上检测出来，如大多数压痛点出现在体表的结缔组织或肌肉穴位上；而以突出、肿胀或硬结为主的反映点容易在松弛组织结构部位检测出来，如耳垂下方的翳风硬结，膝眼部位的肿胀反映，腘窝的硬块，阴陵泉到曲泉的肿胀，腰曲部位的脊柱旁纵向索状物或腰骶部三角形肿胀等。一般来说，身体最为敏感与灵活的部位，应该是反映点最容易出现的地方，如四肢末梢与灵活关节部位。临床最常用与重要的穴位大都聚集在腕、踝、膝、肘，还有掌（跖）指（趾）关节附近，就是与此原则相一致的。所以在寻找反映点时，在这些部位要仔细触摸与按压，并与对侧相应部位或周围部位作比较（参见"3.3.1　反映点，反映点，反映点"）。

（20）问：什么是针灸治疗过程中的反馈？为什么它对提高疗效十分重要？

答：在针灸治疗过程中，患者黑箱输出的疾病信息可以随内部变化出现相应的改变，医师务必把这些输出信息再接收下来，并与治疗前获取的相关信息相比，又将其差异作为反馈调控下一次针灸输入，即修改原来治疗方案的依据……如此反复多次，直至获效、痊愈。如果没有医师的这一反馈过程，医师和患者之间的耦合还不是一种闭合的回路。只有医师或操作者有意识地做好这一步骤，那么针灸治病的过程也就相当于一个闭合的自动控制过程了。显然，这一反馈过程进行得越及时，对患者黑箱的调控就越快、越准确，可以适应各种随机因素的变化，保证在各种干扰条件下仍能达到最佳的疗效（参见"2.4　反馈施治的原则"）。

（21）问：在针灸治疗过程中会发生哪些干扰疗效的因素？

答：由于患者在接受针灸治疗的过程中不是与外界完全隔绝的，同时还会受到来自除针灸以外的其他内、外刺激，如精神刺激或情绪波动、其他合并治疗、外界环境的剧变（如天气变冷或潮湿）等，都会干扰黑箱原应输出的信息或应发生的治疗效果，造成一些假象。医师在诊治过程中也会因自己对某些疾病诊断或疗效的偏见、治疗习惯、治疗信心等影响正确的判定与选择。它们都属于该系统可能遇到的各种干扰，可以分别称为环境干扰、主观干扰和仪器干扰，要注意鉴别、预防和及时排除（参见"3.5.1　影响针灸疗效的功能状态""2.6.3　心理因素""2.6.4　患者的精神状态""2.6.7　治疗环境"）。

（22）问：什么是刺激强度与刺激时间之间的关系？临床上如何掌握它们？

答：严格说来，对于一个穴位或刺激部位来说，刺激量的大小是单位刺激强度与刺激持续时间的乘积，它可以用如下公式表示：

刺激量＝刺激强度 × 刺激持续时间

刺激强度取决于两个方面。一是刺激本身的强度，如针刺时捻转或提插的幅度与频率；二是患者全身或刺激局部的敏感性。不同人的体表对外界刺激的敏感性不同，当患者的体表敏感性低时，即使强烈的刺激也只有微弱的感觉。或者刺激的部位十分敏感时，即使微弱的刺激也有强烈的感觉。所以，对刺激强度的衡量与选择要综合考虑外来刺激本身与患者内部反应这两方面因素，要针对具体病症与患者机体敏感性的个体差异来定。

一般来说，为了达到相同的刺激量，刺激强度低的刺激持续时间可以长，刺激强度高的刺激持续时间可以短。对于针刺来说，刺激持续时间又可分持续操作时间与留针时间。持续操作时间包括进针后即时的运针或刮针等手法操作时间，留针期间及拔针前的再次运针（也称"叫针"）次数及所用时间。此外，在生物钟的作用下，针灸施治的时间对其疗效也有一定的影响。利用不同施治时间的影响来提高针灸疗效的方法，也称为"时间针灸法"（参见"2.3.3　刺激强度与时间"与"3.5.6　因时施治：时间针灸法"）。

（23）问：留针期间机体内究竟发生什么变化？为什么有留针的必要性？通过留针应该期待什么？

答：留针期间，针刺局部或其他相应反射部位的痛阈可能会进一步提高；原先局部张力较高或者痉挛的软组织会逐步松弛下来；全身的精神紧张或焦虑情绪等也会消退，患者经常感到全身放松；在一些穴位周围（皮肤较白与血管较丰富的地方）可以观察到针周皮肤的泛红现象，直径大约1～2cm，这是机体自主神经反应明显的一个客观标志。留针的重要性，可以解释是为了达到一定程度刺激量的输入。留针也便于在同一刺激部位或组织层次进行多次的强化刺激。

一般来说，在有特异性作用的反映点上刺激时，得气后可以不留针或少留针，而对于非特异性作用为主的穴位，则可以刺激较久些。如果以针感的强度作指标，那就是凡针感强烈的可以少留针或不留针，针感弱的或无针感的则必须久留针（参见"2.3.3　刺激强度与时间"）。

（24）问：什么是针下跳动反应的发生机制以及"跳动穴"的定义？

答：常见的针刺跳动反应可以由三种不同机制引起，即刺激肌梭诱发的牵张反射，疼痛刺激诱发的屈肌反射，以及直接刺激运动神经所致的效应 - 肌肉收缩。所谓"跳动穴"，则仅指针刺时可以通过激发肌梭诱发肉眼可见肌搐动或肢体末梢小关节运动的那些穴位（参见"3.1.10　'跳动穴'与跳动反应")。

(25) 问：何谓"多通道刺激法"？

答：所谓"多通道刺激法"，是选择几个具有不同信息通道的刺激部位同时给予刺激，以保证能有足够量的针灸治疗信息输入机体。此时，即使并非从每个部位都能输入有效的治疗信息，但可以保障其中至少有一条信息传递通道畅通无阻。它实际上概括了临床常用的各种配穴方法。此外，如果在同一穴位上合并应用不同的刺激手段，也可能激发不同的信息通道；故针刺与艾灸的配合，针刺与电刺激、远、近红外线、激光、磁场刺激等的配合等也多属于多通道刺激法（参见"3.4　配穴：多通道刺激法"）。

(26) 问：何谓"抗针性"？如何避免与克服它？

答：适应性（Adaptability）是人体和一切生命活动的三个基本生理特征之一。对于人体对针灸刺激的适应性，本书称之为"抗针性"与"抗灸性"，它与西医所谓"抗药性"的提法类似。避免与克服抗针性的方法大致有以下几方面。

a. 选择最佳刺激部位，尤其是反映点，而且少而精。可以采取轮番刺激法。

b. 自开始就使用足量的刺激，争取仅针刺很少次数就获效。

c. 每次治疗经常变换针刺手法、针刺感应及传导方向，不规则地交替强、中、弱的刺激量，即在没有疗效出现时，尽量不重复输入同一种性质的针刺信号。

d. 适当延长或缩短每次针刺治疗的时间间隔，掌握针刺的有利时机。对不同病情的患者分别对待。

e. 更换别的针刺信息通道。如改取体穴为微反射区，改同侧取穴为对侧取穴或者两者配合等。

f. 设法通过局部按摩、加温或导引等方法提高患者机体对针刺的敏感性。

g. 改电针为手针。

h. 根据刺激部位的感受器特点施加刺激。

（参见"3.6　避免与克服'抗针性'"）

(27) 问：什么是"反治法"？它在针灸临床如何应用？

答："反治法"的特征是最初的治疗后似乎有症状的加重或症状波动，然而才逐渐好转。这是一种适合顽固病症治疗的对策。中医积累了许多关于反治法的经验，如中药的"吐法""泻法"等都是。西方的顺势疗法，也是一种以反治为主要原则的治疗方法。针灸临床上反治法常用在治疗各类慢性疼痛病症时，许多患者在直接刺激患部之后常有疼痛的加剧，但继续的治疗，又可以使局部疼痛及其他症状逐渐得到控制。可能产生反治法效应的针灸刺激方式大约有以下几种：特强刺激、晕针刺激或瘢痕灸，以及以获取类似病痛性质的针感或遗留针感为指标的刺激等（参见"3.7.2　顺势疗法与反治法"）。

(28) 问：本书体现了作者在针灸临床操作上的哪些新突破？

答：大致有以下诸方面：无痛射针法；带电移针法；针灸与振动疗法（按摩器刺激）的配合；"一穴多针"法；刺激手部小关节的掌面接近法；各种血管刺激法；等等（参见"2.6.6　无痛进针法""3.1.3　带电移针法""3.8.2　针灸与按摩的配合""3.1.4　一穴多针""4.1.7　类风湿关节炎 / 手足小关节炎""3.1.11　血管刺激法"）。

（29）问：什么是反映点针灸？

答：以体表反映点为刺激靶点（穴位），根据"体表 - 内脏相关""体表 - 体表相关""体表 - 中枢相关"等交互反射为主要机制的针灸，就是反映点针灸（Acu-Reflex Point Acupuncture，ARPA）。简言之，以动态出现在体表的穴位反映点为靶点实施针灸，就是反映点针灸。它是在中医有关"内外交互反映"的经典理念以及现代控制论、系统论的指导下发展起来的。《黄帝内经》等中医古籍的"有诸内者，必形诸外"的整体观，"内属脏腑，外联肢节"的经络体系，以及"以痛为输"或"阿是穴"的取穴法，都是反映点针灸的经典基础。大量实践证明，其疗效要比针灸刺激非反映点的其他部位（不论是否经穴）效果更为显著。

反映点针灸的核心理念，是金观源教授 1972 年提出来的。他通过大量的临床实践，总结出"刺准反映点中心，为穴位针刺之要"的理念，并且于 1976 年提出一个全新的针灸反射学理论，制作了反映点分布规律的彩色图谱。反映点针灸的真理性，至今在国内外已经经历了几十万人次针灸实践的检验。由于反映点的出现可以因人而异、因病而异，用系统医学的术语来说，反映点针灸是现代针灸的一种"自洽"模式。可以用"继往圣，开来学"来形容开展与推广反映点针灸的意义（参见"附录 3　作者自传及附录 5　'继往圣、开来学'的反映点针灸"）。

（30）问：针灸治病的机制主要是什么？

答：针灸治病的机制主要是通过以下两种反射。

（a）刺激穴位激发的感觉性反射：首先是穴位或反映点内部的各种感受器受到针灸刺激时激发的动作电位，通过其相应的传入神经及其通路，向中枢输入各种感觉信息。这些信息一方面产生针感或通过反射诱发"得气"的表现，另一方面激发各种神经 - 内分泌反射，强化疾病的自愈功能，包括作用于原先导致反映点阳性表现的相应神经中枢，或通过调制突触功能缓解各种原因所致的"中枢敏化"，或通过对相同神经节段支配的内脏起作用，消除其内脏功能的紊乱。

（b）穴位微创导致的神经免疫反射：穴位或反映点内部的针刺刺激会造成局部组织一定程度的"微创"，导致一些化学物质（前列腺素、缓激肽、钾离子、组胺等）的局部释放，激发神经免疫反射，诱发局部的炎症 - 抗炎反应。这种炎症刺激可以带有或不带有主观感觉（针感）。它既可以强化刺激部位（躯体局部组织损伤部位）的抗炎作用，缓解局部疼痛，也可以通过缓解刺激局部的炎症而导致"神经元炎症"的缓解，从而改变与其相联系的中枢或内脏的功能状态。这也可以解释为什么针灸的反复刺激在缓解疾病的同时，也经常使反映点的阳性表现（神经源性炎症的外周敏化）发生变化，如压痛点的消失（参见"附录 5　'继往圣、开来学'的反映点针灸"）。

附录 1-2 现代与传统的整合：反映点针灸学的崛起

金观源　巩昌镇

（原文发表于中医药导报 24（13）：5-14，2018）

　　2007 年，在世界针灸学会联合会成立 20 周年暨世界针灸学术大会上，金观源教授曾受邀与福建胡翔龙教授联合主持了"系统生物学与经络、针灸机制研究"论坛。会上金教授的演讲列举了针灸临床与经络研究中已取得实证或共识的 30 个核心课题，并且对其不清楚或有争议的地方做了鲜明的对比，引起了与会专家们极大的兴趣。十年过去了，针灸临床与科研有许多新进展。金教授自 2015 年底起发起全球免费招徒，网络授课，至今二期共 44 名徒弟来自美国、中国、英国、加拿大、荷兰、澳大利亚、韩国等世界各地，多为中医博士、硕士，其中不乏从业四十余年的资深中医师、教授、研究生导师，也有年轻的在校研究生。金教授 2016 年又连续发表数篇长文详细介绍"继往圣、开来学"的反映点针灸，并且亲临中国北京、广州、香港等地、澳大利亚、新西兰及美国一些城市，以及在微信中医群里讲课，使反映点针灸学成为在继承传统针灸基础上发展现代针灸医学当前最受人瞩目的一种流派，2016 年 12 月，乘金观源教授受聘为美国中医学院博士生班讲授"现代医学针灸精要"课程之际，巩昌镇院长和金观源教授课间课后进行了多次畅谈，主要围绕金教授所提出的反映点针灸学及其与现代医学针灸发展的关系，现把访谈记录（31 个问答）辑成此文，以飨读者。

　　巩昌镇：金老师，我首先感谢您专程来到明尼苏达为我们美国中医学院博士班的学生们讲解反映点针灸学。您建立了反映点针灸学体系，这一体系已经全面反映在您的《临床针灸反射学》和《现代医学针灸学》两部巨著里。我想首先请金老师介绍一下反映点针灸学好吗？

　　金观源：回顾近百年发展起来的现代针灸疗法，中西医学互参，百花齐放，其中反映点针灸是其中最为艳丽的一朵，由于其使用简便，疗效卓著，越来越广泛地得到针灸师们的青睐。大量实践证明，以动态出现在体表的反映点（通常称为"反应点"）为靶点实施针灸，其疗效要比针灸刺激非反映点的其他部位（不论是否经穴）效果更为显著。最为重要的是，反映点揭示了穴位的本质，囊括了所有针灸刺激部位（穴位）的特征，可以用于"收编"（解释与归纳）在传统针灸与现代针灸中应用的所有新、老穴位，有效点或刺激点（包括西方近年来流行的干针采用的激痛点）。反映点的形成机制，同时也揭示了针灸治病的主要机制。由于反映点的出现可以因人而异、因病而异，用系统医学的术语来说，反映点针灸是现代针灸的一种"自洽"模式。所以，可以用"继往圣，开来学"来形容开展与推广反映点针灸的意义。

　　巩昌镇：我感觉您的反映点针灸学和朱兵博士的体表医学有异曲同工之巧、殊途同归之妙，你们完全在独立的状态下发展出了自己的理论体系。您可以为我们做一个比较吗？

　　金观源：我在 20 世纪 70 年代初提出的针灸反射区理论及反映点针灸学，的确与朱兵教授的体表医学是异曲同工的，其道理很简单：疾病反射区或反映点的形成原理主要是穴位敏化机制。朱教授给我的一次微信中就是这样说的："穴位敏化与反映点是异曲同工的"。但他的研究结论是通过建立动物或人体的疾病模型得出的，而我主要是根据临床观察与针灸经验提出的。我 2007 年发表的英文版《Contemporary Medical Acupuncture（现代医学针灸）》书名下加了小标题"Systems Approach（系统论方法）"，就是告诉读者该书是应用系统论方法来研究针灸的理论。2015 年朱教授主编的《系统针灸学 - 复兴体表医学》也主张以系统论来发展以针灸为主体的体表医学。显然，对于如何发展现代针灸，我们有许多共同的理念与思考。

其实，我的反映点针灸学理论，不仅与朱兵教授的体表医学异曲同工，而且与黄龙祥教授提出的经络理论重构也是殊途同归：我做的是在系统论指导下，基于穴位主治经验而对古典经络的"重新归类、去粗存精、去伪存真"，而黄龙祥教授做的是从古代文献研究角度对经络系统的重构。一个典型的例子，是我在 1976 年就提出胃经因为分布于阴面（当人类还未站立起来时），故应该属于阴经，而不是阳经。最近听说黄教授考古也发现胃经是阴经。这不是殊途同归么！

巩昌镇：针灸医学是在身体表面通过刺激来完成的。从人类进化的角度出发，人类机体、组织、器官的进化为针灸医学提供了发展的线索和途径，可以这样来理解吗？长期来看，针灸医学还会在人类进化过程中发现这样的契机和机会吗？

金观源：可以这样来理解。因为针刺医学所依赖的刺激靶点 - 经络或反射区中的穴位或反映点，是在动物的长期进化中形成的。因为不仅是人类，其他许多哺乳动物（如狗、猫、马、牛、猴等）都已被证明在其体表存在类似的经络现象或反射区。从近缘的关系来看，灵长类动物在进化到人类的这个漫长的过程中，它们不但要与地面上最凶恶的野兽搏斗，同时还要适应变化无常的大自然环境。在它们身体内如果没有一整套完整的调节系统，不断地克服与调节内在的机能变化，以适应大自然环境，是不可能生存下来的。除了高度发展的神经调节与内分泌调节机制之外，反射区或经络可以看成生物体内另一套与它们相关但相对原始的调节机制。

躯体的表面结构包括皮肤、皮下组织、肌肉等，以及各个感觉器官。它们是身体与外界环境接触的主要部分，来自外界的各种刺激大多是通过作用于它们而输入身体内部的。分布于体表而与身体内部相连的所谓经络或反射区，就属于对外界环境刺激首先起保护反应的那种调节机制。它的调节反应主要是通过改变局部通道阈值的机制来实现的，即尽量减少伤害性的外界环境刺激输入体内。

其实，不只是体表经络或反射区的形成与人类漫长的进化有关，还有许多"躯体的智慧"也都与进化有关，在人类的长期进化或生存中，我们身体所习惯的内外干扰是与现代生活方式所带来的扰动截然相反的。譬如，我们的身体习惯的是饥饿（不稳定的食物供应、素食为主）或田园生活（慢节奏、体力活动为主），还有感染等。这些可以说是我们机体经常遇到的扰动。通过适应它们，我们的身体系统（如消化、循环、运动、免疫系统等）在这些方面表现出强健性，而对于现代社会生活方式特有的扰动（如营养过剩、快节奏生活、脑力劳动为主、过于干净的环境等），我们的身体由于没有适应，故显然是脆弱的。也就是说，在这些新扰动的刺激下，我们的身体很容易出现稳态的偏离，即发生疾病（参见拙著《病得健康》[9]）。所以，如果从长期来看，现在人类的生活方式（如穿衣习惯等）也必定会导致体表反射区的分布规律或敏感性发生变化，但这是一个漫长的过程，在短时间内，我们也许还发现不了。

巩昌镇：从 20 世纪六七十您的同代人和比您早一点的一代中国生理学人都卷入了中国针灸机制的研究。可以说，这一代人改变了针灸医学的生态和面貌。作为生理学教授，您认为你们这一代人为中国传统针灸带来了什么样的变化？

金观源：那时，国内无论是在城市还是乡村，针灸疗法的临床应用与科研都是空前的。不仅中医在搞，西医也在搞；不仅学医的在搞，不学医的，如理工科的也在搞。针灸、针麻机制的研究，几乎成为全国所有西医院校唯一的科研项目。也正是从那时开始，围绕经络实质与针灸机制的大量现代研究取得令人瞩目的进展，主要是得出了神经系统的完整对于针灸效应是必要条件的结论。另一方面，在传统的经络实质研究中，未能在经络的体表途径发现存在解剖学所未知的任何特异结构。此外，一个个新穴被发现，原有穴位的功效也被大量的实践发展。经典的经络体系难以概括后来发现的大量经外奇穴或新穴。那时针灸的普及就是通过只论穴位功能而不论经络实现的。"新针疗法"所要求的强刺激、不留针打破了传统针刺讲究运用手法的框框。还有一系列新医疗法被创造或者发展起来，如耳针、头针、腕踝针、神经干刺激疗法等，它们在理论上完全脱离经络学说，但临床疗效显著。还有各种微针系统的针刺疗法，如手针、足针、眼针、鼻针、唇针、舌针等如雨后春笋般地涌现，尽管这些"微反射区"多是在缺乏生物学证据的"生物全息论"催生下出现的，不需要经络学说作指导，但同样在临床上发挥了重要作用。

巩昌镇：针灸反射区概念是在什么背景下提出来的？反映点针灸学是如何发展起来的？早在1976 年您就出版了《针灸与控制论》。听说您与您的合作者的新著《系统医学原理》马上就要问世。反映点针灸学与您早期提出的并且一直在研究的针灸控制论、系统针灸学有联系吗？

金观源：我的针灸反射区概念是在国内最大的一次针灸热（开始流行于 20 世纪 60 年代中期，结束于 70 年代后期）中提出来的。从那时开始，在研究传统的经络学说中，最大的困扰是未能在经络的体表途径发现存在解剖学所未知的任何特异结构。而且，经典的经络体系难以概括大量后来发现的经外奇穴或新穴，故使穴位的主治功能显得十分纷乱，所谓"同经异治"或"异经同治"的解释又十分勉强。此外，长期以来围绕经络实质、针灸机制与临床针灸技术所作的大量研究，多是零散、局部、小领域的研究或报道，缺乏一个纲，缺乏一条科学的主线把它们融为一体，它们好比是一朵朵五彩缤纷的花朵，但拼不成一块完整的织锦。当时国内开始用控制论的方法来整理、发掘和提高古典中医的宝贵遗产。我与合作者在深刻认识到这些问题后，体会到从现代反射学的观点出发来研究针灸与经络体系，是一个最有希望与前途的方向，便于 1976 年就提出了一个人体信息带的简化模型与图谱，对经络体系、针灸调整作用原理，以及针刺疗法的控制过程等方面作了较为详尽的论述。由穴位或反映点连接而成的体表经络线路，也就是体表上分布的信息带。经几十年的临床应用，人体信息带划分与分布规则的真理性经受了实践的检验。1998 年，我们又采纳国际上普遍认同的"反射区"的提法，替代"信息带"的名称，重新制作了"身体反射区"彩色挂图，其应用得到进一步的推广。所以，我们现在倡导的反映点针灸，是我们以往研究工作的继续与发展。

巩昌镇：以《黄帝内经》《难经》《针灸甲乙经》《针灸大成》《中国针灸学》为代表的经典著作为经典针灸学建立了一个完备的理法方穴术体系。反映点针灸学体系与经典针灸理论体系还有什么联系吗？反映点针灸学体系是否脱离了经典针灸理论？

金观源：一些读者粗看我的著作，起初都以为针灸反射学理论纯粹是"西式针灸"，是应用现代医学解剖、生理来阐释或指导针灸机制。其实，他们只猜对了一半，针灸反射学理论，同时也是继承古典经络学说的丰硕成果。例如，我所提出的全身反射区分布规律是对传统经络体系继承与重组的结晶，各个反射区的范围定位都是通过对千年以来临床应用穴位的主治功效收集、整理、归类的结果。"继往圣、开来学"，是对反映点针灸理论的最好评价。

巩昌镇：在现代医学没有影响针灸医学之前，经典针灸医学获得了长足的发展。针灸的理论丰富了，针刺的穴位增加了，针灸刺激的方法扩张了，针灸治疗的疾病适应证增加了。面对着现代医学，针灸医学受到了前所未有的挑战。以经络理论为代表的经典针灸理论还能为我们针灸医学提供进一步发展的空间吗？

金观源：能。因为经络系统是人体系统各部之间相互反射的一种功能联系，或者说是各部之间通讯活动的反映。换句话说，古人命名的"内属脏腑，外连肢节"的经络，本质上是对人体体表的那些特定刺激位置与人体其他各部之间所具反射联系的原始描述，或者可以把它归结为人体所具有的生理、病理反射系统。所谓穴位，既是体内生理或病理信息在体表的输出部位，又是针灸治疗信息引发针灸效应的输入部位，这是经络的本质。

试想一下，一句"面口合谷收"，形象地表述了牙痛时只要针刺入合谷立即止痛的效应。再一句"肚腹三里求"，胃绞痛时，只要把针刺入足三里，即使无须手法也能使胃痛立止。这些神奇的针灸效应，是每个针灸师甚至初学者都能重复出来的。它们的快速作用提示，如果没有神经系统把手与面部或口腔的功能联系起来（古人称其大肠经），或者说足三里与胃部如果不存在某种"功能联系"（古人称其胃经），这种快速的疗效是不可能实现的。所以，学习经络体系对于研究人体"体表 - 体表相关"，或者"体表 - 内脏相关"的联系具有十分重要的意义，对于指导针灸临床提高疗效也至关重要。

我曾经提出，在学习中医时一定要"走进经络"，认真学习传统中医的经络学说与经络体系；但在从事临床针灸时，则不要忘记"走出经络"，不受古典书籍的束缚，在继承经络学说的基础上有所创新。比如，要认识到"穴位是面，不是点""经络是带，不是线""穴位与经络都是三维结构""穴位本质是反映点，经脉体表循行图本质是反射区"等等。但我们依然要时刻不忘"再走进经络"，即在明知经络实体不可能存在的事实后，仍不迷失对经络实质的探索与认知，充分吸取千年针灸实践中总结出来的经络学说的宝贵知识。这种对经络学说认知的"螺旋式"上升，可以使一个传统针灸师快速成长为一个合格的现代针灸医师。

巩昌镇：经典针灸学为我们建立了很多针灸治疗的原则，像"异经同治""同经异治""上病下取""下病上取""左病右治""右病左治"。这些行之有效的、反复为临床医师使用的治疗原则在反映点针灸学中还有体现吗？

金观源：这些治疗原则在反映点针灸学中都有体现。反映点针灸理论解脱了经典针灸学中"异经同治"与"同经异治"的困惑。"异经同治"的穴位常可以用同一个反射区来归纳，而"同经异治"则可以用几个不同反射区的重叠来解释。"上病下取""下病上取""左病右治""右病左治"，这些治疗原则在反映点针灸学中已经被发展成反射区双侧对应或上下对应（包括交叉对应）的选穴或配穴原则。

巩昌镇：在经典针灸学中，我们讲针灸被用来平衡阴阳、疏通经络、补虚泻实、和谐表里。在反映点针灸学中，这些治疗原则和治病机制被完全改写了。针灸的治病机制究竟是什么？

金观源：在明确疾病条件下体表出现反映点的机制之后，就容易解释在反映点上实施针灸可以治病的机制了。其实，它也就是在传统穴位上针灸治病机制的演绎。针灸治病的机制主要是通过促进或强化机体的自愈机制实现的。自愈机制也就是机体维持内稳态的机制，所谓内稳态（Homeostasis）与中医的"平衡"概念十分类似。这与传统中医认为针灸被用来"平衡阴阳、疏通经络、补虚泻实、和谐表里"其实是同一个意思，唯一不同的是换了一种现代医学的说法。进一步用现代医学的术语来表达，针刺治病的机制可以归结为以下两种情况：

（1）刺激穴位激发的感觉性反射：首先是反映点或穴位内部的各种感受器受到针灸刺激时激发的动作电位，通过其相应的传入神经及其通路，向中枢输入各种感觉信息。这些信息一方面产生针感或通过反射诱发"得气"的表现，另一方面激发各种神经 - 内分泌反射，强化疾病的自愈功能，包括作用于原先导致反映点阳性表现的相应神经中枢，或通过调制突触功能缓解各种原因所致的"中枢敏化"，或通过对相同或邻近神经节段支配的内脏起作用，消除其内脏功能的紊乱。

（2）穴位微创导致的神经免疫反射：其次，反映点或穴位内部的针刺刺激会造成局部组织一定程度的"微创"，导致一些化学物质（前列腺素、缓激肽、SP、钾离子、组织胺等）的局部释放，激发神经免疫反射，诱发局部的炎症 - 抗炎反应，这种炎症刺激可以带有或不带有主观感觉（针感）。它既可以强化刺激部位（躯体局部组织损伤部位）的抗炎作用，缓解局部疼痛，也可以通过缓解刺激局部的炎症而导致"神经源性炎症"的缓解，从而改变与其相联系的中枢或内脏的功能状态。这也可以解释为什么针灸的反复刺激在缓解疾病的同时，也经常导致反映点阳性表现（神经源性炎症的外周敏化）发生变化，如压痛点的消失。

　　巩昌镇：在经典针灸学中，我们有一些"四两拨千斤"的穴位，如四总穴、八会穴、八脉交会穴、郄穴、下合穴、五腧穴等。在反映点针灸学中，我们还有这些特殊类型的穴位吗？它们以什么面貌或者以什么群体出现呢？

　　金观源：有，这些穴位大多是几个不同类型反射区重叠的部位。在经络体系中，有许多重要而常用的穴位既可以用治某种内脏疾病，又可以治疗躯体某部运动器官疾病。从反射学的观点来看，它可以解释是某一内脏反射区与某一躯体反射区在这些穴位处重叠的缘故。因为内脏反射区与躯体反射区既然能同时出现在身体表面，就不可避免地会有这两类反射区的局部重叠；加上反射区有分层的特点，使不同反射区之间的重叠成为可能。此外，一些穴位（如内关、三阴交）可以用治于几种不同内脏的疾患，也可以解释为它们处于几种相应内脏反射区的局部重叠处。同样，中枢反射区也有与内脏反射区或躯体反射区重叠的部位。可以认为，正是这些不同类型反射区相互重叠的结果，使体表的许多重要穴位（如四总穴、八会穴、八脉交会穴、下合穴等）具有复杂的主治功能。

　　巩昌镇：在针灸治疗中，得气是一个重要的概念。针刺治疗讲究"气至病所"，针刺得气讲究"如鱼吞饵"，这些概念在反映点针灸学中还适用吗？在反映点针灸学中"得气"有什么新的解释？临床上难道要刻意追求得气（如局部肌搐动反应），效果才更好吗？

　　金观源：这些概念在反映点针灸学中当然适用。"气至病所"经常伴随刺准反映点时发生，而且不需要特殊手法，这也经常是反映点与患部有"短路"联系的直接证明。"得气"现象起码可以表述为四种表现：针下沉紧；强烈针感；看不见但可以感觉到的针下肌搐动（主要发生在穴位深部或大肌肉）；肉眼可见的针下局部肌搐动（主要发生在穴位浅部或小肌肉），也就是所谓的局部肌肉搐动反应（Local Twitch Responses，LTR），针灸临床上常称为跳动反应或扎跳。"如鱼吞饵"也就是其中的第二种。它是一种微弱的局部肌肉搐动反应。拙作早就对它的生理机制有详细的解释。

　　传统针灸自古以来就十分重视针刺得气，认为"气至而有效"。针刺扎跳被称为"跳动反应"，相关穴位称为"跳动穴"，海外对 LTR 重要性的认识，首次见于 Hong CZ 等的报道[12]。他们在治疗肌筋膜疼痛时观察到，刺激斜方肌上部的一个肌筋膜激痛点时，凡诱发局部肌肉搐动的患者均立即有症状的明显改善，而未获得局部肌肉搐动的则很少有改善。由此他们认为：针刺诱发局部肌肉搐动是取效的关键。因为肌筋膜激痛点是躯体反映点的一种（肌肉局部的躯体反映点），注重针刺得气的反映点针灸自然也注重在肌肉丰富的穴位或反映点诱发局部肌搐动反应，以提高疗效。但是，不是只有诱发 LTR 才能提高疗效，另外的几种得气方式，甚至不得气（参见下文），也同样可以提高疗效。

　　巩昌镇：在海外的针灸临床上，许多针灸医师都喜欢应用浅针轻刺的所谓"舒适针刺"，得气时的扎跳反应和舒适针刺，似乎代表着两种不同的针法导向。请金老师点评一下这两种针法。

　　金观源：第一，舒适针刺的定义至今还是模糊的。如果把通常我们经常说的"painless（无痛）"也属于"舒适针刺"的话，扎跳（LTR）也可以是 painless 的，即属于无痛针刺类的。换言之，LTR 与舒适针刺并不总是对立的。第二，如果把无明显针感的针刺定义为舒适针刺的话，那么与它相比，扎跳（肌梭激发）发生时，的确会诱发较强的针感。但是，此时患者不一定感到不舒适。比如，许多老年患者机体本身并不敏感，而原先有明显疼痛的话，扎跳时病痛减轻，患者反而感到十分舒适。当然，如果患者较为敏感，而且原先没有任何明显的疼痛，那自然会在扎跳发生时有强烈难忍的针感。所以，扎跳是否舒适，一是决定于患者体表的敏感性，二是决定于何种病情下用治。第三，关于舒适针刺的名称是很吸引人的，我在拙著中也曾提倡，主要指针感微弱的弱刺激或轻刺激。但轻刺激不一定就是浅刺，我就经常使用深刺而仅有轻微的针感。故不能以针刺的深浅来论是否"舒适"。由此可知，临床上何种刺激最好也就要因人、因病而异了。有一个关于刺激总量的公式：总刺激量＝单位刺激强度 × 刺激时间。一般来说，刺激的强弱可以用针感的强弱来表示（也可以用微创的程度表示），刺激时间包括留针时间或刺激频率与两次治疗之间的间隔。如果是浅刺激的舒适针刺，留针时间要延长些，斜刺则可使留在皮下的针体尽可能长些（如腕踝针所要求的）；如果是强刺激的扎跳或神经干针刺，则可以短时间留针甚至不留针。对于多数疼痛性疾病来说，得气（包括扎跳）针法比不得气的针法的效果肯定较为明显。但不得气的一些针刺方法（如腕踝针）也有相当不错的镇痛效应，但它们需要配合患部的运动及较长时间的留针。一般来说，微弱针感的轻刺激适合多种非疼痛性疾病（包括内脏性疾病或中枢性疾病）的治疗，尤其是患者个体十分敏感时，我的金氏九联针就是这样设计的。

巩昌镇：神经运动系统疾病患者是我们针灸治疗的最大群体。这些疾病对针灸的治疗效果较好，被医师和患者认可的程度最高。现代针灸学包括反映点针灸学对这一疾病群体从理论认识上和临床实践上做出了卓越的贡献。可否总结一下这些要点？

金观源：消炎镇痛与躯体运动康复作用，是针灸的主要功效。应用反映点针灸更是有利于使针灸的疗效最大化。传统针灸的所有适应证都是反映点针灸的适应证。近代的大量实践证明，以动态出现在体表的反映点为靶点实施针灸，其疗效要比针灸刺激非反映点的其他部位（不论是否经穴）效果更为显著。为了说明反映点在针灸疗法中的重要地位，我曾提出"反映第一诀"："经、穴皆可失，反映不可无"。这是对古人"宁失其穴，勿失其经"经验的补充与发展。取穴时务必以局部出现的各种反映为标准。

除消炎镇痛作用之外，针灸对各种瘫痪的疗效，也是有目共睹的事实。不论是由周围神经损伤或疾病引起的局部瘫痪，还是中枢性原因导致的运动功能丧失，针灸都有相当程度的促进恢复功效。典型的例子如治疗周围性面神经麻痹与脑中风引起的偏瘫，以及在西方十分多见的多发性硬化症等。其实，不仅是促进躯体运动功能的恢复，还有说话、听力、视力的恢复等，也都属于针灸康复的范畴，应用反映点针灸都有非常独特的疗效。

巩昌镇：一些疾病在身体表面没有确定的病变部位，如高血压、失眠、过敏等，它们有反映点吗？如果有，如何寻找这些反映点？反映点针灸如何在这些反映点上施术？

金观源：对于非躯体疼痛性疾病，也可以在体表找到反映点的，如尿潴留患者可以在三阴交附近找到以压酸为表现的反映点，针刺或艾灸后非常有效。其实，任何疾病也可以不找反映点，如按照传统经络寻找经穴，甚至非经非穴随便找个地方针灸，也经常会有效。这就是平时我们所说的穴位作用的非特异性。一般来说，传统经穴多位于比较敏感的部位（附近有较密集的感受器分布），其特异性比非穴位高些，但如果把它们与反映点相比，则又不及了，因为反映点是与疾病所在的器官或部位有短路联系的靶点，其针灸效果是其他靶点远不能比的。当然，对于一般的疾病，随便扎一下也可能同样取效，有报道，针灸的安慰作用占 23% 左右，所以，针灸初学者即使取穴不准的效果也不会很差。但这不等于说对于那些顽固病症就不需要寻找反映点来治疗了。

寻找反映点第一要熟悉反映点最容易出现在身体的部位。第二，当在体表某一部位发现反映点时，还必须进一步确定它出现的组织结构，或者说它出现在体表组织结构的哪一个层次：是在皮肤、皮下组织、筋膜、肌肉、骨膜或关节腔？第三，不同表现的反映点也经常有自己的特点。如以压痛为主的反映点容易在紧张性较高的组织结构上检测出来，如大多数压痛点出现在体表的结缔组织或肌肉穴位上；而以突出、肿胀或硬结为主的反映点容易在松弛组织结构部位检测出来。对于在哪儿寻找反映点，我觉得可以按以下的思路：按经脉的体表线路寻找；在相应身体反射区内寻找；在患病局部或邻近组织寻找；在同节段神经支配区寻找；在躯体对称区或对应区内寻找。

在反映点上可以同样应用在穴位上应用的包括针灸在内的各种类型物理刺激。针刺方法也与一般的穴位刺激相同，但要注重四点：一是刺激的结构层次要与出现反映信息的层次相同，而且要尽量刺准反映点的反映中心。二是可以选择不同的针具或手段来刺激位于不同组织层次的反映点。如应用七星针（加或不加火罐）刺激位于皮肤层次的反映点；应用较长的毫针或改良后的"浮针针具"刺激位于皮下组织的反映点；应用不同长度的毫针刺激位于深浅不一的肌肉或肌筋膜上的反映点（如激痛点）等。三是因为反映点的敏感性高，一般无需过强的针刺手法，即不过度做捻针或提插手法，就会有较强的针刺反应与较显著的治疗效果。四是反映点的位置及其表现会随着治疗而变动。由于刺激后原先的位置会发生移动或其阳性表现逐渐随着疾病的好转而消失，每次治疗前要重新确定刺激靶点，并且以消除反映点上的各种阳性表现为观察指标之一。可以采取追踪刺激法，治疗至多数反映点转变至正常为止。

巩昌镇：有些内脏疾病如心绞痛、肾绞痛在背部的反映与在体表的反映可能是一个面，而不是一个点，当反映部位是一个面时，我们的反映点针灸疗法应该如何操作？

金观源：当反映部位是一个面时，可以参取"一穴多针"或者"一区多针"的刺法，通过增大刺激面积来达到增强刺激量的效果。它是以把穴位或反映点看成是一个"面"作前提的，而且把穴位或反映点的中心看成是一个有一定体积的反映层。其实"一穴多针"的刺法，自古即有。在《灵枢》中有"傍针""齐刺""扬刺"等刺法的记载。近代在"扬刺"的基础上发展有"围刺"以及"同穴多针"刺法等。我在临床上应用"一穴多针"刺法时，经常是在一个穴位或反映点上同时刺上 5～7 针，针的排列可以是"排刺"，也可以是"围刺"。前者是数针平行排列成一行或数行；后者是中心一针，其余针包围式一圈排列。

巩昌镇：一些疾病可能在全身出现很多反映点，如肌纤维织炎。对于这些疾病如何选取针灸治疗的反映点？如何在这些反映点上施术？

金观源：肌纤维织炎（Fibromyalgia）是一种原因不明的疼痛性风湿状态，其特征是骨骼肌和有关结缔组织的弥散性或局限性疼痛、压痛和僵硬，通常伴随着疲劳发生。它与骨关节炎一样，都属于常见的较严重的、慢性风湿性病症，针刺对于本病有很好的控制疼痛的近期效果。根据疼痛发作部位选取具有压痛的反映点针刺。也可选无痛侧躯干或肢体对应穴针刺，每次 4～8 穴，以针感向患部四周或远处扩散为度。对于寒症也可采用"烧山火"手法获取热感，留针 30 分钟。可以在针柄加灸或同时照射红外线。每周 2～3 次治疗。当疼痛部位转移时，可追逐刺激转移的患部反映点（压痛点）。

巩昌镇：一些心理、精神、神志疾病的患者像抑郁症、焦虑症、失眠、多动症、创伤后心理压力紧张综合征、已经占据了我们美国针灸诊所的很大比例。对于这一类疾病如何应用反映点针灸学呢？

金观源：取穴主要在四肢末梢与头部中枢反射区内选取具有压痛的反映点，刺激手段除针刺外，也可以是艾灸、穴位按摩与耳穴埋针。如果压痛反应不明显时，也可以直接取双侧足三里、三阴交、神门或内关、风池，以及印堂或百会，每次 9 穴，针入皮下，浅刺，只要求获得轻微针感，但留针须 30 分钟或更久些，该法被称为"金氏九联针"。艾灸时，主要在头顶、背部正中线（中枢反射区或督脉）内确定的反映点（压痛点或热敏点）施灸，常见的压痛点位置是百会、囟会、大椎、身柱、神道、至阳、筋缩等。根据症状的严重性决定针灸间隔时间，每日、隔日或隔 3～4 天一次。如果患者的项部与肩背部表现出强硬、压痛，还可以在针灸之后或教患者每天自己用手或按摩器用力按摩项部、肩背肌群，松弛局部张力。对于失眠患者，可结合耳穴埋针。

巩昌镇：我们每个中医诊所针灸诊所都治疗很多妇科疾病，像不孕症，针灸协助体内人工受孕、体外人工受孕的治疗、经前期紧张综合征、更年期综合征。对于这一类患者如何应用反映点针灸理论和技术呢？

金观源：治疗无论男女性不育症的最佳穴位，都位于泌尿生殖系反射区内。焦勉斋擅长针刺下腹部的归来穴治疗闭经，要求酸感扩散至腹股沟下，配血海、三阴交、中极、气海。血海穴向上刺，使针感扩散至阴部。我常用的是下肢内侧反射区与腰骶部反射区内的反映点，针刺下肢穴位或反映点时尽量获取向腹部或远端放射针感，如针感不强时可以接电刺激，留针 30 分钟。隔日针刺一次，连续治疗数月。

巩昌镇：癌症患者也是我们美国针灸诊所服务的一大群体，特别是化疗放疗之后患者出现的疼痛、恶心、呕吐、抑郁、口干、秃发。对于这一类患者如何应用反映点针灸理论和技术呢？

金观源：目前在大多数恶性肿瘤的治疗中，针灸只是作为一种辅助疗法。针灸的目标是帮助减轻肿瘤压迫引起的疼痛，改善全身的状态，包括提高因放疗或化疗引起的白细胞数目下降，缓解恶心、便秘或腹泻等常见的副反应，增进食欲，还有提高免疫功能，故有助于延长患者的存活期与提高生活的质量等。针对肿瘤原发或转移的内脏或器官在相应的反射区内寻找反映点或敏感穴位施治，最好能发现有结节或突起的压痛点作为主穴，同时在一些中枢反射区内选取具有调节全身免疫功能的穴位作配穴，如足三里、三阴交、曲池、合谷等，还有背部中枢反射区穴位。单独针刺或针刺后加灸均可。此外，还可以对症配穴，即针对患者的各种症状选穴。如以镇痛为目的时，可以按脊髓节段分布取穴，或在相应夹脊穴应用电针刺激；也可以应用耳针治疗等。

巩昌镇：我们对于针灸治疗的特异性作用和非特异性作用做了很多讨论。如何区分这两类作用？如何使特异性作用最大化？针灸治疗的特异性作用和非特异性作用的比例能够量化吗？

金观源：从反射学观点来看，穴位作用的特异性是由穴位的两个基本特性决定的：一是穴位的敏感性。或者说，穴位上的感受器及与其相联系的神经网络的阈值比周围较低，故以相同强度刺激穴位有着比非穴位处较多的信息输入，这类特异性经常表现为同一效应的强弱不同。二是穴位的反射性。即组成反射区的穴位比非反射区内的其他穴位有与相应反射部位的短路联系，故有其作用的特异性。这类特异性可以表现为不同性质效应的有或无。有些研究者只把这种差异看作是针灸穴位作用的特异性。然而，由于体表反射既有精确定位的一面，也有模糊扩散的一面，不仅反射区的边界可能不是十分清晰的，而且不同反射区之间可以发生局部的重叠，如在几个反射区重叠处的穴位刺激时，尤其是当刺激强度较大时，就会有影响几个反射部位的作用。此外，由于从穴位刺激所输入机体的毕竟只是一种非特异的干预信息，它所导致的机体反射效应也可以是弥散的（尤其是有体液因子激发时）。而且，针灸效应也受机体原先的功能状态所影响。这又是所谓穴位作用相对性的解释。

巩昌镇：金老师，您在 2016 年 12 月图桑召开的美国中医药学会年会上讲到人体阳侧面的穴位如头面腰背手背处对躯体疼痛效果好；阴面的穴位如胸腹掌侧对内脏性疾病效果好；阴阳两面交界处如赤白肉际，合谷，后溪，申脉，照海等穴线点上对中枢神经系统疾病效果更好。与会的其他专家也很赞赏这一总结。这一总结有证据吗？可否用病例来说明一下。

金观源：这就是全身反射区的分布规律。它的证据主要是千年以来针灸临床的经验，即基于经络学说的无数临床实践。此外，经典的经络体系的命名已体现了它们与身体阴阳面的类似上述关系。人体的经络体系中有实际穴名的是十二经脉与任、督二脉。十二经脉又分成六条阳经与六条阴经，它们所经过的体表区域显然就是古人认为应分别属于"阳"或"阴"的侧面。六条阴经在肢体上的分布范围都是相应内脏反射区的核心部分；六条阳经的分布范围则都与主要的躯体反射区相一致。此外，"统督一身之阴阳"的任、督二脉更是在头部与躯干的正中线上，恰与主要的中枢反射区相吻合。所以说，把身体反射区分成内脏、躯体和中枢三大类反射区，也符合经络体系命名阴经、阳经和任督二脉的原意。当然，我们提出的反射区的分布规律也对传统经络体系中存在的问题或错误做了修正（如认为大小肠经不应该出现在上肢，胃经应该属于阴经等）。

临床上这样取穴的例子很多，例如，常见的许多运动器官疾病或损伤，如腰腿痛、肩周炎、软组织损伤、神经炎、神经麻痹等多发生在身体的阳面。针灸治疗这些疾病的主穴基本上也都在各条阳经（我们称其为躯体反射区）上，如阳陵泉、悬钟、委中、承山、殷门、环跳、肾俞、肩髃、曲池、外关等。主治中枢神经疾患的许多重要穴位，如十宣、后溪、神门、阳谷、八风、八邪、足通谷、束骨、金门、太溪、公孙等也均集中分布于位于躯干及四肢阴阳面的交界处（我们称其为中枢反射区）。

巩昌镇：干针的传道者推崇干针刺激到激痛点内的硬结（Taut Band）时可以诱发局部肌搐动反应（LTR），并且认为硬结形成的机制与增加的终板电位有关，而且局部肌搐动反应是增加的终板电位释放的结果。您觉得对吗？

金观源：我不赞同只有在有硬结的激痛点上才能诱发局部肌搐动反应（LTR），并且那是增加的终板电位释放结果的观点。其实，针刺不仅可以在有硬结的穴位诱发 LTR，在没有硬结的经典穴位，如合谷与足三里等，只要刺中肌梭也能诱发 LTR，其机制也并非终板电位释放所致，而是一种牵张反射。从手法针刺诱发 LTR 的时间来看，它发生快，通常在针刺到肌梭时立即发生，它是一种类似腱反射的活动。即在脊髓中枢只经单突触联系就输出传出冲动，并支配梭外肌中的快肌成分收缩所致。其机制可参见图 1-5（针刺肌梭诱发的针下反应与针感的维持与强化）。反映点（包括激痛点）内硬结形成的机制显然与肌梭的敏化有关。

巩昌镇：金老师，您提出临床医学中还没有定律（Law）或法则，而物理学、化学、生物学中有很多法则。建立临床医学中的法则可能吗？科学是用模型化、定量化、重复性、试验性来衡量的，针灸医学可以在这个方向上推进吗？

金观源：应该可以。我们正在尝试创建的系统医学原理中就提出了一个有关疾病定义及致病机制的"基本公式"。它不仅应该适合现代医学，也应该适合包括针灸在内的传统中医。这必将推进针灸的科学化进程。

巩昌镇：大家似乎公认医学还不是一门科学，或者不完全是一门科学。医学更是部分艺术，部分科学，或者说医学是科学与艺术的混合体。如何理解？现状如何？作为科学的现代医学和作为艺术的现代医学有一个平衡点吗？作为科学的针灸和作为艺术的针灸有一个平衡点吗？

金观源：我认同临床医学还不是科学的观点，不论是中医还是西医。回顾至今为止的针灸疗法及其理论基础的现状，可以说还是传统的经络学说占主导地位，对治疗过程存在的多种随机性还缺乏有效的控制，故针灸疗效的重复性还比较低。这与现代科学的飞速发展很不适应。可重复性，是科学的一个最显著特点。所以，目前针灸疗法还只能说是介于艺术与科学之间的学科。针灸疗法现代化的关键，就在于提高针灸疗效的确定性，或者说减少其艺术成分的比例，实现它由艺术到科学的飞跃（参见图 1-1．针灸疗法的现状与发展目标）。至于科研与艺术各占的比例是否会最后固定下来？我想那也就是您所称的平衡点吧！我想，它不会固定下来，科学的比例会越来越大，但艺术的成分永远不会消失。

巩昌镇：人们追求健康，人们防病治病。健康和治病给予医学很大的期望。但是医学是一条没有航标的河流，没有路标的道路。关于针灸医学，我们已经知道了哪些方面？哪些方面对我们来讲还是未知数？在哪些方面针灸理论家和针灸临床家们会有所突破？

金观源：这不是几句话可以说清的。在 2007 年世界针联北京会议上，我与胡翔龙教授联合主持了"系统生物学与经络，针灸机制研究"论坛。会上我曾以简洁的对照形式，提出有关针灸机制及其临床应用的 30 个核心课题。对当时已取得实证或共识的称为"知"，对不清楚或有争议的则称为"未知"。它们主要摘自我的那两本书，故要知道这个问题的答案，请参见我的那两本拙作，还有朱兵教授主编的《系统针灸学》。

巩昌镇：经络理论和经典穴位构成的经典针灸一统天下的局面被打破了，针灸医学出现了一种学说林立，各自为政的局面。新的穴位无穷，新的手法层出，新的理论林立。这种状况一方面说明针灸医学的繁荣，另一方面也提示至今对针灸疗法没有一个统一理法方穴体系。如何评价这种状况？

金观源：这是对作为经典针灸基础理论的经络学说的一种挑战，说明经络学说必须发展与创新，对针灸治病的机制与穴位的本质必须有科学的认识。然而，要做到这些，没有适当的武器不行。系统论的方法是有关复杂系统的研究方法，是最适当的武器，应用系统论方法来继承与发展经络学说，阐明经络实质与针灸治病机制，创建系统医学针灸理论并用于指导临床实践的方向是最有前途的。我们所提出的反映点针灸就是沿这一方向的一种尝试。

巩昌镇：我提出一个特大的问题。因为题目太大，我不期望您给我一个完美的回答。如何评价中国两千多年的经典针灸医学？如何评价针灸医学六十年来的发展？六十年来针灸进入了一个经典针灸和现代针灸双轨发展的局面。经典针灸学和现代针灸学会继续双轨发展还是会合二为一呢？

金观源：这个问题确实不好回答。我想或许可以用灯光照明的古代与现代的变化来比喻。中国两千多年的经典针灸医学，好比是古人用油灯、蜡烛照明，现代针灸的发展，好比是电灯的发明与使用。当代电灯的广泛应用并不排斥断电时依然使用蜡烛。无论是电灯还是蜡烛，它们照明的功效都是一样的。我不知道目前市场上那些蜡烛形状的电灯是否算合二为一？

巩昌镇：针灸进入美国四十年，一路走来，我们现在更多地回忆那些地标性的事件，像1997年的美国国立卫生研究院的针灸听证会以及各州针灸立法的发展。我们也面临着种种挑战，您是历史见证者，在您看来，我们面临着哪些重大挑战呢？

金观源：我自1989年年初来美国后就参与了所在的威斯康星州的针灸立法工作，威州是美国中西部各州中第一个通过针灸立法的，对其余各州通过针灸立法起了很大的推动作用。我多年来担任威州政府针灸中医顾问之职。1993年美国NCCAOM首次颁发中药师证书，我是全美国第一批获得该证书的17位中药祖父（Grandfather Herbalist）之一。2004年10月初，我给威斯康星州长写信，陈述了推广针灸与东方医学对保护市民健康的重要性，要求在威州为其设立一个特别的宣传日。州长詹姆·多利随即正式签署命令，宣布从2004年起，每年的10月24日为威州的"针灸与东方医学日"。我的这一贡献入选中国2004年国际中医药十大新闻。

在2016年11月19日广州举行的国际针灸学术研讨会，广东省针灸学会第十三次学术研讨会上，我的演讲题目就是"选择反映点为突破口，应对当今针灸面临的挑战"。我把当今针灸面临的挑战大致归结为以下五个方面：来自西方研究者对临床疗效方面的质疑；西方理疗师行业把干针独立于针灸之外的企图；针灸临床中过分强调某些结构的影响；由于针具或刺激方法变革导致的过度治疗的潜在危险；以及对是否要继承中医经典的两极分化的极端观点（玄化或丢弃）。这些挑战中，对于我们海外针灸师来说，干针逆流是最危险的，我们必须给予迎头痛击。

2015年10月24日，我在美国的中医微信群里做过一次讲座"干针疗法崛起的反思与对策"，率先在国内外各种会议场合大声疾呼反击干针逆流的重要性，美国针灸界的同人迅速反应，破天荒地大团结，立即组建了"全美职业针灸安全联盟（AAPAS）"，通过媒体宣传、法律诉讼、发表学术论文等多种形式，对"干针逆流"掀起了反击。但形势依然不容乐观，国内的不少同人还只认可干针不过是针灸的一种学术之争，海外的一些针灸同人甚至有"反干针难胜"的悲观想法。面对干针传道者以"干针不以经络学说为基础"为理由把干针独立于针灸之外的企图，我们必须针锋相对地宣传：现代反映点针灸早已包括了干针所基于的那一套激痛点理论与刺激方法。干针疗法（或者称"激痛点针灸"）所刺激或作为基础的"激痛点"，其实仅是传统针灸穴位或反映点的一种形式。反映点针灸定能最终"收编"包括干针在内的，以各种形式出现的新针疗法。

　　巩昌镇：美国针灸是世界针灸医学的一个重要部分。如何评价最近针灸医学在美国的发展？美国针灸医学的发展会对整个针灸医学作出什么样的贡献？针灸医学会对整个医学作出什么样的独特贡献？

　　金观源：这几年由于微信群的作用，美国与全球各地的针灸师之间的学术交流得到了空前发展，美国的针灸界也首次联合起来应对共同的行业挑战 - 干针传道者为了牟利而企图脱离针灸的恶劣行径。学术交流的发展，必然会大大提高针灸师的理论与技术水平。而且，美国的针灸师是不同时合用西药治病的，这与目前国内的中西医结合治病完全不同，故美国针灸的发展必然对针灸医学的发展起重要的推动作用。针灸疗法，作为一种没有药物参与而且几乎没有副作用的体表外治法，它在现代医学中有着无法替代的地位。

　　巩昌镇：美国的中医变成了以针灸为主体的一个东方医学体系。美国又是一个多样化的国家，各种针灸流派林立，例如五行针灸、日本针灸、韩国针灸。虽然宗于中国针灸，但是没有看到收敛的趋势，发散的趋势强劲。如果用医学针灸来统一各种针灸流派，那么针灸作为一个独立的医学体系还会保持吗？

　　金观源：当然还会保持。我前面已经说过，针灸疗法，作为一种没有药物参与而且几乎没有副作用的体表外治法，它在现代医学中有着无法替代的地位。无论目前有多少种针灸流派，它叫什么名称，但针灸治病的机制都是一样的，它是通过刺激体外特定位置（穴位或反映点），激发与强化机体的自愈机制实现其作用的。旨在防病治病的针灸疗法，不称为医学针灸，还称什么？不要以为，称为医学针灸（Medical Acupuncture）后，就不用去继承中医经典了。医学发展的历史长河，包括了东西方的各种传统医学，是人类共同的文明之一。

　　经络表述的是"体表 - 体表相关"，或"体表 - 内脏相关"的联系通道，这是针灸疗法作为一种外治法的本质所在。如果抛弃这一理念，所有的现代针灸疗法（体表医学）都成了无源之水，无本之木。针灸外治法就失去了科学的依据。不管用何种语言或现代术语来表述这种联系通道，就是在说经络。换言之，"体表 - 体表相关"或"体表 - 内脏相关"的经络本质其实从未离开过针灸疗法的现代化过程。现代医学针灸理论，最多不过是"改变了原以为经络具有特殊实体结构的认识"或者"跳出了古人描述的那个体表经络循行图"，而经络功能现象存在的本质是无法否认的。就拿我提出的"全身反射区"来看，它就是在经络学说的基础上发展起来的。我们描绘的三大类反射区（内脏反射区、躯体反射区和中枢反射区）范围的界定依据主要是至今公认或常用的经穴、奇穴或新穴的主治功效合理归类的结果。

　　巩昌镇：系统医学是您近来最为提倡的。大家都在期望着你们科研团队合著的《系统医学原理》的问世。在我们对话的最后，您可否给我们透露一点《系统医学原理》的结构和大纲吗？当系统论刚刚传入中国的时候，中医界和针灸领域的专家最为兴奋。针灸医学如何表现在《系统医学原理》一书中？

　　金观源：在以整体观为显著特征的中医的故乡 - 中国，有发展系统医学最好的土壤。但是 21 世纪初诞生的系统生物学，开始是与人类基因组的发现紧密关联的，随后崛起的系统医学理念也仅停留在人体疾病的整体观或包括传统医学在内的整体治疗（Holistic Care）层面。早在本世纪初，我们在位于北京的中国国际神经科学研究所（China-INI）中建立了一个研究小组，力图打破专业的藩篱，实现医疗、系统论和病理生理研究的结合，探讨"系统医学"的基本框架。十余年来，China-INI 举行过多次研讨会和一系列小型讨论。2005 年 12 月在北京首都医科大学举行的首届国际研讨会上，我们率先以"Systems Medicine"来命名"系统医学"，而不用以往一直沿用的"SystemicMedicine"。我们的研究发现，将系统论和现代临床医学的结合也是完全可能的。一种基于系统论的新病理和治疗原则是存在的。《系统医学原理》一书的这些主要内容，正是在这一次又一次讨论中慢慢明确起来的。目前该书中英文版同时推出。由于这是国际上第一部阐述系统医学基本原理的处女作，目前尚很少关于中医、针灸的内容，只有在"治疗的多元性"一节中介绍了其临床应用的正当性，强调了针灸的作用是通过激发或强化机体的自愈机制实现的。2016 年，位于北京宣武医院内的 China-INI 大楼（颅脑型外观）正式落成，这必将推进系统医学研究的快速发展。

【作者简介】

金观源教授（略）

巩昌镇博士，美国明尼苏达中医协会会长、全美中医药学会副会长、教育委员会主任，世界中医联合会翻译专业委员会副会长，世界中医联合会特色诊疗委员会副会长，北京中医药大学海外客座教授，温州医科大学中美针灸康复研究所专家委员会高级特聘专家，美国《国际针灸临床杂志》副主编，中国《针刺研究》杂志编委。山东大学数学硕士，明尼苏达大学经济学博士，美国中医研究院院长，原美国中医学院院长。在东西方中英文杂志报纸上发表中医针灸学术、科普、对话文章 600 余篇。

附录 2　针灸反射学新歌赋

（1）反映第一诀

经、穴皆可失，反映不可无。

【注释】这是对古人"宁失其穴，勿失其经"经验的补充与发展。近代的大量实践证明，许多新穴或反映点可以位于经典穴位或经脉以外的位置。取穴时务必以局部出现的各种反映为标准。这是提高针灸疗效的关键。

（2）针术要诀

定穴关键在触摸，估约尺寸莫拘泥；
压痛皮温或硬结，体表反映均阿是；
弹针缓寻求得气，分层调控刺激力；
远攻近逼善反馈，补虚泻实为要旨。

【注释】最佳针刺部位或穴位的确定主要靠术者手指的仔细触摸，患者体表的压痛、皮温变化或皮下组织的硬结是最重要的反映现象，这些部位也就是广义的"阿是穴"。当它们与经穴位置不一致时，不必拘泥于教科书上的记载。可应用"弹针法"快速进针，但在穴内的探寻则要慢，以刺准反应层中心使得气为目的，在施予各种手法时注重调控刺激力的方向、速率。应针对不同病情选取邻近或远隔反射区。无论是选择刺激部位还是刺激方法，善于反馈与补虚泻实为第一要旨。

（3）灸术要诀

久火成灸贵坚持，瞄准反映可省时；
融化寒痹通脏腑，隔物贴肤两相宜；
壮数渐增艾条近，烫而不痛要舒适；
热浪阵阵似雀啄，补泻未必留痕迹。

【注释】"灸"字由"久"与"火"两部分组成，提示艾灸时不仅每次的热刺激需要一定的时间，而且要持之以恒，经常施治才有最佳效果，但在反映点上施灸往往可以最快取效。艾灸特别适合于寒痹与内脏疾患，间接灸或直接灸的作用类似。随着机体对热刺激适应性的出现，须逐渐增加艾炷状数或移近艾条至穴位的距离。既要有烫的感觉但又不能太烫致痛。雀啄灸时可有热融融的舒适感觉一阵阵地深入穴内，其补虚泻实之效，并非一定要"有痕灸"才能达到。

（4）头面十二穴歌

翳风灌耳聪，迎香疏鼻通；
印堂镇胃气，四白驱胆虫。

攒竹明目光，承浆愈舌疮；
太阳泻高压，牵正舒面容。

下关开口噤，人中催人醒；
风池闭邪门，百会安诸神。

【注释】以上各句大致归纳了各穴的主治功能，如翳风主治耳鸣、耳聋；迎香主治鼻炎、鼻窦炎；印堂缓解恶心、呕吐；四白驱除胆道蛔虫；攒竹提高视力；承浆愈合口腔溃疡；太阳治疗由局部血管性高血压引起的偏头痛；牵正治疗面神经麻痹；下关治疗由颞颌关节功能紊乱等原因所致的开口困难；人中用于中暑、休克甚至昏迷的急救；风池是防治风邪、寒邪从后头与颈部入侵的门户，可用治于感冒、头痛、鼻塞、红眼等；百会是中枢反射区中最重要的穴位之一，刺激它有安神、镇静、解痉等作用。

（5）身体反射区歌

诸内形外是反映，点线经络融成区；
胚胎来源三大类，阈值分化体表现。

躯体反射布周身，远近深浅均沟通；
纵轴连续跨节段，防御功能重阳面。

内脏反射藏里间，横膈为界上下分；
片状割据双向性，重叠部位多功能。

中枢反射正中线，阴阳边缘维平衡；
头皮末梢常相应，十指连心最敏感。

【注释】《黄帝内经》所谓的"有诸于内，必形于外"，是人类对经络实质－反射区的最早认识。从发生学角度的近代研究指出，高等动物和人在胚胎早期，体节呈均等状排列，每一个体节均由三部分组成：躯体部、内脏部与神经节段，即未来的神经系统。这使得出现在全身体表的反射区也主要是分别代表它们的三大类：躯体反射区、内脏反射区和中枢反射区。它们的形成是在长期的进化过程中，体表不同部位阈值出现区域性分化，适应大自然所获得的结果。经典的"穴位是点，经脉是线"的概念由此得到了发展。

躯体反射区连续分布于人体周身体表，纵向分成前、后、侧三区，其中以居于阳面的侧区与后区具有最重要的防御功能。内脏反射区在四肢部位主要"躲"在内侧的阴面，而且以横膈为界，在上肢仅分布横膈以上的各内脏（主要为心、肺及胃的一部分）反射区；下肢分布横膈以下的各内脏（胃的大部分，肠、肝、胆、脾、胰，泌尿生殖系器官等）反射区。它们在体表的片状分布不仅与相应的内脏有双向的信息传递，而且可以有局部重叠，后者正是一些常用穴位具有多重主治功能的基础。为维持整体的平衡，中枢反射区的分布主要在身体的正中线与阴阳面交界处。邻近脑的头皮区与位于手、足末梢部位的边缘区通常最为重要，后者受刺激时且最为敏感。

附录 3 作 者 自 传

附录 3-1 三十七年磨一针
——我的行医师涯

2000 年 4 月下旬，国际传统医学大会在北京隆重召开。来自五大洲 50 多个国家的 1000 多名针灸、中医及其他传统医学的专家汇聚北京国际会议中心，互相交流、切磋，共商在新的千年里世界范围内发展传统医学之大计。已有 10 年没有参加这类学术会议的我，也专程从美国中西部赶来，准备把自己多年来的研究成果向全世界的专家同行们作以汇报。

开始学术交流的那天上午，在三楼的针灸研究专题会场，一间能容纳 200 多听众的会议厅里，人头攒动，座无虚席。我是第二个报告人。"整体反射学：临床针灸科学化的方向"，投影屏幕上的大字与图示，随着我响亮、清晰的嗓音，把自己毕生的研究心得一幕一幕地展现在听众的眼前。由于听众中的外国专家都有同声翻译，我被要求用中文演讲。"用反射学的观点来整理、研究和指导针灸，实现传统针灸的科学化、现代化。"我演讲的主题在大会上掀起了一股巨浪，雄辩的事实根据，大胆创新的论点，独树一帜的研究思路，博得了绝大多数在座专家的赞同与共鸣。演讲结束后，听众们成群地拥到我的座前表示祝贺，希望深入交流并期待早日看到有关著作的问世，后续的会议都被迫暂停了许久……我被同行专家们的鼓励所激励、所振奋，回到美国后立即全力以赴地投入到写作之中，决心把自己的全部实践经验、心得体会与理论探讨都融合到一本能够对传统针灸的科学化作出贡献的著作中去。

今天，《临床针灸反射学》一书终于问世了。回想从初学针灸开始到本书的出版，已度过了37 年。"知天命"的我也跨越了两个不同社会制度的国家，经历了中医与现代医学在理论和实践上的激烈碰撞。俗话"十年磨一剑"，说的是炼一把好剑的艰辛。我磨的不是剑，而是要小得多的银针，看来花费 37 年的时间，也是十分值得的。

1949 年 9 月 20 日，在新中国即将诞生的前 10 天，我出生在杭州一个知识分子的家庭里。父亲金松寿当时是浙江大学化学系的助教，母亲毛瑞雯曾是护士，但那时已开始患结核病在家休养。父母把我取名为"观源"，一是与比我大两岁的哥哥"观涛"名字相一致，"观"是取自南海观世音菩萨的"观"，因为生我哥哥前父母亲曾去"送子"观音菩萨前求签。哥哥用的是南海波涛的"涛"，我则用同一水字偏旁的"源"字；二是我出生前一个多月，我的祖母才刚刚去世，有"饮水思源"，不忘祖根的含义。家里人都叫我小名"源源"。

当时谁都不知道，我们兄弟俩在以后的人生经历中，居然多次应验自己的名字。观涛站在巨人的高度，遥看历史的波涛与纵观人生的哲学，我却缘入医门，探索人体内部的奥秘与救死扶伤，就像观音菩萨手持瓶中的圣水，悬壶济世，源源不绝。而且，"观源"（Guanyuan）与人体要穴"关元"同音，英语翻译完全相同。关元穴区正是真气的发源地——丹田所在。"观察内难精髓义，源泉引导针法中"，这是 20 年后先师焦勉斋赠我的藏头诗。玄冥天机，跃然纸上。

然而，我步入医门，纯属时势所迫。1966 年文化大革命开始时，我正好高三毕业。在我的中学时代，我从来没有想过将来要做一名医师。我爱好数理化，成绩一直是班里最优秀之列。我的外语（当时学的是俄语）也相当出色，高一时我已开始用苏联出版的俄语数理化教材作课外读物，我还曾翻译了一本俄语版的数学习题集，被老师在班里给同学们做示范。我做了不少课外学习的心得笔记，包括爱因斯坦的"相对论"与数学"集合论"等，这些对当时的中学生来说还是很深奥的知识。在学校的数学竞赛中，我曾与比我只高一级，而且在同一学校（杭州大学附属中学，现名学军中学）就读的哥哥一起"金榜及第"，得过名次。在作为化学家的父亲（当时已是杭州大学化学系的教授）的影响下，我们兄弟俩都把今后的专业方向朝化学领域倾斜。1965年，哥哥以浙江省第一名的成绩考入了北京大学化学系。"文革"前夕的我，也已填过了大学报考志愿：第一志愿也是北京大学化学系，第二志愿是当时还在北京的中国科技大学化学系……

"文革"停止了高考招生，也毁灭了我想当一名化学家的梦。风起云涌的文化大革命运动，使我们这一代人还未掌握一点谋生的本事，就早早地卷入到"与人斗"的政治旋涡中去，接着又把我们送向农村去"与天斗，与地斗"。1969年4月，我只身一人离开从小长大的杭州城来到浙江省湖州市的善琏镇（当时为吴兴县善琏公社）乡下"插队"，开始走上了一条从"赤脚医师"当起的从医之路，一直到1977年恢复高考后才重新回到西子湖畔的浙江医科大学读书、任教。

自"文革"开始到下乡前的几年中，我已开始了自学。先是重点放在英语与日语的学习中。记得初中时的一册俄语教科书中，第一课就是介绍马克思是如何艰苦学会俄语的过程，其中有一句马克思的名言："外语是战斗的武器"。它一直是我自学多门外语的动力。对学外语的重视，也是我那个知识分子家庭的特点。我们两兄弟最初学俄语从阅读专业教科书入门就是在父亲的指导下完成的。中苏两国意识形态上的分歧，使一直是学俄语的我赶快"改弦易辙"。为了使外语入门变得容易，父亲让我以最容易达到的"会阅读"作为第一目标，而把较难些的"会说、会写"放在一边，先不去涉及，以后才逐步深入，扩大战果，全面掌握。

那时正值"知识无用论"登峰造极之时，杭州的外语书店除了外语版毛主席著作外几乎没有其他任何专业书。当年的外语书店都曾设有内部版图书楼，里面更是很少有顾客光顾，我是那儿屈指可数的几位常客之一。那位我至今已不记得他姓什么的年长营业员，看我的脸都"看熟"了。在那样的条件下，我只能用英语及日语版的毛主席语录作自学教材，幸亏父亲为我编写了许多科技英语的简易读物，以提高我学习英语的兴趣。由于英语与日语不是我的第一外语，有俄语学习经验的我很快就闯入了第二、第三外语的大门。至今回想起来，要是没有当初的一股"拼劲"，趁自己年少、记忆力最旺盛之际打下英语的基础，后来我也不可能在恢复高考制度后，在上大学二年级时就以高分（包括英语）考上硕士研究生，也不可能今天能用英汉双语完成本书的写作。

后来，对恢复高考制度的期待变得越来越渺茫，而上山下乡去当一辈子农民的前景则越来越明朗。这时，我又把重点移到"生存第一"的"急用先学"之中。前人的教训明摆着，像我那样的瘦弱"书生"，要想在偏僻、落后与贫穷的农村自食其力，谈何容易。只有学点手艺谋生，才是正道。于是，父母亲帮助我在家中学裁缝，学理发，学电工，学画像，短时间内很快地用这些"一技之长"把自己"武装"了起来。因为不知道今后哪项最有用，故是"饥不择食"。除了学习上述技艺之外，我更把主要的时间与精力放在了学医之中。

经历过抗战时期的老人，都知道在民不聊生的战乱时期，有两种职业最吃香，一是医师，二是汽车驾驶员。在"文革"中，也是同样。学校停学，工厂停工，机关关门，只有医院无法停诊，因为任何时候、任何地方的人都会生病，医院的大门外总是有排队候诊的患者。我对学医的兴趣，就是在这样的时代背景下开始的。我自学医学，还有一个便利条件，那就是我的大姐与姐夫都是医师，当时就在杭州的一家医院里工作。我家弟姐三人，姐姐金心雯是老大，长我九岁。我出生后母亲卧病在床多年，姐姐曾休学一年帮父母亲带我，故我们姐弟感情很深。姐姐1962年医学院毕业后就分配在杭州当内科医师。姐夫包文俊与姐姐是同学，比姐姐高一级，是浙江湖州人。我下乡到湖州农村也是因为有他的关系，在那儿有他的远亲。当时姐夫也与姐姐在同一所医院里工作,"文革"后他出任该医院院长一直到退休。

有这个"近水楼台",我先学西医的基础知识。我把他们大学里用过的教材都借来,系统地阅读,还把当时新华书店里唯一的《农村医师手册》一遍一遍地翻阅着。自学西医最大的困难,是没有实践操作的机会。为了掌握静脉注射这一简单操作,父亲精心设计了一个模型手臂让我练习,以藏在塑料薄膜下的充满红墨水的塑料管作为人体静脉。当模拟试验练得差不多时,父亲又用他的身体给我进一步"实战演习",那段时间他正好因双腿疲软需要静脉注射高渗葡萄糖,我便"承包"了这一任务。尽管我经常要穿刺多次才能成功,有时局部渗漏又痛又肿,但父亲从无怨言,总是勉励我再接再厉,体现了父亲对子女的一片奉献精神。后来,我又"开后门"到姐姐医院里去正式实习。在注射室代替护士给患者打针,在化验室为患者抽血、做常规化验,在药房帮药剂师为患者配药、拿药,最后又跟姐姐、姐夫出门诊,学习采集病史、体检方法与常见疾病的诊治等。几个月下来,不管怎样,在姐姐的医院里,我耳濡目染地有了那么一点点"临床实践",尽管那时我还没有自己单独诊治过一个患者。这也只有在当时"打破一切条条框框"的中国才有可能,要是都像现在美国医院里几乎干任何一行都先要考取执照,那么当时没有一点医学学历的我,根本就无法自学了。

姐夫包文俊是主任医师,是我学习针灸的第一位老师。在以"破旧立新"为时髦的"文革"年代里,"新针疗法"诞生了,姐夫是杭州最早学会并在临床中应用新针疗法的西医之一。我学习针灸的第一本教材就是他带给我的一本油印小册子。与大多数针灸界的同行们一样,我是在自己的身体上试扎一个又一个穴位而学习的,我学会的第一个穴位是手上的"合谷"穴。父母亲则是最早自愿供我练习扎针的"患者"。由于新针疗法简单易行、疗效明显的特点,我很快地迷上了它,而且在下乡当赤脚医师期间,主要靠它赢得了当地农民的信任。

随着学习的深入,姐夫大学时的教材《中医学概论》使我逐步了解了传统中医"宝库"的全貌,从单独的穴位到经络体系,从"望、问、闻、切"到"八纲辩证",我的中医基础知识逐渐丰实。回想我学习针灸的过程,与学外语一样,采取的也是从简单到复杂,从个别到一般,从实践到基础理论的途径。那时,毛主席关于"在实践中学,在干中学,在游泳中学游泳"的论述对人们的影响很大,现在回想起来,它仍然是行之有效的学习方法,尤其适合自学者。

然而,真正把我带入"神奇"针灸殿堂的是先师焦勉斋老前辈。我是通过他的一本著作《针术手法》(人民卫生出版社,1960)首次得知他的大名。那本书是我在"文革"中关闭的中学图书室里觅得的。当我从乱书堆里发现那本薄薄只有 40 页的小册子时,它的精彩内容与图示立刻吸引住了当时正在自学针灸的我。那时焦老是山东济南市立中医医院针灸科主任。我很快就按照书中该医院的地址向他发去了"拜师"信。说来也是我的缘分,我很快收到了他的亲笔回信……我就这样成了他的"关门弟子"。

焦老是国内近代著名针灸名家之一。他从小在学中医的同时学习武功,故不仅医术精湛,而且十八般武艺样样精通,曾任山东省武术副总裁判之职。他是中国近代以来把气功与针灸、按摩手法相结合的第一人,也是在中医临床上身体力行,大力主张"针药并治"的前辈高手。从他那里我听说了一段至今已鲜为人知的杏林轶事,也是近代针灸史上十分重要的史实。

"烧山火,透天凉"的针刺手法,虽在针灸古籍中有详细的记载,但临床操作起来并非易事,中华人民共和国成立后尤其是西医中有许多人认为其完全是无稽之谈。1959 年,由卫生部主持在上海举行了一场辩论会,出席会议的有中医,也有西医,让中医师在西医师的身上扎针,以证明"烧山火,透天凉"手法效果确如其名。第一天上台表演的是上海中医学院的名教授陆瘦燕,他完全按照古法操作,成功地获取了针下热感或凉感。但事后仍有一些受试西医不服,说是因感觉太强,无法忍受才被迫认同的。当夜,主持会议的原卫生部长便来请焦老出马。第二天,焦老精心辩证地选择了七位西医受试者,安排其中三位试"烧山火",四位试"透天凉"。在试"透天凉"手法时,尽管时值夏天,也把房间里的电扇全部关掉，以排除风吹干扰。在操作中，他把自己的呼吸运气与提插、进退手法相结合，引真气出丹田，通过手指与针柄，把气注入受试人穴位。正如他所说"深呼时而插针能使其热，深吸时提针能使其寒"，他的表演获得了全部受试西医的认同。也正是这次会议，焦勉斋的大名不胫而走，翌年人民卫生出版社出版了记载他运掌练气及针法的专著《针术手法》一书。

记得我首次赴济南行拜师之礼，是由母亲毛瑞雯不辞旅途劳累、带病陪同前去的。焦老及师母自包"番茄馅"饺子加白酒款待我们。陪席的还有他的另一位从印度尼西亚归国的华侨弟子。那位弟子酒后头晕脸红，难以骑车回家。焦老师当即以手指代针，给他用"透天凉"手法按摩头面部。只一会儿工夫，那人的面红退尽，头脑清新如常，便能骑车自归。这是我首次亲眼看见中华气功之神奇。以后我还多次观摩焦老治疗患者时的手法。记得有一位胸壁挫伤的患者局部压痛十分剧烈，焦老只用一个示指点按住痛点，施"烧山火"手法使患者感到局部热感，然后我再去测试患者的那个痛点已经消失。焦老师的高深技艺，使我大开眼界，体会到"学无止境"的真理。"山外有山，天外有天，人外有人"，成为我告诫自己永不自满的座右铭。焦老的"神技"，也使我深感祖国医学无愧于"宝库"二字的荣誉，进一步点燃了我探索这个"宝库"奥秘的好奇心。它成为自己以后的几十年中在中西医领域"溯源"不止的动力。

我们师生之间十分投缘，一见如故。焦老师十分爱才，也是被我"千里求师"的好学精神所感动，对我以"贤徒"称之。由于他的两个儿子没有一个是学医的，他更毫无保留地授徒传艺。在学习焦老独创的"运掌练气法"时，他一字一句地口授他的运气要领，手把手地指导我的练功动作。在传授他运用针灸、气功及中药治病毕生经验的上课中，尽管他说得很快，而且其山东口音使我听得十分吃力，我还是做了好几本笔记，至今还连同他多年来给我的信件一起珍藏着。焦老很重视运针时的指掌力量，强调长时间双手捻刮的重要性。由于双手同时运针并非易事，焦老给我讲故事，以他曾遇见过的一位缺手残疾人能用双脚解扣脱衣、倒茶、抽烟、打鸡蛋，甚至写得一手好书法为例，激励我勤能补拙。"那人用脚代手都行，难道还不能用双手运针！"多年来，通过练习"运掌练气法"，我的掌指力量猛增，在提高针刺、按摩的临床疗效上发挥了重要作用。

焦老擅长书法，笔锋雄壮有力，本书扉页就是他赐我的亲笔书法影印，字里行间都可以看得出他"气贯笔锋"的深厚气功造诣。"观察内难精髓义，源泉引导针法中"，他把我的名字"观源"二字拆开，分别为句首，勉励我要把《内经》与《难经》这两本中医经典著作的精髓之意灌注到针法之中。焦老于1975年12月因肺癌去世，时年68岁（焦老生于1907年农历9月27日，公历11月2日）。回想起来，至今我没有辜负他老人家对我的厚望。焦老改良发展的"武术八段锦"，经过我翻译成英语，在美国连续10余年开班授课，至今已在西方广泛流传。焦老创立的"刮针"补泻法与指力运气按摩，早已成为我临床治病的独特技巧。在这本书中我称其为"舒适针法"。他临症治病的许多"未见书传"的宝贵经验与"秘穴"，今天也都融合在我的经验中，在这本书里公诸于世了。我想，假若他泉下有知，得知他的传人正在把他未竟的事业发扬光大，造福于全人类，他一定会深感欣慰的。

在我的针灸生涯中，除焦老与姐夫包文俊外，还有三位对我影响很大的老师：一位是甘肃中医学院的郑魁山教授，一位是江西中医学院的魏稼教授，还有一位是四川省社会科学院前院长刘茂才教授。在跟焦老师学医的日子里，焦老师多次给我讲述清代名医叶天士曾拜多位高人为师的典故，告诫我也要博采各家之长，兼容并蓄。郑魁山与魏稼两位老师，就是在焦老师的这一思想启发下，我在文献查阅中先读到他们的大作，再通过写信联系而结识的。

郑魁山老师发扬光大祖传郑氏针法，治疗多种疑难痼疾有独特经验，而且对各种针法包括烧山火、透天凉针法的机制进行了大量临床研究。尽管几十年来我们只有通信联系，尚未见过一面，但他于1979年赐我的著作《针灸集锦》一书，跟随我漂洋过海，至今还在我美国家中的案头，也是我写作本书的重要参考书之一。郑老现已 85 岁高龄，听说我新著《临床针灸反射学》一书，仍不辞劳累，通篇审阅全书，并欣然为之作序，使我深受鼓舞。魏稼老师于 1979 年刚从非洲参加医疗队归国时曾到杭州，那是我们通信结识多年后的第一次见面，他赠送给我一套镀金的"金针"，至今我还珍藏着。

我还记得魏稼老师在 20 世纪 60 年代发表的一篇论文"反映点初探"（附录 3：图 1）。这是使我在针灸临床上开始重视"反映点"的转折点。记得就在拜读这一文章后不久，由于一个偶然的机会，我又从刘茂才教授那儿进一步得悉了他临床运用"反映点"针灸治病的许多"奇效"。刘老师是我嫂嫂刘青锋的大哥，他当时还在贵州地质学院当教师。他原本并非学医的，但在那个"学非所用"的年代里，也爱好针灸，自学成才，平时乐于助人，积累了用"反映点"针灸治愈不少疑难杂症的经验。完全可以这样说，要是没有魏老师和刘老师最初的启发，以及以后我又从日本著名针灸大师代田文志所著《针灸临床治疗学》一书（人民卫生出版社，1957）进一步强化了对应用反映点重要性的认识，就不会有今天在我头脑里形成的"针灸反射学"观点，就不会在本书中到处可见"反映点"三字的灿烂光彩。

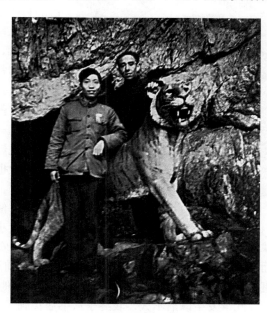

附录 3：图 1　作者与魏稼教授于杭州虎跑（1979 年）

"赤脚医师"，是"文革"时期农村医务人员的特有名称。如果要说在"文革"中，中国社会的发展还有什么成就的话，那就是传统的中医、针灸得到了广泛的传播与迅速发展，以及随着"赤脚医师"的涌现与合作医疗制度的推行，广大农村缺医少药的局面有了很大的改观。

我是在下乡 3 个月后正式当上大队赤脚医师的。下乡时我先是把家里那只用了十几年的木制保健箱随身带了去，里面装满了自备的常用口服、外用及注射西药，还有听诊器与针灸针等，为周围的农民免费服务。当上赤脚医师后，我才背上了大队给买的人造革药箱，并由大队的公积金支付药品开销，每次给患者看病配药只收取五分钱。在大队里连我总共有三位赤脚医师，轮流值勤，每人每月工作 20 天，剩下的 10 天回生产队参加田间劳动，以保"赤脚"之本色。三人中，由于我的医术最好，找我看病的人最多，我也因此得到了更多的实习机会。

我治疗的第一个患者是生产队长年仅 3 岁的儿子，他在半夜里因蛔虫病腹痛剧烈，其父来请我出诊。我还记得自己当时是多么的紧张，先在自己房间里翻书查阅后才敢施治。回想起来，其实这一点都不奇怪，到美国后我看见一些来自国内医院，但从未搞过针灸临床的西医，在给"洋人"扎针前也是一边查书一边取穴，也没有比我当时强多少。

隔壁生产队里有一位属于"五保户"（保吃、保穿、保住、保看病及保死葬）的老大爷，见多识广，经常到我居住的茅棚屋里串门。他因其踝关节扭伤被我针刺治疗 1 次而愈，就成为我的义务宣传员。在缺医少药的中国农村，简便易行的针灸深受老百姓的欢迎。在农村两年半的时间内我治疗了无数的患者。我治愈的第一位疑难痼疾是一位患三叉神经痛的老大娘，接着又治愈了一位患子宫下垂的多子女妇女。那个年代最流行的做法是患者用大红纸给医师写感谢信，我因为没有属于自己单独的诊室可以挂贴，只得把收到的一张又一张的大红纸感谢信折叠起来压在箱底。我的声誉随着我的足迹遍及方圆十几里有 10 个大队、2 万余人的善琏公社，包括著名湖笔之乡的善琏镇

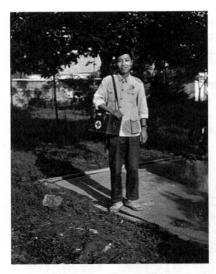

附录3：图2　作者当赤脚医师

（附录3：图2）。

我在农村的医疗实践是多方面的，除中药、针灸之外，我也在西医急诊抢救上从不懂到懂，学到许多，并且初露自己的科研能力。一个典例是抢救农药中毒。有机磷农药是我所在的江南农村用得最多的一种农药，每年喷洒季节都有不少人中毒，甚至死亡。它也是当时一些一时想不开的农民用以自杀的常见手段之一。

我有过一个记忆犹新的惨痛教训。那是我第一次遇到的有机磷农药中毒患者。他曾是我所在的大队会计，因贪污嫌疑被隔离在一间养蚕室内审查，他趁身边无人服用养蚕室内常备的"灭蝇灵"自杀，尽管他服的不是最厉害的有机磷农药，但因剂量大也立即进入昏迷状态。幸亏当时我就在附近，赶到后立即洗胃，静脉注射阿托品，做了一系列减少或对抗毒性的抢救措施，使他很快苏醒，转危为安。当天夜里他已恢复，能自行起床大小便与吃点食物了。因我那时并未系统学过抢救有机磷农药中毒的知识，只是对着几本普及型的《农村医师手册》《赤脚医师手册》书本"照样画葫芦"而已，我不知道毒性在农药完全排净或失活前还会复发一事。当天夜里又是由另一位赤脚医师值班，没有给他继续用抗毒药，结果第二天凌晨他毒发身亡。

此事发生以后不久，我终于从书店买到了一本详细介绍有机磷农药中毒抢救的小册子（我已忘了它的书名）。那本小册子尽管很薄，但是专题介绍，写得好极了，明确了抢救用药阿托品剂量可以随中毒量而增大的道理。有了这本书作指导，在我以后抢救的几十位有机磷农药中毒患者中，尽管有病情比那位大队会计更严重的，但都100%地抢救成功，而且在善琏公社开创了凡是有机磷农药中毒患者都能当地抢救，而不再需要转院的新局面。

那是在1970年的夏天，善琏公社卫生院的原有医护人员都去集中学习，正当由我及另外九名来各大队的赤脚医师进驻公社卫生院，替代他们担负起全公社医疗服务重任时，送来了一位有机磷农药严重中毒的患者。他进院时呼吸已经停止，心跳微弱缓慢，全身大汗淋漓，肌肉颤抖，瞳孔针尖样小……由于当时的医院里条件很差，连氧气瓶都没有，我第一个扑上去给他做人工呼吸。在急救中，我们数人轮换着给他做人工呼吸以维持他的生命，阿托品剂量已用到近100mg，但他仍无恢复自主呼吸的迹象。我急中生智，决定用从父亲那儿学到的化学知识，利用过氧化氢和高锰酸钾的化学反应来自制氧气。我把库存的外用过氧化氢溶液，接到盛有高锰酸钾粉末的瓶子里，再通过以"导尿管"代用的连接插管，把化学反应产生的大量新鲜氧气输入患者的鼻孔里。用这样的方法制造氧气，一瓶过氧化氢，大约能支持20min。随着大量新鲜氧气的输入与阿托品药效的出现，患者数小时后终于恢复了自主呼吸，转危为安，后来完全康复出院。

按之前的惯例，该医院没有氧气瓶，这个患者原本也要转院的，因为我制成了氧气，而且患者出身成分不好，是个地主的儿子，当时闻讯赶到医院负责现场指挥的公社副书记不同意转院，这才使我有了上述表现自己才能的一幕。其实，那位公社副书记在作出"当地抢救"的决定后也是很紧张的，因为即使是地主的儿子，也不能死人。故他始终在一旁帮着我开瓶盖，插管子，也忙得不可开交，直到患者脱离了危险，他才舒了一口气。有了这第一次对严重有机磷农药中毒抢救的经验，该公社以后遇到类似患者自然也就不再转院了。

通过自学与实践有机磷农药中毒抢救，我深深地感受到出一本好书对读者是多么的重要，尤其是自学者。要是我能更早一些时间买到那本介绍有机磷农药中毒抢救的小册子，那位大队会计很可能也不会毒发而死了。这种感受一直贯穿在以后我自己的写作中，包括本书在内，期望它们能够给读者提供尽可能多的、明确的、有用的信息。把传统的针灸疗法科学化，进一步提高疗效，也是同一出发点。

一场知识青年上山下乡运动，使我们这代人丧失了求学的最好年华，我也因此耽搁了11年才迈进大学校门。幸亏自己在农村期间没有放弃自学，又担任赤脚医师，拼命地"在实践中学"，故还多多少少地有了一些弥补。由于当地农村很穷，我下乡第一年的全部"分红"所得，除拿到可吃一年的大米之外，只有两元三角人民币。它被我用来购买了一本内部英语版《内科手册》，使我即使在艰苦的农村生活中也没有停止英语的自学。

回城以后，1976年，当我第一次在全省的新医学交流大会上以"控制论与针灸"为题发表演讲，受到与会中、西医的高度赞赏时，同往的姐夫戏谑地赐我一个"赤医王"的美称，即"赤脚医师"之佼佼者的意思。其实，尽管"赤脚医师"的普遍医术水准不高，而且文化程度也参差不齐，但其中能人甚多，有许多原先当过"赤脚医师"的知青后来在学术上都颇有建树。当时姐夫这样称我，主要是看到我当时还没有受过高等教育的正规训练，就已能荣耀地走上医学的讲台。

1971年11月，我被招工回城，但回的不是原住地杭州，而是去了杭州以北90km的湖州。由于自己的要求，希望能发挥自己当过赤脚医师的特长，我被分配到了正需要补充人员的湖州第一人民医院。我没有想到，在那个"打破旧框框"的年代里，尽管医院里与全社会一样，知识与知识分子都得不到应有的重视，但居然仍是等级森严。在受过正规训练的医护人员眼里，"赤脚医师"不过是个卫生员的别名而已。我虽然有高中毕业的学历与几年的医疗临床实践，但不是医疗编制，故连一个中专程度的护士或药剂师的资格都没有。我先被分配在医院制剂室挑蒸馏水洗大瓶（附录3：图3）。

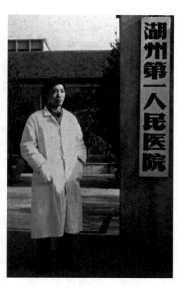

附录 3：图 3　作者上大学前

然而，我没有放弃自学与"重起炉灶"在医院里建立大家对我针灸技艺的信任。我买了一辆自行车，每天下班与午休时间就去一些患者家里免费出诊，给他们针灸治病。我选择的都是一些久经别人治疗无效的"老大难"痼疾患者，有全身关节僵直、畸形的类风湿病，更多的是瘫痪在床的脑中风患者。我坚持每天出诊，风雨无阻，从不间断。出色的疗效加上优质的服务（那时称为"为人民服务"），换来了许多患者及其家属的笑脸。一封封感谢信寄到医院领导的手中。我的患者范围不再只局限于院外，本院职工及其家属来找我治疗的也与日俱增。我在制剂室大约只待了半年多，就被医院领导安排"以工代干"，调进门诊部的"针灸理疗科"当医师了。这是我从医师涯中的第一次"破格"提拔，以后考大学，考研究生等还有另几次"破格"，那是后话。

湖州第一人民医院是当地最大的市级医院，当时有250张住院床位，医疗设备齐全，临床科室的医护力量甚强。院长与几个大科室的主任都是早年归国的留学生。针灸科与理疗科合一，连我只有两位大夫，故我是既搞理疗，又作针灸。现在我在美国给外国医师介绍中医时，总是把"针灸"归类于一种有"东方特色"的物理疗法，就离不开当年我在湖州医院里同时搞针灸与理疗的经历与体会。

医院门诊很忙。我每天都要看几十位患者。当时我在湖州城里已颇有点小名气。有慕名前来的工人，也有来自城郊或要坐轮船或手摇船远途而来的农民。其他科室也经常介绍患者给我。介绍最多的是外科主任相德权医师以及就在我科室对门的耳鼻咽喉科、牙科的大夫们。那时我还不知道相德权医师就是我以后的岳父"老泰山"。我也经常受邀请去各病房会诊治疗住院患者。许多脑卒中的瘫痪患者，就是在病房里，通过我仅几次的针治后就站了起来。所以，我治疗的病种变得非常广泛，有各种急、慢性外伤、内症，也有神经、精神性疾病。对各个病例，我除作常规门诊记录外，还在自备的笔记本上作更为详尽的记录。到离开湖州医院去上医学院时，我已积累了近5万病例的数十本笔记。这为我后来的临床研究、发表论文与著作奠定了坚实的根基。

医院里有间图书室，里面保留着医院订的各种医学期刊，还有许多专著。我又成了那儿的常客。我系统地浏览了库存的全部有关中医方面的刊物与书籍，对中华人民共和国成立以来针灸疗法的发展作了一个全面的了解，并结合"文革"期间大量的有关新医疗法的最新文献，完成了第一篇有关针灸最新进展的综述。用写"综述"的形式来使自己的知识系统化，同时发现前人没有解决的空白去设法填补，是我以后涉猎医学与其他各个领域时常用的研究方法，就是从那时开始的。也就是在这个图书室里，我拜读了一些著名针灸大师的大作，开始博采众长，熔古铸今，反思经络学说，进行了一系列从实践上升到理论的知识重组。

1973年，全国开始大规模招收工农兵大学生。先要考试，我也参加了当地举行的笔试，报考浙江医科大学。考试结果出来，我以全地区最高分遥遥领先，但一场张铁生交白卷的风波又一次摧毁了我的大学梦。同一个医院的一位厨房工人顶替我，进了浙江医科大学，而我反被扣上了"只专不红"的帽子。愤慨、失落与绝望，曾一度压得我几乎精神崩溃。关键时刻，家父来信给我讲述了"塞翁失马，焉知非福"的故事，使我顿然醒悟，化愤慨为力量。我开始用写作针灸论文的方法来转移自己的注意力。同年12月我发表的第一篇临床报道"推拿治疗失枕的新体会"，就是在那样的心境下完成的。有了第一次论文发表的成功，以后我的论文也就"源源不绝"地问世了。从临床报道到实验结果，从短篇到长篇，从论文到专著，从中文到英语，至今我已在国内外各种学术刊物发表了70余篇论文与9本著作。要是没有当时的刺激，也许就没有至今仍勤于笔耕的我。而且，即使我在那时真的进了大学，也不过是个"工农兵学员"而已，我就不可能在恢复高考后堂堂正正地做个本科生。这也可以算是一种"因祸得福"吧。从那以后，我也一再地给周围的朋友讲"塞翁失马，焉知非福"故事中深含的哲理，发现它确实可以帮助受挫折或失意的人们重新振作起来。

那年我留在医院未去上学，也可能正是老天爷的有意安排。因为其后的几年中我就是在该医院结识了我的终身伴侣——我的妻子相嘉嘉。那是在1976年年初，当时嘉嘉在湖州一家丝织厂医务室当厂医。她家就在医院宿舍区。岳父相德权是国内著名的外科专家，时任医院外科主任，早年曾在加拿大多伦多大学留学。岳母耿光宇是医院护士长。嘉嘉排行老六，是兄弟姐妹中最小的一个。她外秀内刚，外向热情，善解人意，明大理而识人，而且才思敏捷，在文学领域有相当造诣，书法、绘画自成一家。我们两人既投缘又互补，一起做事时能心灵感应，配合默契。我们之间从无芥蒂，总是有谈不完的话题，一直到现在还是如此。我们恋爱了两年时间，于1978年1月底结婚，新家就安在医院内宿舍的一间名副其实的"空中楼阁"里，因为有半间房的下面就是人来人往的过道，还有公用自来水龙头。清晨我们总是被哗哗的水流声所惊醒。

我们结婚时，新房里挂着两幅画像，一幅是朋友送的白求恩油画，另一幅是自己素描的李时珍头像。一中一西的两幅"医圣"挂像，体现了当时自己决心在中西医结合方面努力的意愿。就在燕尔新婚不久，嘉嘉就支持我离开湖州回杭州进大学深造。第二年我们有了一个男孩，取名金雷。如把他的姓与名拼在一起，就是一个"镭"字。镭是一种在医学上有重要应用的化学元素，我们以它纪念我们双方家庭的联姻：我父亲是化学家，她家则是医学世家。嘉嘉的祖父相曾宪，是中国第一代西医、妇产科专家，是国内著名外科权威沈克非教授（原上海第一医学院院长）的师兄。

儿子出生时，我刚30岁，正值而立之年。

在湖州第一人民医院针灸科工作的7年中，我一方面使自己的针灸技艺更趋成熟与完善，另一方面也开始从理论上对传统的经络学说与针灸机制进行反思，逐步形成了新颖、独特的"一家之说"：信息带理论。

　　"文革"期间全国范围内"一窝蜂"地推广与开展针灸临床与科研,有一个最大的成果,那就是发现了大量过去没有发现的新穴或经外奇穴。1974 年由郝金凯编著,郭沫若题写书名的《针灸经外奇穴图谱》(续集,陕西人民出版社)一书就集其大成,收集了 1007 个各地新发现和确定的新穴。这本书的出版,点燃了我对整个传统经络体系与针灸理论反思的导火线。为什么体表上存在那么多新穴或经外奇穴?它们与经典经穴之间究竟是什么关系?由于许多新穴与经穴靠得很近,它们究竟是一个穴位的变异还是不同的穴位?穴位究竟是"面"还是"点"?经络究竟是"线"还是"带"?这一系列的疑问在我头脑里展开。此外,当时已积累多年临床针灸经验的我,更是十分关心与疗效有关的方面,例如,为什么常见"一穴多治"或"异穴同治"?为什么上肢的一些穴位亦能治疗胃病,而治疗肠疾的穴位则主要位于下肢?经络学说如何才能解释耳针、腕踝针等各种微针疗法?为什么同样的疗法对于不同的患者甚至同一患者,疗效有时好,有时不好?等等。总之,我越来越感受到传统的针灸理论与经络体系中有种种不足之处,其中有许多地方难以得到合理的解释。这迫使我去创新,去尝试对传统的经络体系作必要的发展。一个当时定名为"信息带理论"的新学说就是在这样的背景下诞生的。

　　信息带理论,是我与合作者运用控制论、系统论、信息论的科学方法,整理、总结与发展传统经络体系与针灸实践的最初成果,主要内容包括明确提出穴位是"区",经络是"带",它们都是体内生理、病理信息经反射在体表所形成的反映点或反映带(当时称其信息带);信息带基本上可以分为躯体、内脏和中枢性信息带三大类,它们各有特定的分布规律。我们还应用该理论对人体所有新旧穴位按其功能整理、归类,绘制了信息带图谱,建立了人体经络的简化模型,以及运用它们来解释经络感传和指导针灸临床等。该理论中关于信息带或穴位分布规律的一个例子是,相应于人体各种内脏的反映点或穴区在四肢的分布是以横膈为界的,即横膈以上的内脏(心、肺)的反映点或穴区位于上肢内侧,横膈以下的内脏(大、小肠、肝胆脾肾等)的反映点或穴区则集中分布于下肢前、内侧等;而穿过横膈的胃的反映点或穴区则既分布在下肢前、内侧,也分布在上肢内侧。由此可知古典经络学说中认为上肢存在"大肠经"与"小肠经"的说法需要更正。我们提出的这一认识,后来也得到了许多其他研究者的证实。

　　信息带理论于 1976 年在莫干山上"浙江省新医疗法学术大会"上首次发表。我连续两个小时的专题报告,使一千多名来自全省几所医学院校与各个医院的中西医务人员耳目一新,群情激扬。会后,许多代表包括一些著名老中医向我表示谢意,称赞我说出了古典经络学说一直说不清楚的道理。会议期间,正逢唐山大地震。有的与会者把我的报告对大家所引起的心灵震动也称是针灸界的一次"地震"。那时,国内多数人几乎还从来没有听说过"信息"二字。

　　翌年,浙江省卫生厅在温州市举行第二届新医疗法学术大会。那次会议由温州医学院与我所在的湖州第一人民医院共同主办,我是主讲人之一。两天时间的会议中,我讲了三个不同的专题:经络实质和针麻原理的阐释;针灸过程的控制;以及解决针麻"三关"的途径,再次系统地把信息带理论及其临床应用的前景展现在全体与会者的眼前。那时,全国的医学院校,不管是培养中医的还是西医的,都时兴搞经络、针灸机制的研究,全国的大医院都在搞针刺麻醉。来自浙江医科大学生理教研室,以后也是我同事的李震元教授就是与会者之一。当时,他十分赞同我的观点,并介绍我在归途中坐船去上海生理所拜见著名的神经生理学家张香桐教授。后来,又由他牵头,我所在的湖州第一人民医院与他所在的生理教研室建立了科研协作关系,计划在"内脏 - 体表相关"领域做深入研究。当时他曾安排我去他教研室参观,认识了后来成为我读硕士学位时的导师张荣宝教授。然而,由于不久就恢复了高考,我也进了浙江医科大学就学,这项研究未能如愿实施。我在温州会议上的讲稿后来整理成《针灸与控制论》一书,于 1978 在杭州出版,那时我已是大学一年级学生。

　　"信息带理论"既是"一家之说",也可以称为"一家"之说。这是因为除我以外,它的形成还与我家的另外三人有密切关系。那就是我的父亲金松寿、哥哥金观涛与姐夫包文俊（附录3：图4 照片中分别为前右1，后左2与后左4）。

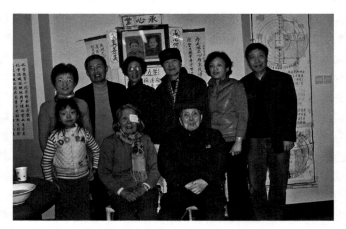

附录3：图4 作者全家福（2010年）

我最初的研究工作完全是在父亲的指导下进行的。尽管我在中学时成绩一向优异，由于"文革"的缘故，当时我们姐弟三人中只有我没能上大学，这一直是身为大学教授父亲的心病。1973年眼看我就能考进大学，又再一次变成了泡影。从此，父亲决心亲自指导我在针灸领域闯一番事业。那时正好大学停课，也很少有科研活动，父亲就把全部心思集中在对我的培养之中。父亲是我至今在国内外所遇见过的导师中最优秀的一位。作为教育家与科学家，他对于教学与科研方法，对于如何抓住最重要、最有价值的内容去学习、去研究，更是独具慧眼。他虽然是化学家，对医学科学方法的了解却不比一般的医师少。这一方面是由于我母亲是护士，又一辈子多病，"久病成医"，而且科学的判断思维是相通的。他对中医理论也十分熟悉，自我自学中医后，他更是查阅了大量的新旧医学文献，与我一起去反思传统中医理论与疗法中的利与弊。其实，我最初学针灸，也是受父亲对针灸的信任所鼓舞的。父亲经常给我讲祖父金承心晚年患脑中风瘫痪在床的事，祖父失语、半身不遂至病逝足有五年之久，受尽病魔折磨，当时唯一能够帮助他的仅针灸一法。这也是我后来在针灸临床中十分重视脑中风的治疗，对它"情有独钟"，并且至今最具心得体会的缘由。

父亲当时是国内少数几个受过瑞典诺贝尔奖管理委员会聘任，有诺贝尔化学奖提名权的专家之一。他和他的学生们于1974年发现一种"选择性分子间引力"，与1987年被授予诺贝尔化学奖的超分子现象很类似，因而被称为"与诺贝尔奖擦肩而过的中国教授"（引自由义乌电视台拍摄、中央电视台2002年6月播出的"与诺贝尔奖擦肩而过"的电视专访）。父亲从教50多年，不仅桃李满天下，更是著作等身，其中多部属国内最早介绍或在国际上至今也属化学前沿学科的著作，如《量子化学应用简程》《控制论化学》等，使他被国内外同行誉为"中国化学教育的一代宗师"（引自中国台湾出版的《浙江月刊》402期）。

父亲在"文革"前国家试行招收研究生制度时就带过两届化学研究生，自从我回城进医院工作后，他就像带研究生一样地教我。虽然我们不在一个城市，但我每个星期都写信给父亲详细汇报我在临床治疗中的每一点进展与每一个遇到的困难。父亲总是及时地回信，长长的篇幅，针对具体病例给予明确的建议或肯定。至今我还珍藏着他的每一封来信。父亲的信，加起来足有洋洋数十万字，如果整理出来，显然又是一本针灸巨著。我一般每个月都要回家小住，届时更是我们父子畅谈，交换各自想法的大好时机，我们探讨的主题总是不离上述传统经络体系与针灸理论中现存的每一个问题，几乎涉及我所治疗过的每一种病及我所使用过的每一种治疗手段。所以，完全可以说，父亲是我未挂名的，也是第一位研究生导师。在 1976 年浙江省新医疗法大会上发表的"信息带理论及其临床应用"一文，则可以看作是我的毕业论文，而该大会也就是我的论文答辩会。

哥哥金观涛是国内最早把控制论作为一种科学方法提出来的人。他于 20 世纪 70 年代初期独创的"控制论方法论"，对父亲和我在各自领域内的开拓都起着极大的影响。父亲应用它于化学领域，创建了"控制论化学"的新学科。我则应用它于针灸领域，在华国凡与哥哥合著的《中医与控制论》（贵州省科技情报研究所，1976）出版后，我开始了它的姐妹篇《针灸与控制论》的写作，书中关于数学模型的那部分内容，也是在精通高等数学的哥哥的帮助下完成的。回想哥哥的《控制论和科学方法论》一书（科学普及出版社，1983）尚未正式出版前，它是以讲座的形式，以油印本在民间传播的。那时，我曾担负了它大部分的刻写与油印任务。

控制论方法论，最适合于解决复杂系统或复杂问题。从变化万千的人类大社会到功能复杂的人体小系统，我们都可以运用控制论方法论快速地理出头绪来，选择各种对策及办法，控制各项条件来高速地达到预期的目标。多年来，控制论方法论已在我的头脑里扎根，我在读研究生时完成的另一本著作《智慧的钥匙》（陕西科技出版社，1986），就是把自己多年来有关学习方法的心得，用控制论方法论作为主线串起来的杰作。每个人都有自己习惯的一套学习方法，有的好，有的不好。我在这本书中把各种好的学习方法理论化、系统化了，使读者不仅能够"知其然"，而且能"知其所以然"。由于该书把高效率学习的实践上升为理论，再用于指导学习自然成效更著，故深受大、中学生以至研究生们的喜爱。连我自己都有深刻的体会，在完成该书的写作后，猛然觉得自己对学习方法或工作方法的认识进一步"升华"了，处理问题时不再像以前那样靠"本能"地做，而是有意识地去做了，学习与工作的效率因此得到极大的提高。近年来，我在美国读到一本有关工作方法的畅销书《高效率者的七个习惯》，发现它与我写的《智慧的钥匙》一书有许多相近之处，这真是殊途同归。控制论的科学分析方法，对于我后来进行对传统针灸医学的上述反思，直至今天提出"针灸反射学"的新学科，无疑都起着极为重要的作用。读完本书的人，一定会发现书中处处可见控制论方法论的光辉。

姐夫包文俊，则是我学习针灸最早的启蒙老师。以后我们多次合作发表了不少有关针灸治病的临床报告。1978 年，在杭州市西湖区科委的支持下，我们合著的《针灸与控制论》一书问世了，它也是今天本书的雏形，它的主要内容都已收集在本书之中，而且进一步发展了。所以，称早年我们提出的"信息带理论"为"一家之说"，无论从哪方面看，都是名副其实的。

我的"大学梦"是在粉碎"四人帮"后实现的。1978 年 5 月 3 日，我告别新婚不久的爱妻，离开我奋斗 10 年之久的湖州城，成为高等学府——浙江医科大学（现为浙江大学医学院）医疗系 77 级的一名本科生。翌年 9 月，我又以大学毕业的同等学力考上该校生理专业的硕士研究生。从此，我的学业突飞猛进，更上一层楼。在那"科学的春天"里，从艰苦自学条件中闯出来的我，在高等学府优越的条件下，自由自在地游弋于知识的海洋中，大有"海阔凭鱼跃，天高任鸟飞"的感觉。

当我佩上大学校徽的第一天，最激动与高兴的是我的母亲。这不仅是因为母亲与父亲一样，盼望这一天已有 11 个年头，而且还曾几次受到失望的打击。在我家，母亲不仅一辈子任劳任怨地全力支持父亲的工作，而且把全部心血倾注到我们几个子女的培养中。即使是这一次，也全靠她带病为我到处申诉而换来的，否则我即使是一匹"千里马"，也只能在无人相识的野外哀鸣。

1977 下半年举行的正式高考是"文革"后的第一次。当时是由各省自己主持，浙江省进行了地区与全省两次考试选拔。对于我这个从未放弃自学又是"文革"前的"老高三"来说，入学考试是"小菜一碟"，何况那时照顾到考生中许多是离开中学已久，学业比较生疏，故考题也都不难。当时浙江的高校入学分数线在平均 40 分上下，而我的统考分数超过了平均 80 分。然而，第一次公布录取名单时却没有我。第二次公布大龄人录取名单中也没有我。经了解，我是因"政审不及格"而被卡在招生办公室，根本没有送高校选拔。所谓"政审不及格"，也只是因为原中学的时任负责人中有我"文革"时期的对立面。在写学校意见时，给我"穿小鞋"，写了不切实际的"鉴定"，甚至把我说成是"文革"前的"高一"程度，而非当时能照顾入学年龄限制的"老高三"。正当我的"大学梦"又要再次破灭的紧要关头，《人民日报》发表了要求各级政府与招生部门"当伯乐"的重要文章，我母亲在省城杭州东奔西走，把我的情况向省市主管部门申诉，才最终"破格"录取。所以，我入学报到时，同班的77级同学已进校两个多月，马上就要期中考试了。我读的是医疗专业，走读生。同班同学中数我的年龄最大，最年轻的只有我年龄的一半。

如果说历经波折上大学是我的第二次"破格"的话，我的第三次"破格"是在大学就读期间考上生理专业的硕士研究生。其实，我在报考大学时，还同时报考了1978年第一次招收的研究生，那是上海中医学院的针灸经络专业研究生，而且我已拿到了准考证。在那等待大学录取通知的难熬日子里，我仍然在紧张备考中医研究生。由于我早已自学完中医学院的各科教材，而且在经络、针灸领域实践多年，那时我完全有把握考出好成绩来。后来，由于在开考前已先接到了浙江医科大学的入学通知书，父母亲也希望我能回杭州上学，离家近些，我就没有去上海赴考。但我想尽早读研究生的愿望没有停歇，1979年，在我上大学二年级时，我又一次申请报考研究生，这次我报考的是自己所在学校的生理专业。我之所以选择生理专业，还是因为自己仍然念念不忘想搞清经络现象的生理基础与针灸机制。当时它们仍属国内许多西医院校生理专业的主要科研项目。

那时的国家政策允许在校生以大学毕业同等学力报考研究生，但条件十分严格。我在申请时提交了我已经发表的第一本著作《针灸与控制论》与在国内发表的10余篇论文、译文与临床报道，得到了时任校长王季午教授的特批。那时，我也以优异成绩修完了医科大学的大部分基础课程。所以，我又一次被"破格"批准报考，而且当年以全校考生的最高总分被录取。所附照片是当我与77级3班同学告别去读研究生时的全班合影。这可能是浙江医科大学77级各班最早的一张同学合影吧！那时，我与3班同学们才一起学习一年余。以后的两年中，我虽然也跟77级医疗系同学一起修完了剩余的临床课程，但因为要适合自己的时间安排，每次都与不同班级的同学们在一起，尤其是2班与4班的同学。我记得自己的心内科考试就是金干书记单独为我出的试题（附录3：图5）。

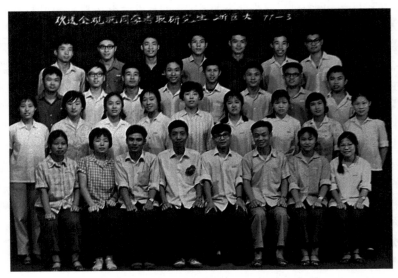

附录3：图5　作者（带胸花）读研时全班同学欢送合影（1979年）

　　我的研究生导师，是在我上大学前（在湖州第一人民医院针灸理疗科工作时）就已经认识，曾与我搞合作针灸研究的张荣宝教授。张老师是国内著名的神经生理学家，是最早从事研究下丘脑对心血管功能调节的先驱者，而且他一向对针灸机制研究深有兴趣与造诣。在读研究生期间，张荣宝教授对我的要求十分严格。在他的安排下，我除了按期完成 10 余门研究生课程以外，还继续与 77 级的同学们一起修完了全部大学课程，使自己有了坚实的西医临床与科研的基础。

　　读研时，我的研究方向是人体心血管活动的神经调节。我十分喜爱这一领域。因为我深知心脏与神经中枢是人体最重要的两部分，心跳停止或脑袋掉了，人要立即死亡。我所研究的正是人体这两个最重要部分的联系。为了强化自己心血管方面的临床知识，我专门去学校附属医院跟随专家教授见习了半年。为了强化神经系统的知识，我则更是专程去上海到第二军医大学生理教研室进修了三个月，拜著名神经生理学家朱鹤年教授为师。

　　朱教授是 20 世纪 30 年代的美国博士，届时他已年过七旬，但对研究生的培养倾心尽力，很有一套方法。在他的办公室内挂着一张脑内神经核团及其联系的细节图，他要求我每天按图专门画一遍，同时在显微镜下观察动物脑切片作实物对照。一段时间练习下来，使我对中枢神经系统的解剖十分熟悉。至今我只要一闭上眼睛，脑海里还能完整地显示出中枢神经系统内各神经核团及其纤维联系。我以后的各项研究以及今天能从神经生理学的角度阐述针灸机制，完成本书的写作，都与当时朱教授给我的这种严格训练分不开。在第二军医大学学习期间，我还从其他老师如卢振东、陈宜张、邢葆仁教授等著名生理学家处获益匪浅。路长林教授当时还是朱鹤年教授的研究生，他像"师兄"一样地给了我各种帮助。他是朱鹤年教授一手培养的，也是全军第一个博士。在我毕业时朱教授专程从上海来到杭州，出任答辩委员会主席，按照国外博士论文答辩的方式主持了对我论文的答辩。我的毕业论文题目是"电刺激兔下丘脑不同部位诱发的房性心律失常"（附录 3：图 6）。

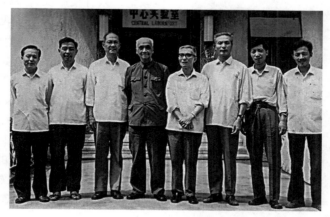

附录 3：图 6　作者（右 2）与朱鹤年教授（左四）为主席的论文答辩委员会（右 3、左 1 为徐学铮、张荣宝教授）合影（1982 年）

　　1982 年 12 月，我与医疗系 77 级的大学同学们同时毕业，但我是研究生毕业，获得国内第一次开始授予的医学硕士学位。在"文革"耽搁了我入学 11 年之后，我总算抢回了 3 年时间，我被分配留校生理教研室任教。

　　在人才济济、高手如云的高等学府里，年轻教师可以学到老教师的各种长处，这是好的一面。但另一方面，要想早日出头，树立一个称职教师的形象与建立一块属于自己领域的科研基地，则实不容易。从毕业留校起到 1989 年初出国前，我就是在这样的竞争中奋斗的。

好在经过 5 年的深造，自己的基础知识已经相当扎实，分析、解决实际问题的能力已大大提高。而且，我与一般从未跨出过校门的毕业研究生也不同。因为我上学前已有过多年实践经验，经过理论与基础训练后又重新回到实践中来，故无论是在大学里搞教学或科研，都是得心应手。当时，我的目标非常明确，即要高效率地做最有价值的事，使自己迅速地成熟起来。

首先是闯过"教学关"。要在大学里站住脚，要想晋升教授，教不好书是不行的。在我所在的教研室与基础部里就有许多非常杰出的教授。有的一边讲课，一边仍能用粉笔飞快地在黑板上书写，而且是一手的好字。有的虽然慢条斯理，但讲得条理分明，逻辑清楚，可以把十分复杂的机制用寥寥无几的话讲明白。有一位女教授，给研究生讲免疫学进展，可以连续 3 个小时不看一眼讲稿，而且一黑板、一黑板的中外文内容，让学生们记笔记。我从他们的身上学到许多宝贵的教学经验，一下子把自己充实了起来。我原本中气足，声音洪亮，是块当老师的"材料"，且在上大学前已有过多次学术大会演讲的经验，故很快就站稳了大学讲台。我讲课时不仅逻辑分明、很少废话，而且幽默生动、手势丰富，曾多次被大学生们评选为"最受欢迎的教师"之一。

我几乎每年都被安排讲几个章节的生理学大课，两个大班（每班两三百学生）隔一天轮流重复，几年下来，整本生理学教材都讲了好几遍。今天回想起来，当时的反复备课、讲课，对于自己生理学知识的融会贯通，对于后来形成整体针灸反射学的构思，都起了很大作用。

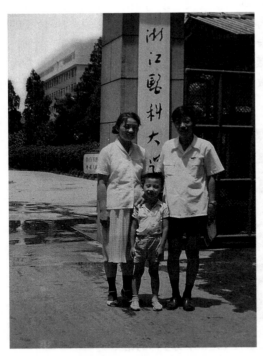

附录 3：图 7　作者一家在浙江医科大学（1984 年）

除上课外，我还积极从事医学教学改革的实践。在担任教研室教学秘书期间，我与其他老师一起主编《生理学实验教材》，内部发行到全国多所高等院校，解决全国范围内当时缺乏生理实验教材的困难。我积极改良教学设备，如把教研室的所有挂图都制成了投影片（那时还没有多媒体教室，只有投影仪），从此结束了老师上大课要抱一大堆挂图的历史。我力主试行开卷考试，在全校也是全国首次搞了生理期中开卷考试的试点。我还是学校外语教改领导小组的成员，是小组成员中除外语教授以外的唯一专业教师。我对医学院校教改的看法与建议，以后分成多篇论文发表在《高等医学教育杂志》上。在 1988 年，我还因此中标，为浙江医科大学夺得卫生部颁发的五年医学教改基金。我的主要论点来自我的那本关于学习方法的著作《智慧的钥匙》，这本书获浙江省社会科学优秀著作三等奖（附录 3：图 7）。

至于搞科研，虽然当时本校的科研条件并不优越，但对于我这个在自学条件下都已在搞研究、写论文的人来说没有很大困难。我仍能充分利用原有的设备，做力所能及的科研。由于在西医院校里，大多数教授瞧不起中医，于是我把自己的主要精力集中在心血管功能的神经调节方面，几年中做了不少神经生理学的实验，几乎每个季度都有我的论文发表。在中医方面，我则利用自己建立的神经性心律失常与心肌缺血的动物模型，开展了一些有关针灸机制或筛选中药制剂的实验，并获得浙江省卫生厅的针灸科研基金。

有人问我，当时国内的科研条件并不好，你是怎么发表那么多论文的？我依靠的是自己敏锐的洞察力与高效率的工作方法。现代医学领域没有搞清楚的东西太多了，在现有的实验室条件下仍有许多可以研究，也是值得研究的选题，所以在我为自己制定的"研究备忘录"里有着够我做一辈子实验的选题。由于时间与精力的限制，我们不可能都去做，我们只能从中选择最重要的、最有价值的先来完成。做实验时，要周密设计，尽可能利用一次实验多获取一些数据，甚至可以为两篇论文服务。这也是我习惯"一举两得"的工作方法。例如，我在作硕士毕业论文时，每次都对兔脑作立体定位校正，我只增加了一个步骤，即每次实验给兔子颅骨拍一张照片，后来就以这些照片的数据为主，写了另一篇关于改良脑定位实验方法的论文，发表在《生理学报》上。十年后我回国时得知，这篇文章介绍的方法至今还在国内许多实验室内被广泛应用，被誉称为"金氏方法"。这种"一举两得"或"一举多得"的高效率方法，我在国外的研究或写作中也多次运用。或者可以说，它已成为我的一种"内功"。

最难得的是，我开创了完全属于自己的科研领域，这就是现代时间生理学与时间医学。根据经气的子午流注理论实施针灸，可以算是古典的东方时间医学，但它毕竟是十分原始与简朴的认识，其中牵强附会之处甚多。在现代生物学的基础上的发展起来的现代时间医学就不同了，它完全是科学实验的结晶。它使现代医学成为包括时间因素在内的四维模式。为了能够搞清子午流注理论的科学内涵与去伪存真，探索针灸疗效与时间的关系，我在读研究生期间已对现代时间医学发生了浓厚的兴趣。毕业后我更是对它开展了大量的文献查阅与科研活动。我参加了"中国时间生物学与时间医学会"的筹建，1988 年并出任其第一届常务理事。我在国内多种期刊上发表了多篇有关生物钟的论文与综述。我的两本著作《生物钟与健康》（福建科技出版社）与《现代时间医学》（与夫人相嘉嘉合著，湖南科技出版社）分别于 1988 年与 1993 年出版。它们是国内最早系统地介绍现代时间生物学与时间医学研究成果的专著。

1988 年，当该协会在成都召开第一届年会暨国际学术会议时，有几十名国际著名时间生物学家出席。当时我提交了一组共 7 篇论文并在大会及小组作了 4 次发言。我大会报告的论文题目是"生物节律振幅与时相的某些规律性"。由于该论文讨论的是时间生物学与时间医学中最重要的基础，并引用了到那时为止的、主要的有关研究成果，有"生物钟之父"之誉的美国哈尔伯格教授对它给予了极高的评价与表现了最大的兴趣。以后我作其他报告时，哈尔伯格教授每场必到（附录 3：图 8）。会议结束时他表示希望与我搞临床合作研究，赠送 40 套能自动测量昼夜血压的仪器

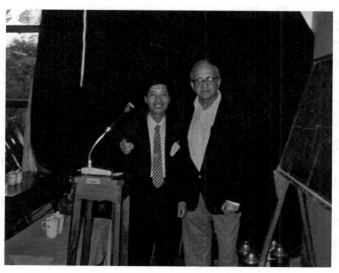

附录 3：图 8　作者与生物钟之父哈尔伯格教授（1988 年）

等，并将能结识我作为他那次中国之行最大的收获。我们的友谊一直保留到我到美国以后乃至今日。1990 年 2 月，哈尔伯格教授邀请我访问他在明尼苏达州大学的实验室，那是世界上著名的时间生物学实验室。我受邀在那儿连续作了两天的学术讲座，与那儿的全体教授与研究人员作了交流。

出国前的 1988 年，是我学术上最活跃与成绩斐然的一年。朋友曾对我开玩笑，说我打了"三大战役"，上述成都会议是其一，称其为"取成都"。其二是"攻长沙"，即出席在湖南省长沙市举行的全国青年医务工作者首届医学科学方法学术讨论会。在该会议上，我围绕"控制论方法论"的主题，从针灸信息带理论到现代时间医学，连续作了两场演讲，受到与会代表的热烈欢迎。就是在这次会议上，我结识了一些志同道合的有为青年医师，建立了一批分布于济宁、南昌等地的合作基地，开始了大规模的跨地区科研合作。我指导他们完成了多篇在国际学术会议及刊物上发表的论文，也是在这次会议上，湖南科技出版社向我约稿，签约出版《现代时间医学》一书。"三大战役"的最后一战是"战上海"，那是出席在上海举行的中国科协为庆祝成立 40 周年而召开的"生命科学前沿讨论会"。我的论文"稳态新概念及其意义"又放了响亮的一炮。稳态，这个维持生命最重要的机制，随着时间生物学的研究，被认识到存在预言性的稳态与反应性的稳态两大类，该文后来发表在综述型权威刊物《生理科学进展》中，在尚未发表前，它已被该杂志的主编单位北京医科大学为举行暑期培训班请求提前引用。

总之，我在浙江医科大学工作的 7 年中，从内部来看，自己的知识结构得到进一步调整、科研思维方法与学术表达能力都得到进一步的完善。今天能够顺利完成《临床针灸反射学》的著作，尤其是其中大量关于针灸机制的部分，都与那些年的教学、科研实践密切相关。从外部来看，我也获得了从教学到科研的双丰收。1988 年，全国高校学位授予检查小组来校验收，最后向校领导通报结果时，他们高度评价了我所在的生理教研室的工作，特别表彰了我自研究生毕业以来在教学与科研诸方面的贡献。到那时为止，我已发表了 60 余篇论文与 4 本专著，是全校发表论著最多的中青年教师，被学校再次"破格"申报晋升副教授。

1989 年 2 月，我受邀到美国威斯康星医学院当访问教授和开展博士后研究。原计划只一年时间就回国，但没有想到，由于种种原因，从此我就离开了自己为之奋斗过多年的母校与祖国，开始了流落海外，重新创业的艰苦历程。1991 年 12 月，我夫人携当时只有 11 岁的儿子来美国与我团聚。1992 年夏天，我以"特殊人才优先"在两个星期内拿到美国"绿卡"。1998 年我们全家入美国籍，离乡背井的心情总是沉重的，唯一的安慰是想到原来在国内时只是"为中国人民服务"，而现在在海外变成了"为世界各种肤色人民服务"。

威斯康星医学院位于密西根湖畔、距芝加哥大约两小时车程的密尔沃基市。我跟随曾是国内清华大学毕业的华裔教授李士江博士，在放射系从事肿瘤的磁共振实验研究。在国内我从来没有接触过磁共振，故开始时对它一窍不通，李教授则不是学医的，但正需要一个像我这样会搞医学研究的助手，故我们合作得十分密切与互补。当时李教授也缺少设备与科研经费，我们经常驱车到相距 60 英里外的另一个城市麦迪逊去利用那儿的设备做老鼠实验。李教授思维敏捷，处事果断能干，有大智慧，是 20 世纪 80 年代初来美的中国留学生的佼佼者。我们十分投缘，相处得像兄弟一般。两年以后，李教授以我们的实验结果为基础，申请到美国国家卫生研究院的第一批科研基金。以后他的科研基金源源不断，他的实验室与专业研究从此像如日中天，蒸蒸日上。就是在他的实验室里，我们做了用磁共振功能成像法研究电针改善脑供血的初步实验。

1990 年 2 月，我受洛杉矶针灸医师公会及一所针灸学校的邀请，去那儿做有关"针灸与控制论"的学术讲座，连续几场都受到极大欢迎。我并且在当地几家最著名的针灸、中医诊所作临床针灸示范近十天时间。同年 5 月，我又受邀出席在旧金山召开的第五次世界中医暨第一次气功大会，并且走访了几家在那儿的针灸、中医诊所。这两次访问，使我亲身体会了西方"针灸热"的崛起，认识到在美国发展针灸的前景以及当时西方针灸界存在的一系列问题。我觉得自己完全有可能在美国为传播中医及中医西化开创出一片新天地，因为像我这样受过中西医双重严格训练，且有丰富针灸临床经验的人，在国内本已不多，在美国自然更是凤毛麟角。于是，我决定重新回到自己最富有经验的针灸领域，发展自己的针灸诊所。

那时，美国正好在搞针灸师资格认证与首次资格考试，我所在的威斯康星州也正在立法认可针灸，我便积极地参与了其立法的听证，用自己的亲身经验去说服州政府的议员们投赞成票。结果威斯康星州成为美国中西部九个州中通过针灸立法的第一个州，我也通过考试获得了全美针灸师证书与威斯康星州针灸师执照。后来，州政府还聘任我担任针灸、中医顾问，为政府立法及处理审批颁发针灸执照等业务，一直到现在。1993 年美国首次颁发中药师合格证书，我又是全美国第一批获得该证书的 17 人之一。

从 1990 年 8 月起，我找到一位在当地搞针灸的美国医师作为合作者，开创了独立的针灸诊所，取名为"密尔沃基针灸诊所"。密尔沃基是我居住的城市，有 200 多万人口，但华人华裔很少，只有几千人。故我们的患者几乎全是西方人。那时我白天仍在医学院搞研究，每天夜里开针灸门诊，一直到一年以后我结束博士后研究工作后才离开。在这期间，我还去过附近的一家西医的"疼痛治疗中心"兼职工作了 3 个月，负责针灸治疗。后来我又被当地一家最大的运动医学中心聘为兼职生理研究员暨针灸师，在那儿工作到 1993 年年底。那时，由于合作者的搬迁，我们原先的诊所也一分为二。我夫人相嘉嘉也早已通过考试获得全美针灸师证书与州针灸师执照，我们便将自己的诊所改名为"密尔沃基专家针灸诊所"，并且搬入新购置的诊所，像许多海外华人华侨那样，开起了"夫妻店"。

十几年来，我们的诊所，已发展成为美国中西部最具规模、最有影响的中医针灸治疗场所。在我们的诊所内，各种针灸设备齐全，电疗、热疗、磁疗、激光、离子透入，应有尽有。体针、耳针、头针、腕踝针、推拿、按摩、艾灸、火罐、药敷、中成药、反射疗法，一应俱全。诊所内外优越的环境条件，更是目前国内不能比拟的。不仅诊治患者时一人一室，而且隔音，同时治疗几个患者互不干扰。从一次性的针具、床单到诊室内的各种空气消毒喷雾，患者没有任何交叉接触感染之担忧。由于中央空调使室内终年冷热适中，患者的身体可以暴露完全，易于全身反映点的查找与治疗。室内灯光可调，治疗床安全、舒适，加上柔和的音乐，可以使紧张的患者在极为放松的状态下接受治疗，即使微弱的针灸信号也容易输入人体，或者说集针灸与催眠疗法于一体。

在原先国内时就有的丰富临床经验的基础上，在信息带理论与逐步完善的针灸反射学理论的指导下，加上国外优越的诊所条件，我们在临床实践中再次大显身手。我们治愈了一个又一个的难治痼疾，创造了一个又一个的奇迹。

先以疼痛为例，疼痛虽说是针灸的主要适应证，但在美国前来寻求针灸治疗的，多为顽固的慢性疼痛患者。他们多是在经各种西药治疗甚至手术治疗失败后，才把寻找针灸治疗作为自己最后的希望。一位患者，因内耳肿瘤手术后遗留的顽固头痛，几年来被折磨得痛苦不堪，服用各种西药都不能控制。虽说他的医疗保险很好，除每次配药自己付 10 美元以外全能报销。但仅这点费用，几年下来合计也已超过数千美元，由此可知他病痛的程度。然而，通过我们的治疗，仅一次治疗就好转，几个疗程已完全控制住了他多年的疼痛。有一位 70 余岁的妇女因摔倒后引起一只眼睛复视伴激烈头痛，历时一年多无法得到控制，去了美国最有名的医院 Mayo Clinic 就诊多次也无帮助。后来经她的一位西医（那人自己也搞针灸，但无法取效）介绍来到我处就诊。不出数月，她的复视与头痛完全消失，那时正值感恩节前夕，她高兴地去了已一年多因头痛未敢去的理发店。

再如瘫痪，我们在国内搞针灸临床时就一直把它作为临床研究重点，颇有治疗心得。在国外的优越条件下，在新创针灸反射学理论的指导下，疗效也是更上一层楼。一位因外周神经损伤所致足下垂达 4 年之久的妇女经我们针刺治疗 8 个月，终于痊愈，行走自如。多位诊断为多发性硬化症的肢体瘫痪患者，在早期施行针灸后也迅速取效，控制住症状的发展。中国驻芝加哥总领事馆的一位领事，因患面神经麻痹在当地针灸治疗了一个多月都无好转，后来经人介绍来我处求医，只治疗了一次，当天晚上就有明显好转，几次治疗就很快痊愈了。我们接治取效的周围性面神经麻痹的患者中，更多的是病程已在三个月甚至一年以上，可知其治疗难度之大。对中风偏瘫的治疗，我们也继续树立成功的丰碑，从亚裔到西方人，除了不断增加康复痊愈的人数之外，对重症的治疗也一再打破以往的历史纪录。一位脑中风患者的右手完全瘫痪已两年时间，手指一动都不能动，按自己过去的经验，这种严重瘫痪几乎已无恢复的希望。但经过我们近三个月的针治，这位患者终于第一次能自行举起整个手臂了……

类似以上的成功例子很多。在近十年的临床实践中，我们已很大程度上实现了对每一个患者"尽快见效"与"最大疗效"的愿望。在介绍我们诊所的因特网址（www.AceAcupuncture.com）与小手册上都写着这样一句话"我们能以最少的治疗次数达到最大的疗效"。这不是"说大话"的宣传口号，而是确确实实的事实。此外，我们仍经常考虑如何提高针灸疗效重复性的难题。"只要针灸疗法能够治疗这种疾病，我也一定能做到；如果我不能用针灸疗法在这种疾病治疗上取效，别的针灸医师一定也不能做到。"这是笔者早年给自己定下的奋斗目标，其意很明确，即深信针灸疗法总有一天也会成为"人人都可以重复结果"的科学。本书在分析各种针灸适应证的治疗方法时就已尽量朝这一目标努力。

被我们的精湛医技所吸引，慕名来此求医者甚至名人如云，当地的西医甚至其他针灸医师也都把他们治不好的患者介绍给我们。我们的诊所门庭如市，宽敞停车场里总是泊满了患者的汽车。从汽车牌照上的不同的图像或文字可以看出，来这里就诊的患者并非只是这个城市或威斯康星州的居民，有的来自依尼诺约州，有的来自爱俄华州，还有的来自更远的明尼苏达州、弗吉尼亚州等。来自爱俄华州的一对白人夫妇，为了治愈他们的不育症，更是坚持数月长途奔波，每一个来回就要开车八个小时。芝加哥离这儿最近，特地驱车前来就诊的更是屡见不鲜。位于芝加哥的西北大学商学院院长杰克伯博士是一位世界著名的经济管理学家，有一段时间，他几乎每周都亲自开车送他夫人前来就诊。美国许多著名运动健将包括奥运会速滑五届冠军布莱尔，摩托车赛冠军赞姆派克，篮球名投麦克劳克林，棒球名打歇尔豪夫，橄榄球名将潘诺斯，中国速滑女将叶乔波，韩国速滑女将、2002 年奥运会冠军之一邱恩坤等都曾在此就医。叶乔波来诊时看见有我与布莱尔的合影悬挂在候诊厅里，要求把她与我的合影也悬挂在那张照片的旁边，颇有"一争短长"之意。她们在赛场上曾是棋逢对手，各有胜负。

由于我们的针灸技艺与服务堪称一流，当地民众流传这样的话语："若想去中国寻医，可先去'专家针灸诊所'找金大夫一试，若金大夫不能治你的病，你也就不必去中国了。"寥寥数语，我们诊所在当地人们心目中的威望足见一斑。为了满足患者的需求，我们每天都工作到很晚，一年到头很少休假。在收费上，我们也合情合理，体现帮助老人、学生、穷人、同胞等原则。尽管繁忙，但我们很高兴自己在美国还能够尽一份医师的职责，为解除别人的痛苦做一点事，沉浸在"救死扶伤"的欣慰之中。

1996 年，为了有利于进一步发展中医临床、医学教育、科研以及出版等事宜，我们在威斯康星州注册成立了美国国际整体医学研究所，针灸诊所成为其一个附属部门。从此，除了日常门诊治疗外，开展医学教育与临床研究，都成为我们工作的主要内容。医学教育内容着重在中西医结合、整体医学或替换医学等。教育对象分不同层次，包括西医、牙医、整脊医师、心理医师、护士、理疗师、针灸师、按摩师、医学院学生、患者以及公众。当地及附近城市的许多医院、大学、牙科协会，扶轮社、老年中心都请我们去做过讲座或示范。记得有一年，我为当地一个医院神经科五十多位医师开设针灸讲座，作为他们每年必须参加的医学继续教育内容。由于我在解释针灸原理与经络实质时充分应用了反射学的观点，凡是听过我讲座的西医都十分容易理解与接受。这对于我最终决定提出"针灸反射学"与写作本书都不无鼓励之作用。

除各种讲座外，本所的常设课程有针灸概论，整体反射疗法，各种自我疗法，如气功、自我按摩、太极拳、八段锦、食疗等。其中整体反射疗法课程已开始授予结业证书。授课除在本所教室内进行外，也安排教授去美国各大城市或国外巡回演讲。而且，多数课程均已开设函授，通过因特网、电子邮件、录像带、录音带等现代通信手段面向居住世界各地的人们。许多当地或来自中国的教授、医师或专家应聘为本研究所的兼职研究员。

科研是提高临床效果及教育质量的动力。我们还与当地医院或医学院搞多形式合作，积极从事针灸、气功临床科研及理论探讨，这里特别要记载的是应用磁共振功能成像对针灸机制的研究。世界上这方面的第一例人体实验是我们在威斯康星医学院李士江教授的实验室完成的。因为我自1989 年 2 月到该校放射系做博士后的两年中，从事的就是磁共振功能成像，在李教授的领导下，虽然我们那时从事的主要是抗肿瘤药物研究，但 1996 年就做了它对针刺作用的研究（（附录 3：图 9）是我在实验中），只做了一例，我妻子是志愿者，我针刺她的太冲穴观察了脑内供血量的改善。当时国际上尚无任何这方面的研究报道。我只选用太冲穴，是因为足可以露在磁共振仪器的外面，避免金属毫针被强大磁场吸出的可能。后来，我们的文章在 1997 年的温哥华国际学术大会上以墙报形式汇报[1]。因为只做了这一例，该研究没有正式发表。自 1998 年后，美国国家卫生院首次建立临床针灸科研基金并征求课题申请，有力地推动了西医对研究针灸的兴趣与热情。

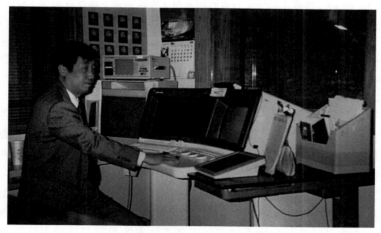

附录 3：图 9　作者在 1996 年开展针灸机制的磁共振功能成像研究

为配合教学与科研，本研究所还设有出版部门，使用国际统一书号，使写作、编辑、印刷、发行一条龙，集临床、教育、科研、出版于一体。至今已出版发行 8 种音像制品及多本著作、挂图，其中名为"金大夫自我疗法系列"的录像教学片最受人们欢迎，来自全球的订单长年陆续不绝。

在美国弘扬祖国医学的过程中，我们与当地人民之间建立了可贵的友谊。有一次，我与夫人在当地的医院妇产科病房为一位白人律师接生手术做了第一例针刺麻醉。经新生儿的父母亲要求，我们给他取了个中文名字"谊"，以纪念中美两国人民的友谊。我在以后的一次回国报告中曾提出目前中国开展"针灸外交"的重要性不亚于当年的"乒乓外交"，即源于那次针麻实践。由于相信中医或针灸的西方人通常都对中国表示友好，我曾幽默地对中国朋友们说："如果每一个美国人都扎过针灸，中美友谊那一定是牢不可破了。"

移居国外后，我们始终没有忘记回馈生我养我之中华。我们通过各种形式为联系中美两国人民的友谊、交流和合作而尽自己的努力。我先后担任过旅美中国科学家工程师专业人士协会（简称科工专）会长、理事长（附录 3：图 10）。1998 年 10 月我与夫人一起受国务院邀请回北京出席"海外知名学者暨科技团体负责人座谈会"，为国献计献策。我在大会发言中把新一代华人华侨回馈祖国的途径与方式归纳为至少包括科学导师、贸易桥梁、文化窗口、政治基础和民族缩影等诸方面，并且赋诗一首：

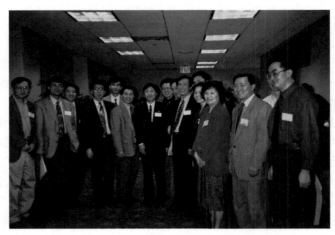

附录 3：图 10 作者（正中）为首的旅美科工专协会第 5 届领导班子（1996 年）

纵谈赤子心，报国多门径。
科学交流忙，贸易搭桥勤。
文化窗口新，华夏显缩影。
友好在民间，和平得尖兵。

回想自己从开始拜师学艺算起，后来进医科大学深造，成为一名神经生理学家，出国完成博士后研究又重新回到中医针灸领域，我步入杏林至今有 37 个年头。值得欣慰的是，自己早年在国内提出的信息带理论，不论是其理论设想还是临床应用，已在大量的国内外医学实践中得到了进一步的发展与开拓。

作为"一家之说"的信息带理论，由于它是在继承经络学说的基础上发展起来的，20 多年来在指导针灸临床与提高疗效方面经受了实践的检验，受到广大针灸同行的认可与欢迎。

1988 年，我出席在长沙市举行的全国青年医务工作者首届医学科学方法学术讨论会，我的大会报告论文"经络：针灸与控制论"被评为优秀论文，180 余名与会代表认为，这篇论文提出的"信息带理论"，发展了我国古典的经络学说理论。同年 6 月 23 日，中国卫生部的《医学信息报》以"信息带理论指导临床疗效显著"为题对此做了专门报道。

1990 年，我被邀请出席在旧金山举行的第五届世界中医暨第一届国际气功大会作报告，以"穴位分布规律的新理论"为专题，向几百名来自世界各地的与会代表全面介绍了"信息带理论"。不仅该报告引起与会者的极大反响与兴趣，获得大会颁布的优秀论文奖，而且在大会结束后我又被大会组织者邀请继续作专题讲座，我的报告录音带至今还在美国针灸界市场流通。同年，受洛杉矶针灸医师公会邀请，我的连续几场有关"信息带理论"的学术讲座，也都受到当地针灸师的极大欢迎。

我体会到西方针灸界对"信息带理论"的反响类似于 1976 年我在浙江莫干山会议上的第一次报告，但又有不同之处。那次国内的会议上老中医的称赞与感慨最多，认为信息带理论说清了经络学说无法说清的内容，即十分赞赏该理论对传统经络理论的"继承"之处；而西方的针灸师们则更喜欢"三大类信息带的分布规律"，认为这使他们十分容易学习与应用五花八门、功能繁杂的穴位，即看重该理论对传统经络理论的"发展"部分。看来，仁者见仁，智者见智，这与国内外针灸师接受的教育及实际所处临床环境不同有关。然而，不管是喜欢信息带理论对传统经络学说的"继承"还是"发展"，显然该理论已得到国际针灸学术界的认同。

在信息带理论的基础上，进一步提出"针灸反射学"的新学科，是我在美国回到针灸领域工作后开始的。由于这时自己已经历了从实践到理论、从中医到西医、又从生理回到针灸临床的反复磨炼，不仅自己的针灸技术日臻完善，而且对针灸机制与经络实质的认识也有了升华，有了新的突破。它主要表现在以下三个方面。

第一，明确地认识到针灸疗法是一种反射疗法。虽然当年提出信息带理论时就已十分清楚反射弧既是体表出现内部信息反映点或穴位的基础，又是发生针灸效应的前提，而且所绘制的经络的简化模型就是由一系列反射弧及其多重的反馈回路所构成，但当时还没有真正把针灸疗法作为一种反射疗法提出来。在信息带理论中我们特别强调反馈回路的重要性，其实，反馈回路不过是人体各种反射活动机制中不可缺少的一部分。人体内部与体表之间经反射弧和反馈回路所进行的反射活动，才是经络实质与针灸机制的根本所在。所以，一个新的理念逐渐在我的脑海里定型：只有明确地认清针灸疗法是一种反射疗法，并且从人体内外反射活动包括反射信息的传入、传出、反馈及其加工过程出发对它开展深入研究，才能最终阐明经络实质，反映点或穴位的形成机制以及针灸治病原理，才能探索如何在针灸治病过程中排除各种干扰，控制反射活动，以期获得最大疗效。

虽然 20 世纪 50 年代国内曾流行过用以解释针灸机制的神经反射学观点，苏联或今天的俄罗斯的医学文献中也一直把针灸称为反射疗法，但那些认识或研究均十分肤浅，未成一个系统。

第二，应用反射区的概念解释经络的实质。因为经络体系是人体内部与体表之间存在的生理、病理信息反射系统，我们在信息带理论中曾提出应用"信息带"的名词来解释经络。在美国的针灸实践与宣教过程中，我们体会到"信息带"不如"反射区"（Reflex zones）的名称更为明确。反射区的提法可以比信息带更科学与通俗地表达经络的实质，即其作为一种反射性的功能联系。具有相同治疗功能的反映点或穴位所聚集，或牵涉痛等其他反射现象经常出现的体表区域，就是反射区或反射带。而且，反射区的概念在西方已经被人普遍理解与接受；此外，"反射"与"反映"的英语翻译相同，均是 Reflex 或 Reflection。故针灸临床上经常应用的"反映点"其实就是组成反射区的反射点。于是，我们决定在信息带理论里把"信息带"改称为"反射区"，一律应用反射区的概念来解释经络及其穴位的分布。信息带理论也就变成了"反射区理论"。

反射区既可以是以身体某一部位作为一个整体来反映全身生理、病理信息的，也可以是以全身体表作为一个整体来全息反射的。各种微针疗法（如耳针、手针、足针、面针、鼻针、眼针、头针、舌针、腕踝针等）所采用的反映点或穴区是前者的例子，通常也称为"微反射区"。后者包含了经典的十四经穴、所有的经外奇穴、至今为止在身体上发现的大多数新穴，我们在信息带理论里把它们归纳为三大类人体信息带，也可以称为"身体反射区"。它们从局部到整体相互补充，描绘了一幅全身反射区的完整画面。

第三，把针灸学归类于反射学的范畴，充实与发展经典的反射学内涵。西方近年流行的"反射学"（Reflexology）通常只限于应用手、足及耳部的一些反射区，而非分布于全身的经络体系来进行治疗，而且刺激手段仅主要是按摩，而非针灸。在明确针灸疗法是一种反射疗法，经络或穴位的实质就是体表反射区之后，把针灸学归入反射学的范畴也就顺理成章了。

正是在上述认识的指导下，我们把早先提出的信息带理论发展为反射区理论，并应用"反射学"作为一条主线来融汇与概括现代医学对经典针灸疗法及其理论基础经络学说所作的大量研究。"针灸反射学"的新学科也就这样形成了。这也正是本书的中心内容。

针灸反射学的提出，不仅对于整个针灸学理论与实践的科学表达至关重要，而且也大大充实了经典反射学的内涵，是对经典反射学的一大发展。如果说经典的反射学还只是狭义的，包含了针灸学之后的反射学将是广义的，因为不仅是针灸，其他各种以刺激体表特定部位来治疗人体内部疾患的物理疗法，如整脊、推拿、理疗、按摩等均可以归入反射学的范畴。针灸反射学虽主要论述以针灸刺激为治疗手段的那部分反射学，但其对人体反射区的功能分类，对体表物理刺激的反射原理与控制手段的深入理解，对于指导其他各种反射疗法以提高疗效也不无帮助。所以，这将进一步开拓反射疗法的广泛应用，最终整合各种物理疗法为一体。

针灸反射学的基本思想与内容，现已得到国际针灸界与传统反射学界同行们的共鸣与高度评价。

1998 年，我们重新制作了身体反射区的彩色图谱替代早先绘制的信息带图谱。该图出版发行后，轰动美国针灸界，它被认为简化了经络学说，丰富了体表反射区的认识，而且十分容易被西医理解与接受，为中医推向世界作出了重大贡献。同年中国足部反射区健康法研讨会在北京举行国际会议，该图在会议上发行，也受到与会代表的热烈欢迎，供不应求。会后，该会特邀我撰写《针灸：整体反射疗法》一文，发表在《双足与保健》杂志 1999 年第 1 期。

1998 年 10 月，我还受邀回国去北京中医药大学做了一次学术讲座，与众多针灸、推拿方面的教授、专家切磋技艺。我们提出的应用现代反射学的观点来整理、研究和指导古典的针灸医学，实现"针灸从艺术到科学的飞跃"的观点得到许多同行的赞赏。主持讲座的针灸推拿系主任谷世喆教授，称赞我的报告"替他们送去了一缕春风""使人耳目一新"。我们在内脏反射区分布规律中提出的关于治疗肠疾的主要穴位或反射区不在上肢大肠经、小肠经而在下肢的论点，也得到该校一些研究的支持。

2000 年 4 月，在北京召开的国际传统医学大会上，我正式宣读了自己多年来的这项研究成果。"整体反射学：临床针灸科学化的方向"。一幅针灸疗法现代化、科学化的蓝图第一次展现在来自各国的同行专家们的眼前，博得了绝大多数与会者的赞同。为了系统、详尽地介绍我们的理论观点与临床经验，应与会者的热烈要求，会议后我立即全力以赴地投入到本书的写作之中，并且取名为《临床针灸反射学》。经过三年多的辛勤笔耕，这本书终于完稿了，我如释重负。

当然，由于自己个人的研究与经验毕竟有限，本书提出的针灸反射学只是为针灸及其理论基础的现代化提出了一个初步的骨架，不仅书中谬误难免，而且许多假说有待今后进一步的发展与完善。但我们深信，沿着这个方向继续深入研究，一定能使古典的东方针灸术成为真正的现代针灸医学。

最后要说明的是，我在书后附上这一自传，主要目的是想如实地记载下自己几十年来在中医针灸领域摸索、成长的过程，可以使后人能够吸取经验教训，少走弯路；同时也是想借此文感谢那些对我形成与提出针灸反射学理论影响最大的人们，包括我的众位师长、父母与兄长；并对其中已去世的焦勉斋老师以及我的岳父母相德权、耿光宇以志纪念。

此外，本书的顺利完稿是我全家人通力合作的成果（附录 3：图 11）。首先是我的合作者、贤内助、夫人相嘉嘉贡献最大。在我"磨针三十七载"中，有 20 多年是她与我一起度过的，我们相濡以沫，同甘共苦。记得 1976 年我首次提出信息带理论时，我们正在热恋之中，会前她就十分支

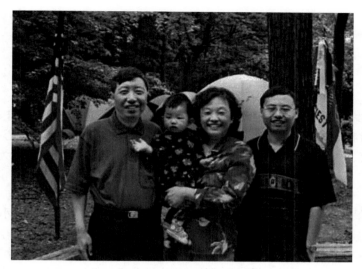

附录 3：图 11　作者全家在当地动物园（2002 年）

持我的研究工作，会后又与我一起分享报告成功的喜悦。来到国外后，在我的海外创业过程中，她不仅是我朝夕相处的伴侣，"同吃、同住、同劳动"，更是我的得力助手，家内家外充分表现出她待人处事的气魄与才华。研究所与诊所发展业务的很多策略与办法都是她首先提出的。我每写一本书，她都是第一个读者，并且认真地一字一句地加以修改。许多新观点，其实都是我们两人共同的看法或体会，在多次讨论中逐步形成的。所以，我们所取得的每一点滴成绩都流淌着两人共同的心血，包括本书也是同样。

还有，本书的英语翻译与绘图主要归功于正在读研究生的儿子金雷。他还曾与我们一起绘制身体反射区的彩色挂图，并且为我们的研究所与诊所设计商标。那是一个由太极图演变而来的金色奖章，太极图中的"阴阳鱼"由分别以太阳和月亮为核心的两个神经元所替代，象征着中西医的融合；奖章的光芒则是由 8 根针灸针组成，提示着传统的东方针灸术必将发放出科学化的光彩。

其次要感谢的是我们刚出生一岁的小女儿金霞。因为本书正在紧张写作过程中，她在美国诞生了。她虽然姗姗来迟，与她哥哥金雷相差 22 个年头，来得很不平常，但出生后健康乖巧，聪慧过人，不仅没有延搁我们写作的进程，而且给我们带来无限欢乐，使我们倍觉年轻，以更大的干劲去完成书稿。该书初稿完成之时，刚好是她一周岁生日，这也是为什么在本书的受奉献者中我们也加上了她的名字，把本书作为献给她的第一个生日礼物。金霞的名字意味着金色的朝霞，正如同我们诊所商标上 8 根金针闪耀的光彩。

愿科学化的现代针灸疗法为全世界所有民族的人民造福！

金观源

2000 年 6 月 26 日初稿

2003 年 9 月 20 日二稿于美国家中

附录 3-2 老骥伏枥，壮心不已

东汉末年 53 岁的曹操在一次出征凯旋后写道："老骥伏枥，志在千里。烈士暮年，壮心不已。"本书第一版交稿时我也恰好 53 岁。至今又 15 年过去了，曹操的感叹经常萦绕心头，在海外弘扬中医与从事医学研究、教育的战场上，我一刻都不敢松懈。我的这篇回忆也以此为题，续写 2002 年后自己经历的一些事，主要在三个方面：本书发表以后针灸界与读者的反响，以及我在海外弘扬中医所做的一些工作；举办"在美国当教授"论坛、创建美华学社的过程；与一群来自不同专业的科学家、医师合作，开拓"系统医学"处女地的尝试。其实，个人的这些小事并不值得一提，但主要是想通过它反映当代出现的针灸热，留学潮以及在发展系统医学时华夏学子所起的作用。

2004 年《临床针灸反射学》出版后，同年 10 月 21 日由中国针灸学会与北京科技出版社联合在中国中医科学院针灸研究所举办了题为"从《临床针灸反射学》的出版谈针灸国际化"研讨会。中国针灸学会李维衡、朱兵教授，北京中医药大学刘清国、赵百孝教授，以及陆寿康教授等北京的多位针灸专家参加了会议。

我的报告先陈述了针灸反射学主要内容的两个方面：一是从人体存在的各种反射系统出发来研究古典经络体系的实质，提出经络就是体表特定部位与身体其他部位相互反射联系的一种原始表述，应用现代医学中反射区的概念取代经络。即经络实质可以归结为人体的生理、病理反射系统。二是把针灸疗法归结为一种反射疗法，研究它的信息传递、干扰排除与控制过程，以提高其反射效应及临床疗效的重复性。而后，我简单介绍了应用针灸反射学指导临床（反映点针灸）的优越性。

会上，我们的研究得到了业界的充分肯定。与会专家认为，我们的研究抓住了针灸效应的一个重要方面，并对如何控制针灸疗法的随机性，提高其疗效及重复性方面作了深入的分析，是一部较有见地的佳作，值得广大针灸师与科研工作者参考。专家们还提出，用现代语言解释针灸机制是促进针灸国际化的一个重要方面。该书为西医和西方患者理解传统针灸术语架设了桥梁。世界针灸学会联合会前主席邓良月教授会后也与我作了座谈。《健康报》与《中国中医药报》均对这次活动作了报道。

会后，我还告诉记者，与回归自然的世界潮流相适应，针灸的副作用小或无，比其疗效更能引起西方人的关注，许多西方人比国人更相信针灸的神奇。作为一些疾病的替换疗法或补充疗法，西方已有越来越多的人寻求针灸治疗，从戒烟、减肥到镇痛、康复，以及治疗各种疑难杂症，得到验证的针灸适应证越来越广。那时美国国家卫生研究院也已开始发放针灸科研基金。但是，主流医学认为针灸尚是"实验性"的，所以未纳入大多数医疗保险，多数西医仍难以理解并接受针灸，或只认为针灸是一种与催眠等类似的安慰疗法或精神疗法。所以，对针灸疗法一无所知的西方人，在决定尝试时要求见效快，他们对"必需的疗程"或"疗效的反复"缺乏信任和耐心；在许多近代研究中，穴位与非穴位，针刺与假针刺的双盲对照性比较结果并不乐观，正负两方面的矛盾结果使对针灸的效果难下结论，而西方人的科研几乎都忽略针刺手法对疗效的影响。加上西医与多数西方患者不能理解传统的针灸术语，使针灸在国际上的传播受到了影响。而反射学的术语不仅可以解释针灸治病原理，而且容易为西医接受。

《临床针灸反射学》一书发行后，受到了国内外广大同行、专家与读者的好评，网络书评中被誉为"经典之作""开卷有益""难得一见的好书""打开针灸学的门窗，了解针灸学的捷径""古有曹公刘皇叔煮酒论英雄，现有针灸反射学临床驱病魔""为我国临床针灸学的发展与科学化填补了一个巨大的空白""是针灸学术史上的里程碑""应当成为我国中医药院校针灸学专业学习的补充或替代教材"等。国内的一些医学院，如成都中医药大学"实验针灸学"精品课程和宁夏医学院"针灸治疗学"精品课程均把该书列为主要参考书。2004 年的《世界日报》也对我们的针灸新著作了专门报道。

记得本书首版发行量达一日之最（数百本）的，是 2004 年中国足部反射区健康法研究会在北京召开年会之际。作为主讲嘉宾，在我的演讲结束后的中午休息时分，会场外的北京科技出版社的售书摊上排起了长龙。我给每位购书者签字，连续一个多小时，连握笔的手都写酸了。出版社原先准备的书供不应求，还再次派车到库房取货。会议第二天，我还专门开班半天传授身体反射区理论。虽然与会的都是来自全国各地的足按摩师，其中许多人肯定并不能完全看懂我对针灸反射机制的描述，但因为喜欢我的反射学理论有力地阐明了包括足底按摩在内的各种中医外治法（或体表医学）原理，尤其是本书提出的反射区分布规律，故受到他们极大的欢迎。会议期间，杭雄文会长与我进行了座谈。

无疑，本书的首版，对促进国内反射疗法的普及和推广作出了贡献。反射疗法技术这些年来发展突飞猛进，不但在足部反射区的研究获得新进展，而且对于小腿、手、耳以及脊背等反射区的研究和应用，也走在了世界前列，形成了独具特色的中华反射学。2007 年 4 月，中国将反射疗法师职业正式列为国家卫生行业特有职业。其职业标准不仅将足部、小腿、手、耳和脊背反射区写入工作要求，而且将运用反射疗法对人体进行健康分析也写入职业功能。

2007 年 10 月，在世界针灸学会联合会成立 20 周年暨世界针灸学术大会前夕，《临床针灸反射学》的英文版《Contemporary Medical Acupuncture》（现代医学针灸）由高等教育出版社与德国斯普林格出版社联合推出。在这次大会上，我受邀与福建胡翔龙教授联合主持了"系统生物学与经络、针灸机制研究"论坛（附录 3：图 12）。会上我的演讲列举了针灸临床与经络研究中已取得实证或共识的 30 个核心课题，并且对其不清楚或有争议的地方做了鲜明的对比，引起了与会专家们极大的兴趣。

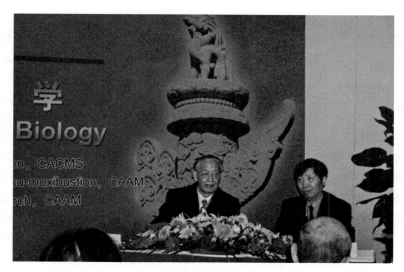

附录 3：图 12　作者与胡翔龙教授联合主持会议（2007 年）

本书英文版发行后，引起了全球针灸界尤其是主流医学的重视。为该书写序推荐的有著名脑外科医师、北京宣武医院脑外科主任凌锋教授，江西针灸学会会长，江西中医学院针灸系名誉系主任，中国针灸学会常务理事魏稼教授，美国威斯康星医学院李士江教授，威斯康星大学

Fischbach 教授，以及伊利诺伊州长大学赵申生教授。在我的带领下，我们研究所一直把用英语面向广大西方民众宣传中医、推广中医作为一项主要的工作。我们在 2004 年与 2007 年分别编著、出版了英语中医教材《Self-Healing with Chinese Medicine》（中医自愈疗法）与卡通版针灸宣传册《The Art and Science of Acupuncture》（针灸的艺术与科学）。我们出版并且发行的各种自学气功音像制品（DVD）更是增加到 16 种。这本英语中医教材与我们常设的大众中医科普课程或音像制品相配合；使当地越来越多的民众接受了中医防治疾病的理念。这本针灸宣传册是专门为美国的各个私人中医诊所及患者设计。它有两个鲜明的特点：一是完全应用现代医学的语言解释针灸治病的机制包括经络实质；二是图文并茂、生动活泼，以自画的针灸卡通图配合文字表述，使读者一目了然。各个诊所可以在书末封底盖上自己诊所的印章（带地址与联系电话），发给自己的顾客阅读，并通过他们转给他们的家庭医师。这样的宣传链，可以有效地扩大中医、针灸对西方主流社会的宣传，并且明显增加各个诊所的门诊量。2014 年，美国国家针灸与东方医学认证委员会（NCCAOM）组织宣传针灸疗效的短小视频竞赛"Because It Works（因为它有效）"，我们制作的关于针刺治疗网球肘的视频《Ace Your Tennis Game with Acupuncture》还获得全美第一名。

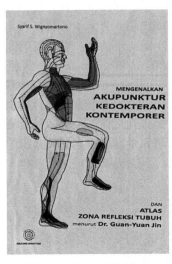

附录 3：图 13　印尼文的
反射区图谱

这些年来，我经常受邀去当地的西医师、牙医协会或医学院为西医上中医针灸的继续教育课程，或出席国际医学会议（如国际纤维肌痛与疲劳综合征大会）演讲，或到芝加哥及附近城市的大学为师生或民众作中医科普讲座。2011 年，英文版《现代医学针灸》中的身体反射区图谱还被翻译成印尼文在印度尼西亚出版（附录 3：图 13）。自 2013 年起，我受邀担任美国国家卫生研究院（NIH）关于针灸科研基金项目的评审专家。

我们也没有忘记争取当地政府对宣传中医、针灸的扶持。2004 年 10 月初，我给威斯康星州的州长詹姆·多利正式写信，陈述了推广针灸与东方医学对保护市民身体健康的重要性，要求在威州为大众设立一个特殊的日子，以宣传针灸与东方医学。10 月 11 日，州长正式签署命令，州长办公室公布消息，宣布从 2004 年起每年的 10 月 24 日是威州的"针灸与东方医学日"。我的这一贡献入选 2004 年国际中医药十大新闻盘点（国家中医药管理局新闻办公室，中国中医药报社主办）。同月，经过我的努力，威州最大的城市密尔沃基的市长汤姆·巴雷特也宣布 10 月 24 日为密城的"针灸与东方医学日"。

"世界太极与气功日"是在 1999 年由美国民间太极拳爱好者发起并建立的，时间定在每年 4 月末的周六。当时美国已有 26 个州确定这一天为法定庆祝日。2005 年，我给自家所在的威州溪田市市长杰夫·斯别克写信，阐述公众练习这一中国健身术对身体的好处。应他的请求，该市的"世界太极与气功日"也宣布建立，即每年 4 月末的周六为"世界太极与气功日"。就在其三周年后的 2009 年，我们发起了一次隆重的庆祝活动，弘扬中华文化。4 月 25 日，美国威州大密尔沃基（Milwaukee）地区首次庆祝"世界太极与气功日"活动在溪田（Brookfield）市老年活动中心隆重举行。

这一场活动当时是威州大密尔沃基地区史无前例的中医盛举。我们与当地七位中外知名人士组成筹备委员会准备了三个多月，并预先印制了介绍气功科学本质与太极拳历史及现状的宣传册。它自筹备以来就受到当地民众的热烈欢迎与支持，一些银行尽管已在金融危机中资金捉襟见肘，仍拨款资助。与会者中绝大多数是西方人，其中不乏高层人士，如公司总裁、主管、学校校董、医师、律师等。

　　庆祝活动在下午 3 点正式开始。尽管时有阵雨，该活动仍吸引了众多的市民尤其是中老年人近 150 人的踊跃参与。中国驻芝加哥总领馆副总领事等受邀到会致开幕词，还转达了华盛顿中国大使馆教育处尤少忠公参的祝贺。在筹备委员会的美国内科医师 McAvoy（威斯康星州西医协会前会长）主持下，威斯康星医学院李士江教授等分别就气功的科学本质及其在临床放射治疗肿瘤的应用作了报告，然后，我做了题为"抗衰老的中医疗法"的主题讲座。我们的报告引起了听众的极大兴趣，使大家领略了什么才是气功的科学本质。讲座完毕后，举行了太极扇、太极剑以及传统太极拳的精彩表演，尤其是金雷与其夫人郑进医师（广中医针推 1999）共同精彩演示的杨式太极拳与功夫扇博得了满堂贺彩，掌声雷动。紧接着，与会者中的数十位太极拳爱好者一起操拳练习，在大堂里翩翩起舞，使活动达到高潮。最后集体练习太极拳与八段锦至下午 6 点圆满结束。这场以美国主流社会中老年人为主要服务对象的活动，有力地推动了太极与气功在当地的普及。

　　基于我之前所做的工作，2005 年 12 月，我受聘为广州中医药大学名誉教授。该校当时的徐志伟校长、吕副校长为我们举行了隆重的受聘仪式。其后两年中我每年到该校及其附属的广东省中医院讲学并作临床指导。2006 年 9 月广州中医药大学 50 周年校庆时，我还受邀在第四届中国广州国际中医药学术会议上做了"加速中医药现代化的战略探索"演讲。2016 年 11 月广州中医药大学 60 周年校庆期间，受广州中医药大学许能贵副校长邀请，我又出席在广州召开的国际针灸学术研讨会并作大会发言"选择反映点为突破口，应对当今针灸面临的挑战"，受到与会者的极大欢迎。我并且在大会上再次受聘为广州中医药大学客座教授。

　　2009 年是中华人民共和国建立 60 周年，作为共和国同龄人，9 月 20 日我在自己家里举办了一场别开生面的"与国同庆"生日聚会，发起了一场主题为"读万卷书，行万里路"的报告会，邀请芝加哥与密尔沃基地区的 50 余位华人侨领朋友共同庆祝，以谈天说地包括周游世界各国的见闻杂感的形式回首往事，增进感情，开阔眼界，展望未来。中国驻芝加哥总领事馆谢云亮副总领事，以及新华社芝加哥分社主任等受邀出席了这次聚会。谢副总代表总领事馆致辞，介绍了中国近年来的飞速发展与中美关系，并向我祝寿，高度赞扬了我多年来对芝加哥地区华人侨界社区所作的贡献。在会场的一角展示了我自 1976 年以来发表的各种学术专著与文学作品。2009 年 6 月浙江省《文化交流》月刊发表了以"神针播种中美友谊"为题的关于我的人物专访。

　　中医讲究传承。但我在美国的这些年中，只在 2004 年回国招收过一位徒弟，是浙江省义乌市中医院针灸科副主任医师朱宇丹。自从 2015 年加入美国的各个中医微信群后，我个人的学术传承发生了根本的变化。

　　当我在微信上公布要组建一支以发展现代针灸医学为宗旨的临床科研团队而免费招徒的消息后，立刻得到世界各地的诸多中医师新秀积极响应，纷纷自荐或承拜师帖，这令我很惊讶也很欣慰。根据我规定的择徒标准，申请者递交简历、通过网络面试等系列步骤，我择优挑选了其中 28 位作为首批弟子。他们大多是国内中医药大学毕业并且已经在国内外中医临床工作多年的博士、硕士，其中不乏已经是教授、副教授、博士生导师或国医大师高徒，也有年轻的在校研究生。

　　北京时间 2015 年 12 月 13 日上午，也就是美国东部时间 12 月 12 日夜，一场别开生面的全球中医拜师仪式通过网络视频会议举行。长达三小时的拜师仪式，由美国中医药针灸学会创会会长、著名中西医医师李永明博士主持。主持人介绍嘉宾、宣读贺词贺信、老师致欢迎词、嘉宾即兴发言、弟子呈拜师帖、老师寄语门生、师徒互赠礼物等仪式依次进行，最后还通过会议平台实现了师徒全体远程合影。会后有与会者称赞说，这次拜师仪式，不仅形式别开生面，史无前例，而且把传统的拜师过程变成了一场组建发展现代针灸医学团队的誓师大会。

　　我的这次免费开门授徒义举也得到业界人士盛赞。中国科学院院士、武汉大学卓仁禧教授，中国中医科学院首席研究员朱兵博士，中国首都医科大学宣武医院脑外科凌锋教授，还有我的恩师魏稼教授，以及已故恩师焦勉斋大夫次子焦方怡等 18 位嘉宾出席会议或发来热情洋溢的贺电祝福。作为与会嘉宾之一的美国中医学院院长巩昌镇博士在即兴发言中指出，"现在又一个强大的针灸流派在密西根湖畔诞生了。这将是一件记入针灸历史的事件：历史上从来没有那么多已经出自名门的中医博士、硕士同时齐聚在同一知名教授门下，这是破纪录的事件；历史上从来没有那么多已经成就卓著的学者同人同入同一师门，这是师徒们的幸事；历史上从来没有那么多已经具有中国医师资格、美国针灸师资格的医师们再次进行系统学习，这是针灸界的大事。"关于这次活动，国内也很快地发出报道。

由于首届拜师，有一些人未能赶上报名，我在 2016 年 4 月再次举行网络收徒 18 名，由上海针灸名家叶明柱教授主持了拜师仪式，故至今共有二期共 44 名徒弟在学。他们分别来自美国、中国、英国、加拿大、荷兰、澳大利亚、韩国等世界各地。

通过招徒形式组建起一支现代针灸科研团队之后，我马上开始了全球范围的宣教工作。我在 2016 年在《中医药导报》又连续发表两篇长文，详细介绍包括"继往圣、开来学"的反映点针灸在内的我的主要学术理念，并且亲临中国北京、广州、香港等地、澳大利亚、新西兰及美国一些城市，以及在微信中医群里讲课，使反映点针灸学的研究方向越来越受世人瞩目。2015 年 12 月，我被北京中医药大学特聘为首批中医临床专家。翌年 12 月，我又被北京中医药大学聘为其美国中医中心的咨询专家，出席了在美国首都华盛顿举行的中医中心暨中医博物馆开幕仪式。

我们的中医针灸诊所 Ace Acupuncture Clinic of Milwaukee (www.AceAcupuncture.com)，自 2007 年开始进一步扩大，因为儿媳郑进医师（2004 年毕业于广州中医药大学针推系）来美，我们在当地另一城市又建立了以中药治疗为主的第二个诊所 Ace Oriental Herbs（www.AceHerb.com）。人民日报海外版 2016 年 2 月 26 日以"金观源悬壶济世有神针"为题报道了我们诊所在美国二十多年来弘扬中医的实况。文中引用我的话说 "口耳相传对中医针灸的推广至关重要，而用现代的医学术语来解释针灸机制则更容易让西方患者接受。"文中写道："金大夫通过大量的实践，将针灸疗法、经络学说和现代科学结合起来，突破了西医的局限，逐渐让美国人意识到传统针灸并不那么可怕。相反针灸神奇的疗效让他们纷纷加入了治疗的队伍中。"

美国著名作家宗鹰在 2004 年 6 月 12 日的人民日报海外版，以"在美国当教授——当上不易，当好更难"为题，报道了我们在芝加哥西北大学举行的一次活动，那就是美国历史上首次以华人在美国当教授为主题的论坛。他写道："华人华侨学者在美国当教授已经成为一道亮丽的风景线""华人华侨学者在美国当教授已见实力、已显实绩，大有作为、大有贡献，给人印象很深""在美国当教授，能当不易，当好更难。"

这次"在美国当教授"论坛是在我的提议与策划下筹备起来的，鉴于当时在美国当教授或搞科研的华人华侨不仅人数众多，而且在学术界或管理岗位上已有相当的地位。且不说早年来美国求学的中国台湾、香港学人，就是在 20 世纪 80 年代初来美留学的学人，经过近二十年的奋斗，也都在美国的高等院校或科研机构里站稳脚跟，而且有相当深的学术造诣，成为一支作用不可低估的队伍。那时大约已有 2500 多名华人教授、科学家在美国各地的大专院校工作，他们在各个领域都取得了突出的成就。为了保护这一群体自身的利益，以及促进同人们对社会发展与科技进步的贡献，2003 年 2 月，我与其他 6 位美籍华人教授，科学家组成了论坛筹备组。我们的动议得到来自美国各地，特别是中西部大学华人教授的热烈响应，后来陆续有 80 多名华人专家、教授加盟，以及美国中西部以及其他各地一些大学的数百名华人华侨教授的热烈响应与支持。经过 3 个多月筹划，第一届"在美国当教授"论坛终于在芝加哥西北大学举行。首届论坛吸引了 300 多人参与，除华裔学者教授及仍在求学中的中国研究生、访问学者与会外，中国驻芝加哥总领事及社区侨领均到会致贺。美国首位华裔州长骆家辉也发来贺函，给予大会很高的评价。

　　该论坛不设大会主席，只设立秘书长负全责。身为秘书长的我在开幕词中指出："这是美国华人华侨学者首次以如何促进自身发展为主题的会议"。论坛上，几位华裔教授分别做了题为"美国同事值得学习的优点和优势""如何申请美国科学基金""领导的艺术"等演讲。大家针对申请科研基金与科研合作、学术出版以及大学里的文化挑战等议题进行了专题讨论。这次论坛相当成功。论坛结束后，我留给大家 30 分钟讨论如何使论坛的机制能够持续进行。70 多位与会教授、学者达成共识，希望尽快成立一个以全美华人华侨资深学者为主的协会，希望能对华人学者的学术生涯发挥良性作用，进而提升华人学者在主流社会的影响力。会后，我们决定建立一个以全美华人华侨教授专家为主体的全国性组织。我们在原先筹备组的基础上又吸收了其他几位教授一起参与筹备工作，包括协会的取名与起草协会章程。

　　3 个月后，一个以华人华侨教授科学家为主体的非政治性、非营利性的团体"美华学社"在芝加哥大学宣布成立。由我出任创会会长，李士江教授担任理事长。美华学社的中文全称"美国华人教授科学家学社"，英文缩写 SoCAPS，网站 www.SoCAPS.org。近二百名创始会员中 95% 拥有博士学位，85% 是大学教授，分布于美国 30 多个州的各个大学、研究机构及产业界（目前有 400 多会员，其中有数十位担任副校长、系主任、研究室主任等行政管理和学术领导职务，受聘为学社荣誉会员的有任筑山、韩启德、华云生、严东升等国际著名科学家）。

　　当年，我们就编写了一套有关当今科技前沿学科以及东西方文化比较为主要内容的科普读物——《美华学社科技文化丛书》，由副会长刘国奎博士担任主编，清华大学出版社出版。时任全国人大常委会副委员长、中国科学院院士韩启德为该丛书写序。

　　我在该丛书的前言里写道："一部优秀的科普读物对读者，尤其是年轻一代读者的影响会十分深远。记得本人在读高中时，一本介绍狭义相对论的科普小册子，曾使自己与周围的同学们着迷似的去试图搞懂在那接近光速的火箭，发生时钟变慢与尺度变短的道理；正是那本小册子，激发了我们那一代许多人探索科学真理的兴趣。在国内上大学时，我又最爱读由《Scientific American》翻译而来的科普杂志《科学美国人》，几乎是每期必读，爱不释手。那些文章全部由世界著名的科学家撰稿，尽管涉及广泛的科技前沿领域，但大多语言生动，深入浅出，通俗易懂。它十分有利于扩大学生的知识面或启示交叉学科的研究。"

　　"今天美华学社牵头编写这一套科普丛书，也有着类似的动机与愿望。然而，对于大多数习惯于攀登象牙塔的教授科学家来说，写科普文章并非自己的长项。虽然大家都发表过许多科研论文和专著，完全有能力站在各个学科的顶峰，以高屋建瓴之势纵观本学科的方方面面，但要以通俗的语言，对非本专业的读者来表述一种新的科学理论或其新的进展，仍具有一定的难度。此外，我们这些已经在国外生活工作了多年的学人，因为平时使用中文的频率减少，中文的运用已非得心应手。值得庆幸的是现代化的今天我们可以应用中文软件写作，'选字'代替了'写字'。否则的话，我们的部分作者是很难完成这一中文写作任务的。鼓励作者们去努力克服困难，完成本书撰稿的是大家的一颗'中国心'。该丛书的作者们大多数都是在国内接受过高等教育，后来又到国外留学深造与工作的。大家熟悉中国的国情，牵挂生我、养我的故国家山。由此，无论是从回馈祖国，为祖国服务，以提高中华民族的科学素质为己任，还是为了加强美中两国科技文化领域的学术交流，促进世界的和平与进步，我们都有义不容辞的责任。"

　　2004 年，受中国教育部的邀请，美华学社首次组团回国访问，由我与李士江教授带队，20 名会员参与。我们在北京走访了教育部、科技部、中国科学院、中国科协、国务院侨办，还与清华大学出版社一起，在中国科协举办了《美华学社科技文化丛书》出版仪式。

　　2005 年美华学社成立一周年之际，我们在芝加哥召开一次国际学术大会，就美国华人学者自身学术事业的发展和推进中美科教合作交流经验，来自全美，尤其是中西部地区的华侨华人学者和留学生共 150 多人与会。这次活动，收到美国前总统克林顿来函祝贺。他在 2005 年 2 月 5 日的来信中对我们举行的"在美国当教授与促进国际合作"的研讨会表示热烈的祝贺，并且指出"在我们迅速变化的世界中，我们期待着我们国家的教授和科学家的创造力和创新，以满足我们面对的日益复杂的挑战。凭借卓越的技术和远见，您和您的同事们每天都在努力改善我们全体公民的生活""我们国家理所当然地为有丰富多样的文化遗产感到自豪。美籍华人对这一遗产作出了许多独特的贡献，并将继续在本世纪美国的经济文化活动中发挥重要作用。感谢您代表美籍华裔学者为我们的社会作出了无数贡献。"

这里要说明的是，尽管我在美国与朋友们一起发起并且组织召开了首届"在美国当教授"论坛，随后又组建了以华人华侨教授为主体的美华学社，并且经常参加对教授们申请美国国家卫生研究院（NIH）科研基金的评审工作，但我自己一直并未在美国的大学里正式任职。无论是自 1989 年初到美国威斯康星医学院访问或 1990 年初应生物钟之父哈尔伯格教授邀请到其在明尼苏达州的著名实验室讲学，无论是受聘于广州中医药大学、北京中医药大学与北京开放大学，还是这些年来到美国各地的中医学院（2011 年在纽约中医学院，2016 年在悉尼中医学院、新西兰中医学院与国家健康科学大学——芝加哥）授课，充其量不过是做一回客座教授、名誉教授或兼职教授。但是，乐于"教书育人"的我，为自己能够做这些工作已经深感欣慰。

2016 年 12 月，我受聘为美国中医学院教授为其博士生班讲授"现代医学针灸精要"课程。与其他博士生导师一样，连续四天的英文授课，每次由一位教授完成，这是美国培养中医在职博士生与国内明显不同的一个特点。

自 21 世纪初开始，随着分子生物学的发展，它与系统论结合形成了系统生物学（Systems Biology）这门新学科。照理说，在系统生物学建立与发展之后，系统论应该很快能与临床医学相结合形成系统医学（Systems Medicine），用于解释疾病发生原因与指导临床防治。但发人深省的是，真正意义上的系统医学至今尚未出现。这是为什么？我们（金观涛、凌锋、鲍遇海、金观源等）认为，系统论之所以没有和临床医学结合，除了人体太复杂，它远不是系统生物学的方法所能把握外，关键还在于目前医学专业分科的界线，使得系统论在其他领域应用中抽取出的基本原理不能被医师理解，没有在生理学和病理学上形成更为有力的概念和分析工具，以揭示现代医学的基础。

2005 年 12 月 23 日，一群有志于开拓系统医学这块处女地的研究者，包括来自不同领域的教授与医师，在以凌锋教授为执行所长的中国国际神经科学研究所（China-INI）中建立了一个医学哲学研究小组，力图打破专业的藩篱，实现临床医学、系统论和病理生理研究的结合，探讨系统医学的基本框架，我也有幸参与其中。近十年来我们举行过 6 次研讨会和一系列小型讨论，通过这一次又一次的讨论，我们逐渐发现，将系统论和现代临床医学的结合是完全可能的，一种基于系统论的新病理和治疗原则是存在的，我们的新著《系统医学原理》也即将问世。

首届系统医学国际研讨会"系统医学的理论与实践探索"，是在 2005 年 12 月，由《科技中国》杂志社和首都医科大学等单位联合发起的，邀请了国际、国内知名的系统论及医学专家作专题演讲。特邀嘉宾除我外，还有凌锋教授，金观涛教授，鲍遇海教授（北京宣武医院神经外科主任医师），美国李士江教授、赵申生教授（已故），首都医科大学的师生、北京医疗卫生机构约 200 人出席。

论坛是从问题的提出开始的。凌锋教授首先向与会人员简单介绍了她先前提出的"整体自治理念"，认为"健康状态是人体内稳机制的稳态，疾病状态是某种亚稳态；所谓治疗并非手段和结果那种直线性的因果关系，而是手段影响内稳机制的调节过程"，以此理念出发，凌教授对现代医学的直线性诊治手段提出了一系列问题。著有《系统的哲学》（原版书名为《整体的哲学》）一书的金观涛教授在其"系统医学的理论表述"的演讲中，尝试用系统科学的语言为整体自治理念找到精确的数学表达方式。对系统医学有着深刻思考的鲍遇海教授则从医疗实践出发对整体自治理念提出一系列质疑：如何定义"亚稳态"？如何把握干预度？人体是不是"内稳定自组织系统"？任何治疗都是通过影响"内稳机制"起作用的吗？问题提得敏锐且富于启发性。美国李士江教授则以"神经交响乐"为题，形象、诙谐地为听众讲述了磁共振成像在系统医学中的应用与展望。对于中医理论与世界医学理论接轨遭遇到的阻力和困境等问题，赵申生教授做了"医学与计算机科学中的语言表述"的讲演，他一针见血地指出：中医走向世界的最大困境是表述的模糊性，缺乏国际上能够普遍接受的简单易懂的语言表达。

在这次论坛中，我的演讲题目是"系统医学：中西医结合的新途径、新高度"。我提出"中西医结合的路线和方法历来在业界和理论界争论颇多，但系统医学以其方法论的高度为中西医找到了共同语言，如内稳态与平衡概念的近似，所以要大力发展中西结合的系统医学。"我们的演讲受到与会者的极大反响（参见《中国科技》2006 年第三期报道）。作为该论坛的主持人、《科技中国》杂志主编陈越光最后总结时说："当专业工作者面临本专业最前沿问题的挑战时，最需要的是具备超越专业的勇气和方法，而本次论坛就是为实现这样的目的提供了一个超越的平台。"

几经推敲，在此论坛上，我们决定以"Systems Medicine"的英文翻译来表达"系统医学"。在那以前，英文系统医学用的是"Systemic Medicine"。美国以"Systems Medicine"来表示系统医学，首见于 2009 年乔治敦大学副校长兼医学院院长 Federoff 的文章中。他也主张必须对医学生进行"Systems Medicine"的教学，但他那时对系统医学的认识似乎还只停留在"整体观"（Holistic View）上。

2010 年，我们出版了《医学哲学集刊—现代医学的困惑》（中国科技出版社，2010）一书（附录 3：图 14），其中收录了我的两篇长文"系统医学的若干诊疗原则——解读'系统医学的理论基础'"与"系统医学：中西医结合的新途径、新高度"。同年 8 月 15 日，第三届医学哲学研讨会暨新书推荐会在首都医科大学宣武医院召开。20 多位专家学者及宣武医院的医师、首都医科大学研究生约 60 余人出席。CHINA-INI 哲学组成员陈越光作为大会主席主持了全天的学术讨论会。首先，凌锋教授就"什么是病？"做了主题发言，与会者对此进行了一个半小时的自由发言和讨论。然后，鲍遇海教授做了"疾病观念的演变"的主题发言。下午，会议安排了我与观涛兄的两个学术性较强的主题发言，我们的题目分别是《疾病与内稳态的偏离：从发热到高血压》与《现代医学的两种范式》。各位专家就着我们发言所涉及的学术问题进行了热烈讨论，从心理学、病理学、中医学等各方面提出了多种研究思路。最后，

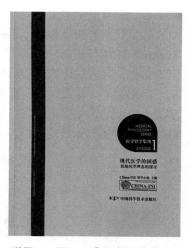

附录 3：图 14　《医学哲学集刊》

CHINA-INI 哲学组成员刘江南对全天的研讨会做了简要的总结性发言，北京电视台、搜狐网、健康报等多家媒体对该次会议做了现场采访。

另一次较大规模的医学哲学 / 系统医学研讨会是 2013 年 8 月 3 日在北京和睦家康复医院举行的第六次会议（系统医学论坛）。除我以外，金观涛，凌锋，鲍遇海、金凡教授等做了主题发言。刘江南主持了该论坛。最后，陈越光对全天的研讨会做了简要的总结性发言，该论坛的参与者会后合影留念（附录 3：图 15）。

2016 年 2 月，我们的新著《系统医学原理》征求意见稿内部发行，向国内外医学专家广泛征求意见。该书的第一作者观涛兄在主持最近一次讨论时指出"系统医学原理是一个纲领，第一次

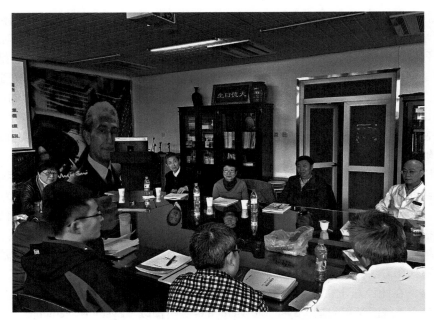

附录 3：图 15　2016 年 8 月系统医学研讨会

阐明医学是什么，即它和科学的关系，以及它在人类思想和社会行动中的位置。虽然它和今日潮流不合，但有长远意义"。

这里特别要指出的是，我们这个团队的精诚合作是成功的保障。看过维纳的《控制论：动物与机器中的控制与通讯》的读者一定记得，维纳一直将控制论的产生归结于众多学科专家学者交叉研究的结果，参与讨论的人形形色色，有物理学家、数学家、计算机科学家、工程专家、神经生理学家、心理学家、社会学家；有著名的教授，也有初出茅庐的青年科学家。这些年来，我们在系统医学处女地上的开拓，走的是也是学科交叉的路。观涛兄在其著作《系统的哲学》与《控制论科学方法论》所阐述的系统论思想与方法，至今仍具有世界领先水平，对于创立与发展 21 世纪的系统医学有着重要的指导意义，但观涛兄不是学医的。我是搞神经生理的，与不懂医学的兄长合作，则是我一生中最有意义的事。凌锋、鲍遇海教授都是国际上顶尖级的医师，临床经验极为丰富，还有许多年富力强的医学博士的参与，这些都是我们能够有效合作并取得初步成果的保障。

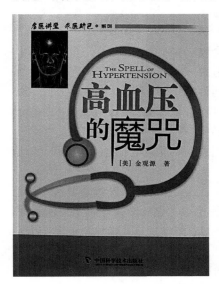

附录 3：图 16　《高血压的魔咒》

我们提出系统医学原理是从动脉血压的调节曲线开始的。由于在研究血压调节的过程中，我查阅了大量有关高血压致病原因及其防治的最新文献，包括对其发病机制的各种模型或假说的再思索，使自己对高血压病有了深刻的认识。自年轻时做事就习惯"一举两得"的我，自然也就没有放过这次"机会"。2011 年我写了一本科普读物《高血压的魔咒》（中国科技出版社，2011）。为了使更多的人知晓高血压并发症的严重性（附录 3：图 16），我在书底有一段警句："这是一本警示高血压危险的科普指南，深入浅出地解读其发病与防治的最新研究成果，它将指导您摆脱高血压困扰，防范脑中风恶魔，远离各种并发症杀手。早一点知晓它，明天将少一位危重（偏瘫、心梗或肾衰）患者，高一份生活质量，多一家天伦之乐，避免无知的自责与遗憾……"。但是，记得一次回国逛书店，我看到书架上紧靠拙著的另一本书名好像是"高血压不吃药"，把我"吓"一大跳。它好像是有意在抵消我的警示。我想，那本书的作者难道不懂它是"草菅人命"吗？

随着我们研究系统医学的深入，针对疾病新定义与自己对躯体"强健性"的进一步理解，2013 年我又写了另一本科普书《病得健康》（中国科技出版社，2013），"献给已经步入老龄社会的祖国与亿万中老年华人华侨同胞"，"并纪念毕生与多种严重疾病抗争，实践'与病长相存'及'病得健康'理念，新近以 93 岁高龄平静地在睡眠中辞世的母亲"。疾病与健康，通常认为是身体状态对立的两个方面，故病了就不可能健康。该书的书名之所以选择"病得健康"，我不是为了故弄玄虚、标新立异，而是越来越体会到对于疾病的本质要重新认识，对于疾病与健康之间的关系也要进行系统分析（附录 3：图 17）。

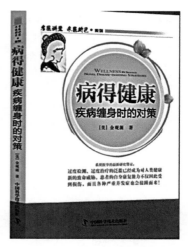

附录 3：图 17　《病得健康》

我在该书的前言中写道："如何理解'病得健康'？它起码包括以下含义：首先，疾病是绝对的，健康是相对的。世界上没有绝对健康的人。其次，当今的临床疾病谱正面临着重点的改变，即从急性传染性疾病到慢性病的转变……慢性病或老年病，虽不像传染病会瞬间暴发，人们有几年甚至几十年的时间来进行防范，但是一旦得了病也不大可能在短时间里治好。因此，对于大多数慢性病要有正确的战略、战术，如打'持久战'与重视生活方式的改善。即尽管病了，但也要健康地生活。最后，当疾病无法通过简单的干预手段痊愈时，对于是否采取激烈的干预手段要慎重。要考虑是否能与病'和平共处'，要避免因干预手段造成的疾病恶化或其他严重副作用（如医源性疾病）。"

我的《病得健康》一书，很受全国各地读者的欢迎。出版那年，该书不仅在北京晨报连载 3 个月，夏天上海举行"书香中国"书展时，我还受邀到书展现场演讲与为读者签名。我印象最深的是有幸见识了国内一些读者的"藏书癖"。有一位老年读者，不仅买书要求我签名时嫌我的签名"太简单"（因为我的签名很短小），要求多写几个字，而且还带来了他收集的我的其他著作一起请我签名留念，其中居然还有一本早在市场上脱销的《针灸与控制论》。

自 2010 年起，我还受聘为北京开放大学（原北京电视大学）客座教授，为该校的 11 万学生制作了 36 集视频讲座，其内容除系统医学外，也包括了《高血压的魔咒》与《病得健康》的内容，还有生物钟研究进展与中医等，讲的都是一些最新的研究成果与理念。这些视频 30 分钟一集，都是我在美国演讲并且录制加工后传送给北京开放大学的，他们上传到学校的网站，学生们可以自由浏览与学习。

为了使全国各地更多的医务人员尽早领会系统医学的理念，我每次回国都抽时间作一些有关系统医学的讲座。2006 年与 2013 年，我先后两次回到自己年轻时曾经工作过的浙江省湖州市演讲。2016 年我回杭州参加高中同学会时，也特意为老同学们（多已是古稀之年）做了一个以"病得健康"为题的养生讲座。

2016 年是"文革"前最后读完 6 年的老高三毕业 50 周年，2017 年则又是"文革"后第一次通过考试入学的 77 级大学生进校 40 周年。这两次同窗相聚的庆祝活动，我都赶上了，正可谓"承上启下"。尽管大家都十分尽兴，但也感慨万分：我的老高三同学们个个都是 70 岁的老人，而 77 级一起进大学的同学也大多近花甲之年；不要说年龄，即使母校的名称、地址都时过境迁。原来的杭大附中更名为现在的学军中学，原来的浙江医科大学更名为浙江大学医学院。自己高中毕业后从农村"赤脚医师"干起的从医之路，对我来说已经越来越遥远，我从浙江医科大学的工作岗位上出国留学、移居美国也已经快 30 年了。

但高兴的是，我至今还能在海内外弘扬中医的战场上驰骋，并且在开拓系统医学的这块处女地上留下自己未老的身影！

金观源

2017 年 3 月 20 日于美国家中

附录 3-3 四十年未曾谋面的师生缘
——写在恩师郑魁山百年诞辰之前

【编者按】：甘肃中医学院郑魁山教授（1918～2010 年），全国首批名老中医药学术经验继承指导老师，被誉为"西北针王""中国针灸当代针法研究之父"，他的学生、研究生、徒弟遍布全球。本文作者金观源教授就是郑老的学生之一。本文记载的是金教授的一段鲜为人知的杏林轶事，即早年拜师郑魁山，长达 40 年间两人仅靠通信交流却从未曾谋面。金教授由此悟得远程教学也不失为中医传承的一种新形式，并于近年开始利用高科技通信技术实施他的远程授徒计划。文章中公布的金教授珍藏四十余年的几封郑老亲笔信，不仅记载了"文革"时期老一代中医针灸人所经受的磨难，而且披露了郑老治疗脑中风偏瘫的宝贵经验。至今它或许已不再是"秘诀"，但以郑老亲笔信口述形式简洁切题地娓娓道来，其学术价值仍非一般书本表述所能比肩。所以，该文不仅适合于针灸史的研究者，也值得想追随名师学习针技与医德的读者参考。

再过两年就是恩师郑魁山的百年诞辰了，位于全球各地的郑氏门徒及甘肃郑氏针法研究会的同人们已经开始着手筹备，想通过纪念郑老的活动，把继承传统针灸与发展现代针灸的宣教活动推向一轮新的高潮。应郑氏针法研究会同人的请求，我找出了自己珍藏 40 多年，跟随我漂洋过海的两封郑老给我的亲笔信（附录 3：图 18）以及后续的一些通信，尝试着把封存多年的记忆写出来，以飨读者。

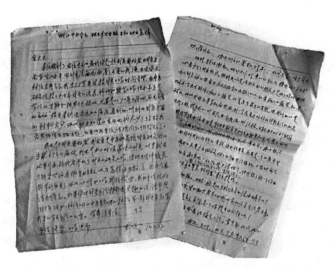

附录 3：图 18 郑魁山 1974 年给金观源的两封亲笔信

翻开那一页页已经泛黄的信纸，郑老清秀的字迹跃然眼前，已经要用老化眼镜才能细读的我，看清了那信末的日期，第一封信是 1974 年 2 月 13 日，信头对我的称呼是"金大夫"，第二封信的日期是同年 5 月 9 日，信头的称呼改为"观源同志"。那是常人看来一个微小的称呼变化，却使我迈进了师门，从此成为郑魁山老师的私传弟子，在提高传统针灸技艺，传承郑氏针法方面得到郑老的特殊垂青与精心指教。然而，这也许是针灸史上古今未有的一段师生奇缘，因为自那时起至2010年郑老在兰州谢世，我都未曾与郑老谋过一面，甚至未曾聆听过一次郑老的教诲。

这段故事还得从我如何寻师、拜师说起。1971年11月，我作为一个因为"文革"失去上大学机会的66届老高三毕业生，自学医学、针灸，在农村下乡当赤脚医师（曾被当地农民誉称"赤医王"）两年半之后，调到浙江省湖州市第一人民医院针灸理疗科工作（图2）。医院是当地最大的市级医院，当时有250张住院床位，医疗设备齐全，临床科室的医护力量甚强。院长与几个大科室的主任都是早年出国留学归来的。针灸科与理疗科合一，连我只有两位大夫，故我是既搞理疗，又做针灸。现在我在美国给外国医师介绍中医时，总是把"针灸"归类于一种有"东方特色"的物理疗法，就离不开当年我在湖州医院里同时搞针灸与理疗的经历与体会。湖州第一人民医院有间不大的图书室，但里面保留着新中国成立以来医院订的全国各种医学期刊，还有许多专著。我是那儿的常客，系统地浏览了库存的全部有关中医方面的刊物与书籍，对新中国成立以来针灸疗法的发展做了一个全面的了解，也就是在这个图书室里，我拜读了郑老、魏稼等著名针灸大师的大作，开始博采众长，熔古铸今，反思经络学说，进行了一系列从实践上升到理论的知识重组。

第一个把我带入"神奇"针灸殿堂的是先师焦勉斋，他是中国近现代四大针灸名家（郑毓林、承淡安、焦勉斋、陆瘦燕）之一，时任山东济南市立中医医院针灸科主任。在跟焦勉斋老师学医的日子里，焦老师多次给我讲述清代名医叶天士曾拜多位高人为师的典故，告诫我也要博采各家之长，兼容并蓄。我后来拜师的郑魁山与魏稼两位老师，就是在焦老师的这一思想启发下，我在文献查阅中先读到他们的大作，再通过写信联系而结识的。前面提到的郑老于1974年2月13日给我的信，就是他收到我的拜师信后的第一封回信。

郑老在信中不认同我对他的赞扬。他谦虚地说："你这封信太客气了，我才55岁，虽然搞针灸工作时间长些，在中医研究院搞了十六年针灸的治疗、科研和教学工作，但水平还是有限的，不能与陆老大夫（注：陆瘦燕）相比，尤其是从70年元月响应毛主席的'6·26'指示来到这偏远的山区后，看到的、听到的针灸方面的材料太少，所以现在知道的东西也就太少了，你称我老师实在担不起。如果以后来信，请按同志相称好了。"接着郑老在信中简单地向我介绍了他自己的学医过程与近况"我也是个针灸爱好者，我父亲（注：郑毓林）是中医研究院针灸研究所的专家，67年已病故。我也是家传的针灸，21岁就在北京行医。中华人民共和国成立后参加了针灸的研究工作，但现在条件较差，只能写些临床报道的短文。以后怎样还不敢说，因为全家都来到成县了，所以心情和工作都很愉快，我的身体很好，请勿惦念……"从这封只有一页的信中，郑老谦逊、平和的学者风范，活到老、学到老的求是精神流露在字里行间。在那个"知识分子是臭老九"的年代，即使受到不公正待遇，郑老还能随遇而安，泰然处之，在恶劣的生活、工作条件下还始终惦记着写自己的临床经验加以报道，不忘发展针灸事业。

郑老给我的第二封回信是在收到我寄去的一点点拜师礼——杭州特产龙井茶之后。他在信中写道："收到这份珍贵的礼物后使我对你的这份心意产生了很多想法。想到我们是没见过面的朋友，只是由于你对祖国这门针灸学术的热爱与为人民服务的这颗红心，知道患者的痛苦，知道作为一个医师解除了患者的痛苦，就是医师最大的安慰，我们的心是一致的。所以我想如果有机会见面，我一定尽全力对你的针刺手法与配穴先进行了解。提出我的一些看法，在一起交流一些经验。可能这个时候能够到来。因为实验和临床不是单独在教室里和信上能完全说清楚的，所以有朝一日一定设法到杭州一游，同时也拜访一下令尊先生。"信中郑老关于"知道患者的痛苦，知道作为一个医师解除了患者的痛苦，就是医师最大的安慰"的教导，成为我多年来临床工作的座右铭，也是我后来在浙江医科大学任教期间每次给医学生上大课时要求大家必须牢记的第一课。显然，从该信可以看出，我的拜师目的与诚意开始得到郑老的认同。他已经开始考虑如何收下并且授业于我这个远途拜师的弟子了。但他还想进一步了解我的个人及家庭情况，就如最近我自己在全球范围内开门收徒所采纳的必需手续一样。

他在信中接着写道："再一个想法是从未见过面，你就对我这样的尊敬，让我很不安。成县是一个山区，虽然生活不错但没有什么名贵产品回敬，收下礼物无法还礼。又想时间长得很，以后有机会再谈吧！礼物我只得收下，但我很想了解一下你的个人情况，就是现在多大年纪，结婚否，爱人在什么地方工作，有没有孩子，来信提明。"从这封回信也可以看出，我写信给他拜师的时候，正值郑老从京城被"贬"到偏远山区的艰难日子，接到一封来自遥远浙江的拜师信，对郑老至少也是一种心理上的莫大慰藉。一小盒杭州特产龙井茶，是我唯一的拜师礼，郑老还是放在心中念念不忘地说"要还礼"。

然而，正如郑老在信中所担忧的，针灸作为一种技艺，师徒未曾谋面，如何学习与传承呢？郑老希望有朝一日能造访杭州，到我家中亲身传授针技。但终因杭州与甘肃相距遥远，那时的交通条件始终未能成行。郑老显然也预料到了亲身传授的困难，就索性开始在信中介绍起了他治疗偏瘫患者的经验"关于你谈的偏瘫患者，上肢一般是比下肢恢复得慢，也确实比下肢难治。你谈的针刺感觉和配穴基本上和我以前的治疗方法差不多。因为我现在对你就不必客气了。直接谈一下你提出的问题吧……"郑老接着就我提出的有关针刺治疗偏瘫的一系列核心问题作了详尽的答复。

为什么当初我选择偏瘫的针刺治疗作为向郑老请教的第一个问题呢？记得我最初学针灸是受父亲鼓舞的。父亲经常给我讲祖父金承心晚年患脑中风瘫痪在床的事，祖父失语、半身不遂至病逝足有五年之久，受尽病魔折磨，当时唯一能够帮助他的仅有针灸。这也是我后来在针灸临床中十分重视脑中风病的治疗，对它"情有独钟"的缘由。其实，那时我治疗偏瘫已经很有心得。1972年10月我在湖州第一人民医院的内科病房里为几位急性脑中风早期偏瘫患者针刺治疗取得了惊人的疗效，这些患者的瘫痪肢体从针刺前的完全不动到针刺后当即能够活动自如甚至立即站起来行走。如此惊人的疗效使当年才23岁的我高兴不已，连夜一口气写了数千字的日记（题为"新的里程碑"），详细记载了自己采取中枢反射区的"反映点"取穴与针治偏瘫的全过程。但是，在以后接触与治疗更多的慢性偏瘫患者后，我又体会到自己经验的不足，急于向前辈们学习，博采众长。所以，我紧扣"如何针刺治疗偏瘫"这一难题首先向郑老请教。另外，也要感谢《西游记》里孙悟空拜师学艺的故事给我的启示。孙悟空在拜菩提祖师学艺时曾扬言"非长生不老术不学"，结果惹祖师"生气"，暗示他半夜到卧室才学得长生不老之真谛，以及"七十二变"与"筋斗云"之术，后来连太上老君的炼丹炉都奈何他不得。此故事对我影响很深，即千里之外拜师不易，要学就要学针灸之真谛。脑中风偏瘫的治疗秘诀，就是我要学的针灸真谛之一。

郑老在这封回信中对我的问题做了非常详尽的解答，其内容包括治疗偏瘫时如何按经或健侧配穴，治疗拘急强瘫与弛缓性瘫痪时不同的手法轻重、留针时间，以及如何配合患肢锻炼等。他在信中指出"第一，上肢配穴和感传应当用'通经接气之法'，取双风池和背部的大椎、风门、肩髃、曲池、手三里、外关、合谷等穴（不一定全取），由上往下按顺序取穴，上一针的感觉传导到哪个穴，就在那个穴位继续再针，一直针到感觉传到手指为止。""第二，治疗偏瘫的手法第一、二次治疗时手法应当轻些，不要重刺使针感过猛、过强。要避免触电感和刺痛。手法应当先轻后重，逐渐加强，针感应当由小到大并使之传导。并可以用烧山火和热补法。""第三，配穴应当按经，如瘫痪在小指和无名指侧较重，应多取小肠经和三焦经穴位，如在拇指和示指侧严重，则以大肠经穴位为主。但都是由上往下针刺。""第四，拘急强直性的硬瘫，除取患侧穴位外，要配健侧穴位。膝不能伸的，患侧曲池透小海为主。手指拘急不能伸的，除配四渎外，应取三间透后溪，一般针后即可张开。肌肉萎缩的可以加灸或穴位埋线或按摩。""第五，配合肢体锻炼，患者不能活动时，要帮助患者活动肢体。一旦稍能活动，就动员患者自己活动锻炼。"他还谈到需灵活处理留针"一般迟缓性软瘫不一定留针，可在得气后用过手法使感传已达目的就起针。对于拘急性硬瘫，应留针 10～20 分钟，使拘急缓解后再起针，或针健侧穴位时留针。在留针期间每隔 3～5 分钟行气一次，有时可以缓解患侧的拘急。"

郑老在信末强调"但长期不能动的拘急，需要长期治疗并加强锻炼才能恢复，不能要求过急过快。医师和患者必须合作共同努力。坚持针治与锻炼，树立战胜疾病的信心与决心，是治疗瘫痪病的关键。"他还推荐我去查阅他以前发表在《上海中医药杂志》与《针灸杂志》的三篇临床报道做参考。

郑老的这些经验之谈当时尚未对外发表，即使今天来看也是针技秘法。郑氏针法从不传外人，如果从知识产权的角度来说那是"价值千金"。可是，郑老对我倾囊相授，说明郑老已经接受我这个弟子。这些经验的真谛，对常人来说也许会不以为然，但由于我已经在临床治疗偏瘫的领域里拼搏多年，立即领悟了郑老的句句箴言，使我终身受益匪浅。它们一直成为我临床治疗偏瘫的指导纲领，并且写入了我 2004 年出版的《临床针灸反射学》一书中。也正是在郑老等针灸前辈的教诲与鼓励下，1976 年我提出了阐释与发展经络学说的全身反射区理论（当时称"信息带理论"），在浙江莫干山上举行的"浙江省新医疗法学术大会"上做了连续两个小时的专题报告，使一千多名来自浙江省几所医学院校与各医院的中西医务人员耳目一新，群情激扬。会后，许多代表包括一些著名老中医向我表示谢意，称赞我说出了古典经络学说一直说不清楚的道理。会议期间，正逢唐山大地震。有的与会者把我的报告对大家所引起的心灵震动也称为是针灸界的一次"地震"。那时，国内多数人几乎还从来没有听说过"信息"二字。

1979 年元月，当我已经从湖州回到杭州，在浙江医科大学医学系读本科时，郑老从成县给我寄来了他刚刚出版的新著《针灸集锦》一书及一张他的正面照片。郑老在附信中写道"因为我去北京落实政策，去了七个月刚刚回来，问题总算解决了，给我恢复了职称、工资，补发了工资，《针灸集锦》现在出版了，给你寄去一本，请参考……"。他还关心地询问我："正在研究什么题目？"经受了多年"文革"苦难折磨的郑老终于迎来了大展宏图的"科学的春天"。《针灸集锦》一书总结了郑老应用祖传郑氏针法治疗多种疑难痼疾的独特经验，全书共三篇。第一篇经络腧穴，他在常用及重要穴后根据个人实践体会加了按语，以便读者加深印象。第二篇针灸方法，重点介绍了烧山火、透天凉等各种针法的操作要领与适应证。第三篇临床治疗，介绍了临床配穴原则和规律，以及汗、吐、下、和、湿、清、补、消"八法"在针灸治疗上的应用。并附有 36 种西医病名的临床治疗总结摘要和 31 例医案。该书因为注重临床应用，在那"文革"刚刚结束，医学书籍奇缺的年代，一出版立即受到广大针灸医师的欢迎。那时的书店（新华书店）的书架上除了《农村医师手册》这一类书外，几乎完全没有其他医学书籍，更不要说由郑老这样的著名针灸大师写的专著了。

自 1979 年至 1988 年的近十年中，我因为本科接着读研究生，毕业后留在浙江医科大学生理教研室任教，郑老也开始了新的工作，故我们很少联系。只听说郑老 1982 年又回到针灸教学科研的阵地，但不是北京，而是留在了兰州，担当起在大西北创建针灸系（甘肃中医学院）的重任，而且为大西北乃至全球培养了一大批德才兼备的针灸临床与科研人才。由于杭州与兰州之间毕竟路途遥远，郑老也一直没能实现他到杭州一游同时为我授业的夙愿。

1989 年 2 月，我受邀到美国威斯康星医学院当访问教授和开展博士后研究。原计划只一年时间就回国，但没有想到，由于种种原因，从此我就离开了自己为之奋斗过多年的母校与祖国，开始了流落海外，重新创业的艰苦历程。1991 年 12 月，我夫人携当时只有 11 岁的儿子来美国与我团聚。1992 年夏天，我以"特殊人才优先"在两个星期内拿到美国"绿卡"。1998 年我们全家入美国籍。离乡背井的心情总是沉重的，唯一的安慰是想到原来在国内时只是"为中国人民服务"，而到了海外变成了"为世界各种肤色人民服务"。到美国定居后，我离郑老更加遥远。尽管我们经常写信或电话联系，仍一直未有机会谋面，但他于 1979 年赐我的著作，跟随我漂洋过海，至今还在我美国家中的案头，也是我写作《临床针灸反射学》的重要参考书之一。他给我的几乎所有信件，至今我还珍藏着。

2000 年，当时已经 85 岁高龄的郑老，听说我新著《临床针灸反射学》一书，仍不辞劳累，通篇审阅全书，并欣然为之作序，使我深受鼓舞。2000 年 8 月 1 日郑老来信说："数十年不见，还能想起来，当时我在成县医院工作，是下放时和您联系过。我已调到兰州 20 年了，在甘肃中医学院针灸系搞教学、医疗、科研和带硕士研究生工作。虽然去年 10 月退了休，但带研究生的任务还是没推了。我计划明年回北京安度晚年，尚不知可否。"他又说："您的信提到让我给您写个序言的事，我觉得可以，不一定能写好，写着看看吧。如果您有时间到兰州来，可来我家做客，我们全家欢迎。"

2000 年 9 月 6 日郑老在收到我托杭州的家父寄去的书稿后立即给我来信"您父亲给我寄的书和信收到了，书是 4 本，我读后十分感动。知道您用了不少工夫，花了很多时间和心血才写出了这些专著。我很欣赏，很钦佩。如果您有时间希望您来兰州旅游，来我家做客，我们全家欢迎。"郑老在信中一次又一次地邀请我去他家做客，并且表示"我们全家欢迎"不禁使我受宠若惊。郑老早就把我当成了自己的孩子。可我却是个"不孝之子"，连郑老驾鹤仙逝之时也未曾及时得知而为他送行。

就是这封邮戳日期为 2000 年 9 月 7 日的信封非常特殊。正面收件人（我）的英文是打字机打的，但括号里的中文名字是家父的工整字迹。而信封反面的发件人地址与下面落款却又是郑老的墨宝。为什么会是这样的呢？我这几天反复琢磨才得出答案。这一定是家父写好信封收件人后附在我的送审书稿中寄给郑老的，因为郑老几次信中提到"因我不会英文，上次回信的信封是让学生写的，不知您收到没？"家父为了便利郑老回信给我而特意做的。一件小事，足以表明"拳拳父亲心"。这封两老一起具名的信封，将成为我对两老的终身缅怀之物。郑老长家父两岁。家父也已于 2013 年晚郑老三年后谢世，家父金松寿生前是海内外著名物理化学家，浙江大学教授，他最早提出"分子间第四种力"，却因为是中文发表而未被西方认可。类似发现 1987 年被西人获得诺贝尔奖，故家父的事迹曾被国内一家电视台拍摄纪录片，誉为"与诺贝尔奖擦肩而过的中国化学家"。一向崇尚科学的郑老与家父虽也从未谋面。却早已"惺惺相惜"，视如知音。郑老在给拙著的序言中所以特别提及我"出生于科学世家，自幼在严父金松寿教授的熏陶下，勤奋好学，博采众长，深谙古代传统的针灸技法要领，而且受过现代医学的专门训练，在神经生理学方面有很深的造诣……这种中西结合，科研与临床并举的背景，再加上他在科学方法论上的专长，使他具有独特优势，能够完成本书对针灸医学进行系统化、科学化的阐述"。

郑老为拙著所写的序言对我的书予以了极高的评价："本书内容丰富新颖，结构严谨，资料翔实，图文并茂，文字深入浅出，通俗易懂，疗法简便实用。这一巨著的出版，必将对针灸医学的发展、针灸疗效的提高及至国际医学交流产生深远影响。本书对于针灸教学、科学研究以及临床实践都是一本极实用、极具启发性的参考书。"文末他还再次提到"我与金观源有师生之谊。今悉他在继承传统中医经络理论与参考大量文献进展的基础上，通过多年研究，提出针灸反射学新学科，并整理针灸临床治疗各种疾病的经验，著书出版，惠及针灸同人，利于发扬中国传统针灸医学，倍感欣慰"。我后来在甘肃郑氏针法研究会网上公布的《中国郑氏针法传承谱》中看到，郑老把我列为他的"私传弟子"。

其后的几年中，我们每年都有贺年卡来往。2002 年甘肃郑氏针法研究会开会时我还被聘为该会理事。同年 7 月 28 日，该会给我发来盖有公章的研究会信函，通知"定于 2002 年 8 月 27 日在甘肃中医学院召开改选会长、副会长、常务理事、理事等相关事项……您是理事，届时请您出席，参加选举为盼"公函的署名是会长郑魁山。 2003 年 4 月 4 日郑老来信告知郑氏针法研究会理事会的会议延迟到 2004 年 8 月召开，邀请我能参加会议并且到他家中小住，"我的儿女都工作，孙子孙女都在上学，家中只有我和老伴与一个保姆，住房一所，欢迎您有时间来我家住几天，顺便多谈谈。"字里行间，无不体现出郑老对我这个海外游子慈父般的关怀。然而，这是我在美国收到的郑老给我的最后一封亲笔信。

那几年，我因为小女出生不久，一直未能成行去兰州赴会。也因为两个诊所十分繁忙，在美国工作二十多年来每次回国我从未超过两周时间。一旦回国，要么在北京开会，要么就直奔杭州探望年迈的父母，至今还从未去过大西北。2004 年拙著《临床针灸反射学》由北京科技出版社出版，我让出版社直接寄书给郑老。以后的几年中，由于国际电话费下降，我开始每年新春直接打电话到郑老家拜年。但那时郑老的听力已经不太方便，记得每次都是师母孟昭敏接听。师母的北京口音十分纯正与好听，只要听到是我的电话，她总是十分亲热地问长问短，并絮絮不休地告知家事。我对郑老的问候也都由师母转达。由此，一直到 2010 年 2 月郑老病故，我始终未能亲耳聆听到郑老的一句教诲。这给郑老与自己四十年未曾谋面的师生缘更是增添了一份遗憾！

然而，我向郑老远程拜师却从未谋面的经历，也给自己一种启示与信心：中医包括针灸的传承也是可以通过远程教学实现的，尤其是在通信科技高度发展的今天。2015 年 11 月，我启动了一项全球范围内招徒，开设网络课堂，免费远程授业的计划，旨在组建一支以发展"现代针灸医学"为目标的针灸临床科研国际团队，首届招徒 28 名，并且别开生面地通过视频会议平台举行了网上拜师仪式。这不仅可为今后中医的师徒传承增添了一种新途径、新形式，而且必将告慰一生崇尚科学的恩师郑老的在天之灵。

（原文发表于《中医药导报》22（7）：1-10，2016，发表时正逢师母孟昭敏病危，她去世前在病榻让亲人为她读了本文。本文编入本书时稍有修改）

附录 3-4 人生之梦始于中学

2006 年，受杭州学军中学时任校长任继长之邀，我回到阔别 40 年之久的母校杭大附中（杭州大学附属中学的简称，在 1968 年改名为学军中学），给当时的教师们做了一个即兴演讲，题目就是"人生之梦始于中学"，学校对该演讲还制作了录像，至今在网上还可浏览。又 10 年过去了，这里我用了相同的标题，但不想重复同样的内容，只想通过进一步回忆"文革"前我在母校 6 年（1960～1966 年）的学习生涯（1966 年 6 月～1969 年 4 月"文革"早期的"停课闹革命"另外撰文），分析与总结一下它们与自己中学毕业后的人生历程（包括事业发展）之间的相关性。虽这仅是自己的个人体会，但仍希望对现时的中学办学理念与战略研发有所启示。

1960 年春天，一阵教改的风吹来，我就读的杭师附小在我们五年级的最后一个学期，突然把我们改为 5 年制，要求提前毕业并且与六年级一起考初中。为此，学校加快了教学进度，主要是算术与语文两门主课。我记得老师采用的一个有效策略是要求我们认真听课，每节课只要提前完成教学任务，便给我们讲个故事。此方法确实很灵，我们这批原本总是不能安静听课的"小淘气们"都可以做到安静听讲了。 当然，是否真的学会了，还要看每人的天赋。结果考中学（与小学毕业考试为同一个考试）时，只有一半同学考上杭大附中。另一半继续读六年级。与我一起五年制毕业、考上杭大附中的有周慈伟、张怡廷、张学舒、吴游、何健健、周雪萍、戚曼如、管敏文、黄百铭、白婉宜、盛逊等同学。据张怡廷同学回忆，教我们五年级算术课的是顾培怡老师，曾是市人民代表。周雪萍同学回忆在杭师附小读五年级时的班主任，是年龄偏大的一位方姓女老师（附录 3：图 19）。

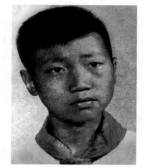

附录 3：图 19 作者小学毕业照（1960 年）

当时杭大附中的初一有四个班（甲、乙、丙、丁），我们来自杭师附小五年制的同学都集中在初一甲班，故我们班的平均年龄与个子都是同年级中最低的。我们的班主任是尤丽华老师，她既是我们的俄语老师，又教我们音乐。初三的时候，四个班并成三个班，据余莉莉同学回忆，原来初二乙班（班主任是邱志权老师）的一些同学如余莉莉、张适意、潘克非、叶望、朱书丹等并入初三甲班。张怡廷同学说："并班是因为当时要提高升学率，初二升初三时把原初二乙班拆散后分到其他三个班，初二有近一个班的人留级仍读初二。"我因为是 6 岁上的小学，又比同班同学小一岁，故一直到高中毕业我都是班级或年级里年龄最小的（年龄小读书，并非一定是好事，其缺点我会在后文分析）。尹俊骅同学当时是丙班的，据他回忆，初一时他的班主任是徐竞心老师，初三班主任是周兰娟老师。

当我们读初二时，又一阵中学教改的风吹来，学校决定对我们实行中学五年制试点，这又加快了我们初二时四个班的教学进度，我记得当时的数学教学内容已经与读初三的哥哥（金观涛）相同。但到我们读初三时，这阵教改风又突然停了，仍让我们恢复原来的中学六年制，结果我们班在初三的数学课几乎停了一个学期，等待同年级的其他班上来后才一起前进。据张怡廷同学回忆："我们曾试点初中二年制，用的是白皮书但在初二快结束时又改回初中三年制，其实我们初三没上什么新课。"在那个年代，朝令夕改是平常事，且不说一个班级的学制，连我们的校名变更也是如此："文革"前杭大附中已有两次更名，先变为浙师院附中，后又改回杭大附中（我一直保留有两枚校徽）。"文革"中杭大附中又变成了学军中学。

我们的初中三年，是在松木场保俶路小学的"戴帽子"校园里度过的，到高一时学校才搬到现在学军中学的校址。完全可以说，我们是随着附中校园的变迁长大的，我们是附中发展的见证人。

杭大附中自 1956 年建立后，一直与保俶路小学（原为浙江省干部子弟学校）合用一个教学大楼与校园，教学大楼的楼下是小学部，附中在二楼。尽管是合用，但仍是一幢当时十分显眼的绿瓦红柱的小洋楼。室内也是红色地板，有一面大镜子竖立在连接一二楼的楼道转弯处。因为教室不够，另外在操场的西侧搭建了一排平房，有四间教室与一间教师休息室，自南到北我们初一的甲、乙、丙、丁四个班按顺序排列。我们的初一与初二都是在那简陋的教室里度过的。我们的教室在平房南头，外面就是一片空地。

中学期间，我因为视力一直是班里最好的，尽管个子不高，总是与个子高的同学一起被安排在最后一排的座位。这种座位安排持续到高中毕业。但也正因为是坐在最后一排，给我留下初一上课时经常溜出教室玩耍的记忆。那时因为贪玩（我进初一时才 11 周岁），自己的理解力又一直很好，听课时老嫌一些老师的讲课进度慢，经常趁老师转身在黑板上写字的空隙，匍匐着身子从课桌后面经教室后门溜出去，玩上几分钟又瞅准老师再次转身写黑板时返回教室。在上课期间溜出去玩，是我们坐在最后一排的几位同学经常的事，我至今不知道当时是否有老师曾发现过。那时我们男孩玩的游戏花样很多，但都是利用简便的材料，如玻璃弹子、洋片、香烟壳折叠成的三角或蛤蟆（画上大将车的图像或名号放在桌面上，两人对面坐，同时用口吹自己的，比谁的先翻身则输），甚至一些圆形铁片。据黄建荣同学回忆："那时家住在 4509 厂宿舍的杜长岭同学，经常把小铁圆片（工厂废料）拿来玩输赢，他常输的，该同学自初中毕业分开后再也没见着。"据陈力山同学最近回忆，杜长岭初中毕业考上南京铁路技校。

我们初中的音乐课是在与食堂相连的一间平房教室里上的，那儿有一台风琴。我从小不爱音乐。记得一次考试是让每位同学唱一首歌。我因为不会，轮到我时，只是一直静默地站在风琴旁，结果得了 2 分。这是我自小学至大学读书期间唯一的一次"不及格"。自那以后，我对音乐的学习再也没有激情，而且一直以"没有音乐细胞"自称。这或许也是"兴趣是学习动力"的一种负面诠释吧！

其实，后来我也学过一段时间的笛子与口琴，那是受当时同学间流行的风气感染的，但只会吹几首当时流行的革命歌曲。有趣的是，"没有音乐细胞"的我，竟然至今还背得出歌曲"东方红"的音符，似乎它们已经融化到自己的血液中，可见人的记忆力在年轻时确实是最好的。同班同学中，花拯民的口琴最为出类拔萃，每次班级里搞文艺演出，都有他的精彩表演。他的一首"骑马挎枪走天下"至今还在我的脑海里萦绕。在那上山下乡的年代，这首歌曾给我们那一代人"少小离家闯关东"多少的激励呵！

保俶路小学的操场，是我们初中三年上体育课、课后体育活动以及课间玩耍的唯一场所。一次体育课时，大家扔手榴弹练习，不知从哪儿横飞过来的一颗手榴弹击中了一位同学的头部，他被送到医院急救。也是在那个操场的中间有一个沙坑，一次课间休息时，我在单杠上晃荡，不小心摔了下来，因脑震荡失去知觉几秒钟，只得提前放学回家休息去了。

高一时，附中已经搬迁到了文三街现在学军中学的地址，与杭州大学生物系共用一个校园。我高中几乎都是每天骑自行车上学（附录 3：图 20）。同班的几位住杭大河南宿舍的男同学（叶望、周慈伟），也都经常约好骑车同行。我们高一、高二时的教室都在教学大楼的三楼。到了高三，我们则被分配到生物系大礼堂两侧的耳房里，可能是学校对高中毕业班的特殊照顾吧！那里的环境相对安静，大礼堂里还有一些锻炼设施（双杠、木马、乒乓桌等）。那时全校听报告或开学典礼都是在大礼堂举行，各班的同学们自带凳子。所以，我们是离会场最近的班级，不像其他年级的同学要背着不轻的凳子走很远的路。就是在那个大礼堂里，我们听王蛟副书记传达省教育厅刘亦夫厅长等领导的指示，杭大附中被设定为全国中学教改的试点学校之一。

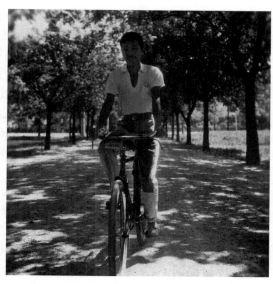

附录 3：图 20　作者每天骑车上学（1964 年）

当时我们班个子最小的是陈力山同学，但想不到当我们分别几十年后再相聚时，见到他竟然十分魁梧，已经从杭州的一所中学校长位置上退休。可见中学时代他个儿小与营养不足有关。那时他家经济拮据，小小年纪的一个男孩，他竟然会给自己织毛衣，但同时也表明了他从小的聪明与才干。我班个子最高的有三位同学：俞之伟、尤学友与蒋鲁晖，他们都与我同座过。他们的运动都很出色，俞之伟的铅球好像是全校第一。我们教室门外就是生物系的大操场，400 米的环形跑道内有一个正规的足球场。学校每天放学前的课外体育活动与每年一次的校运动会都在那里进行。张怡廷同学是我们班打乒乓球最好的，曾是全校的冠军，他与花拯民都是我班足球踢得最棒的。我平时不爱好体育，只玩乒乓与踢足球。我只参加过一次校运动会，是 400 米短跑。我还得了个小组第一（成绩好像是 60 秒左右），高二乙班的裘红根同学是该项比赛全校第一。但至今我还记得自己对环形跑道 400 米竞赛有一点心得，那就是在外圈跑时转弯角上的优势是快跑，而跑内圈的赛手因为那里半径小则不容易跑快；故跑前半圈时因为体力足，可以采取小步伐高频率的策略，而跑后半圈时因为体力不足，频率快不起来时，可以采取大跨步的策略……我近年看到美国中学对组织学生搞体育运动的重视，越来越体会到，中学生参加各项体育竞赛的意义远远超出了锻炼身体本身，完全可以说是进入社会竞争前的一种预演，失败或成功的一种体验。

就是在杭大生物系大礼堂的这两间耳房里，我们高三两个班完成了中学阶段的最后学业，并且于 1966 年即将举行高考的前夕从新闻联播里听到党中央"取消高考制度"的决定，大家连夜去邮局发电报给党中央毛主席，表示"热烈响应与坚决支持"。因为"文革"爆发，我们被迫滞留在附中一直到 1969 年年初。

我们进入高二、高三时，班的多数同学都已经是大人了，高三时的团支书是叶望同学，班长是苏增武同学。而我因为一直是班级甚至全年级里年龄最小的，显得特别幼稚。因为幼稚，没有处世经验和与人交往的本事，集体观点也极为薄弱。班级里许多同学入团或评为三好学生，而这一切都与我无缘。但按照那时流行的"坏事变好事"的哲学，这一切也许不是坏事。我正好有更多的时间与精力来搞好学习，使中学基础知识学得比其他同学更为扎实。这或许与自己至今取得的一些成就有密切关系。

附中的图书室是我常去的地方。图书管理员金老师，对我们十分和蔼，我也经常去她那里帮忙。就是在那间图书室里，我觅得一本薄薄只有 40 页的小册子《针术手法》（人民卫生出版社，1960），那是我后来拜的老师焦勉斋大夫写的。焦老是国内近代著名针灸名家之一，时任山东济南市立中医医院针灸科主任，是他把我带入了"神奇"的针灸殿堂。

我们在中学六年学的是俄语。教过我们的俄语老师有多位：先是尤丽华老师、张世奎、苏孝如老师，最后是高方老师。

俄语，作为我的第一外语，我学得很不错，高一时已经可以流利地阅读俄语的中学教科书，并且曾翻译一本前苏联出版的中学数学习题集，受到当时的数学老师何永培的课堂表扬。这首先要感谢启蒙我们俄语的尤丽华老师，是她从字母开始，从最简单的对话"хорошо"（好）、"досвидания"（再见）到教唱俄语歌，提高了我们学习俄语的兴趣。据周雪萍同学回忆："虽说尤老师是学音乐出身，但当时是她教我们俄语，而且教得好，我们也学得好，记得有次考试我们班是全年级第一名，大家都很高兴。"初三时，有一篇俄语课文是关于马克思论述掌握外语的重要性的，对我们重视外语学习起了很大的作用。高一时，杭大俄语系的应届毕业生来附中实习，分到我班的是我表哥朱亦秋（也是杭大俄语系的高材生）的一位同班同学，他的俄语很纯真，对我的俄语口语学习帮助很大，还送我一张俄语的明信片，至今我还保留着。

当然，我的俄语主要靠的还是自学。受父亲的影响，自初二的暑假开始，我自学俄语的化学专业词汇，先以两册大学俄语化学专业读物为教材，后来就以俄语的大学化学教科书作为学高中化学的参考书了。我买过一本前苏联出版的"无机化学"教科书，其内容正好适合作为我们高中化学的补充读物，故我阅读该书，既学习了专业化学俄语，又增加了化学知识，可谓一举两得。而且，学过的俄语单词也得以通过这本书长久地保存在我的记忆中。我一直保留着这本书。几十年后，只要重温这本书，一个个已经忘却的俄语化学单词便能快速复苏。故我称该书是我的俄语记忆书。前几年，我在美国治疗一位俄罗斯籍患者，因为他只会说俄语，我还真的去重温那本书，拾起几句俄语口语对付着。

到高中毕业前，我的俄语已经非常纯熟。高中的俄语老师是高芳。她待人极为热情，没有老师架子，虽然课上得平淡，但同学们都喜欢她。因为那时我的俄语水平已经远远超出中学水平，上课时我几乎都不听她的课，自己只顾做前几节课的其他作业。那时杭州没有外语书店，但在延安路的一家书店楼上是内部的外语书店，可以买到各种专业的外语书。我的几本俄语教科书都是那儿买的。我是那儿的常客。后来下乡时自学英语，我的第一本英语版的医师手册也是那儿买的，用尽了我在农村劳动一年的所有现金收入（2元3角人民币），这是后话。

攻下俄语这门最难学的外语之后，我以后自学第二外语（英语）、第三外语（日语）再也不觉得困难。而且，对外语学习的方法有了较多自己的体会，如针对其"工具性"的特点，处理好"读，听，说，写"四方面的关系。我一直注重"学以致用，用字当头，乐在其中"的教学方法。1988年我还在浙江医科大学工作期间，曾担任大学的外语教改领导小组成员，是该小组成员中除外语教授以外的唯一专业教师。为了鼓励医学生学好英语，提高全国英语6级考试的通过率，我提出只要通过全国考试，学校里原先的英语成绩如果不及格的，可以不计入毕业时的总分。学校这一政策的出笼，极大地激发了原来英语基础较差的同学努力学好英语的热情。

我们自1960年进附中到1966年高三毕业，虽然由于"文革"没有拿到毕业证书，而且失去了参加高考的机会，但还算幸运的是确确实实学了6年，完成了学业。虽然那时没有高中文理分科之说，初高中的教学也都强调德、智、体全面发展，但在历经多次政治运动之后，作为知识分子子弟为主体的附中学生中，还是以崇尚数理化的人为多数。"学好数理化，走遍天下都不怕"的理念，更是通过附中的一批优秀的数理化教师的言传身教，进一步影响着我们。

当时附中的数学教研组可谓师资力量最为雄厚。无论是年长的黄正言老师，还是正值壮年的何永培、贺元泰、寿纪媛、杨作星等老师，都曾教过我们。每位老师都有自己的教学特长：黄老师不用圆规就可以在黑板上画圆。贺元泰老师语言生动、简洁，上几何课时，他用"裤带"比喻三角形的"腰"，用"姆妈"比喻立体图形中的"母线"，至今我记忆犹新。何永培老师对提高我的数学兴趣影响最大，我高一时，参加他组织的数学兴趣小组，教我们解各种难题，我还在全校的数学竞赛中得过名次。杨作星老师上课时有扔粉笔头的习惯，他能够从离讲台很远的地方，把写剩的粉笔头准确地扔回讲台上的粉笔盒里。我们经常为之喝彩。高中数学，是我成绩最好的一门课。虽然每次考试我不总是满分，但都是第一个"交卷"。我有"抢交头卷"的"恶习"，使自己经常不仔细验算，故常有"粗心大意"的小错，被扣去一两分。我特别喜欢考试有加分难题。因为我不怕难题，而它们可以提高我的总分数。我的这个习惯甚至延伸到 1977 年恢复高考时，记得我考完数学交卷出考场时，规定允许最迟入场的迟到考生才刚刚进门。

物理老师李加贵，在教学中特别重视培养我们的动手能力。我记得最牢的是，他曾让我们一个个地经历"带电操作"：站在绝缘的课桌上，穿着绝缘的胶鞋，然后用手指背侧（不是掌侧）去碰裸露的火线，然后让另一位同学用试电笔在带电的该同学身上测试出"有电"。这样的训练，使我们消除了对"触电"的恐惧。又学会了"万一绝缘不够而被电击时，用手指背侧去碰火线依然安全，因为手指可以反射性收缩而自然脱离电线"的专业知识。我似乎还记得他也曾用类似方法让我们尝试过触电时被电击的感觉。总之，李老师传授的这些电工知识，使我终身受益。前些年我在美国家里搞房间装修，所有电工活都能胜任，工作中遇到的那些电器小修小弄，那就更不在话下了。

化学老师陈士良，原是杭大化学系 1959 年的毕业生，是我父亲（金松寿）的学生，也是我们高三甲班的班主任。"文革"后他曾担任学军中学校长。在几位校长包括他的领导下，学军中学一举成名。对陈老师的化学课，附中的师生们都是赞不绝口的，许多他的学生由此而选择以化学为终身职业就是例证。我虽然后来没有学化学专业，但也经常缅怀陈老师。这里说两件事，它们对自己以后的工作影响最大，陈老师"文革"前已在化学教学中积极倡导开卷考试。开卷虽然提高了考题的难度，但十分有利于鼓励学生走出死记硬背的学习方式；1987 年，我在浙江医科大学任教时，在全国范围内率先对医学生的生理学课程采取开卷考试，就是受陈老师化学开卷考试的启发。我在浙医大搞的开卷考试尝试在 1986 年全国生理教学科研会议上介绍后，受到一致的好评。医学学科，原本是需要学生死记硬背的"重灾区"，一旦采取开卷考试，必将大大地放开医学生们的手脚，把学习的精力集中到开发"医学思维"的正确方向中去。我不知道现时的中学课程中有哪些学科实行开卷考试的，起码生物、历史、地理这些以记忆型学习方法为主的学科应该大力推行。另一件事是陈老师特别注重通过布置一些需要脑筋的作业来开发学生分析问题、解决问题的能力。如通过化学方法寻找或鉴别某种未知的物质，使我们既学到了基本的化学知识，又培养了逻辑判断的能力。这种教学方法在当前的重点中学里或许早已司空见惯，但在"文革"前，陈老师不愧是在这方面"第一个吃螃蟹的人"。

虽然每个同学都是一样上文、理科，但到高中以后，各人天赋的偏重还是越来越明显。在六年的中学课程中，我最不上心思的是语文。对于教科书中每篇范文的什么"主题思想""写作特点"，还有各种词语的表述方法，我都只是为应付考试而去死记硬背，一点都不愿主动去学、去练。那时我完全不明白，学会写作，学会用语言与别人交流，在人的一生中无论从事何种职业都极为重要。后来虽然自己努力弥补，但因为错过了记忆力最佳的时候，从此缺少了文采。

其实，我们在初中与高中学习期间，附中都有十分出色的语文老师（鲍宁、金敏、糜一模、卢瑞宝、吴亚南等），而且其中两位还分别担任过我们的班主任：初三时是金敏老师，高三毕业前是糜一模老师。金敏老师原本就是杭大中系的高材生，他不仅写得一手好字，课也讲得极为精彩。据周学萍同学回忆："金敏老师给我的印象很深，尤其是他在讲'小石潭记'时，把事先画的一张图挂在黑板上，图文并茂地带我们游了一遍，同时我们也领略了这篇古文的真谛，太有讲课水平了，令人佩服！"据张适意同学回忆："金老师讲课讲得真好，他摇头晃脑吟诵古文的样子至今还在我的记忆中。"正是在这些老师的培育下，我们班出了不少文学才子，如陈武强、尹俊骅、郁昭陵、白婉宜、周慈伟、何健健等。尤其是尹俊骅同学最为出众，引经据典能出口成章，挥毫成文能一气呵成。我们考进高一甲班时是以中考成绩名次排座号的，尹俊骅是第一名，郁昭陵、白婉宜、周慈伟都在最前卫。我只排在第 16 位，一方面是因为自己中考时漏做了一道数学题目，另一方面也与我的语文成绩不高有关。

我到高一的暑假才开始花费较多的精力练习写作，主要是为高考做准备。我记得每天写一篇短文，写人写事，还有论述文，找遍身边的事物作为议论的"对象"，什么"一滴水""早晨"、"一件小事"之类的。对于从未出过家门的大多数中学生来说，最缺乏的就是生活经历，也就是"见识"与"题材的内容"。关于这点，我移民到美国后才越来越明确地体会到。2009 年我在美国过 60 岁生日时，因为我是共和国的同龄人，搞了一个"'读万卷书，行万里路'与国同庆生日聚会"。中国驻芝加哥总领事馆还来了数位领事祝贺。我觉得，对于创作来说，"读万卷书"还不如"行万里路"更为重要，当然，对大多数中学生来说，有"行万里路"条件的人很少。

附中还有一位才华横溢的语文老师是蔡勇飞。"文革"后他是全国有名的研究汉语语音方面的专家，对地方方言的研究造诣尤深。20 世纪 80 年代，我曾去附中与他长谈，他指出，中国字之优美，包含信息量之广大，历史持续性之久长，是世界上其他任何一种文字所不能比拟的。这一认识在我移居美国后经常对人谈起。以下摘自我在 1996 年春节祝贺米尔瓦基中文学校成立时的大会发言，文中我没有提名字的那位语言学家朋友，就是蔡勇飞老师。

"我们在美国这方土地上生根、开花、结果，已经或正在衍生出不属于中国国籍的炎黄子孙，俗称 ABC（America Born Chinese）；也有的虽在中国出生甚至读了几年书，但在英语的大环境中很快地被洋化了。这两类中国孩子最使他们父母忧愁的是他们的语言问题，即如何学习或保持他们的母语－中文。要美国儿女学中文的目的似乎是十分清楚的。我们作为第一代移民，无论托福考得再好，英语说得再流利，都不能像说中文那样随心所欲。我们乐于用中文摆龙门阵，看中国电影，听中国相声能心领神会，捧腹大笑。甚至做的梦，也是说中文的。这一切都表明我们的中国根已是盘根错节，根深蒂固，恐怕一辈子都难改变了。对于我们的下一代能否用中文，直接关系到家庭内部的交流，生活的融洽。然而，究竟要他们学中文到何等程度，他们又能学到何等程度，实际上我们大多数人也是心中无数。

会说日常用语，这是最起码的要求。爷爷奶奶听孙子、孙女说'洋话'自然有趣，但也是一种悲哀。会识常用字，则是进一步的希望，尤其是人的姓名、地址。孩子打电话，不认识父母用中文写的通讯录，望'洋'兴叹，真使做父母的哭笑不得。会写信，则是对'秀才'的标准了。连我们自己写信都已离不开新华字典，象形文字确实比英语二十六个字母要难多了。然而，中国字之优美，包含信息量之广大，历史持续性之久长，则是世界上其他任何一种文字所不能比拟的。记得一位语言学家朋友说过，现在的英国人已看不懂几百年前莎士比亚的原著，而我们尚能读几千年前写的山海经。这说明千年不变的中国字，在未来的历史长河中也有无法替代的地位。计算机中文软件的蓬勃发展，更加增强了中文在国际上的竞争力。中国经济实力的直线上升，世界上中文热的兴起，都在呼唤我们不可丢失中文。所以，我们的孩子不学中文，谁学中文！"

说起中学期间写作的训练，对我最有帮助的一次是写批判会发言稿。1966 年 5 月份，学校要召开批判"三家村"大会，便组织全校师生结合语文课写发言稿。我们高三甲班五十几位同学分八个小组，我是其中一组的组长。廉一模老师先让我们每个小组认真讨论后由小组长执笔各写一篇，然后在课堂上朗读，结果我起草的文章胜出。其后，以我的文章为主，综合其他小组的文章，反复修改后定稿，并决定由我代表全班到学校大会上发言。全校大会是在一个晚上露天进行的。操场上预先搭起了主席台，并架起了灯光照明与扩音设备。我因为是第一次上台面对全校师生发言，轮到我时十分紧张。眼睛都不敢朝前正视，只看到台下黑压压地坐满了人。起初发言的几分钟，我的手捏着发言稿微微颤动着，灯光招来的小虫纷纷在讲稿与我的手臂上爬来爬去，尽管我洪亮的声音仍然穿破夜空，但我完全是照本宣科，听不到自己在说什么……

　　这是我附中上学期间唯一的一次在全校师生面前上台发言，至今记忆犹新。50 年过去了，尽管文革早已拨乱反正，"三家村"也早已平反，但对于我本人来说，那次大会发言的机会及写批判性文章的经历，对自己以后的生涯起到了很大影响。如果"一分为二"地看，负面的是促使自己在后续的几年中"积极参与"附中"文革"，但正面的意义更大。且不说作为"三家村"主将之一的邓拓所著的《燕山夜话》成为我后来最喜爱的一本读物，改变了自己只重视数理化的旧习，开始喜欢阅读文学著作与写作，而且使我写政论性文章与大会发言的能力得到极大的提高，在跨进社会工作与大学毕业后得以在各项学术交流或社会活动中游刃有余。

　　20 年前（1996 年）我在美国第一次与糜老师通信，寄去几张我的近照，她还来信鼓励（我们之间的通信全文发表于拙著《洋博士杂谈集》，重庆出版社，2000 年）。听说糜老师近年来患病在家，特摘录当年她给我回信的片段以示思念："观源：收到你的来信着实惊喜了一阵子，毕竟分别的日子长了一些。国内有句流行语'距离产生美感'。确实如此，一个大洋，十年的离别，让一封信给拉近了，'美'亦由远而近。不管是'演讲比赛第一名的金观源医师'，还是寓所庭院前身着体恤短裤的男主人，仍然是当年的那位'毛伢儿'，只是现在成熟了，多了一份矜持，多了一份深沉。你信中说'我除了仍从事医学研究外也搞临床治疗，向西方人宣传祖国传统医学，并担任旅美中国科学家工程师专业人士协会副会长'。事业有成，真叫人为你高兴。十年前你赠我的《针灸与控制论》一书，我珍藏着。这本书会让我回忆起，十六七岁的你曾对爱因斯坦的相对论兴趣甚浓，兴趣是一种极好的推动力。此事我曾多次对我后来的学生们说过……"字里行间，糜老师的这封来信依然文采洋溢，我至今还经常拾起翻阅。

　　我至今出版了 25 部著作，尽管主要是学术专著，也有回忆录、杂谈与诗歌。有人问我是否从小就喜欢写作。我说正好相反，是工作以后才慢慢养成的习惯。但中学期间不重视语文训练，使自己至今发表的各类著作或文章总是缺少文采，这已经成为难以弥补的遗憾。

　　在那"知识分子尚不属于工人阶级"的年代，学校鼓励中学生"向工农兵学习"的一个办法，是让大家去"当一回工农兵"，称为"学工、学农与学军"。

　　在高中三年中，我记得的学工只有一次，是到位于武林门的杭州电池厂劳动一周，主要工作是制作金属锌皮做的筒，往筒里放置作为电池正极的碳棒与灌注电解质糊等。至今给我留下的唯一印象是当时全是手工操作，属人力密集型产业。每天 8 小时重复做同一件事。这使我从那时起对当工人的职业失去了兴趣。我们学干农活，那时在校园内就有不少菜地与试验田，我们好像每两个星期就有一次劳动课。劳动课教会了我们用锄头与扁担，体验到手掌会磨出水泡并且逐渐变成老茧。

　　几乎每个学年我们都有集中时间（大约 10 天）去杭州郊区龙驹坞农村劳动的经历，主要是帮助收割与拾稻穗。后来下乡插队过的人都知道，中学期间的这种"学农"生活，其实与真实的上山下乡根本不是一回事。但毕竟吃的也是柴火烧的大锅饭，睡的是堂屋里的几十人大通铺。一到天黑，手电的明亮光束可以直射黑黢黢的夜空……这一切与我们从小养尊处优的城市生活已有很大的反差。新鲜感支配着我们都能很好地完成锻炼任务。我只是不喜欢当时农村里普遍存在的跳蚤与臭虫，每次回到家的第一件事就是彻底换洗衣服与被褥。与许多同学一样，我的身体对跳蚤咬特别过敏，咬后的肿块要痒一个多星期才逐渐消退。所以，我对去龙驹坞农村总是既喜欢又害怕。我下乡插队后才体会到，对农村生活的这种新鲜感大约在三个月后褪尽，才会开始思考"我如何在这样的环境下生活一辈子"的问题。

　　我对附中军训的记忆也只有一次。我们没有去军营，是部队派士兵来校组织军训的。说是军训，其实就是出操与集体活动，对我们大多数走读生来说就是住校，大家都住在杭大生物系宿舍斜对面的附中学生宿舍里（二、三楼也有许多教工宿舍）。发给我们的老枪是日本造的"三八大盖"，我们是否真的打过靶记不得了，但大家唱"打靶归来"的革命歌曲倒记得很真切，好像还有几次夜间突然紧急集合的训练。我说不出这样的军训对自己以后的工作有什么影响，记得最牢的好像是"平时枪口不能朝人"，以防走火。在美国定居的每个公民都可以合法地随意购置枪支，放在家里或随身佩带（但必须露在衣服外面），但我因为担心走火，一直与枪"敬而远之"。记得在初中时，学校曾组织过小口径步枪打靶训练，我还记得自己的成绩，三枪23环。那时的训练好像是为了备战。

如果说杭大附中的文化科学教育当时还是领先的话，那么对学生毕业后踏入社会的预先教育则基本为零。虽然也有短期的学工、学农、学军课程，作为中学生的我们，高中毕业时依然十分茫然，后来参与附中"文革"的三年"社会锻炼"才起到一定的补偿作用。

"文革"前上学时，老师布置的作业并不太多，给我们课后的压力并不太重，尤其是高中期间国家下文件"要减轻学生的学习负担"后。我与许多同学一样，经常在课间休息时就赶做前一节课的作业。许多节课，老师也会把最后5分钟留给我们做作业。加上几乎每天都有一节自修课，所以，多数日子里，我都可以在学校里完成所有的回家作业，而把晚上或周末留给自己安排。周末，我与叶望同学经常一起骑车去杭州人民大会堂看内部电影。我的票是父亲所在的九三学社免费送的。所以，我的印象里，九三学社似乎只是一个发电影票的组织。

那时的学生家庭，也不像现时流行教孩子们学乐器或搞专项体育。有了空闲的时间，我们就可以自学感兴趣的内容或者做各种手工。因为附中的学生多是杭大教师子弟，自学内容受家庭影响很大。如当今著名的书法家任平同学（原初三丙班）是我隔壁邻居，他父亲是著名的中文系教授任铭善，写得一手好字。任平自小就在家跟随父亲勤奋练字、绘画，才造就了他今天"独步天下"的书法。

我因为与哥哥观涛只差一级（他是1965届高三乙班），在家里，哥哥是我的"带头人"，他搞什么，我也就学什么。我们从做航空模型到由火药推动的小火箭，还有简单的永动机设计。我们自制弓箭，由牙膏皮包裹的箭头居然还射伤了邻居（原初三丙班吕甘棠）家的母鸡。初中时，哥哥与其同班同学陈痕平（朱联书记的长子）在我们两家之间"架电话线"，我也跟在后面帮忙。所谓"架电话线"，不过是架设两根漆包线，两头各连接一副耳机，通过说话时耳机膜片的震动产生感应电流，把这头的声音传到另一头的耳机里。那时我家在杭大南门外道古桥宿舍（简称河南宿舍）14幢，陈痕平家在11幢的东头，两幢房子紧挨着，故线也不需太长。难点是如何加上一个电铃，可以随时呼唤对方接电话。

此外，我们自己安装矿石收音机，也是那时流行的。我十分有兴趣，每次收听广播，要拨动那根细针，在一块矿石上戳来戳去很多次，才能找到那个能够听到声音的"最佳点"（我以后对医学中"调节"概念的认识可以说就是从那时开始的）。后来市场上有了晶体管销售，我与哥哥又改制晶体管收音机。说到自制收音机，附中同学中当时有一位玩得最"专业"的，那就是初三的蒋绍兴同学。他那时就已经可以熟练地修理各种无线电收音机，我的收音机每出现自己无法修理的障碍，只要经他检修，立即"手到病除"。无怪乎，几十年后他成为国内享有盛誉的无线电专家。他也是附中毕业生中"自学成才"的典型！

"文革"前附中学生的另一件课外爱好，是在家设置暗室洗印照片，虽然那时有照相机的家庭不多，但常有借别人相机拍摄的。已经记不清物理老师是否给我们上过有关实验课，但我们班搞得最专业的是尹俊骅同学。他经常在家里遮黑窗户，挂一盏红灯，桌上摆着盛满显影药水与清水的大盘，室内悬挂着刚洗出未干的胶卷。我们经常去他家参观他的杰作。可别小看这一本事。1980年我在浙医大读研期间，为了对兔脑作立体定位校正，每次实验前要给兔子颅骨拍一张照片，自己到暗室里洗印出来，靠的就是中学时学会的这一技术。后来就以这些照片的数据为主，我写了一篇关于改良兔脑立体定位方法的论文，发表在国内知名的《生理学报》上。这篇文章介绍的方法至今还在国内许多实验室被广泛应用，被誉为"金氏方法"。

在课外的科技领域驰骋，自然离不开对新理论、新知识的学习。高中时，我跟随哥哥自学了狭义相对论、集合论、数理逻辑等。记得一个有趣的数理逻辑课题是为多层楼房的楼道顶部的一个公用照明灯设计一组电路，能够在每一层楼开或关。我们先设计出一个稍简单的三层楼同时控制的电路，后又设计出了相当复杂的、可以在五层楼分别控制同一盏灯的电路。爱因斯坦的相对论，更是极大地挑战了我们高中刚学过的牛顿力学，开阔了我们科学思维的眼界。几年前，我在美国读 7 年级（相当国内初二）的小女儿参加美国航天中心组织中学生的一项关于探索火星的竞赛，我就是运用以往自学的这点相对论知识辅导她，结果她获得优秀成果奖（包括 1000 美元的奖学金）。

2003 年，我在美国中西部与其他 6 位华人教授一起发起，在芝加哥的西北大学举行了美国历史上的首届"在美国当教授"论坛。大会不设主席，我作为论坛秘书长主持了会议。会后三个月内，我们新建了一个美国华人教授科学家协会（简称"美华学社"www.socaps.org）。我出任首届会长。下文为本人 2003 年在"在美国当教授"论坛上的发言。

著书立说，历来是中国文人、教授之所喜。凡有过写作发表论文经历的人，都曾体验过一旦手捧自己的出版品时内心的欣喜之情。如果出版的是一部著作，则其乐融融，更是难以形容。其原因在于每一篇论文的写作都花费了自己辛勤的劳动，如果是一本书，则更是凝聚了作者长时间有时甚至是毕生的心血。

自 1978 年出版我的第一部著作《针灸与控制论》至今，我个人或与他人合作完成的各种著作共有 25 本。它们包括学术专著、大学教材、科普读物以及文学作品，其主题涉及我的专业领域与一些业余感兴趣的课题，如生理学、时间医学、系统医学、中医针灸、科学方法论、医学科普等。除了那本 80 万字（中文）的《临床针灸反射学》（北京科技出版社，2004）后又以书名《Contemporary Medical Acupuncture》的英文版由高教出版社与德国斯普林格出版社在 2007 年联合出版外，其他多数著作均是用中文写作，在中国国内出版的。通过写作与出版这些著作，我有以下几点心得体会。

（1）"只有写不出的书，没有出版不了的书"。当你还没有出名时写书，是你找出版社，或是自己资助，或是内部发行；当你功成名就时，则会有出版商找你，以最高报酬或包揽所有著作来吸引你。

（2）第一本书即"处女作"最难写。写书不同于写论文，它不仅选题难，对作者的知识面有更高的要求，而且需要花费较长时间来完成。后者特别要求作者有坚持不懈的"坐功"。前一部书的出版是写后一部书的极大动力。前一部书的写作与出版不仅为后续写作提供了可借鉴的经验，而且其产生的乐趣与读者的热烈反应往往激励作者继续耕耘。我发表的第一本书虽然只有 5 万～6 万字，但就是它开始培养了自己写作的习惯与增强了自己去写更多、更大部著作的信心。

（3）文章不是写出来的，而是修改出来的。一部好书也要经过多次修改才能越改越好。罗嗦是写作学术论著的大忌。阐述精辟的论点，要惜墨如金。只要条理分明，论述透彻，可以掩盖缺乏文采的不足。2000 年我发表的《洋博士丛书》（重庆出版社，2000）的三本书《洋博士杂谈集》《洋博士笑话集》《洋博士诗影集》就是例子。我因为这三本书的出版曾出任全美中国作家联谊会美中分会副会长。

（4）写书是对自己知识的一个系统组织与提高的过程。通过书的结构与写作过程，一方面可以使自己原先分散的知识系统化，而且可以发生升华，在更高层次上形成新的认识或得出新的结论。我在 1988 年完成、1992 出版的《现代时间医学》（湖南科技出版社，1992）一书是前者的例子，1983 年完成、1986 年出版的《智慧的钥匙——最佳学习方法》（陕西科技出版社，1986）是后者的例子。后者使我所在的浙江医科大学于 1988 年中标，获得中国卫生部颁发的医学高等院校 5 年教改基金。

（5）著书容易，立说难。编著一本书的难易，与其内容是否新颖、丰富，是否有独特创见密切相关。一般来说，编写教材容易，撰写学术专著较难；最难的是敢于向前人的观点挑战，创立完全属于自己的"一家之说"。为此，离不开作者长时间的研究、验证与独到的分析。我 2004 年出版的《临床针灸反射学》一书就是自己集 37 年的实验研究与临床经验，对 1978 年自己在第一本书《针灸与控制论》提出的有关针灸原理与经络实质新认识的衍续与发展，出版后被同行誉为"为临床针灸学的发展与科学化填补了一个巨大的空白""无论在针灸医学的深度与广度上均堪称世界第一"。

（6）运用中文软件写中文书，可以明显提高写作效率。这对于文学作品还是科技著作都是同样。尤其在写科技著作时，对中文拼写速度的要求不如写文学作品。

高中毕业五十年后的今天，我们都已经步入老年。当我们从人生最精彩的舞台上退居幕后之时，再来反思中学时代的教学得失，可能是最有资格的了。尤其是我们 1966 年毕业的两个班（高三甲、乙）毕业生，对附中"文革"前的教学状况比其他届高初中同学有更多的了解。以下几方面，是我要感谢当年附中老师们给我们"充的电"，用现时的流行术语来说，即当时积蓄的"正能量"。

第一，我们许多同学包括我自己毕业时已经具备了自学的能力，或者说掌握了自学的本领。何以为证？这可以从许多同学毕业后十年内各自通过自学成才的经历来说明。1977～1978 年，许多同学在恢复高考后考进大学甚至跳级读研深造。进大学的同学中，我们高三甲班就有尹俊骅、王岳洛、吴明光、陈武强、白婉妮、潘克非、徐小棣等十几位。再如高二的郭羽诞同学，杭师院物理系刚毕业就考进上海财经大学的国际金融专业研究生。他能够读与物理毫不对口的经济学专业，说明全都靠他自学成才。我原是浙医大 77 届医学生，在大学第二年也以同等学力考取生理研究生。在上大学前，我已经发表了自己的第一部著作《针灸与控制论》。我的英语也完全是在下乡期间自学的，考研时是全校考生中的第一名。我的研究生入学考试有一门"电子学"，我在考试时发现其中一道题有错，结果写了半页字指出该题的错误所在。我的物理功底，离不开在中学所受的严格训练。

第二，优秀学习方法的定型。在附中的 6 年学习中，我们学会了如何死记硬背，也学会了如何去开动脑筋；我们开始懂得设计学习目标与合理安排学习时间的重要性；在解题过程中还学会了去分析问题与寻找解决问题的途径。进大学后，尽管感到大学的教学内容与中学有很大的区别，但学习方法没有根本的不同，故我能够自如地沿用中学阶段自己已经习惯的学习方法。我在 1986 年发表了《智慧的钥匙——最佳学习方法》一书，对自己在附中学习期间养成的学习方法，从控制论的角度做了全面总结，书中列举了许多附中老师的宝贵教学经验。该书出版后受到许多大专院校学生与研究生的青睐，被他们誉为学习方法的"九阴真经"。后来该书还被评为浙江省社会科学优秀著作。

第三，基本建立了积极进取的处世哲学或者说思维方式。每个人成年后的处世哲学或思维方式都与青少年时代的经历或养成的习惯密切相关。因为人的一生总是弯路多于直路，面对各种残酷的现实，是积极进取还是消极等待，按照现时流行的术语，是正能量多些还是负能量多些，决定着每个中学毕业生以后的命运。从同学们的回忆录里可以看到，我们当中有许多杰出的同学历尽各种挫折，终于功成名就，自然是积极进取的态度支配行为的硕果。当然，这很难分清是"文革"前 6 年中学培养的功劳，还是离校前的后三年"文革"磨炼的结果。不管如何，这都离不开我们在附中的 9 年校园生涯。

当然，以往的附中教育中还存在着许多其他无法避免的弊病（负能量），如由于众所周知的社会原因，我们这一代人浪费了太多最宝贵的青春时光。

　　1990 年，我在美国开始创办中医诊所的那天，曾收到一位美国朋友的贺卡。这位朋友也是我的一位老师，她曾在我刚到美国时给我辅导过英语口语。在那张贺卡上写有四句英语，翻译成中文是："成功，属于那些永不休止做梦的人；成功，属于那些坚信自己的梦想一定会实现的人；成功，属于那些不放过每天每一个机会去实现自己梦想的人；成功，属于像您那样的人。"二十多年来，我始终保留着这张贺卡，因为它给我指明了通往成功的道路与坚定了自己取得成功的信心。以下我想与大家分享那张贺卡上写有的这四句话给我的启示。

　　成功属于那些永不休止做梦的人（Success comes to people who never stop dreaming）。这是第一句话，也是对有志创业之士的第一告诫。做梦，就是立志，就是要有理想，也就是要想入非非。虽说不要不切实际地胡思乱想，但许多人后来实现的梦想都起源于最初的异想天开。现实生活中没有梦想的人，永远不会有成功。志向立得越高，成就才会越大。尽管成就不会完全尽人意，或者说很难完全达到原先梦想的水平，但成就的大小确实与立志的高低成正相关。如梦想全校第一，结果才有全班第一；梦想全国第一，结果才有全省第一；梦想成为世界冠军，结果可能只拿到亚军……而从未想过的目标通常是不会实现的，这好比一个从来没有想过去夺冠军的运动员，桂冠绝对与他无缘。所以，仅做一个梦还不行，要"永不休止"地做梦，因为能变为现实的梦毕竟是少数。一个梦破灭了，再做第二个梦，就像"愚公移山"一样，"做梦不止"，终有一天会感动"上帝"，至少会有一个梦最终实现。 开阔眼界是做梦的基础，一辈子待在穷山沟的人做梦最高也只限于"三十亩地两头牛，老婆孩子热炕头"。中国的改革开放，使国人看到外面还有一个五彩缤纷的世界，现代化中国的梦就开始了。"读万卷书，行万里路"，都是开阔眼界的有效途径。

　　成功属于那些坚信自己的梦想一定会实现的人（Success comes to people who trust that their dreams can come true）。这是第二句话，也是成功人士必须具有的心理素质。梦想与现实之间总是有一些距离。有些梦更是离奇得出谱，使人难以相信。但任何一个成功都是由最初以为不现实的梦想变来。所以，不要轻易放弃自己的梦想，尤其是已在实现梦想的半途之中。不要被暂时的困难所吓退，要持之以恒地为实现自己的梦想而奋斗。

　　成功属于那些不放过每天每一个机会（去实现自己梦想）的人（Success comes to people who use each new chance that each day brings their way）。这是第三句话，也是实现梦想、取得成功的关键。做梦以后，不应该只是躺在床上等待。天上从来就不会掉下馅饼来。在美国的中国人常说"每一分钱（Penny）掉在地上都是有声音的"，意思是指赚一分钱都不容易，没有人会无缘无故地把钱送给你。由此，要利用每天的时间捕捉每一个出现在眼前的机会。机会，就是机遇。每一个机遇，都可能是打开成功大门的敲门砖。然而，只有一直在四处寻找目标的人，才会认识什么是自己的机遇来临了，故要保持对机遇的探求。此外，"机不可失，时不再来"，要把握住一逝即过的机遇，及时进攻，扩大战果，直至成功。

　　成功属于像您那样的人（Success comes to people like you）。这是最后一句。前三句话虽已全面地概括了成功与做梦之间的关系，但这一句话却给读者极大的信心与鼓舞。"噢！我就是这样的做梦人。""我做梦没有错，我为实现梦所花费的劳动是正确的。""今后，我还要做更多的梦，取得更大的成功！"读完这最后一句话的人，都喜欢把它们作为座右铭写在案头……

　　无论一个人的事业在哪里，无论一个人干的是哪一行，无论是做"中国梦"还是"美国梦"，这四句话都是至理名言，可以使人得益无穷。

　　以上我的感想，曾以"梦为成功之母"为题的短文，发表于拙著《洋博士杂谈集》（重庆出版社，2000）之中。这里我把它再次贴出来，是因为我对"人生之梦始于中学"的回忆起于它的延伸。

（2015 年 4 月 1 日初稿，2016 年 9 月 5 日完稿）

附录 3-5 眺望之江的童年

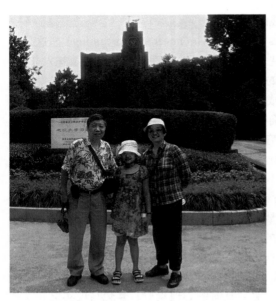

附录3：图21　作者携妻女回访旧居（2011 年）

四年前的今天，借回国探望父母之际，我携带妻女回访了位于杭州钱塘江北侧的秦望山麓，在那里我曾度过美好的童年。如果说一个人孩提时代的记忆要从 5 岁真正开始的话，那正是我初始记事的地方。虽然已经过去 60 余年，那儿太多的儿时记忆仍一直萦绕心头，尤其是对于一个至今流落海外的游子（附录 3：图 21）。

钱塘江，又名之江。位于钱塘江西北侧的秦望山（亦名月轮山）麓，曾经有过一所国际名校——之江大学。1952 年院校调整后改建为浙江师范学院，后又经多次变迁，现为浙江大学之江校区。该校区有一个独特的地标 - 红色的钟楼，高高耸立在浓密的山林之中，与奔腾东去的钱塘江只有一路（之江路）之隔。在 1937 年建成的铁路公路两用桥——钱塘江大桥（一桥）上，无论是在其铁路桥飞逝而过的火车旅客，还是在公路桥上缓行的游人或自行车客，都能把那红色的钟楼收入眼底。但他们大多不知道该钟楼所代表的原之江大学，20 世纪 40 年代就曾被评为世界最优美校园的第二名（第一名为土耳其的伊斯坦布尔大学）。而且，它有着深厚的人文历史的积淀：早年孙中山先生曾经访问该校并发表演讲；出生于杭州的美国驻中国前大使司徒雷登也曾在此隐居；更有多少近、现代著名国学大师、理学泰斗、科学家、文学家、教育家曾在此校园任教或毕业。

钟楼其实就是学校的大门，它位于沿江公路北侧的山坡顶部。当年从湖滨一公园乘 4 路公共汽车往九溪方向行驶，刚过六和塔，一转弯就可到钟楼的正下方。从公路往上有两条路可以通往钟楼，一条是步行路，起点就在钟楼东侧公路旁的公交站，因为它呈 S 状盘旋而上，通常大家对其称为"S（爱司）路"（现已关闭）。当年师生如果是乘公交车，主要是经 S 路进出学校。另一条供汽车进出之用，起点位于钟楼所在山坡的西侧。四年前我们回访故居时自驾游，走的就是这条汽车路。该路的尽头就是钟楼前的停车场。2006 年新竖的牌子"全国重点文物保护单位 - 之江大学旧址"，当时与正在维修钟楼的脚手架相互辉映。

我第一次走 S 路是 1954 年搬新家的那天。因为父亲金松寿从浙大调入浙江师范学院化学系工作，我们离开了居住了多年也是我出生地的浙大龙泉馆宿舍 5 号，举家搬往位于秦望山二龙头山腰的白房。那天，我随母亲坐在搬家卡车的驾驶室，父亲带姐姐、哥哥则坐在放家具的车后部。卡车上山前曾在江畔的公路上停歇，我们在路边的一家（当时也是唯一的）小饭馆（广东饭店）用了中餐（饭后还有甜点，估计是按照创办之江大学的美国人习惯而设）。餐后姐姐心零带我们兄弟到路边摘花。那是一朵茎秆很长而没有叶子的红花，至今记忆犹新（附录 3：图 22）。

以后每次随父母进城，因为都是乘公交车，故都要来回走两遍 S 路。后来我逐渐明白，为什么这条步行路不是直路，而要故意建成 S 状的缘由就是因为该山坡太陡。沿 S 形走，虽然路长了些，但坡度相对小了，上坡时可以省力些。下坡时我则经常是同其他孩子那样，是跑着冲下去的。我还记得有一位在钟楼门前摆修鞋摊的大爷（"小皮匠"），经常在 S 路上遇见他。与众不同的他，上坡时总是倒背着走。有人问他为什么这样走法，他说为了省力。这是我第一次目睹"倒着走"的人，而且是在盘旋而上的山路上。多年后我才明白"倒着走"不失为一种有益的锻炼方法，因为它使用了平时很少使用的肌群，可以用于治疗一些常见的肌肉疼痛性疾病（如腰痛）。

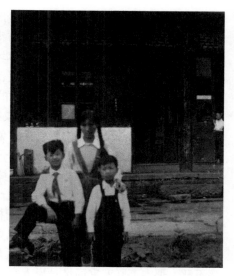

附录3：图 22 作者姐弟仨在龙泉馆旧居（1959 年）

总之，通向钟楼的 S 路，不仅使 S 成为是我接触并且学会的第一个英文字母，而且使我懂得了人生的道路不总是笔直的；而即便走弯曲的崎岖山路，也要去寻找快捷省力的窍门。

沿 S 路进入钟楼底层，穿堂而过就来到了校园，那是一座几何形的美丽花园，略显美国大学风格。在占地 650 亩的校园内，十几幢具有西方不同建筑风格的楼房依山而筑，绿树环绕中高低错落，与空间环境融为一体。钟楼西侧正对学校的主楼 - 慎思堂，中间是一片开阔的草坪。楼旁前面有两棵大香樟树，树龄有 200 年以上。

慎思堂又名遣散大厅，一直充当学校的行政办公楼，共三层。下层有圆拱形窗户，底层是多立克石柱的门厅，台阶下还有一对石狮蹲坐草地上。据说，当年孙中山曾由陈其美等陪同到此视察，并在这座楼前发表过热情洋溢的演说，希望当时那些在西风东渐的氛围中成长起来的学子们，能在将来担负起天下兴亡的职责。

我对慎思堂的感情缘于一次外宾访谈会。1958 年苏联专家米哈依尔·阿·克罗契科（物理化学家，苏联科学院普通与无机化学研究所研究员）来华讲学时，慕名父亲金松寿发现的溶解度规律到浙江师范学院专访。专家被专车接到校园后，就被学校安排在慎思堂二楼举行访谈。我还记得父亲自己购买了四盘糖果茶点招待外宾，母亲毛瑞雯也带我们兄弟一起去看，会见后并且把余下的糖果茶点都留给了我们。在那很少有零食吃的童年，享受这些丰盛的食品无疑会留下难忘的记忆。几年前通过豆瓣网看到有父亲的学生提到那位教授 1961 年曾在加拿大发表回忆录（参见《苏联科学家在红色中国》一书，该书英文原版被我近年网购得到），其中特别描述了那次来杭州与我父亲会见的详细过程，才知道父亲的研究当时在国际上的影响有多大（附录3：图23）。

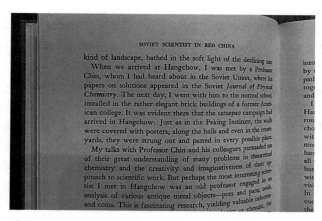

附录3：图 23 《苏联科学家在红色中国》有关家父的回忆（Mikhail A. Klochko，1963）

　　慎思堂前的这片草坪之所以对我印象尤深，因为那是我们儿时可以在地上随意打滚、玩耍的最佳场所。那碧绿、柔软、总是修剪得不高不低的草坪，是我孩提时代在杭州见过的最好草坪之一（当然还不及西山公园的"弹簧草坪"）。而且，草坪往上延伸到慎思堂前的平地，形成一个较大的坡度，使我们可以从坡顶一屁股溜下去，好像坐滑梯那样的爽快。在那块草坪上，我还特别注意到当时的园艺工人用一种滚轮式的手推除草机定期割草，维护草地的平整。这类老式除草机，在美国几十年前早已被机动除草机或拖拉机淘汰，但偶尔还在一些老年住家使用。记得 1989 年我初到美国时，一位退休志愿者平时免费教我们英语口语，周末我们就去她家帮忙——义务除草，她家用的就是这类除草机。她家院子不大，使用这类手推式除草机也无须太久时间完成。我只是一看到它，立即想起了慎思堂前的草坪。

　　也就是在这块草坪上，我有了夏天观看露天电影的第一次经历，学会了当观众拥挤时，可以移座到悬挂中间的大幕布后侧去看同样的影视，只不过字幕左右翻了一个身。我还清晰地记得那场电影的名称："解放一江山岛"。我更难忘的是，1958 年春天草坪附近的楼群前出现了无数大字报，贴在墙上，挂在路中，指名道姓地攻击我熟悉的一些长辈们为"右派"。7～8 岁的我对此迷惑不解。那本苏联专家回忆录说大字报是从北京蔓延过来的。

　　从钟楼顶部往西北眺望，慎思堂后为图书馆与上红房，其他楼房则多半被浓密的树林遮盖。

　　之江大学旧址由三个连续的山头（头龙头、二龙头与三龙头）组成。校园的主体建筑多在二龙头，除慎思堂、图书馆、都克堂、东斋、西斋等外，还有沿二龙头山脊建造的上、下红房、白房、灰房、绿房（9 号楼）等一批教授别墅，人们习惯按照它们外表的颜色来称呼。这些建筑都是依山势而建，错落有致，各建筑间均由茂密的森林植被覆盖。

　　都克堂原是校园内的一所教堂，也称克纪念礼拜堂，1918 年建造，后改为浙师院的大礼堂。学校的一些文艺演出或舞会经常在那里举行，那也是吸引我们孩子入内玩耍的最佳时光。都克堂通身由巨大石头切成，故我们都称其为石头房。它的石壁整年被藤萝蔓延，夏天时一片青绿。我是前些年到欧洲旅游后才明白都克堂的建筑风格属于哥特式的。

　　沿都克堂旁边的石阶上山，首先到达的就是下红房。它位于这些别墅楼房中心的位置。继续直上行不远就是上红房，其东侧是灰房，西侧斜上行稍远处是白房。现在竖有明确路标给游人指路。上红房和下红房两幢别墅约建于 1902～1903 年，留有古罗马建筑痕迹，尤其是下红房，圆拱门廊，雕花柱子，走廊上还有带栏杆的阳台，相当考究。

　　据说，下红房曾住过一位十分显赫的人物。那就是美国驻中国前大使司徒雷登。他的弟弟司徒华林曾是之江大学的校长。"别了，司徒雷登"一文使国人对司徒雷登家喻户晓，但国人多不知他出生于杭州，对中国人民有着深厚的感情，是燕京大学的首任校长，为我国培养了众多杰出人才的教育家。曾经被授予杭州荣誉市民。司徒雷登 1962 年在美国去世前一直希望身后能魂归故里。然而，"别了"被理解为"不容再来"，已经占据燕京大学旧址的北京大学当时难以收容他的灵柩，最终他还只得以燕京大学前校长的身份下葬杭州。

　　在我家搬进白房子住的那几年，下红房的主人是浙江师范学院的副院长江希明教授。他家有一位长年住家的保姆，说得确切一点是管家，主人夫妇与邻居们都叫她杨妈。她住在下红房的厨房附近，我们从路边经过时，经常看到她在厨房里忙碌着。我母亲与她很熟，因为大家住得很近，经常来往。我上学前整天跟在母亲的身后，自然与杨妈也混得很熟。

　　在秦望山的山坡、台阶上，经常可以看见四脚蛇（俗称蜥蜴），可能是树荫浓密，上坡上比较潮湿的缘故。它身体细小，全长约 20 余厘米，尾极长，约占全长的 2/3。因为四脚蛇有"蛇"字，许多人怕被它咬后中毒。其实，四脚蛇既不是蛇，也不会咬人，我们看惯了也就不再害怕。

　　使我真正害怕的是一次放学回家途中遇见了一条蟒蛇。它有一米多长，碗口样粗。我看见它时，它是横卧在杨妈厨房前的山路之中，完全阻挡了我的通行。当时我吓得喊着逃进了杨妈的厨房。一直等那蛇离开山路，消失在丛林中后，才由杨妈送我回家。由于我们兄弟俩去六和塔小学上学，下红房前的山路是必经之路，以后我单独穿行那里时，都是跑步通过的。后来我发觉可能正是这次与蛇的奇遇，注定自己一生中要与两位属蛇的女子生活在一起：一位是我的妻子，另一位是我的幼女。四年前我带她们一起经过下红房前的山路去白房。命中定数，不得不信。杨晓聪同学前几天在微信里说："属蛇的女子均为白娘子化身，聪慧、善良、美丽。"我相信她的话。我的发小中不乏属蛇的，想必都是同样。

居住在人烟稀少的山上，对孩子来说确实是一种挑战。不仅是蟒蛇，还有其他蛇，包括竹叶青与蝮蛇。比我大九岁的姐姐也因为曾在白房东侧厨房的台阶处遇到过一条一尺长的蝮蛇，以后下山再也不敢从那儿走。此外，夜间一种被称为谷鸡的长鸣声（好像是很响的喷嚏声）也是我们害怕的。姐姐因为单独睡一间房间，她夜里经常被这种鸡叫声吓得蒙着被子睡而出一身汗。她当时在安定中学（后改名为杭七中）住校读初中，只是周末与寒暑假回家住。我至今也不知道这种"谷鸡"是否就是"长鸣鸡"。《齐民要术·养鸡》引汉杨孚《异物志》："九真长鸣鸡，最长；声甚好，清朗。鸣未必在曙时，潮水夜至，因之并鸣，或名曰伺潮鸡。"难道它们的夜间啼鸣与钱江潮有关？

之江校区在二龙头的建筑群大概有十五六幢老楼，我家住在白房。原名卡特楼，是一幢典型的美式别墅。它建于 1920 年，占地面积 177.5 平方米，建筑面积 355 平方米。在校区内它虽不是海拔最高，但从地图上看，离钟楼或者钱塘江的直线距离最远。白房比下红房稍高些。但最高的应该数上红房，从白房的厨房边也有一条路可以斜上直达。当时王毅、王川铃兄妹家就住在上红房。王川铃是我同学又是近邻，小时候我们经常一起玩耍。其实，不同时期在白房住过的还有其他同学的家庭。吴游就是其中一个。他家搬到头龙头后我家才搬进去。我们住的是同一套间。听吴游回忆，还有王岳洛家也在白房住过。不过我只记得我们入住白房时在楼下西侧，东侧是徐步奎先生与他多病的前妻。楼上住的是生物学董聿茂教授夫妇。

早期建造的白房，是大量运用中国青砖的西式别墅，但其西式建筑风格却极为明显，主要表现在带柱子、上托檐部的人字形门廊；入口门上气窗；大门两侧采光；百叶窗及大面积玻璃窗扇等。进出二楼除有室内楼梯外，在楼后部还有悬空的室外楼道（可能设计为万一火灾发生时可供逃生之用），因其年久失修，当时就破损严重，大人们都不让我们去玩。白房的二层厨房是与主楼分开的，在主楼的东侧，厨房楼上住有一户校工，楼下则每家一间。各家共用的一个自来水龙头，则位于厨房外通往上、下红房的山路起始处。

白房室内的设施不仅有抽水马桶，还有壁炉（但那时我们从未用过）。我家居住的三间房一大二小。大房间是父母与我们兄弟俩的卧室。一小间是客房，平时给保姆住，姐姐回家时也住那间，另一小间是玻璃屋，我们当餐厅用。它的三面都是半落地的玻璃窗，故其白天阳光充足，还能随时观察、享受室外的来往动物或景色。室内窗台是石头制的，可以放置花瓶也可以坐人。该屋还有一玻璃门，出门下台阶直通山径。幼时的记忆促使我后来（1994 年）在美国建造自己别墅时也参照白房的格局，特地增加了一件类似的玻璃房（美国称为太阳屋），当然壁炉也是必不可少的。

白房的周围环境极其幽静，古树林立，繁花似锦。门前一棵参天樟树，树下有 石凳石桌，夏季我经常随母亲在那里纳凉。冬日白雪皑皑，我们兄弟俩还在雪地上用米筛、食物设局，捕捉小鸟。用细棍支撑起米筛一端，其下方撒一点米，我们躲在门后，看见小鸟停留吃食时突然拉动连接细棍的细绳，让米筛瞬间倒下，捉住小鸟。我们还养过白兔，每天去割它们爱吃的野草，充满爱心地看着它们一窝窝地生下来，一天天地长大。门廊两侧分别是迎春花与紫荆花树，均有一人多高。玻璃屋北侧还有棵桃树，每年开花结果。桃子不大，但味道尚鲜，母亲曾用其制成桃酱。

我们还经常把桃树干上的一些黏性分泌物（桃胶）刮下来玩。每到夏天，西侧窗台边有许多蜜蜂忙进忙出，估计蜂窝就在窗台之下，我每天下午总喜欢躲在窗后仔细观察它们的举动。

白房西侧有一条下行的山路，通往地势较低的绿房。该山路北侧的坡地上是很大一片松树林。天气晴朗的日子，母亲经常携一草席进入林中，铺在地上坐着做针线活，一边养神静息，呼吸那芬清的空气和林中丰富的臭氧。父亲有时也在那里看书。我上学前整天跟在母亲身后（我从未上过一天幼儿园），或在家里整理抽屉（"会整理"是我自那时开始养成的"专长"，结婚后还经常受到岳母的称赞。其实，学习也是知识的一种自组织过程，养成会整理的习惯对我以后的工作与学习都有很大的帮助），或在林中玩耍。我最爱听的不是音乐（我的脑子里缺乏音乐细胞），而是刮风时林中传出来的那一片片起伏的松涛声（或许是我父亲与兄长的名字中分别有一个"松"与"涛"字），它们可以在山谷里回荡，经久不息。白房的山林生活，对于自生我之后就患上严重肺结核的母亲，无疑是一次最好的长期疗养。后来在我的医学科普著作或演讲中，我都以此为例来说明回归自然是养生长寿的第一要旨（附录3：图24）。

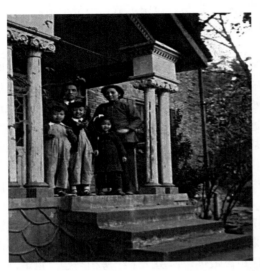

附录3：图24　作者童年一家在白房门廊（1957年）

白房的正前方即南侧十分陡峭，但仍有茂密的野生植被覆盖，树林中以榛子树为多，也掺杂不少栗子树。秋季的树林里到处可以拾到落地的榛子或栗子剥食。夏天，我们还采食山冈上野生的杨梅。一株数米高的杨梅树就在下红房子厨房对面的山坡里（"杨梅与杨妈"，我还有这样的联想记忆）。我们也不放过炒熟后吃时清香可口的梧桐籽实。玻璃屋外就有一株高耸云天的梧桐树，我们拾落地的梧桐果实，从中取籽。有一个周末姐姐回家时曾带四五位同学来玩，一起在大樟树下的石板上烧烤，母亲为他们煮面条，饭前还为他们洗脸、洗手，给他们留下深刻印象。一次，父亲的一位老同学来访，看到我们家背依青山，面眺绿水，百叶窗外，梧桐飘叶，连声赞道"神仙之地，神仙之地！"

站在白房的门廊向东南俯瞰，由于门廊的台阶很高，视野终年不被枝叶阻挡，可以一览钱江气势：宽阔的钱塘江波光粼粼，白帆片片；钱江大桥飞架南北，来往车辆川流不息，还不时传来车船的汽笛声。极目往南，便是钱塘江转弯之处。但是，在共和国初建的那个年代，辽阔江天并不总是风平浪静。我还清晰地记得，一天夜间，突然整个山麓灯光俱灭，防空警报响彻云天，我们随父母跑出房间，站在门廊上目睹了一场空战：在几束强烈的探照灯光下，两家轰鸣的飞机先是互相追逐，一阵炮声后则消失在云间，一切又恢复了平静。从第二天的报纸上得知，是一架来自中国台湾的侦察机在钱江大桥上空被从笕桥机场起飞的杭州空军战斗机击落。试想，要是当时就有手机、微信流行，肯定这一空战的照片当夜就会掀起火爆新闻。

1954～1958年，我在白房度过的生涯对我的一生影响巨大。幸福的童年既可使人憧憬完美，成为创造发明的动力，但也容易使人晚熟，难以习惯与承受挫折。出国规避尘嚣的风险，或许是不谙人事的我最好的选择。那时根本想不到，60年后的今天，我居然会移居到司徒雷登的国度，将终老在同样的美式别墅里。另一方面，白房子依山傍水，如诗如画的景色，朝夕相伴的野生动物，日出而作、日落而息的山林生活，使我从小就体会到回归自然的无尽益处。我医大毕业后在生物钟与健康领域的研究与著作，离不开儿时开始的兴趣与感受。从浙大龙泉馆宿舍搬来前，母亲毛瑞雯因严重的肺结核病，气喘咯血，平路走久了都十分困难。在白房几年住下来，加上营养改善（因为父亲1956年晋升副教授，工资增加，有能力为母亲每周买甲鱼与鸡吃，那时甲鱼没人吃，和鸡一样便宜，只有7角1斤。鸡蛋5分1个），至1958年夏天搬下山、入住道古桥杭大新村时，母亲的肺病几乎完全好了（附录3：图25）。

从浙大龙泉馆搬到之江二龙头，再搬到西溪路的道古桥，我们居住过的地方都有水。难怪有人曾说我们兄弟俩终身与水有缘，从名字就可以看出：无论是纵观历史长河里的滚滚波涛，还是变身于观世音手中净瓶里源源不断的治病圣水。60年后的我，又安家在水边——世界第二大湖密歇根湖的西岸。

白房的背后是二龙头最高的山脊，我们称其为后山。对于我们这些"七岁八岁讨狗嫌"的少年来说，那里才是我们真正的乐园（附录3：图26）。

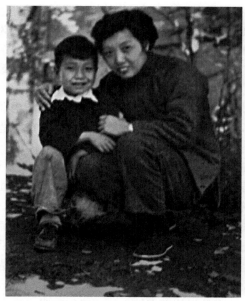
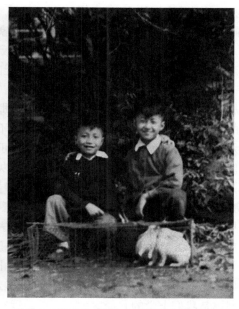

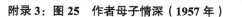

附录3：图25 作者母子情深（1957年）　　附录3：图26 观涛、观源在白房子养兔（1957年）

整个后山常年都有植被覆盖，但多为低矮的灌木丛树。散落分布的毛竹均不高，春天我们会去采集春笋，还不时挖出竹鞭当成"兵器"舞弄。春天到来时满山都是盛开的映山红。初夏时还有很香的山栀花，秋天则到处可见一丛丛的黄色野菊花。我们经常采摘各种花卉回来，插在花瓶中，真是山上日月在，瓶中花常开。爬山、玩耍的同时，我们也采食各种山林野果。秋天除毛栗子外，草丛里一种乌黑的小果果，也是我们寻觅的野生食品，经常吃得我们的嘴都是黑黑的，据说它可以用煮乌米饭。还有红红的蛇果果与酸咪咪草。

从白房出来登后山，我们通常是出玻璃屋西门下台阶，绕过屋旁的桃树就到后山坡。那里虽然没有台阶，但经过我们常年的攀爬行走，早已踩出了上下山的"路"。最初时跟随父亲一起登山，后来就完全由我们兄弟俩自己去了。1977年恢复高考时浙江省的作文题目是"路"，从小习惯走山路的我，自然对"原本没有路，路是人走出来的"或者是"书山有路勤为径"的中心思想有独特体会。

后山顶上有一个被日军炸毁的天文台废墟，那曾是整个之江校园地势最高的建筑。从那儿不仅可以更加清晰地眺望钱塘江风光，而且可以饱览周围起伏的群山峻岭。北坡远处是望江山疗养院，因为它与之江校区不在一个山脊，可望而不可即，是一个名副其实的"望江山"！据说进它的大门要从九溪那边绕过去。天文台废墟里当时仅存一些七倒八歪的水泥廊柱，周围还有一个已经倒塌的防空洞。可以弯腰走进去，但走不深。我们曾在那儿抓蛐蛐。山顶有一条石阶路（一米多宽），沿二龙头山脊蜿蜒而下，直通头龙头。

美国孩子大都喜欢在自己的私人领地玩耍。如我女儿三岁时，我们刚从中国回到美国家中，她就一人躲进刚刚理空的行李箱里，盖上箱盖，让我们找不到她。其实，我小时候也一样。就在白房子厨房后面的山坡上，我曾专门为自己建造了一块隐蔽而舒适的"领地"。虽然不高，但要一点点爬上去。四年前我带妻女回访白房时，女儿还兴致勃勃地一定要我带她去看那块"领地"，可惜年代已久，找都找不到了，难以如愿。

从后山坡往西侧下山，可能离九溪不远处，有一处被铁丝网圈住的真正"领地"，好像是一所机关，我已经记不起是哪一个单位了，反正不属于浙师院的范围。有一天，哥哥按压不住去那"探险"的好奇心，就带我在树林中穿行（因为没有路），在那找到一处几乎倒塌的栏网翻了过去。但走了不远，我们就被里面的人发现了。哥哥立即跑回到家这边，我因为跑得慢就被"捉"了去。因为我那时才6~7岁，哭着要回家，他们也没有办法。中饭时间到了，还带我到食堂吃饭。后来打电话到浙师院化学系找到我父亲，他从大门（也在江边的之江路上）进来接我回去。这是我第一次也是最后一次对邻近"领地"的"冒犯"，但至今记忆犹新。

与居住在之江校区的其他同伴一样，我们那时上学只有一个选择，那就是六和塔小学。它位于江边的一座小山坡上，与六和塔不远。学校不大，一排教室加上几间办公室。教室前是个小操场。从六和塔方向上坡或从头龙头方向下坡都可进出学校。

我们去六和塔小学上学，要经过下红房、灰房、图书馆、一条木桥（情人桥）、头龙头才到。一路都是山径，由砾石铺成，依山傍谷，幽静异常，尤其是白房到下红房那一段路，虽然不远（从白房东侧的厨房边自来水龙头处算起，大概有一二百米），亦甚荒僻。由于树林遮掩，只能闻声而不见人影。哥哥比我大两岁，记得他先我去六和塔小学上学时，我在家玩，但几乎每天送哥哥到门前路口，并且坐在自来水龙头旁的石阶上呼喊："哥哥，你走到红房没有？""还没有，快到了！"一个喊，一个答。直到声音听不见为止。我已经记不清当时这样呼喊的起因，是一种不舍与牵挂，还是为兄长壮行？但无论为何，兄弟情深，足见一斑。

图书馆是我们上学的必经之地。它曾是远东地区最好的图书馆之一。我们有时也进去借书阅读。姐姐因为已经上中学了，借读的书比我们多。暑假里她几乎每天去借一本书：《红与黑》《安娜·卡列尼娜》《苔丝》等，都是一些世界名著。

连接二龙头与头龙头的"情人桥"，实际上是横跨山涧的一座木桥。当时我们不知其名，只是经常在桥上停留，观看那山涧溪水飞流直下。桥的西侧是教工食堂。小学上午11点，下午3点半放学。我们都回家吃午餐，有时在食堂买几碗菜带回家。食堂对面好像是个变电站。

我上一年级时，与三年级的哥哥在同一个教室上课，分别坐在两边。老师教这一半学生时让另一半学生做作业，反之亦然。后来才懂得这称为复式班教学，常见于乡村小学，多因教师、校舍不足或各年级的学生不多所致。我妻子当年插队在农村担任民办老师时教的就是这种复式班。估计当时的六和塔小学也处于同样的情况。马校长是任平的母亲，在道古桥杭大宿舍时我们两家是紧邻。班主任是俞秋云老师，也是杭大的教师家属，后来也住在道古桥杭大新村。我们一直都很感谢她早年对我们兄弟的启蒙教育。有一位体育老师很凶。有时还打学生，同学们都很怕他。

在六和塔小学读书的三年期间，印象最深的学校活动是参加学校举行的篝火晚会，以欢迎新入队的少先队员。我好像也是在篝火晚会上戴上红领巾的。"时候准备着，我们是共产主义的接班人"，这就是我们那一代人从小接受的教育。最近吴游同学回忆起我刚上学的第一天是嘴里叼着一根油条进去的。我一点都记不得了，但我相信是真的，因为我清楚地记得，有一次当老师给三年级同学讲课时，还是一年级的我目中无人地站起来。用两手分别撑住两侧的课桌，在课堂上自得其乐地荡起双脚来，结果被老师训斥与罚站。比别的同学始终小一岁的我，家里也是排行最小，自然比别人晚熟。到了中学更别提了，我因为是小学五年制，比大多数同班同学要小两岁了！别看现在的发小们不仅年龄差别已经消失，性别之差也越来越小，儿时的一岁之差那可真大了去了。就那力气来说吧，我就打不过同班其他同学。记得有一次放学回家时雨后刚晴，周慈伟同学在一处积水潭推了我一把，使我的套鞋进水了，弄湿了袜子。我就闹到了他在头龙头的家里，直到他家的保姆帮我洗脚、擦干才了事。那时的同学也经常自由结帮，平时一起玩耍，需要时则帮助打架。我记得闹得最凶的一次，头龙头的一帮孩子十几个人，聚集一起都闹到白房我家的台阶下了。后来还是家长出面平息了。

　　拾金不昧，是当年孩子们受到的最好教育。记得有一次我在二龙头的学校理发室门口拾到两角钱，就交给了理发师小杨师傅。他收下钱后告诉我，如果两个星期内无人来领取，这两角钱就归我了。下个月当我去理发时，他真的把钱给了我。那时的两角钱可值钱了，可以买我最爱吃的芝麻花生糖 20 粒呢！学校理发室有两位杨师傅，我都熟悉。除小杨师傅外，还有一位老杨师傅是同学杨黄龙的父亲，学校的长跑运动员，每次的学校运动会都得奖。小杨师傅非常和蔼、风趣。而且他有这个本事：一个孩子来理发，他只要一摸头，就知道是哪位老师的儿子。我们一直很吃惊他的这本事，现在从遗传角度理解也不难。

　　最近听说，六和塔小学已经与之江大学一样，成为一个消失的校名。联想到我们曾经就读过的杭大附中早在"文革"期间被学军中学所代替。我毕业时的浙江医科大学与父亲工作一辈子的杭州大学也都并入了浙江大学。一个学生，当曾经就读过的母校（小学、中学乃至大学）都不复存在了，最大的感触是什么？

　　"逝者如斯夫！"古代孔圣人在江边的感叹无疑也道出了现代人的心声。存在是短暂的，消失才是永恒的。幸运的是，之江校区至少还有红色钟楼依然高高耸立在钱塘江畔，它与秦望山麓的那些楼群、别墅一起仍是我们儿时的记忆。一百多年来，它见证了大江两岸翻天覆地的变化，眺望着滔滔江水入海去，钱江后浪推前浪。中山先生的期待，司徒大使的夙愿都已经化成各个时期之江校园师生及其后代的努力，去寻求一个和平、民主、自由、繁荣的大同世界！

（初稿于 2015 年 7 月 21 日，完稿于同年 7 月 26 日）

附录4 书 评

从阿是穴、反映点到反射区的发展

魏 稼

针灸学科的发展，仅靠继承是远远不够的。要完善就必须要有创新。回顾至今为止的针灸发展史，它融会了一代又一代针灸同人的智慧与努力。如今针灸能走出国门，被世界各国越来越多的人们所接受，更是当代许多针灸同人努力创新的结果。最近由北京科技出版社推出的，由美国金观源教授等所著的《临床针灸反射学》一书，就是这种创新的成果之一，是近年来难得一见并极具特色的针灸著作之一。

纵览《临床针灸反射学》一书，其核心内容是应用反射学的观点来解释经络现象、总结经络体系与指导针灸治病的过程。作者把分布于全身的十四经穴、经外奇穴或新穴归纳成三大类身体反射区：躯体、内脏与中枢反射区，并且明确提出针灸疗法是一种反射疗法。

"反射"二字，言简意赅，揭示了古典经络实质与神秘针灸原理的真谛。在以刺激体表穴位为基础的针灸疗法中，没有注射任何药物进入身体就能发挥治病防病的作用，无论是内脏－体表相关，还是体表－体表相关，显然都离不开身体的反射机制。虽然自20世纪50年代初国内就已出现并曾流行过解释针灸机制的神经反射学观点，但当时的认识十分肤浅。而该书应用的反射学观点，正如作者在其前言中所说，不是以往那种初步认识的简单重复，而是发展到了新的高度。从该书所附的作者自传还可以看出，为了提出身体反射区发表规律与阐明针灸治病的反射机制，作者坚持不懈地进行了几十年的潜心研究。我因与作者有多年的师生之谊，更是深深地理解作者在针灸领域追求真理与筑造科学殿堂的才气与匠心。细心的读者也许早已看出，作者所提出的一整套反射学理论都是从他最为重视的"反映点"衍生、发展而成，而古典的"阿是"穴是现代"反映点"的原始描述。

20世纪60年代初，我曾在《中医杂志》上发表过一篇文章《"阿是"初探》，讨论了"阿是"穴的敏感现象，它出现部位与病灶、经穴、疾病与治疗的关系，以及"阿是"的有无与数字等。这篇文章是我结识作者的"媒介"。观源教授是在20世纪70年代初查阅文献时看到我这篇文章的，当时他还在浙江省湖州第一人民医院针灸科担任针灸医师，自学十分勤奋。他立即给我来信，虚心求教。我们之间的"针缘"就是这样开始的。以后我也曾不断地寄一些自己新发表的论文与著述给他。我们之间的通信交流保持了多年。在他的来信中无不洋溢着青年时期的作者对针灸真谛孜孜不倦的追求。记得我们的第一次也是至今唯一的一次相聚详谈是在1980年当我参加支援非洲医疗队回国时，那时他已回到杭州，在浙江医科大学攻读生理专业的研究生。

观源对"阿是穴"或反映点的重视，一直贯穿在他从早年至今的临床工作中。在他早年发表的一系列临床针灸报道中，他都选用反映点刺激，控制针感传导，使"气达病所"与提高针灸疗效的第一要素。与此相应，古典经络在体表的循行线路与经穴的解剖位置，成为他用来确定反映点或"阿是穴"的一种体表定位系统。

为了强调反映点在针灸疗法中的重要地位，作者在《临床针灸反射学》一书以重复三遍的"反映点、反映点、反映点"作为其中一节的标题，并且对反映点与穴位的关系作了十分精辟的分析。如大多数经典穴位都是敏感点，也多是压痛点，或是低电阻的良导点，或是对热刺激也比较过敏的敏感点。另一方面，反映点也大多以压痛、低电阻、局部硬结等形式表现出来，而且它们出现的位置多与经典的经穴或经外奇穴相一致。但这并不等于说穴位就是反映点，两者仍经常有很大的差别。不少反映点在体表出现的位置可以完全在经络之外。所以，作者强调操作者要跳出经典经络或穴位位置的约束。并且在古人提倡"宁失其穴，勿失其经"的基础上，针对反映点的重要性以及它还可以出现在经络之外，进一步提出"经、穴皆可失，反映不可无"之说，即倡导无论反映点的出现与穴位的位置不一致或不在经络线上，均可取之。

　　作者有关反映点的上述观点，我十分赞同。不仅"阿是穴"或反映点的位置在不同的个体或患不同疾病时会有很大的变异，而且即使在相同个体，患相同疾病时，穴位的敏感性会随着疾病演变和治疗过程发生变化。所以临床取穴的灵活性与提高疗效密切相关。我最近提出"动态穴"观点来说明针灸经穴的相对特异性。认为经穴大多是动态型的，古代文献对经穴分布作用的描述，仍然具有很大的不确定性和可以发展变化的空间。

　　立足于反映点与穴位的关系，以及"穴位是面，经脉是带"，"具有类似主治功能的穴位或反映点相聚成片、成区"的特点，作者进一步提出应用"信息带"或"反射区"的术语来概括古典的经络体系。这项研究耗费了他几十年的心血与精力。1976 年，观源及其合作者首先提出应用"信息带理论"阐释经络体系与指导针灸过程。1978 年他们的这一理论发表在《针灸与控制论》一书中。那是一本应用控制论、信息论方法阐述经络实质与针灸原理的书，至今还在我的案头。虽然它仅是一本薄薄的小册子，其表达的新观念当时并未在针灸界引起重视，但它是作者新近发表的《临床针灸反射学》一书的雏形。

　　为了与国际接轨，使针灸更容易融入现代医学的主流中去，1998 年作者采纳西医普遍理解与接受的"反射区"的提法，替代"信息带"的名称，并重新制作了身体反射区的彩色图谱替代早先绘制的信息带图谱。作者认为，在诸多有关"阿是穴"或反映点的名称中，以"反射点"或"反映点"最能确切地表达体表某处与其所联系的内部器官或其他组织的反射性联系。而且，由于英语里的"反射"也可以翻译为"反映"，故反映点即是反射点；由具有相同治疗功能的反映点或穴位所聚集而成，或牵涉痛等其他反射现象经常出现的体表区域组成的所谓的信息带、穴区带就是反射区。但是反射区的提法更形象与通俗地表达了经络的实质，即其作为一种反射性的功能联系。组成反射区的穴位或反映点，既是体内信息在体表的输出部位或反射点，又是针灸治疗信息的输入部位。作者还进而把分布于全身体表的反射区，称为"身体反射区"，与各种局部微针疗法所采用的"微反射区"相互补充，从整体到局部描绘了一幅全身反射区的完整画面。

　　我以为，观源及其合作者在探索经络实质与针灸原理的科学研究中，抓住"阿是穴"-反映点-反射区的一条主线，方向是正确的，成就是巨大的，它对提高临床疗效有重要意义。尤其对三大类身体反射区的合理分类，更是做了一件非常了不起的工作。我也十分赞同观源教授的观点，在今后的针灸研究中要加强针灸过程标准化与减少随机性的临床研究。不能只重视动物实验的针灸机制研究，而忽略了在人体或临床进行有关"内脏-体表相关"或"体表-体表相关"的双向反射研究。

　　总之，《临床针灸反射学》一书和盘托出了一个完整的"针灸反射学"理论，使传统的针灸疗法与经络学说面目一新，为它们与现代医学之间架起了一座桥梁，并且与临床紧密结合，探讨了针灸疗法的主要技术理论，分析了针灸治疗常见顽难病症时的难点与提高疗效的途径，成为一本在继承、发展祖国医学针灸学科中充满创意与科学态度，难得一见的好书，值得广大立志于弘扬祖国医学的临床医师、科研人员、中医院校教师、研究生以及高年级本科生一读。如能将其作为案头参考书，相信读者必能开卷有益。

　　愿具有几千年历史的中国传统针灸早日科学化并融入世界医学的主流中去！

　　（注：本文写于 2004 年 9 月 17 日，南昌。作者魏稼系江西中医药大学教授，中国针灸学会常务理事）

立足临床　创新实用

叶明柱

旅美针家金观源博士家学渊源，师承焦勉斋、郑魁山、魏稼等针灸大家，尽得其传。又受过现代医学的专门训练，有 30 多年的临床实践经验，是一位学贯中西、经验丰富的针灸医家。我有幸拜读了金博士伉俪所撰之《临床针灸反射学》一书，觉得非常贴近临床，是近年来难得一见的极有特色的针灸著作之一。

1. 倡立针灸反射学

针灸是一门古老的医术。随着科学的进步以及医疗实践的积累，新技术和新方法不断问世，针灸医学也不断向前发展。20 世纪 50 年代以来，巴甫洛夫神经学说、知热感度测定、经络现象、法国诺吉氏耳穴以及针刺麻醉等各种学说的次第出现，无一不推动了针灸医学的前进。但是，目前临床上尚有许多现象不能以经络学说、神经 - 内分泌学说或全息学说来解释，因此必须有也应该有其他学说来完成。作者继承了传统的经络学说，从临床出发，结合现代医学，明确提出针灸疗法是一种反射疗法，揭去了几千年来蒙在这一传统疗法上的神秘面纱，指出了针灸治病的机制和实质。又应用针灸反射学来指导临床，不仅克服长期阻碍针灸发展与推广的随意性，而且还能提高疗效的确定性。针灸反射学架起了针灸医学和现代医学之间的桥梁，是作者对针灸医学的一大贡献。本书的出版必定有助于针灸医学的革新与发展。

2. 阐述提高疗效的对策

作为一个临床医师，我深知疗效是针灸医学的生命力所在。本书的一大特点是：用第 2、第 3 两个章节对针灸的疗效进行论述，这在其他针灸著作中是罕见的，也证明了作者临床经验相当丰富。作者将影响针灸疗效的因素归纳为操作者和患者两个方面，计有 13 条之多。如在"机体的敏感性"之中提出身体之阴面较阳面敏感、肢体的远端较近端和躯干敏感、身体灵活部分较不灵活部位敏感，并列表指出影响体表敏感的 9 种因素。这些都是临床常见而不为注意的现象，足见作者学风之严谨，用心之钻研。作者详尽地提出了提高疗效的对策，计有八个方面 50 余法。如临床常见的"抗针性"，是困扰针灸医师的老大难，目前一般采用几组穴位轮流使用，以期克服，而本书则提出了 8 种方法。其中"自开始就使用足量的刺激""改电针为手针"等颇有新意，对临床具有很大的指导意义。此外，对针感的控制方法、"一穴多针"或"一区多针"等均为创新之论。

3. 详细披露治病秘诀

任何一种学说，必须接受临床的验证。本书的另一大特点是介绍了常见适应证与顽难病例的治疗，还有戒烟、戒酒、戒毒、减肥等内容，篇幅超过本书的1/4。作者将其师传的"不传之秘"及自己 30 多年的临床经验结合文献和盘托出，并加以讨论。读之如入金谷之园，目不暇接。如"肝炎"中提出，曲泉至阴陵泉处为肝、泌尿生殖系反射区的重叠区；"震颤 / 帕金森病"中指出，针灸对震颤以及同时有肌张力增高的帕金森病疗效差，而对各种以神经肌肉麻痹或肌张力减退为主的疾患疗效好；"周围性面神经麻痹"中指出，治疗时不宜看电视、电影，不宜长时间坐在电子计算机前等。这些都对临床有较高的参考价值。

《临床针灸反射学》立足临床，内容丰富而实用，是一本不可多得的案头参考书。我相信她的出版必将深受世界各国针灸同人的欢迎，是针灸学术史上的里程碑。

（注：本文写于 2004 年 6 月 27 日，上海。作者叶明柱系上海市针灸学会理事、上海市针灸学会文献专业委员会副主任委员）

经络、针灸与计算机科学

赵申生

我是学计算机的，但多年来对在美国研究与传播中国古老的针灸、气功、太极拳等有着浓厚的兴趣。我发觉现代计算机制论对于解读古老的东方医学有着极为重要的意义。在众多的研究者中，金观源博士连续 30 余年的研究成果最为令人瞩目。

记得十年前，我是在美国第一次读到一本应用控制论、信息论方法阐述经络实质与针灸原理的书，那就是金观源博士与其合作者 1978 年所著的《针灸与控制论》一书。虽然那仅是一本薄薄的仅数万字的小册子，但该书的新观念和明快的表述令人信服。时间一晃十年后的今天，再次拜读金观源博士等所著的《临床针灸反射学》，发现该书虽然其视角以及分析问题的方法仍与当年《针灸与控制论》一书相似，但其内容的深度与广度上都已远远地超出了那书，而且紧密地与临床应用挂钩，洋洋 80 万字的巨著印制精美，自成系统，博古引今，收录近代世界各国的研究文献 700 余篇，真正地成为了一本全新的观念和具体的操作紧密相结合的书，一本融会古今的书，一本梳理中外的书，一本沟通东方和西方文化的书，一本对研究人员、研究生、本科生、医务工作者和我这种业余爱好者都是开卷有益的书，可圈可点。

金观源博士指出："在研究传统的经络学说中，最大的困扰是至今为止不能在经络的体表循行途经发现解剖学所未知的任何特异结构。"有时我和美国朋友谈起针灸经络，他们是根本无法接受没有对应解剖结构存在的"经络"。这个困扰的实质就是：传统的经络学说缺乏一个科学基础，因而它的可靠性、可预测性、可操作性和可重复性受到了巨大的挑战。要排除这个困扰，就要为针灸经络体系建立一个现代的、科学的理论基础。正是怀着这样一个坚定的信念。金观源博士提出了针灸的反射学原理。也可以说，这正是信息论和控制论在古老的针灸学科的具体应用。20 多年来，实践证明，这种学说继承了古典经络学的合理内核，不断地承受了无数多的临床病例的验证。这是一个十分有希望的方向。

从计算机图论的角度来看，人体的穴位和经络，恰恰对应的是三维空间的一个完整的图。图的结点正是不同的穴位，而经络正好对应的是不同的路径。针对不同的疾病，要在反射区中选取一组最佳穴位组合来进行治疗，这在计算理论中正好对应一个"最优子集的选择"问题。在针灸的临床操作中，针刺的顺序有先后之分，针刺可以串行，也可以并行。这在计算理论中，正好对应的是一个"最优执行顺序"的问题。在引用针灸反射学以后，针灸经络的计算机化会来得更加简易和有效。

人体是一个超大规模的自动控制系统。人体同计算机相比是要复杂得太多了。当年计算机的诞生只不过是模拟了极其简化了的人体神经元的生理机制。计算机的使用和推广，很大程度上得力于计算机语言的发展。20 世纪，对应于第一代的计算机，使用的是如同"周易八卦"一般的机器语言，难学难用。但没有几年，就研制使用了汇编语言。随后，又开发了高级语言。近些年来，又进一步开发了鼠标语言和视窗语言。计算机只有六十年的历史，由于使用的语言变得越来越好学和好用，计算机的使用变得越来越广，变成了全世界家喻户晓的东西。相比之下，针灸和经络学说走出国门的路是走得如此艰难。计算机学科的成功经验兴许可以作为中医、针灸界人士的借鉴：一定要用世界通用的、简单的语言来表述，而金观源博士的《临床针灸反射学》也正是在这一方向上迈出了坚实的一步，可喜可庆。

（注：本文写于 2004 年，芝加哥。作者赵申生系美国伊利诺伊州州立大学计算机系教授，已故）

附录 5　作者最新论文

附录 5-1　寻回迷失的经络，发展现代针灸医学
——反思针灸的"去经络化"现象

金观源

回顾海内外一次次针灸热的兴起，无不是中医千年宝库中的"针灸"这颗璀璨明珠，越来越受世人瞩目的结果。一针在手，救死扶伤；针尖所指，立竿见影；适应证广，简单易行，没有副作用……针灸疗法的这些特性造就了它的辉煌。从针灸的发源地中国到全球，无论是在那缺医少药的战争年代，还是医疗重点移到农村，唯中医独香的封闭氛围，或中西兼容、医院林立的百技竞艳时期，针灸的疗效都经受了实践的验证。实施针灸过程中并无药物参与，却具有防病治病的奇妙，使它不仅能够直面驳斥网络上那些"中医不科学"的叫嚣声，而且在西方主流医学试图甄别其是否只有"安慰效应"的临床试验中胜出！

然而，也正是由于针灸的奇特疗效，西方尤其是美国的一些医疗行业不停地来抢这个"香饽饽"。近些年来理疗师行业更为甚之，索性把针灸（acupuncture）改头换面，变成了他们自创的"干针"（dry needling），企图以此绕过当地针灸法的管理，把干针列入他们的职业范围。对此"明抢暗夺"之举，海外的中医针灸界自然绝不答应，美国最近组建了"全美职业针灸安全联盟（AAPAS）"，通过媒体宣传与法律诉讼，对"干针逆流"掀起了反击。干针，明明是现代针灸的一种形式，却被西方某些人提出"不是针灸"，其主要理由是"干针的刺激部位即触发点（trigger points）是基于现代解剖生理知识发展起来的系统""干针操作不受中医的经络学说指导""干针操作者无须学习中医基础理论"等[1]。简言之，"去经络化"，是干针得以在西方崛起的主要招牌。

由此，针灸的"去经络化"疑惑，至今已经引起了全球业内同人高度的关注与不安。什么是针灸的"去经络化"？它有哪些表现？针灸是否允许"去经络化"？针灸可能完全"去经络化"吗？"去经络化"等同"去针灸化"吗？"去经络化"后的针灸形式（如干针）还是针灸吗？这些问题接踵而来。一些同仁甚至担忧：如果不解决这些疑惑，继"干针"之后，其他类似的"某某针"之流还有可能相继出现，威胁针灸行业的管理与阻碍针灸疗法的发扬光大。

本文首先回顾海内外各次针灸热中"去经络化"暗流的不同表现，分析其利弊，阐明其与"去针灸化"的区别，提出完全"去经络化"是不可能的，也是不应该的，驱散悬挂在业界人士心中的疑云。同时提出，要寻回迷失的经络本来面目，在继承经络体系的基础上发展现代针灸医学才是正道；应用系统论或系统医学的原则指导现代针灸的研究，是一条很有希望与前途的方向。

一、针灸热与"去经络化"暗流

何谓针灸的"去经络化"？大致有三类表现：一是在学习与实施针灸过程中，只注重穴位（刺激部位）及其功效，而不在乎它是否在经络上或者是经穴，不用经络学说解释针灸的机制。二是

虽然一直努力寻找经络的结构基础，但找不到至今所知道的组织结构之外的特殊管道，故认定经络是一种功能联系或信息通道，存在于体表的穴位是体内生理或病理信息在体表的输出部位或反映点，或针灸治疗信息引发针灸效应的输入部位，故针灸取穴不必拘泥于书本记载的位置，而应注重实际反映点的存在。三是完全否认经络的存在与作用，主张针灸与经络的分离，认为只要根据解剖生理知识找准刺激位置实施针刺，就可以取效。

根据针灸"去经络化"的这些表现，我们可以看到，针灸的"去经络化"趋势，其实一直都存在于海内外历次的针灸热中，只不过以往那是一股暗流。而当前海外关于干针事件的抗争，则把这股暗流暴露在光天化日之下。而且，针灸的"去经络化"趋势，对于推广针灸，阐明针灸的原理都曾起到积极的作用。

国内针灸的"去经络化"趋势，可以溯源到 20 世纪 50 年代中医、针灸的复兴期。北京针灸研究所前所长朱琏（1909～1978 年）于 1951 年出版的《新针灸学》[2] 可以被看作是其代表。该书只介绍穴位，不谈经络理论，继承了承淡安（1899～1957 年）在 1931 年出版的《中国针灸治疗学》的做法。而且，她应用巴甫洛夫的神经反射学说解释针灸的机制，如针刺合谷止牙痛的机制用大脑皮质内的牙痛兴奋灶被针刺手部产生的新兴奋灶替代或转移来理解。其实，合谷止牙痛（面口合谷收），可谓证明针灸有效性的最佳范例，即使新学针灸者都可屡试屡验。至今那些排斥针灸神经反射机制的新学说依然无法逾越它。

针灸的"去经络化"趋势，在 50 年前的"文革"时期得到进一步的强化。那时，正值国内最大的一次针灸热（开始流行于 20 世纪 60 年代中期，结束于 70 年代后期），无论是在城市还是乡村，针灸疗法的临床应用与科研都是空前的。不仅中医在研究，西医也在研究；不仅学医的在研究，不学医的，如理工科的也在研究。针灸、针麻机制的研究，几乎成为全国所有西医院校唯一的科研项目。也正是从那时开始，围绕经络实质与针灸机制的大量现代研究取得令人瞩目的进展，主要是得出了神经系统的完整对于针灸效应是必要条件的结论。另一方面，在传统的经络实质研究中，未能在经络的体表途径发现存在解剖学所未知的任何特异结构。

此外，也就是在那场史无前例的针灸运动中，一个个新穴被发现，原有穴位的功效也被大量的实践发展。经典的经络体系再难以概括大量后来发现的经外奇穴或新穴。那时针灸的普及就是通过只论穴位功能而不论经络实现的。"新针疗法"所要求的强刺激、不留针打破了传统针刺讲究运用手法的框框。还有一系列新医疗法被创造或者发展起来，如耳针疗法（1972 年），头针疗法（1971 年）、腕踝针（1972 年）[3]、神经干刺激疗法（1973 年），它们在理论上完全脱离经络学说，但临床疗效显著。还有各种微针系统的针刺疗法，如手针、足针、眼针、鼻针、唇针、舌针等如雨后春笋般地涌现，尽管这些"微反射区"多是在缺乏生物学证据的"生物全息论"催生下出现的，不需要经络学说作指导，但同样在临床上发挥了重要作用。随着"文革"结束，这一轮以"去经络化"为明显特点的针灸热逐渐降温，国内"科学的春天"里，医学领域"百花齐放"，不再只是中医或针灸这枝"独放的花朵"。

第三轮海内外针灸热出现自 20 世纪 90 年代，至今方兴未艾 [4]。它与国内的改革开放同行，随着国内医学院校培养的大批新一代博士、硕士出国行医，而延绵到海外。这些人多具有中西医结合的教学或科研背景，崇尚在继承经络学说基础上的创新，再一次促进了临床针灸"去经络化"的进程。

1990 年，我受邀在旧金山举行的第五届世界中医暨第一届国际气功大会上以"穴位分布规律的新理论"为专题，全面介绍了我用以阐释经络学说的"信息带理论"[5]、[6]。同年，受洛杉矶针灸医师公会邀请，我的连续几场有关"信息带理论"的学术讲座，也都受到当地针灸师的极大欢迎。我体会到美国针灸界对"信息带理论"的反响类似于 1976 年我在浙江莫干山会议上的第一次报告，但又有不同之处。国内的会议上老中医的称赞与感慨最多，认为信息带理论说清了经络学说无法说清的内容，即十分赞赏该理论对传统经络理论的"继承"之处；而西方的针灸师们则更喜欢"三大类信息带（穴位反射区）的分布规律"，认为这使他们十分容易学习与应用五花八门、功能繁杂的穴位，即看重该理论对传统经络理论的"发展"部分。作为"一家之说"的信息带理论，由于它是在继承经络学说的基础上发展起来的，几十多年来在指导针灸临床与提高疗效方面经受了实践的检验 [7]。1988 年 6 月 23 日，中国卫生部的《医学信息报》以"信息带理论指导临床疗效显著"为题作了专门报道。

在信息带理论的基础上，进一步提出"针灸反射学"的新学科，是我 1989 年到美国工作后开始的。2000 年 4 月在北京召开的"国际传统医学大会"上，我首次提出"用反射学的观点来整理、研究和指导针灸，实现传统针灸的科学化、现代化"的观点 [8]，博得了绝大多数在座专家的赞同与共鸣。会后我立即全力以赴地投入到《临床针灸反射学》（2004 年）[7] 及其英语版《Contemporary Medical Acupuncture：A Systems Approach》（2007 年）[9] 的写作之中。不可否认，这两本书的相继发表，尤其是英语版，在推动针灸现代化、国际化的同时，在西方尤其美国针灸界也促进了对经络体系临床意义的反思。我提出的"反映第一诀"就是"经、穴皆可失，反映不可无"，是对古人"宁失其穴，勿失其经"经验的补充与发展。因为近代的大量实践证明，许多新穴或反映点可以位于经典穴位或经脉以外的位置，选穴时务必以局部出现的各种反映（如压痛、硬结）为指标，这是提高针灸疗效的关键。

新一轮国际针灸热还表现在针灸临床上许多新的创新，如小针刀、腹针、浮针、脐针，还有近年来异军突起的激痛点针灸疗法、肌肉筋膜疗法 [10] 等，相继兴起。国内的创新走出国门，国外的成果翻译引进。近年来网络上流行的众多中医药、针灸微信群更是促进了这种国际交流。

另一方面，与针灸临床上的"去经络化"相呼应，针灸实验研究的成果使"去经络化"的针灸"更上一层楼"。2015 年朱兵教授编著的《系统针灸学》[11] 在总结有关针灸机制及经络研究的最新成果之后，提出了经脉研究必须"解链取珠"。书末他也就经络学说对于针灸的重要性提出了质疑："经络学说一定为针灸学所必需吗？"他的结论是显而易见的。由于经络不可能是存在于现代医学所认识到的组织结构之外的实体，至今为止所做的每一项有关经络实体的研究，其实都是在为经络体系"拆砖去瓦"。

综上所述，如果撇开有关经络与针灸机制的基础研究，仅从针灸临床的角度来看，针灸"去经络化"的表现趋势可以大致归纳如下：从"经络辩证"到"只论腧穴，不论经络"；从"循经取穴"到"同经异治""异经同治"及应用大量新穴、经外奇穴；从"宁失其穴，勿失其经"到"经、穴皆可失，反映不可无"；针灸的刺激强度从轻到重，甚至特重。

二、针灸"去经络化"的利与弊

回顾上述现代针灸的发展史，可以这么说，如果没有"去经络化"的针灸学教学，针灸疗法不可能那么容易推广，不可能像现在这么被广泛地应用；如果当年没有集中全国中西医科研力量对经络实质的攻关研究，也许至今还未认清经络系统作为人体体表与内部功能联系的本质，不可能对针灸的功效与机制有如今那么深刻的了解。如果没有"去经络化"的新理论、新思维指导，就不可能涌现那么多五彩缤纷、疗效突出的新穴位与新医疗法，丢开古典理论的束缚而创新；换言之，"去经络化"的暗流，实际上推动了针灸热，促进了现代针灸医学的发展。

关于针灸"去经络化"促进临床创新思维，有两个典型的例子：第一个例子是对反映点的重视。自从选取"压痛点"或"阿是穴"针灸的重要性被认同以来，大量的针灸实践已经证明，选用反映点是提高疗效的关键，虽然大多数反映点（压痛点、敏感点、阿是穴或触发点）就是出现在传统的经穴或经外奇穴的位置上，它们通常是相一致的，但仍然有许多反映点不在传统经络体系之内。我们提出的反映第一诀"经、穴皆可失，反映不可无"，就是强调根据反映点选穴时不要被传统经络体系所束缚。至今已有越来越多的针灸医师根据反映点来确定针灸的刺激部位。他们通常虽然也用传统穴名来书写、记录刺激点所在的体表部位，但那只是把经络体系或传统穴位的位置作为体表的"定位标志"而已。当然，许多新穴也直接用其体表解剖位置定位，而不管其与传统穴位是否重叠或相邻。现在流行的"触发点（激痛点）"或众多"特效穴"，包括董氏奇穴，在使用时都是这样定位的。传统的经络体系只被当作"地标"而应用时，针灸的"去经络化"可谓发挥到了极致。

另一个例子是对体表皮下组织层刺激的重视。这是原先的经络学说中最薄弱的环节，体表皮下组织的某些刺激方式的特点甚至与传统针灸的要领相悖。1972 年，张心曙教授发明腕踝针[3]。它的取穴特点是把全身病症表现所属部位归纳在身体两侧由前向后的 6 个纵行带状区内，按区选择位于环绕腕踝部一圈的 12 个相应点针刺治疗。它的针刺特点是把针平刺入皮下组织浅层一定距离，要求不出现酸、麻、胀、痛等得气感觉，留针 30min 或更久时间。腕踝针认为"气至则无效"，这与传统针灸的"气至而有效"恰恰相反，故它在理论上完全脱离了经络学说，但其临床疗效显著，尤其在治疗躯体疼痛性疾患有着相当好的效果。因为皮下组织多为浅筋膜，较少神经末梢分布，不求针感的腕踝针作用机制显然不同于位于肌肉丰满处的那些以"得气"为有效指标的经穴刺激）。1996年符仲华教授发明的"浮针"就是在腕踝针的基础上发展起来的。浮针把皮下组织层的刺激点从腕踝部扩展到全身，通过改进的针具也增加了新的刺激方式（如扫散），配合患部的运动去获取最佳的效果。其实，现在流行的小针刀、铍针、芒针或肌筋膜疗法，尽管刺激方式各异，但都把皮下组织层的刺激作为一个重要的刺激对象，在一些适应证的治疗上积累了许多成功的经验。完全可以这么说，如果没有腕踝针突破经络学说"气至而有效"的传统束缚，也就不会有这一系列的针法创新。

"去经络化"促进针灸的发展，还有许多例子。如以"肚脐（神阙）"为刺激对象刺激方式（如脐针），就是打破"神阙禁针刺"的传统束缚而发展起来的。显然，现代针具的细巧与消毒观念，改变了古代不允许针刺神阙的规定。重视腹部取穴治病的脐针，还有腹针等，与近年来越来越受人注目的肠 - 脑轴有何关系，已经引起研究者的关注。

但是，"去经络化"的思潮，对针灸的发展也有一定的负面影响。目前海外出现的干针事件就是一个典型例子。干针的传道者，利用它"去经络化"的特点进而提出"干针不属于针灸"的谬论，也就是使其"去经络化"一下子变成了"去针灸化"，企图实现其"剽窃针灸"的目的。

然而，从学术角度来看，"去经络化"的最大弊端，是不利于继承几千年的针灸与中医临床经验。此外，容易导致一些以针灸为名的"过度治疗"。

为什么说"去经络化"不利于继承几千年的中医、针灸临床经验？且不说六经分证在中医诊治疾病包括应用中药方剂中的重要性，几千年的针灸临床经验，可以说都是与经络学说或经络体系相联系的。不仅在指导临床取穴（如"循经取穴"的原则，即"经脉所过，主治所在"）或实际操作（如"气至而有效"的原则）方面，经络学说都发展了完整的理论，而且对有效穴位的分布规律也都积累了丰富的经验。四总穴歌"肚腹三里留，腰背委中求，头项寻列缺，面口合谷收"，还有后人加的"胸胁内关谋"，它们所表达的某穴位与身体某部位之间的关联都是传统经络体系的精华。再拿我们提出的三大类身体反射区（内脏反射区，躯体反射区和中枢反射区）为例，它们完全是通过分析、整理、归类各个穴位或反映点的功能归纳出来的，其分布规律都大致与传统的十四经相对应。如果完全"去经络化"，我们的三大类反射区也就失去了根基。所以，对于发展现代针灸临床来说，完全"去经络化"也是不应该的。

经络体系对于由千年临床实践织成的"彩锦"——针灸经验之大成来说，好比是其骨架。正如笔者的一首诗中所云"奇花独秀不称绝，片片碎锦织霓裳"。如果完全去掉了这一骨架，"霓裳"便散落成一片片碎锦，好似那花园里一朵朵零星的花朵，再难做到"春色满园才壮观"。这也正是海内外中医院校学习针灸务必学习经络学说的道理。干针的传道者以为抛弃了经络学说可以节省学习针灸理论的时间，其实正是犯了这一大忌，其疗效只能局限于某些肌肉筋膜疼痛性病症的治疗。

至于"过度治疗"，近年来，西医的"过度治疗"已经引起了临床的极大关注[15]。有人或许会问"针灸也会过度治疗吗？"以往我们知道由于针灸对机体功能具有双向调节作用，总以为针灸不会过度治疗。但看到最近在网络里传播的一些针灸或新医疗法视频后，不得不说"针灸的过度治疗"已经存在并且有愈演愈烈之势。不顾患者的个体化差异，一律采用标准化的刺激方式（如过度强调分离体表组织的粘连），是导致近年来临床上一些外治法"骇人见闻"的原因之一。它们在"去经络化"的一些理论指导下，主张刺激区域广泛或强烈，把中医的外治法推向了"过度治疗"的边缘，以为只有这样才能有比传统针灸更好的疗效。原本应该是缓和、舒服的针灸外治法，经常变得使患者在治疗期间痛苦难忍。殊不知针灸"过度治疗"也会有很坏的结果，如炎症性疼痛患部在过度刺激后疼痛经常加重。还有，由于刺激期间的激烈疼痛可以导致急性血压升高，使患者心脑血管事件的危险增加。在本文最后一节我将分析避免针灸疗法"过度"的对策。

三、完全"去经络化"可能吗

通过前面的回顾，我们可以明确地看到，在针灸的临床与科研中，"去经络化"似乎已经不可避免地流行。那么，我们应该如何来看待"去经络化"的针灸趋势呢？这对于正确理解与处理"干针事件"密切相关。

首先，从学术角度来看，"去经络化"的针灸无可厚非。包括干针技术本身（也就是激痛点针刺疗法），都可以是针灸师可以接受的。其实，在现代发展起来的各种新针疗法中，"去经络化"的不只是干针。大多数以"生物全息论"来解释的微针灸疗法都是"去经络化"的，如耳针、手针、鼻针、眼针等；也有同样以西医解剖生理病理为基础发展起来的，如神经干针刺疗法、头针疗法，还有与传统针灸要求"气至而有效"截然相反的腕踝针、浮针。还有一些虽然从未声称自己"去经络化"的，而实际上也早已跳出经络体系的针法。但所有这些新针疗法从未声称自己不是针灸。

其次，认同"去经络化"不等同于认同"去针灸化"。一定要明白，国外有人推行干针的行为本质是"去针灸化"，是一种"偷梁换柱"。我们反对的也正是干针的"去针灸化"，而不是其"去经络化"。干针疗法作为现代针灸的一种形式，学习其精华是无可厚非的。

其实，我们也不必太担忧针灸的"去经络化"。因为只要属于针灸，完全"去经络化"也是不可能的。这是由经络的本质及针灸的机制决定的。经络表述的是"体表-体表"，或"体表-内脏"的相互联系通道。这是针灸疗法作为一种外治法的本质所在。如果抛弃这一理念，所有的现代针灸疗法（体表医学）都成了无源之水，无本之木。针灸外治法就失去了科学的依据。不管用何种现代语言或术语来表述这种联系通道，就是在说经络。这也正是绝大多数新针疗法都不认同自己"去针灸化"的原因。

这也从另一个角度表明，"体表-体表"或"体表-内脏"相关的经络本质其实从未离开过针灸疗法的现代化过程。换言之，"去经络化"的思潮，最多不过是"改变了原以为经络具有特殊实体结构的认识"或者"跳出了古人描述的那个体表经络循行图"，而经络功能现象存在的本质是无法否认的。

与穴位作用特异性共存的非特异性现象，经常被描绘成"人身处处皆是穴"。如果体表微针区（耳针、手针、足针、鼻针、面针、眼针等）的认识也是对的话，那就是"处处穴区皆人影"了！

这种认识正确吗？为什么体表会出现这么多的微针刺激区？是否体内各个层次的组织结构也都会有呢？一直到多深的层次呢？如果只有体表有这种现象，那它们又是如何形成的呢？显然，要回答这些问题，首先必须回答经络是如何在体表形成的问题。

就拿我们提出的"身体反射区"来看，它就是在继承经络学说基础上发展起来的，并没有"去经络化"。不仅我们描绘的三大类反射区（内脏反射区、躯体反射区和中枢反射区）（附录5-1：图1）范围的界定依据主要是至今公认或常用的经穴、奇穴或新穴的主治功效合理归类的结果，而且在该图谱中，我们利用传统腧穴的位置来为各种反射区定位（界定其分布范围）。由于每一个传统腧穴的位置在经络体系中都有明确记载并且为针灸师所熟悉，用它们来做标记的反射区也就一目了然了。如果完全摒弃经络体系，要对体表一千多个新针灸部位（反映点或奇穴）定标而且熟记，均非易事。

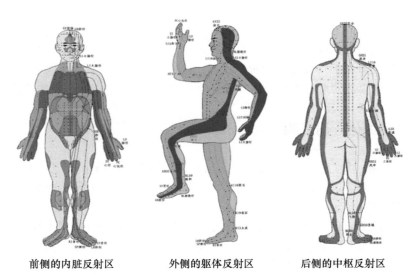

前侧的内脏反射区　　　　　外侧的躯体反射区　　　　　后侧的中枢反射区

附录5-1：图1　全身三大类反射区（金观源等，2004）

而且，我们把三大类全身反射区及其分区都与十四经脉的分布作了细致的对比，许多地方是完全或部分重叠的[7]。完全可以这样说，如果不去继承具有千年临床针灸经验的传统经络学说，我们就会丧失对体表刺激反射区的如此丰富多彩的认识。

例如，位于头面及躯干正中线上的中枢反射区（身体中线区）与督脉、任脉基本一致。十二经脉在手足末梢的穴位基本上都属于中枢反射区（身体边缘区）。十二经脉会聚于头面部的大多数穴位也位于中枢反射区（头皮区）。处于躯干与四肢阴阳面交界处的经脉段落也都属边缘区的范畴，如大肠经、小肠经与心经的前臂段、三焦经的上臂段都属于上肢边缘区；胆经与肾经的几乎下肢全段、膀胱经与脾经的部分小腿段都属于下肢边缘区。至于躯体反射区及内脏反射区四肢部分与十四经脉的联系，可参见附录5-1：表1。

其实，前文提到的针灸大师承淡安对经络理论的认识，尤其是其在临床中应用价值的认识，也经历了一个曲折的过程。据《承淡安针灸经验集》[12]一书介绍：承先生"起初用针灸疗法作为药物疗法的辅助时，是以《针灸大成》的古老医疗法作为依据的，因见其效果很高，所以便放弃药物治疗而专行针灸。后来受了新医解剖生理知识和日本新派针灸理论的影响，一度转变为采用新的一套理论方法。采用之初，未尝不感到轻便时新，可是较诸以往用老法施治的效果，总觉不如。碰到一些比较曲折为难的疾病，往往无计可施，仍要借重古法以谋求解决，于是方悟古法之可贵，而复走经络学说的老路"。承淡安之子承为奋也曾撰文[13]说："先父淡安公，从事针灸工

附录 5-1：表 1　全身反射区的分类及与十四经脉的关系（金观源等，2004）

- 躯体反射区
  - 前区
    - 心包经区、肺经区、心经区
    - 足三阴经区、胃经区
    - 任脉区
  - 侧区
    - 大肠经区
    - 三焦经区
    - 胆经区
  - 后区
    - 膀胱经区
    - 小肠经区
    - 督脉区
- 内脏反射区
  - 肺反射区（上肢：肺经，心包经）
  - 肠反射区（下肢：胃经，脾经）
  - 心反射区（上肢：心包经，心经）
  - 泌尿生殖系反射区　（下肢：肾经，脾经，部分肝经，膀胱经）
  - 胃、食道反射区　　　（四肢区：心包经，胃经，脾经）
  - 肝、胆、脾、胰反射区（下肢区：肝经，胆经，脾经）
- 中枢反射区
  - 身体中线区
    - 躯干、头、颈前中线区（任脉）
    - 躯干、头、颈后中线区（督脉）
  - 身体边缘区
    - 头部边缘区、肩颈外侧区
    - 躯干边缘区
    - 上肢边缘区：前臂、上臂外侧、内侧与手边缘区
    - 下肢边缘区：大小腿外侧、内侧与足边缘区
  - 头皮区
    - 运动区、感觉区、舞蹈震颤控制区、景听区
    - 言语二区、言语三区、运用区、足运感区
    - 视区、平衡区、胃区、胸腔区、生殖区

作 30 余年。在这 30 余年的临床经验中，深深体会到经络学说之所以能指导针灸疗法而行之有效，并能成为中医理论体系中重要的一环，历数千年不替者，决非偶然。所以对于经络学说，一向主强应该重视和钻研。但是先父所编著之《中国针灸学》一书中，却对经络学说只字未提。对此问题，先父曾于 1957 年 1 月在中医杂志上发文检讨。"承为奋还披露承淡安先生生前曾想改写《中国针灸学》为以经络学说为主，但因疾未能实现。

　　总之，针灸"去经络化"诚然对针灸的发展起到了促进作用，但是完全"去经络化"是不可能的；学习、继承经络学说还是必要的。经络学说不仅是中医辩证论治中的主要纲领之一，而且有利于帮助辩证选穴、循经取穴。

四、还"经络"本来面目

　　尽管完全"去经络化"不可能，但在"去经络化"的思潮影响下，传统的经络体系在许多针灸师的心中已经逐渐迷失。既然至今一直都没有在体表循行的经络线路上找到管状结构，那么什么是经络的本来面目？这已经成为针灸疗法现代化面临的最大挑战。我们必须重温过去几十年中对经络实质研究得出的科学结论。

　　大量的研究已经表明，无论是发生在人体表面的经络现象，还是针灸刺激时的循经感传，至今一直都没有找到现代解剖学所知组织以外的结构基础。它的结构基础离不开神经、血管、肌肉或筋膜等。经络系统显然是人体系统各部之间相互反射的一种功能联系，或者说是各部之间通讯活动的反映。换句话说，古人命名的"内属脏腑，外联肢节"的经络，本质上是对人体体表的那些特定刺激位置与人体其他各部之间所具反射联系的原始描述，或者可以把它归结为人体所具有的生理、病理反射系统。所谓穴位，既是体内生理或病理信息在体表的输出部位，又是针灸治疗信息引发针灸效应的输入部位。这就是经络的本质[7]。

还原经络本来面目的重要性，可以从其形成过程来理解。现在比较公认经络是在动物的长期进化中形成的。因为不仅是人类，其他许多哺乳动物（如狗、猫、马、牛、猴等）都已被证明在其体表存在类似的经络现象或反射区。简单说来，正是由于身体中存在的那种可以改变神经网络阈值的学习机制，使体表某些区域及其所连接的网络的阈值提高了，而另一些区域及其所连接的网络的阈值降低了，呈现有规律变化的结果。换言之，经络的形成：是不同体表区域阈值异化的结果。

身体的不同体表区域为什么会发生阈值异化呢？可以这样来理解：躯体的表面结构包括皮肤、皮下组织、肌肉，以及各个感觉器官等，是身体与外界环境接触的主要部分，来自外界的各种刺激大多是通过作用于它们而输入身体内部的。动物在受外环境刺激及本身活动的过程中，并非体表的所有部分均受相同的影响，而是一些区域容易受到外界撞击及其他影响（如阳面或突出部），而另一些区域所受影响较少（如阴面或凹进部）。因而在动物长期的进化过程中，体表某些区域所连接的网络的平均阈值提高了，而另一些区域及其所连接的网络的平均阈值变低了，呈现有规律的变化。另一方面，又因体表各部分与身体各部运动器官、内脏和神经中枢从发生学上就存在一定的对应联系，身体内部机能活动的变化 也可以影响相应体表区域阈值的改变程度。在内外环境刺激的共同作用下，全身体表的阈值出现区域性分化，形成具有特定范围分布及不同阈值的体表区域，其阈值的高低通常反映了它们与相应的器官或组织相互反射或联系的紧密程度。这就是经络的形成原理。分布于体表而与身体内部相连的所谓经络，就属于对外界环境刺激首先起保护作用的那种调节机制。它的调节反应主要是通过改变局部通道阈值的机制来实现的，即尽量减少伤害性的外界环境刺激输入体内。

这里提到的阈值概念，泛指具有相互反射联系的身体两部之间信息传递通道的各种激发阈值。通常所说的皮肤致痛阈、耐痛阈均属其例。这些阈值的大小可以影响到是否在机体的特定反射区出现牵涉痛或经络现象，以及决定了体表不同部位或反射区对外界刺激包括针灸的敏感程度。

体表与身体内部相连的认识，随着脑 - 皮轴（brain-skin axis）概念的提出进一步被主流医学接受。所谓"脑 - 皮轴"，认为皮肤是一种神经免疫内分泌器官，其表皮层分布着丰富的神经纤维末梢，与神经内分泌轴以及免疫系统建立了一种交互型网络，在痛觉的外周调制中起着举足轻重的作用。从解剖学角度讲，皮肤与神经系统共同起源于胚胎外胚层。英国科学家首次通过对人的皮肤细胞进行重组，在实验室内制造出大脑皮质细胞，发表于 2012 年出版的《自然·神经科学》上。

早年我曾提出经络的一个简化模型[6]，如附录 5-1：图 2 所示，它由躯体、内脏与神经中枢三个部分及其联系通道组成的。这不仅是考虑了胚胎发生学角度的近代研究，即高等动物和人在胚胎早期的每一个体节均由这三部分组成，而且躯体部与内脏的活动或功能只有通过神经中枢才能协调。这个简化模型决非单纯的神经联系图，如高级中枢（HC）与内脏（V）之间也可以是体液因子的联系；穴位之间的回路甚至可以由局部组织（如肌肉纤维或筋膜）的张力变化、振动或搐动所接通。

在这个模型中，穴位 P1、P2、P3 既可以代表十四经脉的各个经穴或全身反射区内相应的反映点，也可以代表身体中某局部（如耳郭）的各个微小穴区。它们均与全身的各部器官、组织及相应的中枢发生联系。所以，这张模型图既可以解释经络或全身反射区的形成，也可以解释在身体一些局部形成微反射区的原理。从这一模型出发，还可以阐释基于身体各部相互反射联系的各种经络现象、穴位的相对特异性、针灸治病的调整作用、针刺的镇痛作用和

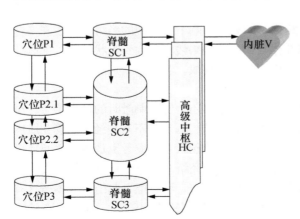

附录 5-1：图 2　经络的简化模型（金观源等，2004）

针感传导的特征等。

近十年来，国内外筋膜学[10]的飞速发展，给认识经络本质与以上模型灌注了新的活力。现代研究发现，肌肉之间存在着密不可分的筋膜连接甚至肌肉纤维连接。筋膜组织传递张力，并且能够向协同肌和拮抗肌同时传递，是人体动作的张力分配器。显然，肌筋膜力学作用的认识，有助于解释针刺感传现象中以往不清楚的机制。当我们应用附录 5-1：图 2 描述针刺感传现象的肌传导假说时。应用肌筋膜的知识可以使其得到圆满的解释。而且，肌筋膜的张力调整，对于某些局部肌肉筋膜疼痛性疾病的确有很好疗效。

但是，这也绝对不能因此而忽视神经系统的作用，否则就会"以偏概全"。试想一下，一句"面口合谷收"，形象地表述了牙痛时只要针刺入合谷立即镇痛的效应。再一句"肚腹三里求"，胃绞痛时，只要把针刺入足三里，即使无须手法也能使胃痛立止。这些神奇的针灸效应，是每个针灸师甚至是初学者都能重复出来的。它们的机制不是可用针灸改变局部筋膜张力的变化来解释的。显然，如果没有中枢兴奋灶的转移（中医称为"移神"）或者神经系统把手与面部或口腔的功能联系起来（古人称其大肠经），或者说足三里与胃部不存在某种"功能联系"（古人称其胃经），这种快速的疗效是不可能实现的。所以，神经系统才是人体"体表 - 体表"，或者"体表 - 内脏"相互联系的主宰。

综上所述，寻回与明确经络的本质，对于指导针灸临床提高疗效至关重要。笔者认为，我们在学习中医时一定要"走进经络"，认真学习传统中医的经络学说与经络体系；在从事临床针灸时，则不要忘记"走出经络"，不受古典书籍的束缚，在继承经络学说的基础上有所创新。比如，认识到"穴位是面，不是点；经络是带，不是线""穴位与经络都是三维结构""穴位本质是反映点，体表循行图本质是反射区"等。但我们依然要时刻不忘"再走进经络"，即在明知经络实体不可能存在的事实后，仍不迷失对经络实质的探索与认知，充分吸取千年针灸实践中总结出来的经络学说的宝贵知识。这种对经络学说"螺旋式"上升的认知，可以使一个传统针灸师快速成长为一个合格的现代针灸医师。

五、迈进现代的"针灸医学"

任何医学具有明显的时代烙印，传统中医也不例外。就针灸来说，随着时代的脚步，科技的发展，不仅制作针具的材料已经允许现代针具的粗细长短与形状的多样化，远非古代针具所能比及，对针灸所刺激的体表组织结构的解剖生理知识更是古人缺乏的。由此，各种各样新针疗法的创新与涌现，是必然的结果。也就是说，传统针灸医学必定要走"现代化"的道路，"现代针灸医学"就是在前述一次次的针灸热中诞生与发展起来的。

为了说明"现代针灸医学"的内涵，我们先来看看它的名称与定义。首先，为什么通常称"针灸医学"而不是"针灸科学"。我的理解是任何一门医学都不是科学。医学是科学与人文的结合。一些西医责备中医不科学，其实西医也不是科学，尽管西医有更大比例的科学成分。附录 5-1：图 3 是我在 2000 年对"针灸疗法的现状与发展目标"的表述[7]。可重复性，是现代科学的一个最显著特点。显然，传统的针灸疗法还不能完全称为科学，而只能称作艺术，或介于艺术与科学之间的学科。所以，对传统的针灸技术及其理论基础经络学说，单靠继承是不够的，还必须运用现代科学的知识与方法去发展，去提高，实现它由较多艺术成分到较多科学成分的飞跃。

其次，"现代针灸"的含义比较明确，即其不同于传统针灸，但可以由传统针灸发展而来。但"现代"的英语翻译有两种选择"Contemporary"或"Modern"，它们意义相似但稍有区别；前者是当前最前沿的，而后者指近现代来的一段时期。所以，我在 2007 年的拙著书名用的"Contemporary Medical Acupuncture"，就是因为该书阐述的是那时最前沿的针灸医学。当然，自

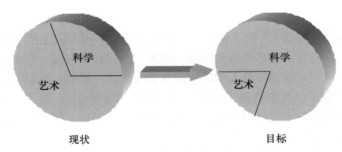

附录 5-1：图 3　针灸疗法的现状与发展目标

写那书时算起又有近十年过去了，现代针灸的临床与科研的发展又增添了更多的新内容（参见朱兵教授新著《系统针灸学》）。朱兵教授在该书前言中对现代针灸医学（系统针灸学）的研究对象作了如下表述："系统针灸学研究的重点是机体的调节，整合和反馈性控制过程中的交互作用（cross-talk）；阐述体表刺激对生物分子、细胞、组织、器官和系统层面彼此之间的相互联系，以及它们在疾病时的变化和在治疗过程中的转归；探索针灸等体表干预从基因到整体器官功能调控的机制（尽管还有漫长的过程）"。

我们倡导的"现代针灸医学"，除以上这些科研内容之外，更注重于现代针灸的临床应用。我在拙著[9] 中，把"现代针灸医学"的研究内容归纳为起码以下方面。

△ 十四经络及其经穴、经外奇穴、新穴的生理解剖基础；

△ 经络系统的形成过程与经络实质；

△ 穴位效应的证实与分类以及具有相似功能穴位的分布规则；

△ 体表 - 内脏相关及身体不同部分之间的关系；

△ 针灸的主要功能及其机制；

△ 针灸疗法的适应证及其治疗方法的标准化；

△ 针灸治病过程的分析及其随机性的控制；

△ 针灸治疗前疾病信息的收集与随后的鉴别诊断；

△ 影响针灸效果的各种因素与提高疗效的策略；

△ 传统针灸与现代医学整合过程中的其他方面。

所以，狭义地说，凡应用现代科学理论解释或表述传统针灸或经络实质的都属于现代针灸医学的范畴；广义地说，凡在现代医学的认知基础上创造与发展起来的新针疗法（外治法）也都属于现代针灸医学的范畴。

其实，自 1949 年以来，现代针灸医学的研究已经取得许多丰硕成果。其中最重要的是已经证明，针灸所刺激的经络系统其实是具有一定规律性出现在体表的反射区，离开了神经反射弧，也就没有经络的存在，也就不会有针灸的功效。换言之，针灸治病的主要作用都是通过人体内部存在的反射过程实现的。针灸激发的反射弧可以简单地表述如附录 5-1：图 4。

有些人一听到反射，就以为仅是神经反射。其实不要小看这张图中的反射弧。因为至今对反射的认识远远超过了 20 世纪 50 年代流行过解释针灸机制的神经反射学观点，而是螺旋式地发展到了新的高度。当时有限的医学科学研究包括神经生理学等方面的认识十分肤浅。然而，近 60 年来，无论是人体生理学的进展或是对针灸机制的认识都已远远地超越了那个时期。不仅大量的科学实验探索了针灸效应或循经感传现象与神经反射弧各个环节，包括高位中枢如大脑皮质以及皮层下各神经核团、神经递质等的联系。针灸疗法的大量实践本身，更是极大地推动与丰富了神经生理学中有关反射学的认识。另一方面，控制论、信息论、系统论的研究方法在医学领域也有了

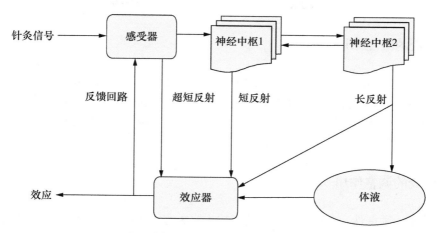

附录 5-1：图 4　针灸激发的反射弧

深入地应用，它们进一步揭示了人体各种调节功能的一般规律，如原先简单的反射弧通过反馈回路就变成了一个封闭的系统，可以对各种调节机制作模拟，作数学模型，作系统分析。现在知道，行司人体功能与行为的各种反射，包括简单或复杂的、不等程度的长、短反射，有或无体液因素参与的反射，组成了一个严密的整体反射系统。

针灸激发的反射弧，有长反射、短反射甚至超短反射。神经中枢的活动不仅可以通过神经纤维直接作用于效应器，也可以通过体液的途径间接作用于效应器，这个体液环节就是指内分泌调节。体液因子的释放与作用，已被证明是针灸镇痛与治疗许多慢性疾病的原理之一。最有说服力的是针刺条件下动物交叉循环实验的结果。早年北京医学院韩济生实验室已经观察到，当把两只动物的血液循环相互交叉连接相通后，在一只动物穴位上的电针刺激达到一定强度与时间后，可以使某些体液因子发生变化，并通过血液循环作用到另一只未针刺动物，使两只动物都能抑制其内脏大神经受刺激所引起的皮层诱发电位等。这是一个针刺引起长反射的典例。再如有大量实验证明。针灸可通过长反射影响机体的免疫反应，包括细胞免疫与体液免疫。短反射包括局部不同层次组织之间相互的联系。超短反射的一个例子是轴突反射，如留针后出现的针周皮肤颜色泛红（局部血管释放组胺的结果）。长反射除包括上述神经－体液联系外，其实还有经大脑皮质的条件反射以及内脏－体表相关的脊髓节段反射等 [7]。

此外，现代针灸医学对针灸的主要功效也已经有相当明确的认识。它可以分为以下几大类。它们的作用机制可以部分重叠，如镇痛与抗炎之间。

（一）针灸的镇痛作用

针刺麻醉的成功，曾奇迹般地吸引了全世界对针灸疗法的兴趣。针灸镇痛的原理，包括了针麻原理，但针麻原理并非针灸镇痛原理的全部。手术性疼痛通常属于急性疼痛的范畴。现在知道，除急性损伤或手术引起的疼痛外，针灸对慢性炎症或神经压迫所致的疼痛，也有十分明显的效果。

（二）针灸的抗炎作用

针灸的镇痛效应，除与提高内源性吗啡样物质或其他镇痛物质水平相关之外，还与其能够刺激身体局部释放抗炎因子，消除炎症有关。

（三）针灸的康复作用

针灸对各种瘫痪的疗效，是有目共睹的事实。不论是由周围神经损伤引起的局部瘫痪，还是中枢性原因导致的运动功能丧失，针灸都有相当程度的康复功效。典型的例子有周围性面神经麻痹、脑中风引起的偏瘫等。但患者开始接受针灸治疗的时间越早，疗效越好。实验证明，针灸的早期干预可以减少脑或神经损伤，有利于康复。

（四）针灸的调整作用

这是指的是一种良性、双向的调节，其影响主要决定于实施针灸刺激前的机体功能状态。当原有功能状态处于亢进时，针灸可以抑制它。而原有功能状态低下时，针灸又可能提高它。例如，在同一个穴位，如内关穴针刺，既可以治疗心动过速，也可以治疗心动过缓。

六、"系统医学"的召唤

那么，如何来发展现代针灸医学呢？当然有各种不同的方向与途径。这里介绍的是我们的选择：应用控制论、系统论的观点或系统医学的原理来指导经络体系的研究与临床针灸。自 1976 年以来我们一直沿这一方向在进行探索，我称其为"现代医学针灸的系统论途径"（Contemporary Medical Acupuncture-A Systems Approach）[9]，即"系统医学针灸"或"系统针灸医学"。它是系统论或系统医学原理指导下的针灸。2015 年朱兵教授的新著也以"系统针灸学"（Systems Acu-Medicine）为名，明确地提出"复兴体表医学"的口号。看来，这是一个很有希望与前途的方向！

为什么这么说呢？首先，运用控制论、系统论的观点阐述针灸机制与经络系统，具有最简明、科学的特征。尽管针灸治病的原理十分复杂，但针灸疗法归根结底可以简化成一种"体表 - 体表"或"体表 - 内脏"的信息传递过程，其效应是针灸的物理刺激通过人体体表特定位置输入人体后产生的反应。古人命名的所谓经络系统，本质上是对人体体表的那些特定刺激位置与人体其他各部之间所具反射联系的原始描述，或者可以把它归结为人体所具有的生理、病理反射系统。所谓穴位，既是体内生理或病理信息在体表的输出部位或反映点，又是针灸治疗信息引发针灸效应的输入部位。

其次，系统论的观点不仅可以作为一条主线，把至今为止前人所作的大量有关针灸或经络研究的成果有机地结合起来，而且十分有利于指导其深入的临床与实验研究。针灸治病过程可以看作是一个系统的控制过程（附录 5-1：图 5）。通过研究其中反射信息的传递、加工以及干扰的排

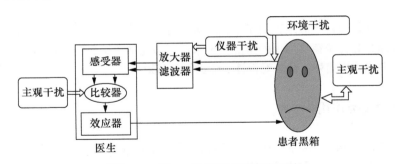

附录 5-1：图 5　针灸治病的耦合系统

除来提高控制能力，可以达到提高疗效及其重复性的目的。对此，系统论的科学方法论提供了一个有力的研究方法。

1976 年，我们应用控制论、系统论、信息论阐释经络实质，首先提出"信息带理论"。后以"反射区"替代"信息带"，于 2000 年提出针灸反射学理论，通过分析、整理、归类各个穴位或反应点的功能，总结出与十四经络相对应的三大类全身反射区，并绘制了相应的彩色图谱。各反射区分布规则，一目了然，且与西医解剖名称相应，易学易记，临床应用极为方便。它们既可帮助选择针灸最佳取穴，又可指导其他各种物理疗法，提高疗效或缩短疗程。朱兵教授在《系统针灸学》书末也提出"绘制既符合传统，又有现代科学根据的体表医学位域图（somotopography）是复兴体表医学的关键科学问题"，并就治疗躯体疼痛、内脏疼痛、心脏疾病、消化道疾病、尿潴留和尿失禁等的体表位域选择作了简单推荐 [11]。我们提出的"全身反射区"其实就属于这样的体表医学位域图，只是还需要更多临床实践的证实。所以，进一步研究与完善体表反射区或刺激区的认识，对于发展现代针灸医学或体表医学意义重大。

2007 年，在世界针联成立 20 周年暨世界针灸学术大会大会期间，我与福建省中医药研究院胡翔龙教授一起主持了"系统生物学与针灸 / 经络"论坛。那次会上我用系统论的方法对近 50 年来针灸经络研究成果作了一个比较性的总结。

自 2005 年以来，以北京宣武医院凌锋教授为首的中国国际神经科学研究所（China-INI）哲学小组每年举行学术活动，我们开始了对系统医学的研讨与创建工作。10 年来，我们发现，将系统论和现代临床医学的结合是完全可能的。一种基于系统论的新病理和治疗原则是存在的。如果说 2010 年出版的我们的第一部著作《现代医学的困惑——系统医学观念的探讨》[14] 尚是反思与提出问题，那么至今我们对系统医学的认识有了实质性的突破，另一部介绍系统医学原理的新著即将问世。系统医学的核心是把生理学、病理学与治疗过程放到系统论的统一架构下进行考察。

下面举几个实例说明应用系统医学原理指导针灸临床的重要性。

（一）针灸的功效是通过激发或强化人体稳态系统的维稳机制实现的

从系统医学的角度来看，内稳态是维持生命或健康的基础，维持内稳态的机制（维稳机制）也就是机体自愈能力的生理基础。无论是人体的功能或结构，当受到外界或内部刺激发生扰动或一定程度损伤时，它往往是可以自行修复的。无论是何种维稳机制（负反馈调节、系统的强健性、冗余性与结构的稳定性），都与身体的抗病或自愈能力密切相关。疾病是正常内稳态的持续偏离，当这类偏离尚没有太大或者说超越一定范围时，机体都有可能通过上述维稳机制使其自动恢复。可以这样认为，针灸的所有功效都是通过促进或者强化机体本身的维稳机制实现的。

在体表穴位的针刺刺激，可以简化为一种"三合一"的非特异性刺激。它们分别引起三大类反射：疼痛与压力感受性反射、微创性炎症反射、排异性免疫反射。第一类反射的感受器是存在于体表组织结构内的机械感受器，通过其相应的传入、传出通路，可以诱发各种化学的、物理的效应器（包括肌筋膜等结构物理应力或张力）的变化；第二类反射是局部针具刺激诱发的组织微创炎症反应。2011 年，在《自然·神经科学》杂志刊登的研究报告证实，由于针刺在体表刺激时造成的轻微的创伤，可以使针刺局部组织释放出一种名为腺苷的化合物，并形成腺苷酸，从而达到消除局部炎症、缓解疼痛的目的。针刺局部收集到的腺苷酸含量可以比正常水平增加 24 倍 [15]。第三类反射是异物刺激的局部排异免疫反应。因为刺入体表组织的针具，不论其停留在哪一层结构，对于机体来说都是一种异物，它必然构成对机体的异物刺激，导致机体的排异反应，留针的时间越长（如埋针或埋线），这个反应通常越明显。

关于针灸控制炎症的神经机制，近年来也日益受到重视。对炎症伤害的控制，以往的研究中人们把视线大部分都放在了体液因素对炎症的影响，对神经系统的抗炎作用了解甚少。随着对神经系统研究的深入，人们发现神经系统在炎症的发生、发展中具有强大的调控作用，其中以迷走神经及其分泌的递质乙酰胆碱所构成的胆碱能抗炎通路的研究最令人瞩目，它与免疫系统共同构成了一个复杂的神经免疫调节轴，保护机体对外界伤害做出防御性反应，维持机体自身内环境的稳定。

另一方面，认识到针灸刺激的非特异性，有助于明确针灸疗法的应用范围与局限性。针灸不是万能的。针灸与其他所有疗法一样，都有一定的应用范围。因为针灸的功效是通过强化患者本身的自愈机制而实现的，故凡是单靠患者本身的自愈机制无法或来不及抵御的病症（如迅速发展或恶化的疾病），则多半不是针灸的适应证。此外，经穴位刺激输入的非特异性治疗信息，不一定能保证输入到相应的神经网络结构，也不一定就能起到改变网络通道特性的作用。这些都可能是限制针灸疗法的应用范围或疗效的原因。其实，这也是其他类型体表刺激疗法所共有的弱点。

在"中医是否科学"的争论中，经常听人提起"中医与西医是两种思维方式，分属不同的医学体系""用西医的理论和方法解释中医，中医永远说不清，道不明"[16]。长期以来的现实确实如此。但近年来正在崛起的系统医学将可能改变中西医的这种对立。"以疗效看中医"或"关注中医的有效性"的认识，将在多元化的系统医学里找到一个新原则的支持，那就是"正当性"原则：只要有利于患者机体维稳自愈机制的任何干预，包括尚未被现代科学证实的许多传统医学干预手段都是正当的，便可以采纳使用。反过来说，即使已经被证明是科学的西医干预手段如果对患者造成了不利结果（如过度干预时），也是非正当的，要尽量避免。

（二）针灸干预必须与患者的自愈机制"自洽"

身体中体现疾病自愈能力的装置很多，也很完善。除免疫力外，它们还包括身体的疼痛 - 镇痛系统，止血与抗凝系统，组织细胞的再生与修复系统，以及肝肾的解毒 - 排毒系统、对抗各种压力的应急 - 应激系统等。

无论哪一种针灸功效都只有在针灸刺激与患者本身的自愈机制"自洽"[15]才能实现。针灸的双向调节作用，是一个典型例子。如针刺对心率的影响，只有原先心率过快或过慢的，针刺才能使其减缓或加快。如果原先就是正常心率，则针刺对其没有明显影响。再如，针刺的镇痛效应也是同样，它主要体现在对疼痛患者的治疗上，而不是生理功能处于良好平衡的正常人体上[17]。这一方面说明针灸刺激不过是对人体自动控制系统的一种非特异性干预信息，另方面说明在患者机体功能失衡的情况下，它只要与患者的康复机制自洽，便能按正常生理活动的需要，通过患者机体本身的自动调节系统给以调节，促进机体功能的自愈。

（三）针灸治疗必须是个体化的

针灸疗法相对于通常的药物疗法来说，更需要个体化的治疗。因为对于针灸来说，即使应用同一组穴位，治疗同一种适应证，对不同的患者或经不同的医师治疗，其疗效可以完全不一致。操作者与患者两方面的因素都有。操作者方面的因数包括不同刺激参数的选择。患者方面则主要是机体对针灸治疗敏感性的个体差异等。

以针刺镇痛作用的个体化为例，身体不仅有镇痛机制，也有致痛机制。神经系统的化学物质中既有参与镇痛的，如吗啡样物质；也有对抗镇痛的，如胆囊收缩素。现在知道疼痛患者应用针灸（或吗啡）的镇痛效应之所以有个体差异，除与阿片受体的敏感性有关外，还与脑内胆囊收缩素的浓度有关。实验证明，对吗啡和针刺没有明显镇痛反应的大鼠，脑内胆囊收缩素的浓度高；若脑室内注射胆囊收缩素抗血清降低其脑内浓度后，则可提高吗啡的镇痛效应，使原先镇痛反应差者转变为镇痛效应良好者；反之亦然。对于敏感性高的患者，即使轻刺激也能获得较强的针感或疗效；如果千篇一律去地应用强刺激，则可能导致"过度干预"，反而使病症加剧。

所以，在发展标准化针灸疗法的过程中，一定不要忽视强调针灸取穴与刺激参数的个体化。

（四）针灸也要避免过度刺激

当前国内的针灸界还有另外一种趋势，那就是应用由毫针改良来的一些针具，对患者实施强刺激（类似"捣针术"），有的患者当即疼痛得"号叫不止"，有些患者可能还能忍受，其内心想法或许是"长痛不如短痛"。这些疗法即使疗效显著，也未免太过"残忍"，许多观看者甚至吓得看都看不下去。在这里我们不是反对针具的创新或针灸技术的"革命"，而是要指出，一旦刺激体表的组织结构的方法发生变化，特别是有可能导致受刺激的人体发生意外威胁时，该刺激技术可能已经构成了"过度治疗"。

为了避免可能的针灸过度干预，除了上述一定要采取个体化治疗之外，还有一些其他对策，主要是不要以为只有强刺激才能取得较佳的疗效。古今中外许多针灸名家都是靠微弱而舒适的针灸方式取效的。有一个关于刺激量的公式：刺激量＝刺激强度×刺激持续时间。即轻刺激加留针一段时间，其刺激量可以与强刺激而不留针完全等同。由于患者容易接受轻刺激，针灸治疗的"依从性"高，慢性疾病患者容易接受针灸的整个疗程。而且针灸时诱发的许多反应要留针或治疗一段时间后才慢慢显现，故通常留针比不留针常用。留针期间可作"刮针"或加电针，或不作任何手法。我称其为"舒适针法"。

为了避免疼痛局部在治疗后疼痛加剧，另一个途径是在患部邻近或远端取穴，针刺不宜太深，靠运用针刺手法获取适度的针感（针下之气），并努力使"气至病所"而获效。"当代针灸手法之父"郑魁山临床上采用最多的就是这类方法，针感舒适而远传，效果非凡。如果在患部取穴，则一切以寻求与刺准反映点为目标。只要找准反映点并且刺中它的反映中心，即使不再运用刺激手法，针感经常已经足够强，对于针灸的适应证来说，刺激后疗效的出现是必然的事。其实，临床上流行的许多有效点针法，如董氏奇穴或激痛点针灸，都有类似的考虑。笔者在临床上采取的策略，主张个体化的治疗方案，以最少的反映点或穴位（少而精），最准确与轻的刺激，治疗最多的适应证，获取最佳的疗效，同时避免过强刺激或刺激范围过大导致的过度治疗。笔者的具体针或灸法，可参考拙著 [7] [9]。粗看之下，它与传统的针灸疗法相差无几，但实际上差别甚大。

综合以上四方面的内容，大致描绘了"系统医学针灸"蓝图的轮廓。笔者近年来以全球免费招徒、网络授业形式，组建的一支针灸临床与科研团队正在为创建、发展与实践"系统医学针灸"而努力。

总之，在系统论催生下正在崛起的系统医学，为现代针灸的研究与实践灌注了新的活力。我坚信，目前发展"现代医学针灸"的条件已经成熟，因为我们不仅有先进理论的指导，科研硬件也都达到了国际先进水平。最重要的，一支支高素质的针灸科研团队正在形成：感谢二十多年来国内的中医药大学培养出了一大批具有现代医学科研素质的中医药博士、硕士，他们大多具有创新精神，有强烈的欲望与能力在发掘传统中医药宝库的基础上去传承与发展中医药，包括现代针灸医学。过去几十年中未能完成的中医药现代化战略目标，一定能由这一代人实现！

（原文发表于中医药导报，22（20）：1-4，22（21）：6-11，22（22）：7-12，2016）

附录 5-2 "继往圣、开来学"的反映点针灸

金观源

2017 年是我从事针灸临床的第 50 个年头。回顾近百年发展起来的现代针灸疗法，中西医学互参，百花齐放，其中反映点针灸是其中最为艳丽的一朵，由于其实用简便，疗效卓著，越来越广泛地得到针灸师们的青睐。大量实践证明，以动态出现在体表的反映点（通常称为"反应点"）为靶点实施针灸，其疗效要比针灸刺激非反映点的其他部位（不论是否经穴）效果更为显著。最为重要的是，反映点，揭示了穴位的本质，囊括了所有针灸刺激部位（穴位）的特征，可以用于"收编"（解释与归纳）在传统针灸与现代针灸中应用的所有新、老穴位、有效点或刺激点（包括西方近年来流行的干针采用的激痛点）。反映点的形成机制同时也揭示了针灸治病的主要机制。由于反映点的出现可以因人而异、因病而异，用系统医学的术语来说，反映点针灸是现代针灸的一种"自洽"模式。所以，可以用"继往圣，开来学"来形容开展与推广反映点针灸的意义。"继往圣，开来学"一语出自宋·朱熹《朱子全书·周子书》（"所以继往圣，开来学，而大有功于斯世也"）。反映点针灸，既可以继承中医经典理论 - 经络学说（继往圣），又可以开辟现代医学针灸的未来之路（开来学）。

一、疗效显赫的针灸体验

我对反映点针灸疗效的初次体验可以追溯到四十多年前。1972 年的一天，在一位急性脑溢血偏瘫 5 天的住院患者，我取患侧下肢的几处硬结为靶点实行针刺，不仅当即获得强烈针感与下肢抽动，同时获得全身的热感。针前完全不能动弹的右下肢，针后马上可以自主地做屈膝伸腿运动。经连续三天（次）治疗后。患者能自主地抬腿离开床面 90° 以上，并且能够很轻松地站起来，自立于床侧……成功的喜悦使我连夜写下了《新的里程碑》一文，记下了"刺准反映点中心，为穴位针刺之要"的理念。

早年我对反映点针灸的另一次体验是在治疗一位耳聋、耳鸣的患者。男，48 岁，中国人。突然发生右侧完全耳聋，伴耳鸣已半月，系闻剧烈爆炸声后引起。经五官科医师诊断为右侧神经性耳聋。我在其患侧翳风穴触及圆形硬结，压痛显著。作单穴针刺，针感强烈，患者当即满头大汗、全身发热，即刻耳鸣消失，并可以听到耳语。留针 15 分钟起针时，听力已完全复常。一月后随访，无复发…… [1] 在后来的拙著《临床针灸反射学》[2] 中，我把反映点的重要性归结成"反映第一诀"（经、穴皆可失，反映不可无）。

反映点针灸，从此跟随我转战国内外，经历了数十万人次针灸实践的检验，并被越来越多的针灸师采用。1988 年，中国卫生部的《医学信息报》以"信息带理论指导临床疗效显著"为题对我所倡导的反映点针灸作了专门报道。1990 年，我受邀在旧金山第五届世界中医暨第一届国际气功大会上以"穴位分布规律的新理论"为题，全面介绍了反映点针灸的基础理论——信息带理论（现称针灸反射区理论）及反映点的分布规律——身体反射区。2000 年在北京"国际传统医学大会"上，我进一步阐述了应用反射学观点来整理、研究和指导针灸（反映点针灸）的重要性。之后，拙著《临床针灸反射学》（北京科技出版社，2004 年）及其英语版《Contemporary Medical Acupuncture：A Systems Approach》（Springer Press 与高等教育出版社，2007 年）[3] 相继发表。书中不仅收集了应用反映点治病取得显著疗效的许多实例，更是对如何寻找反映点提高疗效做了系统的论述。

　　其实，反映点针灸疗效较佳，早是国内外针灸大师们的共识。先师焦勉斋、郑魁山，都十分注重针刺前的揣穴反应，而不拘泥于穴位的固定尺寸，他们在临床中的常用的许多经验穴，其实都是反映点。挫闪穴是焦勉斋发现的经验穴，大约位于阳池至肘部肱骨外上髁连线上 3/4 处。按他的经验，对于急性腰扭伤者，先针手臂上的挫闪穴至感传明显，不留针或短留 10 分钟，后针局部腰肌上的压痛点或经穴，收效很速。一般当日挫闪患者，甚至只要重按此穴而愈，不必用针。日本名医代田文志自 1926 年起就采取压痛点针灸，在其著作《针灸临床治疗学》[4] 中有许多记载。

　　要提高针刺治疗膝痛或膝关节炎的疗效，寻找与确定相应反映点是关键之一。除了选择内外膝眼（包括犊鼻穴）这两个最能灵敏反映膝关节内部变化的"窗口"刺激之外，在膝关节局部还有四个新穴：髌底（在髌骨下方正中，筋肉凹陷处）、上阳陵（阳陵泉上方，屈膝时由外腘横纹头斜上方，骨边凹处）、上阴陵（阴陵泉上方，屈膝时由内腘横纹头斜上方凹处。它与上阳陵穴相对称），以及髌上穴（髌骨上缘正中上 2 寸处）。前三穴是焦勉斋治疗膝关节炎或膝痛的经验穴，临床效果颇佳。髌底穴直刺，可深入关节腔。上阳陵与上阴陵则须斜刺。髌上穴则是代田文志的经验穴，深刺 1.5 寸，针感可至膝部，消除膝痛有显著效果。

　　治疗坐骨神经痛时，焦勉斋通常根据痛点出现位置选择环跳、居髎、秩边、承扶、风市、阴市、阳关、阳陵泉、足三里、飞扬、昆仑。重症久治无效者，改针二阳穴，配八法穴如后溪与申脉。二阳穴为焦勉斋所发现之经验穴，在大腿外侧风市至环跳连线中点为参照点，向股后方恰在胆经与膀胱经路线之正中，上下各 1 寸，共两个穴。代田文志发现一独创穴大都（殷门外 1 寸许），可治沿膀胱经放射之坐骨神经痛。还有不少患者可以在下腹部的穴位出现压痛、硬结等阳性反映，如大巨、中极，他认为是治疗坐骨神经痛的主穴。

　　除了有效促进神经功能康复与治疗躯体性疼痛之外，反映点针灸对于内脏功能的调整也有明显的优势。代田文志应用艾灸治疗哮喘积累了丰富的经验。他常用的反映点有两类：一是位于肩背部的穴位，如大杼、风门、身柱、灵台、膈俞，以及肺俞、厥阴俞、心俞、膏肓等；二是位于胸腹部的中府、巨阙、中脘、下脘与梁门。他定穴时多以压痛为指标。如对中府穴，他要求在该穴位的大致位置上以手指按压，取其最敏感之处为穴。艾灸这样取穴的中府对哮喘就非常见效。艾灸位于腹部正中线的巨阙、中脘、下脘（任脉穴）与双侧梁门（胃经穴）共 5 穴，是他的老师、日本著名针灸大师泽田健命名的所谓"五柱之灸"。他还体会到它们在镇静喘息、支气管炎等剧烈咳嗽的发作上亦有著效。当喘息发作时，灸上 10 壮或 20 壮能马上使之缓解。

　　代田文志在应用压痛点针灸治疗胃疾也积累了丰富的经验。他体会到十二指肠溃疡的特殊压痛点多在右侧的梁门、滑肉门、脾俞、胃仓、胞肓、大都（殷门外 1 寸）等穴。胞肓，也就是小野寺氏臀部点 [5]。据日本小野寺氏理论，此压痛点呈中度或强阳性时，表示食管、胃或十二指肠几乎确实存在溃疡。用力按压它可有腰部与腹部感应直达整个下肢，其压痛程度与治愈程度成正比，至完全变为阴性时则可视为痊愈。泽田健用于止消化性溃疡出血的穴位是梁邱，治疗胃痉挛的特效穴是梁邱、胃仓、痞根。胃酸过多的特殊反映点为膈俞水平离开督脉 5 分处与至阳穴。

　　诸如以上的实例，举不胜举。其实，每个有经验的针灸师都或多或少地用过反映点针灸，只是有的是有意识地运用，有的则当作新穴或奇穴运用，或者对刺激靶点冠以不同新名称：压痛点、反应点、特效穴、扎跳点（跳动穴）、激痛点、皮下反应层、筋膜挛缩层，等等，但相同的是，每人都有大量的成功体验。

二、中医经典里的"反映"

　　许多人只知道"反映点针灸"是针的一种现代形式，但不清楚它是在传统中医经典理论的基础上发展起来的。中医经典对基于"体表 - 内脏相关""体表 - 体表相关"的"反映点"有如下表述。

（一）"有诸内者，必形诸外"的整体观

"有诸内者，必形诸外"出自《丹溪心传》，是朱丹溪根据《内经》"视其外应，以知其内者，当以观外乎诊于外者，斯以知其内，盖有诸内者，必形诸外。"而提出的。它体现了中医整体观念，在辩证论治中有着重要的作用。这一研究方法，属于现代黑箱控制论的观点，即把人体看成一个密闭的黑箱，对于人体内的各种状况，无须打开黑箱去观察，而是凭借体外的表现来探求内部的变化。显然，在体表特定部位（反映点）出现的异常反应，也属于中医注重观察的"外形"的一种。

（二）"内属脏腑，外终肢节"的经络学

经络为联系人体五脏六腑、五官九窍、四肢百骸、皮肉筋骨等内外各部器官、组织之联络网，使气血周流全身，人体表里协调，成为统一平衡之整体。正如《内经·灵枢·海论》指出："夫十二经络者，内属于脏腑，外终于肢节。"《内经》概括出经络的主要脏器及走向，手三阴由胸走手，手三阳由手走头，足三阳从头走足，足三阴从足走腹。

（三）"以痛为输"或其他感觉的取穴法

《内经·灵枢·经筋》："缺盆中纽痛，不可左右摇。治在燔针劫刺，以知为数，以痛为输……"以痛为输，为针灸取穴法则之一。痛，病痛或压痛。意指对于某些病证，可以在病痛局部或压痛点作为穴位进行治疗。因为这种穴位既无穴名，也无定位，所以后世有阿是穴、不定穴、天应穴之称。按《内经》所述，无论是施行补法或泻法，在下针前皆"必先扪而循之，切而散之，推而按之，弹而努之，爪而下之"。这样做的目的除了可以减少进针的痛感并且易于得气外，也是为了寻找反映点。《内经》中还有记载："邪在肺……取之膺中外腧，背三节五藏之傍，以手疾按之，快然，刺之。"所谓"快然"，就是按压过程中感到舒服的一种反应。

（四）"阿是之法"与"阿是穴"

《备急千金要方》："吴、蜀多行灸法，有阿是之法，言人有病痛，即令捏其上，若里当其处，不问孔穴，即得便快或痛处，即云阿是。灸刺皆验，故曰阿是穴。"也就是说，用针之时未必一定要扎在穴位。若有效的话，扎在合适的地方，如果能够达到效果的话就可以。这些特殊的痛点就称为"阿是穴"。

所以，开展与推广反映点针灸，是在继承中医经典尤其是经络学说基础上的创新，是"继往圣"的硕果。

三、反映点：穴位的本质

看到上文介绍的许多反映点就是平时常用的经穴或奇穴，一定有人会问，反映点与穴位究竟是什么关系？这里就来介绍一下反映点的定义及其与穴位或针灸其他刺激点名称之间的关系。

在近代以来的针灸临床中，经常出现用以描述穴位或刺激部位性质的许多代名字，如反映点、反射点，反应点、敏感点、压痛点，良导点，还有触发点或激痛点，等等。它们经常出现在各类文献报道或教科书中，但定义含糊，经常使读者难以区别使用。

严格说来，体表因为反射机制出现某种可以察觉反应的部位称为"反映点"或"反射点"（Reflex points）。反映点也经常被称为"反应点"（Reaction points）。但反应点的名称偏重局部出现的反应现象，没有强调出现该反应的机制是反射。当局部反应的性质主要是压痛时，则又称"压痛点"（Tenderness points）。反应也可以是其他一些形式，如皮肤电阻降低，则又称为良导点。具有各种反应形式或对刺激过敏的部位，也经常统称为"敏感点"（Sensitive points）。西方则应用"Trigger point"（激痛点、触发点或扳机点）的名称。按激痛点的定义，它们是位于软组织主要是肌肉内的高敏感的区域，有局部压痛或刺痛、麻木、烧灼或痒的牵涉感觉。然而，在穴位的这些名称中，大多表述的都是穴位的某方面特性，如压痛点（敏感性）、良导点（低电阻）、激痛点或触发点（按压时可触发某处的牵涉痛或疼痛缓解），只有反映点或反射点最能确切地表述穴位的形成机制与受刺激时的治病机制，即体表特定部位与其所联系的内部器官或其他组织的双向反射性联系。

由于英语 Reflex 一词既可以翻译为中文的"反射"，也可以翻译为"反映"，故反射点即是反映点；由密集成区、成片的反射点或反映点组成的所谓的反射区也可以翻译为反映区（Reflex zones）。针灸中应用的反映点与反射区，其英文翻译也常用"Acu-Reflex Points, ARPs"和"Acu-Reflex Zones, ARZs"。以反映点为刺激靶点的针灸，我们以反映点针灸（Acu-Reflex Point Acupuncture, ARPA）称之。

为什么说反映点就是穴位的本质呢？可以从三方面来论证。

首先，反映点的两大基本功能是"反映病邪"（诊断）和"祛除病痛"（治疗），其实这也正是穴位的基本功能。自古至今，各类穴位的发现都是通过观察到其受刺激时能够缓解某些病痛（即刺激有效）而提出的，不仅最早记录的穴位"以痛为输"（如砭石敲击体表某部或切割痛肿脓疡）是如此，后来命名的阿是穴也是如此，近现代增加的几乎所有奇穴、新穴或有效点更都是这样发现的。反映点不过是对这些具有病痛反映或刺激时有效的穴位的总结。我在拙著《临床针灸反射学》书中提出的反映点分布规律（身体反射区）图谱，就是由传统穴位与十四经络的体表位置来标定的。所以，所谓反映点就是穴位，不是经穴就是奇穴（附录5-2：图1），唯一不同的是，反映点着重指与病痛患部有"短路"联系的穴位（病理反映点）或者较为敏感的穴位（生理反映点）。

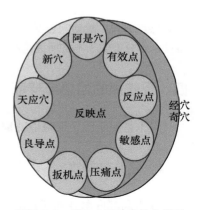

附录 5-2：图 1　反映点的多样化名称及其与经穴、奇穴的关系

其次，从腧穴发展和演变的历史来看，有定位、定名及归经的腧穴是从无定位、无定名及无归经的体表刺激部位发展而来。换言之，穴位是从无定位、无定名阶段逐渐演变到有定位、定名并有经脉归属（或不归属）的状态的。属于传统经络体系的穴位称为经穴，不在其中的称为奇穴或新穴。由于近现代新发现的奇穴、新穴数量远远超过经典的穴位数量，而且这些奇穴、新穴的位置经常发生偏移。这一切好像又回到了远古时代体表刺激部位"无定位、无定名或不归属经络"的阶段。这一"返璞归真"现象，是对传统经络学说的挑战，但只要用反映点来归纳穴位的本质，就能合理解释。

最后，穴位具有成片、成带汇聚分布的特性（称为穴区或反射区），而反映点经常就位于这些穴区的中心。以翳风穴为例，它是手少阳三焦经的常用穴位。牙痛、耳鸣、耳聋、面神经麻痹等疾患时可以在翳风出现硬结反映点，但各人出现的位置可以有一定范围的移动，有的位置稍上些，相当于新穴"上翳风"（翳风穴上 5 分），有的稍下些，相当于新穴"下翳风"（翳风穴下 2 分），有的硬结范围较大，可包含这三个穴位。所以，所谓上翳风、下翳风与翳风穴，其实就是具有一定面积的同一个穴位或者称为翳风反映点。刺中该反映点的硬结中心，才会获取刺激经典翳风穴应该具有的效应。换言之，同一个反映点。其体表位置可以在一定范围内变动，因人而异，因病而异，不像奇穴、新穴，位置稍有变化，就算一个新的奇穴或新穴了。显然，只有从反映点角度理解穴位的本质，才容易理解穴区或反射区的概念。

也有人曾经问，既然反映点针灸来源于中医经典，为什么不沿用经典的"阿是穴"称呼？我是这样回答的：从古代文献来看，"阿是"有两种解释，一是按压时患者呼痛或感到"快然"，二是按压时医师问患者"可是（这里？）"。这又说明两点：第一，"阿是"是指患部所在；第二，"阿是"主要指压痛反应。而反映点既可以在患部，也可以在远端，且反映点既可以表现为压痛，但也可以是非痛的其他现象，如局部组织结构的张力或形态变化（如硬结或条索）。所以，反映点完全包括了阿是穴，而且意义更广泛。

江西中医学院魏稼教授 1962 年发表的《"阿是"初探》一文 [6]，是使我在针灸临床上开始重视"反映点"的转折点。2008 年，魏稼教授又提出一个"动穴"的新概念 [7]，作为动态型俞穴的简称，从而把所有针灸穴位分为动静两大类：动穴乃指遍布体表、无具体名称、数量、无固定部位、且隐现无常或呈游移状态，如"阿是"等一类俞穴即是，其定位多据临床检测结果；而简称"静穴"的另一类是按文献记述定位，各有特殊名称、有一定数量、且有固定部位而相对不变的静态型俞穴（如十四经穴、经外奇穴）。动穴与阿是既有共性，又有不同。相同之处是它们均属动态型俞穴；不同之处是动穴一般按压诊、视诊、电诊、热诊……检测后定位；而阿是穴则指直取主动显现的病所或被动按压的敏感点取穴。故动穴包括了"阿是"，而"阿是"则难涵盖动穴。显然，魏稼教授所命名的动穴的特性，十分类似于本文所讨论的反映点，但反映点也可以出现在"静穴"的位置，即可以是静穴。

四、反映点的信息与辩证

以下是对于确定反映点特别重要的四方面体表信息：

（一）皮肤温度

身体局部皮温升高还是降低，通常分别反映局部有炎症或血液循环差。这是临床诊治躯体病或确定反映点的常见且最容易获取的体表反射信息。如关节炎急性期皮温明显升高，而血液循环不好的肢体摸上去发凉。然而，要充分利用皮温变化的信息，针灸师对正常人体的皮温特点应有相当的认识。例如，自肌肉丰满的腰背部至腰骶部关节，通常皮温从上往下逐渐降低，若在腰骶部察觉有皮温的异常升高，也能确定局部有炎症的存在。为了确定患者体表局部皮温的变化，一个简便方法是针灸师以自己手掌的皮温作为参照系，对患者不同体表部位尤其是对称部位进行比较。由于身体两侧对应的关节或部位，经常不会同时患病，故针灸师可用自己的手掌覆盖患部，去比较患者两侧局部皮温的差异，来得出结论。也可以用手去比较局部与周围区域皮温的差异。

根据患部皮温的异常变化来确定炎症部位及其中心，它们大多可以选为针刺或其他外治法的刺激部位。

（二）局部软组织的外观与张力

另一个容易获取的体表反射信息是局部软组织的外观改变，如局部组织的隆起或内陷，局部皮肤的颜色变化或脱屑等。它们既常见于躯体疾病时，也常见于内脏疾病时。用肉眼经常可以看出，原来下陷的部位可呈饱满感，而麻痹肢体或病久的局部则有肌肉萎缩导致的内陷表现。当肉眼不易明显看出局部外观异常时，操作者可辅以指腹触摸检查，探测的范围可以不限于腧穴。为此，患者局部组织的完全放松十分关键，同时要选择适当的体位。当用手指触摸患者身体表面时，也可以察觉局部软组织张力的异常，如皮下的硬性结节或触摸时的空虚感等。

常见的是存在于皮下组织或肌肉中的圆形或条形结节。如在耳鸣、耳聋患者可以发现的翳风穴大圆硬结，手掌腱鞘炎时局部发生的细小园硬结等。在某些肩痛患者，虽然其上臂部外侧局部外观无明显改变的高低变化，但触摸时仍能发现局部肌肉张力的增加，尤其当用指腹轻轻地沿着肌肉走向抚摩时可以察觉条形结节。在坐骨神经痛外侧型患者，其腓骨后上缘或腓肠肌的腓侧也经常可以察觉类似异常。这种条形结节很可能就是增粗或粘连的肌肉纤维。大量临床实践证明，患者局部软组织外观或张力有明显异常的部位，通常是针灸治疗优选的刺激部位，而且刺激时往往有较强的针感，收效也较好。

（三）压痛或其他压觉

除上述两种反应外，在身体的一定部位出现压痛点或局部痛阈的降低，是针灸临床上最常见的体表反射信号。它可以单独出现，也可以与上述两种反应或者其一合并出现。其实，大多数上述反映点同时也是压痛点。

由于人体体表不仅能反映人体内部疾病状态的信息，也能反映人体内部正常机能状态的信息，故对于出现体表的各种反应，既有可能是病理性的，也有可能是生理性的，要仔细加以鉴别。这对于体表压痛点来说尤其重要，因为它们十分普遍地出现在身体体表，很难设定一定的标准，容易混淆。

现在知道，大多数传统记载的经穴位置上都有局部神经末梢或感受器比较集中的分布，这就使它们在被按压时通常比周围非穴区的部位来得敏感，故即使在正常机能状态下，它们就多是压痛点经常出现的部位。例如，下肢的足三里、地机，上肢的手三里、合谷等穴就是这样。当然，还有许多没有被文献记载或新发现的体表部位，如所谓的"经外奇穴"或"新穴"，也同样可能具有对按压敏感的特性。因此，为了与病理状态下出现的体表压痛点加以区分，我们把存在于正常健康人体表，对按压或刺激的敏感性或阈值可以随身体生理状态变化（如进食、排便、睡眠或运动等）而变化的部位，或者说在正常机能状态下出现局部压痛的体表部位或穴位，称为生理压痛点、生理敏感点或生理反映点。

在正常生理状态下，分布在体表同一部位或相互邻近的穴位或生理压痛点，一般有类似程度的压痛，但分布在身体不同部位或相隔较远处时，它们的压痛程度可以有很大差异。而且，当人体机能在正常范围内波动时，它们的敏感性也会有相应的变化，如在空腹或饭后等情况下，足三里、地机等与消化系统有较密切关系的穴位的压痛程度也会稍有增加。

另一方面，当躯体、内脏或中枢患病时，体表也会出现压痛点，即所谓的病理压痛点、病理敏感点或病理反映点。它们出现在体表的位置与上述生理压痛点的位置一般没有不同，如慢性消化系统疾病患者也可在足三里、地机处有压痛。但病理压痛点起码具有以下一些可以用来鉴别的特点：轻触即得；不具有两侧的对称性；经常与其他体表反应合并出现；按压时可诱发或缓解相关的病痛；压痛程度可以随疾病的变化而变化。

其实，反映点不仅可以是压痛，也可以是压酸或其他感觉（包括舒服感觉）。这里举一个针灸治疗尿潴留的实例。女，25 岁，中国人，患者分娩后发生尿潴留已 3 天。曾作下腹部热敷及导尿 3 次，均未能恢复主动排尿。经检查在水道、秩边、三阴交处找到反映点，按压时酸楚异常，先针刺后艾灸，治疗后 2 小时即恢复主动排尿。

（四）皮肤电阻

经过几十年来的临床测试，一个肯定的事实是，人体在正常生理活动时可以在体表皮肤上测出许多电阻较小、容易导电的点（区），即"良导点"。良导点上的痛觉、温度觉、血管的反应通常也特别敏感。大多数穴位都属于这样的点（区）。当在疾病状态下时，体表反射区内穴位的皮肤电阻也会发生相应变化，一般是电阻变得更小，同时有痛阈的进一步减低。但是，临床上应用这一体表信息来指导针灸却并不顺利，因为它的获取容易受到患者体内外许多因素（如饮食、排泄、情绪波动、睡眠、运动、出汗等均能影响皮肤电阻。测试环境湿度、测试电极按压的轻重等都可以带来明显的测试误差）的干扰，使人难以辨别真假。一般来说，在体表微小反射区（如耳反射区）测定皮肤电阻的重复性较高。

根据反映点的上述信息，临床上就容易寻找与确定个体化的疾病反映点了。其实，这些体表信息，也正是针灸临床上实施中医八纲辩证的主要内涵。

传统中医的"八纲辩证"是"寒热、虚实、表里、阴阳"八个字。它所获取的疾病信息不仅可以来自内脏，也可以来自体表。这也是临床上针灸师着手调查与获取患者体表反射信息的四大方面。而且，它们在体表反射信息的辩证上有着自己特别的内涵。

分明寒热：如患部或肢体的皮温或自觉体温是升高（热）还是降低（寒）？

摸清虚实：如患部或反射区局部组织是隆起（实）还是内陷（虚）？是张力增加（实）还是松弛（虚）？是在肌肉丰满处（实）还是脂肪聚集处（虚）？

确定表里：如压痛点的产生是来自躯体病变（表）还是内脏病变（里）？或者说是局部性的还是反射性的？再如压痛点的轻重、对称、按压时的反映等性质究竟如何？或者说它们是病理性的还是生理性的？

鉴别阴阳：体表征象或反映点主要发生在身体的阳面（背部、四肢的后外侧部等）还是阴面（腹部或四肢的内前侧部等）？如果以经络而论，究竟是阳经还是阴经为主受牵涉？

有研究者根据统计提出中医传统的"辩证论治"体系在现代针灸临床上已经被逐步淘汰[8]。其原因之一是，传统中医对疾病通过体表输出，尤其是通过穴位表现出来的上述信息一直缺乏认识。

五、反映点的寻找与刺激

首先要熟悉反映点最容易出现在身体的部位。一般来说，身体最为敏感与灵活的部位，应该是反映点最容易出现的地方，如四指末梢、感觉器官与灵活关节部位。临床最常用与重要的穴位大都聚集在腕、踝、膝、肘，还有掌（跖）指（趾）关节附近，就是与此原则相一致的。

其次，当在体表某一部位发现反映点时，还必须进一步确定它出现的组织结构，或者说它出现在体表组织结构的哪一个层次：是在皮肤、皮下组织、筋膜、肌肉、骨膜或关节腔？附录5-2：图2显示了反映点可能由浅入深出现在体表组织的五个层次及其分布的

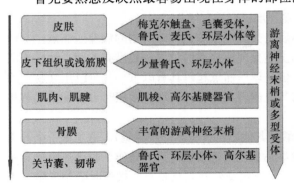

附录5-2：图2　反映点出现的组织层次及其感受器

相应感受器[24]。例如，近年流行的激痛点针灸所刺激的靶点激痛点就属于位于肌肉或肌筋膜层次的一类反映点。

最后，不同表现的反映点也经常有自己的特点。如以压痛为主的反映点容易在紧张性较高的组织结构上检测出来，如大多数压痛点出现在体表的结缔组织或肌肉穴位上；而以突出、肿胀或硬结为主的反映点容易在松弛组织结构部位检测出来，如耳垂下方的翳风硬结，膝眼部位的肿胀反映，腘窝的硬块，阴陵泉～曲泉肿胀，腰曲部位的脊柱旁纵向索状物或腰骶部三角形肿胀等。

对于在哪儿寻找反映点，有研究者通过对数据库中许多临床医师具体运用反映点的实际案例进行统计分析，归纳出"在患病部位附近寻找、按经络循行上下寻找、按气街理论前按后寻、按全息理论寻、按肌肉走形寻、按对称的方法寻找"等几种方法[9]。我觉得可以进一步修改或增加以下的思路。

（一）按经脉的体表线路寻找

几千年的针灸临床经验，都是与经典的经络体系相联系的。经络体系对有效穴位的分布规律积累了丰富的经验。临床上寻找反映点，最简单的方法就是在传统穴位及其附近仔细触摸，发现"反映"而定之。先师焦老与郑老取传统穴位治病就是这样做的。看起来还是取传统穴位，但其实是在取反映点。在这种情况下，反映点就在传统穴位的位置。传统穴位的位置变成了该反映点的坐标。但强调了一个新的理念，必须以确定是否有反映来决定是否用这个穴位，或以穴位附近的反映位置来代替传统位置。此外，还有许多反映点不在传统的或已知位置的情况，那就是新穴了。我提出"经、穴皆可失，反映不可无"的"反映第一诀"，就是强调在传统穴位上寻找反映点的重要性。

（二）在相应身体反射区内寻找

我们已经用身体反射区的概念来继承与发展经典的经络体系，去伪存真，化复杂为简单。通过分析、整理、归类各个穴位或反应点的功能，总结出与十四经络相对应的三大类身体反射区：内脏反射区，躯体反射区和中枢反射区，并绘制了相应的彩色图谱[2]。各反射区分布规则，一目了然，且与西医解剖名称相应，易学易记，临床应用极为方便。它们可帮助快速寻找反映点。由于身体反射区包含了经典的十四经穴、所有的经外奇穴、至今为止在身体上发现的大多数新穴，在相应身体反射区内寻找反映点，实际上已经包括了传统的循经取穴法。

此外，我们把各种微针疗法（如耳针、手针、足针、面针、鼻针、眼针、头针、舌针、腕踝针等）所采用的反映点或穴区称为"微反射区"；身体反射区与微反射区，从整体到局部相互补充，描绘了一幅全身反射区的完整画面。

（三）在患病局部或邻近组织寻找

患部局部体表组织是最常见反映点的部位。内脏疾病可以在胸腹与腰背出现反映点，躯体关节或软组织病变在局部出现反映点那就更明显了，经常就是其症状的一部分。中枢性疾病的反映点可以经常出现在头皮区或脊柱附近。对于肌筋膜疼痛性疾病，可以在同一肌肉邻近部位出现"激痛点"，激痛点针灸的临床实践为此积累了许多经验[10]，以查找位于受累肌肉或邻近相关肌肉上的激痛点为目标，也是寻取反映点的途径之一。

（四）在同节段神经支配区寻找

躯体或内脏性疾病受累器官的同节段神经支配区是反映点常见的部位。附录 5-2：表 1 总结了主要内脏牵涉痛投射至体表的部位，可供寻找反映点时参考。

附录 5-2：表 1　常见内脏牵涉痛的部位和压痛点

内脏	受涉原因	体表疼痛部位
心脏	心绞痛	心前区、左肩前、左上肢尺侧
胃	胃炎、胃溃疡	左上腹、肩胛间区
胃贲门	炎症或扩张性刺激	肩部
食管	食管炎	胸骨部与左肩前区
横膈	持续痉挛或压迫性刺激	肩部
胰腺	胰腺炎、胰腺癌	左上腹、肩胛间区或后背腰带环绕部
肝、胆囊	肝癌、胆囊炎、胆石症	右上腹与右肩胛部
肾	肾结石	下腹部、腹部沟区、腰部
输尿管	输尿管绞痛或扩张性刺激	腹股沟区、睾丸部
阑尾	阑尾炎	上腹部或脐区
结肠	结肠炎	下腹部
小肠	肠炎	上腹部或脐区
子宫颈、膀胱、前列腺、尿道、睾丸、精囊	相应病变或妊娠使其体积增大或受扩张性刺激	自一侧骶部至大腿内侧或大腿前外侧下方

（五）在躯体对称区或对应区内寻找

由于患侧体表病变可以反射到健侧体表，尤其是对称部位，在健侧体表对称或相应部位的刺激经常可以有效地影响患侧体表的敏感性或运动功能，故古代发展了所谓巨刺或缪刺之说，其疗效得到大量临床实践的证明。临床应用时多取两侧同名经或对称部位。此外，在上下肢或身体体表上下对应部位之间也应存在相互反射。这也符合动物进化的规律。从身体上下部位的对应来看，肩关节对应髋关节，膝关节对应肘关节，腕关节对应踝关节，掌指关节对跖指关节。肩胛部对应臀部，上臂对应大腿，前臂对应小腿，手对应足等（彩图 1-17）。这些解剖部位的对应，经常可以用上下肢的一些穴位相应来表述，如天宗相应于环跳，肩井相应于居髎，曲池相应于阳陵泉，手三里相应于足三里、合谷相应于太冲等。

通过以上途径寻找反映点时，最简便的方法，是医者通过自己的手在这些部位仔细触摸与按压，并且通过眼仔细观察，或与对侧相应部位或周围部位作比较。"有比较，才有鉴别"。这既可以帮助区别反映点与非反映点，也可以帮助区别病理反映点与生理反映点。当然，有条件时也可以用仪器来"延长"自己的手或"放大"自己的触觉或视觉。如一些经络探测仪（主要是测电阻）（最好是智能型的），压痛计（检测压痛程度）或红外成像仪（检测体表温度的变化）。

在发现可疑的反映点之后，还须鉴别该反映点究竟是病理反映点还是生理反映点（参见前文）。但很多情况下，还要通过观察其刺激时的反应或刺激后的效果才能最后得出结论。一般来说，不论是病理性或生理性反映点，都具有较为敏感的特性，即使较轻微的刺激就有较强烈的针感（针刺时）或热感（艾灸时）及其感传。当刺激到是病理性反映点时，针灸感传经常很容易"气至病所"，即传到病灶所在的部位，这称为"针感的趋病灶性"。

在反映点上可以同样应用在穴位上应用的包括针灸在内的各种类型物理刺激。针刺方法也与一般的穴位刺激相同，但要注重四点：一是刺激的结构层次要与出现反映信息的层次相同，而且要尽量刺准反映点的反映中心，许多躯体性疼痛患者，患部"阿是穴"的反映中心被刺准时，经常会告诉你"痛就在这儿"，这种患者针后多能立即见效。二是可以选择不同的针具或手段来刺激位于不同组织层次的反映点。如应用七星针（加或不加火罐）刺激位于皮肤层次的反映点；应用较长的毫针或改良后的"浮针针具"刺激位于皮下组织的反映点；应用不同长度的毫针刺激位于深浅不一的肌肉或肌筋膜上的反映点（如激痛点）等。三是因为反映点的敏感性高，一般无须过强的针刺手法，即不过度做捻针或提插手法，就会有较强的针刺反应与较显著的治疗效果。四是反映点的位置及其表现会随着治疗而变动。由于刺激后原先的位置会发生移动或其阳性表现逐渐随着疾病的好转而消失，每次治疗前要重新确定刺激靶点，并且以消除反映点上的各种阳性表现为观察指标之一。可以采取追踪刺激法，治疗至多数反映点转变至正常为止。

六、反映点的形成原理

要解释反映点的形成机制，必须回答两个问题：一是体表特定部位的反映点是如何与所"反映"的身体器官（内脏、躯体或中枢）发生联系的？二是反映点上的上述各种阳性"表现"是如何出现的？

对于第一个问题，现在比较清楚的是"脑 - 皮轴"，以及同节段神经支配的皮肤与内脏对应的认识。至于第二个问题，一般认为是身体在内外环境相互作用（内外夹击）下特定体表区域的感觉阈值发生异化的结果。

体表与身体内部双向交互联系的认识，随着"脑 - 皮轴"（brain-skin axis）概念的提出进一步被主流医学接受。所谓"脑 - 皮轴"，早先是基于心理应激与皮肤病之间的生理及病理联系提出来的，旨在揭示应激与皮肤病之间的关系（通常指以神经源性的皮肤炎症与毛发生长的抑制所介导的应激反应）。从解剖学角度讲，皮肤与神经系统共同起源于胚胎外胚层，且两者有着相同的几种激素、神经递质和受体。大脑皮质感受外界应激信息的输入，引起中枢神经系统的应激反应，进而激活周围神经系统和下丘脑 - 垂体 - 肾上腺（HPA）轴的系列反应，从而直接或通过免疫系统影响皮肤。换言之，皮肤被认为是一种神经免疫内分泌器官，与神经内分泌轴以及免疫系统有一种交互型网络，在痛觉的外周调制中起着举足轻重的作用。近年来，随着对肠道菌种影响身体健康重要性的认识，"肠 - 脑轴"（gut-brain axis）的概念又被提出，有研究者由此进一步提出"肠 - 脑 - 皮肤轴"（gut-brain-skin axis）的概念，强调这些器官之间通讯的存在。从系统医学的角度来看，皮肤与肠腔，可以看作是身体的内稳态系统与外环境接触的两个主要"接口"（interface），机体的内外环境通过它们实现信息交流，完全是合理的。

现代医学观察到的内脏牵涉痛区（即海特氏带），既是特定体表区域与同节段神经支配的内脏联系，也是内脏疾病时可以导致这些区域出现疼痛阈值变小的临床证据。附录 5-2：图 3 显示的是心肌缺血或心绞痛时，可发生心前区、左肩和左上肢内侧与尺侧体表出现牵涉痛的区域。它与经络体系的心经与心包经的循行路线几乎完全重叠（我们称其为心反射区），对心绞痛等心脏病症有明显功效的内关穴，就是位于该反射区的主要反映点。通常认为内脏牵涉痛是由于发生牵涉痛的皮肤部位与患病内脏各自的感觉神经纤维传入脊髓后在同一节段会聚并经共同途径向上传导的结果，故利用内脏牵涉痛的原理很容易理解内脏反映点的形成机制。

在实验室里，已经有许多研究证明：人为的内脏创伤可以在体表特定部位诱发异常的"反映"。北京医学院 1981 年的一项研究观察到造成胃黏膜损伤的家兔耳郭出现低电阻敏感点。随着损伤的严重度增加，敏感点的数目和面积也随之增加。朱兵教授科研团队近年来的"穴位敏化"研究更是从分子水平证明：一些疾病可以通过在相关的敏化穴位局部形成"穴位敏化池"，呈现出神经肽 - 肥大细胞 - 致敏物质释放的病理反应过程，同时激活中枢神经的不同水平发生敏化。这种敏化可能是热敏、痛敏、压敏等感觉的变化，也可能是临床上通过医师的诊断观察到穴位处丘疹、凹陷以及结节状或条索状物等形态特征表现。

作为反映点主要表现的压痛，其形成原理可用神经源性炎症（neurogenic inflammation）状态下局部的"沉默型"伤害性感受器（nociceptor，也称疼痛感受器，主要是游离神经末梢）的激活来解释。现在知道，在皮肤及深部组织（如肌肉）都有额外的"沉默"或"睡眠"型的伤害性感受器，它们平时对伤害性机械刺激不起反应，但在炎症期间或组织损伤之后可以变得对机械刺激"觉醒"。这种"觉醒"现象的一种可能解释是，来自受损组织释放的化学物质（前列腺素、缓激肽、神经营养因子、组胺等）的连续刺激降低了这些伤害性感受器的阈值，故开始起反应。沉默型伤害性感受器的激活，可以导致痛觉过敏（hyperalgesia）、中枢敏化与痛觉超敏（allodynia）（附录 5-2：图 4）。局部组织损伤或炎症时释放的这些化学物质，有的可以直接激活伤害性感受器，有的（如前列腺素）虽不直接激活，但可以使其敏化，达到类似的效应。

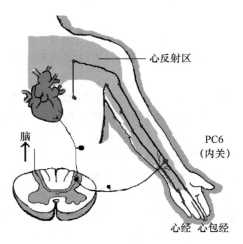

附录 5-2：图 3　与心脏同节段的内关反映点

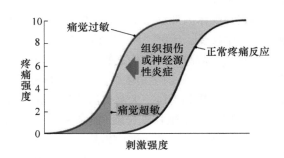

附录 5-2：图 4　痛觉过敏、超敏的机制

此外，由于炎症可能是使沉默型伤害性感受器"觉醒"的原因，躯体局部组织损伤导致的炎症或来自中枢原因的神经源性炎症的外周表现（红、肿、皮温升高等）也可以成为体表反映点的合并表现。换言之，反映点的各种表现形式，都可以从体表部位内沉默型伤害性感受器被局部原因（如组织损伤）的炎症或神经源性的炎症所激活来解释。

现在知道，神经源性炎症不仅可以发生在外周组织，促使"外周敏化"（peripheral sensitization），也可以在发生在中枢，诱发中枢神经元炎症的表现。它也是"中枢敏化"（central sensitization）的原因之一。由此可以理解，"敏化现象"可以是双向的，即不仅身体内部疾病时可以在体表特定部位出现敏化现象，体表的刺激也可以引起内脏或中枢的一些变化：如电刺激穴位可以经背根反射引起内脏的神经炎性反应；Latrcmolicrc 和 Woolf 观察到体表的炎性刺激可导致"中枢敏化"现象。

总之，病理反映点，是疾病过程中体表出现的一种以炎性反应为主的病理生理学动态改变。

七、针灸治病机制的演绎

在明确疾病条件下体表出现反映点的机制之后，就容易解释在反映点上实施针灸为什么可以治病的机制了。其实，这也就是在传统穴位上针灸治病机制的演绎。它可以归结为以下两种情况。

（一）刺激穴位激发的感觉性反射

首先是反映点或穴位内部的各种感受器受到针灸刺激时激发的动作电位，通过其相应的传入神经及其通路，向中枢输入各种感觉信息。这些信息一方面产生针感或通过反射诱发"得气"的表现，另一方面激发各种神经 - 内分泌反射，强化疾病的自愈功能，包括作用于原先导致反映点阳性表现的相应神经中枢，或通过调制突触功能缓解各种原因所致的"中枢敏化"，或通过对相同神经节段支配的内脏起作用，消除其内脏功能的紊乱。

（二）穴位微创导致的神经免疫反射

其次，反映点或穴位内部的针刺刺激会造成局部组织一定程度的"微创"，导致一些化学物质（前列腺素、缓激肽、钾离子、组胺等）的局部释放，激发神经免疫反射，诱发局部的炎症 - 抗炎反应。这种炎症刺激可以带有或不带有主观感觉（针感）。它既可以强化刺激部位（躯体局部组织损伤部位）的抗炎作用，缓解局部疼痛，也可以通过缓解刺激局部的炎症而导致"神经元炎症"的缓解，从而改变与其相联系的中枢或内脏的功能状态。这也可以解释为什么针灸的反复刺激在缓解疾病的同时，也经常使反映点的阳性表现（神经源性炎症的外周敏化）发生变化，如压痛点的消失。

换言之，既然疾病可以使"穴位敏化"（也可以表述为"穴位的可塑性"），在敏化的穴位（反映点）上反复针灸也就可以使它们恢复正常。而且，既然体表部位的炎症刺激可以诱发"中枢敏化"，针刺反映点或穴位诱发的抗炎反射也就可以缓解"中枢敏化"。显然，这也是针刺镇痛的机制之一。

以上解释有助于认清针感与疗效的关系：上述第一种情况下，针刺激发反映点或穴位局部分布的各种感受器导致针感产生，加上针刺到肌肉层次的肌梭诱发的肌搐动，构成了传统针灸一般要求"气至而有效"的原理。上述第二种情况下，由于针刺穴位"微创"诱发的炎症 - 抗炎反射并不一定伴有针感的产生，这就可以解释为什么现代发展起来的腕踝针与浮针均不要求"得气"，也有明显的疗效。

由于反映点的敏感性比一般穴位较高，而且与相应内脏、中枢或身体的其他部位有"短路"联系，刺激反映点的针感及其反射效应一般都要比刺激一般穴位时强得多，故疗效也明显提高。但它们导致局部组织"微创"的程度与针感并不一致。如当反映点中心被击中时，即使刺激很轻就可以有很强的针感，但微创可以很小；而在非反映点的一般穴位上针刺时，只有刺激较强时

（如应用捣针法）才有较强的针感，此时对局部组织的微创已经较大，容易在针刺治疗后局部遗留一定程度的不适感。

总之，反映点针灸的作用机制，就好像是对"外周敏化"或"中枢敏化"现象的"反其道而行之"。前者成立，后者相应也成立。当然，其中的细节尤其是分子机制，尚需进一步的科研去发掘与证实。

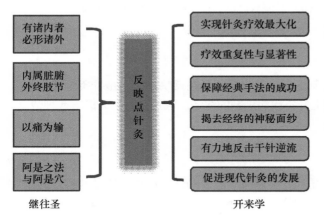

附录5-2：图5 反映点针灸的中医基础与重要性

八、反映点针灸的重要性

在"继往圣"基础上发展起来的反映点针灸，对于针灸领域的"开来学"有重要的意义。它起码包括以下几个方面（附录5-2：图5）。

（一）实现针灸疗效最大化

传统针灸的所有适应证都是反映点针灸的适应证。近代的大量实践证明，以动态出现在体表的反映点为靶点实施针灸，其疗效要比针灸刺激非反映点的其他部位（不论是否经穴）效果更为显著。

在拙著《临床针灸反射学》中，为了说明反映点在针灸疗法中的重要地位，我以重复三遍的"反映点"作为一节的标题：反映点，反映点，反映点！并提出了"反映第一诀"：经、穴皆可失，反映不可无。这是对古人"宁失其穴，勿失其经"经验的补充与发展。取穴时务必以局部出现的各种反映为标准。

（二）提高疗效的重复性与显著性

在针灸被越来越多国家的民众知晓与寻求治疗的"全球热"大环境下，西方主流医学对针灸疗效的验证正在广泛地进行。至今西方研究者发表的一些高质量临床针灸报道，在证实针灸疗效的同时，也经常出现三个普遍状况：一是发现许多国内的临床报道重复性不高，也就是说即使针刺同样的穴位，无法得出同样的效果。二是针刺传统经穴的"真针刺"作用与所谓"假针刺"（"假穴真刺"或"真穴假刺"）作比较，经常无显著性差异，从而得出针刺作用不过是安慰效应的结论。三是即使针刺组的疗效确实比非针刺的对照组有显著差异，但这个差异的幅度很小，也就缺乏临床应用的价值。我们不否认国内至今的一些临床报道由于没有独立的疗效评估，存在疗效偏高的可能，也不否认心理安慰效应经常与针刺的生理作用共存（心理作用通常只占小的比例），但来源于穴位（刺激靶点）方面的影响因素（如取穴随机性）定然是主要原因之一。如果能从反映点的角度来把握每个刺激靶点，则可以解决针灸疗效重复性的问题。

针对西方一些随机双盲设计的高质量针灸临床试验得出"真针刺"与"假针刺"缺乏显著性差异的结论，目前许多专家的意见都集中在如何改进设置对照组（安慰组）上。包括对"假穴真刺"或"真穴假刺"本质的理解。这是十分可取的。但我们还可以从提高"真针刺"疗效的角度来拉开其与对照组的距离。那就是采取选取反映点实施真针刺。由于反映点针灸可以使针灸疗效最大化，针灸疗效对比安慰组的显著性或差异幅度都可以明显提高。

（三）提高经典手法的成功率

选用反映点刺激，不仅是提高针灸疗效最关键的一步，也是"得气"与控制针感传导，使"气达病所"，或获取"跳针""烧山火"等手法成功的第一要素[2]。这里举一个针刺治疗阑尾炎的实例。女，30 岁，因急性阑尾炎就诊。平卧微屈膝位。在双侧阑尾穴发现强烈压痛故针之。在垂直 1cm 范围内行提插手法，先刺右侧穴，先获胀感下行至足部，而后用手按贴压位下方并且改变针尖方向向上，持续操作 2 分钟时胀感上行至同侧右下腹。留针期间，再针左侧穴。刚开始提插立即在下腹部有酸胀感，并且原有腹痛立止。

（四）揭去经络的神秘面纱

提出反映点是穴位的本质，或者说以反映点聚集而成的反射区解释经络，使古典经络学说朝现代化的方向迈出的一大步。因为它揭去了笼罩在经络现象上的神秘面纱，一针见血地指出经络的实质是身体上下、左右、内外各部分之间相互反射的联系通道。当身体某器官或组织发生疾病时，疾病信息可以在特定的体表部位输出信息，以反映点（区）的形式表现出来；同时，在反映点（区）上针灸刺激，即是向人体输入了控制信息，通过人体的自动控制系统发挥治病作用。

（五）有力地反击干针逆流

反映点针灸值得在国内外大力推广，不仅是因为它疗效卓著，科学性强，是中西医学互参的结晶，而且也是维护针灸职业安全，与干针推广者针锋相对的一大举措。面对干针传道者以"干针不以经络学说为基础"为理由把干针独立于针灸之外的企图，我们必须大力宣传：现代反映点针灸早已包括了干针所基于的那一套激痛点理论与刺激方法。干针疗法（或者称"激痛点针灸"）所刺激或作为基础的"激痛点"，其实仅是反映点的一种形式。反映点针灸可以利用干针的现代研究成果，最终"收编"包括干针在内的，以各种新形式出现的所有非药物的体表"外治法"。换言之，面对西方干针的挑战，我们更应该在各个中医院校里也要尽快开展与加强现代针灸理论的教学，不要让我们的针灸毕业生只会传统中医理论，而不懂现代针灸。总之，我们不能只依赖"传统"的优势来守护针灸，而把"现代科学"留给干针的传道者。

（六）促进现代针灸的快速发展

我曾经撰文论述在系统论催生下崛起的系统医学，为现代针灸的研究与实践灌注了新的活力。它不仅可以作为一条主线，把至今为止前人所作的大量有关针灸或经络研究的成果有机地结合起来，而且可以把针灸治病过程看作是一个系统的控制过程。抓住穴位的反映点本质后，可以系统地分析反射信息在针灸过程各个环节的传递特点与控制方法，如从反射过程的双向性，疾病信号在体表反映点的输出，针灸治疗信号从反映点的输入，以及反射弧各个环节影响信号传递的干扰因素等进行分析。这十分有利于针灸疗法操作过程中随机性的控制。

此外，我在描绘"系统医学针灸"蓝图的轮廓时强调，针灸干预必须与患者的自愈机制"自治"，针灸治疗必须是个体化的。反映点针灸的理念，是完全符合这些原则的。由于反映点的出现部位与表现可以因人而异、因病而异，用系统医学的术语来说，反映点针灸是现代针灸的一种"自治"模式。故推广与开展反映点针灸必将促进现代针灸医学的快速发展。

2008 年，在提出所有针灸穴位可以分为动、静穴两大类时，恩师魏稼教授指出，"长期以来，人们多偏重静穴的临床应用，对动穴的广泛深入探索，却未引起足够的关注。打破这一思维定式，加大动穴的探索力度、扩大动穴的应用范围、增加动穴的使用频率，将对开发动穴潜能、提高临床疗效乃至发展与重构俞穴理论，都有重要的现实与深远意义。"其实，魏老师说的也正是加速推广与开展反映点针灸的科研与实践的重要性！

（原文发表于中医药导报，23（7）：1-5，23（8）：1-5，2017）

附录 5-3　强化抗炎祛痛的针刺策略

金观源　金　雷　郑　进　金　霞

【摘要】从分析疼痛与炎症的关系着手，介绍炎症反射的最新认识，提出针刺微创抗炎的理念，以及选择不同刺激靶点、刺激手段与参数、合并电针、耳针等提高针刺祛痛效应的多种针刺抗炎对策。认为炎症反应是多数躯体疼痛的核心机制，这些疼痛尤其是慢性疼痛在针刺治疗后的缓解都离不开患部炎症的消除，但它被许多治疗师忽视。要提高针刺祛痛的长期疗效，必须重视针刺的抗炎机制，它主要是通过组织强化炎症自限机制（炎症反射）及其神经调节实现的。

在针刺祛痛机制的认识中，有一个经常被忽视的方面，那就是针刺的抗炎作用。许多疼痛尤其是慢性疼痛的发生经常是软组织炎症的结果，它们在针刺治疗后的缓解都离不开患部炎症的消除。近年的研究已经证明，针刺祛痛效应不仅与内源性吗啡样镇痛物质的释放有关，也与针刺刺激或局部微创导致的炎症反射（inflammatory reflex）[1] 包括其局部或全身释放的抗炎物质有密切关系。如何在针刺治疗过程中利用这些抗炎机制来选择相应对策，是提高针刺镇痛疗效的关键之一。

一、疼痛与炎症的关系

临床上常见的疼痛大致可以分为炎性（如急性或持续性组织损伤）、神经病理性（如神经病变）、癌性和内脏性疼痛。其实，外源或内生的任何疼痛刺激，最终会导致机体抵御受损的炎性反应，而炎症性反应本身又是造成疼痛的直接因素，可以说炎症反应是构成绝大多数疼痛的核心机制。

首先来看作为针刺治疗适应证的各种躯体性疼痛，比如坐骨神经痛，早就证明除了神经根压迫与缺血之外，炎症反应也是其中的一个原因。研究显示，在突出的椎间盘附近，可以发现大量的疼痛物质，如 p 物质，降钙素生成肽（cGRP）与磷脂酶 A2 等等，故有人提出"化学性神经根炎"（chemical radiculitis）这样的术语。这些疼痛物质使得神经元变成敏感化，因而增强疼痛的感觉，同时又改变血管的通透性而导致血浆外漏、血管充血和神经内水肿。而激素止痛的作用机转正是减少发炎反应与疼痛物质的释放，如激素不仅可以抑制磷脂酶 A2 的作用，还有抑制 C- 纤维的传入信息，阻断侵害性冲动的输入而产生止痛效果。

至于各种关节炎（骨关节炎或类风湿关节炎）或软组织炎症或损伤（肌腱炎，腱鞘炎，滑膜炎等），其疼痛与炎症的关系更是可从其病名而一目了然。但是也有一些躯体性疼痛与炎症的关系经常被忽视。比如，一些软组织疼痛因为其局部经常有组织张力增加，经常被认为来源于某种结构失衡，从而把防治的注意力集中在改变其张力上。组织张力的增高确实可以导致局部疼痛，但其根本原因还是炎症。所以，如果不去缓解炎症，张力的暂时释放或许有瞬时效果，但难以持久。

再来看内脏性疼痛。内脏性疼痛与炎症的关系较容易理解。一个例子是慢性前列腺炎相关疼痛，经常又称为慢性盆腔疼痛综合征（CPPS）。在一项研究中，50 例年龄 22～49 岁的该病患者前列腺液中检测到白细胞介素 -8（IL-8）、白细胞介素 -10（IL-10）和肿瘤坏死因子 -α（TNF-α）的水平与疼痛程度的相关性被分析，观察到治疗前后 IL-10 水平和疼痛症状评分的等级呈正相关，而 IL-8、TNF-α 和疼痛症状无明显相关。该研究进一步观察到针刺能减轻该病相关的疼痛 89.4%，同时降低前列腺液中 IL-8、IL-10 和 TNF-α 的水平，由此结论，针刺是通过降低这些细胞因子水平而降低慢性盆腔疼痛综合征（CPPS）的疼痛症状的。在该研究中，电刺激也被合并应用，以提高针刺的祛痛效应。

另一方面，疼痛的缓解，也会加速炎症的消退。如在躯体软组织炎症导致疼痛的情况下，局部致炎物质也多是致痛因素（如p物质、前列腺素），当针刺祛痛效应（如因为内啡肽的释放）初显时，患者的局部肌肉活动度的限制可以明显消除（或有意让活动患部），局部血液循环的增加可以帮助清除积聚的致炎、致痛物质（乳酸、钾离子等），从而促进炎症的消退。所以疼痛与炎症之间也存在相互作用。

躯体疼痛与局部炎症的密切关系，还表现在阿是穴或敏化点的出现。疼痛性疾病发生时在体表特定部位或患部出现的压痛点，古人称为"阿是穴"，我们称为反映点。它们是疾病过程中体表出现的一种以炎性反应为主的病理生理学动态改变。其形成原理可用神经源性炎症（neurogenic inflammation）状态下局部的"沉默型"伤害性感受器激活来解释。临床上随着炎症性疼痛的缓解，阿是穴或压痛点也会随之消失。一个典型的例子是急性阑尾炎经针刺治疗缓解后，腹部麦氏点或腿部阑尾穴的压痛程度也明显减退。

二、炎症反射与神经免疫调节

针刺的抗炎作用已经在多种炎症性疾病，包括哮喘、鼻炎、炎症性肠病、类风湿关节炎、肱骨外上髁炎（网球肘）、复杂性区域疼痛综合征1型和血管炎被研究与肯定。针刺的抗炎作用，可以从两方面来实现：一是针刺的感觉性刺激传入通过激发下丘脑-垂体-肾上腺（HPA）轴、交感和副交感神经通路来调节免疫功能；二是针刺作为体表组织的一种微创刺激，诱导或强化机体自身的炎症反射来实现。

先来回顾一下炎症反射的细节。附录5-3：图1所示为免疫调节的一种迷走神经回路（immune-regulatory vagus nerve circuit），即一种由组织损伤导致的炎症反射，又称为神经性免疫调节回路（neural immune-regulatory circuit）。近十年来，这方面的知识日益丰富。可以看到，迷走神经传入支向中枢报告外周局部细胞因子水平和炎症信息。这种信息在脑干中进行处理并产生传出信号，

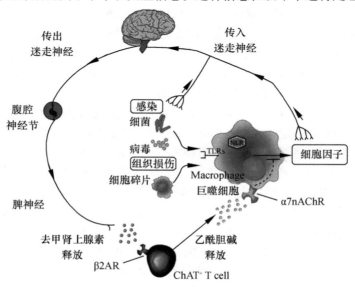

附录 5-3：图 1　由组织损伤导致的炎症反射
（译自 Sundman E, Olofsson PS, 2014）

这些信号通过迷走神经传出纤维在腹腔神经节换元，激活肾上腺素能脾神经，其末梢释放去甲肾上腺素，作用于位于特异性胆碱乙酰转移酶表达 T 细胞（ChAT＋T 细胞）上的 β2- 肾上腺素能受体（β2AR），导致乙酰胆碱的释放，从而激活 α7- 烟碱乙酰胆碱受体（α7nAChR），对巨噬细胞细胞因子的产生起抑制作用。这个反射担负着对炎症反应自动限制的功效，使炎症反应被调节在一个狭窄的范围内，一旦其威胁得到适当处理，就立即终止。起这种调节作用的机制有多种，包括抑制性的淋巴细胞、细胞因子和自主神经的作用。

在我们的身体内，迷走神经是主要的副交感神经。很早已经知道，刺激它可以调节多种生理功能，从消化到炎症。如耳针胃、小肠穴或体针足三里、内关均可通过迷走神经刺激增加胃肠运动。而交感神经对免疫系统的影响有节前还是节后纤维的区别。近些年来才知道，儿茶酚胺全身释放导致的交感节前纤维兴奋，与交感节后纤维兴奋在局部释放儿茶酚胺的作用有很大的区别。交感神经的许多局部作用是通过其节后神经与巨噬细胞的直接相互作用介导的（如在治疗炎症性疾病如关节炎时）；交感节后纤维的兴奋可以避免节前纤维兴奋的一些副作用（全身免疫抑制和机体对继发性感染的易感性）。

此外，过去经常把交感神经与迷走神经的功能系统看成是对立的，其实它们也可以是协同的。它们在抗炎过程中的作用就是一个例子。从图中就可以看到副交感迷走神经和交感神经为了同一机制有一种顺序连接。迷走神经虽然不直接支配脾脏，但可以在腹腔神经节换元激活交感脾神经。脾神经末梢释放去甲肾上腺素，激活胆碱能 T 淋巴细胞，对巨噬细胞细胞因子的产生起抑制作用。这种"迷走神经和交感神经顺序连接"是自主神经系统在控制炎症和免疫方面的一种功能组织新模型。它的认识有助于设计新的治疗策略，包括通过刺激不同的神经元网络输入针刺信息，影响炎症反射的神经调节。

三、微创抗炎的理念

微创，一个专门用于外科及手术的词语，这些年来已经被整合进中医外治法，如综合针刺、针刀、铍针等的中医微创学概念已经被提出，但它们微创抗炎的作用原理却很少被强调，躲藏在"软组织松解""应力释放""结构调整"等亮点的背后。

针刺可以通过不同的刺激途径镇痛，附录 5-3：图 2 罗列了毫针插入机体后的两大刺激（机械性刺激与局部微创）途径及其相应的生理机制。以往对针刺镇痛的研究多集中在针刺机械性刺激激发的感觉性传入通路（发生在脊髓水平的闸门控制或各级中枢水平的疼痛控制通道，以及相关镇痛物质包括内源性吗啡样物质的释放），而不够重视针刺的微创机制。其实，针刺微创诱发的炎症反射具有强化炎症的自限作用，是针刺镇痛机制的一个核心部分。搞清其细节，可以为选择不同刺激手段（针具、手法）、刺激参数等提供科学依据。

现在知道，针刺局部微创导致的抗炎是通过神经免疫调节机制实现的。它包括肥大细胞的参与，直接或间接（通过轴突反射）激活 Aδ- 和 C- 纤维，导致各种炎症因子与抗炎因子的局部释放与集聚，包括腺苷酸、前列腺素、缓激肽、钾离子、组织胺、cGRP 和 p 物质等，致使局部小血管扩张和血流量增加，诱发局部的炎症 - 抗炎反应。

2011 年，在《自然·神经科学》刊登的小鼠实验证实，针刺可以诱导一种镇痛性神经调节剂—腺苷的分泌。由于针刺刺激造成的体表微创，可以使针刺局部组织释放腺苷，并形成腺苷酸，从而达到消除局部炎症、缓解疼痛的目的。针刺局部收集到的腺苷酸含量可以比正常水平增加 24倍。这项研究提示，对于躯体的抗炎镇痛机制来说，患部取穴十分重要。远端取穴或许也能通过针刺镇痛的非特异性暂时缓解疼痛，但要想取得长期的炎症缓解，患部取穴刺激并且造成适当的

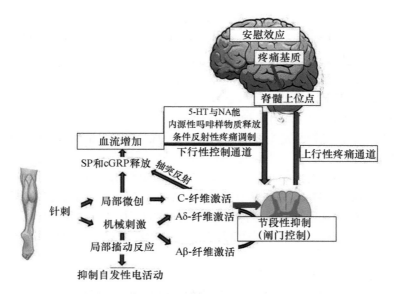

附录 5-3：图 2　针刺导致的两类刺激及相应机制

（译自 Barbara Cagnie et al，2013）

微创，经常有更明显的效果。

局部组织的创伤，通常是炎症反应的一个重要原因，为什么针刺导致的微创反而具有抗炎作用呢？首先，局部组织微创导致的炎症反射是一种会自动限制炎症的过程。因为其损伤源（如针刺）在短暂刺激后立即移除，它诱发的炎症反应会迅速地消退，最初的微创也会迅速地被修复。但是，它所诱发的炎症反应十分有利于打破原先就存在于局部的"炎症 - 抗炎平衡态"，后者在慢性炎症性疾病经常存在。比如，一位慢性膝关节炎疼痛的患者，原先的致炎因子与抗炎因子之间好像处于平衡态，后者解决不了前者的问题，前者还经常伺机（如机体免疫力下降的时候）复发。当在局部应用适当的针刺手段治疗时，局部微创诱发了新的炎症反射，而新增加的抗炎因子到达患部聚集时，针具却已经移除，它们便以局部原先存在的炎症灶作为攻击或修补对象……可以推测，这样的一幕在针刺刺激患部时经常发生。当然，实际情况肯定要复杂得多。

以下我们从可能导致不同程度微创抗炎的角度来考虑针刺刺激手段或方法的选择。

（1）应用粗针、长针或带刃的针具：因为粗针比细针有较大的刺激面积，不仅对刺激靶点内的神经末梢或感受器有较大的刺激，而且必然有较大的局部微创，故其诱发的抗炎反应也必然较大。有研究者在 48 例慢性腰肌筋膜疼痛综合征患者比较了三种粗细（0.25、0.5、0.9mm 直径）毫针治疗该病三个月的疗效，观察到粗针（0.9mm 直径）比细针（0.5mm 直径）的效果较好[11]。

针刀是比毫针较粗（直径在 0.8mm 左右），前端平口带刃的针具，具有切割作用。当应用带刃的针具或针刀在穴位上刺激时，可以导致比毫针较大的微创。虽然从体表经常看不出来，因为针刀也没有刀口，可以没有流血，甚至无痛感，但操作者的"手感"通常可以提示其区别。毫针刺激时发生"针下沉紧"或"局部肌搐动"（扎跳），同时患者会有酸胀感，又称为"得气"，它们经常是针刺取效的标志。而针刀呢？为了剥离或松解硬化粘连的软组织，当刀刃碰到要刺激点硬结部位时，先会感到刀下有阻力感，做"切刺"手法突破硬结时会听到"卜擦"一声。它是局部组织纤维被切断所致。其实，不只应用针刀时有这种手下感觉，所有带刃的针具都是如此，比如铍针，甚至毫针针尖不圆利时也是同样。故凡针尖不够圆利的毫针也比圆利毫针对靶点组织有较大的微创。

有研究者将 100 例膝骨关节炎患者随机分为针刀组和对照组，每组 50 例，观察组采用整体针刀松解治疗 3 次，每周 1 次，对照组采用关节内注射透明质酸钠，也是注射 3 次，每周 1 次。两组患者治疗前后检测各项指标，观察综合临床疗效、症状体征改善评分、血清 IL-1、IL-6 含量变化。结果观察到：针刀组 50 例，治愈 20 例，显效 17 例，有效 8 例，无效 5 例，总有效率 90%，显效率 74%，对照组 50 例，治愈 9 例，显效 14 例，有效 13 例。无效，总有效率为 74%，显效率为 46%，两组治疗后总有效率比较，针刀组优于对照组，有显著性差异（$P < 0.05$），且针刀组 3 月后有更明显的有效率。此外，两组患者治疗后，血清 IL-1、IL-6 含量下降，与治疗前相比有显著性差异。提示全针刀松解治疗可降低膝骨关节炎患者血清 IL-1、IL-6 水平，综合疗效临床显著，明显优于对照组。

也有研究者在肩周炎的兔子模型，比较了针刀、电针治疗对一些炎症因子的影响。48 只兔分成空白对照组、模型组、疼痛期针刀组、粘连期针刀组，疼痛期 - 粘连期针刀组，以及电针组各 8 只。治疗组在治疗后取血浆、肱二头肌、冈上肌和冈下肌，测定其 5-HT、IL-1β、IL-10 和前列腺素 -E2 含量，并且与空白对照组、模型组的相应测试数据相比较。结论是：对于不同时期的肩周炎，针刀治疗均可减少伤害性的炎症因子，增加保护因子，并良性调节某些免疫因子，以达到治疗目的。在其疼痛期治疗中，要优先考虑减轻疼痛和调节炎症反应。粘连期的治疗则主要是减少炎症。这两个时期（疼痛期和粘连期）的治疗最为有效，不仅能缓解症状，还能更好地调节人体免疫功能。而且，这两个时期的连续针刀干预或电针干预的效果均优于单一疼痛期或粘连期的针刀干预。然而，这两个时期的针刀干预与电针干预之间相比，无显著性差异。因为该研究中电针的效果不亚于针刀，提示电针也可以替代针刀。

在附录 5-3：表 1 中，我们比较了各种针具的刺激特点（感觉性刺激、微创性刺激、局部切割或捅拨作用）。毫针的感觉性刺激可大可小（从 - 到三个＋），微创刺激最小（用＋表示），基本上无局部切割作用（用 - 表示）。而针刀的这三类作用都较大（＋号越多，作用越大）。

	感觉性刺激	微创性刺激	局部切割	局部捅拨
毫针	-~+++	+	-	+
小针刀	+++	+++	+++	++
铍针	++	++	++	++
浮针	++	++	-	+++
巨针	++	++	-	++
拨针	++++	++++	-	++++

附录 5-3：表 1　各种针具的刺激特点

（2）应用复式针刺手法

针刺导致的局部组织微创，不仅与针具有关，也与针刺手法有关。为了获取强烈针感，临床上有多种复式针刺手法。如在穴内作立体刺激的"捣针法"（子午捣臼法）就是一种有代表性的强刺激手法，它以捻转、提插为主，要求在一个穴位内进针分三层，退针分两层，即三进二退；在每一层次内还要提插捻转 371 次，如此重复三遍，共需提插捻转 1113 次。如此频繁的捻转与提插，被称为"针转千遭，其病自消"。显然，它导致的局部组织微创肯定是不小的。

针感强与微创大可以是一致的，也可以是不一致的。如应用浮针在皮下组织"扫散"时，因为皮下组织缺乏机械感受器，针感可以甚微或缺失，但微创程度依然可以很大。而在肌肉丰满部位用毫针针刺，如果击中肌梭，得气针感可以很强，但因为针体移动少，微创可以微小。必须注意的是，局部微创的程度并非越大越好。虽然较大的微创会诱发较强的抗炎反应，但也会加重疼痛（炎症）症状，这是一些患者微创刺激后疼痛症状加剧的主要原因。总之，如果微创诱发的抗炎反应不足与微创炎症抗衡的话，反而对治疗不利。而且，过大的微创有可能形成新的瘢痕，导致疼痛复发。故微创刺激程度应该有个限制。所以，掌握好感觉性刺激与微创性刺激两者之间的关系，显得十分重要。针刺感觉太强，患者在刺激期间就受不了，而微创刺激过强，刺激停止以后如第 2 天受不了。

四、针刺抗炎镇痛的其他对策

根据炎症反射的神经调控机制，在针刺镇痛的临床上，还可以参取一系列策略促进抗炎来提高针刺镇痛效应。

（1）刺激靶点的选择：由于反映点的敏感性比一般穴位较高，刺激反映点的针感及其反射效应一般都要比刺激一般穴位时强得多，故其通过 HPA 轴诱发的全身性抗炎作用乃至镇痛疗效也明显提高。但要注意它们导致局部组织"微创"的程度与针感并不一致。如当反映点中心被击中时，即使刺激很轻就可以有很强的针感，但微创可以很小；而在非反映点的一般穴位上针刺时，只有刺激较强时（如应用捣针法）才有较强的针感，此时对局部组织的微创已经较大，容易在针刺治疗后局部遗留一定程度的不适感。

另一方面，反映点的形成经常表达为"穴位敏化"，它本身就是疾病导致的神经源性炎症的结果，故与患部病灶有"短路"联系，在这些反映点实施针刺刺激，不仅可以缓解其本身的神经源性炎症，即使其阳性表现（压痛、局部组织张力增高、形态变化与皮温升高等）消退，而且可以促进与其相联系的躯体、内脏或中枢病灶炎症的自限。大量临床实践已经证明，在反映点上反复针刺可以使它们的敏化现象恢复正常。而且，反映点压痛的消长，经常与患部的炎症症状的消长相一致。当然，并非只有刺激局部反映点或阿是穴才有抗炎反应。许多重要经穴如足三里、三阴交均已经证明具有全身性的抗炎作用。例如，电针足三里可减轻 C3H/HEJ 小鼠斑秃模型的头皮炎症反应。

从刺激交感节后纤维比交感节前纤维更有利于实现局部抗炎作用出发，选取位于脊柱两侧的华佗夹脊穴，也是可取的，因为它们靠近交感神经链，可直接刺激交感节后纤维。还有选择躯体疼痛局部（尤其通过刺络放血对血管壁交感神经末梢的直接刺激，诱发同节段的交感早反应），而避免在四肢末梢非节段性部位的强烈刺激（那会导致全身性的交感迟反应）。

（2）应用电刺激：近十几年来，电针治疗持续性组织损伤（炎症）、神经损伤（神经病变）、癌症和内脏疼痛的临床前期研究日益增多。这些研究表明，电针通过外周、脊髓和脊髓上中枢机制激活多种生物活性化学物质来阻断疼痛。它们包括吗啡样物质、大麻素等，它能使外周伤害感受器脱敏，减少外周和脊髓中的促炎细胞因子等。

一些研究表明，手法针刺和电针都可以对白细胞及其相关细胞因子产生显著的影响。然而，在胶原诱导的关节炎和炎症的受试者中，电针比手法针刺减少促炎细胞因子 IL-6、IFN-γ 和 TNF-α 方面更有效。在 2011 年的一项随机对照临床研究中，63 例类风湿关节炎患者被分为两组。一组接受电针治疗，另一组接受非电针治疗。在疼痛相关点（阿是穴）和阳经上选择针刺穴位。患者每隔一天进行治疗，每次疗程共十次。每位患者接受三个疗程的治疗。研究结论是：电针能有效降低外周血和关节滑膜中 TNF-α 和血管内皮生长因子（vascular endothelial growth factor, VEGF）的含量，改善类风湿关节炎发生发展的内部环境，从而提高临床疗效。

电针的镇痛机制与电刺激频率有明显关系，以往的研究已经知道低频（2Hz）电刺激诱发脑啡肽与内啡肽升高，而高频（100Hz）电刺激诱发强啡肽升高。最新的研究提示不同频率的电针刺激对于正常人与具有慢性炎症的患者有不同的影响，或者说电针在健康状态下激活神经系统的效应与疼痛情况下是不同的。如在健康未受损对照大鼠中，电针环跳穴在低频（<10Hz）时通过 μ 和 δ 阿片受体，在高频（>100Hz）时通过 κ 阿片受体阻断伤害性感受；但在损伤大鼠（用足底注射完全弗氏佐剂 CFA 治疗）中，低频和高频电针环跳穴均可阻断 μ 阿片受体和 δ 阿片受体的伤害性感受，但不能阻止 κ 阿片受体的伤害性感受。因此提出：持续性炎症或疼痛可能会降低 κ 阿片受体在高频电针中的作用。此外，在该模型中，阈下剂量吗啡（2.5mg/kg）可增加低频（10Hz）电针诱导的镇痛，但在高频（100Hz）下无协同作用。这些结果提示，应用电刺激低频（<10Hz）比高频（>100Hz）更有效地抑制炎性疼痛，或者说，对于慢性炎症性疼痛和神经病理性疼痛患者，最好是应用低频而不是高频电刺激。对于同时应用吗啡的患者，也是应用低频电刺激才有协同作用。

低频还是高频电刺激抗炎镇痛的结果之所以有区别，还可能与它们对交感神经的不同兴奋作用有关。因为有研究发现，交感神经刺激是诱导局部还是全身儿茶酚胺的分泌，取决于电刺激频率：高频电针可激活支配肾上腺髓质的节前神经来诱导全身儿茶酚胺分泌，而低频电针似乎激活了节后交感神经诱导了神经源性去甲肾上腺素的局部释放，故具有更好的炎症抑制作用。

（3）耳甲区迷走神经刺激

应用耳针镇痛或针麻，已经有大量临床研究。其实，耳针的镇痛作用除与促进内源性吗啡样物质释放（阿片样机制）有关外，还与刺激迷走神经抗炎的胆碱能毒蕈碱机制有关。一项研究在麻醉下注射一种刺激物诱发大鼠的炎症和水肿，然后把电针应用于耳穴，观察到该炎症反应明显减轻。当用甲基阿托品阻断外周毒蕈碱受体时，耳针的镇痛和抗水肿作用消失。而应用阿片受体阻滞剂纳洛酮则对电针的该抗炎作用没有拮抗作用。由此认识到在耳针的抗炎机制中，胆碱能毒蕈碱机制比阿片途径发挥更显著的作用。

耳针的抗炎作用离不开刺激耳甲区（耳甲腔与耳甲艇）分布的迷走神经耳支。已从电生理学和形态学两方面证实，刺激耳甲区可以激活迷走神经耳支。以往的研究多关注迷走神经通过传出性外周通路调控内脏炎症，2017 年的一项研究则报道了迷走神经传入改善关节炎症的一种新的神经通路：迷走神经传入首先激活脑内的两个交感兴奋区：下丘脑室旁核（PVN）和蓝斑（LC）。它们作为炎症处理中枢，再通过兴奋交感神经纤维来增加关节滑膜的去甲肾上腺素释放水平，从而减少关节炎症。该实验观察到：蓝斑的完整性，是迷走神经控制关节炎症的关键。如果一侧蓝斑受损，其同侧的关节炎症不能再被传入性迷走神经刺激所抑制。该实验为临床如何应用耳针抗炎镇痛及选择刺激靶点提供了思路。

（原文发表于中医药导报）

附录 5-4 防治新型冠状病毒肺炎并发脓毒症的针刺抗炎优势

金观源 金雷 郑进 何洁

【摘要】目的：提高人们对应用针刺抗炎治疗新型冠状病毒肺炎（COVID-19）脓毒症重要性的认识，并提供一个合适的针刺方案，可以很容易地整合到现有的医学指南中。方法：通过回顾目前针刺治疗感染性脓毒症的动物实验和临床试验证据，对其优越性作详细讨论；然后在分析针刺选穴和刺激参数合理性的基础上，提出针刺治疗感染性脓毒症的一种适当的针刺疗法。结果：目前的实验已经表明，针刺对感染性脓毒症的动物或患者的炎性反应和死亡率有显著的改善作用，其机制主要是通过刺激迷走 - 胆碱能抗炎途径实现的。针刺治疗 NCP 脓毒症有 4 个方面的优势，并且提出了一种简便易行的临床针刺方案，包括穴位选择和适当的刺激参数。结论：通过刺激神经系统，针刺尤其是电针已经在动物模型和小样本危重患者的感染性脓毒症治疗中表现出有效的潜力，但目前在临床上尚被忽视。建议在治疗新型冠状病毒肺炎合并脓毒症时，应将针刺纳入现有的医学指南。

新型冠状病毒性肺炎（Coronavirus Disease 2019，COVID-19）患者最严重的并发症之一是脓毒症，这一并发症也是死亡的主要原因。一般来说，它是感染后炎性反应级联反应失控的（细胞因子风暴）的结果，常规治疗主要依靠糖皮质激素，但其疗效并不理想，而且有明显的不良反应。亟需寻找或开发其他有效的治疗方法来对抗 COVID-19。

脓毒症是指宿主对感染的异常反应，可导致危及生命的器官功能障碍，每年影响全世界 3 000 多万人，是危重患者死亡的主要原因之一，任何感染者都可能发生脓毒症，其发病率高达所有住院患者的 1%～2%。它也是这次 COVID-19 的主要并发症与死亡原因之一。病毒感染后发生的"细胞因子风暴（Cytokine Storm）"即炎性反应失控，是并发脓毒症的主要机制，故在新型冠状病毒肺炎患者如何控制炎性反应，尽早防治细胞因子风暴的发生与发展，对于降低死亡率至关重要。对于细胞因子风暴所致的脓毒症，现行的西医疗法主要依赖糖皮质激素（一种皮质类固醇）。虽然在大多数动物实验中，皮质类固醇的使用多能防止致命的脓毒症，但临床结果却与此相反，患者存活率要比动物实验低得多。另一方面，过度使用糖皮质激素的不良反应却十分明显。为此，对于脓毒症，临床上一直在寻找或合并使用其他合理的疗法。其实，还有一条很有前景而且简便易行，没有不良反应的治疗方法，那就是以对天然免疫系统的反射性中枢抑制介导的针刺抗炎，至今未被重视。本文首先回顾了应用针刺抗炎治疗脓毒症有效的动物实验、临床证据及其机制，然后详细分析了针刺治疗 COVID-19 脓毒症具有的多重优势，并且以实证为基础，结合自己多年临床经验，提出了防治新型冠状病毒肺炎并发脓毒症的一套针刺抗炎方案（包括选穴与适宜刺激参数），建议它能够配合现有的中西医疗法一起使用，旨在减少 COVID-19 并发脓毒症、降低死亡率或加快治愈过程。

1. 针刺抗炎治疗脓毒症的科学证据　大多数研究者认为，免疫炎性反应的强度影响脓毒症的结局，血清 TNF-α 或 IL-6 水平升高与脓毒症患者死亡率增加有关。治疗后血 TNF-α 和 IL-6 浓度降低，28d 死亡率也降低。至今已有许多实验室和临床证据显示，针刺或电刺激穴位可以通过激发迷走神经，抑制巨噬细胞的活化和 TNF、IL-1β、IL-6、IL-18 等促炎细胞因子的产生，从而改善脓毒症、减少死亡率。

2014 年 Torres-Rosas R 等报道，当电针足三里应用于脓毒症小鼠时，有助于抑制炎性反应的细胞因子分子被激发出来。半数的老鼠存活了至少一周，而未接受针灸治疗的老鼠无一存活。

这一发现为针灸治疗人类脓毒症提供了可能的新途径。他们观察到，电针足三里穴可降低脂多糖（LPS）诱导的血清细胞因子水平，包括 TNF、单核细胞趋化蛋白 -1（MCP1）、白细胞介素 -6（IL6）和干扰素 -γ（INF-γ）。这些结果表明，电针可以抑制细胞因子的产生，而不仅仅是延缓细胞因子的产生。手术切除坐骨神经（而不是腓总神经或胫总神经），可以消除电针的抗炎作用。显然，腓总神经和胫总神经都是通过激活坐骨神经参与了电针的抗炎作用。这首次证明了刺激坐骨神经控制脓毒症全身炎性反应的能力。

早先的国内一些研究者也曾观察到，电针足三里、关元，分别进针 5～8mm、3～5mm，通电留针 30 分钟，采用连续波（3Hz），每隔 12h 进行 1 次，共 3 次，可使脓毒症大鼠脑垂体和外周血血管活性肠肽合成、释放增多，并可通过神经 - 免疫调节作用，抑制脓毒症大鼠胸腺细胞凋亡。电针足三里、天枢、上巨虚、下巨虚，得气后连续波、频率 4Hz，60 分 / 次，2 次 / 日，连续治疗 3 天，可显著提高脓毒症患者的 CD_{14}^+ 单核细胞 HLA-DR（Human Leukocyte Antigen DR）水平，改善免疫抑制。CD_{14}^+/HLA-DR 是单核 / 巨噬细胞表面的抗原表达，其下降与脓毒症免疫抑制程度密切相关。2015 年国内还有了应用针刺治疗脓毒症的小样本临床试验。90 例脓毒症患者随机分为对照组、胸腺肽 α1 组和针刺治疗组，每组 30 例。对照组按脓毒症生存活动指导原则治疗。对照组接受常规治疗。胸腺肽 α1 组在皮下注射胸腺肽 α1（1.6mg），每日 1 次，连续 6 天。针刺治疗组采用足三里、阳陵泉、内关、关元等穴位针刺（每日上午针刺，捻转补法约 20～30s，留针 30 分钟，期间共行针 3 次，每次行针时间约 20s），1 次 / 日，连续 6 天。检测 T 细胞亚群（$CD3^+$、$CD4^+$、$CD8^+$、$CD4^+$/$CD8^+$）和免疫球蛋白（IgG、IgA、IgM）水平。比较 3 组患者的 ICU 住院时间、再入院率和 28 天死亡率。结果：治疗 6 天后，3 组 T 细胞亚群和免疫球蛋白均显著升高（$P<0.01$）。其中胸腺肽 α1 组和针刺组 CD3＋、CD4＋、CD8＋、IgG、IgA、IgM 升高更为显著（$P<0.01$）。与对照组相比，胸腺肽 α1 组和针刺治疗组 ICU 住院时间明显缩短，住院再入院率和 28 天病死率较低（$P<0.05$，$P<0.01$）。胸腺肽 α1 组与针刺组各项指标差异无统计学意义 [9]。还有研究者观察到，电针刺激脓毒症患者的足三里、关元穴，垂直进针深度分别为 5～10mm、5～7mm，针刺得气后接电针仪，留针 30 分钟，不仅可减轻脓毒症的炎性反应，且可缩短患者 ICU 住院时间、降低血乳酸水平 [10]。

至于针刺治疗或电针治疗脓毒症的主要

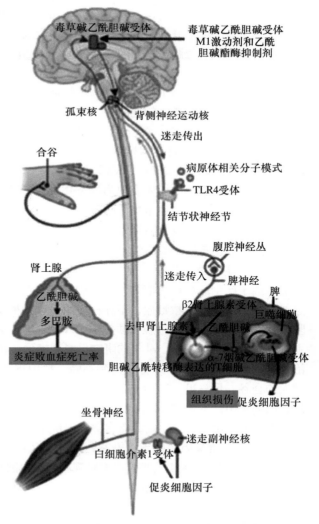

附录 5-4：图 1　针刺合谷或足三里激发的两条迷走 - 胆碱能抗炎途径（译自 VA. Pavlov，2019）

机制，也已经基本清楚，就是通过强化迷走 - 胆碱能抗炎途径来削弱细胞因子风暴而实现的，目前知道的有两条途径。附录 5-4：图 1 显示了针刺（电针）合谷或足三里治疗脓毒症的这两条抗炎通路[11]。第一条通路是迷走 - 脾 - 胆碱能通路，即迷走神经的传出信号先传导到脾神经起源的腹腔神经节和肠系膜上神经节，脾神经然后释放去甲肾上腺素（NE）与 β2 肾上腺素能受体（β2-ARs）相互作用，导致含有功能性胆碱乙酰转移酶（T-ChAT）的 T 细胞释放乙酰胆碱（ACh）。乙酰胆碱再与巨噬细胞上的 α7nAChRs 相互作用，抑制促炎细胞因子的释放和炎性反应。电针合谷穴的抗炎作用就是通过这一途径。第二条通路是迷走 - 肾上腺髓质 - 多巴胺通路，即电针足三里可以通过坐骨神经激发迷走神经（坐骨神经信号如何转化为迷走神经传出信号的机制尚不清楚），再传到通常主要由交感神经支配的肾上腺髓质（现在知道也有迷走神经分布），释放多巴胺来起抗炎作用。

此外，除了对交感和副交感神经通路的激发之外，针刺的感觉性刺激也可以通过对下丘脑 - 垂体 - 肾上腺皮质（HPA）轴调节糖皮质激素的全身释放来抗炎。如针刺环跳抑制 CFA（Complete Freund's adjuvan）诱导的小鼠爪水肿，就可以被肾上腺切除和糖皮质激素所阻断。激发 HPA 轴，诱导糖皮质激素产生和其全身分布以调节免疫反应，这是针灸抗炎的另一项成功策略。

2. 针刺治疗新型冠状病毒肺炎脓毒症的优势分析　据初步临床观察，2019- 新型冠状病毒感染重症患者大多出现了 IL-6，TNF-a，IFN-γ 等促炎性细胞因子的显著升高，具有细胞因子风暴的特征。在新型冠状病毒肺炎合并脓毒症的现行中西医疗法中，结合应用针刺治疗起码有以下四方面的优势。

（1）针刺疗法适用于新型冠状病毒肺炎患者的轻、中、重各个阶段：对于轻症，它可以提高机体的免疫力，减轻变重的危险性，对于重症，它也可以通过神经系统对免疫功能的快速、双向调节，尽可能地缓解病情。脓毒症的早期阶段通常被认为是由于不受控制地产生促炎介质，即所谓的细胞因子风暴，它是指机体感染微生物后引起体液中多种细胞因子如 TNF-α、IL-1、IL-6、IL-12、IFN-α、IFN-β、IFN-γ、MCP-1 和 IL-8 等迅速大量产生的现象，此阶段表现以免疫亢进为主。随着病程进展，机体表现为抑炎介质大量释放的代偿性抗炎反应过程，此阶段以免疫抑制为主，免疫抑制状态往往是决定脓毒症患者预后的关键。所以，脓毒症早期应该尽快控制促炎因子的产生或释放，脓毒症后期则又要设法尽快解除免疫抑制。针刺疗法对于免疫功能具有双向调节的特点，无论是对于脓毒症早期的细胞因子风暴，还是对于脓毒症后期的免疫抑制，它应该都可以起到一定的调节作用。而且，针刺的双向调节作用方向，依赖于针刺前的机能状态，即原先细胞因子产生或释放过度的，针刺刺激抑制之，而原先已经发生免疫抑制时，针刺刺激则兴奋之。故应用针刺治疗脓毒症，不存在应用药物如糖皮质激素时可能发生的那些不良反应。已有实验证明，针刺对于促肾上腺皮质激素（ACTH）及皮质类固醇的分泌具有双向调节作用：原先低则升高。原先高则降低。早年的研究已经观察到，在正常人针刺后血中 ACTH 含量迅速增多，达治疗前的 1.5～3 倍，2～5 分钟达到高峰。血中皮质醇浓度升高，达治疗前的 1.5～2 倍。针刺正常人的合谷、足三里，20 分钟后血中皮质类固醇含量明显地增加，并有较长的后续作用。针刺阑尾炎的病患中，发现其 24 小时尿中 17 —酮类固醇及皮质酮均有增加。说明了针刺后 ACTH 的增加。动物实验中，电针之后，直接测量血液中 ACTH 的含量，亦有明显的升高。如果针刺前已经有 ACTH 与皮质类固醇的水平升高，则针刺又可降低它们，2017 年吴雪芬等在研究针刺不同配穴对失眠大鼠 HPA 轴相关激素影响时观察到：失眠模型组大鼠下丘脑促肾上腺皮质激素释放激素（corticotrophin releasing hormone，CRH）、血清 ACTH 与皮质酮含量均比空白组明显升高；施予针刺（百会＋神门或三阴交或非经非穴）后，模型组大鼠下丘脑 CRH，血清 ACTH、皮质酮含量均有一定程度的降低。在动物中，脓毒症与 ACTH 水平的早期显著升高有关，这些 ACTH 水平在 72 小时左右恢复到基线值。临床研究发现危重患者的 ACTH 水平明显低于对照组，尤其是感染性休克。针刺对脓毒症的防治作用显然可能与针刺对 ACTH 的双向调节有关。

（2）针刺通过刺激神经系统实现抗炎或调节免疫功能：神经调节具有快速、准确的特点，虽然持续时间较短，在防治新型冠状病毒肺炎尤其是抢救并发脓毒症危重患者时具有巨大潜在意义，不可轻视。这里就以平时经常在我们身上发生的急性应激反应（战斗或逃跑）为例，来看看这个时间过程：急性应激时，人体的交感神经系统首先被激活。交感神经系统刺激肾上腺释放儿茶酚胺，包括肾上腺素和去甲肾上腺素。这会导致心率、血压和呼吸频率的增加。几秒钟后就可以发生。威胁消失后，身体需要 20～60 分钟才能恢复到唤醒前的水平。如果威胁是真实的，搏斗是不可避免的，HPA 轴在肾上腺素的第一次浪涌之后被激活。肾上腺皮质兴奋所致的皮质醇释放效应开始得稍慢（可在 20～30s 内发生），也持续较久。只要危险过去，皮质醇释放将会停止，交感 - 副交感神经系统之间的平衡也将恢复。机体内源性皮质醇的分泌增加，不像补充外源性糖皮质激素那样，容易带来不良反应，故十分适合机体抗炎的需要。虽然急性应激诱发的交感神经系统的激活可以通过释放肾上腺素与皮质醇抑制人体的先天免疫反应，但又可以通过 HPA 轴对免疫系统起积极的正面作用，如逆转皮质醇的效应与提高自然杀伤细胞（NK）的杀伤能力。ACTH 是 HPA 轴反应的一部分，但与皮质醇的作用正好相反。这些结果可能对治疗与过度或持续性炎性反应相关的疾病，如自身免疫性疾病具有重要意义。对于这次新冠肺炎的过度炎性反应自然也会有帮助。对于脓毒症危重患者来说，时间就是生命。一旦针刺刺激有效地激发了交感神经系统（节后纤维），或迷走 - 胆碱能抗炎途径，快速缓解细胞因子风暴，挽救一些患者的性命，不是不可能的。至于可能存在的每次针刺作用持续时间短的不足，可以通过缩短治疗间隔来弥补。

（3）针刺疗法的其他作用：针刺疗法不仅具有调节免疫功能或抗炎作用，还可对机体的其他系统功能发挥有益的影响，如肺脏是发生脓毒症最早受损的靶器官，常表现为急性肺损伤或急性呼吸窘迫综合征。针刺足三里等对急性肺损伤有一定治疗作用：电针大鼠的双侧足三里，直刺 7mm，针刺后接脉冲电流（3V、2ms、3Hz）持续刺激 12 分钟，8 小时持续 1 次，疗程为 2 天，可减轻炎性反应及烫伤后脓毒症大鼠急性肺损伤。针刺可通过调节促炎因子 / 抗炎因子平衡，抑制炎性反应，减轻脓毒症患者的急性肺损伤：针刺足三里、尺泽，针刺得气后接电针治疗仪，疏密波，持续刺激 30min，1 次 / 日，疗程为 5 天，可提高脓毒症患者的氧合指数，降低 APACHEII 评分及患者血清、肺泡灌洗液中 TNF-α 浓度，升高 IL-12 浓度[20]。再如胃肠道常作为脓毒症的始发器官，在脓毒症起病过程中，炎性反应因子释放的自由基首先破坏胃肠功能，随之胃肠黏膜水肿、糜烂，通透性升高，肠道细菌产生移位，从而诱发全身炎性反应综合征（Systemic Inflammatory Response Syndrome，SIRS）、多器官功能障碍综合征（Multiple Organ Dysfunction Syndrome，MODS）发生，因此，调节胃肠道功能是脓毒症早期治疗的重点。针刺双侧足三里、中脘、天枢、内关、上巨虚、气海（1 次 / 日，30 分 / 次，疗程 5 天）可有效改善老年严重脓毒症患者的胃肠道症状，减少胃潴留及腹腔内压力，提高血清胃动素水平，降低胃泌素水平等[21]。在常规治疗基础上加用电针刺激足三里、天枢、上巨虚、下巨虚穴，得气后连接电针仪（采用连续波，频率为 4Hz，2 次 / 日，60 分 / 次，疗程为 3 天）治疗后，可改善脓毒症患者的肠道通透性，恢复肠道功能，早期实现危重病患者通过胃肠道营养所提供的能量每日 20～25kcal/kg 的目标。2009 年胡森等电针刺激双侧足三里，持续 30 分钟（2mA，2～100Hz）可激活大鼠胆碱能抗炎通路，产生抗炎效应及肠保护作用，抑制肠道细菌及毒素移位，减少肠源性脓毒发生。针刺治疗对危及生命的一些严重症状大多有调节作用，如对于休克患者，可以通过改善微循环来提升血压；对于出血 - 凝血平衡失调的也可以起调节作用。至于对轻症患者的对症施治，它更是效果明显了。所以，在应用各种中西医方法救治新型冠状病毒肺炎患者时，我们建议不要忽视结合应用针刺疗法。

(4)针刺作用比艾灸作用快捷：虽然艾灸也有调节免疫功能的作用，但它与针刺的作用不尽相同。有人在慢性疲劳综合征（CFS）患者比较了在双侧足三里与关元针刺与艾灸的作用差异，观察到针刺对反映迷走神经功能的心率变异性的瞬时变化比艾灸明显，但艾灸的长期效应更明显。针刺和艾灸均能改善慢性疲劳综合征患者的疲劳，但艾灸更有效，尤其是长期治疗。其干预机制可能是通过激活迷走神经。如果再从针感的角度来看，针刺强刺激时的痛感容易被机体认为是一种应激刺激，进而激发交感神经及 HPA 轴。前面我们已经论述了应激反应的快捷特点。另外，针刺时的局部组织微创，也可以诱发机体的抗炎效应，这是一般的透热灸不具有的（除非起泡灸或化脓灸）。所以，我们以为，艾灸较适宜慢性炎性反应性疾病的治疗，对于新型冠状病毒肺炎的预防，也是适宜的，但对于重症患者，如并发脓毒症时，针刺干预完全可能比艾灸作用来得更快些。当然，这还需要进一步比较才能得出结论。此外，因为针刺疗法是一种皮肤侵入性的外治法，有人担忧它是否不适合新型冠状病毒肺炎这种高传染性疾病患者。这个担忧也是很自然的，但是完全可以克服的，只要严格执行洁针操作及加强针灸师自身防护即可。如果与上述针刺干预可能获得的疗效相比，扎针麻烦一点（如要戴手套操作）也是十分值得的。至于是否可以用不穿皮的其他外治法（如按摩、拔罐或刮痧等）来替代针刺，这需要进一步的比较研究。至今为止的针刺抗炎刺激都是通过穴位针刺或电针实现的，当然也可以跨皮电刺激或应用体内在迷走神经干附近埋植电极的方法。穴位针刺激发迷走兴奋虽然不如体内埋植电极刺激精确可重复，但毕竟简易可行，也无须担忧刺激过度。

3．抗炎针刺的选穴及适宜刺激参数

根据针刺治疗脓毒症的前述实验或临床取穴、刺激参数，结合我们临床上应用针刺抗炎的多年经验，这里提出防治新型冠状病毒肺炎并发脓毒症的一套针刺选穴与刺激参数方案。它操作简易，适合临床一线应用。建议配合现有的中西医疗法一起使用。

(1)选穴与刺法：三组主穴，可任选一组或合并使用。①双侧足三里、上巨虚（或附近压痛点）。②双侧合谷、手三里（或附近压痛点）。以上穴位，毫针直刺到穴下肌肉内即可，最好得气（酸胀麻重针感或针下撬动"如鱼吞饵"之势），但若实在难以得气，亦可。留针 30 分钟。每 5 分钟微微捻转针体"叫针"加强刺激 1 分钟。③双侧耳甲（耳甲腔与耳甲艇）压痛点各两处（如耳甲腔的肺、心与耳甲艇的肾、小肠等耳反射区）。先用压痛法寻穴、定穴"，以痛为输"。再在定穴压迹上皮肤消毒与进针。选用稍粗毫针（直径 0.25～0.3mm），透穴斜刺（如肺透心）到反射区皮下，当即有剧痛最佳（如无痛感，可拔针重刺），留针 30 分钟，起针后针眼可不出血或稍有渗血（10 滴左右最佳）。配穴：根据症状少量配穴。如有肠道症状加天枢、气海；有肺部症状加尺泽、内关（麻电感至手指）等。

(2)电刺激参数：对于无电针禁忌的患者，尽量应用电针，以保证一定时间的持续刺激，以及足量的刺激输入。采用低频（3～4Hz）、连续或疏密波、适宜（中等）强度、30 分 / 次。以上针刺治疗，要保证足够的频次，最好 2～4 次 / 日，可根据病情及患者对针刺的敏感性与反应而因人制宜。尽管针刺治疗信息的传入不一定需要针感，但对于危重或急性患者，把针感作为有针刺治疗信息输入机体的标志，较为适宜。

(3)方案根据：①因为针刺治疗该病不需要针刺的局部抗炎作用，远端取穴即可。本方案的 3 组主穴分别位于上下肢及耳郭，如果合并使用，则属于具有不同神经传入通道的配穴方法：颅神经传入（耳穴）与脊神经传入（四肢穴位）的配合，或上肢脊神经传入（合谷、手三里）与下肢脊神经传入（足三里、上巨虚）的配合。②尽管以往实验中应用的迷走神经刺激都是通过刺激迷走传出神经或四肢躯体神经支配的穴位实现的，其实耳郭（耳甲区）上分布的迷走神经耳支，作为传入神经，也可以成为刺激迷走神经的靶组织。已从电生理学和形态学两方面证实，刺激耳甲区可以激活迷走神经耳支。刺激耳甲区抑制炎性反应也已有不少研究证据，如 Chavan 等 2019年观察到，使用振动刺激外耳的耳甲艇可以抑制健康人的 TNF、IL-1β 和 IL-6 的产生，并改善类风湿关节炎患者的症状。因此，选用耳甲反射区针刺是一种直接激发迷走胆碱能抗炎途径简便易行的方法。③针刺合谷或手三里也都有可以激发迷走神经兴奋的证据。电针足三里通过坐骨神经激发迷走 - 胆碱能抗炎通路治疗脓毒症的作用也已经在动物实验证实。合并使用上巨虚可改善重症患者的免疫抑制与胃肠功能。④至于针感强弱与针刺效应的关系，传统针灸千年的经验是"气至而有效"。一般而言，强刺激易至交感兴奋，而弱刺激易至副交感兴奋。故如从兴奋交感神经激发下丘脑 - 垂体 - 肾上腺轴的抗炎角度出发，应该是针刺刺激越强越好，但若从激发迷走神经抗炎的角度来看，对针感或者说得气与否的要求不高。日本 Uchida 等近年研究了针刺期间针感对短暂性心率减慢及植物神经系统功能的影响，观察到在 32 位健康男性深刺手三里（15～20mm）时，即使没有针感也可显著降低心率；而且，不管针刺时是否得气或疼痛的水平，他们的植物神经均移向副交感优势。该研究为上述针刺方案中的四肢选穴及其刺激参数有利于激发迷走 - 胆碱能抗炎途径提供了进一步的支持。⑤至于合并电刺激对于抗炎的益处，有研究表明，手法针刺和电针都可以对白细胞及其相关细胞因子产生显著的影响，但在胶原诱导的关节炎和炎性反应的受试者中，电针比手法针刺减少促炎细胞因子 IL-6、IFN-γ 和 TNF-α 方面更有效。⑥之所以选用低频电刺激，是因为其抗炎效应不同于高频电刺激。有研究发现，交感神经刺激是诱导局部还是全身儿茶酚胺的分泌，取决于电刺激频率：高频电针可激活支配肾上腺髓质的节前神经来诱导全身儿茶酚胺分泌，而低频电针似乎激活了交感节后神经诱导了神经源性去甲肾上腺素的局部释放，故具有更好的炎性反应抑制作用。

以上仅为从强化迷走 - 胆碱能抗炎途径出发设计治疗新型冠状病毒肺炎并发脓毒症的一套针刺治疗方案，供临床参考。其实，围绕不同的防治目标，或注重预防，或注重急救，针刺方案也有很多种选择，如对于轻症或恢复期，可以选择艾灸，对于伴有休克的重症，或要选择在四肢末梢或督脉（中枢反射区）的强刺激，以激发交感神经 - 肾上腺系统救急与抗炎。尽管这些方案是否一定有效，有待于通过大样本、高质量的临床研究进行验证，但以下事实是肯定的：针灸，作为传统中医的外治法，已在一些动物实验与临床小样本证据证明，对免疫功能具有双向调节，而且几乎没有不良反应。尤其是针刺疗法（包括电针），可以通过刺激神经系统治疗感染导致的脓毒症。

最后，我们想强调一点：大家都熟悉机体对病原微生物的入侵发生炎性反应来对抗，是躯体的智慧之一。但许多人不熟悉在人类的进化过程中，还发展了另一个躯体智慧，那就是控制炎性反应过度的神经元网络机制，可用于治疗炎性反应和感染性疾病。实验室和临床证据都已经显示，在自主神经系统和先天免疫之间存在负反馈回路。电刺激迷走神经可抑制巨噬细胞的活化和多种促炎细胞因子的产生。传统中医的针刺疗法，是激发神经元网络最简便易行而且不良反应少的外治法，当今新型冠状病毒肺炎在全球暴发之际，值得临床推广应用。

（英文原文发表于 World J Tradit Chin Med，2020；6：188-95）

附录 5-5　稳态：中医平衡理念的现代表述—— 从系统医学的角度研究中医

金观源　金　雷

【摘要】传统中医与现代医学表述健康状态的概念十分类似，它们分别是平衡与稳态。中医学不仅以平衡（阴平阳秘）作为健康的标志，还在临床上把治疗的目标定为"以平为期"。现代医学稳态概念的提出已近 100 年，其维稳机制的认识是从最初的"拮抗装置"到后来的负反馈原理，以及结构稳定性的发现，但稳态理念一直停留在生理学层面，没有更多地运用到临床医学中。一直到 21 世纪初开始的系统医学研究才使它有了新的开拓。系统医学的稳态可以用方向盘或直角坐标系里的功能曲线蛛网模型来图示。方向盘可以直观地表述机体功能的动态平衡，而基于稳态蛛网模型分析提出的系统医学基本公式，对于指导中西医临床具有普适意义。它可深入解读健康、亚健康、疾病的定义并分析疾病内、外因之间的数学关系，有利于把握"治未病"及稳态调节过程等。应用系统医学的稳态理念解释或整合中医平衡，可促进中医的现代化与系统中医学的建立。

背景：为了促进中医药的国际化、现代化进程，2019 年 6 月在英国剑桥大学举办了首届国际"系统医学与中医论坛"。说到系统论，中医界都不陌生，因为注重整体观的中医文化，是系统医学最好的土壤。40 年前，我们及其合作者写过两本书：一本是《中医与控制论》，还有一本是《针灸与控制论》。这两部书，曾经给恢复高考后入学的中医药院校学生们极大的影响。在针灸领域，2004 年我们出版了应用系统论方法研究针灸的《临床针灸反射学》一书，该书 2017 年再版，2006 年英文版《Contemporary Medical Acupuncture》的副标题就是"A Systems Approach（一种系统论途径）"。朱兵教授 2016 年出版的《系统针灸学》是另一个例子。在整个中医领域，响应钱学森院士的倡导，山东中医药大学祝世讷教授及其同事们，如陈少宗教授等，多年来一直走在发展系统中医学前沿。

应用系统论尤其是系统医学来继承与发展中医，具有灿烂的前景。但是，如何应用系统医学而不只是系统论来继承与发展中医，至今尚缺乏头绪。这主要是因为系统医学本身的崛起与发展也才十几年。21 世纪之初系统生物学崛起后，虽然有许多学者都开始了系统生物学、系统药物学的研究，但多只停留在基因水平，一直没能与整体水平的临床医学挂钩。中医的系统医学研究，最需要从整体水平、器官水平开展研究的指导思想。而且，为了开展临床研究，系统中医学迫切需要实现从目前多为定性的表述深化到未来量化计算的过度。

2005 年，我们在北京首都医科大学举行了首届"国际系统医学国际研讨会"，开启了以"稳态"为核心的系统医学研究。13 年后，我们的新作《系统医学原理》中、英文版相继问世。稳态（Homeostasis），是整座现代医学大厦的基石，应用从稳态出发建立起来的系统医学来发展中医，可以带来新的视角。传统中医有一个与现代医学稳态十分类似的概念，那就是平衡。本文通过分析这两个概念的内涵、图示及意义，提出应用系统医学的稳态理念来解释或整合中医平衡，从而促进中医的现代化与系统中医学的建立。

一、"以平为期"的中医平衡理念

首先分析中医平衡理念。《素问·生气通天论》首先提出"阴平阳秘""阴平阳秘，精神乃治，阴阳离决，精气乃绝"。阴与阳相互对抗、相互制约和相互排斥，以求其统一，取得阴阳之间相对的动态平衡，称之为"阴平阳秘"。其实，"阴平阳秘"中的平、秘都是一个意思：平衡。"阴平"即阴气平顺，"阳秘"即阳气固守，是阴阳两者互相调节而维持的相对平衡。由此，"阴平阳秘"作为阴阳平衡的表述，代表了一个人的健康状态。阴阳平衡成为中医养生的重要原则之一。

为了保持或恢复健康，在阴阳或气血失衡时，可以通过各种干预来保持或恢复平衡。对此，在《黄帝内经》里又有另 4 个字的指导思想，即"以平为期"，书中出现 4 处，分别表述不同的意境。

第一处，《素问·至真要大论》云："谨察阴阳所在而调之，以平为期"。说明保持阴阳平衡的重要性，"以平为期"，就是以保持阴阳的动态平衡为准则。中国的传统养生术，都体现了这一理念，如中药养生术就是针对阴性或阳性不同属性体质的个体，分别选择壮阳或滋阴的保健中药调理阴阳平衡，从而达到养生保健的目的；又如太极拳运动把人体看成一个太极阴阳整体，主张虚中有实、实中有虚、刚柔相济、动静相兼，每个姿势和动作都体现相反相成、阴阳平衡的特点。

第二处，《素问·至真要大论》云："夫气之胜也，微者随之，甚者制之。气之复也，和者平之，暴者夺之。皆随胜气，安其屈伏，无问其数，以平为期，此其道也。"其意在于恢复平衡，而不是消除病因。

二、中医平衡理念的两种图示

一般可以用两种图示来表述中医的"平衡"概念，一个是天平，另一个是阴阳太极图。天平的表述方法在民国时期就已经有了，1941 年由中医书局出版的《治病法轨》是王雨三（1877-1945）先生所著。该书中有多张用天平来表述阴阳失衡状态的图示，什么脉象用什么药治疗，一目了然。如附录 5-5：图 1 所示为"阴盛（左）阳虚（右）之证"，他提出："右脉无力为阳虚，左脉有力为阴盛，出汗之则愈，下之则死。"

第三处，《素问·三部九候论》云："必先度其形之肥瘦，以调其气之虚实，实则泻之，虚则补之，必先去其血脉而后调之，无问其病，以平为期。"该段文字中的"虚""实"，显然引进了失平衡的"程度"或"量"的内涵，这时的"以平为期"表达了儒家"致中和"理念（执中、适中、中和、不偏不倚、无过不及等）。在《黄帝内经》也有"中和"的其他论述，《素问·生气通天论》中指出："谨和五味，骨正筋柔，气血从流，腠理以密。""谨和五味"中的"五味"既指食品的"酸、苦、甘、辛、咸"，又指食品的营养成分。它是中医学养生的重要原则之一。所以，"和"，包括"和谐（Harmonization）"或"中和（Neutralization）"也应该包含在中医平衡的内涵里。

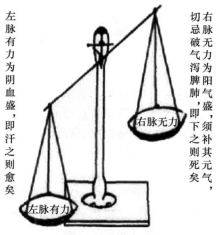

此左重右轻之权衡

此即阴盛阳虚，汗之则愈、下之则死之证

左脉有力为阴血盛，即汗之则愈矣

右脉无力为阳气盛，须补其元气，切忌破气泻脾肺，即下之则死矣

右脉无力

左脉有力

附录 5-5：图 1　左重右轻的人体天平

第四处，《素问·六元正纪大论》云："天气反时则可依时，及胜其主则可犯，以平为期，而不可过，是谓邪气反胜者。"强调提出，不要治疗过度。过度治疗已经成为现代医学最大的挑战，

当前针灸领域也有过度干预的趋势。

对于阴阳平衡来说，最佳的图示或许是阴阳太极图：一条曲线将它分为两半，一半白一半黑，白者像阳，黑者像阴，分开的两半，酷似一阴一阳的两条鱼，所以俗称阴阳鱼。它们不仅显示了阴阳的对立，还显示了两者的转化（程度的变化规律）。白中有一个黑点，黑中又有一个白点，表示阳中有阴，阳中有阴。

以阴阳太极图表述的平衡，在现代医学中也有不少推崇者[14]。《自然》杂志免疫学分册 2005 年第 4 期为了更明确地表达调节性胸腺依赖性淋巴细胞（T-regulatory cells/Treg）在维持机体免疫平衡方面发挥的重要作用，在该期的封面绘制了阴阳太极图（附录 5-5：图 2a），并在封面说明："阴阳图标象征着两种对立力量之间的平衡与和谐。这些力量普遍存在于免疫系统中，如 Treg 和反应性细胞之间的平衡，在维持体稳态是很重要的"。现代医学科学家也十分强调平衡理念中"和谐"本质的重要性。该期杂志在社论中指出："人体由无数的复杂元件之间相互作用而成，彼此需要互相和谐，才能维护其构成要件的动态平衡"。强调了和谐的本质就是稳态的阴阳动态平衡。2013 年 1 月《科学》杂志的封面也以"炎症的阴阳"太极为背景，来说明巨噬细胞在炎症中的调节作用（附录 5-5：图 2b）。

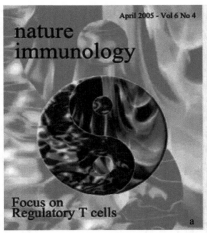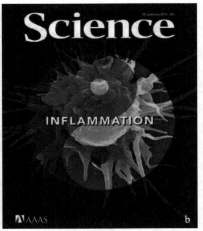

附录 5-5：图 2　阴阳太极图封面

仔细推敲中医平衡的这两种图示，各有特点与侧重：天平图一目了然阴阳对立面的"度量"关系，但没有限制其总量的范围，即发生左右平衡可以不止是"阴平阳秘"一种情况，也可以是阴阳双虚或阴盛阳亢。以上这些情况，都可以导致天平两侧的平衡。从这个角度来看，仅仅阴阳平衡并非一定代表机体的健康状态。阴阳双虚或阴盛阳亢，或许就是平时人们所说的"亚健康"的中医表述。如果是显示人体天平的不平衡，那就有更多种组合了。如附录 5-5：图 3 所示，阳＞阴的情况有：阴平阳亢、阴虚阳秘与阴虚阳亢；而阳＜阴的情况有：阳秘阴盛、阳虚阴平与阳虚阴盛。阴阳太极图则不同于天平秤，除了"阴中有阳，阳中有阴"之外，它的阴阳对立面总量有一个限制（即都在圆圈之内，以其总面积来定，当然总量可以随圆圈的大小而改变），而且可以表示阴或阳量的递减或递增变化，以及两者之间"此消彼长"的相互关系。如附录 5-5：图 4 所示，当在阴阳太极图上画一系列割线（与一条弧线或圆周线有两个公共点的直线）时，只有通过圆心的（长度为直径的）割线可以把圆两半的阴区与阳区面积割裂为交互相等（一半的阴区对于另一半的阳区）。换言之，阴阳太极图的任何一条直径割线，代表的都是阴阳平衡线。

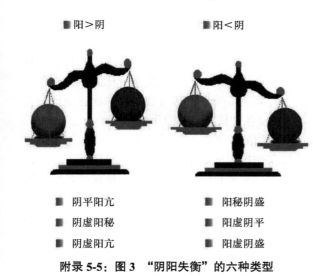

附录 5-5：图 3　"阴阳失衡"的六种类型

附录 5-5：图 4　阴阳太极图与阴阳平衡线

三、系统医学的稳态理念及其发展

西医的稳态理念，可以看作中医平衡理念的现代表述。它也已经走过了近 100 年的历史。

1866 年，克洛德·贝尔纳（Claude Bernard）就把人体想象为生存在某一由体液组成的内环境中细胞的集合，他意识到内环境稳定（如体内液床、血浆、淋巴）对细胞集合生存的重要性。他把内环境的恒定表述为自在生命的一个条件，而该过程的机制是由自组织主导的。70 年后，内环境稳定这一观念得到科学描述。1929 年，美国生理学家坎农（Walter Cannon）以内稳态的概念归纳并延伸了自组织，认识到有体温、血压、血糖 / 脂 / 钙等许多内稳态系统。他的名著《躯体的智慧》指出，有机体生活在一个奇怪的悖论之中：一方面其存在需要一系列十分严酷的内部条件，如人生命的存在除了需要大脑供血量稳定外，还要求血液中水含量、盐含量、血蛋白以及血液酸碱度中性、体温、供氧量的恒定等。一旦身体内这些条件长期偏离所必需的恒定值，我们将毫无例外地看到死亡；但另一方面，这些维持生命所需的内部条件却又处于一系列内部和外部的干扰之中。外界温度忽高忽低，人既可以生活在干旱的沙漠中，又可以生活在潮湿地区。坎农曾颇为感叹地写道："当我们考虑到我们的机体的结构的高度不稳定性，考虑到机体对最轻微的外力所引起的纷乱的敏感性以及考虑到在不利情况下它的解体的迅速出现等情况时，那么对于人能活几十年之久这种情形似乎是令人不可思议的。"

坎农认为任何生命组织都必须具有一种基本的性质，这就是组织内部必须是"稳态"，即有机体具备这样一种能力：那些维系生命的条件一旦发生偏离，就会迅速得到纠正。比如生命活动的基础是蛋白质和酶，对于高级生物，生命活动所依赖的生化反应的温度都必须控制在 36～40℃，但无论是有机体内和体外，温度都可能受干扰而发生变动，有机体建立了一套机构，一旦体温偏离生命所需的恒定值，由此会引发一系列反应，使体温重新回到恒定值。对于其他生理、生化条件的恒定也是一样。坎农把它们称为"稳态"（一些书刊里翻译为"内稳态"），而维持躯体"稳态"的机制则被称为"拮抗装置（Antagonistic Device）"。

说到这里，我们不禁要感叹，东西方虽然有不同的文化背景与历史，但对于人体维持健康能力的理解，又何其相似：中医叫阴阳平衡。西医称由拮抗装置维持的稳态。其实，对体表与内脏的联系，也有殊途同归的认识：中医称经络，西医称海特氏带（内脏牵涉痛区）。这是题外话，在此不作赘述。

1948 年，美国控制论专家维纳（Norbert Wiener）和生理学家罗森勃吕特（Arturo Rosenblueth Stearns）等提出，一个组织系统之所以在受到干扰后能迅速排除偏差、恢复恒定的能力，关键在于存在"负反馈调节"机制。该系统必须有一种装置来测量系统在受干扰时的状态变量与维持有机体生存时该变量所必须处于的恒值（称为控制目标）之间的差别，这种差别被称为目标差，然后由目标差来控制效应器，只要效应器的作用能使目标差逐步缩小，那么该系统的状态变量在受干扰后就能依靠这种调节机制自动恢复到目标值，以保持各种状态变量的稳定。

负反馈调节的关键在于，目标差的检测、效应器作用的发挥以及系统状态的变化，三者组成了一个封闭的环路。在负反馈调节中，即使效应器仅仅作出机械的反应，但作为整体却能达到调节的目的。我们在日常生活中最熟悉的是房间温度或空调机的设定。长期以来，负反馈机制被视作生命系统独有的某种达到目的的能力，而受因果律支配的无生命系统不具备这种能力。伴随负反馈调节机制的发现，这类难题迎刃而解。如体温稳态、血压稳态、血糖稳态的维持，靠的都是这个负反馈机制。

然而，以反馈为核心原理的"控制论"尚属于系统论的初级阶段，比反馈更为深刻的普遍原理是"结构稳定性"（维系稳态存在的机制也必须处于稳态）。1972 年，法国数学家托姆（René Thom）出版了一本名为《结构稳定性和形态形成学》的数学专著，形成了和当时"控制论"平行的新理论体系。它第一次考虑到维系稳态机制本身的稳定性问题—系统的结构稳定性，从而使稳态研究进入一个比"控制论"更深的层面。简言之，坎农提出生命系统必须是稳态的，控制论发现反馈是保持稳态存在的机制，托姆则提出保持稳态存在的机制本身必须是稳定的，只有它受到扰动时，才会发生稳态的偏离甚至突变。

1986 年，随着生物钟现象的发现，哈佛大学有研究者提出了两种类型的稳态：预见性稳态与反应性稳态，前者是生物节律的基础。后来，又有研究者提出"稳态竞争"的概念，如血气、pH 稳态与体温稳态的相互作用。还有挑战性稳态的概念，认为稳态受扰动（挑战）时的反应比静息时的表现可提供较多的信息。挑战经常出现在代谢过程、氧化应激、炎症与心理应激之下。但近100 年来，尽管对身体内不同水平的稳态现象认识越来越丰富，越来越多的功能或结构系统的稳态被认识，已从整体深入到器官、组织乃至细胞水平，如神经元的稳态、因水平的稳态等，但稳态的基本概念没有更多的发展。

四、稳态理念的两种图示

稳态的图示也可以有两种，一个是方向盘（附录 5-5：图 5a），另一个是用直角坐标系来表述的蛛网模型。应用方向盘是因为"控制论"一词 Cybernetics 来源于古希腊文，原意为"操舵术"，就是掌舵的方法和技术，只有操控好方向盘，不断纠正航线与目标方向的差异（目标差），才能使船最快到达目的地。附录 5-5：图 5b 也是用方向盘图示了针灸对心率的双向调节作用，即中医的"以平为期"。方向盘的图示可以十分简洁地表述机体稳态的"动态平衡"。

稳态的另一种图示法是用直角坐标系内用功曲线与对角线的交点来表述，附录 5-5：图 6 显示了机体快速维持动脉血压稳态的机制。生理学实验证明：颈动脉窦感受到的血压数值和人体经调节后血压的关系是确定的，它是 S 型刺激 - 反应曲线（Sigmoidal Stimulus-response Curve）。该曲线根据游离颈动脉窦压力改变后所测定的平均动脉压及心率的变化得出，附录 5-5：图 6 中的生理曲线亦称逻辑函数（Logistic Function）。

其中，横坐标 x 是颈动脉窦压；纵坐标 y 是颈动脉窦血压固定时人体迅速作出反应所规定的平均动脉压或心率数值。目前认可的压力反射曲线方程由 Kent 等提出，它可以表示为：$y = A4 +$

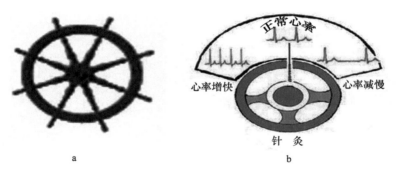

a   b

附录 5-5：图 5　稳态的方向盘图示

A1/［1＋exp{A2（x-A3）}］，A1 为 y 的最大变化幅度，A2 为增长系数（反映曲线斜率），A3 为中央点（Centering Point），A4 为引起平均动脉压变化的最小窦压，exp（n）为自然底数 e 的 n 次方。

何为中央点？上述经验公式中，x 处于 A3 时，得到：y＝A4＋A1/2。

即中央点是正好处于反应范围 A1 中间的那一点，在它上面是升压反射，它下面是降压反射。换言之，在中央点，升压效应和降压效应强度相等，意味着血压保持不变。在静息状态下，该点 y 值为 100mmHg（1mmHg＝0.133kPa）。中央点代表了急性反射调节的最后结果，即动脉血压的稳定态。

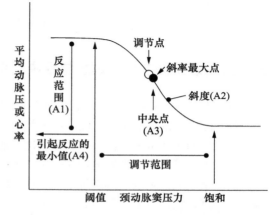

附录 5-5：图 6　颈动脉窦压力与平均动脉压或心率的关系（译自 Kent 等，1972：24）

上述经验公式自从 1970 年提出后，近半个世纪来被生理学研究反复证明及细化，但有一个问题始终没有引起生理学家的重视。这就是中央点（人体要保持血压的稳态 100mmHg）正好处于直角坐标系对角线（y＝x）与代表颈动脉窦压和人体经调节后血压关系的生理曲线 y＝F（x）的交点上。其实，这个问题很容易用蛛网法得到证明。蛛网法在市场经济里早有运用。大家熟悉的一个例子是如何决定一件货的价格？一个是需求量，一个供应量，两条斜线的交点就是它的价格。图 7a 就是它的蛛网模型。

同样，附录 5-5：图 7b 显示了附录 5-5：图 6 中央点的形成过程：当实际血压数值（生理状态下等同于颈动脉窦压力）x 偏离 100mmHg 时，如处于附录 5-5：图 6 中远高于 100mmHg 状态，心脏立即改变输出量将血压降下来。根据颈动脉窦压和人体经调节后血压的关系曲线，当人体改变后的血压明显低于 100mmHg 时，颈动脉窦等立即感受到这一新的变化，对其作出升高血压的反应。进一步改变的血压又被颈动脉窦感受到，功能曲线再一次规定新血压，如此等等。我们看到 x 顺着附录 5-5：图 7b 中如同蛛网那样的轨迹回到正好处于对角线 y＝x 和 y＝F（x）的交点上（即 100mmHg 附近）。该交点好像一个吸引子，不论 x 处于何值，蛛网都把它（调节点）吸引到对角线（y＝x）和 y＝F（x）的交点（即 100mmHg 这一点）上，这个吸引过程就是对稳态调节过程的整体宏观表达。

稳态的蛛网模型表述，可以填补现代医学生理、病理学科知识与临床医学之间的鸿沟。在《系统医学原理》中，我们就是这样一步步从研究与开拓稳态的内涵及其数学表达出发，提出了有关系统医学的基本原理，包括系统医学的基本公式（附录 5-5：图 8）以及稳态调节的两种类型。

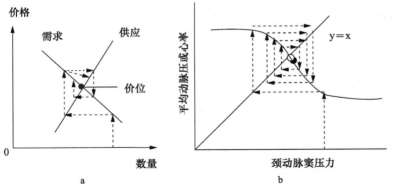

附录 5-5：图 7　蛛网模型

$$S = \frac{b}{1-(k+a)}$$

附录 5-5：图 8　系统医学基本公式

注：S：稳态偏离；b：系统外干扰因子；(k+a)：系统内调节机制

应用金观涛等 [9] 的这一公式，我们可以对疾病或健康作出全新的定义。

五、应用系统医学稳态理念整合中医平衡

尽管中医学平衡与系统医学稳态理念十分相似，但也有许多不同而值得相互借鉴或整合的方面。

（1）健康与疾病的定义：健康在中医学领域表述为阴平阳秘，阴阳失衡就是病态；而在系统医学，机体的生存依赖于由多个、多层次功能或结构稳态组成的稳态全集的维持。应用系统医学的稳态理念，可以全面准确地理解健康与疾病的定义。健康表述为人体功能与结构的正常稳态维持。而所谓疾病，则是人体系统中一个或一组内稳态对规定值（它们被定义为正常状态）之持续偏离。当然，疾病也是一种稳态，是调定点偏离正常值后的稳态，即通常说的疾病稳定态。稳态全集破坏的结局是死亡（附录 5-5：图 9）。

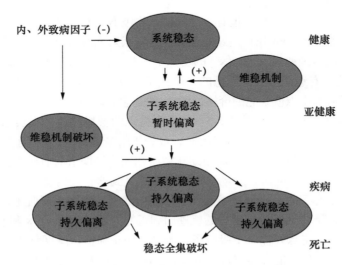

附录 5-5：图 9　健康、亚健康、疾病及死亡与稳态关系

（2）维持健康的机制：中医学认为阴平阳秘是通过人体的经络联系、气血调和实现的。当阴阳失调出现疾病时，可以通过补虚泻实来恢复平衡。而系统医学认为，人体的稳态是通过负反馈机制实现的。

(3) 疾病的机制：中医学认为阴阳平衡的扰乱（疾病发生）必须具备两个条件，一是正气不足，二是邪气侵袭。所谓正气，广泛存在于人体脏腑经络之中，它的充盛与否，取决于气的生成，即先天肾气和后天脾胃之气是否强盛。由于气与精、血、津液、阴、阳之间存在着相互化生的关系，所以这些物质的充足与否也直接影响着正气的盛衰。邪气，是直接干扰人体正常生理功能的因素，包括六淫、疫疠、七情致病、饮食所伤、劳逸失当、痰饮、瘀血等。以表述稳态偏离及其纠正为核心的系统医学基本公式，则可以一目了然地看到系统外干扰因素（外因）与系统内调节机制（内因）之间的分子、分母关系，有利于分析它们单独或合成变化时对疾病发生（稳态偏离）的影响。而且，因为人体系统是由多个、多层子系统组成的，每个内因或外因都可以进一步分解成子系统的内、外因，形成不断深入的一株"病因树"。

(4) 亚健康的定义：现代人流行"亚健康"之说。中医学认为，阴阳失衡就是病，阴阳平衡就不是病。中医学只有"未病"，没有"亚健康"。那么何谓亚健康？对此，应用系统医学稳态的理念说得更清楚：在环境暴露因子作用或机制老化的条件下，人体某种功能的目标值经常会发生轻微偏移。但在机体的自我修复机制的作用下，这种偏移一般并不持久，失调的功能很快就自动完全恢复了正常。这时机体虽可表现为疲劳或一些暂时的不适，但还未到可以确诊疾病的程度。这就是所谓的"亚健康"。简言之，稳态全集中的部分稳态暂时偏离了正常的目标值，但维稳机制（结构稳定性）尚未遭破坏，就是亚健康。

(5) "治未病"与"与病相共存"的矛盾：中医学强调"治未病"。《内经》云："上工治未病，不治已病，此之谓也"。何为"未病"？中医学的"未病"有两重含义：健康与亚健康。所以"治未病"的主要思想是未病先防和既病防变（治疗亚健康）。西医强调预防，前些年提出"4P 医学"：预测性（Predictive）、先发制性（Pre-emptive）、个体性（Personalized）、参与性（Participatory）。其实，中医学的"治未病"也类似与西医的"先发制病"，不是一般意义上的预防为主，而是在其发病前的干预。当然，中西医的"先发制病"不同，西医采取基因疗法，而中医是通过强化患者的自愈机制实现的。但是，"治未病"的提法也有缺陷，一是有时容易导致过度治疗；二是与近些年来提倡对许多慢性病要采取"与病相共存"的理念相悖。当然也有人认为无矛盾，因为"与病相共存"是指那些一次治不好的病。对于能够治好或预防的疾病，当然要治好它、预防它。从系统医学稳态理念来看，不要轻易扰动已经趋于稳定的疾病稳定态，即为了"治未病"而实施任何中医干预，也要避免过度干预。

(6) 平衡点及其调节过程的量化：以天平表述的中医平衡，目标是"以平为期"，但可以停留在不同的水平。而其中可能只有一种平衡点是健康状态，其他或高或低的平衡依然是病态。该平衡点不必一定是吸引子（系统科学的专门术语）；实现平衡的调节过程也很难量化。在系统医学里，对负反馈机制可以设置各种稳态的调定点（平衡点）；平衡点也是吸引子。此外，通过系统医学的基本公式，可对导致疾病的内因与外因关系作定量或者是半定量的计算。系统医学的研究还提出稳态有两种调节方式：限制性调节与非限制性调节（又称为自由调节）。调节的目标都是减少目标差。在中医平衡的两种图示中，正是由于平衡量的限制与无限制，天平图示可以看作是自由调节（如补虚泻实），而阴阳太极图可以看作是限制性调节（阴阳总面积是一个常数，此消彼长，受该常数的限制）。这些内容，均待后续专文介绍。

结语

综上所述，应用系统医学的稳态理念来解释或整合中医平衡，可以大力促进中医学的现代化或中西医的有机整合，完成建立系统中医学的重任。

（原文发表于山东中医药大学学报，2019（06）：530-537）

附录 5-6 《黄帝内经》认知的躯体智慧模型

金观源　金　雷

　　20 世纪初，英国生理学家，伦敦大学教授恩斯特·施塔林（Ernest H Starling，1866~1927）曾有过一句名言："只有懂得躯体的智慧，我们才能达到控制疾病与痛苦的目的。"什么是躯体的智慧？它实际上是指人体具有自愈疾病的能力。人类历史的长河中绝大部分时代都没有医师，动物界也没有医师。那么人和动物是如何繁衍、发展到今天的呢？我们每一个人，从出生到死，一生中不可避免地要经受内外环境的频繁扰动或者说疾病的煎熬，但绝大多数的场合都能顽强地挺过去。我们靠的就是与生俱来的自愈力！用西医鼻祖希波克拉底的话来说"每个人的身体内部都有医师，我们要做的仅是帮助它工作。我们每个人内部的自愈能力是最大的康复力量。"

　　本文先从介绍现代医学对躯体智慧（自愈力）的认识（稳态或强健性）着手，然后追溯《黄帝内经》时代中医对躯体智慧的类似表述—平衡及其维衡机制的各种描述，提出一个《黄帝内经》认知的躯体平衡模型，它由五脏六腑之间、五脏与五体之间相互作用（相合）的多个平衡子系统所组成，并且分析了"内属于脏腑，外络于肢节"的经络体系对于维持躯体平衡的重要性；最后澄清了一个经常被混淆的中医误区，那就是《黄帝内经》所阐述的各种"养生大法"其实都是有关排除影响健康（平衡状态）的各种内外因素的原则或方法，属于"养生智慧"，但非躯体智慧本身。

一、躯体智慧的现代认知

　　什么是躯体的智慧？ 1932 年，20 世纪贡献最大的美国生理学家坎农在他著名的《躯体的智慧》（The Wisdom of the Body）一书中把它表述为人体具有维持生命功能稳态（Homeostasis）的能力。即有机体具备这样一种能力：那些维系生命的条件一旦发生偏离，偏离会迅速得到纠正。坎农把维持躯体"稳态"的机制称为拮抗装置（Antagonists）。坎农出书 10 余年后，维纳发表《控制论》，又对维持稳态的机制——负反馈作了进一步的阐释。自那以后，稳态（也称为内稳态），作为人体这个复杂生物系统最具智慧的代表，为现代医学大厦的发展铺筑了牢固的基石。人类躯体自古就被看作是小宇宙，与大自然或者说大宇宙有着可以比拟的神秘。中国古代就有"天人相应"之说。所以要搞清楚躯体的智慧，不是一朝一夕可以达到的。但通过与现代工程系统的比较性研究，目前对躯体智慧的了解已经比坎农或维纳的时代更为深入，我们参与的《系统医学原理》就是围绕稳态及其偏离与疾病的关系展开讨论的。再如，强健性是稳态的另一种表述，现代系统科学已经进一步把强健性的机制拓展为工程控制系统的四个方面：反馈控制、冗余设计、模块化与结构稳定性。它们同样适用于对人体复杂生命系统的解读。2013 年我们的《病得健康》一书对此有详尽地表述。

　　反馈控制：这是生物复杂系统实现功能稳态或强健性的最重要的一类机制，是工程系统中最广泛使用的增加系统稳定性和强健性的方法。人体内的各种维生功能也都是依赖负反馈对抗干扰，维持稳态。比如血压的调节。对于动脉血压来说，其维持稳态的生理意义在于保证各生命器官或组织有足够的血液灌注，尤其是那些对维持生命最关键的器官，如脑（中枢）、心（循环泵）、肾

（代谢废物排泄）等。当一个人从卧位快速站起时，在重力作用下，上半身的动脉血压可以降低，导致脑、心的灌血减少，这时会立即刺激位于颈动脉窦、主动脉弓的压力感受器，激发压力感受性反射，使下降的血压迅速回升。反之，当由于某些原因（如剧烈运动）使动脉血压明显升高时，该反射削弱，动脉血压也可以快速恢复正常。压力感受性反射，就是调节动脉血压的一种负反馈回路。许多患有动脉硬化的老年人或平时血压偏低的年轻女性，经常在起床或突然从平躺位坐起时有头晕的感觉，但一会儿就能恢复。在医学上这称为体位性低血压，其原因就与该压力感受性反射的减弱有关。

冗余设计：是躯体保持强健性、维持健康状态的另一个重要机制。它可以简单地比喻为"双保险"或"多重保险"。生物系统可以通过多条途径来实现相同的功能，当其中一条途径发生问题时，可以通过其他具有类似功能的途径来完成任务，这就是冗余机制。在我们的躯体内，无论是器官、整体还是基因或生物分子水平，都存在着冗余设计。如重要的器官多有两个：两个肾、两个肺、两只眼、两个耳朵、两只手、两条腿、还有两个大脑半球等。冠状动脉（简称冠脉）是供给心脏血液的动脉，起于主动脉根部，分左右两支，行于心脏表面。在冠脉及其分支之间存在着许多侧支或吻合支。它们是一种潜在的管道，在冠脉供血良好时，并不参与冠脉的循环。当冠脉主干发生狭窄或阻塞，它们才开放，血液通过这些侧支绕过阻塞部位输送到阻塞血管远端的心肌区域。而且，随着流过的血液越多，它们逐渐变粗，血流量逐渐增大，最后甚至可取代阻塞的主干来维持供血。这些冠脉侧枝的存在，显然也属于维持躯体强健性的一种冗余设计，对于心肌梗死发生后的自我康复有重要临床意义。

模块化设计：除冗余设计外，系统模块化也是维持机体强健性的一种机制，也就是把具有相同或相似功能的系统部件分割成相对独立的模块。它有利于降低内外扰动对整个系统的影响，好比是建立了一座座的防火墙。一旦其中某一个模块发生故障时，它们可以避免故障的无限制扩散而导致整个系统无法挽回的崩溃。同时，躯体还可以通过启用尚未发生障碍的其他模块来补偿系统主要部分的失效。人体系统的模块化也是普遍存在的，包括硬件与软件两方面。从硬件角度看，每个细胞就是一个模块，而且细胞内的生化网络也由于其空间定位的隔离被进一步模块化。在系统水平，我们的每一个内脏系统，如循环系统、消化系统、呼吸系统等都是独立的模块。某一系统的功能失常或系统崩溃，不会迅速蔓延到其他部分，导致整体死亡。如胸腔与腹腔解剖上的分隔，可以在很大程度上阻止细菌性胸膜炎（或胸水）向腹腔，或者腹膜炎（或腹水）向胸腔的蔓延。

结构稳定性：它是复杂系统本身所具有的一种巧妙地维持结构稳定的特性。当功能稳态受到扰动而发生偏离（如发生疾病）时，只要偏离程度不是很大（或者说病得不是很重），机体可以通过这种结构稳定性在一定程度上纠正功能稳态的偏离，致使疾病自愈。所以，人体的结构稳定性，也可以看作是机体的一种自我修复机制。系统论在表述结构稳定性时，经常使用一个称为"吸引子"（Attractor）的术语。一个由相互作用单位（如神经元）组成的系统，在接受一个小的瞬态扰动时，通常只会暂时改变其状态，事后可恢复到与原先相同的状态，即其随时间的演变走向稳定的状态。这种状态被称为吸引子。吸引子的术语，至今已越来越多地被神经生理学家用来描述稳定的、立体或时间—空间上的神经回路动态。在临床中，某些顽固性疾病经久难愈，就好像一颗子弹落在病态吸引子的"洼"内，可称为"被劫持的稳态"或者疾病稳定态。只有跳出常规疗法的思路，才有可能把它从那病态的洼里推出来，回到另一个稳定的、属于正常态的洼（痊愈）。

综上所述，从现代医学尤其是系统医学的角度来看，我们的躯体，正是因为具有这些结构与功能强健的机制，才显得具有智慧（附录5-6：图1），既能对付有害的环境条件，又能抵御来自体内可能发生危害的扰动，从而健康地活下去。

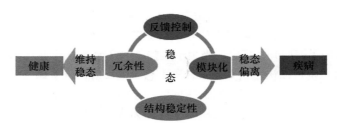

附录 5-6：图 1　躯体智慧的现代认知

二、躯体智慧的《黄帝内经》认知

那么，中医又是如何来认知这个躯体的智慧呢？《黄帝内经》时代还没有"自愈力"这个现代词语。其实，黄帝内经也有一个类似于稳态的理念，那就是平衡，即阴阳平衡。《素问·生气通天论》曰："阴平阳秘，精神乃治，阴．离决，精气乃绝。"其实，"阴平阳秘"中的平、秘都是一个意思——平衡。"阴平"即阴气平顺，"阳秘"即阳气固守，是阴阳两者互相调节而维持的相对平衡。"阴平阳秘"作为阴阳平衡的表述，代表了一个人的健康状态。

如果说中医的"平衡"可以作为稳态的同义词，那么阴与阳其实就是坎农所说的"拮抗装置"的原始模型。《黄帝内经》中的另一句话还表达了该平衡不易被破坏的智慧，那就是《素问遗篇·刺法论》的"正气存内，邪不可干；邪之所凑，其气必虚。"所谓的"正气"就是对病原微生物的抵抗力以及自身的调节能力和适应能力，"邪"指的是各种致病因素。人体通过自身的调节与环境保持协调。当人体的调节能力下降或环境发生剧烈变化时，人与环境不能达成协调状态就会发病。人的调节能力就是人的"正气"。只要调节能力不被破坏，人就不会生病。

阴平阳秘的健康状态可以用"气血调和"来表述。《素问·调经论》曰："人之所有者血与气耳"，可知人的一身之气亦可由偏无形的气与偏有形的血所构成，气为阳，血为阴，即一身之气又可由气血统而概之。如《素问·生气通天论》曰："骨正筋柔，气血以流"，《灵枢·营卫生会》曰："壮者之气血盛""老者之气血衰"，由此可知，气血乃构成人体的最基本物质，其在体内盛衰变化，影响人之生老病死。

至于人体的平衡究竟是如何维持的，《黄帝内经》论述的核心是"内属于脏腑，外络于肢节"的经络体系，以及作为构成人体最基本物质的"气血"在体内盛衰变化及其流通。

正是由于经络体系及其在其中流通的气血作用下，躯体内部的五脏六腑及躯壳的五体（皮，脉，肉，筋，骨）连接在一起，表现出"有诸内者，必形诸外"的智慧，此语虽出自《丹溪心法》，但源于《灵枢·外揣》中的"司外揣内，司内揣外"思想："夫日月之明，不失其影；水镜之察，不失其形；鼓响之应，不后其声；动摇则应和，尽得其情。……昭昭之明不可蔽。其不可蔽，不失阴阳也。合而察之，切而验之，见而得之，若清水明镜不失其形也。五音不彰，五色不明，五脏波荡，若是则内外相袭，若鼓之应桴，响之应声，影之似形，故远者司外揣内，近者司内揣外，是谓阴阳之极，天地之盖。"这一认识与近代控制论的"黑箱"理论有惊人的相似之处。它虽然主要用于从体表觉察体内的不适，但也可以指导通过刺激相应的体表而治疗内部的不适。针灸临床中"以痛为输"或"阿是穴"的有效应用，均可归功于它。它也是我们多年来所倡导的"反映点针灸"的基石。

如附录 5-6：图 2 所示，这是我们根据《黄帝内经》描述而提出来的一个中医经典认知的躯体智慧模型。它汇集了《黄帝内经》时代有关人体内脏（五脏六腑）与躯体（皮脉肉筋骨五体）的解剖、生理学认知。该系统由"气血"充盈（"人之所有者血与气耳"）的各个子系统组成，五

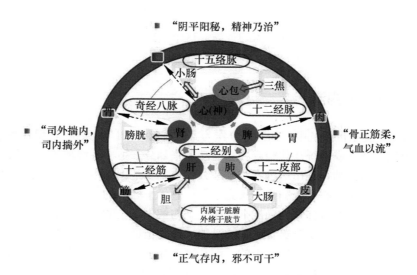

附录 5-6：图 2　《黄帝内经》认知的躯体智慧模型

脏六腑是其内核，皮脉肉筋骨五体是其躯壳。子系统之间的相互联系或相互作用分别用虚线箭头（主）或空心箭头（合或表里）表示。这些联系的途径在《黄帝内经》中被表述为使五脏六腑"相合""内属脏腑，外联肢节"并且"气血以流"经络体系（十二经脉、奇经八脉、十二经筋、十二经别、十二皮部与十五络脉）。下文将对此模型的各部分逐一进行解读。

　　《黄帝内经》对躯体智慧的认知有两个显著不同于西医认知的地方：一是采取了"功能系统"的理念，而不仅仅是解剖意义上的组织、器官或系统。如《黄帝内经》提出的"五脏六腑"不仅与现代解剖学上的内脏可以部分相应，但通常又远远超出了解剖器官的内涵。我们参与合著的《系统医学原理》一书已经提出研究"功能稳态子系统"而不是"解剖子系统"对于理解人体复杂系统稳态维持（健康状态）或偏离（疾病）的重要性，在这方面，《黄帝内经》早就是这样做的（详见后文），尽管《黄帝内经》对五脏六腑的功能表达还属于原始的认识。二是《黄帝内经》十分注重构成人体复杂系统中的这些功能子系统之间的联系（或者说相互作用）。且不去评价所谓"相生相克"的科学性，但"相生相克"的表述分别类似于系统论中的"正反馈、负反馈"，起码可以说是"相互作用"的代名词。此外，各个脏腑或子系统之间的环状联系十分常见，可以组成更高一级的自耦合系统。

　　这里以"心"为例来简要说明。在该模型中，由"心—肝—脾—肺—肾"围绕一圈组成的模型核心中。心是"主官"，起主导作用。《灵枢·师传》曰："心者，五脏六腑之大主也，精神之所舍也。"《素问·灵兰秘典论》曰："心者，君主之官，神明出焉。"从以上描述可以看出，《黄帝内经》描述的"心"显然包含了现代解剖神经中枢脑的功能。只有在"心神"的统帅下，全身脏器才能表现出整体协调性。也正是因为如此，在附录 5-6：图 2，"心"居于其余脏腑之上，并且我们将其画得较其他脏腑都大些，其后还加了一个"神"字来注解。《黄帝内经》时代对脑的功能尚认识不足，仅有解剖学的认识："脑为髓之海"的描述《灵枢·海论》，故脑的"中枢作用"则几乎全部归于心的名下。在由负反馈组成的稳态系统中，记住平衡点或稳态值的机制，是靠脑或者神经中枢来完成的。《黄帝内经》强调"心神"在调节阴阳平衡中的意义，显然也包括了"心神"所代表的脑的这一功能。

　　我们在附录 5-6：图 2 的"心"一旁放了心包。《黄帝内经》中提到的心包络，后人解读为心包或膻中。《难经·二十五难》认为："心主（心包络）与三焦为表里，俱有名而无形。"心包显然更多代表了现代解剖心脏的功能，而非仅心包膜的简称。

这里需要指出的一点是，本文讲躯体的智慧，这个躯体是身体的意思，不仅是躯壳，还包括了中医的心神。

三、"平衡子系统"的内涵

在人体生命这个复杂巨系统中，如何划分作为其组成部分的"子系统"，现代医学流行的是以解剖意义上的组织、器官或系统及其相应独立的功能来划分。但中医经典里描述的人体各个子系统（如五脏六腑与五体）则很难用这种方法来区分。这主要是因为中医的心肝脾肺肾，不等同于西医的心肝脾肺肾。西医的心肝脾肺肾不仅完全是解剖学上独立的一个个器官，而且其功能就是该器官的功能。中医的心肝脾肺肾的功能则不能完全与解剖学上的这些器官功能相对应，如中医脾的功能，就远远超过了作为解剖器官脾脏的功能。换句话说，中医的脏腑理论虽然也有五脏六腑的实体，但不是建立于解剖学基础之上的，而是更多地建立于对生命整体功能的分解，如所谓"心""肺""脾"，更多是指心的主宰生命功能，肺的主气宣发肃降、通调水道功能与脾的主运化、统摄血液功能，并非指人体具体器官心、肺与脾……这几乎已经是现代中医界的共识。

其实，中医理论对子系统的分类十分接近系统医学的"稳态子系统"分类法，那就是由稳态来界定。在《系统医学原理》一书中，我们认为"生命系统应该分解成哪些子系统，不是由解剖规定的，甚至不是单纯用功能判定的，而必须用内稳态来界定"。然后文中继续阐述"我们得到两个重要结论：第一，我们必须根据内稳态来寻找作为整体的子系统。它解决了生理学和病理生理学的一个基本问题——把生命整体分解成由哪些子系统组成的"部分"才是正确的。众所周知，生命作为一个整体是由某些子系统功能耦合而成。但生理学和病理生理学常用解剖来定义整体是由哪些子系统组成，现在我们看到，这种划分不一定总是对的，因为子系统作为一个在其他条件不变前提下可以独立存在的部分，它本身必须具有扰动下的不变性。也就是说，它自己亦必须是某种和内稳态相联系的可以自我维系的整体"。比如，中医理论中五脏六腑"相合"或"表里相关"的联系途径，当被看作是一组组"负反馈"或"自耦合"机制（暂且不去求证这些联系的科学依据）时，"肺—大肠""心—小肠""脾—胃""肝—胆"与"肾—膀胱"等也就都可以看成是躯体内一个个的"稳态子系统"了，我们称其为"平衡子系统"。三焦虽是"孤之腑"，因为与"心包"有表里关系，"三焦—心包"也可以看作是一个平衡子系统。正如《灵枢·本输》所曰："肺合大肠，大肠者，传导之腑。心合小肠，小肠者，受盛之腑。肝合胆，胆者，中精之腑。脾合胃，胃者，五谷之腑。肾合膀胱，膀胱者，津液之腑。三焦者，中渎之腑也，水道出焉，属膀胱，是孤之腑也。是六腑之所与合者。"如果去仔细品味这些论述，可以发现"相合"的表述与《系统医学原理》一书中表述的"系统自洽"理念十分接近，要比"表里相关"的含义更为深刻。所以，如"肺与大肠相表里"等表述，说的似乎是所谓经脉之间的联系，其实更主要的是它们作为一个子系统的"相合"关系或"系统自洽"的表述。

自从七十多年前开始认识到负反馈机制以来，负反馈系统一直被认为是调节生理动态平衡的基本单位。具有相互作用的"肺—大肠""心—小肠""脾—胃""肝—胆"与"肾—膀胱"等子系统，或许都可以看成是一个个负反馈系统，但由于负反馈系统要求中枢参与记住系统的平衡点（又称为调制点，Set Point），这五个子系统中或许只有"心—小肠"比较符合"负反馈系统"的定义，因为众所周知，中医的"心主神明"，即经常包括了脑的作用。

然而，系统医学的研究已经认识到，稳态系统并非必须是负反馈系统。自耦合系统也是一个不间断的系统，其当下时刻的输出成为下一时刻的输入，故也可以用来描述动态平衡。在基于自耦合系统的描述中，所有与内稳态相关的调控机制也都被视为一个整体。从这一观点出发，那些即使没有中枢直接介入的子系统，如"肺—大肠""脾—胃""肝—胆"与"肾—膀胱"无疑都可以被看作是自耦合系统，甚至也可以被看作是一个个平衡（稳态）子系统。

同样的理由，我们认为"心—脉""肺—皮""肝—筋""脾—肉""肾—骨"也都可以被看作是一个个平衡子系统。而且，根据《素问·五脏生成篇》所曰："心之合脉也，其荣色也，其主肾也；肺之合皮也，其荣毛也，其主心也；肝之合筋也，其荣爪也，其主肺也；脾之合肉也，其荣唇也，其主肝也；肾之合骨也，其荣发也，其主脾也"，这五个稳态子系统又可以通过一个更大的循环圈（"心……其主肾也；肾……其主脾也；脾……其主肝也；肝……其主肺也；肺……其主心也"）组成更高一级的平衡（稳态）子系统（附录5-6：图4）。因为这个大循环同样也适合"肺—大肠""肝—胆""心包—三焦""肾—膀胱""心—小肠"与"脾—胃"那六个稳态子系统，故它们也可以由此组成更高一级的平衡（稳态）子系统（附录5-6：图3），图中大循环箭头方向是根据十二正经流注次序。

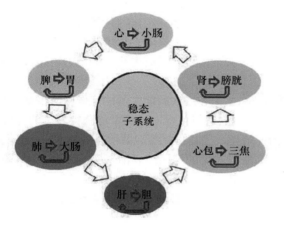

附录5-6：图3　五脏六腑及心包组成的两级
平衡子系统

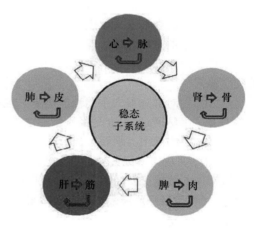

附录5-6：图4　五脏与五体组成的两级
平衡子系统

用功能（内）稳态来界定生命系统的子系统，是一种颇为独特的子系统划分法，因为它打破了现代医学对生命系统解剖层次的观念。《系统医学原理》书中曾举例"现在已发现某些基本内稳态可以是分子生物学层面的，即DNA控制的内稳态。照理说，它们和器官功能层面的内稳态不属于一个层次，但在系统医学中，其内稳态机制有关部分同样是生命整体的子系统，系统医学用一致的方法处理各个子系统之间的关系，考察它们如何耦合成整体"。我们认为，在《黄帝内经》认知的躯体智慧（稳态）模型中，对其各个子系统（比如五脏六腑、五体乃至其他身体部分之间相关作用而形成的子系统）的分类就是这一方法，尽管《黄帝内经》采用的是原始朴素的术语。

总之，对于中医来说，这些基本子系统为维系生命所必需的，它们是维系生命的基本结构。

四、链接"平衡子系统"的经络体系

在上述中医经典的生命系统稳态（躯体智慧）模型中，五脏六腑、五体乃至身体其他部分之间的链接又是如何实现的呢？显然，《黄帝内经》中大量篇幅表述的经络体系就是这种链接通路，经络中流通的"气血"就是机体维持稳态或平衡的机制。下面来论证。

（1）经络体系的链接作用：首先，《灵枢·海论》曰："夫十二经脉者，内属于脏腑，外络于肢节。"经络体系中，十二经脉、奇经八脉、十二经筋、十二皮部与十五络脉，是链接躯体表面组织（皮脉肉筋骨）与内部脏腑的主要途径。《黄帝内经》对沿身体纵轴分布的十二经脉的体表循行途径以及与内脏链接有最详尽的描述。奇经八脉中，一方面任、督两脉沿躯体正中线也是纵向分布，补充了躯体这两个中心地带与躯体内部的链接。任、督脉加上冲脉，三脉皆起于胞中，同出于会阴，然后别道而行，一源三岐，分别成为：阳脉之海（督脉）、阴脉之海（任脉）与十二经之海/血海（冲脉）。"三海"的重要性显而易见。另一方面，奇经八脉中除任、督两脉之外的其余六脉（阴维脉、阳维脉、阴跷脉、阳跷脉、带脉、冲脉），借道纵横交错于十二经脉。带脉更是横行围绕腰腹一周。奇经八脉中，除任督两脉有自己的独立腧穴外，其他六脉的腧穴都寄附于十二正经与任督两脉之中，可见它们主要起横向的链接作用。其次，把五脏六腑等内脏紧密链接一起的要归功于"十二经别"。经别，就是别行的正经。十二经别的循行，都是从十二经脉的四肢部分（多为肘、膝以上）别出（称为"离"），走入体腔脏腑深部（称为"入"），然后浅出体表（称为"出"）而上头面；阴经的经别合入阳经的经别而分别注入六阳经脉（称为"合"）。由于十二经别有"离、入、出、合"于人体表里之间的特点，不仅补充了十二经脉在体内外循行的不足，更加强了经脉所属络的脏腑在体腔深部的联系。从躯体智慧模型的角度来看，后者是《黄帝内经》为经络体系设置"十二经别"的本意，因为十二经别在《黄帝内经》里既无病候的记载，也没有自己的独立腧穴。

当然，经别对部分腧穴主治性能仍有一定影响。临床上各经穴所能主治的症候，其发病部位有一些并非"经脉所过"，而是经别到达之处，取该经腧穴进行治疗，也经常能获得显著的疗效。如足太阳膀胱经的承山、承筋、合阳等穴，都能治疗痔疾，但是膀胱经的循行通路并不到达肛门，而经别的循行则是"下尻五寸，别入于肛"。针灸临床上常见的"同经异治""异经同治"体验，尤其是远端取穴的情况，经常以十二经别的"离、入、出、合"联系来解释。

总之，《黄帝内经》所表述的经络体系各个部分就是这样把躯体的众多个子系统纵横交错地链接起来成为一个整体。

（2）经络体系维持稳态的重要性：正是因为人体的各个功能子系统是靠经络体系链接而发生相互作用的，《黄帝内经》对于经络体系维系生命的重要性或者说经脉对于维持平衡的重要性予以特别的强调，如《灵枢·经别》里的"夫十二经脉者，人之所以生，病之所以成，人之所以治，病之所以起，学之所始，工之所止也，粗之所易，上之所难也"，其中"人之所以生，病之所以成，人之所以治，病之所以起"的论点还需进一步通过对十二经脉的每一条"是动则病……是主 x 所生病者"的详尽表述来说明：如《灵枢·经脉》所曰："肺手太阴之脉……是动则病；肺胀满，膨膨而喘咳，缺盆中痛，甚则交两手而瞀，此为臂厥。是主肺所生病者……。"

对于《灵枢·经脉》篇中关于十二经脉的"是动则病"，历代医家有不同的解释，主要有气血之说、阴阳之说、本经他经之说、经络病脏腑病之说、证候病名之说、病症主治之说等。其实，从系统医学角度来看，这些"是动则病"的表述，更是表明正常经脉畅通与否与稳态偏离（疾病）的关系，即维系经脉功能正常对于相应子系统稳态（或平衡）的重要性。"动"是"平"的对立面，只要该通道的信息传递打破了平衡（如经脉传递信息受阻或过度畅通），即出了"动乱"，其所链接的子系统就不再能保持稳态，要"所生病"了。由此不难理解维持经脉系统信息传递"不乱"对于维持躯体智慧平衡（稳态）十分重要。

至于"是主 x 所生病者"中的"主"，可理解为主治，其意为该经脉可以主治 x 所引起的疾病。所以，《黄帝内经》关于"是动则病……是主 x 所生病者"的表述，从疾病的发生机制与治疗两个方面具体地论证了十二经脉对于维持躯体各个相应子系统平衡（健康）的重要性。

（3）经络联系依赖于流通其中的气血：本文开头已经引用《黄帝内经》有关气血的论述，明确阴平阳秘的健康状态可以用"气血调和"来表述。中医经典里"偏无形的气"与"偏有形的血"乃构成人体的最基本物质，它们不仅可以构成躯体的各个子系统，而且也是经络体系的所谓"能量流"的物质基础。换言之，人体健康（阴平阳秘或稳态）的维持是通过气血在经络系统里的流通实现的。

细读《黄帝内经》关于经脉的多条原文，不难发现它们大多指的是血管。《灵枢·经脉》曰："经脉者，常不可见也，其虚实也，以气口知之，脉之见者，皆络脉也。"又曰："经脉十二者，伏行分肉之间，深而不见。其常见者，足太阴过于外踝之上，无所隐故也。诸脉之浮而常见者，皆络脉也。六经络手阳明少阳之大络，起于五指间，上合肘中。饮酒者，卫气先行皮肤，先充络脉，络脉先盛，故卫气已平，荣气乃满，而经脉大盛。脉之卒然动者，皆邪气居之，留于本末，不动则热，不坚则陷且空，不与众同，是以知其何脉之动。"显然，充盈于循环系统内的血液是中医"血"的原型。《素问·调经论》曰："气为血之帅，血为气之母。"气是推动血在经络体系里运行的动力，现在知道用"能量流（energy flow）"来解读"气"的概念最为恰当。循环系统类推动血液流动的机制用"能量流"来解读，也都说得过去。所以，经脉内气血的虚实及其调节，变得与各个稳态子系统的健康状态息息相关，故《灵枢·经脉》曰："经脉者，所以能决死生，处百病，调虚实，不可不通。"

但是，《黄帝内经》时代的古人实际上也已经开始提出经脉并非仅指血管，如体表各层组织（如皮脉肉筋骨五体）均可能参与经脉的组成，否则当时就不会提出经典的"五刺（五体刺法）"。

在《伤寒杂病论》里，内连脏腑，外络肌表的十二经脉更是被简化为六经，成为人体输送气血精津液的一个传送带。"如果把人体比作一个工厂，脏腑就是工厂的机器，经络就是工厂的传送带，生命的原材料—气血精津液通过这一套系统发生物质与能量的转化。"

自 20 世纪 50 年代以来，大量的科学研究已经表明，无论是发生在人体表面的经络现象，还是针灸刺激时的循经感传，至今一直都没有找到现代解剖学所知组织以外的结构基础。经络的结构基础离不开神经、血管、肌肉或筋膜等。经络系统显然是人体系统各部之间相互反射的一种功能联系，或者说是各部之间通讯活动的反映。换句话说，古人命名的"内属于脏腑，外络于肢节"的经脉，本质上是对人体体表的那些特定刺激位置与人体其他各部之间所具反射联系的原始描述，或者可以把它归结为人体所具有的生理、病理反射系统。所谓穴位，既是体内生理或病理信息在体表的输出部位，又是针灸治疗信息引发针灸效应的输入部位。这就是经脉（络）的本质。带有针感（得气）或不带针感的各种针灸刺激作用的实现，主要是通过神经系统的反射机制完成的。

早年我们曾提出一个简化的经络模型，如附录 5-6：图 5 所示，它由躯体、内脏与神经中枢三个部分及其联系通道组成的。这不仅是考虑了胚胎发生学角度的近代研究，即高等动物和人在胚胎早期的每一个体节均由这三部分组成，而且躯体部与内脏的活动或功能只有通过神经中枢才能协调。这个简化模型绝非单纯的神经联系图，如高级中枢 Center 1、Center 2、Center 3 与内脏 Viscera 之间也可以是体液因子的联系；穴位之间的回路甚至可以由局部组织（如肌肉纤维或筋膜）的张力变化、振动或搐动所接通。在这个模型中，穴位 Point 1、Point 2、Point 3 可以代表十四经脉的各个经穴或全身反射区内相应的反映点。它们均与全身的各部器官、组织及相应的中枢发生联系。所以，从这一模型出发，既可以解释经络的形成原理，还可以阐释基于身体各部相互反射联系的各种经络现象、穴位的相对特异性、针灸治病的调整作用、针刺的镇痛作用和针感传导的特征等。也很容易理解《丹溪心法》所说的"有诸内者，必形诸外"理念就是通过这样的经络关系实现的。在 20 世纪 70 年代中期，我们通过收集、整理与分类自古至今针灸临床应用各种穴位治病的大量经验，提出全身经络系统可以用三大类反射区来归纳，那就是躯体反射区、内脏反射区与中枢反射区。一个用反映点或反射区的现代概念来解读经穴与经络的反映点针灸学说由此被提出。

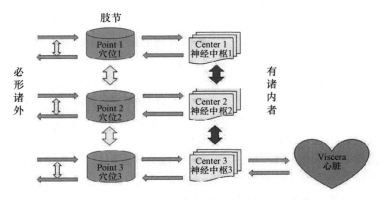

附录 5-6：图 5 "内属于脏腑，外络于肢节"的经络模型

如果按照以上认识来看充盈于经脉并且靠其流通来维系躯体子系统平衡状态的"气血"，无疑就是"脏腑—肢节"之间神经反射活动及其所需的各种化学物质（如神经递质等）等的一个抽象表述。

五、外环境对躯体平衡的影响

前文已经通过对《黄帝内经》经典认识的回顾，评述了躯体之所以存在对抗疾病的自愈机制或者说"躯体智慧"的模型，这里还想澄清另一个经常被混淆的误区，那就是《黄帝内经·素问》所介绍的那些"养生大法"，如"顺应自然、因时制宜""恬恢虚无，真气从之，精神内守，病安从来""起居有常，不妄作劳""饮食有节，五谷为养"等，是否也属于《黄帝内经》认知的"躯体智慧"？

我们以为，这些"养生大法"讲的其实都是如何排除影响健康（平衡状态）的各种内外因素，称其"养生智慧"没错，但非躯体智慧本身。"养生"在古代也称"摄生"，就是通过对身体的保养，以达到预防疾病、延年益寿的目的。在《黄帝内经》中的养生理念主要有以下几类，它们是针对有可能威胁躯体健康（平衡状态）的内外影响提出的对策。

（1）与天地相应，与四时相副：《灵枢·邪客》曰："人与天地相应也。"这里的"天"是指自然界。人生在天地间，必定离不开自然环境如季节、气候、昼夜、地理等对人体的影响。外环境的这些变化经常会成为躯体平衡态的扰动因素。所以《黄帝内经》强调养生、治病都要考虑到自然环境的影响，顺应自然，因时制宜。《灵枢·刺节真邪》："与天地相应，与四时相副，人参天地。"

（2）恬淡虚无，精神内守：《素问·上古天真论》曰："悲哀愁忧则心动，心动则五脏六腑皆摇。"《灵枢·口问》："心者，五脏六腑之主也；目者，宗脉之所聚也，上液之道也；口鼻者，气之门户也。故悲哀愁忧则心动，心动则五脏六腑皆摇。"这一系列论述都强调了精神因素是对躯体平衡态的另一重要扰动因素。故《素问·上古天真论》提出一系列排除精神因素的对策："恬淡虚无，真气从之，精神内守，病安从来。是以志闲而少欲，心安而不惧。"中医养生提倡要注重身心两方面，即不但要注意有形身体的锻炼，更注意心灵的调养，身体会影响心理，心理也会影响身体。

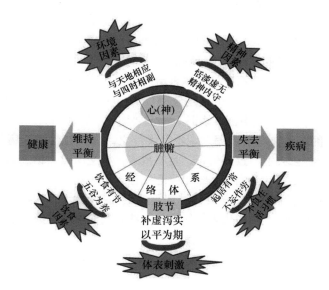

附录 5-6：图 6 《黄帝内经》认知的养生智慧

（3）起居有常，不妄作劳："起居有常"指的是生活要有规律。不妄作劳，指不要过度劳累，这个"劳"包括三个方面：心劳，体劳，房劳。生活无规律或过度劳累，都是平时扰动躯体平衡导致疾病最常见的因素。《素问·上古天真论》曰："上古之人，其知道者，法于阴阳，和于术数，食饮有节，起居有常，不妄作劳，故能形与神俱，而尽终其天年，度百岁乃去。"

（4）食饮有节，五谷为养：《素问·脏气法时论》曰："毒药攻邪，五谷为养，五果为助，五畜为益，五菜为充。"这是《黄帝内经》推出的饮食总纲，指的是进食与饮酒都要适量。食饮无节制的害处显然："谷肉果菜，食养尽之，无使过之，伤其正也。"（《素问·五常致大论》）"五谷为养"是指黍、秫、菽、麦、稻等谷物和豆类作为养育人体之主食对五脏有病者的进食，而《灵枢·五味》还作了进一步的详细说明。

（5）补虚泻实，以平为期：《黄帝内经》介绍的养生大法，除了以上四方面（主要见于《素问》）外，其实还有一个重要方面，那就是如何来排除或利用外环境与体表的接触刺激（如意外的碰撞、冰雹等打击等）对躯体内部平衡的影响（主要见于《灵枢》），其影响途径显然是通过刺激"内属于脏腑，外络于肢节"的经脉（络）实现的。由于经络体系的存在，不仅体内的生理病理变化可以反映在体表，"有诸内者，必形诸外"，而且刺激体表某些特定位置同样会影响身体内部的功能。

有趣的是，不仅人类体表受刺激时会影响内部，即有"经络的智慧"，动物也有。许多哺乳动物（如狗、猫、马、牛、猴等）都已被证明在其体表存在类似的经络现象或反射区。在元代的《元亨疗马集》一书中就已记载了患有"心黄病"的马会去啃前肢，而患有"肠黄病"的马会去啃后肢。马啃肢体显然就是该肢体也发生了不适而有意去刺激的行为。心黄病对应前肢，肠黄病对应后肢，就是类似人体经络（反射区）联系的一种交替反射。

临床上观察到，躯体的阴面（如前臂的掌侧，小腿的内侧）皮肤经常较阳面敏感，显然就与进化过程中阳面皮肤容易受到外界刺激而逐渐发生适应有关。它也提示了经络的形成机制。我们曾提出假说：经络的形成或许可以归结于身体中存在的那种可以改变神经网络阈值的学习机制，即在长期的生物进化过程中，体表某些区域及其所连接的网络的阈值提高了，而另一些区域及其所连接的网络的阈值降低了，呈现有规律变化的结果。换言之，经络的形成：是不同体表区域阈值异化的结果。阈值异化机制的细节，包括近年来研究较多的各种"穴位敏化机制"，如中枢敏化与外周敏化，或神经源性炎症（Neurogenic Inflammation）机制。

《黄帝内经》，特别是《灵枢》对十二经脉的每一条"是动则病……是主 x 所生病者"有详尽的描述。尽管经络体系是古代"砭石"敲击体表治病或以后发展起来的针灸疗法的基础，但体表经常遇到的接触刺激（包括一些外治法的过度应用），难免也会是导致经脉发生"动"的原因，故也要引起足够重视。当以治疗目的刺激体表时，一定要记住"补虚泻实、以平为期"的原则。《素问·调经论》曰："余闻刺法，有余者泻之，不足者补之。"歧伯曰："百病之生，皆有虚实，而补泻行焉。泻虚补实，神去其室，致邪失正，真不可定，粗之所败，谓之天命。补虚泻实，神归其室，久塞其空，谓之良工。"《素问·三部九候论》有"无问其病，以平为期"之说，更是明确提出对于任何疾病都不要刺激过度。一旦"过度"，"正气"便无法"内守"，疾病（邪气）就会引起。现代研究已经表明，以针灸为代表的体表外治法，其实主要是靠刺激体表反射区或反映点（古代称为穴位），通过反射强化机体本身的自愈机制实现的。

六、小结

综上所述，《黄帝内经》的两部分对话，无论是作为养生大法的《素问》，还是作为针经的《灵枢》，其实都是围绕躯体的智慧展开的。它们充分论述了躯体各部分是如何通过经络体系链接成一个平衡整体的，如五脏六腑之间相互联系，内脏与体表（皮脉肉筋骨五体）相互作用等。所以，这些内涵就是《黄帝内经》认知的躯体智慧。深刻理解东西方殊途同归的"躯体智慧"理念，有非常重要的临床意义，无论是为了尽可能减少或避免各种医源性疾病或过度干扰的危害，还是更广泛地发掘与应用非药物自然疗法（如针灸、中药）的防病治病作用。

（原文发表于经典中医研究 2020，3（5）：120-133）

附录 5-7 中医药抗疫合理性的系统医学解读

金观源　金　雷　金　霞

【摘要】本文从系统医学角度，阐述了中药、针灸防治新冠病毒疾病的合理性与优势：第一，作为中医理论内核的阴阳平衡论和作为现代医学基石的稳态理论极为类似。第二，体表与肠道是人体系统内、外环境相互作用的两个特别界面，针灸与中药是分别通过它们作用于机体的。第三，中医药干预具有防治"个体化疾病"的显著特点，是主要针对普遍性疾病的西医不可缺少的补充。第四，针灸与中药的现代研究已经日益彰显其科学性。接着，本文又对应用中医药防治新冠病毒肺炎的现有经验做了系统医学分析，总结出四大治则：早期祛毒、全程补虚、中后期肺肠同治与凉血化瘀。这不仅化繁为简，使中医药干预手段的推广更为简便，也为中医药所展示的灿烂华夏文化增添了光辉。

在历史悠久的华夏文化中，中医文化是其最灿烂的一朵。"祛毒""补虚"或"肺与大肠相表里""活血化瘀"等这些中医古典词汇，它们与中医药防病治病的疗效一起，伴随着一代又一代华夏子孙的繁衍与生老病死。但进入现代以来，这些传统的中医药文化、经验与中医学理论一起，一直无法被现代人真正理解。它们虽然有朴实的道理，但却难以用现代的科学语言来表述。就像在这次全球性的新冠病毒肺炎（简称新冠肺炎）防治中，实施中医药防治已经取得许多成功经验，但至今还有许多难以理清的疑惑，严重影响了中医药干预手段的总结、推广与进一步提高疗效。

譬如，至今西医都还未找到遏制新冠病毒繁殖的特效药，为什么服用一些天然的中药汤剂或丸药就能管用呢？由于大多数轻症新冠肺炎患者都能自愈，而且中西医治疗经常又是同时施予，如何确定中医干预的有效性或者说中医药的治疗作用究竟占多大比例呢？尽管已经总结出分别根据病情轻、中、重之分的"三药"（金花清感颗粒，连花清瘟胶囊，血必净注射液）"三方"（清肺排毒方、化湿败毒方，宣肺败毒方）作为防治新冠病毒疾病的首选中药处方，但各地依然有许多不同的中药方在使用，为什么它们的疗效也都不亚于三药三方？中医注重辩证论治的"一人一方"，为什么在这次抗疫中，不讲辩证的"万病一方"或"万病数方"也有用？

显然，科学解答这些疑惑，是中医药现代化必须面临的挑战，也是要想进一步提高中医药防治新冠肺炎疗效必须迈过的门槛。而且，中医学是建立在中医文化的基础上，而中医文化又是中华文化不可缺如的重要部分，故阐明中医理论尤其是其中医药干预手段的合理性，无疑也是对灿烂的中华文化最好的实证。本文将从系统医学的角度，尤其是从系统医学公理及其基本公式出发，阐述中医药防治新冠病毒疾病的手段之所以合理，之所以有效的科学原理，以及总结出其四大中医药治则（祛毒、补虚、肺肠同治，以及凉血化瘀）的作用与原理，促进它们的临床应用或推广。

一、系统医学公理与基本公式

在 2017 年出版的《系统医学原理》一书中，首先为系统医学确定了两条基本公理：公理一：对于生命系统中的任何一个"基本的内稳态"，如体温、血压、心排出量，都对应一个"唯一"的功能函数来对其进行调节。内稳态是该功能函数使输入成为输出所组成的自耦合系统的吸引子。公理二：生命是一个具有自我康复能力的系统。

$$S=\frac{b}{1-(k+a)}$$

- S:稳态偏离(病态)
- b:干扰或致病因子
- 1-(k+a):维稳机制(自愈能力)

附录 5-7：图 1　系统医学基本公式

在公理一的基础上，一个名为"系统医学基本公式"有关稳态偏离程度的数学表达式被推引出来（附录 5-7：图 1）。这是一个分式，其商 S：稳态偏离；分子 b：干扰因子；分母：系统内稳机制破坏（k+a）与 1 的差。如果把商 S 看作是病态；分子 b 是致病因子；分母中的（k+a）代表自愈能力或者维稳机制的减退。作为分子的 b 与作为分母部分的（k+a）的增减均可以影响商 S. b 与 S 的关系成正比，即 b 的减·少可以减少稳态偏离的程度，即疾病好转；而处于在 1 与 0 之间的（k+a）越接近 0，则分母越接近 1，即该稳态偏离越少或病情越稳定。反之，则稳态偏离越大。该公式可以方便地用于定义什么是疾病，疾病发生的影响因素（内因或外因），以及疾病的复杂性。后文将应用这个公式来分析、总结中医药防治新冠肺炎的经验。

需要解释的是，系统医学不仅将生命视为一种稳态，而且是一个无数稳态的集合。我们称其为"稳态全集"，如果把系统的稳态来表述健康，在内外致病因子的作用下，组成机体系统的某个子系统的稳态会发生暂时的偏离，这就是亚健康。它在维稳机制（也就是后面要讲的自愈能力）的作用下，通常会纠正偏离，恢复健康。如果不能，即维稳机制也受到了破坏，则该子系统的稳态偏离将持续，这时就发生了疾病。如果多个子系统的稳态都接连发生持久偏离，那就是稳态全集遭到了破坏，其结局是以患者死亡而告终。

公理二（生命是一个具有自我康复能力的系统），是一个非常重要的公理。其实，不论西医还是中医，都早已认识到这点。西医鼻祖希波克拉底曾说过"每个人的身体内部都有医师，我们要做的仅是帮助它工作。我们每个人内部的自愈能力是最大的康复力量。"中医鼻祖之一的扁鹊（化名）曾说"越人非能生死人也，此自当生者，越人能使之起耳！"现在知道，人的自愈能力，包括许多方面，如免疫、抗炎、镇痛、止血、抗凝、解毒、应急、应激，以及组织修复与新生等。我们最熟悉的是出血时的自动止血，或者是感冒几天后的自我复原，还有一个是近几十年才认识到的关于自由基的清除。

对于病毒性疾病，包括新冠病毒肺炎的治愈，也是最容易从这个公理来理解的。因为至今对于病毒感染还缺少特效药，身体感染病毒后，主要靠当天立即启动的先天免疫与 7～10 天后达到高峰的后天免疫来防御的。先天免疫力，是人生下来就有的，也称为固有免疫系统。我们体内的那些固有免疫细胞，包括肥大细胞、巨噬细胞、自然杀伤细胞、中性粒细胞等立即展开对入侵病原体如新冠病毒的第一轮攻击。能杀灭多少是多少（通常于 24 小时内达到峰值）。后天免疫也称为获得性免疫，是人生下来之后在生存过程中逐渐获得的。当无法击溃敌军时，就需要出动后天免疫系统来应战。这套免疫系统主要包括特异性抗体，以及专门攻击病毒的 T 细胞等，战斗力极其强大。这是正是许多病毒感染包括这次新冠肺炎患者，只要能"熬过"足够的时间，不并发其他的感染或疾病，就能自愈的原理。

当然，尽管新冠肺炎多数轻症能够自愈，但少数也会迅速发展为重症，如治疗不当或不及时则还会威胁生命。由此应用系统医学公理及基本公式来分析与指导抗击新冠肺炎变得十分重要。下面我们应用系统医学的这两个公理与基本公式来证明中医干预手段的合理性及解读四个行之有效的中医药治则。

二、中医药干预手段的合理性

在这次全球性的抗疫战斗中，对中医药作用的认知及接受程度一直存在极大分歧：它在国内虽被广泛而且有效地使用，但因为它的理论和现代科学规范的冲突，它仍难以被多数西医接受。中医在海外，针灸是龙头，比如在美国的大多数州针灸都已立法，在临床上中医们主要诊治各种急慢性疼痛等。但应用中药，因为受美国食品药品管理局（FDA）监控，故只能当作一种食品或保健品，不能说用于治病，更不能说用治新冠病毒疾病，换言之，因为中医的知识系统及其相应的治疗方法不符合实验科学规范，一直被主流医学认为缺乏正当性（或合理性），尤其是中药在海外的现状。

（一）与稳态相似的中医平衡论

先来看中医基础理论的合理内核 - 阴阳平衡论。在现代医学出现之前，中医已经把身体状态对健康的偏离当作病，并运用传统的宇宙观和知识系统来进行治疗。它主张人体各脏腑的阴阳协调为健康，确切地说，健康就是"阴平阳秘"（起码包括寒热平衡、虚实平衡与气血调和），并把不平衡视为生病的原因。它的各种干预手段（针灸与中药）的目标就是"以平为期"。中医平衡通常可以用天平或阴阳太极图来图示。

中医的这种思维模式和系统医学认定的"疾病是内稳态的偏离"极为相近。稳态可以用方向盘来图示。它可以直观地表述机体功能的动态平衡。其实，机体维持稳态或平衡的机制，可以称为"躯体的智慧"。现代医学稳态概念的提出已经近一百年，其维稳机制的认识从最初的"拮抗装置"到后来的负反馈原理，以及结构稳定性的发现（主要是反馈控制、冗余设计、模块化与结构稳定性四个方面）。《黄帝内经》是中医最早的经典著作之一），它对躯体维持平衡的智慧有许多精辟描述，如"阴平阳秘，精神乃治""正气存内，邪不可干""有诸于内，必形诸外""骨正筋柔，气血以流"等。《黄帝内经》认知的这些躯体智慧大致可以用一个由五脏六腑之间、五脏与五体（皮脉肉筋骨）之间相互作用的多个平衡子系统所组成的模型来表述，"内属于脏腑，外络于肢节"并且"气血以流"的经络体系，在躯体平衡系统的组成中起着十分关键的链接作用。

需要指出的是，中医对人体系统的认知有两个显著不同于西医的特点：一是采取了"功能系统"的理念，而不仅仅是解剖意义上的组织、器官或系统。如"五脏六腑"不仅与现代解剖学上的内脏可以部分相应，但又远远超出了解剖器官的内涵。二是十分注重这些功能子系统之间的相互作用（反馈或自耦合），各个脏腑或子系统之间通过反馈或自耦合联系组成了更高一级的平衡系统。如"肺与大肠相表里"的中医理念就是指肺与大肠之间的一种耦合关系，与新冠肺炎的病情发展及治疗有密切关系。

（二）中医干预人体系统的界面

下面我们来看看中医干预手段的特殊性：首先对它们干预的界面。如附录 5-7：图 2 所示，身体的内环境与外环境起码有两个最显著的作用界面，那就是体表与肠道。针灸与中药这两种主要的中医干预系统就是通过它们作用于机体的，从而与患者的自愈系统相耦合。通过体表刺激实现干预的针灸属于外治法，没有任何药物的介于，所以不用担心药物的副作用。它的作用机制通过大量的现代研究已经基本清楚，如通过"皮 - 脑轴"或"脑 - 皮轴"的反射机制就是其中之一（附录 5-7：图 2）。服用中药主要通过肠道吸收，肠道大量存在的菌丛稳态与中枢神经紧密相关（所谓的"肠脑轴"），中药的功效除了其本身的现代药理或传统药性作用之外，还可以通过改变肠道菌丛的平衡而影响全身功能。

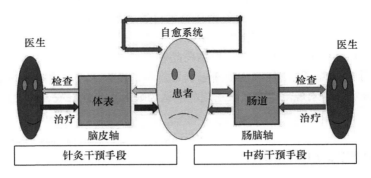

附录 5-7：图 2　中医干预人体系统的界面

（三）个体化的中医药干预

　　《系统医学原理》一书的第八章"治疗的多元性：针灸、中医及其他"，提出"以生命科学为基础和用高科技仪器、手术、药物为治疗手段的现代医学（西医）必须容纳多元化的治疗"，其出发点是：系统医学认为健康和疾病在本质上都是个体化的，当我们指某个人的稳态偏离时，指的是相对于日常多个健康时刻的平均值差异，而非相对于多个健康个体的统计平均数的偏离。由此，当把疾病定义为"稳态功能的持续偏离"时，疾病可以分为两大类："普遍性疾病"与"个体化疾病"。基于多个健康个体的统计平均数的偏离为"普遍性疾病"，而每一位患者的稳态偏离为"个体化疾病"。

　　现代科学方法研究的对象是普遍性疾病。而对于个体化疾病，医师对其的认知和找到的干预方法可以是科学的，但也可能是非科学的，甚至是现代科学技术（如生理学和生理病理学）不能理解的。但只要它对某一个特定患者确实有效，不仅要允许其存在，还应意识到它本来就是医学的一部分。附录 5-7：图 3 表述了这两类疾病的认知与控制过程。尽管医师对普遍性疾病的认知（或者说疾病信息获取）来自个体化疾病数据的统计平均（所谓 95% 置信限），但西医治疗的主要是普遍性疾病，由此具有干预过度或不足的极大危险性。对于中医来说，其治疗手段就是针对个体化疾病设计的，如中药的辩证论治或对症治疗，一人一方。辩证比不辩证，对于某些疾病来说（如慢性病），效果有很大差异。对于针灸来说，更是个体化治疗了。即使在同一个穴位，用同一型号的针，施行相同的手法刺激，针刺时针感的产生有很大的个体差异。即使治疗同一种适应证，对不同的患者或经不同的医师治疗，其疗效可以完全不一致。所以，就治疗个别患者而言，有着

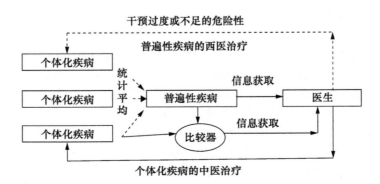

附录 5-7：图 3　两类疾病的认知与控制过程

千年历史的中医药积累了极为丰富的经验，它们是针对普遍性疾病施治的现代西医不可缺少的补充。即使一些中医药干预手段尚未得到现代"受控实验"的验证，但仅从其"个体化"的特征来看，其合理性不应该遭到排斥。

（四）日益彰显的中医药科学性

其实，中医药的许多干预手段已经有了越来越多的科学研究与结论。众所周知，今天中医走向海外，最早被西医接纳的是针灸疗法。考察其原因，可以发现两点。首先是它见效迅速，如止痛可以立竿见影，所以即使没有严格的"随机、双盲、对照、大样本、多中心"临床试验，患者都会信服针灸镇痛不是简单的安慰效应。其次是针灸的许多作用机制已经得到大量科学实验的证实。最突出的是针灸的镇痛机制与抗炎效应。

对于防治新冠肺炎，针灸的作用机制也阐述比较清晰。如现有不少依据证明先天免疫力可以通过针灸治疗来强化，其搞得最早与最多的是艾灸的影响，主要是在慢性疾病患者与动物模型中完成的，观察到艾灸增强免疫功能或者双向调节的现象。与艾灸调节免疫功能的研究稍有不同的是，针刺对免疫功能的调节作用，主要是通过抗炎实验获取的知识，尤其是在急性炎症的动物模型中，近十年来在脓毒症的动物模型及患者身上都有非常深入的研究成果，包括对其神经机制（如炎症反射）的认识。目前的实验已经表明，针刺对感染性脓毒症的动物或患者的炎性反应和死亡率有显著的改善作用，其机制主要是通过刺激迷走 - 胆碱能抗炎途径实现的。基于针刺治疗新冠肺炎脓毒症具有四个方面的优势，建议在治疗新冠肺炎合并脓毒症时，应将针刺纳入现有的医学指南。

不仅是针灸，中药单方、复方的现代研究，无论是实验室还是临床研究都取得长足的进展。单味中药研究的例子如青蒿素抗疟疾，黄连降血糖，丹参滴丸治疗心绞痛等；至于治疗新冠肺炎的中药，这次中医抗疫总结出来的"三药三方"中，金花清感颗粒和连花清瘟胶囊已经发表了疗效的随机对照试验报告。最近发表在自然子刊《Cell Discovery》的论文，证明金银花汤剂中的成分可通过饮用被人体有效吸收，并在体内有效抑制新冠病毒复制，加速新冠患者转阴。另一项有关中药治疗新冠肺炎现行数据的荟萃分析，发现至今治疗新冠肺炎最常用的中药第一组是麻黄，苦杏仁和石膏，其次是金银花和连翘，接下来的是黄芩和太子参。其结论是：目前的证据表明，中药作为标准治疗的辅助疗法，有助于改善新冠肺炎的疗效。

通过上述四方面的讨论，可以明确地认识到中医药干预手段的合理性（附录 5-7：图 4）。下面我们分别围绕新冠肺炎发展的三个阶段来解读中医药干预的作用及原理。

三、行之有效的中医药治则

对于新冠肺炎，应用中药防治为什么有效？对于西医或接受过现代科学训练的人们，最容易理解的是中药的抗病毒作用，但是现代药理学的研究，多数只能证明某些中药在体外确实有抑制病毒繁殖的作用，但至今尚未在人体证明它们的抗病毒功效。也就是说，至今尚未找到对抗新冠病毒的特效药，西药、中

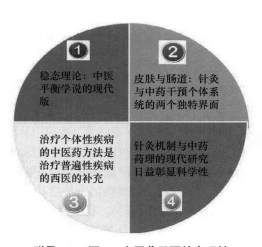

附录 5-7：图 4　中医药干预的合理性

药都一样。如果中药防治新冠病毒疾病的疗效不是主要依赖其对病毒的直接抑制作用，那又是什么原理呢？从系统医学基本公式出发，我们很容易理解中医药防治新冠病毒疾病有效的原理。可以归纳为以下两个方面，四个治则：祛毒补虚，促进自愈；肺肠同治，凉血化瘀。

中医学以"阴阳和合""阴平阳秘"来表述健康状态，把"以平为期，以和为重"看作是各种治疗手段（中药、针灸等）的最终目标，随着就有了"寒者热之，热者寒之，温者清之，清者温之，散者收之，抑者散之，燥者润之，急者缓之，坚者软之，脆者坚之，衰者补之，强者泻之"的治则。它们不仅是"致中和"儒家文化的最佳体现，更是中医的核心"医道"。它们的合理性都很容易从系统医学角度进行解读。

（一）系统医学基本公式的中医解读

这一节我们先来讨论新冠病毒疾病的轻症。大概有两种情况：一是虽有病毒感染，但免疫功能尚无明显破坏，故其病毒很快被消灭而没有明显症状，或者虽有初始症状但病情很快得到控制，无并发症；二是虽然先天免疫力由于年龄等原因有所降低，但入侵的病毒不多或其毒性不强，故也表现为轻症。显然，对于这两类轻症，无论是西医还是中医药干预，只要单独干预公式中分子或分母就可以纠正稳态偏离：相应的对策也有两个：或是减少入侵的病毒数量或毒性（分子），或是强化机体的自愈机制（分母）。

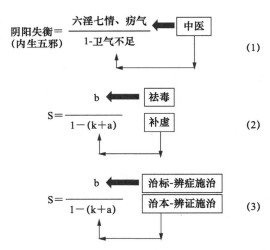

附录 5-7：图 5　系统医学基本公式的中医解读

中医认为阴阳平衡的扰乱（病机）必须具备两个条件，一是正气（卫气）不足，二是邪气侵袭。"正气内存，邪不可干"说的就是这个道理。所谓正气也就是机体对疾病的抵抗力或自愈能力，中医也称卫气。所谓邪气，是直接干扰人体正常生理功能的因素，包括六淫、疫疠、七情致病、饮食所伤、劳逸失当、痰饮、瘀血等。对于这次流行的新冠病毒疾病来说，多数中医认为是"寒湿疫"、"湿毒疫"或瘟疫，那么邪气主要是外感六邪（风、寒、暑、湿、燥、火）中的湿与戾气。由此，我们可以把系统医学基本公式用以上的中医术语重写如图所示，而且得出对于该病尤其是其轻症的两个治则：祛毒与补虚。附录 5-7：图 5 （3）的解读详见后文。

（二）祛毒补虚，促进自愈

1. 治则之一　祛毒祛毒，也可以称为排毒或清毒、解毒、败毒，但我们认为采用"祛毒"较为合适，因为其含义可以包括抗毒与排毒（促进病毒与毒素排泄到体外）。一些中药已经被证明有抑制新冠病毒繁殖或降低其毒性的功效，但更多的中药起码具有促进它们排泄的作用。

其实，新冠病毒感染的常见症状，如咳嗽、咳痰、喷嚏、腹泻与出汗本身也是机体的保护机制（即自然排毒的途径）。已经观察到，新冠肺炎重症患者痰标本中观察到的病毒载量高于未感染者。粪便中的病毒含量是从患者口鼻中提取的样本的 100 倍左右。出汗虽然没有证据表明汗可以传播新冠病毒，但一些专家甚至认为出汗有助于防止新冠病毒感染。至于排尿：尿病毒载量较低，但被证明具有致病性。所以有意识地通过中医药方法疏导这些排毒途径（无汗时促汗；便秘时通肠；稠痰时化痰等），显然有助于病情的控制，但对剧烈的症状，也要加以及时对抗。

一些被证明治疗新冠肺炎的有效方（如三方）的命名中也都经常冠有"排毒"（清肺排毒方）或"败毒"（化湿败毒方，宣肺败毒方）或"解毒"（疏风解毒胶囊）。这里就以"三药三方"的各一个方药为例，来看看它们的主要成份是如何祛毒的。

（1）清肺排毒方：在"三方"中，对轻症患者首先选用清肺排毒方。它是由四个处方（麻杏甘石汤、射干麻黄汤、小柴胡汤、五苓散汤）加减组成。它们的主要功效是宣肺化湿，其中宣肺作用以麻杏甘石汤与射干麻黄汤为主，而化湿作用以五苓散汤作用较强。从它们所应用的这些中药的现代药理作用来看，它们主要是分别通过化痰、祛痰与利尿实现其目标。从系统医学基本公式来看，它们主要是通过促进排毒来减少分子 b（病毒及毒素等致病因子）。当然，直接对抗病毒也是某些中药的作用，如小柴胡汤中的柴胡、黄芩，但此方寒药用得很少。麻杏甘石汤与射干麻黄汤方中的君药麻黄，其所具有的拟交感神经刺激作用，不仅可以通过扩张气管有利通气与排痰减少分子 b，对于分母（k+a）也有明显作用。现在知道，交感神经的兴奋与免疫力有密切关系。麻杏甘石汤中的石膏，小柴胡汤中的柴胡，五苓散汤中的桂枝则以解热镇痛作用为主。小柴胡汤中的人参、大枣作为补药，也是通过影响分母实现其作用。

（2）金花清感颗粒：在"三药"中，对轻症患者首先选用金花清感颗粒。它是 2009 年在抗击甲型 H1N1 流感中研发出的有效中药，对治疗新冠肺炎的轻型、普通型患者疗效确切。金花清感颗粒中除了有麻杏甘石汤的四种成份外，又加了金银花、黄芩、连翘、浙贝母、知母、牛蒡子、青蒿、薄荷，加强了清热解毒（或者说抗病毒与细菌退热）的寒性中药。现代药理研究证明，这些中药可以缩短发热的时间，不仅能够提高淋巴细胞、白细胞的复常率，而且可以改善相关的免疫学指标。从系统医学基本公式来看，它们起效的机制主要是通过促进解毒、排毒来减少分子 b（病毒及毒素等致病因子）。

（3）抑制病毒的中药：经现代研究证实，能抑制病毒的中药有黄芩、黄连、金银花、连翘、鱼腥草、紫草、贯众、艾叶、败酱草、黄芪、甘草、淫羊藿、金樱子、蜂胶、乌药、青木香、虎杖、海藻、丝瓜藤、石榴皮等。临床治疗病毒性感染使用中成药也已极为普遍：藿香正气片治疗感冒及肠道病毒引起的腹泻；防风通圣丸治疗感冒及单纯疱疹；板蓝根冲剂治疗风热型感冒、腮腺炎、肝炎、麻疹等病毒感染；小柴胡冲剂、柴胡口服液等可治疗流行性感冒，鱼腥草注射液治疗流行性感冒、单纯疱疹、病毒性心肌炎等，复方大青叶合剂治疗流行性感冒、乙脑，复方黄芩片、黄芩苷片治疗流行性感冒、肝炎等。国内一些医院应用甘草干姜汤预防新冠肺炎，其中甘草除了能镇咳祛痰外，就具有肾上腺皮质激素样作用，可以抗炎、解毒等。

2. 治则之二：补虚　对于新冠肺炎，在有效的疫苗问世之前，一个人是否得病，除了尽量隔绝传染源之外，就看每个人的抵抗力了。对于大部分正常人来说，后天性（获得性）免疫系统的威力都差不多，区别主要在第一道防线，也就是先天免疫的强度上。这次新冠肺炎的易感高危人群是老年人，致死的平均年龄是 80 岁，其原因显然与两个因素直接有关，一是老年人的先天免疫功能明显低于年轻人。老年人先天免疫力明显低于年轻人之故。40 岁人的先天免疫力是 18 岁时的一半，而 70 岁人是 18 岁人的十分之一。二是老年人多有各种基础性疾病，那些年轻人感染致死的也经常是免疫功能低下或有基础性疾病的人。

提高先天免疫力，中医一般建议通过"补虚"来实现。人体的十大类体质中有四类以"虚"命名：气虚、血虚、阴虚、阳虚。如果说它们与机体自愈机制或抵抗力相对应的话，相应促进机体自愈机制的中药方大致如下：气虚：四君子汤、补中益气；血虚：四物汤；阴虚：知柏地黄丸；阳虚：金匮肾气丸、附桂八味丸；气血双虚：八珍汤（四君子汤加四物汤）；气血阳三虚：十全大补丸（八珍汤加黄芪、肉桂）。

长期慢性病与虚证的关系，比较容易理解与受到关注，但像新冠肺炎这样的急性病与虚证的关系（所谓急性虚证）不容忽略。因为补虚对于预防或治疗新冠病毒疾病至关重要，许多专家甚至提出"全程补虚"策略。人参、黄芪最常用。人参也可以用太子参或花旗参替代。

其实，除中药外，先天免疫力也可以通过针灸来强化，已有不少证据，搞得最早与最多的是艾灸的影响，主要是在慢性疾病患者与动物模型中观察到艾灸增强免疫功能或者双向调节的现象。如在由不同药物诱发的各种小鼠免疫功能低下模型，艾灸肾俞或足三里可增加胸腺与脾质量，艾灸大椎、命门、足三里改善胸腺皮质变薄现象等。还有研究发现耳针加艾灸能使血清中促进免疫作用的 IL-2 水平明显升高，而抑制免疫作用的 IL-6 水平降低，故认为耳针加艾灸可在一定程度上改善衰老机体的免疫衰退或紊乱。

当然，先天免疫力与养生关系密切。故也可以采纳《黄帝内经》阐述的那些"养生大法"（如"与天地相应，与四时相副""恬淡虚无，精神内守""饮食有节、五谷为常""起居有常，不妄作劳"等）或"养生智慧"。它们可以帮助排除影响躯体平衡的内外因素，强化自愈能力。

（三）肺肠同治，凉血化瘀

新冠病毒感染轻症转重症的一个转折点是肺炎的出现。新冠病毒疾病重症的 15% 左右是一发病就是重症或危重症，大概 3 到 5 天之内就成为重症，就是中医所谓的"直中"。这类患者多为先天免疫功能原来就较低的，如老人或正在化疗患者，还有一些原有慢性基础疾病患者，而其绝大部分是在 7 到 10 天左右由轻症转为重症的。

为了防治"轻转重"，中医也有两个治则：肺肠同治与凉血化瘀。不仅中药，而且针灸也有类似效应。为了说明采取这两个治则的理由，先分析一下新冠肺炎"轻转重"或恶化的机制。

1. 新冠肺炎"轻转重"或恶化的机制　《系统医学原理》一书提出了"病因树"的概念：引起稳态偏离（疾病）的原因可以呈树状网络，即一级系统稳态偏离的原因（分子或分母）也可以是次一级子系统稳态偏离……病因分析可以这样层层递进，层层深入。当一个功能稳态偏离成为另一个功能稳态偏离的原因时，稳态偏离所涉及的范围会纵向或横向地不断扩大。当这样的情况级联发生时，就好像发生了"多米诺效应"，可以出现越来越多子系统稳态偏离，最终导致稳态全集的破坏（死亡）。这通常构成对医师实行有效治疗的极大挑战。如果没有有效的干预，表现为新冠肺炎恶化的"炎症因子风暴"、感染性休克或"多器官综合征"就是这样发生或结局的。

一般来说，对于新冠肺炎有两个导致稳态偏离扩散或扩大的常见途径：一是通过肺-肠的功能联系，二是各个系统之间血供的联系（炎症因子与血管壁微血栓的形成）。已有证据，在病理状态下，肺肠互相影响，肺部疾病影响肠道菌群变化，如肺部的病毒感染可以导致肠道菌群稳态的扰乱，诱发肠道炎症，导致组织损伤和腹泻，而肠道炎症也可以通过增大肠壁毛细血管的通透性，使肠道内的致炎因子、细菌或病毒等更容易进入循环系统，通过门静脉、肝与心进入肺，从而加重肺部的炎症或改变肺部菌群，继发致命的细菌感染等。临床上经常可以看到，新冠病毒感染最早发生炎症反应的是肠道，而功能最早发生异变的是肺，肺和肠道的炎症反应互相影响，从而出现肺与肠道炎症互为因果的恶性循环（附录 5-7：图 6），进一步放大炎症反应引发脏器功能的衰竭。

肺部炎症与肠道炎症的这种相互联系，是中医理论有关"肺与大肠相表里"经典表述的现代证据之一，由此也就有了"肺肠同治"的治则。大量临床证明，中医药不仅可以缓解肺部炎症，也可调节肠道菌群结构，提高肠黏膜屏障功能，进而帮助机体恢复肺-肠系统之间的平衡。

2. 治则之三：肺肠同治 新冠肺炎的临床特点不同于以往呼吸道传染病，其重型患者，前期症状多不明显，疫毒传播迅速，直中肺脏，然后迅速进入重症期，症见高热、喘促，腹胀、腹泻或便秘。针对这类重症患者，上海中医专家们首先提出采取"肺肠同治"的治则。

起码有两个处方可以选用：一是连花清瘟胶囊；二是大承气汤加减。连花清瘟胶囊（连翘、金银花、麻黄、杏仁、石膏、板蓝根、贯众、鱼腥草、广藿香、大黄、红景天、薄荷脑、甘草）。其中治肠以大黄为君药，广藿香、贯众、红景天辅之；治肺则仍以"麻杏甘石汤"的四味药为主，因为病情险恶，同时加清热解毒药连翘、金银花、板蓝根、鱼腥草、薄荷（这几乎是金花清感颗粒的翻版）。

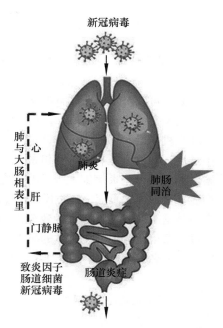

附录5-7：图6 肺-肠炎症的恶性循环与肺肠同治

金花清感颗粒和连花清瘟胶囊（颗粒）都是在麻杏甘石汤和银翘散的基础上开发出来的。通常认为金花清感颗粒功擅"疏风宣肺、清热解毒"，而连花清瘟颗粒力专"清瘟解毒，宣肺泄热"，均可用于新冠肺炎轻型、普通型引起的发热、咳嗽、乏力等症。两者的功能主治相似。其实两者最大的不同在于连花清瘟胶囊多了治肠的大黄等药，属于"肺肠同治"的中成药了。但对于新冠肺炎伴有腹泻患者宜慎用。

大承气汤（大黄、厚朴、枳实、芒硝），适用于发热伴有大便秘结者，当然，以治肠为主的，还有其他有效处方。如对于症状轻微，处于医学观察期的患者，乏力伴肠胃不适，呕吐腹泻者，首选藿香正气水；发热伴有大便秘结者可用防风通圣丸。

肺肠同治，实际上是一种多靶点治疗，这是中药复方的优势。治疗艾滋病的"鸡尾酒疗法"与治疗新冠肺炎的清肺排毒汤等都是复方。复方的好处很多，不仅对每味中药只需较小的有效剂量（几味类似功效中药的协力），可以有相互抵消的副作用（如寒性中药与热性中药合用时），而且应该特别适合于辩证不明或病情紧急来不及辩证时。必须注意的是，肺肠同治并非对待肺与肠的症候均等地用药。肺部症候为主时，仍要以清肺为主，胃肠道症候为主时，调节脾胃为主，兼顾另一方。尤其要注重两个脏器的结合部（如改善肠壁通透性增高）的问题，打破其恶性循环。

3. 治则之四：凉血化瘀 中医临床上应用凉血化瘀法于郁热血分、络脉瘀阻之病机。临床上已经观察到，热毒瘀血是瘟疫或湿毒疫危重患者常见的表现之一，如这次新冠肺炎患者有很多凝血功能障碍，有微血栓的形成。它多由血管壁急性炎症破坏所致。目前虽然尚未确定新冠肺炎患者的血栓发生率，但约50%患者疾病进展过程中伴随高凝状态（D-二聚体水平升高），在死亡病例中此比例高达100%。重症患者D-二聚体水平明显高于轻症，且部分患者在治疗过程中病情突然恶化，甚至发生猝死，提示新冠肺炎患者尤其是偏重症患者血栓形成风险较高。所以，也必须尽早对症采用凉血化瘀法。

具有凉血化瘀的中药有不少，但要注意它们又可以分为抗血栓与止血功能的两类，如同时具有抗血栓作用的有赤芍、丹参、当归、川芎、红花、人参等；而具有止血功能的有地榆、茜草、槐草、白茅根、大蓟、小蓟、蒲黄、仙鹤草、紫草、白头翁、凤尾草等。对于有微血栓形成倾向的新冠肺炎患者，应该选用抗血栓而不是促进止血（凝血）的药味。中成药血必净中药注射剂就是一类较佳的选择，它的主要成分为红花、赤芍、川芎、丹参、当归等提取物，主要成分为红花黄色素A等，具有体外拮抗内毒素的作用。它的功效首先是治疗炎症反应，防止细胞因子风暴。其次是抗血栓功能。

治疗新冠肺炎重症，为了强化清热泻火、凉血化瘀功效，也可以加用石膏、生地、知母、大黄、牡丹皮等凉血药。

4．针灸抗炎与抑制炎症因子风暴　其实，要实施以上这两个治则，不仅可以用中药，也可以通过针灸。针灸具有自己的抗炎优势：不仅可以增强先天免疫力，而且其作用具有双向调节的优点，如既可以抗炎（促进免疫反应），又可以防治炎症因子风暴（抑制免疫反应）。

关于炎症反应的利与弊，通俗地说，身体对于入侵病原微生物的炎症反应是一把"双刃剑"：它既是机体的一种抗病反应，如早期促炎细胞因子的产生可以保护机体免受感染和损伤。只要它不过度，对机体是有利的，但是在一定条件下，它也可以向相反的方向转化而成对机体有害的因素。如中期一些炎症细胞因子的过度产生可能比最初的感染更危险，导致致命的全身炎症，如败血症，也称为脓毒症。这类反应过度的炎症是一种"细胞因子级联反应"，俗称"炎症因子风暴"。它也是这次新冠病毒肺炎导致死亡的主要原因。至今已经有许多实验与临床证据表明，针灸能够通过刺激植物神经强化机体的抗炎反应，对机体内发生的"失控的免疫反应"有所调节。2014年发表在著名的《自然》杂志上的一项研究报道，电针足三里可以减少败血症小鼠死亡。

四、讨论与结论

如果说"大疫出大医"，张仲景《伤寒杂病论》一书是基于对东汉末年的那场大疫防治经验的总结，那么这次中医药防治新冠肺炎的成功表现又给我们什么新的启示呢？起码有三点。

首先，我们的祖先在应用中医药抗疫方面积累了丰富的经验，如"三药三方"中的清肺排毒汤，就是《伤寒杂病论》中的几个经典药方组成的合方。其次，中医药防治疾病的优势不仅在于处置慢性病，也适合许多急性病。关于后一点，随着现代医学迅猛发展，原本已经逐渐淡出现代人的视线，但中医药在这次抗疫中的杰出表现，又重新唤醒了人们的记忆，中医药防治急性病的经验值得总结、推广与发展。第三，防治新冠肺炎的有效中药方，并不限于"三药三方"，许多其他中药方尽管选用不同的药，但只要按照一定的规律组方施治，都有相当好的疗效。我们在本文中，把它们归结为四大治则（祛毒、补虚、肺肠同治与凉血化瘀）。

以上总结的防治新冠疾病的四个治则的应用，在该病进展或转归的不同阶段显然有所侧重（附录5-7：图7）：祛毒在早期最重要，补虚可以全程，肺肠同治主要适合以胃肠道表现为最初症

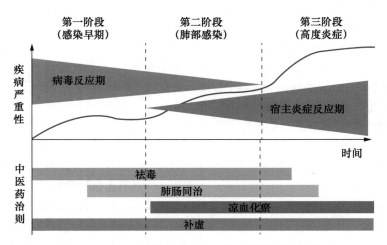

附录5-7：图7　新冠病毒肺炎不同阶段的中医药治则
（图上部的疾病阶段分类译自 Siddiqi, HK 与 Mehra，2020）

状或同时兼有呼吸系统与消化系统症状的中后期患者；凉血化瘀则对于中后期重症或危重患者特别重要。

　　那么如何看待这次中医抗疫中推出的万人一方（万人数方）的辨病论治呢？中药抗疫如果采用一人一方的辩证论治，是否会有更好的疗效？瘟疫属于急性病，对于急性病来说，针对疾病或症状的治疗尤为重要，这也符合《黄帝内经》"病有盛衰，治有缓急"的理念。所以，在紧急情况下，万人一方或万人数方无可指责。而且，这些处方即使是一方，也通常有多味中药，覆盖了要控制的方方面面症状或病机，故可以适合不同体质的患者。但到了恢复期，一人一方的辩证论治或许会有更好的效果。通常，辩证论治最适合慢性病的治疗。这也可以用"急则治其标，缓则治其本"也解释。

　　如果从系统医学基本公式来看，则更容易掌握辨症（辨病）与辩证的关系：对于分子 b 的干预，可以看作是"治标"，此时辨症或辨病比辩证重要。而对于其分母 1-（k+a）的干预，可以看作是"治本"，此时辩证施治应该有最佳的效果（附录 5-7：图 5（1））。

　　综上所述，中医药是以调节平衡为目标（"以平为期"）的干预手段，而系统医学对如何调节稳态的平衡点有最前沿的现代表述，不仅有定性的描述，也有定量的计算。应用系统医学不仅可以解读中医药抗疫手段的合理性与优势，而且可以帮助从众多的有效抗疫中药方剂中找出规律，科学地加以归类、化繁为简，使其推广应用更为简便。此外，系统医学的基本公式还可以指导辨症或辨病施治与辩证施治原则的灵活运用。经典中医的整体观、系统观，本来就是系统医学发展的土壤，而这次抗疫的中医实践更是为系统医学原理的应用提供了一个切入口。真正具有临床应用价值的系统中医学由此脱颖而出，包涵中医文化在内的灿烂华夏文化也更加为世人瞩目！

　　　　　　（本文获得 2020 年 10 月由广州中医药大学主办的"中医药抗疫与文化自信"学术研讨会征文一等奖。其英文版发表于 Acupuncture and Herbal Medicine，2021，1（2））

附录 5-8　魏稼教授针灸学术国际研讨会纪要

　　一代针灸泰斗，江西中医药大学魏稼教授于 2020 年 4 月 29 日仙逝，遗嘱不开追悼会，后事一切从简。国际国内针灸同人无不为之叹惋。为悼念魏老及传承其学术思想，2020 年 5 月 17 日晚 8 点（北京时间）全球近 3000 名针道及医界同仁齐聚于一堂，举办了"魏稼教授针灸学术国际研讨会（全球网络视频直播）"，用这种特殊的形式来悼念与追思魏稼教授。本次活动由金观源教授发起，美国国际系统医学研究所与江西省针灸学会主办，中国针灸学会支持，江西中医药大学校友会与纽约中医学院协办，同时也得到全球多个中医院校、中医针灸学（协）会的领导、专家、教授的支持。参加本次大会并且致辞的嘉宾有：中国工程院院士，中国中医科学院名誉院长，天津中医药大学校长张伯礼教授；中国针灸学会会长，世界针灸学会联合会主席刘保延教授；江西中医药大学校长兼党委副书记左铮云教授；上海市针灸经络研究所所长，中国针灸学会副会长吴焕淦教授。

　　本次大会有三项议程：嘉宾致辞、学术演讲和即兴演讲。

　　首先由金观源教授致开幕词。对嘉宾们及魏稼教授弟子们致谢并感谢所有来宾后，金观源教授回顾了魏稼教授的学术成就及其对针灸界的贡献，包括文献领域开创了"各家针灸学说"的学科分支，临床领域创造性提出了"动穴""无创痛针灸"等。这些成就为后学指明了道路并成为现代针灸理论重构与科学化的基石。其影响巨大而深远。金教授在开幕词中指出，纵观魏老一生对针灸医学的巨大贡献，可以用"继往圣、开来学"六个字来概括。作为著名的中医文献大家，他大力推崇学习经典，继承历代针家的宝贵经验，但师古又从不泥古，主张要用临床实践去验证古人或近代出现的一切理论与观念。中医的千年发展，累积了多少像魏老那样的中医巨匠的心血！

　　中国针灸学会会长，世界针灸学会联合会主席刘保延教授致辞：指出魏稼教授率先提出了"动穴"新理念，创立了通过一定反应定位俞穴治疗疾病的针灸疗法，显著提高了针灸的疗效；创立了"各家针灸学说"，总结了"针灸流派"为针灸医学增添了一门分支的学科；创造性提出了无创痛针灸与无创痛穴疗学；提出了热证可灸论，引经据典诠释灸法不仅适用于阴盛阳虚的寒症，也可用于阴虚阳虚的热症；他擅长治疗临床疑难杂症，培养了针药结合治疗耳鼻咽喉科疾病的传承人才。挖掘古代的针灸医籍经典理论指导临床实践。教授倡导与实践这些针灸理念、方法，许多已经成为针灸理论的重要组成部分，还有许多被当今的研究所证实。

　　江西中医药大学校长兼党委副书记左铮云教授致辞：左铮云教授作为校长代表师生们悼念魏稼教授，表示这不仅是江西中医药大学的损失，也是整个针灸界的损失。其对热敏灸的提出和推进成为了学校特色的名片，也成为国际公认的贡献。回顾了魏老一生从事针灸教学工作，及作为江西中医药大学领导的过程。魏老廉洁奉公，无私奉献，高风亮节，是下属的楷模。

　　上海市针灸经络研究所所长，中国针灸学会副会长吴焕淦教授致辞：吴焕淦教授回忆了与魏稼教授的师生经历，对魏稼教授的教诲心存感激，与会者无不动容。吴焕淦教授还提到魏稼老委托其做魏老师孙子的博导。这是又是另一种形式的前辈对后学的教诲，是前辈对后学的信任与激励。

　　中国工程院院士，中国中医科学院名誉院长，天津中医药大学校长张伯礼教授最后致辞：张院士表示当年作为中国中医科学院院长时推动了魏稼教授所提出的"动穴"研究，并支持了敏化点及热敏灸的研究，这些成为当今针灸科学研究的热点和前沿。除了回顾魏老的学术思想与教育生涯，张伯礼院士还为本次抗击新冠疫情做了分析与展望。他说："今秋明冬，第二次（疫情）发生是大概率事件。在无特效药、疫苗的情况下，中医药有有效的方案。所以我也特别希望（在）

国际上中药应用还受限制（的情况下），针灸应当发挥先锋的作用，总结出针灸治疗新冠的一些个方案、一些个穴位、一些个手法，其有极其迫切的现实意义。"

嘉宾致辞后是学术研讨部分：

《登堂入室乃见宗庙之美～魏稼教授早年入室求学经验》演讲人：谢强教授（江西省中医院主任中医师、魏稼教授传承人之一）；

《魏稼老师对古典经穴宏观形态结构探释——对经穴原生态的思考》演讲人：洪恩四教授（江西省针灸协会副会长，江西中医药大学针推学院副院长）；

《〈内经〉"穴法"是真谛》演讲人陈日新教授（江西省针灸学会会长，江西中医药大学针推学院院长）；

《针灸大师魏稼教授学术贡献之我见》演讲人单宝枝教授（中国中医药出版社编辑部主任，江西中医药大学特聘教授）；

《怀念魏老：融合与创新》演讲人魏海博士（魏稼教授嫡孙，天津滨海新区泰达高级人才，国家一级安评师，现任国家纳米技术与工程研究院职业健康安全中心主任）；

《开拓新领域的〈各家针灸学说〉》演讲人叶明柱教授（上海市针灸学会文献分会副主任委员）；

《针灸敏化点的倡导者～魏稼教授》演讲人陶丽玲教授（欧盟针灸学院院长，江西中医药大学客座教授）；

《魏稼老师对我的学术指导》演讲人刘立公教授（上海市针灸学会文献分会主任委员）；

《从"阿是"、"反映点"到反射区的演进》演讲人金观源教授（魏稼教授弟子、国际系统医学研究所所长，广州中医药大学名誉教授，北京中医药大学特聘临床专家）；

演讲者们从自己专业领域阐释了魏稼老师所给予的启发和指导，公认魏稼老师是源头活水，将对后世学者起到深远的影响。

接下来即兴演讲的专家有王建新教授（加拿大魁北克中医联合会秘书长）、陈业孟博士（纽约中医学院院长，全美华裔中医药总会会长）、王永州教授（法国中医学会会长，颊针创始人）吕承德医师（江苏太仓岐黄针灸研究所所长）以及巩昌镇博士（美国中医学院校长）。

无论是主题演讲还是即兴发言，每位演讲者无比高度评价与赞赏魏老"继往沈、开来学"，对继承中医针灸的宝贵遗产与推动针的现代发展所做的卓越贡献，对魏老的去世表示深切的缅怀。

最后金观源教授总结发言，对参会者表示感谢，认为这次国际网络研讨会不仅是对新近去世的针灸大师魏稼老师最好的缅怀，而且开创了一种通过网络远程会议且比微信讲座更新颖的形式来作中医、针灸学术交流！今后，我们还要继续办好这类简便而且高效率的学术研讨会，为中医针灸走向世界，走进主流医学，为世界各国人民的健康福祉服务做出更大的贡献！

（原文发表于世界中医药杂志美国版 2（1）：7-9，2021）

附录 5-9 "继往圣、开来学"的一代针灸巨匠～魏稼教授针灸学术国际研讨会开幕词

金观源

尊敬的张伯礼院士，刘保延会长

尊敬的左铮云校长、吴焕淦所长

尊敬的世界各地参会的各位中医院校校长、会长、教授、专家、同道及同们：

大家当地时间好！首先，让我代表本次研讨会的主办方（江西省针灸学会与美国国家系统医学研究所）感谢大家放弃周末休息时间，与我们一起来以回顾与学习魏稼教授的针灸学术理念的方式来缅怀新近去世的针灸泰斗！感谢中国针灸学会对本次活动的大力支持，感谢江西中医药大学校友会与纽约中医学院的鼎力协办，才能使我们在短短两周时间内聚集起来自全球各地的针灸专家同道们共襄盛举！那么多中医针灸专家自发快速地聚会，这本身就反映了一个事实：魏稼教授的针灸学术理念影响深远，魏稼教授是"继往圣、开来学"的一代针灸巨匠！

魏稼教授对现代针灸发展的贡献，是这次会议的主题，这里我就不多讲了，只想提一下魏老是通过两种途径留下他的贡献的：一是通过言传身教的学院教育、研究生培养与传统的师徒传承，培养了一大批现代中医尤其是针灸人才。今天参会的许许多多专家、教授、同道，包括我本人，都在其中，我们的每一点成绩都无不体现魏老当年的指路与谆谆教诲。二是通过发表具有独创性的学术著作与论文，影响了世界各地认识或未曾相识的几代针灸人，有力地推动了针灸理论与临床研究的现代发展。且不说其代表作《各家针灸学说》与《无创痛穴疗法》等，仅在各种中医针灸杂志上以第一作者发表的论文就有 100 余篇，合计 60 余万字，最难能可贵的是这些文章篇篇有新意！不仅立论新奇，而且证据充足，论据中既有前人经典，又有亲身实践，分析利弊，全面到位，从不偏颇，理论联系实际，读者无论是资深业者或新手，无不开卷有益！从魏老所有论著发表的日期可以看出，他的处女作是在 1955 年，那时他才 22 岁，真可谓"英雄自古出少年"！

纵观魏老一生对针灸医学的巨大贡献，可以用"继往圣、开来学"六个字来概括。作为著名的中医文献大家，他大力推崇学习经典，继承历代针家的宝贵经验，但师古又从不泥古，主张要用临床实践去验证古人或近代出现的一切理论与观念。中医的千年发展，累积了多少像魏老那样的中医巨匠的心血，从无论是化名的黄帝、扁鹊，还是真人华佗、张仲景、孙思邈、杨继洲，以及近、现代的针灸大师们，如承谈安（1899-195）、陆瘦燕（1909～1969）、杨永璇（1901-1981 年）、焦勉斋（1905-1975）等。更有像黄石屏（1850—1917）、方慎盦（1893-1962）、郑毓琳（1896-1967）、郑魁山（1918-2010）等，这样一代又一代，站在巨匠的肩膀往上攀登！魏老（1933-2020），也是其中的这样一位巨匠！

附录 5-10　针灸靶点从阿是穴到反映点、反射区的演进

摘要

本文回顾了魏稼教授自 1962 年二度重启阿是穴研究对现代针灸发展的贡献，包括启发我们自 1974 年以来沿阿是穴 - 反映点 - 反射区的主线发展临床反映点针灸，以及激励国内正在大力开展的以"穴位敏化"为主要对象的现代针灸基础研究。反映点针灸的核心理念，包括穴位的本质是出现在体表特定部位的生理或病理反映点；穴位不是一个点，而是一个区（反射区）；分布于全身体表的穴位或反映点可以分为躯体、内脏与中枢性三大类反射区；临床治疗中重视反映点（敏化穴），可以极大地提高针灸疗效及其重复性。

我在今天的开幕词里提到，纵观魏稼教授（后文简称魏老）一生对针灸医学的巨大贡献，可以用"继往圣、开来学"六个字来概括，如果把魏老著作《各家针灸学说》看成是其"继往圣"的代表作的话，那么魏老"开来学"的最大贡献是对针灸靶点 - 穴位的现代敏化理论的倡导！为什么这么说呢？我们得从 1962 年魏老写的"阿是初探"、"再探阿是"两文说起。它们也是使我四十多年前在针灸临床上开始重视"反映点"的转折点。

阿是穴及阿是之法，虽然是唐代孙思邈在《备急千金要方》一书中首先提出来，其实它一直被历代针灸家所重视。早在《内经》就有阿是穴的原始记载，《灵枢经筋篇》中"以痛为输"，即以痛点为俞穴所在之意。据《灵枢背俞篇》："黄帝问于歧伯曰：愿闻五脏之腧，出于背者。歧伯曰：背中大腧，在杼骨之端，肺腧在三焦之间，心腧在五焦之间，膈腧在七焦之间，肝腧在九焦之间，脾腧在十一焦之间，肾腧在十四焦之间。皆挟脊相去三寸所，则欲得而验之，按其处，应在中而痛解，乃其输也。"。魏老在"再探阿是"一文中指出，这里虽没有明显提到阿是二字，但其实质是指阿是穴无疑。魏老随后在文中列举了历代针灸大家应用阿是穴的医案，如宋代王执中所撰《针灸资生经》一书中也阐述了许多显示阿是穴治疗价值的独创经验，如他在治疗痈症时，以往多用百会、中脘等穴，虽有效而难以除根，后来先于风池按压有痛始施灸，提高了远期疗效。近现代的众多针灸大师多注重通过揣穴确定穴位或刺激靶点以提高疗效，其实与阿是之法同出一辙。但现代第一个对阿是穴的特性及其与病灶、经穴、疾病及治疗关系进行探讨的，却是魏老！他在"阿是初探"一文中，论述了阿是应用的来龙去脉与阿是敏感现象（痛感、酸痛、热感、舒适麻感）以及阿是的出现部位等，关于阿是的有无与数字，他提出当患者压痛点很多时，施行针灸可不必"一网打尽"，只要选择其中 2～5 个最高敏感点施术，往往可以达到"攻其数点，以及其余"的功效。魏老在 1962 年发表的"再探阿是"一文中，进一步论述了阿是的标志，并且介绍了三种探取阿是穴的途径：从病变附近探取或按经脉循行分布寻求，以及跳出经络作广泛的搜索等。

十年之后，也就是 1974 年，我在读了魏老的这两篇文章后，开始了对阿是穴与阿是之法的重视，通过写信联系的方式向魏老拜师学习（参见附录）。从写下"新的里程碑"一文记载自己应用阿是（压痛硬结）针刺斯急性中风偏瘫患者快速站立起来，到 1976 年完成自己说的处女作《针灸与控制论》一书，首次提出重构经络学说的反射区理论（当时称为信息带理论），2004 年发展成近百万字的《临床针灸反射学》一书，我的研究历程无不沿着魏老在"阿是初探"或"再探阿是"所阐述的思路前进，所以，当我在 2004 年给魏老寄去刚出版的《临床针灸反射学》一书时，魏老立即为该书写了书评"从阿是穴、反映点到反射区的发展"。这也正是今天我要向各位同道汇报的内容。

魏老在书评中写道："我以为，观源及其合作者在探索经络实质与针灸原理的科学研究中，抓住阿是穴 - 反映点 - 反射区的这条主线（附录 5-10：图 1），方向是正确的，成就是巨大的，它对提高临床疗效有重要意义。尤其对三大类身体反射区的合理分类，更是做了一件非常了不起的工作。"

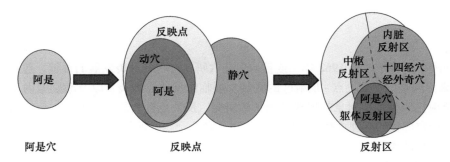

附录 5-10：图 1　阿是穴 - 反映点 - 反射区的主线（金观源，2020）

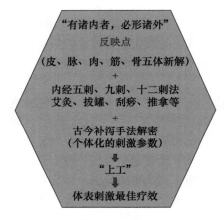

附录 5-10：图 2　反映点五系
立体针灸（金观源，2019）

在拙著《临床针灸反射学》中，我应用"反映点"涵盖阿是穴，扩展了阿是穴的定义，不仅论述了魏老早已指出的多种形式的压觉与手感，阿是穴在损伤局部、邻近与远端部位出现的特点差异，还进一步把它们分成三大类：躯体病阿是、内脏病阿是与中枢病阿是。二维的平面阿是穴已经被我们深入到三维的立体阿是穴，即阿是穴或反映点部位的"皮脉筋肉骨"五系立体层次的表现（附录 5-10：图 2）。

我认为，阿是穴对现代针灸发展的贡献起码可以分为两个方面，一方面是临床应用，如我们倡导的反映点针灸就是一例；西方近年来流行的激痛点针灸是另一个例子，我想陈日新教授团队开展的热敏灸也是。另一方面是针灸刺激靶点的基础研究，包括穴位敏化，如朱兵、景向红教授团队等的研究，还有天津中医药大学郭义教授团队有关穴位刺激启动机制的研究。

附录 5-10：图 3 显示了躯体局部损伤时，阿是穴可以在局部、邻近或远处出现的机制可以用外周敏化及中枢敏化来解释。该图以膝关节局部的损伤导致的痛觉过敏为例，解释了它们形成的不同机制，即局部的原发痛敏区（红色）是外周敏化及中枢敏化共同作用的结果；而邻近的继发

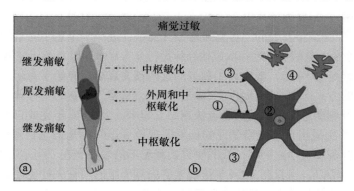

附录 5-10：图 3　阿是穴（反映点）的形成与痛觉过敏机制
（译自 P. Riegelhaupt 和 M. Angst，2019（11））

痛敏区（棕色）与更远的痛敏区（浅棕色），则是中枢敏化的结果。该图右侧图进一步显示了中枢（脊髓）敏化的四种机制：①敏化的痛觉感受器的递质释放增强，②突触后神经元兴奋性增强，③边远区传入的阈上突触激活，④脊髓胶质细胞和其他细胞介质的释放。总之，这是应用神经敏化机制对古典阿是穴形成现象的一种现代解读。

2008 年，魏老进一步提升了对阿是穴的认识，又提出所有针灸穴位可以分为动、静穴两大类，他指出，"长期以来，人们多偏重静穴的临床应用，对动穴的广泛深入探索，却未引起足够的关注。打破这一思维定式，加大动穴的探索力度、扩大动穴的应用范围、增加动穴的使用频率，将对开发动穴潜能、提高临床疗效乃至发展与重构腧穴理论，都有重要的现实与深远意义。"

魏老提出的这个"动"字，是有力地支持了我们所提出的应用反射区来重构经络体系的理念，有利于化解经典经络学说中多处存在的疑惑：如为什么两个十分邻近的穴位会有截然不同的功能？为什么具有类似功能的穴位截然分属于不同的经络？为什么在一些常用的重要经穴周围会发现多个具有类似功能的新穴或奇穴？

我们提出，一个反射区，可以包括多个具有相同功效而不在相同经络的经穴，如耳前区的听宫、听会、耳门三穴，它们都是治疗耳疾的主穴，而且靠得很近，却分别隶属于小肠经、胆经和三焦经。临床上这样的例子多不胜举。这其实也是所谓"异经同治"的基础。

一个反射区，可以包括一个重要经穴及其周围发现的多个具有类似功能的新穴或奇穴，以翳风穴为例，牙痛、耳鸣、耳聋、面神经麻痹等疾患时都经常可以在翳风出现硬结反映点。有的患者该硬结范围较大，还可以包含了后人发现的位置稍上些的新穴"上翳风"，或稍下些的新穴"下翳风"。其实，这是同一个穴区 - 耳下反射区。再如在足三里周围有人连续发现过去几个十分靠近而功能相似的新穴：它们分别是里上（胃经足三里穴上一寸）、足二里半（足三里穴上半寸）、万里（足三里穴下半寸）与里外（足三里外侧平开一寸处）。其实，只要突破"经脉是线，穴位是点"的传统认识，我们便能清醒地认识到，这四穴都不过是足三里"动'的结果或变异，或者说足三里本来就是包括这四个新穴在内，具有一定面积的穴区。同一个反射区，也可以包括功能截然不同的穴位，如石门穴避孕，关元穴治不孕，生理上一寸之差，这两个很靠近的穴位实际上属于一个穴区，都有调节生殖功能的作用（我称它为生殖泌尿反射区或反映点穴区）。

应用反映点与反射区来认识经穴或经络位置的变动，促使我们在临床上提出了反映第一诀"经、穴皆可失，反映不可无"，这可以极大地提高疗效及疗效的重复性，而且使针刺手法也变得十分简便。附录 7 反映点针灸简明教材文中表比较了三种取穴方法（取反映点不论是否经穴；取非反映点但是经穴或奇穴；取非反映点、非经穴、非奇穴）的常见针感强度，诱发得气或肌搐动或气至病所的现象及所需刺激强度或特殊手法，瞬时与长期疗效，以及特异效应）的差异（从一个＋到三个＋，＋号越多，作用越大，无则用 - 号表示）。

此外，以反映点为中心的研究也十分有利于阐明针灸医临床上遇到的大多数问题（附录 5-10：图 4）。

总之，一旦经穴的固定位置开始动摇，经典的经络学说面临一场革命，那将包括对经络实质的反思；对穴位针灸是否能够标准化地重新认识；以及重构腧穴理论……恩师魏稼教授，以其深厚的中医文献功底，以其观察入微的丰富临床实践，以其敏锐周密的科研思维，为我们揭示了一条快速发展现代针灸医学的方向。同时也造就了他，无愧为被世人所誉的"现代针灸医学的一

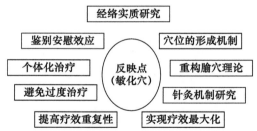

附录 5-10：图 4 反映点（敏化穴）：现代针灸的中心环节（金观源，2016）

代宗师"！

附录：自 1974 年写信给远在江西南昌的魏稼老师拜师，至今已经 46 年过去了。那时，我在浙江省湖州第一人民医院针灸理疗科工作。我是在医院图书室里阅读了魏老文革前发表在中医期刊上的许多精湛文章（感谢当年湖州第一医院图书室的医学期刊收藏未被破坏）认知魏老的，尤其是他 1962 年撰写的"阿是初探"，促使我给魏老发出了第一封拜师信。魏老很快就回信了，同时赠我一本他在 1972 年自编的江西医学院教材《针灸学》。在那所有科技书都十分匮乏的年代（全国新华书店的医学类书架上只有一本《农村医师手册》），我能有这么一本大学教材，可想而知是何等的开心！

1979 年 2 月，当我已经回到杭州，在浙江医科大学就读时，有幸接待魏老的到访，我首次也是唯一一次得以向魏老当面请教。通过数天的师徒畅谈，使我进一步加深了对魏老针灸学术思想的领会。最为难忘的是，魏老送我一套（八支）金光闪闪的金针纪念（记得他曾告知那是早年协助朱琏编著《新针灸学》，后来曾担任过世界针联主席的王雪苔会长所赐），至今我还一直珍藏着，带着它们漂洋过海，从国内到海外，从"为中国人民服务"变为"为世界人民服务"！

在得知魏老新近去世，发起全球中医同道缅怀之际，我手抚那一支支依然金光闪耀的毫针，重温"鸳鸯绣了从教看，莫把金针度与人"的古诗（出自元好问《论诗》），突然对魏老当年馈赠金针予我的深意，又有了一丝新的领悟。（金观源写于 2020 年 5 月 24 日）

（原文发表于世界中医药杂志美国版 2（1）：9-14，2021）

附录 5-11　近 50 年来应用控制论、系统论研究中医进展

华国凡与金观涛先生合作撰写的"中医：科学史上的一个奇迹"一文，1979 年发表于《自然辩证法通讯》，给当时的中医界尤其是经过文革后新入学的中医药学院的 77 级、78 级学生带来了很大影响。其实，这篇文章是 1974 年也是他们合作的内部出版著作《中医与控制论》的小结，所以，如果从该书的写作开始，或者从金观涛先生开始传播《控制论和科学方法论》油印小册子开始算起，也有近五十年了！

所以，这次纽约中医论坛把这次讨论（7/17/2021）列为'纪念美国针灸热 50 周年'系列活动之一，也很恰当。为了这次讨论，我还联系了华国凡先生，邀请他特地写了有关该文写作经过的回忆文章。

还须说明一点，现在我们讨论的系统论或控制论，不是纯数理或工程专业的系统科学内容，实际上是系统论或控制论的科学方法论。有兴趣的同仁可以参读作者同为金观涛与华国凡的《控制论和科学方法论》一书，该书从控制论和系统论基本概念的角度介绍科学方法论知识，选用大量生动的事例，深入浅出地介绍了控制、反馈、信息、思维和组、系统及其演化、质变的数学模型等问题。该书首版于 1983 年，曾风靡一时。

系统医学的英语有两种不同的翻译：第一种是 systemic medicine 或 systemical medicine，国内中医界多年来用的多指它。另一种是 systems medicine，是我们 2005 年在首都医科大学举办"首届系统医学国际研讨会"时首次采用，与系统论（systems theory）或系统生物学（systems biology）的"系统"翻译保持一致，主要是研究人体各个功能系统的维持、相互作用与疾病或医学的关系。国外自 2007 年开始也均以 systems medicine 称之。

近年我们应用系统医学研究中医学，与五十年前相比，有以下几个进展：如果说那时仅是用负反馈调节来解释阴阳，用黑箱理论解释藏象并且引进藏变量、象变量，用自同态结构来解释五行，而且只有定性表述，那么我们现在是从稳态概念出发，应用经济学上常用的蛛网法或模型来研究稳态的维持与偏离机制，提出了可以解释稳态偏离机制的系统医学基本公式。它不但可以科学地解读阴阳失衡的机制，而且可以半定量或定量地研究导致阴阳失衡的各种原因。第二，它不但可以解读，更能指导中医临床。第三，它不但可以解读与指导中医临床，而且可以促进中西医的有机整合变得可能。

一、解读中医的合理内核

华国凡与金观涛 1974 年合作撰写的《中医与控制论》一书以及他们 1979 年发表于《自然辩证法通讯》的"中医：科学史上的一个奇迹"一文，是这方面工作的典型代表。

1976 年我在浙江省新医疗法学术大会（莫干山）作了 2 小时的主题演讲"针灸信息带理论及其应用"，首次应用控制论解释经络实质及穴位本质。我的专题报告，使一千多名来自全省医学院校与医院的中西医耳目一新。会后，许多代表包括一些著名老中医表示谢意，称赞我说出了古典经络学说一直说不清楚的道理。会议期间，正逢唐山大地震。有与会者把我的报告对大家所引起的心灵震动也称作针灸界的一次"地震"。那时，国内多数人几乎还从来没有听说过"信息"二字。翌年，浙江省卫生厅在温州市举行第二届新医疗法学术大会。由温州医学院与我所在的湖州第一医院共同

主办。我是两位主讲人之一（另一位主讲人是温医解剖教研室的陈教授）。两天的会议中，我讲了三个不同的专题：经络实质和针麻原理的阐释；针灸过程的控制；以及解决针麻"三关"的途径，再次系统地把信息带理论及其临床应用的前景展现在全体与会者的眼前。1978 年我与包文俊医师合作撰写的《针灸与控制论》一书出版，成为《中医与控制论》的姐妹篇，两书封面设计与版本都几乎一个式样。我们的著作那时也给广大中医研究者及中医药院校师生带来了深刻的影响。

另一方面是钱学森教授倡导下开始的"系统中医学"研究。从《钱学森书信选》（国防工业出版社 2008）的记载来看，钱老开始对中医的论述主要是在 1983 年之后。他对中医的认识有许多高见，如认为"中医的理论是系统观的，这是科学的""中医的特点在于从整体、从系统来看问题。……系统论是整体论与还原论的辩证统一。"在钱老的推动下，自 1980 年后，中医系统论学科的创建与研究（以山东中医药大学祝世纳教授为代表）有长足的进展。

近年来，我们相继发表了两篇有关系统医学与中医的论文："中医平衡理念的现代表述 -- 从系统医学的角度研究中医"（山东中医药大学学报，2019）与"《黄帝内经》认知的躯体智慧模型"（经典中医研究，2020）（分别参见本书附录）。在后一篇论文中，我们指出，《黄帝内经》的两部分对话，无论是作为养生大法的《素问》，还是作为针经的《灵枢》，其实都是围绕躯体的智慧展开的。它们充分论述了躯体各部分是如何通过经络体系链接成一个平衡整体的，如五脏六腑之间相互联系，内脏与体表（皮脉肉筋骨五体）相互作用等。所以，这些内涵就是《黄帝内经》认知的躯体智慧。深刻理解东西方殊途同归的"躯体智慧"理念，有非常重要的临床意义，无论是为了尽可能减少或避免各种医源性疾病或过度干扰的危害，还是更广泛地发掘与应用非药物自然疗法（如针灸、中药）的防病治病作用。

二、指导中医、针灸的临床应用

1976 年我在浙江省新医疗法莫干山大会作的主题演讲"针灸信息带理论及其应用"，以及 1978 年与包文俊合作撰写的《针灸与控制论》一书，首次应用控制论解释经络实质及穴位本质的工作，并且通过分析针灸治病过程中控制信息流通与排除干扰以提高针灸疗效。

1990 年 2 月受洛杉矶针灸医师公会等邀请，我在美国加州作了多场"针灸与控制论"的学术讲座，受到极大欢迎。同年 5 月，我又受邀出席在旧金山召开的第五次世界中医暨第一次气功大会，作了"反映点分布规律"的大会演讲与会后培训。

2000 年 4 月在北京召开的国际传统医学大会上，我作了"整体反射学：临床针灸科学化的方向"的演讲。石学敏院士主持了那天的学术报告会。2004 年《临床针灸反射学》一书（近 100 万字）由北京科技出版社出版。同年 10 月 21 日由中国针灸学会与北京科技出版社联合在中国中医科学院针灸研究所举办了题为"从《临床针灸反射学》的出版谈针灸国际化"研讨会。北京的多位针灸专家参加了该会议。我的报告先陈述了针灸反射学主要内容的两个方面：一是从人体存在的各种反射系统出发来研究古典经络体系的实质，提出经络就是体表特定部位与身体其他部位相互反射联系的一种原始表述，建议应用现代医学反射区的概念取代经络。即经络实质可以归结为人体的生理、病理反射系统。二是把针灸疗法归结为一种反射疗法，研究它的信息传递、干扰排除与控制过程，以提高其反射效应及临床疗效的重复性。而后，我简单介绍了应用反射学指导针灸临床（反映点针灸）的优越性。

该书初版后很快脱销，2017 年由清华大学出版社出了第二版（增补了 10 万字）。同年，我撰写的"反映点针灸"章节入编国内普通高等教育"十三五"教育规划教材、全国高等医药院校规划教材《刺法灸法学》（冯淑兰、贾春生教授主编，科学出版社出版）。今年清华大学出版社将出

《临床针灸反射学》第三版。

2007 年 10 月，在世界针灸学会联合会成立 20 周年暨世界针灸学术大会上，高等教育出版社与联合推出。我受邀与福建胡翔龙教授联合主持了"系统生物学与经络、针灸机制研究"论坛。会议前夕，《临床针灸反射学》的英文版《现代医学针灸—系统论途径（Contemporary Medical Acupuncture∼Systems Approach）》由高教出版社与德国斯普林格出版社联合出版。该英文版发行后，引起了全球针灸界尤其是主流医学的重视。2011 年该书的身体反射区图谱还被翻译成印尼文在印度尼西亚出版。

三、指导、促进中西医整合

系统医学的诞生为中西医之间搭起了桥梁，因为传统医学的中医与以现代科学为基础的西医对健康或疾病的认知有十分关键的共同点：如对于健康的认识，中医的"阴平阳秘"与西医的"稳态"表述就是同一回事！而阴阳失衡或稳态偏离就是疾病。

2005 年首届系统医学国际研讨会"系统医学的理论与实践探索"在北京首都医科大学举行。在这次论坛中，我的演讲题目是"系统医学：中西医结合的新途径、新高度"。我提出"中西医结合的路线和方法历来在业界和理论界争论颇多，但系统医学以其方法论的高度为中西医找到了共同语言，如稳态与平衡概念的近似。所以要大力发展中西结合的系统医学。"该文发表于 2010 年出版的《现代医学的困惑 - 系统医学理念的探讨》（中国科技出版社，2010）。该书还收录了我的另一篇针对西医的论文"系统医学的若干诊疗原则"。

2017 年与 2019 年 2 月，我们四位作者（金观涛、凌锋、鲍遇海、金观源）合作，一本写了 13 年的新著《系统医学原理》中文版与英语版先后问世。该书提出的系统医学基本公式对于指导中西医临床都有广泛应用。

2017 年 10 月 30 日，应美国北加州大学（California Northstate University，CNU）邀请，我到该校作了题为"为什么治疗是可能的？）"的英语演讲，Yang 副校长主持了讲座。该校校长、副校长、医学院院长等数十位教授、医师兴致勃勃地聆听了我近一个小时的演讲。

"针灸与系统医学论坛"暨《世界针灸杂志》编委会会议于 2017 年 12 月 4 日在世针联成立 30 周年学术会议期间举办，《系统针灸学》一书的主编、中医科学研究院首席专家朱兵博士的演讲题目是"系统针灸学的内涵与发展"（）；我的演讲题目为"针灸医学的公理化 - 系统医学的新视角"。

2019 年 6 月 21 日，我们国际系统医学研究所在英国剑桥大学举行了国际首届"系统医学与中医"论坛，同时首发了《系统医学原理》一书的英文版。近八十位来自世界各地的参会者与我们一起见证了这场国际上首次以"系统医学与中医学"为主题的论坛，我作了两个主题演讲："系统医学养生新理念"与"气功治病原理揭秘"。

在 2020 年 8 月世中联等单位联合举办的"中医药抗击 COVID-19 进展全球公益讲座"上，我受邀作讲座"新冠病毒疾病防治的系统中医学思考"，后来改写为"祛毒、补虚、肺肠同治与凉血化瘀∼中医药抗疫合理性的系统医学解读"一文。该文获得 2020 年 10 月由广州中医药大学主办的"从中医药抗击新冠肺炎疫情谈中医药文化自信及中医药创新发展"学术研讨会征文活动一等奖。

至今全球应用中医药（中药、针灸等）防治新冠病毒疾病已积累了丰富经验，但其合理性或治病原理一直缺乏现代解读，严重影响中医药的推广与中医文化的认同。该文从系统医学的角度，阐述了中医药防治手段（中药、针灸）的合理性与优势：第一，作为中医理论内核的阴阳平衡论和作为现代医学基石的稳态理论极为类似。第二，体表与肠道是人体系统内、外环境相互作用的两个特别界面，针灸与中药是分别通过它们作用于机体的。第三，中医药干预具有防治"个体化疾病"的显著特点，故是主要针对普遍性疾病的西医不可缺少的补充。第四，针灸与中药的现代研究已经日益彰显其科学性。接着，该文又对全球应用中医药防治新冠病毒肺炎的丰富经验，从系统医学角度作了论证与归类，总结出四大治则：早期祛毒（包括抗毒与促进排毒两方面）、全程补虚（不要忽略急性虚证）、中后期肺肠同治（针对多系统、多靶点，打破恶性循环）与凉血化瘀（针对热毒所致瘀血的高危险性）。中医药有效抗疫原理与优势的系统医学解读，不仅化繁为简，使其推广更为简便，更为中医药所展示的灿烂华夏文化增添了光辉。

（该文系纽约中医论坛 2021 年 7 月组织的"中医与系统论之讨论"发言稿）

附录6 金观源教授在历届授徒仪式上的寄语

2016～2017年传承堂第一、二、三期寄语

各位贤徒：

你们好！

从今天开始，我们的学术传承堂正式开张了。我荣幸地能够成为你们的老师，首先感谢各位中医针灸界同人对我的信任与厚爱，尤其是那些已经在临床、教学或科研领域成就卓著的同仁拜师于我。为了中医针灸的现代化、科学化与国际化，你们在海内外各自的工作岗位上勤勉努力，弘扬祖国传统医学的瑰宝，治病救人，得到所在地人们的好评。你们中不少人还在业余担任各种学会、社区工作，义务奉献。现在你们在百忙之中又投师我的门下。你们的好学精神激励着我。我将一定把我的毕生所学毫无保留地传教给你们。在这里我想与各位分享我自学习针灸、国内外行医近50年来的一些强烈感受，大致三个方面，就作为我对你们讲的第一课。

- 走进书本，再走出书本。它又包含几重意思。首先是熟读经典，但不要被经典束缚。我始终牢记焦勉斋老师写给我的那两句藏头诗"观察内难精髓义，源泉引自针法中"。你们大多是中医的学院派博士、硕士，对内经、难经这些经典都比我熟悉得多，但一定要有在继承的基础上创新的精神，否则中医无法发展。其次，不仅对古代经典是这样，对现代的各种针灸著作包括我的书也是一样。我期待大家踩在我们的肩上继续发展，更上一层楼。第三，不仅对于书本如此，对穴位、针法技巧也是同样。要走进穴位，再走出穴位；走进针法，再走出针法。

- 立字当头，才能破在其中。许多人只会批评现实，而又提不出自己的创意，这样的批评最后仍然起不到改革或发展现状的作用。就以当前美国各州反击干针立法为例，我们不仅要揭露其"偷梁换柱"与"欺世盗名"，而且要大张旗鼓地开张现代针灸医学等临床研究。只有高举"现代针灸医学"的大旗，才能击退干针或其他仍会相继而来的"x针"之流的挑战。

- 大医精诚。不仅古代医家孙思邈推崇，现代医家包括西医凌峰教授也十分重视与倡导。其实，凡是针灸高手，只懂生理病理或针法技巧、秘诀都不够，还必须对患者身体的各种信息十分了解，没有对患者的深厚感情是不会去也无法获取到这些信息的。即使从这点上讲，患者也是我们的衣食父母。从系统论角度来说，医师与患者之间必须有一个互动的耦合环路。只有建立并且保持这一回路的畅通，才能保证医师所施加的治疗干预与患者自愈能力之间实现"自治"。

以上三点，就是我今天给各位徒弟的寄语，谢谢大家。

2018年传承堂第四期寄语

非常高兴迎来了我们系统医学-反映点针灸国际团队的第四期授徒仪式。感谢又有28位来自全球的杰出岐黄弟子对我的厚爱，加入我们的临床、科研团队。其中高手如云，或是科研象牙塔里的攀登手，或是临床第一线的针灸师，不论年资差异，学位高低，大家都听过我的课，都是我的知音，都曾被我的著作或演讲所共鸣，所以我们走到一起来了，为了一个共同的目标：早日实现针灸医学的科学化、现代化，让中医学宝库更好地造福世界人民！

作为你们的师父，这不同于一般称呼的老师，我有义务与责任把自己的毕生所学传授给你们。我喜欢'明师'的称呼，即"开明"的"明"，而不是"有名"的"名"。对于我们这个年龄的人来说，早已看穿了名誉与地位，如何做一位"明白事理"的"明师"，在传授学业时不要"误人子弟"，那才是最重要的。中国有句古话叫"授人以鱼不如授人以渔"，前一个"鱼"是吃的鱼，后

一个"渔"是鱼字加上三点水的边傍，钓鱼的意思。授人以渔，指不仅给人鱼吃，更要告诉人如何捕鱼，即传授给人以知识，不如传授给人学习知识的方法。对于我们针灸医师来说，这是个非常贴切的比喻，因为针刺追求"得气"指的就是钓鱼时的"如鱼吞饵之势"。许多临床医师为了提高针灸技艺疗效来拜师，但我觉得即使要教您如何去"（得气）捕鱼"也是不够的，还应该教您学会如何去判断哪里有鱼，哪里该用何种工具去捕鱼，以及如何去排除各种捕鱼的干扰。这属于系统医学的对策论或方法论。

然而，要掌握方法论，不是读几本书就可以一蹴而就的。要认真地思考现象背后的本质，要善于在实践中总结自己的经验，要逐渐建立起自己的知识骨架。就好像糊灯笼一样，先用毛竹条做好一个灯笼的骨架，再把装饰纸片一片片地贴上去。只有一开始做的骨架又大又雄伟，最后做成的灯笼才有多壮观。方法论教您的就是如何去糊灯笼，去构筑自己的知识体系。对于一个中医师来说，构筑这个知识体系的材料很多，除了各种中医基础理论、临床实践经验之外，西医知识也是不可缺少的。我们治疗的对象是患者，虽然我们使用的手段主要是中医手段，但对患者及其所患疾病的充分理解，无疑是必不可少的。

再来谈谈科研，科研基本上可以分为两大类，一类是运用仪器开展的直接的实验活动包括临床试验，获取第一手的实验结果并加以分析、提炼，得出结论。目前研究生们的毕业论文大多数是这类研究。另一类研究是在以往研究成果的基础上，通过反思，进行再加工，进而提出新的理论。以往研究成果可以是自己做的，但在自己无实验条件时，也可以完全运用别人的研究资料或文献研究。但这对研究者的科学思维或创新能力有较高的要求，否则的话，做出的工作最多不过是一篇文献综述。我们知道，看一项研究的意义，首先要看它的创新性，即使有暂时不够完善与严谨的地方，也可以逐步加以补充与完善。对于广大缺乏科研条件的针灸医师来说，一定要重视这第二类科研。我的一个特长就是总是能够敏锐地发现别的科学家没有注意到的新问题、新方向，一下子就抓住一项研究中最有价值、最重要的内核。我当前正在把反思的触角延伸到中医的每一个领域，除针灸之外，还有中药方剂与气功导引。我也期盼能与各位一起在这方面有所突破与建树。

魏稼教授寄语反映点针灸传承堂第四期弟子
（根据 2018 年 3 月 14 日电话录音整理）

对年轻一代，我是这样想的，首先是要全心全意、集中精力来学习，钻到里面去，真正掌握好，但不要过分相信文献上的东西。因为我是搞文献的，原来中国针灸学会文献委员会的。古人说，"尽信书，不如无书"，这个不无道理，不要全部都相信书本上那个说的。第二点，我总觉得《内经》确实是经典，为什么这么说呢，可以想象《内经》那个时代，连文房四宝（笔墨纸砚）都没有，它怎么会多讲呢！我们后世写文章，一句话就会写出十句话出来，很多话是假话掺进去的，拿笔杆子写的人自己掺进去的，没有事实根据的，当然也有真的，也有好的，不能全部否定，总之文献不免掺假。所以，宋朝辛弃疾在一首词里说"近来始觉古人书，信著全无是处"，当然，他也说得过分了，古人的书全部否定也不至于，文献还是有作用的，但是我们脑子要分清，不要过分地相信，因为要按实话讲，不能保证十句话每句话都是真的。要分析，要通过自己的实践去验证，用多实践来检验它，真正掌握它的真谛。反复通过自己的实践来验证，这是关键。

2019 年传承堂第五期寄语

记得 30 年前在我美国的诊所开业时，收到寄自一位朋友的英语贺卡。那张贺卡给我指明了通往成功的道路与坚定了自己取得成功的信心。以下就是那张贺卡上写的四句话（原文及中文翻译）及其给我的启示。今天我就以此与大家分享，作为自己对这次新收 26 位高徒的寄语。

成功属于那些永不休止做梦的人（Success comes to people who never stop dreaming）。这是第一句话，也是对有志创业之士的第一告诫。做梦，就是立志，就是要有理想，也就是要想入非非。虽说不要不切实际地胡思乱想，但许多人后来实现的梦想都起源于最初的异想天开。现实生活中没有梦想的人，永远不会有成功。志向立得越高，成就才会越大。尽管成就不会完全尽人意，或者说很难完全达到原先梦想的水平，但成就的大小确实与立志的高低成正相关。如梦想全校第一，结果才有全班第一；梦想全国第一，结果才有全省第一；梦想成为世界冠军，结果可能只拿到亚军……而从未想过的目标通常是不会实现的，这好比一个从来没有想去夺冠军的运动员，桂冠绝对与他无缘。所以，仅做一个梦还不行，要"永不休止"地做梦，因为能变为现实的梦毕竟是少数。一个梦破灭了，再做第二个梦，就像"愚公移山"一样，"做梦不止"，终有一天会感动"上帝"，至少会有一个梦最终实现。

开阔眼界是做梦的基础，中国的改革开放，使国人看到外面还有一个五彩缤纷的世界，现代化中国的梦就开始了。"读万卷书，行万里路"，都是开阔眼界的有效途径。

成功属于那些坚信自己的梦想一定会实现的人（Success comes to people who trust that their dreams can come true）。这是第二句话，也是成功人士必须具有的心理素质。梦想与现实之间总是有些距离，有些梦更是出奇地离谱，使人难以相信。但任何一个成功都是由最初以为不现实的梦想变来。所以，不要轻易放弃自己的梦想，尤其是已在实现梦想的半途之中。不要被暂时的困难所吓退，要持之以恒地为实现自己的梦想而奋斗。成功属于那些不放过每天每一个机会（去实现自己梦想）的人（Success comes to people who use each new chance that each day brings their way）。这是第三句话，也是实现梦想、取得成功的关键。做梦以后，不应该只是躺在床上等待。天上从来就不会掉下馅饼来。在美国的中国人常说"每一分钱（Penny）掉在地上都是有声音的"，意思是指赚一分钱都不容易，没有人会无缘无故地把钱送给你。由此，要利用每天的时间捕捉每一个出现在眼前的机会。机会，就是机遇。每一个机遇，都可能是打开成功大门的敲门砖。然而，只有一直在四处寻找目标的人，才会认识什么是自己的机遇来临了，故要保持对机遇的探求。此外，"机不可失，时不再来"，要把握住许多一逝即过的机遇，及时进攻，扩大战果，直至成功。

成功属于像您那样的人（Success comes to people like you）。这是最后一句。前三句话虽已全面地概括了成功与做梦之间的关系，但这一句话却给读者极大的信心与鼓舞。"噢！我就是这样的做梦人。""我做梦没有错，我为实现梦所花费的劳动是正确的。""今后，我还要做更多的梦，取得更大的成功！"读完这最后一句话的人，都喜欢把它们作为座右铭写在案头……

无论一个人的事业在哪里，无论一个人干的是哪一行，无论是做"中国梦"还是"美国梦"，这四句话都是至理名言，可以使人得益无穷。

2020 年传承堂第六期寄语

大家猜一下，我最崇拜的古代中医巨匠是哪位？扁鹊、华佗、张仲景或孙思邈？都不是，而是明代的李时珍。这不仅因为我从小就读过有关李时珍童年的故事，而且青年时代的我，一直以李时珍为榜样，励志尽毕生之努力，写出一本《本草纲目》那样的中医传世之作，但内容不是关于中药的，而是有关针灸的，一本能够值得翻译成数十国文字流传世界的巨著。当然，这一志向，最初是受家父的影响，今年正好是家父百岁冥寿纪念，家父是指导我最初开始针灸理疗研究的导师。1978 年，我新婚时新房内曾悬挂两幅人像图片，一幅是朋友儿子绘制的白求恩医师素描，另一幅就是李时珍的头像，还是我亲自画的。我在高中毕业下农村前，特意跟家兄学了半天时间的控制论人像速绘法，而且只画毛主席像。下乡第二天就在生产队蚕房的白墙上画了一幅放大的主席头像。挂在我新房里的那张李时珍头像是我画过的第二位人物画。想不到，四十多年后，这两幅中外医师的头像真的指引我把中医国宝带到了海外！

前几天美国中医学院巩昌镇校长发帖说"尽管金老师仍然对重大针灸理论问题和临床问题发表创造性的观点，金老师的针灸学术思想体系臻于完善。这是针灸界的幸事，更是金观源学术传承堂大家庭的幸事。2020 年 7 月 12 日，我们将见证这一时刻。"巩校长在 2015 年我首次招徒时就是受邀嘉宾之一，曾在仪式上发表过充满激情的演讲，以后也与我就现代针灸的发展有过多次的对话，今天更是这次仪式的主持与见证人。今天我就借这个机会，给大家讲讲什么是至今为止我的针灸学术思想，这也是我第一次对这一问题试行总结，就算是我给各位的寄语，也是对巩校长关注的一个回应。

（一）系统医学 - 反映点针灸理念的形成与发展

我的针灸学术思想的形成与发展自 1966 年以来，50 余年中大致经历了四个阶段（除去 1966～1968 自学中西医时期）。

第一阶段（1969～1978 年）：以 1972 年我写下针灸临床笔记"新的里程碑"一文及 1976 年莫干山会议（浙江省新医疗法交流大会）上我作了主题演讲"信息带理论及其应用"，还有随后《针灸与控制论》一书的出版为标志，该阶段大约为时 10 年。期间我不但积累了十余万人次针灸实践的经验，完成了古今针灸理论与临床报告的大量文献学习，而且开始了对经络体系及传统针灸理论的反思与创新，提出了经络的信息带模型以阐释经络实质，以及应用控制论分析针灸全过程中信息传递与反馈过程，还解释了针麻、镇痛机制。

第二阶段（1979～1988 年）：以自己完成了国内医学院校西医本科与生理研究生学历为标志，该阶段也是大约 10 年。我快速完善了自己的知识结构，开展大量实验研究，冲刺有关人体生理、病理的前沿阵地，在国内外"神经 - 心血管生理学"与"时间医学"领域初崭头角。后者的成就包括《现代时间医学》与《生物钟与健康》两书的出版。还有自己对控制论学习方法论的研究，体现在拙著《智慧的钥匙 - 最佳学习方法》一书中，1988 年该书为浙江医科大学赢得卫生部 5 年的高等医学院校教改基金。

第三阶段（1989～2004 年）：以赴美留学，在威斯康星医学院放射系完成博士后研究，开创美国中西部最具影响到针灸中医诊所与出版《临床针灸反射学》与《contemporary medical acupuncture》两书为标志，该阶段长达 15 年。1994 年，我做了全球首例针灸机制的磁共振功能成像研究。1998 年，我把信息带理论改为"反射区理论"，并且多次在国际大会上（包括 2000 年在北京举行的国际首届传统医学大会）演讲受到极大的反响。随后出版的上述两书系统地论述了反射区理论及其临床应用，该两书（中英文版各一）被誉为一百年来最佳的针灸著作之一。反映点针灸从此走向海外；我也受邀担任广州中医药大学名誉教授。自那以来，反映点或敏化点的研究，也成为国内针灸机制研究的主流。

第四阶段（2005～至今）：以我们组建系统医学国际合作团队领先开始系统医学研究与 2015 年我开始全球收徒与开设高级针灸班培训为标志，该阶段又是一个 15 年！我们四人合著的《系统医学原理》一书的中文版相继于 2018、2019 年出版。这一阶段在针灸领域，我的主要成就是应用系统医学原理，重新论述了针灸治病的本质，圆满地解释了所有现存的各种针具或针灸方法的作用原理，并且指导它们的临床应用。2017 年 12 月我在世针联庆祝成立 30 周年国际会议上作了题为"针灸医学的公理化"的报告。这是系统医学研究飞速进展与针灸疗法百花齐放的年代，我们提出的系统医学 - 反映点针灸，成为其中最灿烂缤纷的一朵，被越来越多的针灸同道所喜爱与应用。

（二）系统医学 - 反映点针灸理念的内涵

那么，什么是我们的系统医学 - 反映点针灸学术理念呢？它大致包括以下内涵：

提出了一个简洁明了的经络模型：一是它揭示了经络的本质（经络的去神秘化、去管道化、去特异.织化与正本清源），二是它具有明确的生物学意义与机制（维持内稳态的内外环境作用界面与敏化机制），三是它有助于正确把握刺激靶点（穴位）本质 - 五系立体反映点。

针灸作用的科学解读：针灸的四大主要作用（镇痛、抗炎、调节、康复，虽然它们相互交叉），以及这些针灸作用的特异性与非特异性。

应用系统医学原理，论述了针灸治病的本质是通过强化机体的自愈机制实现的，针灸作用的原理主要包括感觉性刺激与微创导致的炎症反射。认识到针灸是通过体表这个界面实现人体内外信息交流的，而这个界面包括了皮脉筋肉骨的五体层次，从而提出了"反映点五系立体针灸"的完整理念。此外，针灸干预与患者疾病特点或自愈机制必须自洽，由此可以定义何为不适当的干预与如何排除各种影响因素，以提高疗效及疗效的重复性。

（三）完善针灸医师知识结构的建言

作为一位针灸医师应该具有怎么样的知识结构，我曾经做过一个讲座，需要基础理论、临床实践与科研三方面。临床实践是对"术"的应用，基础理论学习是对"道"的掌握。对于科研来说，主要是有关"逻辑与理性"的训练。

1. 学好"逻辑"，"理性"地发展针灸医学

狭义的逻辑学指如何从前提必然推出结论。我们来举两个例子：先以头皮针为例，头皮针对许多中枢性疾病的疗效都比体针显著，但它的作用机制究竟是什么呢？由于体针治疗内脏病时，邻近取穴（如相应背俞穴）通常疗效显著，一些针灸师便认可"头皮针穴区与局部颅骨下大脑皮质功能区也有对应联系"的说法，殊不知内脏与邻近体表组织相应是通过脊髓节段联系实现的，而头皮区与大脑皮质功能区之间并无这种"节段"联系。所以从逻辑上说，这一推论是站不住脚的。再举一个针刺得气的例子。内经说"气至则有效"，如果由此而推论"气不至则无效"，则又错了，临床上经常有无须得气也有显著疗效的例子，如腕踝针（有人以"隐性得气"称之）。这里关键是"何为得气"并未预先设定，对疗效及其显著程度也未规定标准。

再来看什么是理性？理性是基于现有的理论，通过合理的逻辑推导思考问题。其意和感性相对，不凭感觉做事情。如因为我们是中医，就认为所有中医内涵都正确，这不是理性，而是感性。理性常常被拿来与感性和知性作比较，其中感性是肯定的，知性是否定的，理性是否定之否定，所以也是肯定的。理性和感性有时可以是一致的（那时表现为经验和真理的一致性）。在现实生活中，感性产生经验家，知性产生辩证家，理性产生哲学家。三者的区别在于，经验家致力于收集事实，辩证家专务批评，而哲学家追求真理。所以，我们不应该停留在只"收集事实"阶段，即不应该仅是"经验家"，或只会批评的"辩证家"，而应该成为凡事都能通过理性去"追求真理"的科学家或哲学家。举个认识经络的例子：感性：走进经络（肯定）；知性：走出经络（否定）；理性：再寻回经络的本质（否定之否定）。

2. 掌握针灸医学的"道"比"术"更重要

有一位计算机学家把人类的智慧分为四重境界：第一重境界叫技术（techniques）。对于一个问题，能给出一个解法的人就算达到这个境界了。这样的人叫 technician（技术工人）。第二重境界叫科学（science）。经历了很多问题，提出了很多解法之后，技工可能会总结出一些规律，称之为理论（theory）。每个 theory 的出发点是一些抽象描述物理世界的公理（axioms）。比如欧式几何这个理论有五个公理，就是记录在欧几里得老师的《几何原本》（Elements）里的。从公理出发，大家可以按照逻辑可以导出很多推论（theorems）。第三重境界叫哲学（philosophy）。哲学是归纳了很多 theory 的人归纳出来的原则（principles），说的是怎么思考问题，可以归纳出好的 theories。

因为哲学是指导人们归纳 theory 的，所以说哲学原理（principles）是帮助我们拓展人类知识边界的工具。第四重境界叫艺术（art）。只可意会，不可言传，如汉语里的"道可道非常道"，这个道不是 principles 而是 arts。该作者认为以上四重境界中，艺术是最高境界。我不赞同他的这一观点，我认为如果以针灸医学中常说的"术与道"来归纳的话，所谓的"术"应该包括"技术"与"艺术"（知其然），而所谓的"道"则指"科学"（术背后的道理，即"所以然"）与"哲学"（由科学上升而来的方法论）。由此，科学方法论（哲学）是其最高境界。

如果按照以上的四类境界来看，针灸医学中哪些内容与这些境界相当呢？在古典针灸中，五刺、九刺、十二刺或五花八门的针刺手法，包括"如鱼吞饵"的得气手法．都是技术（有人把针刺比喻为"插秧"）；而辩证施治、"宁失其穴，勿失其经"是艺术。"有诸于内，必形诸外"的经络理论与"寒则热之，热则寒之，虚则补之，实则泻之"的治疗原则基本上是科学；"无问其病，以平为期"是哲学。

在现代针灸中，尤其是在我们提出的以"系统医学 - 反映点针灸"为代表的现代针灸中，有关在刺激靶点（穴位）实施针灸刺激的各种方法都是技术层面内容；属于艺术层面的则有对针刺干预信息与患者疾病系统及自愈能力自洽的把握（针灸调节的艺术）等。科学层面则是针灸机制的认识，如那些被我们定义．"针灸公理"的内涵，如针灸治病的机制是通过强化机体的自愈能力实现的。属于哲学层面的如我们提出的"系统医学原理"，分析了疾病发生或自愈与稳态偏离及针灸干预的关系等。以针刺扎跳为例，以"如鱼吞饵"为标志的扎跳是技术，也是艺术（不是每人都可以重复出来），即属于"术"的内涵，但如果"知其所以然"，如肌梭激发是肌肉搐动的原因，使"捕鱼术"上升为"捕鱼理论"，便使扎跳变成了一项可控实验，可以极大地提高重复性，即变成了科学与方法论（哲学），上升为"道"。

3．把握好针灸医学的"疆"与"域"

最后提一下针灸医学是否也与其他学科那样具有"疆"与"域"？针灸医学，当然也有自己的"疆"与"域"。一个经常争论的是，小针刀是否属于针灸？海外近些年流行的干针推广者，则一味地否定自己属于针灸。简单说来，凡是通过体表激发神经反射实现治疗效应（俗称"四两拨千斤"）的手段应该都属于针灸领域。这里要强调的是针灸疗法的"疆"与"域"，它们包括针灸疗法适应证的范围，刺激量与效应的关系（如既要治疗适度，又不要过度治疗）、针灸与其他疗法的配合等。由于针灸的适应证很广（在海外几乎是医学全科），这要求针灸医师具有多方面的医学知识，而且会用现代语言去表述针灸治病的原理，否则无法成为一名合格的针灸医师，最多是一名针灸匠（技师）。

2021 年传承堂第七期寄语

大家好！我们的团队今年又增添新军，15 位第 7 期弟子今天拜师进入传承堂。他们平均年龄49 岁（最小 35 岁，最大 69 岁，还有两位当年 77 级医学生），既有临床经验丰富的老医师（中医院院长、骨科主任、康复科主任、疼痛科主任等），也有自学成才的年轻人，其中十人有副高（副主任医师）以上职称。我们非常荣幸邀请到美国著名中医师金鸣博士为本次仪式见证。同时受邀出席的嘉宾还有美国大西洋中医学院朱海纳校长。在各位新入门弟子逐一自我介绍、递呈拜师帖与见证人、嘉宾致辞后，，我将针对当前中医针灸传承与发展面临的新问题，做一个大约 20 分钟的微讲座，题目是"科学解读，是传承中医针灸精华的基石"，作为今年对大家的寄语。

1．中医能否从科学角度进行解读？

由于现代人的知识结构是在科学的背景下形成的，对于与现代科学认知远远脱节的传统医学如中医的理论或术语难以理解，是众多现代人无法接受或相信中医的主要原因。对此，至今依然坚信中医确实可以治病的人群，主要采取了两种对策，一是尽量应用科学的观点去柔和中西医方法，另一对策则相对简单，直接提出中医与科学不可通约，即中医不可能用科学来解读，甚至认为中医比科学还要先进。

2．与稳态相似的中医平衡论

我以为，中医是可以从科学角度进行解读的。理由是作为传统医学的中医与以现代科学为基础的西医对健康或疾病的认知有十分关键的共同点：中医的"阴平阳秘"与西医的"稳态"表述的是同一回事！

3．传统针灸学与现代针灸学是否可以通约？

现代针灸学与传统针灸学一样可以还原到刺激靶点，也就是穴位。无论是"穴位敏化"还是作为针刺抗炎刺激靶点足三里的现代研究，都说明只要把传统穴位作为刺激靶点，现代针灸学与传统针灸学还是可以通约的，即不是不同的范式（paradigm）。或者说，现代针灸学必定从传统针灸学发展而来，否则就不能称为"针灸学"（如西方的 SPARC 计划），所以，现代针灸学也就是传统针灸学的现代研究。

4．科学解读中医的一般途径

解读一个理论。一种假说，一项研究，一篇文章，一个观察结果（现象或事实），一个结论。

解读的根据或出发点是事实，是常识，是公理，是逻辑，是以前已经被证实的结论或推理（定理或定律），

对于一项研究或一篇文章，先看结论（是否与常识或公理相违背），二看其观察结果（是否具有可重复性），再看其研究方法（是否可以被复制或容易复制），最后看其对实际结果合理性的解释（讨论部分）是否符合逻辑性，

譬如，当报道某研究应用某个中药方或某个穴位治疗某个患者或病症有效时，最难以否认的是患者症状（尤其是主观症状）的改善（即研究结果）（说有易，说无难），而最值得怀疑的是对该法治疗有效的解释（归功于什么），因为"条条道路通罗马"，不仅其他方剂或穴位也可以取得类似效果（经常同时使用多种中药、穴位或针药并治），还经常难以估量患者自愈作用的比重（尤其是逐渐显现的疗效）。在中药或穴位的效应尚未得到临床前研究证明之前，这些解释经常难以评估。但是，至于所采取的中医治疗方法，则由于多在非控条件下完成，随机性极大，别人多难以重复。以下举五个实例（略）。

归纳一下，在现代环境下继承与发展中医，我们必须高举科学的大旗！理性地解读临床或科研中遇到的每一个问题。为什么我要以这个讲座内容作为今年对大家的寄语？因为这几年来中医界在这些方面存在太多的误区，或是对于一个临床有效经验的介绍，或是对一篇论文的新观点、新结论的评估，我经常收到弟子或同道的询问"您怎么看？您怎么解读？"期待今天的讲座会对各位提高辨识能力有所裨益。

附录 7 反映点针灸 (简明教材)

以体表反映点为刺激靶点 (穴位), 根据 "体表 - 内脏相关" "体表 - 体表相关"、"体表 - 中枢相关" 等交互反射为主要机制的针灸, 就是反映点针灸 (Acu-Reflex Point Acupuncture, ARPA)。它是在中医有关 "内外交互反映" 的经典理念以及现代控制论、系统论的指导下发展起来的。《黄帝内经》等中医古籍的 "有诸内者, 必形诸外" 的整体观, "内属脏腑, 外联肢节" 的经络体系, 以及 "以痛为输" 或 "阿是穴" 的取穴法, 都是反映点针灸的经典基础。但它又通过对自古至今临床上广泛应用的经穴、奇穴与各种新穴主治功能的收集、分析、整理、归类, 对传统经络体系进行了去粗存精、去伪存真、化复杂为简单的重构, 并且运用现代科学的知识, 提出一个全新的针灸反射学理论, 制作了反映点分布规律的彩色图谱 (参见金观源教授等的《临床针灸反射学》和其英文版《Contemporary Medical Acupuncture》著作)。所以, 反映点针灸是 "继往圣、开来学" 的一种现代针灸形式。

回顾反映点针灸的发展史, 它是金观源教授 1972 年最早提出来的。他通过大量的临床实践, 总结出 "刺准反映点中心, 为穴位针刺之要" 的理念。其实, 应用反映点疗效卓著, 也一直是现代针灸大师们的临床共识。1926 年起, 日本名医代田文志就采取压痛点艾灸。1962 年, 江西中医学院魏稼发表《"阿是" 初探》。近、现代针灸大师焦勉斋、郑魁山等都十分注重针刺前的揣穴反应, 而不拘泥于穴位的固定尺寸, 他们在临床中的常用的许多经验穴, 其实都是反映点。1976 年, 金教授应用控制论阐释经络实质, 在其著作《针灸与控制论》一书中首次提出反映点针灸的临床应用。1988 年, 中国卫生部的《医学信息报》曾就临床应用反映点针灸的卓著疗效作了专门报道。1990 年, 金教授受邀在旧金山第五届世界中医暨第一届国际气功大会上以 "穴位分布规律的新理论" 为专题, 全面介绍了作为反映点针灸的基础理论 - 信息带理论 (现称针灸反射区理论)。2004 年, 金教授在其巨著《临床针灸反射学》中, 提出 "反映第一诀" (经、穴皆可失, 反映不可无)。反映点针灸的真理性, 至今在国内外已经经历了数十万人次针灸实践的检验。

(一) 什么是反映点?

在近代以来的针灸临床中, 经常出现用以描述穴位或刺激靶点性质的许多代名字, 如反映点、反应点、敏感点、压痛点, 良导点, 有效点、还有触发点或激痛点, 等等, 还有奇穴、新穴、阿是穴等, 它们经常出现在各类文献报道或教科书中, 但定义含糊, 经常使读者难以区别使用。

严格说来, 体表因为反射机制出现某种可以察觉反应的部位称为 "反映点" 或 "反射点 (Reflex points)"。反映点也经常被称为 "反应点 (Reaction points)", 但反应点的名称偏重局部出现的反应现象, 没有强调出现该反应的机制是反射, 故不如反映点来得准确。当局部反应的性质主要是压痛时, 则又称 "压痛点 (Tenderness points)"。反应也可以是其他一些形式, 如皮肤电阻降低, 则又称为良导点。具有各种反应形式或对刺激过敏的部位, 也经常统称为 "敏感点 (Sensitive points)"。西方则应用 "Trigger point (激痛点、触发点或扳机点)" 的名称。按激痛点的定义, 它们是位于软组织主要是肌肉内的高敏感的区域, 有局部压痛或刺痛、麻木、烧灼或痒的牵涉感觉。然而, 在穴位的这些名称中, 大多表述的都是穴位的某方面特性, 如压痛点 (敏感性)、良导点 (低电阻)、激痛点或触发点 (按压时可触发某处的牵涉痛或疼痛缓解), 只有反映点或反射点最能确切地表述穴位的形成机制与受刺激时的治病机制，即体表特定部位与其所联系的内部器官或其他组织的双向反射性联系。

由于英语 Reflex 一词既可以翻译为中文的"反射"，也可以翻译为"反映"，故反射点即是反映点；由密集成区、成片的反射点或反映点组成的所谓的反射区也可以翻译为反映区（Reflex zone）。针灸中应用的反映点与反射点，其英文翻译也常用 Acu-Reflex Point（ARP），复数为 Acu-Reflex Points（ARPs）。针灸反射区或反映区则翻译为 Acu-Reflex Zone（ARZ），复数为 Acu-Reflex Zones（ARZs）。以反映点为刺激靶点的针灸，我们以反映点针灸称之，其英文为 Acu-Reflex Point Acupuncture（ARPA）。

最为重要的是，反映点，揭示了穴位的本质，囊括了所有针灸刺激靶点（穴位）的特征，可以用于"收编"（解释与归纳）在传统针灸与现代针灸中应用的所有新、老穴位、有效点或激痛点。反映点的形成机制同时也揭示了针灸治病的主要机制。

（二）反映点的识别

以下是对于识别反映点特别重要的四方面体表信息。

（1）皮肤温度：身体局部皮温升高还是降低，通常分别反映局部有炎症或血液循环差。这是临床诊治躯体病或确定反映点的常见且最容易获取的体表反射信息。如关节炎急性期皮温明显升高，而血液循环不好的肢体摸上去发凉。然而，要充分利用皮温变化的信息，针灸师对正常人体的皮温特点应有相当的认识。例如，自肌肉丰满的腰背部至腰骶部关节，通常皮温从上往下逐渐降低，若在腰骶部察觉有皮温的异常升高，也能确定局部有炎症的存在。为了确定患者体表局部皮温的变化，一个简便方法是针灸师以自己手掌的皮温作为参照系，对患者不同体表部位尤其是对称部位进行比较。由于身体两侧对应的关节或部位，经常不会同时患病，故针灸师可用自己的手掌覆盖患部，去比较患者两侧局部皮温的差异，来得出结论。也可以用手去比较局部与周围区域皮温的差异。

（2）局部软组织的外观与张力：另一个容易获取的体表反射信息是局部软组织的外观改变，如局部软组织的隆起或内陷，局部皮肤的颜色变化或脱屑等。它们既常见于躯体疾病时，也常见于内脏疾病时。用肉眼经常可以看出，原来下陷的部位可呈饱满感，而麻痹肢体或病久的局部则有肌肉萎缩导致的内陷表现。当肉眼不易明显看出局部外观异常时，操作者可辅以指腹触摸检查，探测的范围可以不限于腧穴。为此，患者局部组织的完全放松十分关键，同时要选择适当的体位。当用手指触摸患者身体表面时，也可以察觉局部软组织张力的异常，如皮下的硬性结节或触摸时的空虚感等。

常见的是存在于皮下组织或肌肉中的圆形或条形结节。如在耳鸣、耳聋患者可以发现的翳风穴大圆硬结，手掌腱鞘炎时局部发生的细小圆硬结等。在某些肩痛患者，虽然其上臂部外侧局部外观无明显改变的高低变化，但触摸时仍能发现局部肌肉张力的增加，尤其当用指腹轻轻地沿着肌肉走向抚摩时可以察觉条形结节。这种条形结节很可能就是增粗或粘连的肌肉纤维。大量临床实践证明，患者局部软组织外观或张力有明显异常的部位，通常是针灸治疗优选的刺激部位，而且刺激时往往有较强的针感，收效也较好。

（3）压痛或其他压觉：除上述两种反应外，在身体的一定部位出现压痛点或局部痛阈的降低，是针灸临床上最常见的体表反射信号。它可以单独出现，也可以与上述两种反应或者其一合并出现。其实，大多数上述反映点同时也是压痛点。

由于人体体表不仅能反映人体内部疾病状态的信息，也能反映人体内部正常机能状态的信息，故对于出现体表的各种反应,既有可能是病理性的,也有可能是生理性的,要仔细加以鉴别。这对于体表压痛点来说尤其重要,因为它们十分普遍地出现在身体体表,很难设定一定的标准,容易混淆。

当人体机能在正常范围内波动时,如在空腹或饭后、排便等情况下,足三里、地机等与消化系统有较密切关系的穴位的压痛程度也会稍有增加。另一方面,当躯体、内脏或中枢患病时,体表也会出现压痛点,即所谓的病理压痛点、病理敏感点或病理反映点。它们出现在体表的位置与上述生理压痛点的位置一般没有不同,如慢性消化系统疾病患者也可在足三里、地机处有压痛。但病理压痛点起码具有以下一些可以用来鉴别的特点:轻触即得;不具有两侧的对称性;经常与其他体表反应合并出现;按压时可诱发或缓解相关的病痛;压痛程度可以随疾病的变化而变化。

揣摩反映点时不仅可以是压痛,也可以是压酸或其他感觉,包括舒服感觉,此时的反映点也称快感点。

(4)皮肤电阻:人体在正常生理活动时可以在体表皮肤上测出许多电阻较小、容易导电的点(区),即"良导点"。良导点上的痛觉、温度觉、血管的反应通常也特别敏感。大多数穴位都属于这样的点(区)。当在疾病状态时,体表反射区内穴位的皮肤电阻也会发生相应变化,一般是电阻变得更小,同时有痛阈的进一步减低。但是,临床上应用这一体表信息来指导针灸却并不顺利,因为它的获取容易受到患者体内外许多因素(如饮食、排泄、情绪波动、睡眠、运动、出汗等均能影响皮肤电阻。测试环境湿度、测试电极按压的轻重等都可以带来明显的测试误差)的干扰,使人难以辨别真假。一般说来,在体表微小反射区(如耳反射区)测定皮肤电阻的重复性较高。

反映点的上述信息,临床上都可以用于寻找与确定个体化的疾病反映点。

(三)反映点(区)的分布规律

由类似主治功能的反映点或穴位组成的身体反射区(反映区),可以分为三大类:内脏反射区,躯体反射区和中枢反射区,它们的分布规律如下。

躯体反射区除除存在于身体左右、上下、前后对应部位之外,还连续分布于人体周身体表,可分成前、后、侧三区,其中又以居于阳面的侧区与后区最为重要。

内脏反射区既可以分布在与内脏相近的胸背部、腹腰部,也可以分布在四肢部位,主要在四肢的阴面。它在四肢的分布还有一个显著的特点,那就是以横膈为界,在上肢仅分布横膈以上的各内脏(主要为心、肺及胃的一部分)反射区;下肢分布横膈以下的各内脏(胃的大部分,肠、肝、胆、脾、胰,泌尿生殖系器官等)反射区。

中枢反射区的分布规律有二:一是分布于与脑及脊髓联系最近的部位,主要在头部与躯干背腹面(尤其是背面)的正中线上。二是躯体前后面及四肢阴阳面的交界处,或称边缘区,尤其是肘、膝以下至手、足末梢部位。

这三大类身体反射区的图谱见书末彩图 5-1~9。它们与十四经脉的关系参见本书附录 5(1)的表。

(四)反映点的寻找

由于反映点的出现可以因人而异、因病而异,反映点针灸是一种完全个体化取穴的针灸模式。首先要熟悉反映点最容易出现在身体的部位。一般来说,身体最为敏感与灵活的部位,应.

是反映点最容易出现的地方，如四指末梢、感觉器官与灵活关节部位。临床最常用与重要的穴位大都聚集在腕、踝、膝、肘，还有掌（跖）指（趾）关节附近，就是与此原则相一致的。

其次，当在体表某一部位发现反映点时，还必须进一步确定它出现的组织结构，或者说它出现在体表组织结构的哪一个层次：是在皮肤、皮下组织、筋膜、肌肉、骨膜或关节腔？反映点可能由浅入深出现在体表组织的五个层次及其分布的相应感受器参见本书附录 5（2）的图。例如，激痛点针灸的刺激靶点激痛点，就属于位于肌肉或肌筋膜层次的局部躯体反映点。

第三，不同表现的反映点也经常有自己的特点。如以压痛为主的反映点容易在紧张性较高的组织结构上检测出来，而以肿胀或硬结为主的反映点容易在松弛组织结构部位检测出来。

寻找反映点思路大致有如下五种。

（1）按经脉的体表线路寻找：临床上寻找反映点，最简单的方法就是在传统穴位及其附近仔细触摸，发现"反映"而定之。此时看起来是取传统穴位，但其实是在取反映点。在这种情况下，反映点就在传统穴位的位置。传统穴位的位置变成了该反映点的坐标。但强调了一个新的理念，必须以确定是否有反映来决定是否用这个穴位，或以穴位附近的反映位置来代替传统位置。此外，还有许多反映点不在传统的或已知位置的情况，那就是新穴了。"经、穴皆可失，反映不可无"的"反映第一诀"，就是强调在传统穴位上寻找反映点的重要性。

（2）在相应身体反射区内寻找：身体的三大类反射区分布规则，一目了然，且与西医解剖名称相应，易学易记，临床应用极为方便。它们可帮助快速寻找反映点。由于身体反射区包含了经典的十四经穴、所有的经外奇穴、至今为止在身体上发现的大多数新穴，在相应身体反射区内寻找反映点，实际上已经包括了传统的循经取穴法。

（3）在患病局部或邻近组织寻找：患部局部体表组织是最常见反映点的部位。内脏疾病可以在胸腹与腰背出现反映点，躯体关节或软组织病变在局部出现反映点那就更明显了，经常就是其症状的一部分。中枢性疾病的反映点可以经常出现在头皮区或脊柱附近。对于肌筋膜疼痛性疾病，可以在同一肌肉邻近部位出现阿是穴（激痛点）。以查找位于受累肌肉或邻近相关肌肉上的激痛点为目标，也是寻取反映点的途径之一。

（4）在同节段神经支配区寻找：躯体或内脏性疾病受累器官的同节段神经支配区是反映点常见的部位。本书附录 5（2）的表总结了主要内脏牵涉痛投射至体表的部位，可供寻找反映点时参考。

（5）在躯体对称区或对应区内寻找：在身体体表左右对称或上下对应部位之间存在相互反射。从身体上下部位的对应来看，肩关节对应髋关节，膝关节对应肘关节，腕关节对应踝关节，掌指关节对跖指关节。肩胛部对应臀部，上臂对应大腿，前臂对应小腿，手对应足等（参见书末彩图 1-17 躯体的上下左右对应反射区）。这些解剖部位的对应，经常可以用上下肢的一些穴位相应来表述，如天宗相应于环跳，肩井相应于居髎，曲池相应于阳陵泉，手三里相应于足三里、合谷相应于太冲等。

通过以上途径寻找反映点时，最简便的方法，是医者通过自己的手在这些部位仔细触摸与按压，并且通过眼仔细观察，或与对侧相应部位或周围部位作比较。这既可以帮助区别反映点与非反映点，也可以帮助区别病理反映点与生理反映点。当然，有条件时也可以用仪器来"延长"自己的手或"放大"自己的触觉或视觉。如一些经络探测仪（主要是测电阻），压痛计（检测压痛程度）或红外成像仪（检测体表温度的变化）。

在发现可疑的反映点之后，还须鉴别该反映点究竟是病理反映点还是生理反映点（参见前文）。但很多情况下，还要通过观察其刺激时的反应或刺激后的效果才能最后得出结论。

（五）反映点的刺激方法

传统穴位上应用的各种类型物理刺激（包括针灸、电刺激等）均可以用于反映点。针刺方法也与一般的穴位刺激相同，但要注重四点：一是刺激的结构层次要与出现反映信息的层次相同，而且要尽量刺准反映点的反映中心，许多躯体性疼痛患者，患部"阿是穴"的反映中心被刺准时，经常会告诉你"痛就在这儿"，这种患者针后多能立即见效。二是可以选择不同的针具或手段来刺激位于不同组织层次的反映点。如应用七星针（加或不加火罐）刺激位于皮肤层次的反映点；应用较长的毫针刺激位于皮下组织的反映点；应用不同长度的毫针刺激位于深浅不一的肌肉或肌筋膜上的反映点（如激痛点）等等，三是因为反映点的敏感性高，一般无需过强的针刺手法，即不过度做捻针或提插手法，就会有较强的针刺反应与较显著的治疗效果。四是反映点的位置及其表现会随着治疗而变动。由于刺激后原先的位置会发生移动或其阳性表现逐渐随着疾病的好转而消失，每次治疗前要重新确定刺激靶点，并且以消除反映点上的各种阳性表现为观察指标之一。可以采取追踪刺激法，治疗至多数反映点转变至正常为止。

由于针刺反映点时经常会有较为强烈的得气现象或针刺感觉，一定要根据患者体表的敏感性调节针刺强度，对于敏感性高的（如年轻或女性）或体力虚弱者或非疼痛性疾病患者，刺激要轻些，而对于敏感性低的（如老年或男性）或体力强壮者或疼痛性疾病患者，刺激可以强些。

（六）反映点针灸的作用特点

一般来说，不论是病理性或生理性反映点，都具有较为敏感的特性，即使较轻微的刺激或不用特殊的手法就有较强烈的"得气"（局部肌搐动）针感（针刺时）或热感（艾灸时）及其感传。当刺激到是病理性反映点时，针灸感传经常很容易"气至病所"，这称为"针感的趋病灶性"大量实践证明，以动态出现在体表的反映点为靶点实施针灸，其瞬时疗效或长期疗效均疗效要比针灸刺激非反映点的其他部位（不论是否经穴）效果更为显著。附录7：图1列举了临床针刺反映点与非反映点时的作用各方面（针感强度、得气或局部肌搐动反应、气至病所所需的刺激强度或特殊手法，瞬时疗效与长期疗效，还有针刺效应的特异性等）的比较。

刺激部位	针感程度	得气或肌搐动	气至病所	所需刺激强度	所需特殊手法	瞬时疗效	长期疗效	特异效应
反映点不论是否经穴	+++	+++	+++	+	—	+++	+++	+++
非反映点但是经穴或奇穴	++	++	+	++	+	+	++	++
非反映点、非经穴、非奇穴	+	—	—	+++	+++	—	+	—

附录 7：图 1　反映点与非反映点作用的比较

（七）反映点针灸的应用举例

传统针灸的所有适应证，都是反映点针灸的适应证。以下举一些实例来说明如何在三大类反射区内选取反映点实施针灸治疗。

例一：男，48 岁，中国人。突然发生右侧完全耳聋，伴耳鸣已半月，系闻剧烈爆炸声后引起。经耳喉科诊断为右侧神经性耳聋。在其患侧翳风穴触及圆形硬结，压痛显著。作单穴针刺，当针刺入该硬结中心时，稍作捻针，患者已经针感强烈，当即满头大汗、全身发热，即刻耳鸣消失，并可以听到耳语。留针 15 分钟起针时，听力已完全复常。一月后随访，无复发。

【讨论】该例是新近发生的耳鸣或耳聋的患者，在治疗中都只用了翳风一穴，并取得很好的疗效。据文献记载，翳风穴位于耳垂后，乳突和下颌骨之间的凹陷处，张口取之，"按之引耳中痛"。笔者通过细心触摸耳垂后的凹陷处，发现翳风穴处皮下组织的硬度常发生变化，多数患者可触及圆形硬结，大小不一，用手指按压，患者即有酸痛、沉闷感觉向耳内或咽喉方向放射；如避开此硬结，就无此感觉，故认定此硬结就是古书所记载的"按之引耳中痛"的翳风穴所在。找准翳风硬结反映点后，先用指甲在硬结中心作一印迹，然后将针垂直刺入；根据硬结的深浅，一般刺 0.3~1 寸深，并力求刺入中心最敏感处。留针 10~20 分钟。只要刺入该硬结中心，常见的针感是局部的酸胀麻痛，可以向耳内或面部放射，有时也可是面部抽搐感；此外，针周皮肤、耳郭及面部可以泛红，以及皮温升高；有的患者有全身热感或满头大汗，或发生嗳气、咳嗽等反射；偶尔有人会晕针，但只要拔针或卧平后即能复常。

例二：女，30 岁，白人。患牵涉性偏头痛 3 年半，主要痛在右侧颞部，发作时表现为局部压迫感与恶心；近 9 个月来加剧，每星期有 3~4 次发作，如果不服用止痛片，头痛可以延续 1~2小时。已用过几乎所有镇痛药。取反映点太阳、合谷、风池、印堂等穴，每周一次。第 3 次就诊前有剧烈头痛发作，针后当即明显减轻，但第 2 天仍有剧烈头痛而来复诊。这次治疗作了两点调整，一是在太阳穴改浅刺为深刺，而且加刺双侧足三里。该患者的双侧太阳穴饱满，微微外突，与多数偏头痛患者所见类似，她的太阳穴还有一定的硬度，轻刺时还不容易深达，这是为什么前几次治疗中笔者采取的都是浅刺（5 分左右）的原因。这次深刺太阳 1 寸左右，并且配足三里收到了极好的疗效，患者在以后 2 个星期都未再出现头痛。有趣的是，经上法治疗 10 次后，该患者随着头痛的完全消失，其双侧太阳穴也不再外突，用手指压上去时也不发硬了。这提示其颞部该穴位内的压力已恢复正常。

【讨论】不同类型的头痛有一定的反映特点，在治疗时须加以重视。如紧张性头痛患者的斜方肌常有明显压痛。经治疗斜方肌的压痛减少后就有头痛强度的减轻。所以治疗紧张性头痛时要注意核查与刺激位于斜方肌上的一些穴位或反映点，如颈部的天柱、风池，上背部的大椎、肩中俞、肺俞、肩井、曲垣等穴。偏头痛患者也可以在天柱与通天穴出现压痛，代田文志认为这两个穴位是灸治该病的特效穴。笔者体会到，不论是紧张性头痛或偏头痛，许多患者在头痛发作时，经常可以发现其患侧太阳穴饱满或有外突现象（如例二），而且拔针时常有出血。出血后头痛症状多能减轻。随着多次针刺，头痛逐渐受到控制后，太阳穴的局部张力又会恢复正常，也不再出现拔针后出血现象。这提示某些患者头痛的原因可能与局部血管张力异常有关，如有一侧或双侧头部高血压的存在。

例三：女，25 岁，中国人。分娩后发生尿潴留 3 天。曾作下腹部热敷及导尿 3 次，均未能恢复主动排尿。经检查在水道、秩边、三阴交处找到反映点，按压时酸楚异常，先针刺后艾灸，治疗后 2 小时即恢复主动排尿。

【讨论】针灸治疗功能性的尿潴留如产后尿潴留效果最好。产后尿潴留在难产或产程延长的产妇比较常见。笔者曾在 1974 年介绍应用上法治疗 5 例产后尿潴留，收效满意。其中 3 例仅针灸一次即恢复自行排尿，另 2 例曾作下腹部热敷及多次导尿均无效，经针刺 2 次、艾灸 4 次而愈。

例四：男。49 岁，白人，2007 年因胸部刺伤导致喉返神经损伤性声带麻痹。完全不能发声。一月后就诊时稍能发音，但声音极为轻微，而且进食或喝水时经常导致咳嗽。经次针刺治疗后（每周 2 次）发音恢复 3/4，80% 正常。取穴：反映点复音穴，加双侧合谷、肩井与风池。

【讨论】针灸对失音一般有较佳的疗效，尤其是功能性失音与痉挛性失音，但该例是由于外伤引起的。对于各种原因的失音，均可以在喉前部、颈项部及手部的咽喉反射区内选取反映点针刺，也可给合并电刺激。常用的反映点区是喉前部的天突、廉泉，颈项部的风池、天柱、大椎以及笔者发现的复音穴，还有手部的合谷。它们多与中枢反射区重叠。复音穴的位置及其针法：仔细触摸、按压患者后颈部，在第 3～6 颈椎之间两侧旁开 3～5 分处可以发现敏感的条索状硬结，左右侧均能发现，即是此穴。用 1 寸毫针刺入其硬结中心，行平补平泻法，可获针感上下放散，有时能达咽喉部。留针 5～10 分钟，针刺治疗失音的机制，显然包括对声带及其运动神经的功能调节与发音反射的重建两个方面。为消除声带水肿，解除声带痉挛或有关支配神经的麻痹等，应该有穴位特异性的，即在有关咽喉反射区或反映点上刺激时有最好的效果，对于功能性失音，则可能无穴位作用的特异性，即只要在刺激身体某一较敏感的穴位或非穴位的同时，诱导患者模仿正常人发音，患者通常可立即见效。换言之，此时发音反射的重建主要靠语言训练，针刺起的可能只是一种诱导作用。

（摘自《刺法灸法学》冯淑兰、贾春生主编，科学出版社，第四节，2017）

三 版 跋 文

为了使读者能够进一步了解本书三版所增补论文的背景与理念，梳理思路，这里我以回顾的方式，介绍一下自 2017 年以来自己参与的主要学术活动。

近四年中，对我们最重要的事件是由我们四位作者花费 13 年时间合著的一书《系统医学原理》中文版、英语版的相继问世。系统医学（Systems Medicine），是 20 世纪初开始发展起来的新兴学科。不同的研究者有不同的切入点。我们以"稳态及其偏离"作为研究健康与疾病本质的切入点，填补了生理、病理学与临床医学之间一直存在的鸿沟，提出了系统医学的两个公理与一个基本公式，为其临床应用开辟了新的方向。

2017 年 10 月 30 日，应美国北加州大学（California Northstate University，CNU）副校长 Catherine Yang 教授的邀请，我到该校作了题为"为什么治疗是可能的？（Why is Treatment Possible?）"的英语演讲，杨副校长主持了该讲座。这是我在美国的西医院校首场宣讲系统医学的理念。该校校长、副校长、医学院院长等数十位教授、医师与会，对我的演讲给予了极高评价，并且十分感兴趣系统医学的进一步研究与应用。

2017 年 12 月在北京举行的世针联成立 30 周年学术会议安排了一场"针灸与系统医学论坛"，我受邀作了题为"针灸医学的公理化 -- 系统医学的新视角"的报告。我指出：系统医学的新理念包括其公理、戒律、基本公式，病因分析以及对疾病与治疗过程的新定义，将对现代临床医学的发展有革命性的影响，针灸医学也不例外。这也给针灸治病原理的解读、治疗过程的标准化与现代化带来了一个全新的视角。我的报告最后提出：仅靠"一根针"刺激体表的简单易行、疗效卓著的针刺术在中国乃至全球流行了几千年，对其作用机制的近代研究（验证）与理论认识也已历经数代人的努力，是到了该得出科学结论的时候了！衷心期待能在下一个十年由我们这一代人实现针灸医学的公理化！

2019 年 6 月 21 日，我们在英国剑桥大学举办了国际首届"系统医学与中医"论坛，同时首发《系统医学原理》一书的英文版。近八十位来自世界各地的专家、医师与我们一起见证了这场国际上首次以《系统中医学》为主题的论坛！会上我作了两个主题演讲："系统医学养生新理念"、"气功治病原理揭秘"。后者也曾是我 2018 年 9 月在美国哈佛大学由全美中医药学会主办的"首届国际哈佛气功 - 太极论坛"上的主题演讲。

其后，我们还相继发表了两篇有关系统医学与中医的论文："中医平衡理念的现代表述 -- 从系统医学的角度研究中医"（山东中医药大学学报，2019）与"《黄帝内经》认知的躯体智慧模型"（经典中医研究，2020）。在后一篇论文中，我们指出，《黄帝内经》的两部分对话，无论是作为养生大法的《素问》，还是作为针经的《灵枢》，其实都是围绕躯体的智慧展开的。它们充分论述了躯体各部分是如何通过经络体系链接成一个平衡整体的，如五脏六腑之间相互联系，内脏与体表（皮脉肉筋骨五体）相互作用等。所以，这些内涵就是《黄帝内经》认知的躯体智慧。深刻理解东西方殊途同归的"躯体智慧"理念，有非常重要的临床意义，无论是为了尽可能减少或避免各种医源性疾病或过度干扰的危害，还是更广泛地发掘与应用非药物自然疗法（如针灸、中药）的防病治病作用。

自从 2016 年开设"系统医学、反映点针灸高级临床班"的传承教学工作后，我加快了该课程的全球培训，2017 年分别在美国佛罗里达州、加州硅谷，加拿大温哥华，国内深圳、洛阳与桂林连续举办了六场，2018、2019 年更是遍及瑞士、荷兰、英国、比利时、德国与国内上海、北京。

每场培训 16～24 学时，有数百位中西医医师接受了培训。反映点针灸的科学内涵与临床价值得到针灸界、疼痛与康复学科众多同仁的首肯。每场培训都受到极大的欢迎与赞誉。

2018 年 5 月在上海同济医院开班前一天，受上海市针灸协会会长、上海市针灸研究所吴焕淦所长的邀请，我还作了"纵谈各家微针绝技，反思全息影射玄机"的公益讲座，开始了针灸界对长期以来用于解释包括耳针、头皮针在内的微针机制的"全息反射"模型的反思。

通过反思与研究，我们更新了有关耳反射区的分布规律，有关成果"金氏耳反射区系统(JARZS)"(Introduction to Jin's Auricular Reflex Zone System)一文（英文版）发表在"国际临床针灸杂志"(International Journal of Clinical Acupuncture, 2018)。因为至今没有明显证据存在与躯体倒置的耳郭全息联系，我们把耳郭（正反面）的所有穴位归纳为躯体反射区、内脏反射区与中枢反射区三大板块，这类似于我们对全身穴位的归类方法，但进一步参照了耳郭上存在的耳大神经、枕小神经、三叉神经、迷走神经、面神经等的分布特点以及身体（耳郭）凹进凸出相应于阴面与阳面的认知。我们提出，根据迷走神经耳支的分布特点，整个耳郭（正反面）的内脏反射区主要分布于正面凹进去的部位（耳甲腔、耳甲艇、三角窝）以及耳屏内表面与外耳道后壁；耳躯体反射区发布于耳郭正面突出的部位。耳郭背面突出的部位（相应于耳甲腔、耳甲艇），则属于内脏反射区。作为中枢反射区，应该是可以同时刺激到内脏神经（迷走神经）与躯体神经的地方，或者是同时刺激到阴阳面的部位。这是我们划分中枢反射区的原则。因为身体的凹进凸出相应于阴面与阳面，故耳部的中枢反射区首先是位于耳郭凹进、凸出部的相交界面，即耳郭正面的对耳屏、耳屏、对耳轮及其上下脚。背面相应于正面对耳轮及其上下脚凸出的凹进沟（包括"降压沟"）也是。另外，从全身角度来看，耳郭反面属阳，正面属阴，故而耳郭外周一圈（耳轮）也应该属于阴阳面交界处，故也属于中枢反射区。

2018 年，对于现代针灸的发展史来说，有两件值得庆祝的大事，第一是中国成功进行针刺麻醉 60 周年。1958 年 9 月 5 日的《解放日报》报道："上海市第一人民医院耳鼻喉科和中医科合作，采用针灸代替药物麻醉，已获得成功"。自那时起已经整整一甲子了。第二，美国国会通过立法认可了针灸。为了解决阿片危机，针灸第一次正式被美国国会通过作为一种镇痛的替代疗法。为了宣传针灸对于解决阿片危机的重要性，我们发起起草、参与与监制一部有关针灸作为阿片类药物替代疗法的英语纪录片短片"穴之要（The Point Is）"，该片于 2020 年获得由 NCCAOM（全美针灸与东方医学资格认证委员会）和 ASA（美国针灸师学会）主办的在美国弘扬针灸的视频竞选比赛第一名。

2018 年 8 月 11～12 日，我还受邀参加在加拿大温哥华由加拿大整体医学研究院主办的"2018 温哥华第二届国际医学大会"并且作第一个主题发言：针灸疗效最大化的挑战与对策～大道至简地反映点针灸。2018 年 8 月 18 日恩师、针灸泰斗郑魁山教授百年诞辰纪念大会在兰州举行，我因为时间冲突未能成行，特写"郑魁山恩师百年颂"藏头诗一首，献于恩师灵前：

郑氏手法冠杏林，

魁斗太空司文星。

山花集锦朵朵鲜，

恩泽全球留芳名。

师古不泥善用针，

百法秘技传后人。

年久谜团昭天下，

颂扬国医西域兴。

自 2017～2019 年，我受邀为多家中医学院博士班、研究生、本科生授课或讲座，作为北京中医药大学首批临床中医特聘专家（自 2016 年起，续聘至 2026 年）与广州中医药大学客座教授（2016～2019），为北京中医药大学与广州中医药大学授课是任务，如 2017 年为广州中医药大学全校研究生讲座（反映点针灸与系统医学）；2018 年 5 月在北京中医药大学名师大讲堂（"为什么治疗是可能的？"），但我也去国内外其他中医院校访问或交流。如 2019 年 4 月分别在浙江省中山医院（浙江中医药大学附属第三医院）与上海中医药大学针推学院的研究生与大学生们作讲座"内经针术新解"。2021 年是美国纽约中医学院 25 周年校庆，我也受邀在今年 6 月作了一整天的英语讲座"寻求疗效最大化的反映点针灸对策与技巧"。

2020 年对全世界都是特殊的一年。元旦时我在微信群里发过一段感言，提出"如果说是自 1958 年以来针刺镇痛包括针刺麻醉的研究燃起了近 60 年全球的针灸热，那么在下一个甲子继续推动或领跑针灸医学发展的将是针灸抗炎的研究与临床实践。"想不到话音刚落，一场全球的抗疫战斗打响了，针灸也成为抗疫的利器之一。春节时我又发了一个帖"针灸干预有望减少败血症死亡"。我在该帖里指出：败血症（也称脓毒症，sepsis），是医院重症监护室主要死亡原因之一，源于感染和炎症，估计每年有 25 万人死于美国。它也是这次新冠肺炎的主要并发症。很多情况下，患者不是因为感染而死，而是死于感染后发生的炎症性疾病。故如何控制炎症，至关重要。而近些年的研究已经证实，刺激迷走神经或交感节后纤维，会在体内触发减少炎症的过程，如当电针应用于败血症小鼠时，有助于抑制炎症的细胞因子被释放出来。有报道接受针刺治疗的老鼠中半数存活了至少一周，而未接受针灸治疗的老鼠无一存活。这一发现为针灸治疗人类败血症提供了可能的新途径。2020 年 2 月 2 日我在多个微信群里作了题为"激发躯体智慧，抗击新冠肺炎"的公益讲座，通俗地介绍了植物神经对免疫力的影响及炎症 - 抗炎平衡与肺炎的转归，并且提出了强化抗炎、促进自愈的五大措施，包括不扰乱生物钟，适宜的体表刺激，减少或避免各种压力，中药、维生素与营养，八段锦、太极、气功与其他锻炼等。第二天，也就是 2 月 3 日，我又在另一个中医微信群里讲了题为"新冠肺炎并发脓毒症防治中结合应用针灸的建议及其医学证据"的讲座，正式建议在脓毒症的治疗中增加针灸疗法。我在建议中提出：在国内"第五版"指导意见中虽增加了"中医治疗"内容，但依然存在下述不足：中医治疗不仅仅是"中药"，起码还应该包括针灸。我把该建议发给了国内针灸学会的多位领导及多所中医药大学校长，受到许多赞同。《世界中医药杂志》2 月刊发了天津中医药大学郭义教授团队陈波博士文章（我也参与）"针刺防治新型冠状病毒肺炎及其并发脓毒症的科学依据探讨"；3 月又发了我们团队的"防治新型冠状病毒肺炎并发脓毒症的针刺抗炎优势"一文。我们非常高兴地看到，3 月 1 日"中国针灸学会新型冠状病毒肺炎针灸干预的指导意见（第二版）"中终于增加了针刺治疗的内容。在抗击新冠病毒疾病的战斗中，我们又多了一件武器！

新华网 2020 年 9 月 9 日发表文章"中医药智慧助力破解全球抗疫难题"，其中一段提到"疫情期间，世界针灸学会联合会与中国针灸学会、中华中医药学会联合举办了 29 期中英双语的'国际抗疫专家大讲堂'系列讲座。来自 60 多个国家的医师和民众在线观看，浏览量超百万人次。50 多位抗疫一线专家与部分国外专家介绍了中医药、中西医结合治疗新冠肺炎的中国方案和临床经验。"文章还提到"在第二十六讲中，北京中医药大学中医临床特聘专家金观源讲解了针刺疗法的作用：'通过针刺的双向调节作用刺激神经网络，引发良性的刺激，而这种刺激有助于失衡的机体调节自身免疫功能。同时，刺激产生的抗炎作用也有助于减轻由新冠肺炎引发的炎症风暴损伤'"。

2020 年 4 月 29 日，是一个悲痛的日子。我的三位恩师之一江西中医药大学魏稼教授也是最后一位驾鹤西去。魏老作为身体力行"继往圣、开来学"的一代针灸名家，其学术思想影响深远。魏老仙逝，我们身在世界各地的魏老弟子们心情十分沉痛。为了纪念恩师，我联络多位国内外同人，一起发起于 2020 年 5 月 17 日主办了"魏稼教授针灸学术国际研讨会（全球网络视频直播）"。

全球近 3000 名针道及医界同人齐聚于一堂，用这种特殊的形式来悼念与追思魏稼教授。该活动由我们国际系统医学研究所与江西省针灸学会主办，中国针灸学会支持，江西中医药大学校友会与纽约中医学院协办。同时也得到全球多个中医院校、中医针灸学会的领导专家教授的支持。参加该大会的嘉宾有：中国工程院院士张伯礼教授；中国针灸学会会长，世界针灸学会联合会主席刘保延教授；江西中医药大学校长兼党委副书记左铮云教授；上海市针灸经络研究所所长，中国针灸学会副会长吴焕淦教授等。

我在开幕词里指出：那么多中医针灸专家自发快速地聚会，这本身就反映了一个事实：魏稼教授的针灸学术理念影响深远。纵观魏老一生对针灸医学的巨大贡献，可以用"继往圣、开来学"六个字来概括。作为著名的中医文献专家，他大力推崇学习经典，继承历代针家的宝贵经验，但师古又从不泥古，主张要用临床实践去验证古人或近代出现的一切理论与观念。中医的千年发展，累积了多少像魏老那样的中医巨匠的心血，从无论是化名的黄帝、扁鹊，还是真人华佗、张仲景、孙思邈、杨继洲，以及近、现代的针灸大师们，如承谈安（1899-195）、陆瘦燕（1909～1969）、杨永璇（1901-1981 年）、焦勉斋（1905-1975）等。更有像黄石屏（1850—1917）、方慎盒（1893-1962）、郑毓琳（1896-1967）、郑魁山（1918-2010）等，这样一代又一代，站在巨匠的肩膀往上攀登！魏老（1933-2020），也是其中的这样一位巨匠！

在这次研讨会上，国内外有 9 位专家作主题发言。他们分别是谢强教授（江西省中医院主任中医师、魏稼教授传承人之一），洪恩四教授（江西省针灸学会副会长，江西中医药大学针推学院副院长），陈日新教授（江西省针灸学会会长，江西中医药大学首席教授、江西中医药大学针推学院院长），单宝枝教授（江西中医药大学特聘教授，魏稼教授关门硕士、李鼎教授的博士），魏海博士（魏稼教授嫡孙），叶明柱教授（上海市针灸文献委员会副主任委员），陶丽玲教授（欧盟针灸学院院长，江西中医药大学客座教授），刘立公教授（上海市针灸文献委员会主任委员）以及我。我的主题发言是：从"阿是""反映点"到反射区的演进。主题演讲后还有 5 位专家的即兴发言。他们分别是加拿大魁北克中医联合会秘书长王建新教授，纽约中医学院陈业孟校长，法国中医学会会长、颊针创始人王永洲教授，江苏省太仓市岐黄针灸经络研究所所长吕承德医师，以及美国中医学院巩昌镇校长。

2020 年，由于疫情，原定于重庆举办的反映点针灸第 13 期高级临床班被迫推迟到 4 月通过网络平台举办，授课内容为新课："反映点五体针灸"。我还受邀在国际上多个公益网络平台或学术大会演讲。以下是我 11 次讲座的主题及主办单位："偏头痛，针在何处？"（美国全美中医药学会微信讲座，2020 年 1 月）；"激发躯体智慧，强化抗炎能力"（美国"威州金大夫在线"微信讲座，2020 年 2 月）；"新冠肺炎并发脓毒症防治中结合应用针灸的建议及其医学证据"（美国"针灸科学转化医学论坛"讲座，2020 年 2 月）；"抗击新冠病毒疾病的针灸策略"（ZOOM 网络课堂。2020 年 3 月）；"强化自愈潜能，针灸参战斗病毒～激发神经调控免疫的躯体智慧（京东直播，清华大学出版社主办，2020 年 4 月）；"针灸抗疫的优势、适当的介入时机与方法"（国际抗疫专家大讲堂第二十六讲，世针联主办，世针联秘书长、中国针灸学会副会长喻晓春教授主持，2020 年 6 月）；"新冠病毒疾病防治的系统中医学思考"（中医药抗击 COVID-19 进展全球公益讲座第三期第一讲，世界中医药学会联合会、中华中医药学会、中国知网联合主办，世界针灸杂志社社长刘玮宏教授主持，2020 月 8 月）；"常见盆底疾病的反映点针灸治疗"（世界中医药学会联合会盆底医学专委会第 6 次年会，2020 年 9 月）；"抗炎针灸及其临床应用"（英国中医药学会 2020 年国际学术大会英文主题讲座），2020 年 9 月）；"创伤后慢性疼痛的反映点针灸疗法"（中华医学会疼痛学分会第 16 届学术暨第四届中国疼痛病学峰会年会报告，2020 年 10 月）；"急慢性腰痛的反映点五体针法"（美国 TCMZONE 视频讲座，2020 年 12 月）。

这里特别要提一下的是，我在 2020 年 8 月所作讲座"新冠病毒疾病防治的系统中医学思考"，后来改写为"祛毒、补虚、肺肠同治与凉血化瘀～中医药抗疫合理性的系统医学解读"一文，获得 2020 年 10 月由广州中医药大学主办的"从中医药抗击新冠肺炎疫情谈中医药文化自信及中医药创新发展"学术研讨会征文活动一等奖，其英语版于 2021 年 12 月发表在《Acupuncture and Herbal Medicine》杂志。

金观源

美国威斯康星州密沃基市

2021 年 12 月 1 日

数字资源

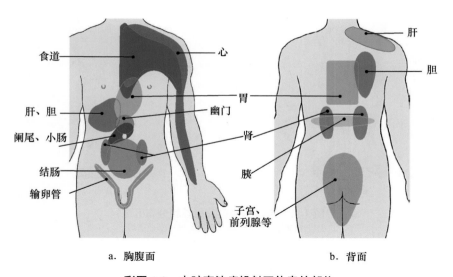

食道

心

肝、胆

胃

幽门

阑尾、小肠

结肠

输卵管

肾

胰

子宫、
前列腺等

肝

胆

a. 胸腹面

b. 背面

彩图 1-9　内脏牵涉痛投射至体表的部位

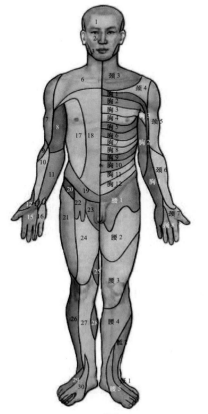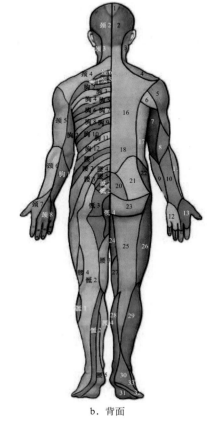

a．正面　　　　　　　　　　　　　　　　　b．背面

彩图 1-11　周围神经的节段性和分布区域

（引自浙江医科大学等编绘《针灸解剖学图谱》）

a.

1．眼神经

2．上颌神经

3．下颌神经

4．耳大神经

5．枕小神经

6．锁骨上神经

7．臂外侧皮神经

8．臂内侧皮神经

9．臂后皮神经

10．前臂外侧皮神经

11．前臂内侧皮神经

12．桡神经浅支

13．正中神经掌皮支

14．尺神经掌皮支

15．指掌侧总神经，指掌侧固
有神经（正中神经分支）

16．指掌侧总神经，指掌侧固

有神经（尺神经分支）

17．肋间神经外侧皮支

18．肋间神经前皮支

19．髂腹下神经

20．髂腹下神经外侧皮支

21．股外侧皮神经

22．生殖股神经（股支）

23．髂腹股沟神经及生殖股
神经（生殖支）

24．股前皮神经

25．闭孔神经皮支

26．腓肠外侧皮神经

27．隐神经

28．腓肠内侧皮神经

29．腓肠神经

30．腓浅神经

31．腓深神经

b.

1．三叉神经

2．颈神经后支

3．耳大神经

4．锁骨上神经

5．臂外侧皮神经

6．肋间神经外侧皮支

7．臂内侧皮神经

8．臂后皮神经

9．前臂内侧皮神经

10．前臂背侧皮神经

11．前臂外侧皮神经

12．尺神经手背支

13．桡神经浅支

14．尺神经指掌侧固有神经

15．正中神经指掌侧固有神经

16．胸神经后支

17．肋间神经外侧皮支

18．腰神经后支

19．骶神经后支

20．臀中皮神经

21．臀上皮神经

22．髂腹下神经外侧皮支

23．臀下皮神经

24．股前皮神经

25．股后皮神经

26．股外侧皮神经

27．闭孔神经皮支

28．腓肠内侧皮神经

29．腓肠外侧皮神经

30．腓肠神经

31．足底内侧神经

32．足底外侧神经

33．腓浅神经

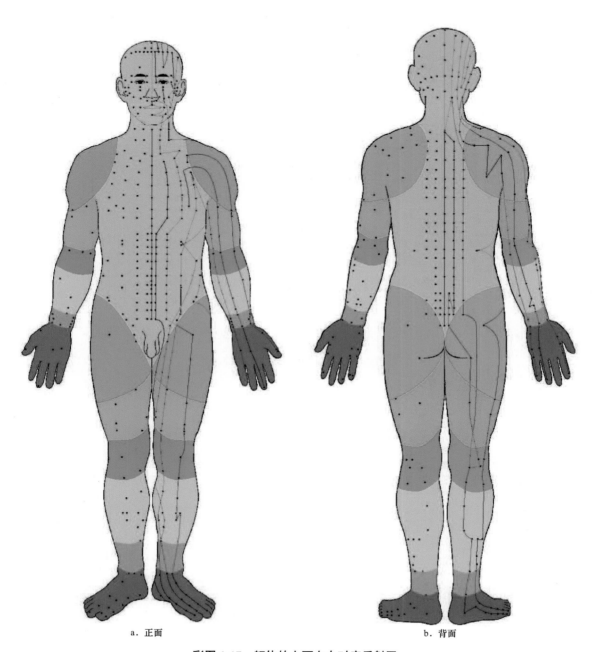

a. 正面　　　　　　　　　　　　　　　b. 背面

彩图 1-17　躯体的上下左右对应反射区

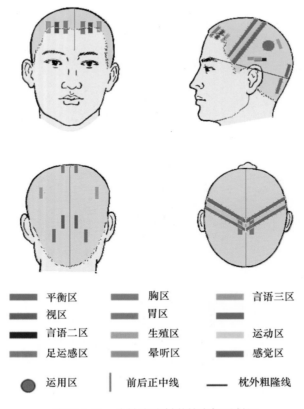

▬ 平衡区	▬ 胸区	▬ 言语三区
▬ 视区	▬ 胃区	
▬ 言语二区	▬ 生殖区	▬ 运动区
▬ 足运感区	▬ 晕听区	▬ 感觉区
● 运用区	⏐ 前后正中线	▬ 枕外粗隆线

彩图 1-18　头针疗法刺激的中枢反射区

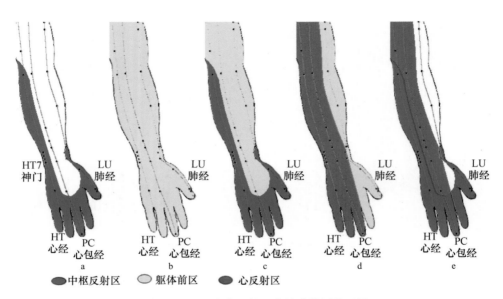

● 中枢反射区　　○ 躯体前区　　● 心反射区

彩图 1-19　三大类反射区在前臂掌侧的重叠

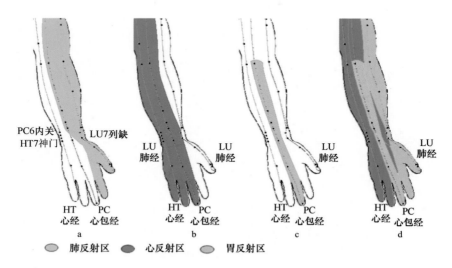

彩图 1-20　心、肺、胃反射区在前臂掌侧的重叠

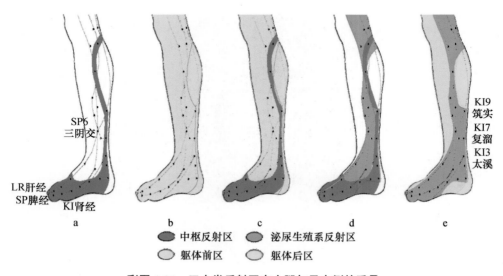

彩图 1-21　三大类反射区在小腿与足内侧的重叠

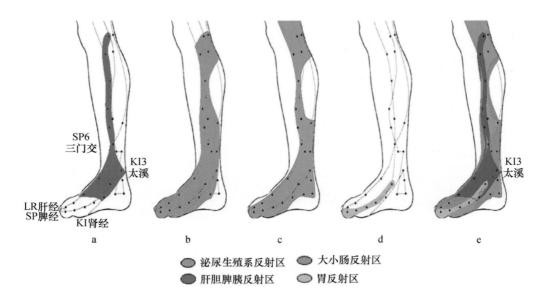

彩图 1-22　内脏反射区在小腿与足内侧的重叠

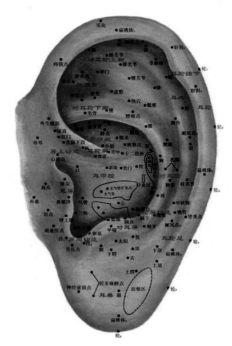

彩图 1-23　耳郭的分部与耳反射区的分布

（引自南京部队某部编著《耳针》）

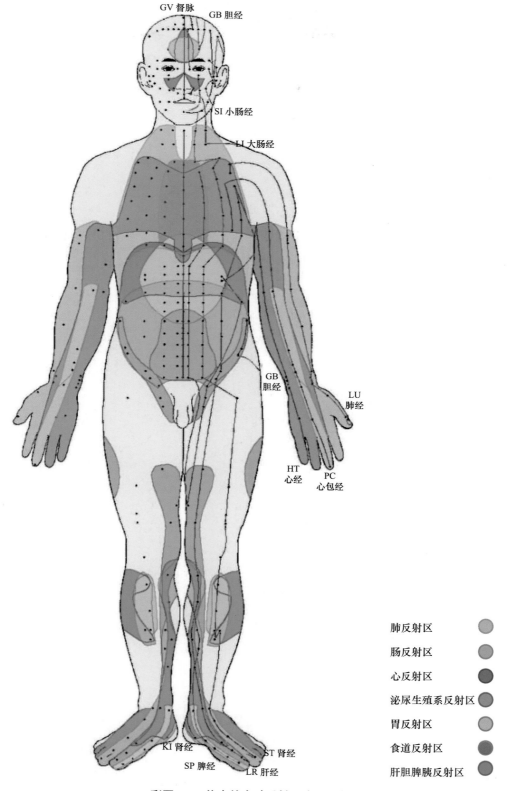

彩图 5-1　体表的内脏反射区（正面）

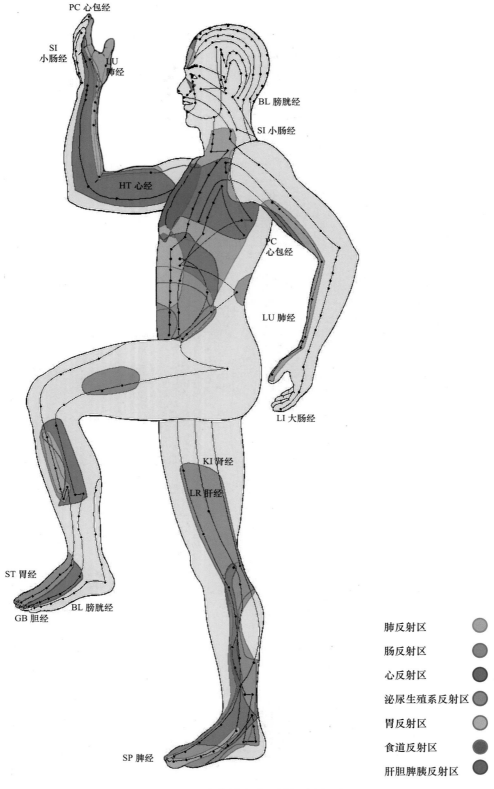

PC 心包经
SI 小肠经
LU 肺经
BL 膀胱经
SI 小肠经
HT 心经
PC 心包经
LU 肺经
LI 大肠经
KI 肾经
LR 肝经
ST 胃经
BL 膀胱经
GB 胆经
SP 脾经

肺反射区
肠反射区
心反射区
泌尿生殖系反射区
胃反射区
食道反射区
肝胆脾胰反射区

彩图 5-2　体表的内脏反射区（侧面）

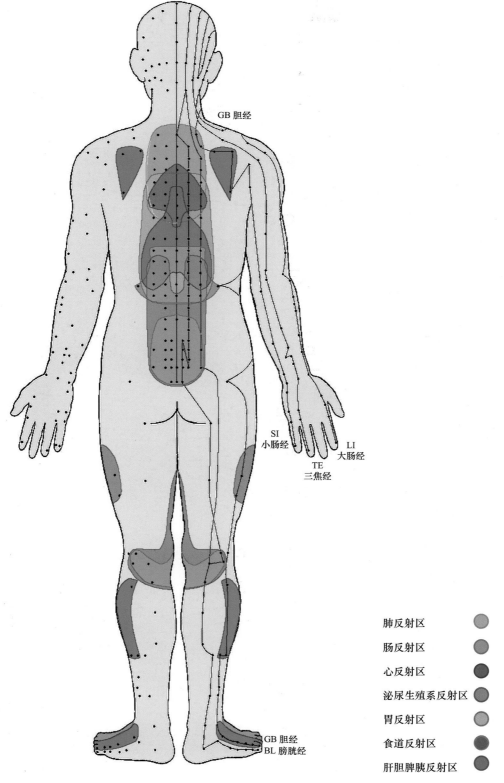

GB 胆经

SI
小肠经

TE
三焦经

LI
大肠经

GB 胆经
BL 膀胱经

肺反射区	
肠反射区	
心反射区	
泌尿生殖系反射区	
胃反射区	
食道反射区	
肝胆脾胰反射区	

彩图 5-3　体表的内脏反射区（背面）

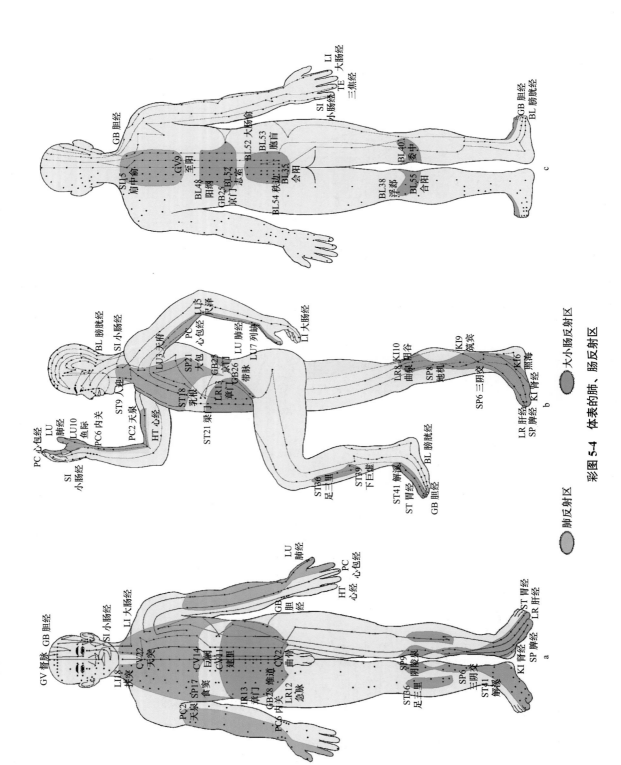

彩图 5-4 体表的肺、肠反射区

○ 肺反射区　　● 大小肠反射区

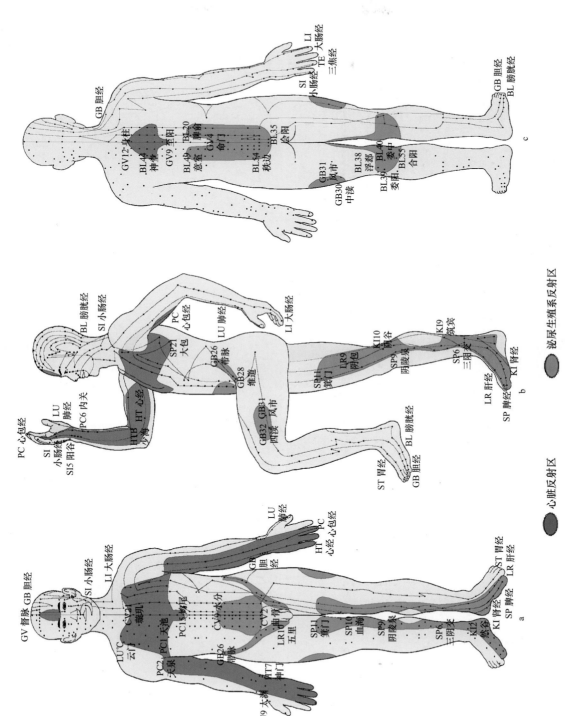

● 心脏反射区　　● 泌尿生殖系反射区

● 泌尿生殖反射区

彩图 5-5　体表的心脏、泌尿生殖系反射区

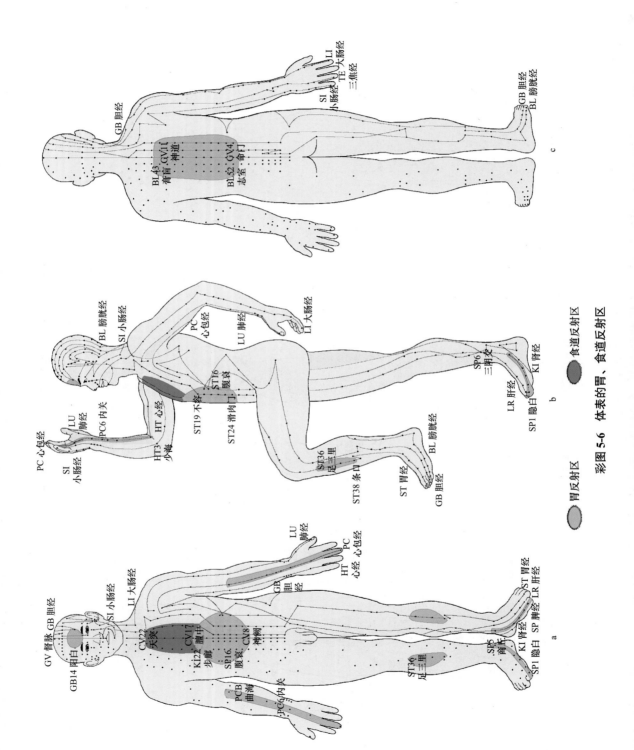

彩图 5-6　体表的胃、食道反射区

○ 胃反射区　　● 食道反射区

彩图 5-7 体表的肝胆脾胰反射区

肝胆脾胰反射区

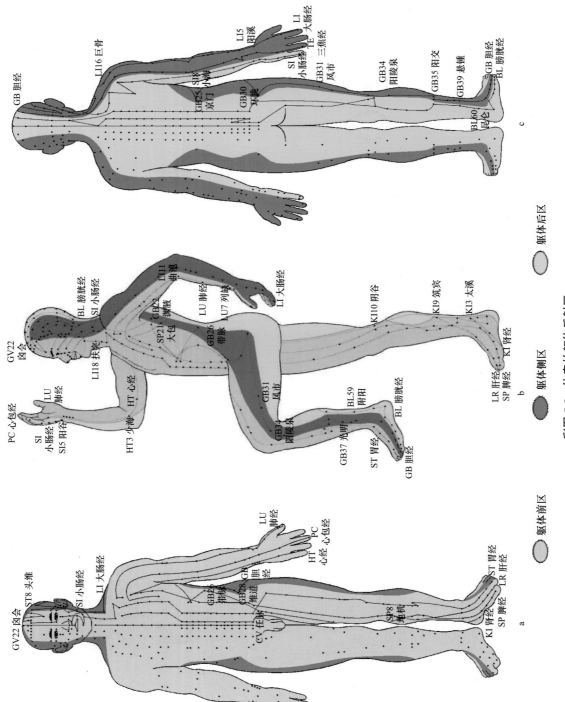

彩图 5-8　体表的躯体反射区

躯体前区　　躯体侧区　　躯体后区

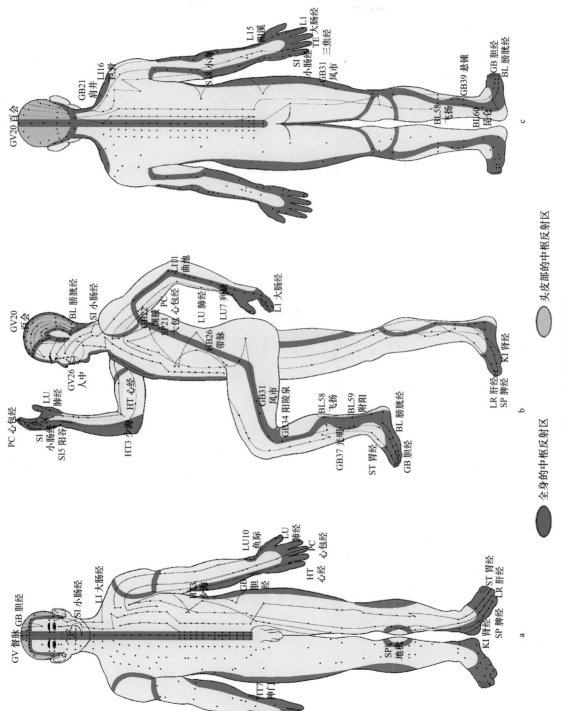

彩图 5-9　体表的中枢反射区

● 全身的中枢反射区　● 头皮部的中枢反射区　○ 头皮部的中枢反射区

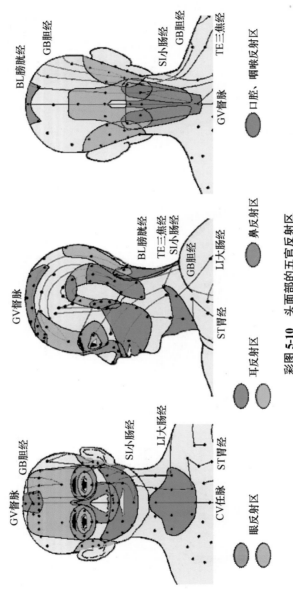

彩图 5-10　头面部的五官反射区